Ernst G. Jung, Ingrid Moll

Duale Reihe

Dermatologie

Die überdurchschnittliche Ausstattung dieses Buches wurde
durch die großzügige Unterstützung von einem Unternehmen ermöglicht,
das sich seit langem als Partner der Mediziner versteht.

Wir danken der

MLP Marschollek, Lautenschläger & Partner AG

Nähere Informationen hierzu siehe am Ende des Buches.

Duale Reihe

Dermatologie

Herausgeber: Ernst G. Jung, Ingrid Moll

Reihenherausgeber Alexander und Konstantin Bob

unter Mitarbeit von:

Friedrich A. Bahmer
Christiane Bayerl
Anna Bojanovsky
Hugo P. J. Boonen
Pia Girbig
Margitta Grimmel
Elisabeth Herz
Heidelore Hofmann
Xavier Miller
Astrid Rauterberg
Volker Voigtländer
Jürgen Weiß
Robert Weßbecher

5., komplett überarbeitete Auflage

488 Abbildungen, 91 Tabellen

Thieme

Bibliografische Information Der Deutschen Bibliothek
Die Deutsche Bibliothek verzeichnet diese Publikation in der Deutschen Nationalbibliografie; detaillierte bibliografische Daten sind im Internet über <http://dnb.ddb.de> abrufbar.

Anschrift der Reihenherausgeber

Dr. med. Alexander Bob
Weschnitzstraße 4
69469 Weinheim

Dr. med. Konstantin Bob
Weschnitzstraße 4
69469 Weinheim

Zeichnungen: Gerhard Kohnle, Bad Liebenzell, Joachim Hormann, Stuttgart
Layout: Arne Holzwarth, Stuttgart
Umschlaggestaltung: Thieme Verlagsgruppe

Wichtiger Hinweis:

Wie jede Wissenschaft ist die Medizin ständigen Entwicklungen unterworfen. Forschung und klinische Erfahrung erweitern unsere Erkenntnisse, insbesondere was Behandlung und medikamentöse Therapie anbelangt. Soweit in diesem Werk eine Dosierung oder eine Applikation erwähnt wird, darf der Leser zwar darauf vertrauen, dass Autoren, Herausgeber und Verlag große Sorgfalt darauf verwandt haben, dass diese Angabe *dem Wissensstand bei Fertigstellung des Werkes* entspricht.
Für Angaben über Dosierungsanweisungen und Applikationsformen kann vom Verlag jedoch keine Gewähr übernommen werden. *Jeder Benutzer ist angehalten*, durch sorgfältige Prüfung der Beipackzettel der verwendeten Präparate und gegebenenfalls nach Konsultation eines Spezialisten festzustellen, ob die dort gegebene Empfehlung für Dosierungen oder die Beachtung von Kontraindikationen gegenüber der Angabe in diesem Buch abweicht. Eine solche Prüfung ist besonders wichtig bei selten verwendeten Präparaten oder solchen, die neu auf den Markt gebracht worden sind. *Jede Dosierung oder Applikation erfolgt auf eigene Gefahr des Benutzers.* Autoren und Verlag appellieren an jeden Benutzer, ihm etwa auffallende Ungenauigkeiten dem Verlag mitzuteilen.
Geschützte Warennamen (Warenzeichen) werden **nicht** besonders kenntlich gemacht. Aus dem Fehlen eines solchen Hinweises kann also nicht geschlossen werden, dass es sich um einen freien Warennamen handele.

Rüdigerstraße 14, D-70469 Stuttgart
Unsere Homepage: www.thieme.de

Printed in Germany 2003

Satz: Druckhaus Götz, Ludwigsburg
Druck: Appl, Wemding

ISBN 3-13-126685-6 1 2 3 4 5

Inhalt

Anschriften

Prof. Dr. med. Friedrich A. Bahmer
Dermatologische Klinik
Zentralkrankenhaus
St.-Jürgen-Str. 1
28205 Bremen

PD Dr. med. Christiane Bayerl
Klinik für Dermatologie,
Venerologie und Allergologie
Klinikum Mannheim
Theodor-Kutzer-Ufer 1 – 3
68135 Mannheim

Prof. Dr. med. Anna Bojanovsky
Stolzestr. 4
68165 Mannheim

Dr. med. Hugo P. J. Boonen
Hautarzt
Laarsveld 21
B-2440 Geel

Dr. med. Pia Girbig
Hautärztin
O 7, 14
68161 Mannheim

Dr. med. Margitta Grimmel
Medizinischer Dienst der
Krankenversicherung
Maxstr. 48
67059 Ludwigshafen

Dr. med. Elisabeth Herz
Hautärztin
Burgstr. 26
50321 Brühl

Prof. Dr. med. Heidelore Hofmann
Dermatologische Klinik und
Poliklinik der TU
Biedersteiner Str. 29
80802 München

Prof. Dr. med. Ernst G. Jung
Ehem. Klinik für Dermatologie,
Venerologie und Allergologie
Klinikum Mannheim
jetzt: Maulbeerweg 20
69120 Heidelberg

Dr. med. Xavier Miller
Centre Dr. Herr
Rue Dr. Bloc 3-2 etage
L-9048 Ettelbrück

Prof. Dr. med. Ingrid Moll
Klinik und Poliklinik für Dermatologie und Venerologie
Universitätsklinikum
Hamburg-Eppendorf
Martinistr. 52
20246 Hamburg

Dr. med. Astrid Rauterberg
Maibachstr. 2A
35683 Dillenburg

Prof Dr. med. Volker Voigtländer
Klinikum der Stadt Ludwigshafen
Bremserstr. 79
67063 Ludwigshafen

Prof. Dr. med. Jürgen Weiß
Hautarzt
Osterstr. 24
30159 Hannover

Dr. med. Robert Weßbecher
Klinik und Poliklinik für Dermatologie und Venerologie
Universitätsklinikum
Hamburg-Eppendorf
Martinistr. 52
20246 Hamburg

Vorwort des Herausgebers zur 1. Auflage

Ein neues Lehrbuch vorzulegen ist bei der Fülle des Vorhandenen ein Wagnis. Und dennoch zeigt die tägliche Erfahrung als Hochschullehrer, dass jede Zeit auch ihre eigenen Bücher braucht. Diese Erkenntnis mag als Beweggrund und zusammen mit der bestechenden Konzeption der Reihe sowie der Tatkraft der Mitwirkenden auch als Rechtfertigung für das Unterfangen dienen.

Es stellte eine verlockende Herausforderung dar, in der neu konzipierten Lehrbuch-Reihe, welche die gesamte Breite des Medizinstudiums abdecken wird, den Band über die Dermatologie und Venerologie als einen der ersten zu gestalten. Im Zuge der Vorbereitung hat sich die Freude hinzugesellt. Das Konzept der Dualen Reihe „Lehrbuch und Repetitorium mit gemeinsamen, integrierten Illustrationen" stammt von den Gebrüdern Drs. *Alexander* und *Konstantin Bob*. Es ist aus deren studentischer Erfahrung, gepaart mit großem medientechnischen Geschick, entstanden und in steter Prüfung ideal auf die studentischen Bedürfnisse zugeschnitten worden. Das Konzept überzeugt und dient in bester Weise dem Leitsatz akademischen Lehrens, umfangreichen Stoff einfach und gut zugänglich anzubieten. Es zeigt eine gute Abstimmung auf den Lernzielkatalog, ohne diesem ungebührlich zu verfallen. Mitgewirkt haben an dem Buch Dozenten und Fachärzte der Dermatologie und Venerologie, Damen und Herren in gleicher Zahl, die mich als Mitarbeiter und als akademische Schüler in Heidelberg und Mannheim viele Jahre begleitet haben. Zudem verbindet uns, direkt oder indirekt, der gemeinsame Lehrer *Urs Walter Schnyder*. Ihm haben wir viel an Didaktik und Pragmatismus zu verdanken. Ganz besonders aber vermochte er uns die Liebe zu unserem Fach zu festigen und die Begeisterung, dieses an die akademische Jugend weiterzugeben.

Die Abbildungen entstammen der Photosammlung der Mannheimer Hautklinik (Photographin: Frau *K. Mayer*) und den Sammlungen der Universitäts-Hautkliniken Heidelberg, Zürich, Homburg und Essen. Wir danken den Photographen und den Kollegen *U. W. Schnyder, D. Petzoldt, H. O. Zaun* und *M. Goos* für die aussagekräftigen Bilder und die reichhaltigen Hilfen. Die Zeichnungen wurden von Herrn *G. Kohnle*, Schömberg, ausgeführt, die Schreibarbeiten durch Frau *D. Wagner*, Mannheim. Beiden danken wir sehr herzlich für die gute Arbeit.

Das Buch wird unseren Medizinstudenten zur Verfügung gestellt. Es möge gut aufgenommen werden und hilfreich wirken. Wenn es neben dem Zugang zur Dermatologie und Venerologie auch noch helfen kann, den jungen Kollegen ihre Berufswahl zu rechtfertigen und ihre Arztpersönlichkeit zu formen, so ist unsere Absicht erreicht. Gerne hoffen wir, dass unser Buch die jungen Kollegen begleiten wird und zur Beibehaltung der einmal gewonnenen Sicherheit verhilft. Man darf nie vergessen, dass unsere Patienten nicht nur kompetente und gewissenhafte Mediziner brauchen, sondern auch ausgeglichene, verständige und fröhliche Menschen.

Mannheim – Heidelberg, im Juli 1989 *Ernst G. Jung*

Vorwort der Herausgeber zur 5. Auflage

Dieses Lehrbuch erschien im Jahre 1989 in seiner ersten Auflage im Hippokrates Verlag Stuttgart der Georg Thieme Verlagsgruppe und erwies sich als ausgesprochen erfolgreich. Überarbeitete und erweiterte Auflagen, welche das Zwiegespräch mit den Lesern reflektieren, folgten in den Jahren 1991, 1995 und 1998. Mit der vorliegenden 5. Auflage wechselt unser Buch mit der ganzen „Dualen Reihe" innerhalb der Georg Thieme Verlagsgruppe zum Georg Thieme Ausbildungsverlag, was unserem Lehrbuch ein neues, farbiges Layout beschert. Das Konzept eines klar strukturierten Lehrbuchs mit reichlich Abbildungen und Tabellen wurde beibehalten. Neue Abbildungen stammen aus der Klinik für Dermatologie und Venerologie, Hamburg-Eppendorf (Fotograf Sebastian Schulz). Ebenfalls festgehalten haben wir am integrierten Repetitorium und dem strukturierten Register. Wir bedanken uns beim Verleger Albrecht Hauff ganz besonders, der unser Lehrbuch vom Anfang an persönlich begleitet und gefördert hat, und ebenfalls bei seinen Fachkräften Bettina Hansen, Bettina Horn-Zölch und Dagmar Kleemann, welche für Lektorat und Herstellung verantwortlich zeichnen.

Aber es hat sich noch mehr verändert. Mit der Emeritierung am 31. 3. 2000 habe ich, Ernst G. Jung, mich entschlossen, die Herausgeberschaft für die 5. Auflage auszuweiten und mit Ingrid Moll zu bereichern. Sie hat das Lehrbuch von Anfang an als Autorin schon wesentlich mitgestaltet und sie wird unser Lehrbuch der Dermatologie ab der 6. Auflage allein weiter herausgeben.

Mit mir haben sich auch die Autoren Anna Bojanovsky, Ulrike Frösewitte, Astrid Rauterberg und Volker Voigtländer zurückgezogen. Ihre Abschnitte sind von Heidelore Hofmann und Ingrid Moll aus der Gruppe der bisherigen Autoren, sowie von den neu ins Autorenteam aufgenommenen Christiane Bayerl und Robert Weßbecher bedient worden.

So neu formiert, ist es unser Bestreben, neben der klinischen Dermatologie, auch die neuen und gesicherten Erkenntnisse der Grundlagenforschung zu Ätiologie und Pathogenese der Hautkrankheiten zu integrieren. Damit werden Zusammenhänge besser verständlich gemacht. Diese Bemühungen unterstreichen die vielfältigen und engen Verbindungen unseres Spezialfaches, einerseits zu den naturwissenschaftlichen Grundlagen und anderseits zu den Nachbarfächern der klinischen Medizin.

Für unsere Studenten haben wir das Buch gefertigt. Neben der Stoffvermittlung möge auch Freude am gewählten Beruf aufkommen.

Wir wünschen eine gute Aufnahme.

Mannheim und Hamburg, im Herbst 2002 — *Ernst G. Jung und Ingrid Moll*

1 Unsere dynamische Haut

1.1 Makroskopische Struktur der Haut

Die Haut stellt die äußere Begrenzung des Menschen zu seiner Umwelt dar. Mit einer Gesamtfläche von 1,5–2 m^2, die von Größe und Gewicht abhängig ist, überzieht sie das Individuum. Sie wiegt 3,5–10 kg und ist damit eines der größten Organe. Das äußere Erscheinungsbild der Haut ist gekennzeichnet durch Furchen und Falten sowie Felder beziehungsweise Leisten. Grobe Furchen treten in Form von Bewegungsfurchen an den Gelenken auf und als mimische Furchen im Gesicht. Verliert die Haut durch Alterung oder Abmagerung ihre Elastizität, so entstehen auch Furchen und Falten.

Das äußere Erscheinungsbild der Haut ist gekennzeichnet durch Furchen, Falten und Felder bzw. Leisten.

Von feinen Furchen, in deren Schnittpunkten die Haarfollikel liegen, wird das gesamte Integument mit Ausnahme der Palmae und Plantae in polygonale Felder eingeteilt, daher die Bezeichnung **Felderhaut**. Die Anordnung dieser Felder ist genauso individuell wie die der Papillarleisten in der **Leistenhaut** der Palmae und Plantae. Die Individualität der Papillarleistenmuster wird vielfältig von Anthropologen, Kriminologen und Genetikern benutzt. Unterbrechungen der Leisten kommen bei Dermatosen, wie zum Beispiel beim Morbus Darier (s. S. 364), vor.

Die **Felderhaut** kommt am gesamten Integument vor, die **Leistenhaut** an Palmae und Plantae.

Von klinischer Bedeutung sind die **Langer-Spaltlinien** der Haut (Abb. **1.1a**). Bei kreisförmigen Exzisionen werden sie daran erkennbar, dass diese sich rasch elliptisch mit der Längsachse in Richtung dieser Linien verziehen.

In Richtung der **Langer-Spaltlinien** verziehen sich kreisförmige Exzisionen elliptisch (Abb. **1.1a**).

▶ **Merke.** Die Schnittführung bei Operationen sollte längs dieser Spaltlinien verlaufen, da die Wunden weniger klaffen und diskretere Narben resultieren.

◀ **Merke**

Auch die Effloreszenzen vieler Dermatosen ordnen sich in diesen Linien an. Verursacht sind die Langer-Spaltlinien durch die Struktur und Anordnung der Kollagen- und elastischen Fasern in der darunter liegenden Dermis.

1.1 Makroskopische Struktur der Haut

1.1

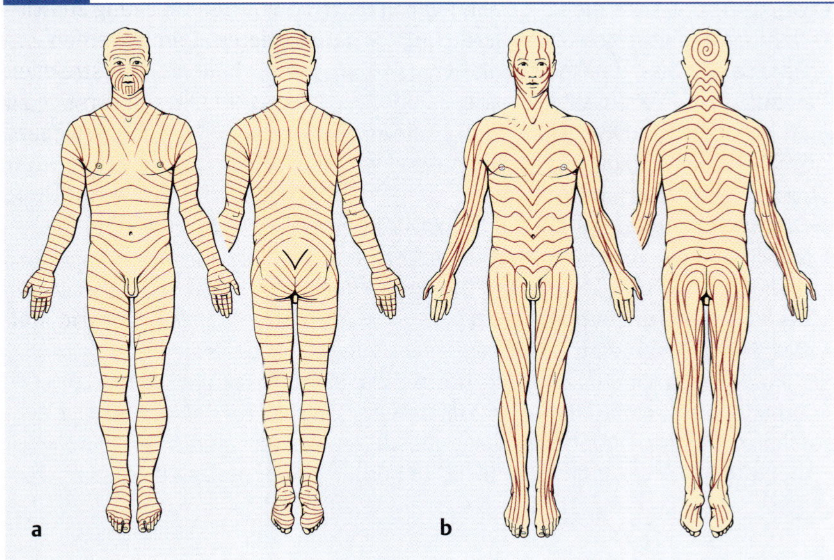

a Verlauf der Hautspaltlinien: Viele Effloreszenzen sind entlang dieser Spaltlinien ausgerichtet.
b Verlauf der Blaschko-Linien.

Den **Blaschko-Linien** folgen oft segmentäre Dermatosen (Abb. **1.1b**); ihr Zustandekommen ist unklar.

Viele Genodermatosen und Nävi, aber auch manche erworbenen oft entzündlichen Dermatosen, folgen anderen Linien, den **Blaschko-Linien**, die weder mit Nerven- noch Gefäßverläufen der Haut übereinstimmen (Abb. **1.1b**). Ihr Zustandekommen ist unklar.
Die segmentale Nervenversorgung der Haut bestimmt die Ausbreitung des Herpes zoster.

1.2 Mikroskopische Struktur und Differenzierung der Haut

1.2.1 Epidermis

1.2 Mikroskopische Struktur und Differenzierung der Haut

1.2.1 Epidermis

▶ Definition

▶ **Definition:** Die Epidermis ist ein mehrschichtiges, verhorntes Plattenepithel, dessen Dicke in Abhängigkeit von Lokalisation, Alter und Geschlecht zwischen 30 und 300 μm variiert. Die Haupt-Zellpopulation sind die Keratinozyten.

Daneben sind:
- Melanozyten
- Langerhans-Zellen
- Merkel-Zellen und
- Lymphozyten

in wesentlich geringerer Zahl vorhanden.

Daneben sind:
- Melanozyten
- Langerhans-Zellen
- Merkel-Zellen und
- Lymphozyten

in wesentlich geringerer Zahl vorhanden. Zusätzlich kommen Nervenfasern vor, jedoch **keine Gefäße**. Die Versorgung erfolgt durch Diffusion aus der darunter liegenden gefäßreichen Dermis. Dermis und Epidermis sind miteinander dreidimensional verzapft. **Epidermale Reteleisten** ragen in die Dermis, und bindegewebige **dermale Papillen** liegen dazwischen.

Epidermale Reteleisten ragen in die Dermis, dazwischen liegen **dermale Papillen**.

Histologischer Aufbau

Histologisch ist die Epidermis ein mehrschichtiges verhorntes Plattenepithel (Abb. **1.2 a**) und besteht aus:
- **Stratum basale** (einschichtig)
- **Stratum spinosum** (vielschichtig)
- **Stratum granulosum** (ein- bis mehrschichtig)
- **Stratum corneum**.

Histologischer Aufbau

Im histologischen Bild sind mehrere Schichten zu unterscheiden (Abb. **1.2 a**):
- Das **Stratum basale** ist eine Schicht kubischer Zellen mit großen Kernen und wenig Zytoplasma, die Basalzellen genannt werden.
- Darüber befindet sich das vielschichtige **Stratum spinosum**, in dem die Keratinozyten größer und polygonal werden und sich in höheren Schichten zunehmend abflachen. Untereinander sind diese Zellen durch multiple „stachelartige" Interzellularbrücken, die Desmosomen, verbunden, weshalb sie auch Stachelzellen heißen. Die Verbreiterung, vornehmlich des Stratum spinosum, nennt man **Akanthose**.
- Das **Stratum granulosum** mit seinen Körnerzellen bildet eine bis mehrere Schichten aus. Die Körnerzellen enthalten basophile Keratohyalingranula und sind deutlich abgeflacht. Die Verbreiterung des Stratum granulosum wird als **Hypergranulose** bezeichnet.
- Das **Stratum corneum** ist die äußerste Zellschicht, bestehend aus ganz flachen, fest gepackten, kernlosen Hornzellen, die dicht gefüllt sind mit Tonofilamenten und einer amorphen Matrix. Die Dicke dieser Schicht beträgt zwischen 8 – 13 μm. Das Stratum lucidum, ausgeprägt an Palmae und Plantae, ist die unterste Zelllage dieser Schicht, in der die Zellen optisch dichter erscheinen.

Die **Epidermis ist ein Proliferationsgewebe**. Die Mitosen erfolgen im Stratum basale **(Kompartiment der Proliferation)**. Unter gesetzmäßiger Veränderung ihrer Struktur durchwandern die Keratinozyten die suprabasalen Schichten bis zum Stratum corneum.

Die **Epidermis ist ein** klassisches **Proliferationsgewebe**, d. h. sie unterliegt einer dauernden Erneuerung. Die Mitosen erfolgen normalerweise nur im Stratum basale **(Kompartiment der Proliferation)**; wahrscheinlich teilen sich nur wenige Stammzellen, die noch nicht exakt identifiziert sind. An Palmae und Plantae sowie unter pathologischen Bedingungen finden Zellteilungen jedoch auch suprabasal statt. Eine Tochterzelle bleibt jeweils basal erhalten, die sich nach ca. 20 Tagen erneut teilt. Die andere Tochterzelle wird in suprabasale Schichten entlassen **(Kompartiment der Differenzierung)** und wandert unter Veränderung ihrer Struktur (Stachelzelle, Körnerzelle, Hornzelle) zur Hautoberfläche, wo sie als Hornschuppe abgeschilfert wird. Diese komplexen Vorgänge werden **terminale epidermale Differenzierung** genannt. Die Turn-over-Zeit vom Stratum basale bis zum Stratum granulosum beträgt normalerweise zwei bis drei Wochen, vom Stratum granulosum bis zur Hornschuppe nochmals zwei Wochen. Die Regulationsmechanismen der Epidermopoese und Differenzierung sind noch weitgehend unbekannt. Es ist jedoch ein komplexes Zusammenspiel von Dermis und Epidermis.

Diese Vorgänge werden **terminale epidermale Differenzierung** genannt. Die Turn-over-Zeit beträgt ca. vier Wochen.

Im Folgenden sollen die epidermalen Zellpopulationen besprochen werden:

Die epidermalen Zellpopulationen im Einzelnen:

Keratinozyten

Die Keratinozyten, die im Laufe der terminalen Differenzierung ihre Gestalt wandeln (Basalzelle, Stachelzelle, Körnerzelle, Hornzelle) und schließlich im Stratum corneum kernlose Zellfragmente sind, sind das Parenchym der Epidermis. Diese Art der Verhornung, bei der ein kernloses Stratum corneum entsteht, nennt man **orthokeratotische Verhornung („Orthokeratose")**, im Gegensatz zur parakeratotischen Verhornung **(„Parakeratose")**, bei der in den Hornzellen des Stratum corneum Kerne erhalten bleiben. Parakeratotische Verhornung tritt unter manchen pathologischen Bedingungen auf. Die basalen Keratinozyten sind kuboid, klein, polar und basal von Hemidesmosomen verankert. Ihre Funktionen sind Zellteilung und Verankerung der Epidermis.

Keratinozyten

Die Verhornung, bei der ein kernloses Stratum corneum entsteht, nennt man **orthokeratotisch.**
Im Gegensatz dazu ist die Verhornung, bei der Kerne im Stratum corneum erhalten bleiben, **parakeratotisch.**
Die basalen Keratinozyten sind kuboid, klein, polar und basal von Hemidesmosomen verankert. Ihre Funktionen sind Zellteilung und Verankerung der Epidermis.

Das **Keratin** ist als wesentlicher Bestandteil des Stratum corneum schon seit langem bekannt. Es entsteht nicht in den toten Zellen dieser Schicht, sondern ist bereits in den Basalzellen in Form der Tonofilamente (oder Keratinfilamente) vorhanden und wird im Laufe der terminalen Differenzierung lediglich biochemisch verändert. Im elektronenmikroskopischen Bild durchziehen die **Tonofilamente** gebündelt das Zytoplasma der Keratinozyten, ähnlich einem Netz, weshalb man sie auch als Zytoskelett bezeichnet (Abb. **1.2 b**).

Keratine sind bereits in den Basalzellen in Form der Tonofilamente vorhanden. Diese **Tonofilamente** (Keratinfilamente) durchziehen die Keratinozyten (Abb. **1.2 b**).

Der Filamentdurchmesser beträgt 7 – 10 nm, ihre Länge einige µm. Chemisch bestehen die Tonofilamente aus einer Familie von eng verwandten **Polypeptiden**, die **Zytokeratine** heißen. Sie werden in den Keratinozyten in einer spezifischen Kombination (beim Menschen 7 Polypeptide) und in einer bestimmten Reihenfolge im Laufe der Differenzierung exprimiert. Die niedermolekularen

Chemisch sind die Tonofilamente aus **Zytokeratin-Polypeptiden** aufgebaut.

1.2 Schematische mikroskopische Darstellung der Keratinozyten in den Hautschichten

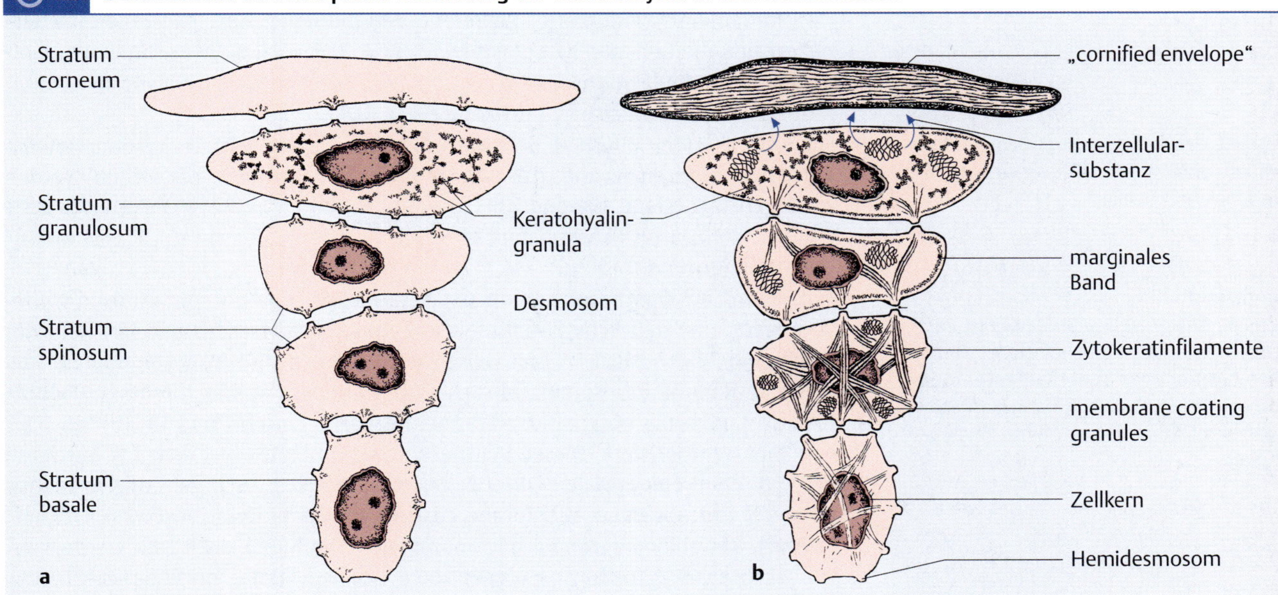

a Lichtmikroskopisch. **b** Elektronenmikroskopisch.

1.3

1.3 Schematische Darstellung eines Desmosoms

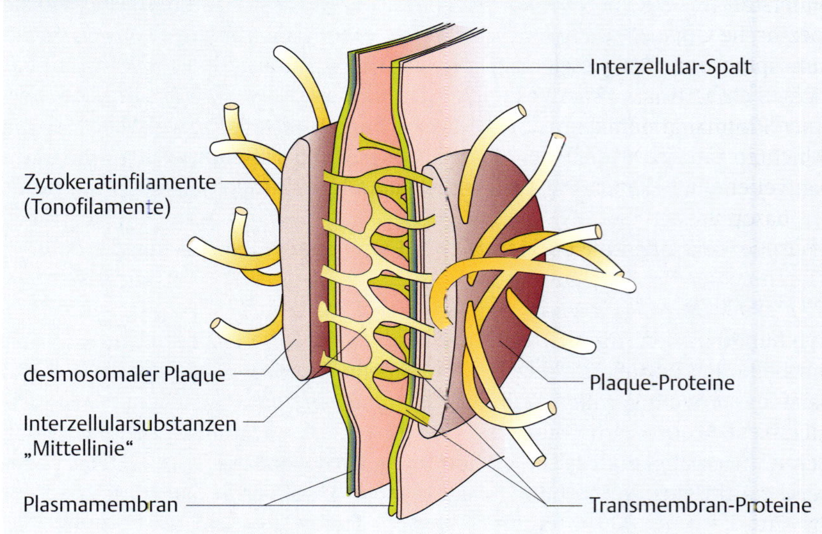

Im Plaque sind die Zytokeratinfilamente verankert.

Die **Desmosomen** sind die interzellulären Haftstellen, an denen auch die Tonofilamente ansetzen (Abb. **1.3**).

Keratine 5 und 14 sind die typischen in den basalen Zellen, die höhermolekularen Keratine 1 und 10 werden erst im Stratum spinosum synthetisiert.
Verankert sind die Tonofilamente an den **Desmosomen**, den interzellulären Haftplatten, die sich aus einem intrazellulären und einem extrazellulären Anteil zusammensetzen (Abb. **1.3**). An gegenüberliegenden Plasmamembran-Abschnitten lagern sich intrazellulär Plaques an, die als Verankerung der Tonofilamente dienen. Von dort ziehen transmembranöse glykoproteinreiche Filamente in den interzellulären Raum, wo sie elektronenmikroskopisch als so genannte Mittelschicht erkennbar sind. Biochemisch sind die Desmosomen gut charakterisiert. Man kennt eine Reihe von so genannten Plaqueproteinen (Desmoplakin I, II; Plakophilin, Plakoglobin) und Transmembranproteine der Cadherin-Familie (Desmogleine, Desmocolline). Zusätzlich gibt es zwischen den Keratinozyten Adhärenzverbindungen (Zonula adhaerentes), an denen die Aktinfilamente (Mikrofilamente) verankern und offene Verbindungen, sog. gap junctions. Daneben sind die üblichen zytoplasmatischen Zellorganellen (Mitochondrien, Golgiapparat, endoplasmatisches Retikulum, Ribosomen, Pinozytosevesikel und Lipidtropfen) in den Basalzellen vorhanden.

Im unteren Stratum spinosum beginnt die **terminale epidermale Differenzierung**. Sie besteht aus drei Stadien.

Die Keratinozyten oberhalb des Stratum basale unterliegen der **terminalen epidermalen Differenzierung**, d.h. die Teilung wird beendet, die Zellen werden spindelförmig, Gene werden an- bzw. abgeschaltet. Die Signale hierfür sind noch unklar. Dieser Prozess kann eingeteilt werden in Synthese-, Transformations- und Terminalstadium.

- **Synthesestadium**

Ausdruck dieses Syntheseprozesses ist das Auftreten der typischen epidermalen Differenzierungsprodukte: **Tonofilamente, membrane coating granules** (Keratinosomen), bei weiterer Differenzierung **Keratohyalingranula**.

Am Anfang des **Synthesestadiums** der Keratinozyten im unteren Stratum spinosum steht eine deutliche Zunahme des Zytoplasmavolumens und der Zahl der Organellen, die Ausdruck einer intensiven Synthese sind (raues endoplasmatisches Retikulum, Ribosomen, Mitochondrien). Jene Proteine, die für die keratinisierte Epidermis nötig sind: Keratine, Filaggrin, Loricrin und Involucrin werden hier synthetisiert. Dieser Syntheseprozess manifestiert sich im Auftreten der typischen epidermalen Differenzierungsprodukte: Dichtgebündelte Tonofilamente, Desmosomen, membrane coating granules (Keratinosomen, Odland-Körper), Keratohyalingranula und marginales Band (Abb. **1.2 b**). Es werden zunächst intensiv Zytokeratin-Polypeptide synthetisiert, die ein höheres Molekulargewicht (Keratin 1 und 10) haben als die der basalen Keratinozyten. Sie bauen die typischen dicht gebündelten Tonofilamente (Tonofibrillen) auf.

Die **Tonofilamente** zusammen mit den Desmosomen bewirken die mechanische Widerstandsfähigkeit der Epidermis. Die sog. **membrane coating granules**, die spezifische Organellen verhornender Epithelien sind, werden im mittleren Stratum spinosum vom Golgi-Apparat synthetisiert. Sie sind lichtmikroskopisch nicht sichtbare lamelläre Körperchen (Durchmesser etwa 200 nm), die von einer Plasmamembran umgeben und mit Lipiden angefüllt sind. In höheren Schichten sind sie wesentlich an der Permeabilitätsbarriere beteiligt.
Bei weiter fortgeschrittener Differenzierung, im Stratum granulosum, entstehen die basophilen **Keratohyalingranula**. Sie sind lichtmikroskopisch erkennbare, amorphe und sehr irregulär geformte Partikel ohne umgebende Membran (Durchmesser bis einige µm). Die Keratohyalingranula bestehen im Wesentlichen aus Proteinen, ein wichtiges ist das histidinreiche Filaggrin, das die Keratine bündelt.
Am Ende des Synthesestadiums bildet sich zuletzt das so genannte **marginale Band**, das sich der Plasmamembran innen anlegt und wesentlich an der Abdichtung der Zellen beteiligt ist.

Am Ende des Synthesestadiums bildet sich das **marginale Band**.

Daran schließt sich das **Transformationsstadium** an, d. h. die Umwandlung lebender Keratinozyten in tote Hornzellen, die sehr flach sind. Eingeleitet wird der Prozess durch Ca-Ionen und Enzymfreisetzung, wodurch alle Organellen lysiert werden. Die membrane coating granules werden in den Interzellularraum ausgeschleust, wo sie die fest verhaftete Interzellularsubstanz ergeben (Abb. **1.2 b**). Aus Keratohyalingranula entstehen die amorphen Bestandteile des Stratum corneum. Das marginale Band wird durch Transglutaminasen dicht vernetzt und bildet zusammen mit der Plasmamembran die sehr stabile Hülle der Hornzellen (cornified envelope).

- **Transformationsstadium**
Hier erfolgt die Umwandlung vitaler Keratinozyten in tote Hornzellen.

Nach weiteren Umbauprozessen folgt schließlich das **Terminalstadium**, d. h. aus Hornzellen bildet sich das äußere Stratum corneum, welches Filament- und Zellhüllenreste der Hornzellen und amorphe Substanzen umfasst.

- **Terminalstadium**
Es bildet sich das Stratum corneum aus Hornzellen.

Melanozyten

Die Melanozyten sind in der Basalschicht der Epidermis, in der äußeren Wurzelscheide und im Bulbus des Haarfollikels lokalisiert. Ihre Dichte ist individuell und lokalisationsabhängig sehr stark variabel. Durchschnittlich beträgt sie 1100 – 1500/mm^2. Vereinzelte Melanozyten kommen auch in der Dermis vor. Lichtmikroskopisch sind diese großen hellen Zellen mit Dendriten oft nicht sicher zu erkennen.

Melanozyten kommen in der Basalschicht der Epidermis und im Haarfollikel vor (Abb. **1.4**).

Sie lassen sich jedoch elektronenmikroskopisch anhand der charakteristischen, pigmentierten, strukturlosen Organellen, der **Melanosomen**, oder deren pigmentlosen Vorstufen, den Prämelanosomen, identifizieren (Abb. **1.4**). Ihr Zellkern ist groß, der Golgiapparat, wie bei allen sekretorisch aktiven Zellen, gut entwickelt. Daneben sind ultrastrukturell Filamente erkennbar, die biochemisch als Vimentinfilamente charakterisiert wurden. Desmosomen zu benachbarten Keratinozyten sind nicht vorhanden. Die Melanozyten synthetisieren und speichern das Hautpigment, **Melanin**, aus Tyrosin in den Melanosomen und geben diese an die benachbarten Keratinozyten ab. Sie sind somit sekretorisch aktive Zellen. An diesem komplexen Transport- und Übergabeprozess der Melanosomen sind die Mikrotubuli wesentlich beteiligt.

Sie enthalten **Melanosomen**, in denen **Melanin** synthetisiert und gespeichert wird. Sie geben die Melanosomen auch an benachbarte Keratinozyten ab.

Die strukturelle und funktionelle Einheit aus einem Melanozyten und der mit ihm verbundenen Keratinozyten heißt **epidermale Melanineinheit**. Im Mittel versorgt ein Melanozyt 36 Keratinozyten.
Die Melanozyten wandern im Laufe des dritten Fetalmonats von der Neuralleiste in die Haut ein.

Die sog. **epidermale Melanineinheit** ist die strukturelle und funktionelle Einheit aus einem Melanozyten und der mit ihm verbundenen Keratinozyten.
Melanozyten wandern in der Fetogenese von der Neuralleiste in die Haut ein.

Langerhans-Zellen

Die Langerhans-Zellen sind ebenfalls dendritische Zellen, die suprabasal in der Epidermis und in der äußeren Wurzelscheide des Haarfollikels oberhalb des Ansatzes des Musculus arrector pili lokalisiert sind. Ihre Dichte ist sehr variabel. Im Mittel beträgt sie 450/mm^2 Haut. Lichtmikroskopisch in HE-Färbung ist ihre Darstellung sehr schwer.

Sie kommen suprabasal in der Epidermis und in der äußeren Wurzelscheide des Haarfollikels vor.

1.4 Schematische elektronenmikroskopische Darstellung der dendritischen epidermalen Zellen (Merkel-Zelle, Melanozyt, Langerhans-Zelle) **und der Keratinozyten**

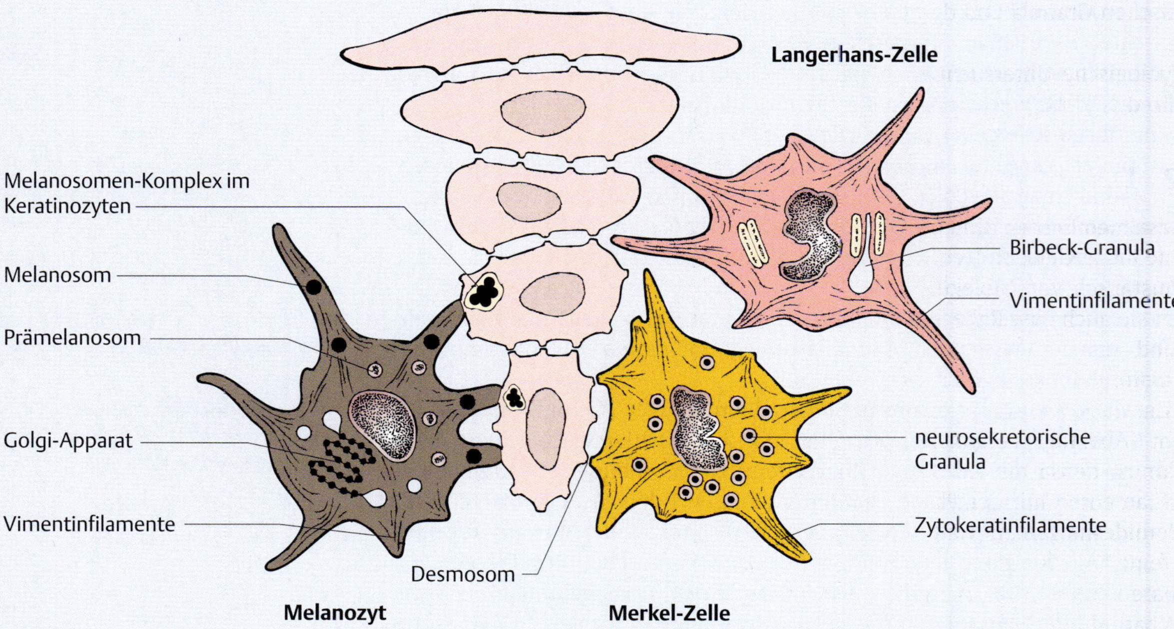

Typisch sind **Birbeck-Granula** (Abb. **1.4**).

Sie werden elektronenmikroskopisch anhand ihrer eingekerbten Kerne und der charakteristischen Granula, der **Birbeck-Granula** identifiziert, die tennisschlägerartig geformt und etwa 1 µm lang sind (Abb. **1.4**). Im Zytoplasma sind reichlich Mitochondrien und wenige locker angeordnete Vimentinfilamente vorhanden. Mit den benachbarten Keratinozyten sind sie nicht durch Desmosomen verbunden.
In letzter Zeit wurden Antikörper hergestellt, die eine immunfluoreszenzmikroskopische Darstellung der Langerhans-Zellen erlauben. Dies gelingt zum Beispiel durch Antikörper gegen die Vimentinfilamente ihres Zytoskelettes, durch Antikörper gegen Zellmembranantigene unreifer T-Lymphozyten (T-6, die in der Epidermis nur auf den Langerhans-Zellen vorkommen) oder S 100.

Langerhans-Zellen entstammen dem Knochenmark. Sie spielen eine wesentliche Rolle bei der Entstehung von allergischen Typ-IV-Reaktionen (z. B. allergisches Kontaktekzem).

Langerhans-Zellen entstehen aus Zellen der myeloischen Reihe, die vom Knochenmark unreif in die Haut einwandern und sich dort erst zu Langerhans-Zellen differenzieren. Ihre wesentliche Funktion ist T-Helferzellen zu aktivieren. Sie spielen daher bei der Entstehung von allergischen Typ-IV-Reaktionen (z. B. allergisches Kontaktekzem) bei der Antigenpräsentation an das Immunsystem eine wesentliche Rolle.

Merkel-Zellen

Die Merkel-Zellen kommen in der Basalschicht der Epidermis und der äußeren Wurzelscheide vor (Abb. **1.4**).

Typisch für die Merkel-Zellen sind **neurosekretorische Granula**.

Merkel-Zellen

Die Merkel-Zellen sind einzeln oder gruppiert in der Basalschicht der Epidermis und der äußeren Wurzelscheide lokalisierte Zellen mit kurzen Dendriten (Abb. **1.4**). Ihre Dichte variiert zwischen 20 und 300/mm^2, besonders zahlreich sind sie in den Fingerbeeren und Zehenballen.
Charakteristisch sind ihre von einer Membran umgebenen Granula mit elektronendichtem Zentrum (**neurosekretorische Granula**; Durchmesser 100 nm). Der elektronenmikroskopische Nachweis dieser Granula erlaubt die Identifizierung dieser Zellen, die lichtmikroskopisch als solche nicht erkennbar sind. Ihr Zytoplasma wird von einem locker gebündelten Zytoskelett aus Zytokeratinfilamenten durchzogen, die sich biochemisch völlig von den Zytokeratinfilamenten der Keratinozyten unterscheiden. Vielmehr ähneln sie den Filamenten von Drüsenepithelien. Die Merkel-Zellen sind mit benachbarten Keratinozyten durch Desmosomen verbunden (Abb. **1.4**), teils auch mit einem Neuriten synapsenartig

assoziiert. Dieser Merkel-Zell-Axon-Komplex könnte eine Perzeptionsfunktion haben. Beim Menschen wird seit langem eine langsam adaptierende Mechanorezeption postuliert, wofür Beweise jedoch fehlen. Ebenso ist der Inhalt der spezifischen Granula und deren endokrine oder parakrine Funktion noch unbekannt.
Embryologische Untersuchungen zeigen die Entstehung der Merkel-Zellen innerhalb der Epidermis. Merkelzell-Karzinome sind bekannt.

Merkel-Zellen entstehen in der Epidermis. Es gibt Merkelzell-Karzinome.

1.2.2 Dermoepidermale Junktionszone

Die **Basalmembranen** sind ubiquitäre extrazelluläre Matrixstrukturen, die unterschiedliche Gewebe trennen. Ihre Aufgaben sind vielfältig. Sie kontrollieren den Austausch von Molekülen zwischen Zellen verschiedener Gewebe. Daher spielen sie auch eine Rolle bei Wundheilungsprozessen und bei der Tumorinvasion und -metastasierung.
Die Basalmembran der Epidermis ist eine dünne Lamelle (Durchmesser 30 – 150 nm), die aus zwei Hauptschichten, der Lamina lucida und der Lamina densa besteht (Abb. **1.5**). Verankerungsfibrillen und Mikrofibrillenbündel verbinden die Lamina densa mit der Dermis. Die Lamina lucida wird von den Verankerungsfilamenten mit der Plasmamembran der Basalzellen verbunden, die mittels Hemidesmosomen (Halbdesmosomen) haften. Beide Laminae, Fibrillen, dermale feine Kollagenfasern und Matrix bilden zusammen die lichtmikroskopisch sichtbare Basalmembran, die der dermoepidermalen Junktionszone entspricht.
Unter pathologischen Bedingungen findet im Bereich der Junktionszone eine Form der Blasenbildung (subepidermale Blase) statt. Elektronenmikroskopische Untersuchungen zeigten, dass die Abtrennung der Epidermis in mehreren Ebenen (im Bereich der Fibrillen, zwischen oder innerhalb der Laminae, in der oberen Dermis) erfolgen kann. In allen Fällen sind es lichtmikroskopisch subepidermale Blasen. Die Unterteilung der Dermatosen mit subepidermaler Blasenbildung erfolgt nach der exakten Lokalisation der Trennebene innerhalb der Junktionszone (s. Abb. **12.2**, S. 287).
Häufig ist die **Blasenbildung** durch autoimmunologische Prozesse bedingt, wobei die biochemischen Hauptkomponenten, die bullösen Pemphigoid-Antigene AG1 und AG2, Laminine, Integrine und Kollagen VII als Antigene wirken.

1.2.2 Dermoepidermale Junktionszone

Die **Basalmembranen** kontrollieren als Grenzmembranen den Austausch von Zellen und Molekülen.
Struktur siehe Abb. **1.5**.

In der dermoepidermalen Junktionszone erfolgt die subepidermale Blasenbildung.

Häufig ist die **Blasenbildung** durch autoimmunologische Prozesse gegen die Hauptkomponenten bedingt.

1.5 Schema der dermoepidermalen Junktionszone

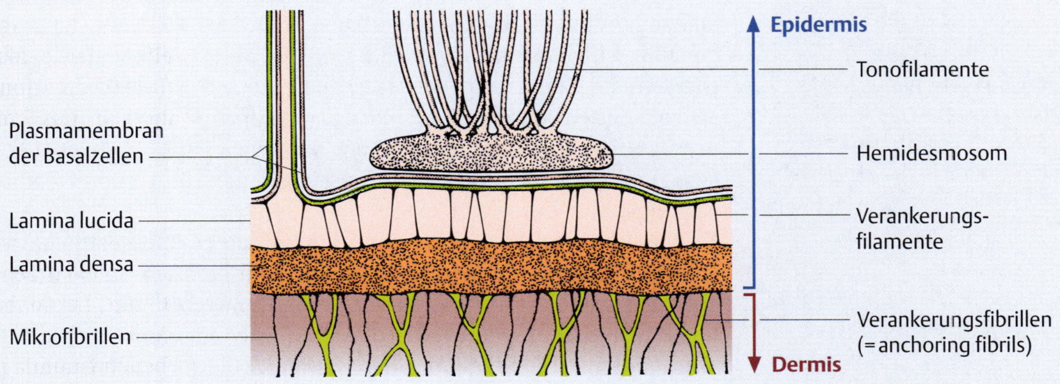

1.2.3 Haarfollikel

1.2.3 Haarfollikel

▶ Definition

▶ **Definition:** Als Haarfollikel bezeichnet man das Haar selbst zusammen mit seiner Wurzel, Talgdrüse und dem M. arrector pili.

Die Haare haben beim Menschen keine wesentliche biologische Funktion zu erfüllen, dennoch spielen sie aus ästhetischen Gründen eine wichtige Rolle.

Entwicklung: Die Haarfollikel entwickeln sich im frühen Fetalstadium aus Epidermiszapfen, die in die Dermis einsprossen, und aus mesenchymalen Verdichtungen, die die dermale Haarpapille ergeben.

Entwicklung: Schon im frühen Fetalstadium um die 12. Schwangerschaftswoche sprossen Epidermiszapfen in die Dermis ein, an ihrer Spitze verdichtet sich das Mesenchym zur Haarpapille. Schließlich umhüllt der Epidermiszapfen die Papille, die später als gefäß- und nervenführendes Organ der Ernährung dient. Beide zusammen werden Bulbus genannt, der somit epitheliale und mesenchymale Anteile vereint. Das die Papille umgebende Epithel ist die Haarmatrix, die das Haar bildet. Ab etwa der 20. Schwangerschaftswoche sind im Follikel Lanugohaare enthalten.

Nach der Geburt entstehen keine neuen Haarfollikel mehr.

Nach der Geburt entstehen keine neuen Follikel mehr. Die Haarfollikel durchlaufen dann Zyklen mit Haarwachstum und -ausfall.

Haartypen: Man unterscheidet:
- fetales Lanugohaar
- Velushaar
- Terminalhaar.

Haartypen: Die fetalen **Lanugohaare** werden nach der Geburt durch **Velushaare**, die pigmentarm und marklos sind, ersetzt. Erst nach der Pubertät entsteht unter hormonellem Einfluss das **Terminalhaar** im Bereich des Caput, der Axillen, der Genitalregion, an den Brauen und Wimpern sowie weniger dicht an den Extremitäten und am Stamm. Dieses Haar ist dicker und markhaltig.

Aufbau des Haarfollikels: Der Follikel besteht aus:
- Haarschaft
- Haarwurzel
- Wurzelscheide
- Haarbalg (Abb. **1.6**).

Aufbau des Haarfollikels: Der Follikel besteht aus dem **Haarschaft**, dem aus der Hautoberfläche herausragenden Haaranteil, **der Wurzel**, die in der Haut liegt, sowie den **Wurzelscheiden** und dem bindegewebigen **Haarbalg** (Abb. **1.6**).
Im **Haarschaft**, der totes, differenziertes Gewebe ist, findet sich zentral das Mark (Medulla), das aus avitalen, großen, polygonalen Zellen besteht. Bei kindlichen und dünnen Haaren fehlt es. Peripher schließt sich die verhornte Wurzelrinde (Kortex) an. Ihre längsorientierten spindeligen Zellen sind in differenziertem Zustand angefüllt mit massenhaft gebündelten Keratinfilamenten, die sich chemisch deutlich von den epidermalen Zytokeratinfilamenten unterscheiden, und mit amorpher Matrix. Daneben beinhalten sie Melanosomen. Bedeckt wird die Rinde vom Oberhäutchen (Kutikula), das aus flachen gewölbten Hornzellen besteht, die eine dachziegelartige Anordnung zeigen. Die **Haarwurzel**, deren unterster aufgetriebener Anteil der Bulbus ist, besteht aus der mesenchymalen, ganz an der Basis lokalisierten dermalen Haarpapille und der damit in Verbindung stehenden äußersten bindegewebigen Hülle des Follikels, die auch **Haarbalg** genannt wird (Abb. **1.6**). Epithelial sind alle übrigen Bestandteile des Follikels.

Die **Matrixzellen** des unteren Bulbus (um die dermale Haarpapille) sind das germinative Epithel, dessen Zellen sich ca. 2-mal/die teilen. Daraus differenzieren sich der Haarschaft und die innere Wurzelscheide.

Die sich im Bulbus um die Haarpapille herum befindlichen, kleinen, wenig differenzierten **Matrixzellen** sind das germinative Epithel, dessen Zellen sich etwa zweimal pro Tag teilen. Daraus differenzieren sich zentral der Haarschaft (s. o.) und seitlich die **innere Wurzelscheide**, die früh verhornt und in Höhe der Talgdrüsenmündung abbröckelt.
Nach außen schließt sich die aus 2–6 Schichten plattenepithelialer Zellen bestehende, **äußere Wurzelscheide** an, die kontinuierlich in die Epidermis übergeht und wie diese von der Basalmembran umgeben wird (Abb. **1.6**). Man unterscheidet drei Abschnitte, den oberflächlichen Abschnitt oberhalb der Talgdrüsenmündung (Infundibulum), der wie die Epidermis differenziert, einen mittleren Abschnitt, der sich bis zum Bulbus erstreckt und den tiefsten Abschnitt, der den Bulbus umschließt. Im mittleren Abschnitt ist der sog. Wulst lokalisiert, wo sich wahrscheinlich die Stammzellen des Haarfollikels für die nachfolgenden Zyklen befinden. Die beiden letzteren Abschnitte verhornen nicht wie die Epidermis.
In den Follikel mündet eine Talgdrüse und an manchen Lokalisationen auch eine apokrine Drüse (Abb. **1.7**).

1.6 **Schema der Epidermis, Dermis und Subkutis mit Haarfollikel, ekkriner Schweißdrüse (links) und Gefäßplexus (rechts)**

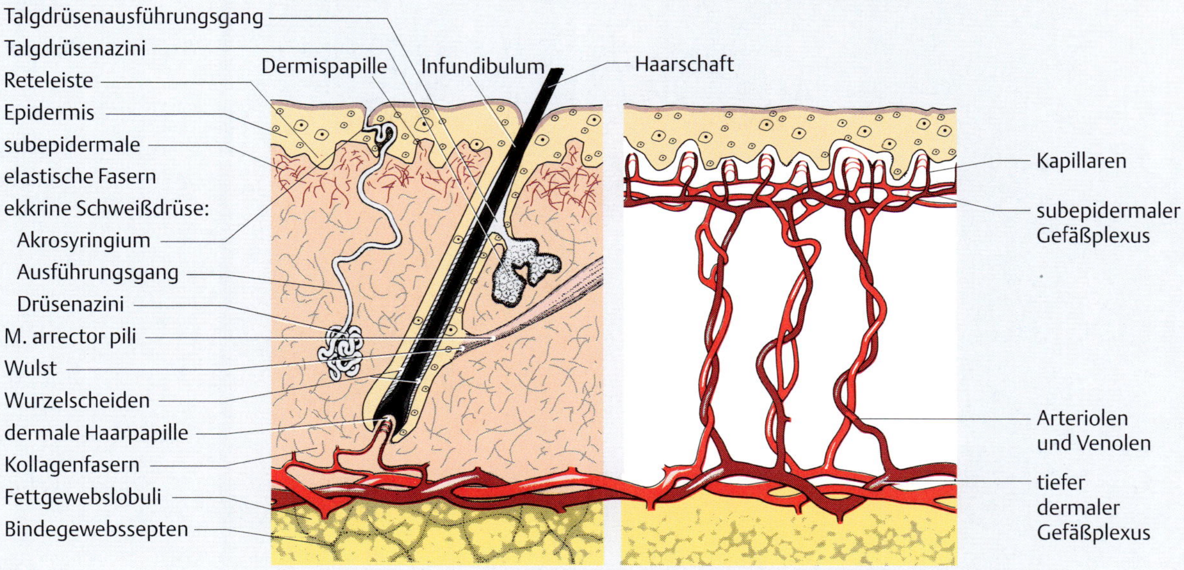

1.2.4 Drüsen der Haut

In der Haut kommen die bereits erwähnten, mit dem Haarfollikel verbundenen Talg- und apokrinen Drüsen vor und daneben sehr zahlreich ekkrine Schweißdrüsen ohne Beziehung zum Haarfollikel.

Talgdrüsen

Die Talgdrüsen sind lobulär aufgebaute Drüsen ohne Lumen, die **holokrin** sezernieren und in den Haarfollikelkanal einmünden. Am aktivsten und größten sind sie im Gesicht und am oberen Thorax. Die durch Zellteilung aus den äußeren Basalzellen entstandenen Tochterzellen wandern innerhalb von zwei Wochen zum Talgdrüsenausführungsgang. Im Laufe dieser talgigen Differenzierung wird das Zytoplasma zunehmend mit Lipoidtröpfchen ausgefüllt, das Zellvolumen nimmt zu, während die Organellen untergehen.
Anschließend platzt die Zelle unter Freisetzung des Talges. Der Talg ist ein gelbliches, dünnflüssiges Gemisch aus verschiedenen Lipiden, Triglyzeriden, Wachsestern und Squalen. Er dient der Einfettung der Hautoberfläche und der Haare. Bei verminderter Talgproduktion werden Haut und Haare trocken. Dies wird als **Sebostase** bezeichnet, die vermehrte Talgproduktion heißt **Seborrhö**. Androgene erhöhen die Talgproduktion, die Ernährung hat kaum Einfluss.
Es gibt auch ektopische (freie) Talgdrüsen, die nicht follikelgebunden sind, und vornehmlich in der Mund- und Lippenschleimhaut, am Präputium und an den Labia minora lokalisiert sind (Abb. **1.7**).

Apokrine Drüsen

Die **apokrinen** Drüsen entstehen im vierten Schwangerschaftsmonat als Ausstülpung des Haarfollikels und gehören damit zum Follikelapparat. Beim Menschen kommen sie nur im Anogenitalbereich, am Nabel, in den Axillen sowie in der Perimamillarregion und im Gehörgang vor (Abb. **1.7**). Es handelt sich um knäuelartig geformte Drüsen im tiefen Corium mit weiten Endstücken, die aus inneren sekretorischen Zellen und äußeren Myoepithelzellen bestehen. Der Ausführungsgang verläuft gestreckt und mündet oberhalb des Talgdrüsenausführungsgangs in das Infundibulum des Haarfollikels.
Sie sezernieren ein wenig visköses Sekret, das vornehmlich Fette enthält. Das Sekret ist damit kein Schweiß im eigentlichen Sinn, weshalb die Bezeichnung apokrine Drüse zu bevorzugen ist. Die Sekretion ist hormonell abhängig. Sie

1.2.4 Drüsen der Haut

Es gibt Talg- und apokrine Drüsen (mit dem Haarfollikel verbunden) und ekkrine Schweißdrüsen.

Talgdrüsen

Sie kommen am gesamten Integument vor.

Sie sezernieren **holokrin** ein Gemisch aus Triglyzeriden, Wachsestern und Squalen in den Haarfollikelkanal. Die verminderte Talgproduktion wird als **Sebostase**, die vermehrte als **Seborrhö** bezeichnet.

Die Verteilung von ektopischen Talgdrüsen, die nicht an Haarfollikel gebunden sind, zeigt Abb. **1.7**.

Apokrine Drüsen

Zur Verteilung siehe Abb. **1.7**. Die apokrinen Drüsen gehören zum Haarfollikel. Beim Menschen beschränkt sich das Vorkommen auf
- den Anogenitalbereich
- die Axillen
- die Perimamillarregion
- den Gehörgang.

Sie sezernieren ein fettiges Sekret in das Infundibulum des Haarfollikels. Die Sekretion ist hormonell abhängig. Das Sekret ist ge-

1.7

1.7 **Verteilung der ektopischen Talgdrüsen und der apokrinen Drüsen**

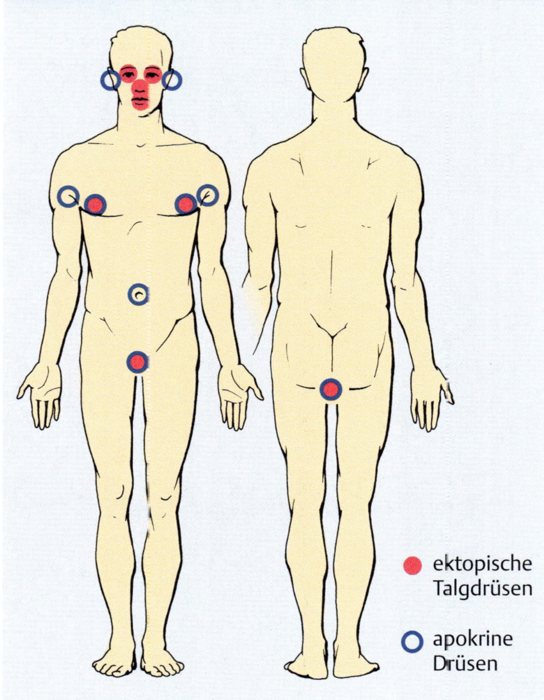

ruchslos. Der typische „apokrine Schweißgeruch" entsteht erst durch bakterielle Zersetzung an der Hautoberfläche.

beginnt erst in der Pubertät und ist im Alter eingeschränkt. Das Sekret ist geruchlos. Der typische „apokrine Schweißgeruch", z. B. der Axillen, entsteht erst durch bakterielle Zersetzung des Sekretes an der Hautoberfläche. Die Funktion der apokrinen Drüsen beim Menschen ist unbekannt. Bei Tieren spielen sie eine Rolle beim Sexualverhalten.

Ekkrine Schweißdrüsen

Sie kommen am gesamten Integument vor, besonders zahlreich an Palmae und Plantae.

Ekkrine Schweißdrüsen

Die **ekkrinen** Schweißdrüsen entstehen ab der 15. Schwangerschaftswoche aus Epidermisknospen ohne Beziehung zu Haarfollikeln. Sie kommen am gesamten Integument vor, besonders zahlreich in der Leistenhaut der Palmae und Plantae. Ihre Gesamtzahl wird auf etwa 2 Millionen geschätzt. Es sind Drüsen mit stark geknäuelten Endstücken aus hellen und dunklen sekretorischen Zellen und umgebenden Myoepithelzellen im tiefen Corium, einem gestreckten dermalen Ausführungsgang und einem spiralig gewundenen intraepidermalen Ausführungsgang, der Akrosyringium genannt wird. An Palmae und Plantae sind die Mündungen auf dem Grat der Leisten mit der Lupe erkennbar.

Ekkrine Schweißdrüsen sezernieren den Schweiß, eine wässrige Natriumchloridlösung. Sie dienen der Thermoregulation.

Der Schweiß ist eine wässrige Salzlösung, die vorwiegend Natriumchlorid enthält. Die Funktion der Schweißdrüsen liegt in der Thermoregulation durch Erzeugung von Verdunstungskälte an der Hautoberfläche. Daneben führen auch emotionale Reize zur Schweißproduktion.

1.2.5 Dermis

Die Dermis ist das Bindegewebe unter der Epidermis (s. Abb. **1.6**).
Ihre **Hauptkomponenten** sind:

1.2.5 Dermis

Die Dermis ist das unter der Epidermis gelegene Bindegewebe, das sich in die Tiefe bis zum subkutanen Fett erstreckt (s. Abb. **1.6**). Die Dicke der Dermis ist sehr variabel in Abhängigkeit von der Lokalisation. Ihre **Hauptkomponenten** sind Zellen und Bindegewebsfasern, die in eine gelartige Grundsubstanz eingebettet sind:

Dermale Zellen

Fibroblasten: Sie synthetisieren Fasern und amorphe Matrix.

Dermale Zellen

Die dominierenden Zellen sind die **Fibroblasten** (ihre inaktive Form wird Fibrozyt genannt). Es sind spindelförmige Zellen mit langen Zellfortsätzen, die ein

Netz bilden. Ihr ausgeprägtes raues endoplasmatisches Retikulum und der sehr gut entwickelte Golgi-Apparat sprechen für hohe Syntheseaktivität. Sie synthetisieren die Fasern und die Grundsubstanz, meist extrazelluläre Matrix genannt. Recht zahlreich sind auch **Histiozyten**. Ihre Vorläufer, die Monozyten, wandern vom Knochenmark über die Blutbahn ein und differenzieren in der Dermis zu Histiozyten. Die aktive phagozytierende Form des Histiozyten, die viele Lysosomen enthält, wird Makrophage genannt. Sie phagozytieren und speichern abgestorbene Zellen, anfallende Abbaustoffe wie Melanin, Fette, Proteine und auch Antigene. Sie produzieren Interferon und nehmen an immunologischen Reaktionen teil.

Histiozyten (aktive Makrophagen): Sie phagozytieren und sind immunologisch aktiv.

Die **Mastzellen** sind in der gesamten Dermis verstreut. Es sind große Zellen, die neben den üblichen Organellen lange Mikrovilli und nach Toluidin-Blau-Färbung metachromatische Granula erkennen lassen. Diese charakteristischen Granula enthalten u. a. Histamin, Heparin und Serotonin, welche eine wichtige Rolle bei der Entstehung allergischer und anderer entzündlicher Prozesse in der Dermis spielen, sowie Wachstumsfaktoren.

Mastzellen: Sie vermitteln allergische und entzündliche Reaktionen. Sie enthalten u. a. Histamin, Heparin und Serotonin.

Daneben kommen in der Dermis wenige Melanozyten vor.

In der Dermis kommen auch wenige Melanozyten vor.

Dermale Fasern

Die wichtigsten Fasern der Dermis sind die **Kollagenfasern**, die sich aus Kollagenfibrillen zusammensetzen. Sie formen ein Netzwerk, das vornehmlich parallel zur Hautoberfläche ausgerichtet ist (s. Abb. **1.6**).

Elektronenmikroskopisch zeigen die Kollagenfibrillen eine typische Querstreifung (Periode etwa 70 nm). Biochemisch bestehen sie aus Kollagen I, dem wichtigsten Strukturprotein des Bindegewebes überhaupt. Jeweils drei Polypeptidketten, wobei jede dritte Position durch Glycin und jede fünfte durch Prolin (oder Hydroxyprolin) besetzt ist, sind zu einer Tripelhelix verdrillt. Die Synthese verläuft bis zur Tripelhelix, die Prokollagen genannt wird, intrazellulär in den Fibroblasten. Erst das Prokollagen wird aus der Zelle abgegeben. Im Extrazellularraum entsteht nach enzymatischer Abspaltung terminaler Peptide das Kollagen, das dann zu Fibrillen vernetzt wird. Die Fibrillen wiederum aggregieren zu den Kollagenfasern.

Dermale Fasern

Die wichtigsten Fasern sind die **Kollagenfasern**. Kollagen ist mengenmäßig das Haupt-Strukturprotein des Bindegewebes (s. Abb. **1.6**).

Die Kollagene verschiedener Bindegewebsformen wie Dermis, Knochen, Knorpel sind biochemisch nicht identisch. Ihre Prokollagenmoleküle sind aus unterschiedlichen Polypeptidketten aufgebaut. Es sind mindestens 17 Kollagene bekannt (Typ-I–XVII-Kollagen). In der Dermis herrscht Typ-I-Kollagen vor.

Sowohl die Kollagenbiosynthese als auch der Kollagenabbau durch Enzyme (verschiedene Kollagenasen) sind komplex reguliert (Störungen s. Kollagenosen S. 75).

Die Kollagenfasern bedingen wesentlich die mechanische Stabilität und Dehnbarkeit der Dermis.

Die Kollagenfasern bedingen die mechanische Stabilität der Dermis.

Die Routinefärbung der Kollagenfasern erfolgt mit Eosin.

Die **Retikulinfasern** (auch Retikulumfasern oder wegen ihrer Anfärbbarkeit durch Silber auch argyrophile Fasern genannt) sind sehr zarte Fasern, die die Hautanhangsgebilde sowie die Basalmembran umgeben. Sie stellen eine andere Art von Kollagenfasern dar, aufgebaut allein aus Typ-III-Kollagen (s. o.).

Retikulinfasern sind sehr zarte Fasern, die die Hautanhangsgebilde sowie die Basalmembran umgeben.

Die **elastischen Fasern** sind neben den Kollagenfasern, mit denen sie häufig verbunden sind, die wichtigsten Fasern. Sie sind im gesamten Corium verteilt. Subepidermal bilden sie ein feines Netz, den Elastikaplexus (s. Abb. **1.6**), in der tieferen Dermis hingegen bilden sie gewellt verlaufende Bänder. Elastische Fasern sind besonders zahlreich im Gesicht und im Nacken. Ihre Dimensionen sind sehr variabel, teils sind sie nach speziellen Färbungen (Orcein, Resorcin-Fuchsin) lichtmikroskopisch erkennbar. Ultrastrukturell setzen sie sich aus zwei Komponenten zusammen, einem amorphen Anteil (vorherrschendes Protein: Elastin) und fibrillären Strukturen (aus Fibrillinen). Die Fibrillen dienen als Gerüst, an dem sich die Elastinmoleküle in einer Faserstruktur ausrichten können.

Die **elastischen Fasern** sind für die Festigkeit und Elastizität der Dermis verantwortlich.

Ihre Reduktion ab dem 30. Lebensjahr bedingt die schlaffere Altershaut mit.

Die elastischen Fasern sind für die Festigkeit und Elastizität der Dermis wesentlich verantwortlich. Auf welche Weise dies erreicht wird, ist noch unklar. Ab dem 30. Lebensjahr werden sie reduziert, was die schlaffe Altershaut mitbedingt.

Verankerungsfibrillen verankern die Epidermis in der Dermis (s. Abb. **1.5**).

Als letzte Faserart sind noch die Verankerungsfibrillen (**„anchoring fibrils“**) zu erwähnen. Sie ziehen von der Lamina densa der Basalmembran zu Kollagenfasern in der obersten Dermis. Es sind einzelne quergestreifte Kollagen-Fibrillen (Kollagen VII). Ihre Hauptfunktion ist die Verankerung der Epidermis in der Dermis (s. Abb. **1.5**).

Dermale Matrix

▶ **Definition**

▶ **Definition:** Die Zellen und Fasern sind eingebettet in ein poröses Gel, das sich aus vielen Komponenten zusammensetzt. Das Gerüst bilden Proteoglykane, fadenartige Makromoleküle mit polysaccharidhaltigen Seitenketten.

Die Poren des Gels sind angefüllt mit Wasser, Proteinen, Kohlenhydraten, anorganischen Ionen, Histamin sowie Serotonin. Die Bewegungen dieser Moleküle und auch der Zellen und Fasern in der Dermis werden durch die Porengröße und elektrische Spannungsgradienten reguliert. Die Biosynthese der Matrix erfolgt in den Fibroblasten.

Histologischer Aufbau:
Die **Dermis** besteht aus zwei Schichten:
- **Stratum papillare** und
- **Stratum reticulare.**

Darunter liegt das **Unterhautfettgewebe**.

Histologischer Aufbau: Die beschriebenen Fasern und Zellen der Dermis sind in zwei Schichten angeordnet: Stratum papillare und Stratum reticulare. Das oberflächliche schmale **Stratum papillare** erstreckt sich in die Räume (Dermispapillen) zwischen den epidermalen Reteleisten (s. Abb. **1.6**). Es überwiegen Matrix, Zellen und Kapillaren (s. u.), die Fasern treten in den Hintergrund. Die feinen elastischen Fasern bilden einen papillären Elastikaplexus. Feine Kollagenfasern ziehen in die Basalmembran.

Das breite **Stratum reticulare** ist vollgepackt mit kräftigen Kollagenfaserbündeln und elastischen Fasern, die in dicken, gewellten Bändern angeordnet sind. Zellen und Blutgefäße sind rar. Im tiefen Stratum reticulare entspringen die Haarfollikel sowie die Schweißdrüsen, deren Ausführungsgänge die Dermis durchziehen. Darunter schließt sich die Tela subcutanea an, das **Unterhautfettgewebe**. Es besteht aus Fettgewebe, das durch lockeres, lamellär angeordnetes Bindegewebe unterteilt wird.

Blutgefäß-Plexus und Nerven

Es gibt zwei Gefäß-Plexus, einer ist **tief** (an der Grenze zur Subkutis) und der andere **oberflächlich (subpapillär)** dermal gelegen (Abb. **1.6**).
Die Gefäß-Plexus dienen der metabolischen Versorgung der Haut und der Temperatur- und Blutdruckregulation des Körpers.

Die Dermis enthält ein ausgedehntes System von **Blutgefäßen**. Es sind zwei parallel zur Hautoberfläche gelegene Plexus, ein **tiefer dermaler** und ein **oberflächlicher subpapillärer Plexus**, zu unterscheiden. Der tiefe dermale Plexus besteht aus kleinen bis mittelgroßen Arterien und Venen und verläuft an der Grenze zur Subkutis. Er gibt viele zur Oberfläche verlaufende Arteriolen ab (s. Abb. **1.6**). Diese Arteriolen versorgen den subpapillären Plexus, aus dem in jede Dermispapille Schlingen ziehen. Jede Dermis-Papille enthält demnach Papillarschlingen von 0,2 bis 0,4 mm Länge. Zusätzlich kommen in der Dermis vermehrt im Bereich der Akren noch arteriovenöse Anastomosen vor, die eine Umgehung der Kapillaren ermöglichen. Damit kann der Blutdurchfluss reguliert werden. Neben der metabolischen Versorgung von Dermis und Epidermis dient dieses Gefäßsystem der Temperatur- und Blutdruckregulation des Körpers.

In der Haut kommen sensible und vegetative **Nerven** vor.

In der Haut treten weit verzweigt sensible und vegetative **Nerven** auf, die in der Epidermis und oberen Dermis vornehmlich marklos, in der tieferen Dermis dagegen markhaltig sind. In der behaarten Körperhaut sind reichlich Pinkus-Haarscheiben vorhanden als Mechanorezeptoren. In der Leistenhaut, insbesondere der Fingerbeeren und Zehenballen, kommen in den Dermispapillen Meissner-Tastkörperchen vor, das sind mit Nervenfasern assoziierte, birnenförmig geformte Zellen, die als Tast- und Druckrezeptoren dienen.

1.3 Funktionen der Haut

Schutzfunktion

Die Haut bietet einen ausgezeichneten Schutz vor **mechanischen** Einwirkungen, da sie stark elastisch und verformbar ist, zugleich aber auch eine große Zugfestigkeit aufweist. Zugfestigkeit, Dehnbarkeit und Elastizität können an Hautstreifen gemessen werden.
Durch den speziellen Aufbau des Stratum corneum und ihren Fettgehalt verhindert die Haut teilweise das Eindringen von **chemischen** Agenzien. Die Hautoberfläche reagiert sauer (pH 5,7). Dieser so genannte Säureschutzmantel hat eine enorme Pufferkapazität.
Eine sehr bedeutende Aufgabe der Epidermis ist der Schutz vor **Austrocknung**. Man errechnet eine Wasserverdunstung von 20 l pro Tag bei einem Menschen ohne Epidermis, deshalb ist bereits bei relativ kleinflächigen Hautläsionen eine Flüssigkeitssubstitution nötig.
Auch gegenüber **Strahleneinwirkungen** bietet die Haut Schutz. Sie reflektiert den größten Teil des Lichtes. Der Rest wird absorbiert und verursacht photochemische Reaktionen, die in unterschiedlicher Weise schädigen. Die Schutzmechanismen der Haut bestehen aus ihrer Möglichkeit zur Melaninsynthese, zur Reparatur der lichtbedingten DNA-Schäden sowie zur Akanthose und Hyperkeratose der Epidermis (Lichtschwiele).
Entsprechend der individuell sehr unterschiedlichen Hautreaktion auf Sonnenlicht (30 Min.) ist der **Hauttyp des Menschen** bestimmt (Tab. **1.1**):

1.3 Funktionen der Haut

Schutzfunktion

Die Haut bietet eine **mechanische** und **chemische** Schutzfunktion und schützt vor **Austrocknung**, **Hitze-** und **Lichteinwirkung**.

Der Hauttyp des Menschen wird durch die Hautreaktion auf Sonnenlichtexposition bestimmt (Tab. **1.1**).

1.1 Hauttypen des Menschen

Hauttyp	*Hautreaktion auf Sonnenlicht*
I	immer Erythem, keine Bräunung
II	immer Erythem, manchmal Bräunung
III	manchmal Erythem, immer Bräunung
IV	kein Erythem, immer Bräunung
V	dunkelhäutige Rassen
VI	Schwarze

1.1

Austauschfunktion

Die **Wärmeabgabe** an die Umgebung, um die Körpertemperatur aufrechtzuerhalten, ist die wichtigste Austauschfunktion der Haut. Dabei ist der Wärmeabstrom durch Verdunstung von Schweiß (glanduläre, sensible Wasserabgabe) und von Wasser, das durch die Hautoberfläche diffundiert (insensible Wasserabgabe), bei weitem am wichtigsten. Die trockene Wärmeabgabe durch Leitung und Konvektion sowie Strahlung ist deutlich geringer. Die Strahlung kann bei sehr kalten Lufttemperaturen und Sonnenbestrahlung auch umgekehrt in das Körperinnere gerichtet sein.
Der Austausch von Gasen, Schlacken oder Nahrungsstoffen spielt beim Menschen keine Rolle mehr. Eine Bedeutung hat lediglich die perkutane Resorption großflächig aufgetragener Substanzen, besonders wenn diese gut fettlöslich sind. Die Resorption kann über die Epidermis, die Haarfollikel oder über die Schweißdrüsen erfolgen (z. B. therapeutische Wirkstoffe, Allergene). Dagegen werden wasserlösliche Substanzen, wie zum Beispiel Zucker oder Elektrolyte, kaum resorbiert. Die verhornte Epidermis ist für die Resorption vieler Stoffe ein starkes Hindernis. Hingegen ist die Resorption leichter möglich durch die tiefen Anteile des Haarfollikels, die kein Stratum corneum aufweisen. Die Passage durch die Schweißdrüsen spielt lediglich für Wasser eine gewisse Rolle.

Austauschfunktion

Die wichtigste Austauschfunktion der Haut ist die **Wärmeabgabe** an die Umgebung. Dies geschieht durch Schweißbildung und Wasserdiffusion.

Reizaufnahme

Die Haut kann Tast-, Temperatur- und Schmerzempfindungen vermitteln.

Der **Tastsinn** wird durch verschiedene Endkörperchen vermittelt.

Die **Temperatur-Rezeption** erfolgt durch freie Nervenendigungen.
Es existieren Kälte- und Wärmerezeptoren.

Der **Schmerzsinn** ist die Wahrnehmung aller auf den Körper einwirkenden Noxen (Nozizeptoren). Schmerz kann durch chemische, mechanische oder thermische Reize entstehen. Erlebt werden ein heller, gut lokalisierbarer und ein dumpfer, mehr diffuser Schmerz.

Geringe Reize erzeugen **Juckreiz**.

Hautfunktionsteste

Der Alkaliresistenztest dient der Bewertung der intakten Schutzfunktion der Haut gegenüber chemischen Noxen. Hierbei wird die Reaktion auf Exposition mit 0,5 N NaOH beurteilt.

Reizaufnahme

Die Haut ist in der Lage, verschiedene Sinnesempfindungen zu vermitteln. Man unterscheidet Tastsinn (Mechanorezeptoren), Temperatursinn (Thermorezeption) und Schmerzsinn (Nozizeption).
Dem **Tastsinn** dienen unterschiedliche spezialisierte Endkörperchen (Meissner-Körperchen, Pinkus-Haarscheiben), die ein unterschiedliches Zeitverhalten (sehr rasch, rasch, langsam adaptierend) und verschiedene Lokalisationen zeigen.
Die **Temperatur-Rezeption** erfolgt durch freie Nervenendigungen. Zwischen „warm“ und „kalt“ besteht im menschlichen Erleben nicht nur ein qualitativer, sondern auch ein quantitativer Unterschied. Dies spiegelt sich auch in zweierlei Rezeptoren wider. Es gibt Kälte- und Wärmerezeptoren in der Haut, wobei das Aktionsspektrum der Wärmerezeptoren bei höheren Temperaturen liegt als das der Kälterezeptoren. Die Aktivität dieser Rezeptoren hängt von der absoluten Temperatur und auch von der Änderungsgeschwindigkeit der Temperatur ab.
Der **Schmerzsinn** ist die Wahrnehmung aller auf den Körper einwirkenden Noxen (Nozizeptoren). Es gibt unterschiedliche Schmerzrezeptoren, die auf die verschiedensten Reize – chemische, mechanische oder thermische – oder nur auf spezifische Reize ansprechen. Alle diese Reize führen zu Schmerzen. Im Erleben lässt sich ein heller, gut lokalisierbarer und ein dumpfer, mehr diffuser Schmerz unterscheiden. Die zwei Schmerzarten sind mit verschiedenen Schmerzfasern verknüpft. Den hellen Schmerz leiten markhaltige Fasern, den dumpfen marklose. Ein Charakteristikum der Nozizeptoren ist ihre geringe Adaptation, was ihrer Aufgabe, dem Schutz des Körpers vor Schädigung, entspricht.
Auch der **Juckreiz** gehört hierzu, da er von denselben marklosen Fasern geleitet wird. Geringe Reize erzeugen Juckreiz, stärkere Schmerzen.

Hautfunktionsteste

Klinisch am bedeutsamsten zur Bewertung der intakten Schutzfunktion gegenüber chemischen Noxen ist der Alkaliresistenztest nach Burckhardt. Die Testung erfolgt mit 0,5 N NaOH, die auf die Innenseite des Unterarms getropft und mit Glasblöckchen bedeckt wird. Treten bereits nach 10 Min. Rötung und Erosionen auf, so ist sie stark vermindert. Das deutet auf erleichtertes Eindringen von chemischen Noxen durch Funktionsminderung des Säureschutzmantels hin. Toxische Schädigung mit erhöhter Ekzematisierungsbereitschaft sowie Kontaktsensibilisierung sind die Folgen dieser chronischen toxischen Schädigung.

2 Effloreszenzen und Untersuchung

2.1 Allgemeines

Die Dermatologie beschäftigt sich mit den Veränderungen und Erkrankungen der Haut, der Hautanhangsgebilde und der angrenzenden Schleimhäute. Auch die hautnahen Lymphknotenstationen zählen dazu. Zur Dermatologie gehört auch die Venerologie, die sich mit den Geschlechtskrankheiten befasst, welche sich an den inneren und äußeren Geschlechtsorganen, aber auch im ganzen Organismus und wiederum besonders an der Haut abspielen und manifestieren. Die Kenntnisse der normalen Ausbildung, der Strukturen und des gesunden Aspektes dieser Organe sind wichtig, da sich die Krankheiten in aller Regel durch Abweichungen davon äußern. Dabei treten sichtbare (objektivierbare) und spürbare (subjektive) Veränderungen und Erscheinungen auf.

▶ **Merke.** Obwohl es eine große Vielzahl von Krankheiten an Haut und Geschlechtsorganen gibt, ist die Zahl der krankhaften Veränderungen begrenzt und definierbar. Diese Veränderungen müssen erkannt, eingeordnet und mit einer ärztlich-dermatologischen sowie international verständlichen Nomenklatur (Bezeichnung) versehen werden.

Die Hautveränderungen wurden früher als Blüten der Haut bezeichnet, worauf die jetzige Bezeichnung **Effloreszenzen** beruht. Das Erkennen der krankhaften Hautveränderungen respektive das Lesen der Effloreszenzen auf der Haut sowie deren Erkennung und korrekte Bezeichnung ist das Ziel des Untersuchungsganges und garantiert die Verständigung untereinander sowie auch die Möglichkeit, Fachliteratur gezielt beizuziehen. Die Lehre der Effloreszenzen ist international erfreulich einheitlich und in vielen Sprachen verständlich.

Untersuchung: Die Untersuchung eines Hautkranken umfasst die gesamte Haut und die angrenzenden Schleimhäute Sie ergänzt die eingehende Erhebung der Vorgeschichte **(Anamnese)**. Manchmal ist es besser, die Anamnese vor der Untersuchung zu erheben. während in anderen Fällen die Untersuchung der Haut zweckmäßigerweise vor dem eingehenden Gespräch erfolgt Bei der Wahl des Vorgehens spielt das Temperament des Arztes wie auch des Patienten eine Rolle. Die Untersuchung umfasst eine **Inspektion** der gesamten Haut und der einsehbaren Schleimhäute unter Zuhilfenahme einer Lupe und, falls notwendig, einer Tageslichtbeleuchtung Die **Palpation** ermöglicht eine Beurteilung der Konsistenz, der Dicke und des Tiefensitzes von erkannten Effloreszenzen. Sie dient auch der Beurteilung der Empfindlichkeitsstörungen derselben (Berührungsschmerz). Durch **Reiben** kann die Reaktion der Blutgefäße (Dermographismus) beurteilt werden und die Erektibilität von Effloreszenzen.

▶ **Merke.** Unter Glasspateldruck kann die Eigenfarbe der Effloreszenz beurteilt werden, nachdem die Blutgefäße leergedrückt sind. Mit der Knopfsonde kann die Verletzlichkeit der Hautoberfläche und ebenfalls die Empfindlichkeit geprüft werden (Sondenphänomen).

Durch **Kratzen** mit dem Fingernagel oder besser mit einem entsprechenden Instrument (Brocq'sche Kürette) kann die Beschaffenheit und die Haftbarkeit der Schuppung sowie die Verletzlichkeit der obersten Epidermisschicht geprüft werden.

Die krankhaften Veränderungen an Haut und einsehbarer Schleimhaut, die Effloreszenzen, sind in ihrer **Zahl** (einzelne, mehrere oder in Vielzahl exanthematisch über den ganzen Körper verstreut), mit Besonderheiten der **Lokalisation** (Streckseitenbetonung, Beugestellenbetonung, akrale Lokalisation, streifige An-

2 Effloreszenzen und Untersuchung

2.1 Allgemeines

Die Dermatologie beschäftigt sich mit den Veränderungen und Erkrankungen der Haut. der Hautanhangsgebilde und der angrenzenden Schleimhäute sowie der angrenzenden Lymphknotenstationen.

◀ Merke

Die Hautveränderungen werden als **Effloreszenzen** bezeichnet.Das Erkennen der krankhaften Hautveränderungen sowie deren korrekte Bezeichnung ermöglicht die Verständigung untereinander.

Untersuchung: Die Untersuchung eines Hautkranken umfasst die gesamte Haut und angrenzende Schleimhäute, ergänzt durch die **Anamnese**.

Neben der **Inspektion** erfolgt häufig eine Beurteilung durch:
- **Palpation** – zur Beurteilung von Konsistenz, Dicke und Tiefensitz
- **Reiben** – zur Beurteilung der Reaktion der Blutgefäße (Dermographismus).

◀ Merke

- **Kratzen** – zur Prüfung der Beschaffenheit und der Haftbarkeit der Schuppung sowie der Verletzlichkeit der Epidermis.

Die Effloreszenzen sind in ihrer **Zahl, Lokalisation,** scharfen oder unscharfen Begrenzung, **Gliederung** sowie in ihrer **Farbe** zu beurteilen.

ordnung etc.), in ihrer scharfen oder unscharfen **Begrenzung**, in der **Gliederung** (gruppiert oder wahllos) sowie in ihrer **Farbe** (entzündliche Rötung, exogene oder endogene Pigmente) zu beurteilen.

Die Begrenzung einer Effloreszenz ist bei oberflächlichem Sitz relativ scharf und wird deutlich unschärfer bei tieferer Lokalisation. Sitzt eine Effloreszenz im subkutanen Fettgewebe oder tiefer, so ist die Haut darüber verschieblich.

Die Untersuchung ermöglicht auch eine Aussage über die Tiefe der Lokalisation der Effloreszenzen in Beziehung zur Haut und deren Schichten. Die Begrenzung einer Effloreszenz ist bei oberflächlichem Sitz relativ scharf und wird deutlich unschärfer bei tieferer Lokalisation. Sitzt eine Effloreszenz im subkutanen Fettgewebe oder tiefer, so ist die Haut darüber verschieblich. Ähnliches gilt für die Beurteilung einer entzündlichen Rötung, die bei oberflächlichem Sitz hellrot erscheint und livide bis blaurot, wenn die Entzündung in den tiefen Hautschichten lokalisiert ist.

▶ Merke

▶ **Merke:** Entzündliche Effloreszenzen der oberen Dermis sind relativ scharf begrenzt und hellrot, solche der tieferen Hautschichten eher unscharf begrenzt und blaurot.

2.2 Effloreszenzenlehre

Bitte im Haupttext lesen ▶

2.2 Effloreszenzenlehre

Die **Makel**, Makula oder Fleck ist eine reine Farbveränderung ohne Konsistenz- oder Niveauänderung (Abb. **2.1**). Sie kann durch Entzündung rot erscheinen oder durch Pigmenteinlagerung alle Farben annehmen und auch durch Fehlen von Farbe als weiße Makel imponieren. Eine flächenhafte Rötung wird **Erythem**, eine Rötung der gesamten Hautoberfläche **Erythrodermie** genannt. Die **Quaddel**, Urtika oder Nessel stellt eine flüchtige, unscharf begrenzte, über das Hautniveau erhabene Effloreszenz dar, bedingt durch ein Ödem in der oberen Dermis (Abb. **2.2**). Die Farbe ist bei Spannung zuerst weiß und später rot. Sitzt das Ödem in der Epidermis, so kommt das histologische Phänomen der Spongiose zustande. Hat das Ödem seinen Sitz in der tiefen Dermis und in der Subkutis, so führt dies zu einer unscharf begrenzten. weichen, teigigen Schwellung.

2.1 Makel (Makula)

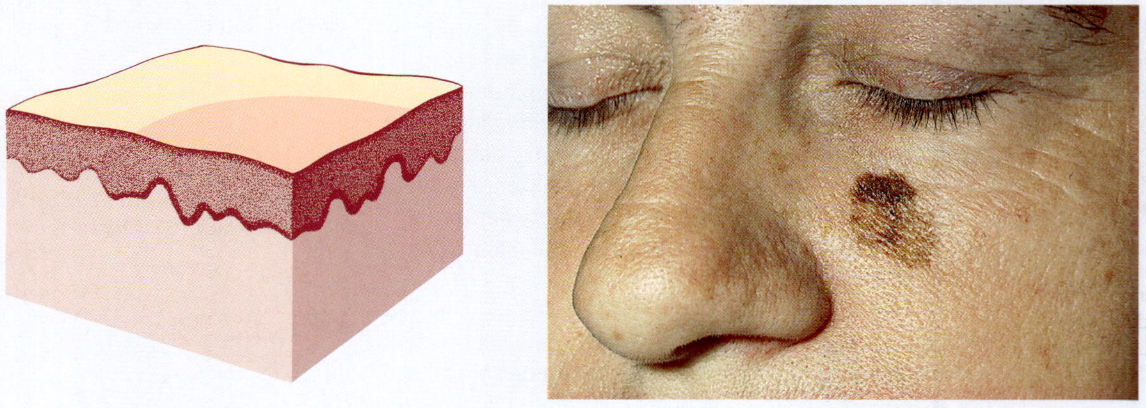

Farbveränderung ohne Substanzunterschied.

2.2 Quaddel (Urtika)

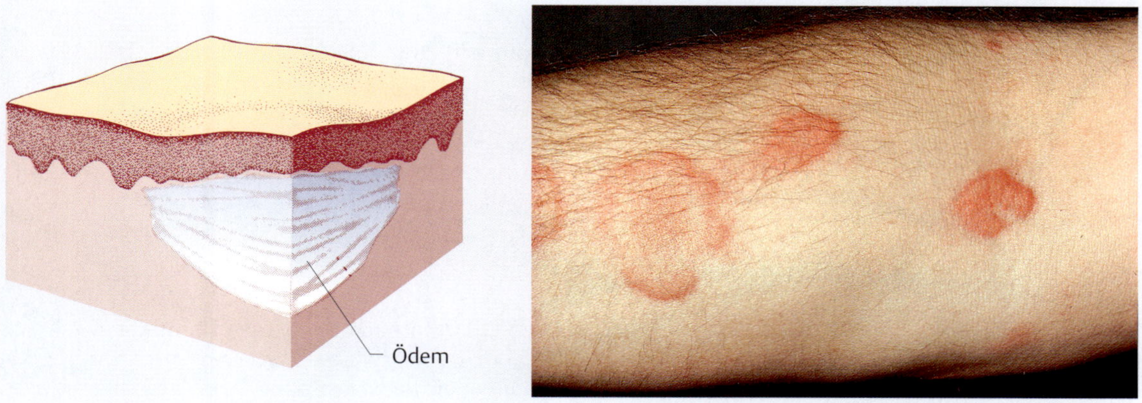

Umschriebenes Ödem der oberen Dermis.

Das **Knötchen oder die Papel** stellt eine umschriebene Verdickung oder Auftreibung der Haut dar. Eine epidermale Papel kommt durch Verbreiterung der Epidermis (Akanthose) zustande, während eine dermale Papel durch Infiltrat oder Einlagerung in der oberen Dermis zustande kommt (Abb. **2.3**). Papeln können sich verändern und sich zu plattenartigen. größeren Gebilden (Plaques) ausweiten. Zentral gedellte Papeln weiten sich in der Regel zu ringförmigen Papeln aus (anuläre Anordnung).

2.3 Knötchen oder Papel (Papula)

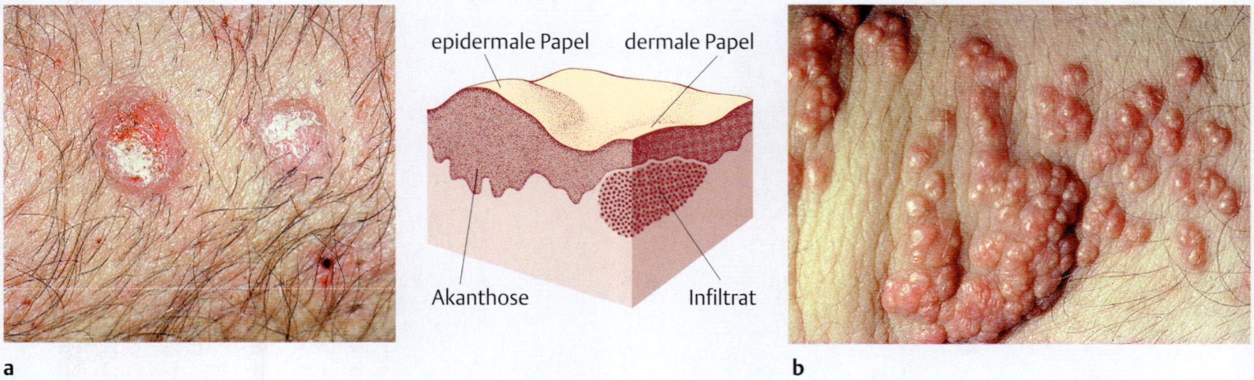

a Epidermale Papel mit Substanzvermehrung der Epidermis (Akanthose).

b Dermale Papel mit Substanzvermehrung in der oberen Dermis durch Infiltrat oder Tumor.

Der **Knoten**, Nodus, ist eine umschriebene Substanzvermehrung in oder unter der Haut, die größer als eine Papel (größer als erbsgroß) imponiert (Abb. **2.4**). Epidermale Knoten sind in der Regel über das Hautniveau erhaben (exophytisch), während dermale und subkutane Knoten mehr durch die Substanzvermehrung in der Tiefe der Haut bei der Palpation imponieren.

2.4 Knoten (Nodus)

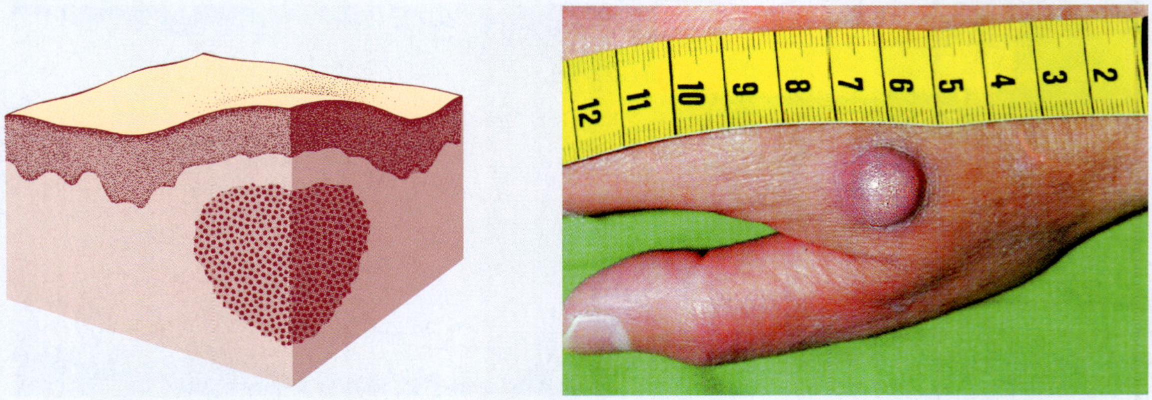

Knotige Auftreibung in der unteren Dermis oder noch tiefer.

Bitte im Haupttext lesen ►

Bläschen oder Vesiculae sind in der Epidermis gelegene, leicht vorgewölbte, kleine, mit Flüssigkeit gefüllte Hohlräume, oft in Gruppen angeordnet (Abb. **2.5**). Die **Blase** oder Bulla ist ebenfalls eine mit Flüssigkeit gefüllte, in der Regel erhabene Effloreszenz größerer Art und entsteht oft aus Bläschen. Die Blase sitzt intraepidermal oder beruht auf einer subepidermalen Spaltbildung (Abb. **2.6**).

2.5 Spongiotische Bläschen (Vesiculae)

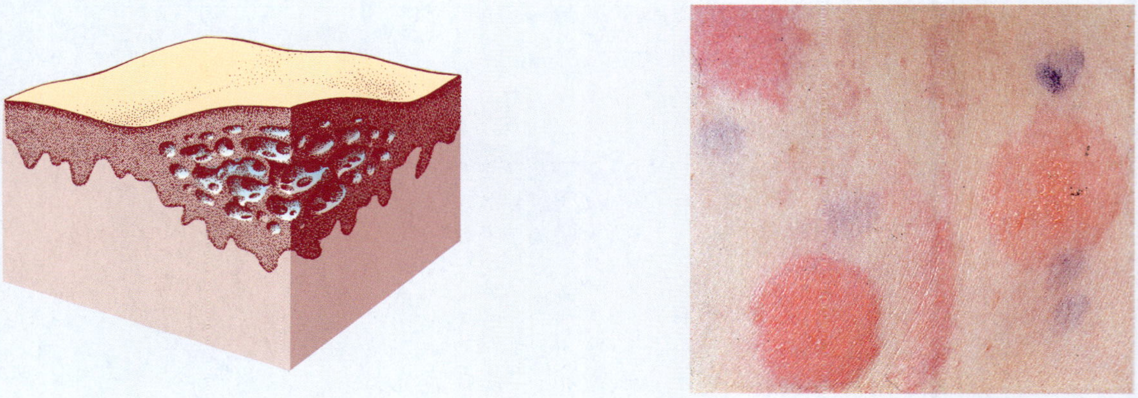

Gekammertes Ödem in der Epidermis.

2.6 Blase (Bulla)

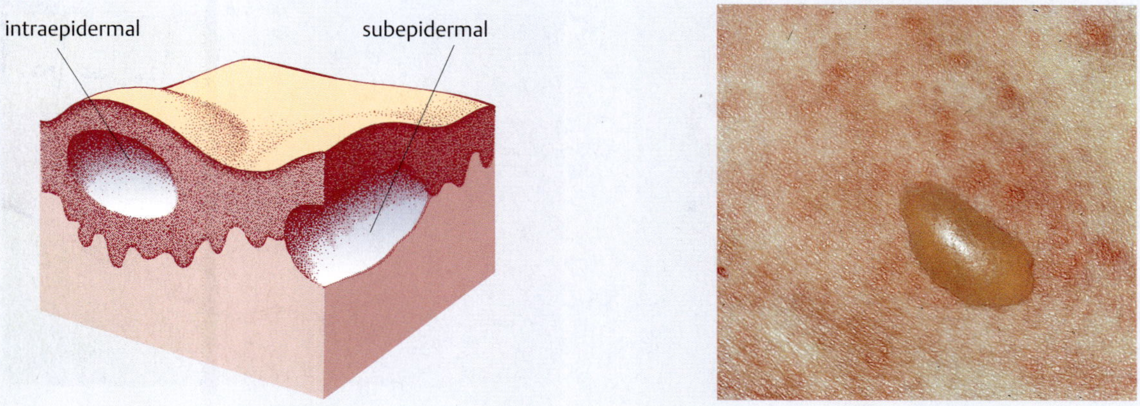

Umschriebene Flüssigkeitsansammlung in der Epidermis (intraepidermale Blase) oder zwischen Epidermis und Dermis (subepidermale Blase).

Die **Pustel** ist ein mit Eiter (Leukozyten und/oder Mikroorganismen) angefülltes Bläschen oder eine Blase (Abb. **2.7**). Diese Effloreszenzen werden als **primäre Effloreszenzen** bezeichnet. da sie auf gesunder Haut direkt entstehen können. Durch Fortschreiten der krankhaften Veränderungen, durch degenerative und reparative Prozesse sowie durch Einwirkungen von außen kommt es zu **sekundären Effloreszenzen**. Dazu gehören die verschiedenen Arten der **Schuppung** (Squama), durch übermäßige oder pathologische Verhornung (Hyperkeratose, Parakeratose), und die serum- oder blutgetränkte **Kruste**, die **Nekrose** (Schorf) sowie die **Erosion** als Oberflächengewebedefekt, die **Exkoriation** (Abb. **2.8**), als Gewebedefekt mit Verletzung des Papillarkörpers (punktförmige Blutungen, zum Beispiel Abschürfungen), das **Ulkus** (Geschwür) mit einem tiefen Gewebedefekt (Abb. **2.8**), die Atrophie (Schwund des Gewebes) und die Narbe (Cicatrix).

2.7 Pustel (Pustula)

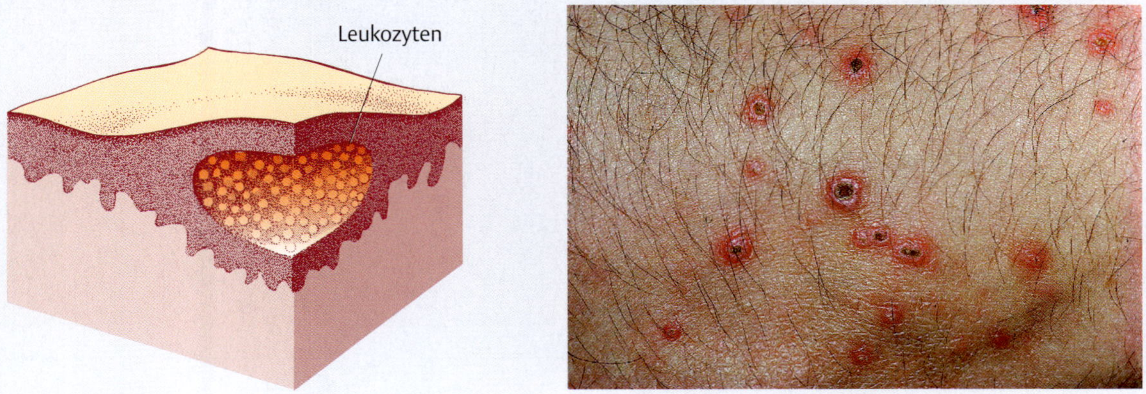

Mit Eiter (Leukozyten und evtl. Erreger) gefüllte Blase.

2.8 Substanzdefekte

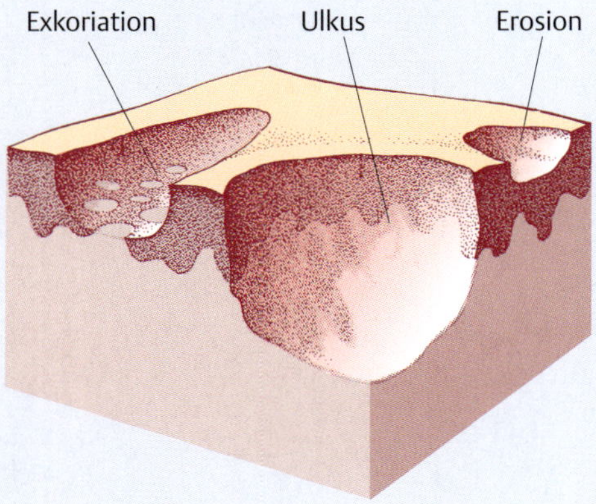

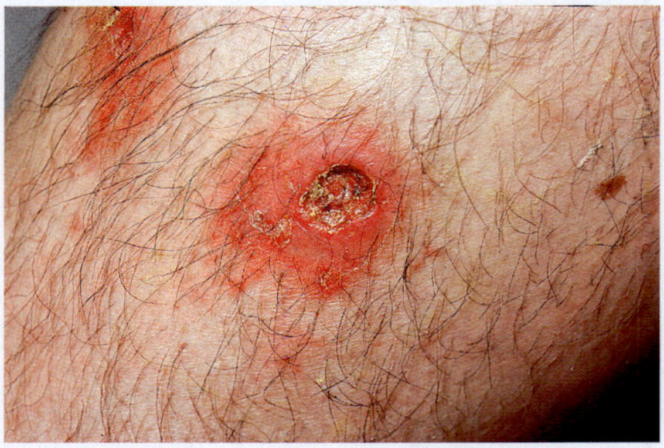

Erosion (oberflächlich), Exkoriation (Epidermis betreffend) und Ulkus (auch die Dermis betreffend).

Als sekundäre, chronische Veränderung gilt auch die **Lichenifikation** („Flechtenbildung"), die scharf oder unscharf begrenzt eine Verdickung der Haut durch **Akanthose**, eine parakeratotische nicht fest haftende **Hyperkeratose** mit Schuppung und eine randständige **Hyperpigmentierung** zeigt (Abb. **2.9**). Die Verdickung der Haut führt zu einer überdeutlichen und **vergröberten, flächigen Felderzeichnung**, die am Rand in einzelne Papeln aufgelöst sein kann. Der Lichenifikation eigen ist ein **starker Juckreiz**, der zu vielfältigen Kratzeffekten führt. Lichenifikationen treten vor allem auf bei chronischen Ekzemen (s. S. 47), beim Lichen ruber (s. S. 305), beim Lichen Vidal (s. S. 321) und bei der atopischen Dermatitis (s. S. 371).

2.9 Lichenifikation („Flechtenbildung")

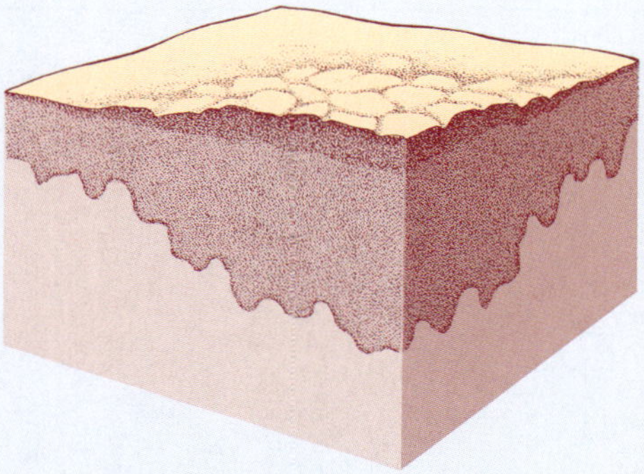

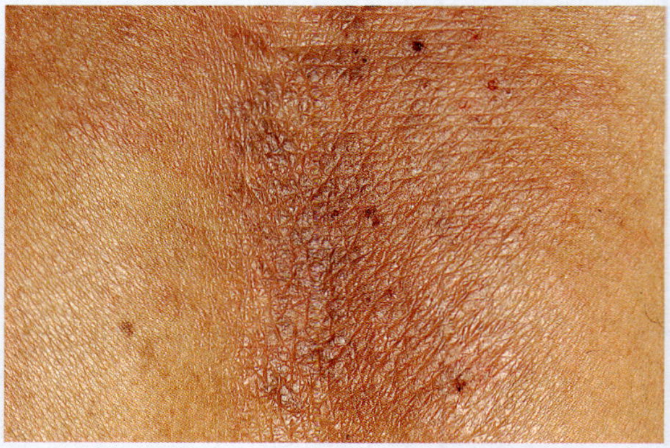

2.3 Entzündungszeichen an der Haut

2.3 Entzündungszeichen an der Haut

Auch an der Haut sind die klassischen Entzündungszeichen erkennbar und zur Unterscheidung der entzündlichen von den nicht entzündlichen Effloreszenzen von Bedeutung. Die Entzündung als Körperreaktion auf einen Schaden an Zellen oder Gewebe ist charakterisiert durch die **Hyperämie**, bedingt durch die Vasodilatation und erkennbar durch die Rötung. Der nächste Schritt ist die **Exsudation** durch Austritt von Blutflüssigkeit aus den Blutgefäßen, seröse Exsudation, oder zusammen mit Erythrozyten als hämorrhagische Exsudation. Verlassen auch Entzündungszellen die Blutbahn, so kommt es zur Ausbildung eines entzündlichen, **zellulären Infiltrates** und dessen Folgereaktionen, entweder perivaskulär oder in breiter Ausprägung extravaskulär. Entzündungen verursachen in der Regel auch subjektive Symptome wie lokale **Schmerzen** und vor allem **Juckreiz**. In besonderen Fällen kommt es zur Bildung von Granulomen durch Ansammlung und Reaktion des Histiozyten-Makrophagen-Systems.

Die Unterscheidung entzündlicher von nicht entzündlichen Effloreszenzen ist differenzialdiagnostisch von Bedeutung.

Die Entzündungszeichen und deren Wertung sind aus der Tab. **2.1**) ersichtlich. Sie lassen in der Regel keinen Schluss auf Anlass, Ursache oder Auslösung der entzündlichen Körperreaktionen zu. Als solche kommen Verletzungen, physikalische Einflüsse, Fremdstoffe oder Fremdkörper, Infektionen und auch Veränderungen körpereigener Strukturen (Tumorzellen, Alterungvorgänge), Störungen der Blutversorgung oder pathologische Stoffwechselprozesse in Frage.

Die Entzündungszeichen und deren Wertung zeigt Tab. **2.1**.

2.1 Entzündungszeichen an der Haut in der Reihenfolge der diagnostischen Bedeutung

2.1

▪ Rubor	Rötung	entzündliche Vasodilatation
▪ Tumor	Schwellung	exsudative Entzündung und Infiltration
▪ Calor	Überwärmung	Hyperämie
▪ Dolor	Juckreiz, Schmerz	differenzierte Reizung der afferenten Schmerzfasern
▪ Functio laesa	Funktionsverlust	exsudative Entzündung und Infiltration führen zur Durchlässigkeit der Haut

3 Die Körperabwehr

Die Körperabwehr schützt den Organismus vor Infektionen. Unspezifische, entwicklungsgeschichtlich ältere und spezifische, kompliziertere Abwehrmechanismen eliminieren körperfremdes Material und garantieren die Integrität und Individualität des Organismus. Voraussetzung dafür ist die Unterscheidung zwischen „Selbst“ und „Nicht-Selbst“. Stoffe, die als fremd erkannt werden und eine spezifische Immunantwort auslösen, nennt man **Antigene (Ag)**. Sie induzieren die Bildung von **Antikörpern (Ak)** und/oder die Vermehrung spezifischer T-Lymphozyten.

3 Die Körperabwehr

Über unspezifische und spezifische Abwehrmechanismen eliminiert der Organismus Material, das er als „fremd“ vom „Selbst“ unterscheiden kann und erhält so seine Unversehrtheit.
Antigene (Ag) sind Stoffe, die eine spezifische Immunantwort auslösen und mit gegen sie gerichteten **Antikörpern (Ak)** oder T-Lymphozyten reagieren.

3.1 Das Immunsystem

3.1.1 Der lymphatische Apparat

Das Immunsystem umfasst primäre und sekundäre lymphatische Organe. Zu den primären gehören Thymus und Knochenmark, zu den sekundären Lymphknoten, Peyer-Plaques, Milz, Appendix und Tonsillen.

3.1 Das Immunsystem

3.1.1 Der lymphatische Apparat

Zu den primären lymphatischen Organen gehören Thymus und Knochenmark, zu den sekundären Milz, Lymphknoten, Appendix, Tonsillen und Peyer-Plaques.

3.1.2 Zellen des Immunsystems

Man unterscheidet:
- Lymphozyten
- mononukleäre Phagozyten
- antigenpräsentierende Zellen
- Granulozyten.

3.1.2 Zellen des Immunsystems

Man unterscheidet:
- Lymphozyten
- mononukleäre Phagozyten
- antigenpräsentierende Zellen
- Granulozyten.

Lymphozyten

Sie sind für die Spezifität der Immunantwort zuständig. Es existieren **zwei Hauptklassen** von Lymphozyten: die **T-** (60 – 80%) und die **B-Lymphozyten** (5 – 15%). Beide entwickeln sich aus pluripotenten hämatopoetischen Stammzellen, die sich während der Fetalzeit in der Leber, postnatal im Knochenmark autonom teilen. In den primären lymphatischen Organen findet die antigenunabhängige Differenzierung zu immunkompetenten Lymphozyten statt. Vorläufer von T-Lymphozyten entwickeln sich im Thymus unter Einfluss bestimmter, vom Thymusepithel sezernierter Hormone zu reifen T-Zellen. Der Reifungsprozess der B-Vorläuferzelle spielt sich disseminiert im Knochenmark ab. Reife T- und B-Zellen werden in die Blutbahn ausgeschleust.
In den sekundären lymphatischen Organen (s.o.), löst der Kontakt mit dem Antigen die weitere Differenzierung der Lymphozyten zu spezifisch sensibilisierten Effektor- und Gedächtniszellen oder Plasmazellen aus.
Ein reifer Lymphozyt trägt – schon vor Ag-Kontakt – jeweils spezifische Erkennungsstrukturen für nur ein Antigen. Jedes Antigen selektioniert aus der gesamten Lymphozytenpopulation, also einer Vielzahl unterschiedlicher Klone (Diversität), diejenigen Lymphozyten, die passende Rezeptoren für dieses Antigen besitzen (klonale Selektionstheorie).
Die Vielfalt des Repertoirs antigenbindender Rezeptoren wird durch einen somatischen Umordnungsprozess der DNA ermöglicht. Einzelheiten dieser komplexen Vorgänge sind noch nicht restlos geklärt.
Lymphozyten und andere Leukozyten exprimieren zahlreiche unterschiedliche Moleküle auf ihrer Oberfläche, von denen einige mithilfe monoklonaler Antikörper identifiziert werden können. Sie sind entweder kennzeichnend für ein bestimmtes Reifungsstadium oder eine Zellpopulation (Marker). Kürzlich wurde eine systematische Nomenklatur für die bisher definierten Oberflächenmoleküle entwickelt: das CD-System (**c**luster **d**esignation). Eine Auswahl zeigt Tab. **3.1**. Es lassen sich so nicht nur T- und B-Zellen unterscheiden, sondern auch Subpopulationen von T-Zellen, denen unterschiedliche biologische Funktionen zu-

Lymphozyten

Lymphozyten sind für die Spezifität der Immunantwort zuständig.
T- (60 – 80%) und **B-Lymphozyten** (5 – 15%) bilden den Hauptteil der Lymphozyten. Sie stammen von einer gemeinsamen Stammzelle im Knochenmark ab. In den primären lymphatischen Organen findet die antigenunabhängige Differenzierung zu immunkompetenten T- und B-Lymphozyten statt, in den sekundären lymphatischen Organen die antigenabhängige Differenzierung zu spezifisch sensibilisierten Effektor- und Gedächtniszellen oder Plasmazellen.

Aufgrund bestimmter Oberflächenstrukturen (CD-Moleküle) lassen sich T- und B-Lymphozyten unterscheiden.
Eine Übersicht gibt Tab. **3.1**. Subpopulationen von T-Zellen sind zytotoxische T-Zellen, T-Helfer- und Suppressor-T-Zellen.

3.1

3.1 Die wichtigsten CD-Moleküle

CD-Molekül	***Vorkommen***	***Identität/Funktion***
CD3	T-Zellen	Teil des T-Zell-Antigen-Rezeptor-Komplexes
CD4	T-Helfer-Zellen	MHC-Klasse-II-Restriktion
CD8	zytotoxische T-Zellen, Suppressor-T-Zellen	MHC-Klasse-I-Restriktion
CD15	Granulozyten, Monozyten	
CD16	Granulozyten, 0-Zellen	Fc-Rezeptor (schwach bindend)
CD19	B-Zellen	
CD20	B-Zellen, dendritische Zellen	
CD21	B-Zellen, dendritische Zellen	C3d-Rezeptor CR2
CD23	aktivierte B-Zellen	IgE-Rezeptor (schwach bindend)
CD25	aktivierte T- u. B-Zellen, Makrophagen	IL-2-Rezeptor (schwach bindend)
CDw29	T-Zell-Subpopulation	T-Helfer-Zell-Induktion
CDw32	Monozyten, Granulozyten, B-Zellen, Thrombozyten	Fc-Rezeptor
CD35	B- u. T-Zellen, Erythrozyten, Granulozyten, dendritische Zellen, Plasmazellen	C3b-Rezeptor CR1
CD45	alle Leukozyten	
CD45 R	B-Zellen, T-Zell-Subpopulation, Granulozyten, Monozyten	T-Suppressor-Zell-Induktion
CDw49 b	Thrombozytenkultur, T-Zellen	Kollagen-Rezeptor
CD56	NK-Zellen, aktivierte Lymphozyten	NK-Zellmarker
CD68	Makrophagen	bester verfügbarer Makrophagenmarker
CDw70	aktivierte B- und T-Zellen, Sternberg-Reed-Zellen	hohe Selektivität für Sternberg-Reed-Hodgkinzellen
CD71	proliferierende Zellen, Makrophagen	Transferrin-Rezeptor
CD77	ruhende B-Zellen	B-Zellen des Keimzentrums, Burkitt-, zentrozytische und zentroplastische Lymphome

kommen: Die T-Helfer-Zellen sind durch das CD4-Molekül gekennzeichnet, die T-Suppressor- und die zytotoxischen T-Zellen durch das CD8-Molekül. Alle T-Zellen exprimieren außerdem einen T-Zell-Antigen-Rezeptor (TZR) und das daran assoziierte CD3-Molekül auf ihrer Oberfläche.

B-Zellen tragen Immunglobulinmoleküle als Antigenrezeptoren sowie Fc- und C3-Rezeptoren auf ihrer Membran.

B-Lymphozyten tragen Immunglobulinmoleküle auf ihrer Oberfläche, die als Rezeptoren für das Ag dienen. Diese Ag-Rezeptoren besitzen bis auf einen Membranteil dieselbe Struktur wie die Ak, die die B-Zelle nach ihrer Differenzierung zur Plasmazelle sezerniert. Weitere Oberflächenstrukturen der B-Zellen sind Fc-Rezeptoren (CD32), C3b-Rezeptoren (CD35) und C3d-Rezeptoren (CD21).

Null-Zellen sind weder T- noch B-Zellen. Sie scheinen die Effektorzellen bei der antikörpervermittelten, zellulären Zytotoxizität (ADCC) und der Lyse von tumor- und virusinfizierten Zellen zu sein.

Bis zu 20% der Lymphozyten tragen weder Immunglobuline noch einen T-Zell-Antigen-Rezeptor. Die Funktion dieser so genannten **Null-Zellen** – wahrscheinlich eine heterogene Zellgruppe, die auch die großen, granulierten Lymphozyten (large granular lymphocytes – LGL) umfasst – ist noch ungeklärt. Vermutlich spielen letztere eine Rolle bei der antikörpervermittelten, zellulären Zytotoxizität (ADCC) und als „natural killer cells" bei der spontanen Lyse von tumor- und virusinfizierten Zellen.

Mononukleäre Phagozyten

Das mononukleäre Phagozytensystem – MPS – umfasst phagozytotisch aktive Zellen in Blut (Monozyten) und Gewebe (Makrophagen), die von einer gemeinsamen Vorläuferzelle im Knochenmark (Monoblast) abstammen. Zu ihnen gehören die Histiozyten im Bindegewebe, die Kupffer-Zellen der Leber, Alveolar-Makrophagen in der Lunge, die Mikrogliazellen des ZNS sowie Makrophagen in Lymphknoten, Milz, Pleura und Peritoneum.

Durch ihre Fähigkeit, körperfremdes Material wie Bakterien, Pilze und Viren aufzunehmen und abzubauen, erfüllen die Makrophagen eine wichtige Aufgabe bei der unspezifischen Abwehr. Die Phagozytose wird erheblich erleichtert, wenn das Antigen mit spezifischen Antikörpern und Komplement (C3 b) beladen ist **(Opsonisierung)**.

Eine entscheidende Bedeutung kommt Makrophagen auch bei der Induktion und Regulation der spezifischen Immunantwort zu: Sie fangen das Ag ab, verarbeiten es und präsentieren es den Lymphozyten. Bei der Mehrzahl der Antigene ist die Immunantwort von einer solchen Makrophagenkooperation abhängig. Außerdem sezernieren sie eine Vielzahl verschiedener Substanzen, wie Enzyme (z. B. Kollagenase), Komplementfaktoren, Phospholipide (z. B. Arachidonsäurederivate) und Zytokine, wie den Tumor necrosis factor (TNF) und Interleukin 1. Viele dieser Faktoren modulieren die Funktion anderer Immunzellen.

Mononukleäre Phagozyten

Zu den mononukleären Phagozyten gehören Monozyten und Makrophagen.

Sie phagozytieren körperfremde Partikel. Die Phatozytose ist besonders effektiv, wenn das Ag mit Ak und Komplement beladen ist **(Opsonisierung)**.

Zudem erfüllen sie bei der Induktion der spezifischen Immunantwort als Ag-präsentierende Zellen eine entscheidende Aufgabe. Über die Sekretion verschiedener Mediatorsubstanzen beeinflussen sie die Funktion anderer Immunzellen.

Antigenpräsentierende Zellen

Die antigenpräsentierenden Zellen (APZ) umfassen eine heterogene Population von Leukozyten, die morphologisch u. a. durch dendritische Fortsätze gekennzeichnet sind und eine ausgeprägte immunstimulatorische Kapazität besitzen. Sie kommen in allen lymphatischen Geweben und in der Haut vor. Prototyp einer APZ ist die Langerhans-Zelle der Epidermis. Unter Einfluss von Lymphokinen präsentieren die APZ den T-Helfer-Zellen Fremdantigene in Kombination mit MHC-Klasse-II-Molekülen.

Antigenpräsentierende Zellen

Antigenpräsentierende Zellen (APZ), wie z. B. die Langerhans-Zellen der Haut, nehmen Fremdantigen auf und präsentieren diese den Lymphozyten.

Granulozyten

Die kurzlebigen (2 – 3 Tage) polymorphkernigen Granulozyten bewirken bei einer akuten bakteriellen Entzündung eine sehr schnelle, unspezifische zelluläre Abwehr der Keime. Sie wandern – dem chemotaktischen Reiz von aktivierten Komplementfaktoren oder bakteriellen Produkten folgend – in das Entzündungsgebiet ein, phagozytieren die Erreger und bauen sie intrazellulär durch oxidative Mechanismen ab. Dabei setzen sie Arachidonsäurederivate wie Prostaglandine und Leukotriene oder Sauerstoffradikale frei, die für die typischen Entzündungszeichen verantwortlich sind.

Granulozyten

Granulozyten sind wichtige unspezifische Entzündungszellen, die durch Phagozytose von Keimen und Freisetzung von Arachidonsäurederivaten und Sauerstoffradikalen bakterielle Infektionen rasch bekämpfen.

3.1.3 Humorale Faktoren

Man unterscheidet:

- Antikörper
- Komplement
- Zytokine.

3.1.3 Humorale Faktoren

Man unterscheidet:

- Antikörper
- Komplement
- Zytokine.

Antikörper

Antikörper oder Immunglobuline (Ig) werden von Plasmazellen sezerniert. Sie reagieren spezifisch mit dem Antigen, welches ihre Bildung induzierte. Die Grundstruktur (Monomer) aller Ig ist gleich: Sie besteht aus 4 Polypeptidketten, 2 leichten (light chain = L-Kette) und 2 schweren (heavy chain = H-Kette), die über Disulfidbrücken miteinander zu einem Y-förmigen Molekül verbunden sind. Die Struktur des IgG ist schematisch in Abb. **3.1** dargestellt.

Es gibt fünf Klassen von Immunglobulinen (Ak-Isotypen), die sich in der Primärstruktur ihrer H-Ketten unterscheiden: IgA, IgD, IgE, IgG und IgM. Bei IgG lassen sich vier Subtypen unterscheiden (IgG 1 – 4), bei IgA zwei (IgA 1 und 2). Die Charakteristika der Ig-Klassen sind in Tab. **3.2** aufgeführt. Die enzymatische

Antikörper

Ak oder Immunglobuline (Ig) werden von Plasmazellen sezerniert. Sie reagieren spezifisch mit dem Ag, das ihre Bildung induzierte. Grundstruktur s. Abb. **3.1**.

Es gibt 5 Klassen von Ig: IgA, IgD, IgE, IgG und IgM. Sie unterscheiden sich in der Primärstruktur der schweren Ketten. Durch enzymatische Spaltung mit Papain bzw. Pepsin erhält man Fragmente (Tab. **3.2**).

◎ 3.1

◎ 3.1 **Schematische Darstellung des IgG-Moleküls**

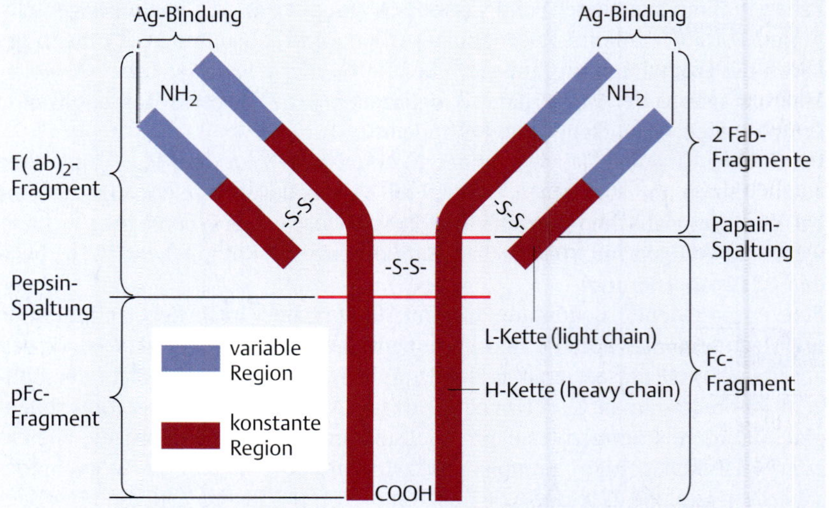

Immunglobuline bestehen in ihrer Grundstruktur aus 2 leichten (L-Ketten) und 2 schweren (H-Ketten) Polypeptidketten, die über Disulfidbrücken zu einem Y-förmigen Molekül verbunden sind.
Pepsin spaltet die schwere Kette, was die $F(ab)_2$- und pFc,-Fragmente ergibt. Die Spaltung durch Papain setzt 2 Fab-Fragmente und das Fc-Fragment frei.

≡ 3.2

≡ 3.2 **Charakteristika der Immunglobuline**

	IgG	*IgA*	*IgM*	*IgD*	*IgE*
schwere Kette	γ	α	μ	δ	ε
Molekulargewicht	150 000	160 000	970 000	184 000	188 000
Halbwertszeit (in Tagen)	21	6	5	3	2
mittlere Konzentration (mg/ml)	9–18	1,5–3	1,5	0,03	0,00005
Komplementaktivierung	+	–	+	–	–
Plazentapassage	+	–	–	–	–

Spaltung mit Papain beziehungsweise Pepsin erlaubt eine Zuordnung von biologischen Funktionen zu bestimmten Abschnitten des IgG-Moleküls.

Jeder **Fab**-Teil bindet mit seiner variablen Region das Antigen.

In den **Fab**-Teilen (antigen binding fragment) ist die Spezifität des Ak lokalisiert. Hier, am N-terminalen Ende der Ketten, unterscheiden sich Antikörper gegen verschiedene Antigene. Dies ist die variable Region, in der pro Kette 3 hypervariable Regionen das Ag binden.

Antiidiotypische Ak sind Ak, die gegen die Ag-Bindungsstelle eines anderen körpereigenen Ig-Moleküls gerichtet sind. Sie haben eine regulatorische Funktion bei der Immunantwort.

Die variablen Regionen des Ig-Moleküls tragen den Ak-Idiotyp. Sie können ihrerseits als Ag fungieren und die Bildung von Antikörpern induzieren. Solche **antiidiotypischen Antikörper** sind also gegen die Ag-Bindungsstelle eines anderen Ak-Moleküls gerichtet. Sie können dessen Interaktion mit dem „eigentlichen" Ag hemmen. Idiotypen und Antiidiotypen bilden ein kompliziertes Netzwerk, das eine regulatorische Funktion bei der Immunantwort hat (Netzwerktheorie nach Jerne).

Der **Fc**-Teil, der für jede Ig-Klasse eine konstante Amino-säuresequenz aufweist, ver-

Der **Fc**-Teil (fragment crystalline) besitzt für jede Ig-Klasse eine konstante Aminosäuresequenz und ist für die Vermittlung von Effektorfunktionen zuständig, z. B. die Komplementaktivierung über den klassischen Weg und die Beeinflussung verschiedener zellulärer Funktionen nach Bindung an Fc-Rezeptoren auf Granulozyten und Makrophagen, Mastzellen und Lymphozyten.

mittelt Effektorfunktionen, z. B. die Komplementaktivierung.

Komplement

Das Komplementsystem (C) besteht aus etwa 20 Serumproteinen. Es ist ein wichtiges Mediator-System spezifischer und unspezifischer entzündlicher Reaktionen und bewirkt Aktivierung von Immunzellen, Opsonisierung von Antigenen und Lyse von Zielzellen.
Ähnlich dem Gerinnungssystem werden die einzelnen C-Komponenten, die im Serum in inaktiver Form als Proenzyme oder Kofaktoren vorliegen, kaskadenartig aktiviert. Eine schematische Darstellung zeigt Abb. **3.2**.

Komplement

Das Komplementsystem (C) besteht aus 20 Serumproteinen. Es ist ein wichtiges Mediatorsystem spezifischer und unspezifischer entzündlicher Reaktionen. Die einzelnen, im Serum in inaktiver Form vorliegenden Komponenten werden kaskadenartig aktiviert (Abb. **3.2**).

3.2 Schematische Darstellung des Komplementsystems mit der Aktivierungs- und der Effektorphase

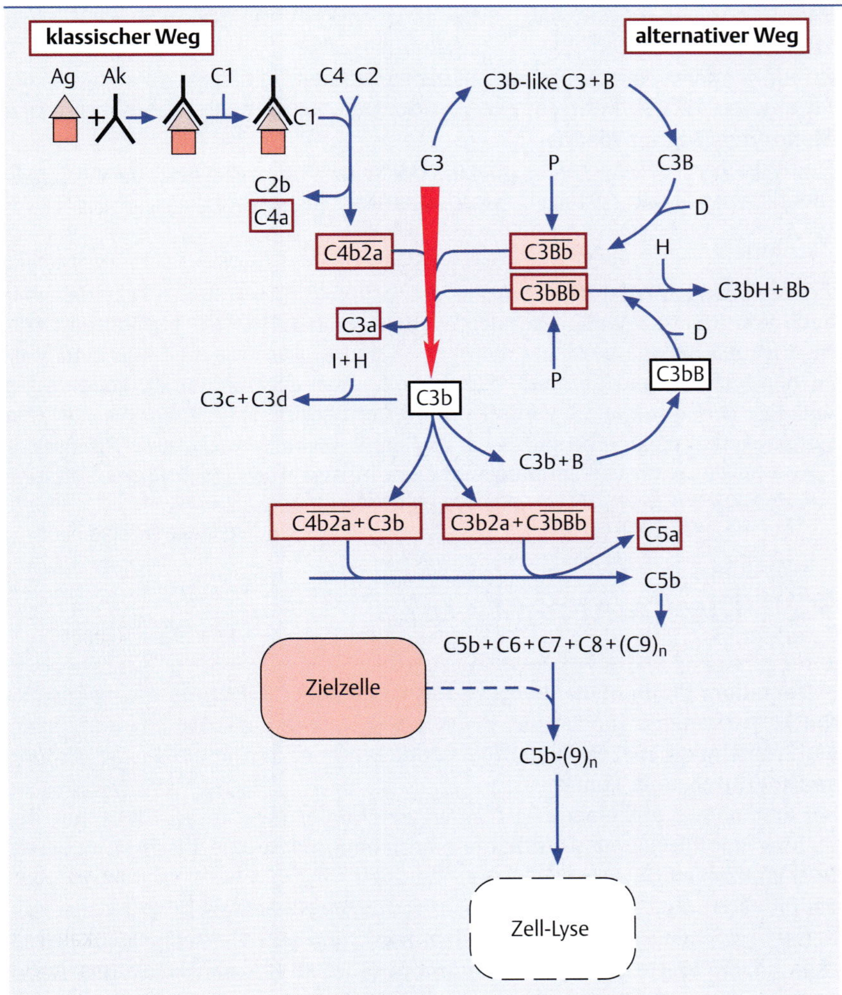

Das Komplementsystem (C) ist das wichtigste Mediatorsystem entzündlicher Reaktionen. Es besteht aus etwa 20 im Serum in inaktiver Form vorliegenden Proteinen.
Die Komplementaktivierung erfolgt auf klassischem (z. B. durch Antigen-Antikörper-Komplexe) oder alternativem Weg (z. B. durch bakterielle Lipopolysaccharide). Die einzelnen C-Komponenten werden kaskadenartig durch Spaltung und/oder Komplexbildung aktiviert (aktivierte Komponenten sind durch einen Querstrich gekennzeichnet).
Beide Wege „münden" nach Spaltung von C3 in die Effektorphase, in deren Verlauf es zur Lyse der Zielzelle, z. B. eines Bakteriums, kommt.
Die **Spaltprodukte C3 a, C4 a und C5 a** sind biologisch **hochaktive Entzündungsmediatoren** (Anaphylatoxine).

3.2

Es existieren zwei Aktivierungswege:
Die Komplementaktivierung auf **klassischem Weg** erfolgt durch Ag-Ak-Komplexe.

Der **alternative Weg** wird u. a. durch bakterielle Lipopolysaccharide in Gang gesetzt. Regulatorproteine verhindern eine unkontrollierte Aktivierung des Komplementsystems.
Auf die Aktivierung folgt die Effektorphase mit Bildung eines zelllytischen Komplexes.

Bei der Aktivierung entstehen hochaktive Entzündungsmediatoren, die Anaphylatoxine (C3 a, C4 a, C5 a).

Ag-Ak-Komplexe können erheblich effektiver phagozytiert werden, wenn sie mit Komplementkomponenten beladen sind (Opsonisierung).

Zwei Aktivierungswege existieren: der klassische und der alternative.
Der **klassische Weg** umfasst die Komponenten C1 – C9 und wird durch Ag-Ak-Komplexierung in Gang gesetzt, aber auch unspezifisch durch eine Reihe von Substanzen, darunter Medikamente.
Proteine des **alternativen Weges** sind C3, die Faktoren B, D und P. Eine unkontrollierte Aktivierung wird durch die Faktoren I und H verhindert. Oberflächen und Substanzen, die die Wirkung von I und H behindern, wie z. B. bakterielle Lipopolysaccharide, bewirken eine Aktivierung über den alternativen Weg. Die Spaltung von C3, das von allen Komponenten die höchste Konzentration im Serum besitzt, ist der zentrale Schritt der Sequenz. Mit Aktivierung von C5 beginnt die Effektorphase.
Durch Einlagerung des C5b-9-Komplexes in die Zielzellmembran kommt es zur Bildung von elektronenmikroskopisch sichtbaren „Löchern" in der Membran und damit zur Lyse der Zielzelle.
Im Laufe der Aktivierung entstehen biologisch hochaktive Spaltprodukte (C3a, C4a, C5a), die Anaphylatoxine. Sie bewirken eine Histaminfreisetzung aus Mastzellen, C5 a auch Anlockung von Entzündungszellen.
Ag-Ak-Komplexe, die C3b gebunden haben, können sich an Zellen anlagern, die Rezeptoren für C3b besitzen, z. B. Erythrozyten, neutrophile Granulozyten und Monozyten (Immunadhärenz).
Die Aufnahme des Ag in die phagozytierende Zelle wird durch diesen engen räumlichen Kontakt gesteigert (Opsonisierung).

Zytokine

Zytokine sind Mediatorsubstanzen, die von Leukozyten und Keratinozyten sezerniert werden. Zu ihnen gehören als wichtigste Untergruppe die **Lymphokine** der T-Lymphozyten (Tab. **3.3**).

Zytokine sind Mediatorsubstanzen, die hauptsächlich von Leukozyten, aber auch von Keratinozyten, sezerniert werden. Es handelt sich um Proteine mit niedrigem Molekulargewicht (zwischen 15 und 25 kDa), die die Dauer und Stärke der Immun- und Entzündungsreaktion mitsteuern. Zu ihnen gehören als wichtige Untergruppe die von sensibilisierten T-Lymphozyten ausgeschütteten **Lymphokine**. Zytokine beeinflussen als Botenmoleküle Wachstum, Differenzierung und Funktion von Immunzellen. Eine Auswahl der wichtigsten Zytokine einschließlich ihrer Herkunft und Wirkung zeigt Tab. **3.3**.

3.2 Die Immunantwort

3.2 Die Immunantwort

▶ Definition

▶ **Definition:** Die Immunantwort ist die Auseinandersetzung eines Organismus mit körperfremden Substanzen, in deren Verlauf es zur Aktivierung und klonalen Proliferation spezifisch sensibilisierter Lymphozyten und/oder der Bildung von spezifischen Ak kommt.
Bei Erstkontakt mit einem Ag reagiert der Körper nach 5 – 10 Tagen mit der Bildung spezifischer IgM-Antikörper beziehungsweise spezifisch stimulierter Effektorenzellen (Primärreaktion).
Bei erneutem Kontakt mit demselben Ag steigen Ak-Spiegel (jetzt Ak der IgG-Klasse) beziehungsweise Effektorzellkonzentration sehr viel schneller an, erreichen höhere Werte und fallen langsamer wieder ab (Sekundärreaktion). Dabei entwickeln die spezifischen Ak vom 4.– 10. Tag nach Ag-Kontakt durch Strukturveränderungen im hypervariablen Teil eine höhere Affinität für das Ag (selektive Hypermutation). Ein typischer Ak-Titerverlauf ist in Abb. **3.3** dargestellt.
Die schnellere und effektivere Antwort des Immunsystems bei Zweitkontakt, der Booster-Effekt, beruht auf der Ausbildung von Gedächtniszellen anlässlich der Primärreaktion.
T-Lymphozyten vermitteln die zelluläre Immunität, B-Lymphozyten die humorale. Eine enge Zusammenarbeit zwischen B- und T-Zellen ist jedoch notwendig.

3.3 Die wichtigsten Zytokine

Zytokine	*Herkunft*	*Funktion*
IL-1	Makrophagen, Fibroblasten	Proliferation aktivierter B- und T-Zellen, Induktion von Adhäsionsmolekülen für neutrophile Granulozyten und T-Zellen auf Endothelzellen. Induktion von IL-6, IFN, β1 und GM-CSF. Induktion von Fieber und Akut-Phase-Protein
IL-2	T-Zellen	Wachstum aktivierter T- und B-Zellen
IL-3	T-Zellen, Mastzellen	Wachstum und Differenzierung hämatopoetischer Vorläuferzellen. Mastzellenwachstum
IL-4	CD4-T-Zellen, Mastzellen, Knochenmarkstromazellen	Proliferation aktivierter B- und T-Zellen, Mastzellen und hämatopoetischer Vorläuferzellen, Induktion von MAC-Klasse-II-Molekülen auf B-Zellen, Isotypumschaltung auf IgG I und IgE, Wirkung auf die Makrophagenantigenpräsentation und -Zytotoxität.
IL-5	CD4-T-Zellen, Mastzellen	Proliferation aktivierter Mastzellen, Produktion von IgM und IgA, Proliferation von eosinophilen Granulozyten
IL-6	CD4-T-Zellen, Makrophagen, Mastzellen, Fibroblasten	Wachstum und Differenzierung von B- und T-Zell-Effektoren und hämatopoetischen Vorläuferzellen
IL-7	Knochenmarkstromazellen	Proliferation von Prä-B, CD4-, -CD8-T-Zellen und aktivierten reifen T-Zellen
IL-8	Monozyten	Hämotaxis und Aktivierung von neutrophilen Granulozyten
IL-10	Leukozyten u. v. a.	Hemmung der Effektorfunktion von TN1-Lymphozyten und der Produkte von IL-a, IL-2, TNFα, IFNγ u. a.
IL-12	Leukozyten, Keratinozyten	Stimulierung der Zytokinproduktion und Proliferation von T-Lymphozyten und natürlichen Killer-Zellen
IL-13	aktive T-Lymphozyten	hemmt Synthese proinflammatorischer Zytokine (IL-l, IL-6, TNFα); induziert IgE-Synthese u. a.
Koloniestimulierende Faktoren		
GM-CSF	T-Zellen, Makrophagen, Fibroblasten, Mastzellen, Endothelzellen	Wachstum von Granulozyten und Makrophagenkolonien, Aktivierung von Makrophagen, neutrophilen und eosinophilen Granulozyten
G-CSF	Fibroblasten, Endothelzellen	Wachstum reifer Granulozyten
M-CSF	Fibroblasten, Endothelzellen, Epithelzellen	Wachstum von Makrophagen
Tumornekrosefaktoren		
TNFα	Makrophagen, T-Zellen	Tumorzytotoxizität, Kachexie
TNFβ	CD4-T-Zellen	Induktion von Akut-Phase-Protein, antivirale und antiparasitäre Aktivität, Aktivierung von Phagozyten, Induktion von IFNγ, TNFα, IL-1, GM-CSF, IL-6, Endotoxinschock
Interferone		
IFNα	Leukozyten	antiviral; Expression von MRC-Klasse-I-Antigen
IFNβ	Fibroblasten	
IFNγ	T-Zellen, Makrophagen	antiviral; Makrophagenaktivierung, Expression von MRC- Klasse-I- und -III-Molekülen, Differenzierung zytotoxischer T-Zellen, Antagonismus von IL-4-Wirkungen

3.3 Schematische Darstellung eines typischen Antikörper-Titer-Verlaufs bei der Primär- und Sekundärreaktion

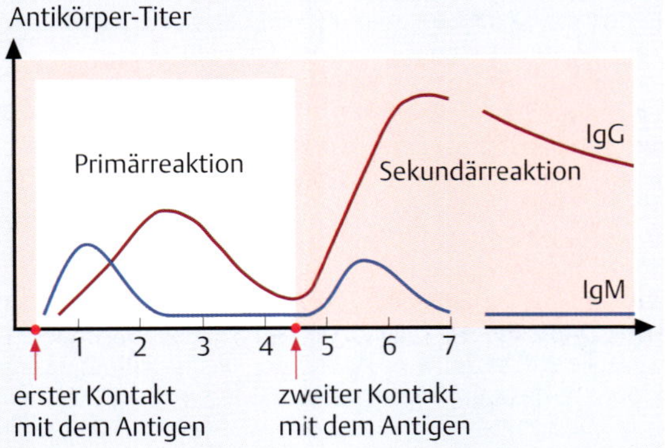

3.3

Antigenerkennung und Lymphozytenaktivierung (Abb. **3.4**)

In den meisten Fällen wird antigenes Material den Lymphozyten durch akzessorische Zellen (Langerhans-Zellen, Makrophagen) präsentiert.
Das Ag kann von den Lymphozyten nur in Assoziation mit körpereigenen MHC-(major histocompatibility complex-)kodierten Zelloberflächenstrukturen (HLA-Antigene) erkannt werden (MHC-Restriktion).

Antigenerkennung und Lymphozytenaktivierung (Abb. 3.4)

Die meisten Antigene aktivieren Lymphozyten unter Mithilfe akzessorischer Zellen wie Makrophagen und Langerhans-Zellen. Voraussetzung für die Zusammenarbeit zwischen akzessorischen Zellen und Lymphozyten ist die genetische Identität beider Zellen. Die Zelloberflächen-Erkennungsstrukturen von Ag präsentierenden Zellen nennt man HLA-Antigene. HLA-Antigene werden vom MHC-(= **m**ajor **h**istocompatibility **c**omplex-) Gen-Komplex auf dem 6. Chromosom kodiert und lassen sich in zwei Hauptgruppen unterteilen: die MHC-Klasse-I-Antigene HLA-A, -B und -C, die auf fast allen kernhaltigen Zellen vorhanden sind, und die MHC-Klasse-II-Antigene HLA-D (-DQ, -DP und -DR), die vorwiegend auf Immunzellen exprimiert werden. T-Lymphozyten können über ihren TZR nur Antigene (in Peptidform) erkennen, die an HLA-Moleküle auf der APZ gebunden sind. Freies Antigen aktiviert sie nicht (MHC-Restriktion). Die APZ nehmen Fremdantigen auf, zerlegen es in kleinere Peptidfragmente und präsentieren es – gebunden an ihre HLA-Moleküle – den T-Lymphozyten. Gleichzeitig produzieren sie Zytokine (z. B. IL-1), die als zusätzliches Aktivierungssignal für die T-Zellen dienen. Die CD4-positiven T-Helfer-Zellen werden durch Kombination von Ag und MHC-Klasse-II-Antigen stimuliert, die CD8-positiven T-Zellen (Suppressor- und zytotoxische) durch Ag zusammen mit MHC-Klasse-I-Antigenen. Nach Ag-Erkennung kommt es zur Differenzierung und Expansion des für das Ag spezifischen Lymphozytenklones.

B-Zellen wandeln sich antigenabhängig in Ak sezernierende Plasmazellen und Gedächtniszellen um.

B-Zellen differenzieren sich nach Bindung des Antigens an ihr Oberflächen-Ig und meist unter Einfluss von Makrophagen und T-Helfer-Zellen zu Ak produzierenden Plasmazellen und Gedächtniszellen. Zunächst sezernieren die Plasmazellen Ak der IgM-Klasse, nach einiger Zeit IgG- bzw. IgA- oder IgE-Ak desselben Idiotyps (Ig-class switch).

T-Lymphozyten wandeln sich antigenabhängig in zytotoxsche T-Zellen, in DTH-Zellen (delayed type hypersensitivity) und T-Gedächtniszellen. T-Helfer-Zellen unterstützen die Lymphozytendifferenzierung durch Sekretion von Lymphokinen (z. B. Interleukin 2), Suppressor-T-Zellen wirken sich hemmend auf die Immunantwort aus.

T-Zellen wandeln sich antigenabhängig in zytotoxische T-Lymphozyten und in DTH-Zellen (**d**elayed **t**ype **h**ypersensitivity) oder in T-Gedächtniszellen um. Ermöglicht wird dies durch Lymphokine (z. B. Interleukin 2), die von T-Helfer-Zellen sezerniert werden. T-Helfer-Zellen (Th) können durch exogene Mediatoren in Th1- oder Th2-Zellen umgewandelt werden. Th1-Zellen (inflammatorische T-Zellen) sezernieren vor allem IFNγ, das seinerseits über eine Makrophagenaktivierung die Zerstörung intrazellulärer Pathogene einleitet. Th2-Zellen för-

3.4 Schematische Darstellung der zellulären Interaktionen bei der Immunantwort

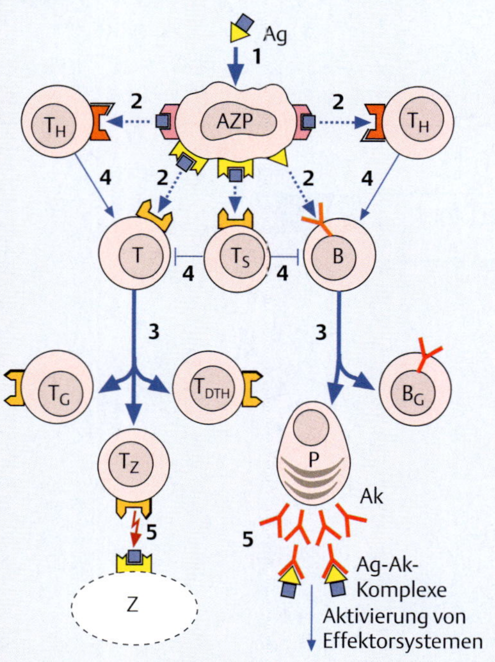

MHC-Klasse-I-Molekül (HLA-A, -B, -C)
MHC-Klasse-II-Molekül (HLA-D)
T-Zell-Rezeptor (TZR) mit CD8-Molekül
T-Zell-Rezeptor (TZR) mit CD4-Molekül

1. Antigen-Präsentation: Akzessorische Zellen (AZP) wie Makrophagen oder Langerhans-Zellen fangen das Antigen ab, verarbeiten es und präsentieren es, gebunden an ihre HLA-Moleküle, den Lymphozyten.
2. Antigen-Erkennung mittels Antigen-Rezeptoren auf T bzw. Oberflächen-Immunglobulinen auf B-Lymphozyten (B). Voraussetzung für die Zusammenarbeit der verschiedenen Zellen ist ihre genetische Identität, die durch HLA-Antigene signalisiert wird.
3. Lymphozytendifferenzierung zu spezifisch sensibilisierten Effektorzellen (zytotoxische T_G- bzw. DTH-Zellen bzw. Plasmazellen) und Gedächtniszellen (B_G).
4. Regulation der Immunantwort durch T-Lymphozyten: T-Helfer-Zellen (T_H) fördern durch Sekretion von Lymphokinen, z. B. Interleukin 2, die Lymphozytendifferenzierung, Suppressor-T-Zellen (T_S) hemmen sie.
5. Effektorreaktionen: Zytotoxische T-Zellen (T_Z) lysieren antigentragende Zielzellen (Z), Plasmazellen (P) sezernieren Antikörper, die nach Bindung des Antigens Effektorsysteme (z. B. Komplement) aktivieren.

dern v. a. über die Freisetzung von Interleukin 4 die Proliferation und Differenzierung von B-Zellen in Antikörper produzierende Plasmazellen. Eine andere Subpopulation, die Suppressor-T-Zellen, wirkt sich hemmend auf Ak-Produktion und T-Zell-Differenzierung aus. Durch ein Antigen werden meist humorale **und** zelluläre Immunreaktionen induziert, jedoch in sehr unterschiedlichem Ausmaß.
Intrazellulär lebende Keime, z. B. Mykobakterien, Pilze, Protozoen und Viren, werden bevorzugt zellulär abgewehrt, an und in der Haut ganz besonders wegen der starken Präsentierung durch Langerhans-Zellen. Pyogene grampositive Kokken und gramnegative Bakterien lösen dagegen eher eine humorale Immunantwort aus.

Intrazellulär lebende Keime (Mykobakterien, Pilze, Protozoen und Viren) werden bevorzugt zellulär abgewehrt. Pyogene grampositive Kokken und gramnegative Bakterien lösen dagegen eher eine humorale Immunantwort aus.

3.3 Effektorreaktionen

Spezifische und unspezifische Effektorreaktionen führen direkt zur Eliminierung antigenen Materials.

Spezifische Effektorreaktionen: Ak können mit Ag reagieren und Ag-Ak-Komplexe bilden. Nach Komplementbindung erfolgt eine beschleunigte Phagozytose durch neutrophile Granulozyten und Makrophagen (Opsonisierung). Ak können Toxine und einige Viren direkt neutralisieren, so dass diese nicht mehr Zielzellen schädigen oder infizieren können.
Sensibilisierte zytotoxische T-Zellen lysieren Ag tragende Zielzellen (z. B. virusinfizierte Zellen) unter Bildung von Effektor-Zielzell-Konjugaten.
Bei der antikörpervermittelten Zytotoxizität (**a**ntibody **d**ependent **c**ellular **c**ytotoxicity ADCC) erkennen Fc-Rezeptoren tragende Killer-Zellen die Target-Zelle „via" spezifische Ak, die primär an die Target-Zelle gebunden sein müssen. Der Kontakt führt zur Lyse der Zielzelle.

Unspezifische Effektorreaktionen: Polymorphkernige Granulozyten und mononukleäre Phagozyten vernichten eingedrungene Mikroorganismen oder hemmen deren Vermehrung. Die Phagozytose opsonierter oder nicht opsonierter Fremdpartikel ist die phylogenetisch älteste und wichtigste Abwehrfunktion überhaupt.

3.3 Effektorreaktionen

Effektorreaktionen führen zur Eliminierung antigenen Materials.

Spezifische Effektorreaktionen: Ak binden spezifisch das Ag und erleichtern so seine Phagozytose. Toxine und einige Viren werden von Ak direkt neutralisiert.

Zytotoxische T-Zellen lysieren spezifisch die Ag tragende Zielzelle.

Unspezifische Effektorreaktionen: Die unmittelbare Phagozytose von Ag durch Granulozyten und Makrophagen ist die wichtigste Abwehrfunktion.

3.4 Gewebeabstoßung

Die Implantation von fremdem Gewebe induziert beim Empfänger eine spezifische Immunreaktion, die die Abstoßung des Transplantates bewirken soll.
Bei Implantation, z. B. fremder Haut, kommt es nach anfänglichen Kapillareinsprossungen in das übertragene Gewebe zur Infiltration mit polymorphkernigen Granulozyten, am 5.–7. Tag mit Lymphozyten und Makrophagen, später zum interstitiellen Ödem mit Mikrozirkulationsstörungen und schließlich zur Nekrose und zum irreversiblen Transplantatverlust am 10. Tag.
Das Ausmaß und der zeitliche Verlauf der Abstoßungsreaktion sind dabei vom Fremdheitsgrad zwischen Spender und Empfänger und der immunologischen Abwehrbereitschaft des Empfängers abhängig. Die Antigene, die die Abstoßung auslösen, sind die Histokompatibilitätsantigene. Das Haupthistokompatibilitätssystem des Menschen ist das **HLA-System** (human leucocyte antigen).
Wegen ihres ausgeprägten Polymorphismus hat jeder Mensch ein anderes HLA-Muster. Für den Transplantationserfolg entscheidend ist aber eine möglichst weitgehende Übereinstimmung im HLA-System von Spender und Empfänger. Diese muss vor einer Transplantation durch serologische Typisierung überprüft werden.
Der Mechanismus der Transplantatabstoßung ist noch unklar. Man nimmt an, dass die Gewebeabstoßung im Wesentlichen von spezifisch sensibilisierten zytotoxischen T-Lymphozyten vermittelt wird.

3.4 Gewebeabstoßung

Abhängig vom Fremdheitsgrad zwischen Spender und Empfänger induziert die Implantation von fremdem Gewebe beim Empfänger eine spezifische Immunreaktion, die die Abstoßung des Transplantates bewirkt.

Der Fremdheitsgrad wird von den Histokompatibilitätsantigenen bestimmt, deren wichtigste beim Menschen das **HLA-System** (human leucocyte antigen) ist.

Für den Transplantationserfolg entscheidend ist eine möglichst weitgehende Übereinstimmung im HLA-System von Spender und Empfänger.

Bei der **„graft-versus-host"**-Reaktion (GvHR) richtet sich die Immunreaktion des Transplantates (z. B. allogenes Knochenmark) gegen den Wirtsorganismus.

Wird Gewebe übertragen, das sehr viel immunkompetente Lymphozyten enthält, kann es zu einer vom Transplantat ausgehenden Immunreaktion gegen den Wirtsorganismus kommen. Die Gefahr dieser **„graft-versus-host"**-Reaktion (GvHR) besteht z. B. bei allogenen Knochenmarktransplantationen.

3.5 Toleranz und Autoimmunität

3.5 Toleranz und Autoimmunität

Toleranz ist die spezifische Nichtreaktivität des Immunsystems gegenüber einem Ag.

Toleranz ist die spezifische Nichtreaktivität des Immunsystems gegenüber einem Ag. Die Toleranz gegenüber körpereigenen Strukturen wird durch komplizierte ineinandergreifende Mechanismen erreicht. Hierzu gehören neben der anatomischen Unerreichbarkeit bestimmter Strukturen (z. B. Thyreoidea, Testes) die Eliminierung selbstreaktiver T-Zell-Klone, die Aktivität spezifischer Suppressor-T-Zellen, die eine Immunantwort gegenüber körpereigenen Ag unterdrücken und weitere, teilweise ungeklärte Mechanismen, die selbstreaktive T-Zellen in ihrer Reaktivität einschränken.

Autoimmunität ist die Durchbrechung der Selbsttoleranz, in deren Folge es möglicherweise zur Autoimmunerkrankung kommt.

Wie es zur **Autoimmunität**, d. h. zur Durchbrechung der Selbsttoleranz und in der Folge möglicherweise zur Autoimmunkrankheit kommt, ist nur teilweise bekannt. Man weiß, dass autoreaktive T-Helfer-Zellen durch einen Defekt der Ag-spezifischen Suppressor-Zellen getriggert werden können. Häufig scheint Autoimmunität auch durch Infekte oder Traumen ausgelöst zu werden. So können im Rahmen eines viralen Infektes Auto-Ak gegen jene Zelloberflächenstrukturen entstehen, an die der Virus vor Eindringen in die Zelle „festmacht". Kommen Gewebe, die normalerweise dem Immunsystem nicht zugänglich sind, durch Gewebeläsionen mit Lymphozyten in Kontakt, kann auch dies Autoimmunität induzieren.
Auffällig ist die Assoziation von Autoimmunkrankheiten mit bestimmten HLA-Mustern (z. B. HLA-B8, HLA-DR3 etc.). Die Immunreaktivität gegenüber Antigenen wird entscheidend durch das HLA-System bestimmt: HLA-Moleküle (derselben Klasse) unterscheiden sich erheblich hinsichtlich ihrer selektiven Peptid-Ag-Bindungsfähigkeit. Man nimmt an, dass die Bindungsfähigkeit bestimmter HLA-Moleküle für krankheitsspezifische Peptid-Ag mit der Auslösbarkeit von Autoimmunkrankheiten verbunden ist.

4 Allergische Krankheiten

4.1 Allgemeines

4.1.1 Allergie

▶ **Definition:** Eine Allergie ist eine erworbene spezifische Änderung der Reaktionsfähigkeit des Organismus gegenüber einer körperfremden Substanz infolge einer gestörten immunologischen Reaktion.

Bei der Allergie verläuft der Erstkontakt mit dem Fremdstoff klinisch stumm, im Gegensatz zur Immunität. Erst beim Zweitkontakt treten Symptome mit Krankheitswert auf. Allergien sind somit Immunreaktionen, die keinen Schutz, sondern Schaden hervorrufen. Die besondere Empfindlichkeit gegenüber Allergenen ist streng spezifisch und wird durch den Prozess der Sensibilisierung erworben. Prinzipiell kann jedes Organ Schauplatz eines allergischen Geschehens sein. Ca. 80% aller Allergien spielen sich an der Haut und den angrenzenden Schleimhäuten ab. Dort findet auch die Hauptauseinandersetzung des Organismus mit Fremdstoffen statt. Die Häufigkeit der Allergien in den Industrieländern nimmt zu. Der steigende Medikamentenkonsum, die fortschreitende „Chemisierung" unserer Umwelt, die Schädigung der Schleimhautbarrieren durch Luftverschmutzung und psychovegetative Faktoren („Stress") werden für diese Entwicklung verantwortlich gemacht.

4.1.2 Pseudoallergie

▶ **Definition:** Dabei handelt es sich um nicht immunologisch ausgelöste Unverträglichkeitsreaktionen.

Pathogenetisch sind direkte Mediatorfreisetzung (z. B. Histamin), aber auch direkte Aktivierung von Komplement, der Fibrinolyse und des Kininsystems von Bedeutung. Antikörperunabhängig aktivierbare Effektorsysteme z. B. des Arachidonsäuremetabolismus und Enzymveränderungen können auch eine Rolle spielen.
Die Symptome entsprechen denen einer echten allergischen Reaktion. Die häufigsten Auslöser pseudoallergischer Reaktionen gibt Tab. **4.1** wieder.

4.1 Häufige Auslöser pseudoallergischer Reaktionen

- ▶ Nahrungsmittel und -zusatzstoffe
- ▶ Arzneimittel
- häufiger
  - Analgetika, Antipyretika (Gruppe der NSAR)
  - Lokalanästhetika
  - Röntgenkontrastmittel
- seltener
  - i.v. Anästhetika
  - Muskelrelaxanzien
  - kolloidale Plasmaersatzmittel

4.1.3 Klassifikation pathogener Immunreaktionen

Coombs und Gell haben 1963 die Immunreaktionen in 4 Typen eingeteilt und damit eine Klassifikation geschaffen, die sich bis heute behauptet hat. Diese stellt eine Vereinfachung dar – eine Immunantwort erfolgt nie eingleisig –, hat sich aber didaktisch bewährt und ist bisher durch keine bessere ersetzt worden (Abb. **4.1** und Tab. **4.2**).

4 Allergische Krankheiten

4.1 Allgemeines

4.1.1 Allergie

◀ Definition

4.1.2 Pseudoallergie

◀ Definition

4.1

4.1.3 Klassifikation pathogener Immunreaktionen

Die Immunreaktionen lassen sich didaktisch vereinfacht in 4 Typen einteilen (Abb. **4.1**, Tab. **4.2**).

4.1 Die 4 Haupttypen pathogener Immunreaktionen (Coombs und Gell)

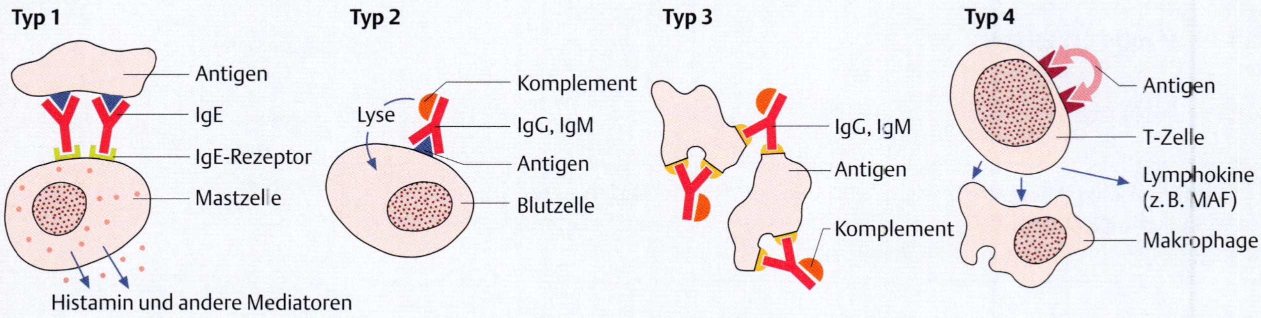

Typ 1 IgE-tragende Mastzellen setzen nach Antigenbindung Mediatoren frei.
Typ 2 zellgebundene Antikörper aktivieren Komplement.
Typ 3 zirkulierende oder gewebsständige Immunkomplexe aktivieren Komplement.
Typ 4 sensibilisierte T-Lymphozyten sezernieren nach Antigenkontakt Lymphokine.

4.2

4.2 Pathogene Immunreaktionen (Coombs und Gell)

Typ der Immunreaktion	*vermittelt durch*	*allergische Reaktionen*
I: anaphylaktisch (s. u.)	IgE	allergische Rhinitis, allergisches Asthma bronchiale, Urtikaria, Nahrungsmittelallergie, Insektengiftallergie, anaphylaktischer Schock (Maximalvariante)
II: zytotoxisch (s. S. 43)	IgG, IgM	Agranulozytose, thrombopenische Purpura, hämolytische Anämie
III: Immunkomplexe (s. S. 44)	IgG, IgM	Vasculitis allergica, Serumkrankheit, allergische Alveolitis
IV: zellvermittelt (s. S. 47)	T-Lymphozyten	allergisches Kontaktekzem, makulopapulöses Arzneiexanthem

4.2 Typ I: Reaktion vom Soforttyp (Reaktion vom anaphylaktischen Typ)

4.2.1 Pathogenese

IgE, Mastzelle und Histamin sind im Zentrum der allergischen Soforttyp-Reaktion. **Histamin** kann das ganze Symptomenspektrum allergischer Reaktionen auslösen:

- Erythem
- Ödem
- Bronchospasmus, Koliken
- Rhinitis
- Juckreiz.

Bei einer allergeninduzierten Mastzellendegranulation werden außer Histamin weitere Mediatoren freigesetzt oder neu gebildet: Prostaglandine, Leukotriene, der plätt-

4.2 Typ I: Reaktion vom Soforttyp (Reaktion vom anaphylaktischen Typ)

4.2.1 Pathogenese

Typ-I-Reaktionen werden durch IgE-Antikörper vermittelt. Diese sind als zytophile Antikörper über einen Rezeptor an die Membran von **Mastzellen** und basophilen Leukozyten gebunden. Die Überbrückung („bridging") mindestens zweier benachbarter IgE-Moleküle durch ein (bivalentes) Antigen ist das Signal, welches die Degranulation dieser Zellen auslöst und damit die **Freisetzung vasoaktiver Mediatoren**. Der wichtigste ist **Histamin**, das die gesamten **Symptome einer allergischen Sofortreaktion** auszulösen vermag:

- Vasodilatation (Erythem)
- Steigerung der Gefäßpermeabilität (Ödem)
- Kontraktion der glatten Muskulatur (Bronchospasmus, Koliken)
- Hypersekretion der Schleimhäute (Rhinitis) und
- Juckreiz.

Mastzellen und basophile Leukozyten sezernieren aber noch weitere Mediatoren, die modulierend in die allergische Reaktion eingreifen können: Prostaglandine (PGD_2, und PGE_2), den chemotaktischen Faktor für Eosinophile (ECF), den plättchenaktivierenden Faktor (PAF) und Leukotriene, welche wie die Prostaglandine dem Arachidonsäuremetabolismus entstammen. Der früher als slow

reacting substance of anaphylaxis (SRS-A) bezeichnete Mediator stellt nach heutiger Erkenntnis ein Gemisch der Leukotriene (C_4, D_4 und E_4) dar, deren Hauptwirkungen in einer lang anhaltenden Kontraktion der glatten Muskulatur (Bronchospasmus) und einer Permeabilitätssteigerung der Gefäße (Ödem) bestehen.
Die Reaktionszeit beträgt Sekunden bis wenige Minuten. Eine verzögerte Freisetzung oder Neubildung von Mediatoren kann eine längere Latenz (ca. 6 h) bis zum Auftreten erster klinischer Symptome bewirken.
Im Folgenden werden die Urtikaria, das Angioödem und der anaphylaktische Schock näher beleuchtet.

chenaktivierende Faktor (PAF), der eosinophil-chemotaktische Faktor (ECF) u. a.

4.2.2 Urtikaria

4.2.2 Urtikaria

▶ **Synonyme:** Nesselsucht, Nesselfieber

▶ **Definition:** Die Urtikaria (Urtica = Brennnessel) ist ein durch flüchtige, juckende Quaddeln (Ödeme im oberen Corium, s. Abb. **2.2**, S. 17) gekennzeichneter Hautausschlag unterschiedlichster Ätiologie, der fast ausnahmslos durch eine umschriebene kutane Histaminfreisetzung entsteht.

◀ **Definition**

Ätiologie

Urtikaria und Angioödem (s. S. 41) haben vielfältige Ursachen (Tab. **4.3**). Auslöser der akuten Urtikaria sind häufig Medikamente oder Infekte. Man schätzt, dass sie bei ca. 20 % der Bevölkerung zumindest einmal im Laufe ihres Lebens auftritt. Bezüglich der möglichen Assoziation von Urtikaria und Angioödem s. S. 36.

Ätiologie

Urtikaria und Angioödem (s. S. 41) haben vielfältige Ursachen (Tab. **4.3**). Auslöser der akuten Urtikaria sind häufig Medikamente oder Infekte.

4.3 Urtikaria und Angioödem: Klassifikation nach Ätiologie

immunologisch (s. u.)	anaphylaktischer Typ Immunkomplex-Typ
pharmakologisch (s. S. 36)	Histaminliberatoren Aspirin-Additiva-Intoleranz
physikalisch (s. S. 37)	z. B. mechanisch, thermisch (21 Typen)
Ätiopathogenese ungeklärt („idiopathisch") (s. S. 38)	z. B. durch Fokal-Infekte, Magen-Darm-Erkrankungen, Neoplasien
Sonderform: hereditäres Angioödem (s. S. 42)	

4.3

Immunologisch bedingte Urtikaria

- **IgE-vermittelte Urtikaria**
  Dieser Urtikariatyp wird vor allem durch Nahrungsmittelallergene ausgelöst (z. B. durch Hülsenfrüchte, Gewürze, Fisch oder Schalentiere). Auch parasitäre und mikrobielle Antigene kommen infrage. Unter den medikamentösen Ursachen steht Penicillin an erster Stelle. Die IgE-vermittelte Urtikaria geht nicht selten mit Quincke-Ödemen (s. S. 42) einher. Sie kann im Vorfeld oder im Rahmen eines anaphylaktischen Schocks auftreten.
- **Immunkomplexvermittelte Urtikaria**
  Die Histaminfreisetzung erfolgt bei diesem Urtikariatyp IgE-unabhängig und wird durch die Anaphylatoxine C3a und C5a bewirkt, die im Zuge einer immunkomplexbedingten Komplementaktivierung gebildet werden. Beispiele sind die Urtikaria im Rahmen einer Serumkrankheit oder eines systemischen Lupus erythematodes.

Immunologisch bedingte Urtikaria

- **IgE-vermittelte Urtikaria**
  Sie wird vor allem durch Nahrungsmittel und Medikamente ausgelöst.
- **Immunkomplexvermittelte Urtikaria**
  Für die Urtikaria im Rahmen der Serumkrankheit sind Immunkomplexe verantwortlich, die IgE-unabhängig zur Histaminfreisetzung führen.

Pharmakologisch bedingte Urtikaria

- **Urtikaria durch Histaminliberatoren**
  IgE-unabhängig können bestimmte Pharmaka (z. B. Plasmaexpander, i. v. Anästhetika) Histamin aus Mastzellen freisetzen und so Quaddeleruptionen hervorrufen.

- **Azetylsalizylsäure-Additiva-Intoleranz**
  20 – 30 % aller Patienten mit chronischer Urtikaria haben eine Azetylsalizylsäure-(ASS-)Additiva-Intoleranz. Bei ihnen kann durch ASS oder Nahrungsmittelkonservierungs- und -farbstoffe ein Urtikariaschub ausgelöst werden (Tab. **4.4**).

4.4

Pharmakologisch bedingte Urtikaria

- **Urtikaria durch Histaminliberatoren**
  Röntgenkontrastmittel, bestimmte Plasmaexpander, i. v. Anästhetika, Muskelrelaxanzien u. a. können bei entsprechend disponierten Personen („Mastzellenlabilität", gesteigerte „releasability" = Freisetzbarkeit von Mediatoren) ohne IgE-Vermittlung Quaddeleruptionen allein oder im Rahmen einer anaphylaktoiden Reaktion hervorrufen.
- **Azetylsalizylsäure-Additiva-Intoleranz**
  20 bis 30 % aller Patienten mit chronischer Urtikaria können durch Azetylsalizylsäure (ASS) und/oder Nahrungsmittelkonservierungs- und -farbstoffe (Additiva) zu einem Urtikariaschub provoziert werden (ASS-Additiva-Intoleranz). ASS stellt dabei nur selten die alleinige Ursache der Urtikaria dar, am häufigsten ist es Teilursache **(Intoleranzprovokation).** Auch Asthmaanfälle und Rhinitisattacken können bei Patienten mit entsprechender Grundkrankheit durch Aspirin ausgelöst werden (Tab. **4.4**). Unabhängig von einer solchen Intoleranzprovokation gibt es ein **Intoleranzsyndrom** (Rhinokonjunktivitis, Flush, Urtikaria, Schockfragmente), das isoliert bei sonst völlig gesunden Personen, aber auch zu Beginn einer Intoleranzprovokation auftreten kann (Abb. **4.2 a**). Kreuzreaktionen mit anderen nicht steroidalen Entzündungshemmern (z. B. Indometacin) sind häufig.

4.4 Manifestationen der Azetylsalizylsäure-Intoleranz (Intoleranzprovokation)

chronische Rhinitis	+ ASS	→ Fließschnupfen
chronisches Asthma	+ ASS	→ Asthma-Anfall
chronische Urtikaria	+ ASS	→ Urtikaria-Schub
Schätzung der Prävalenz einer ASS-Intoleranz bei Patienten mit		
allergischer Rhinitis: 1 – 4 %		nasaler Polyposis: 14 – 23 %
Asthma bronchiale: 8 – 20 %		chronischer Urtikaria: 23 – 28 %

Intoleranzprovokation und Intoleranzsyndrom sind **Pseudoallergien**. Leitsubstanz dieser Reaktionen ist das Aspirin (Abb. **4.2 a**). Als Pathomechanismus der Pseudoallergien wird die Hemmung der Cyclooxygenase mit Aktivierung der Leukotriensynthese angenommen.

Immunologische Mechanismen spielen bei der Intoleranzprovokation und beim Intoleranzsyndrom keine Rolle; man spricht daher von **Pseudoallergie**. Pathogenetisch wird eine Störung im Arachidonsäurestoffwechsel angenommen. Durch Inhibition der Cyclooxygenase (Schlüsselenzym der Prostaglandinsynthese) kommt es zur Aktivierung des Lipoxygenasestoffwechsels mit Aktivierung der Leukotriensynthese (Leukotrien-C4-Synthetase) und damit vermehrter Bildung der Leukotriene LTC4, LTD4, LTE4. Diskutiert werden auch ein Defekt der Plasmainhibitoren und Histaminliberation sowie Komplementaktivierung mit Freisetzung von Anaphylatoxinen.

- **Urtikaria und Angioödem durch Medikamente**
  Die meisten Medikamente können als unerwünschte Wirkung eine Urtikaria, viel seltener ein Angioödem (s. S. 41) auslösen. Echte allergische und pseudoallergische Reaktionen sind möglich.

- **Urtikaria und Angioödem durch Medikamente**
  Die meisten Medikamente sind in der Lage, als unerwünschte Wirkung eine Urtikaria auszulösen, i. d. R. betrifft dies aber < 1 % der Patienten, die diese Medikamente einnehmen; Angioödeme (s. S. 41) treten noch viel seltener auf. Beide Reaktionsformen können Teilsymptom einer Antigen-Antikörper-(= anaphylaktischen) Reaktion sein (also echte IgE-vermittelte Typ-I-Reaktionen nach Coombs und Gell) oder als anaphylaktoide, nicht allergische Reaktionen in Erscheinung treten. Eine Unterscheidung um welche Reaktionsform es sich handelt, ist anhand des klinischen Bildes nicht möglich.

ASS ist häufiger Auslöser (s. o.), ACE-Hemmer können auch noch nach langer Einnahme derartige Symptome auslösen.

Azetylsalizylsäure ist der häufigste Auslöser einer medikamentös bedingten Urtikaria (s. o.). Urtikarielle Exantheme und leichte bis lebensbedrohliche Angioödeme können durch die Medikamentengruppe der ACE-Hemmer (z. B. Enalapril, Lisinopril, Captopril) ausgelöst werden, das Risiko hierfür ist besonders in den ersten drei Einnahmewochen hoch. Bei dieser Substanzklasse können die Symptome auch noch Jahre nach Behandlungsbeginn auftreten (Patientenanamnese!).

4.2 Pharmakologisch und physikalisch bedingte Urtikaria

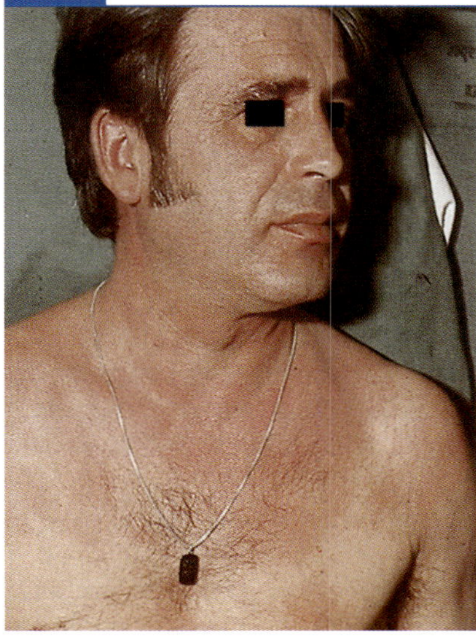

a Flushartiges Erythem 15 min nach Aspirineinnahme (Intoleranzsyndrom).

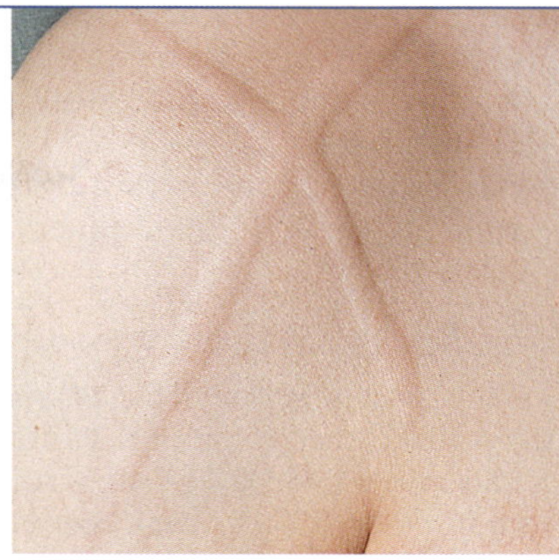

b Urticaria factitia.

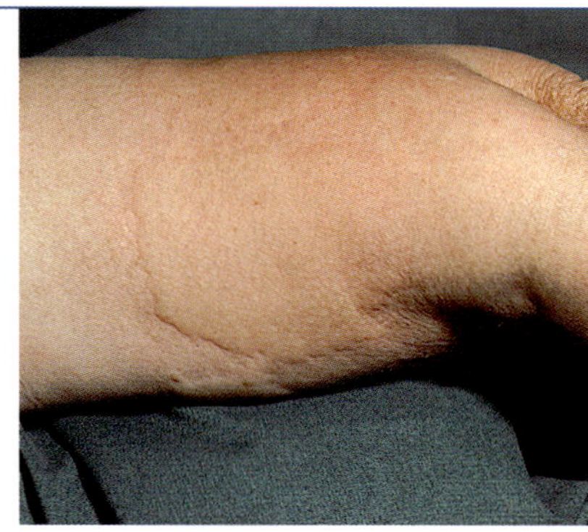

c Kältekontakt-Urtikaria. Starke urtikarielle Reaktion (li. Oberarm) 20 min nach Anlegen einer Eismanschette.

Physikalische Urtikaria

15 – 20 % aller Urtikarien sind physikalischer Genese. Diese große Gruppe umfasst nach heutiger Kenntnis mindestens 21 verschiedene Typen, von denen nur die wichtigsten kurz besprochen werden sollen. Die Pathomechanismen sind in den meisten Fällen nicht genau bekannt. Hinsichtlich der Stimuli kann eine grobe Einteilung der Ursachen erfolgen (mechanisch, thermisch, elektrisch). Je nach Testqualität wird zwischen 5 – 20 Minuten am Oberschenkel, Rücken oder Schulter getestet.

- **Urticaria factitia (urtikarieller Dermographismus)**
  Diese Form ist unter den physikalischen Formen die weitaus häufigste (bis 5 % der Bevölkerung). Die Einwirkung geringer Scherkräfte (z. B. Bestreichen der Haut mit einem Holzspatel) führt innerhalb weniger Minuten zu einer scharf begrenzten urtikariellen Reaktion (Abb. **4.2 b**). Als Sonderformen sind die Urticaria factitia tarda (wandelt sich im Verlauf in eine lang bestehende dunkelrote strichförmige Schwellung um), die transiente Urticaria factitia (besteht für die Dauer einer Medikamenteneinwirkung z. B. von Azetylsalizylsäure, Penicillin) oder die Summationsurtikaria (besteht saisonal abhängig z. B. nur im Winter) bekannt.
- **Cholinerge Urtikaria (generalisierte Wärme-Urtikaria)**
  Sie ist die zweithäufigste physikalische Urtikariaform (bis 0,7 % der Bevölkerung). Vermutlich liegt der Symptomatik eine neurovegetative Auslösung zugrunde, da insbesondere körperliche Anstrengung, Schwitzen oder emotionale Erregung zum Auftreten dicht gestreuter, bis linsengroßer Quaddeln führt. Provokationstestung durch aktive körperliche oder passive Erwärmung (heißes Bad ab 34 °C aufsteigend).
- **Druckurtikaria**
  Bei dieser viel seltener vorkommenden Urtikariaform kommt es nach starker Druckeinwirkung (u. a. durch Gewichte bis 10 kg) zu einer tiefen, tastbaren, z. T. schmerzhaften Schwellung mit nur diskreter Rötung. Zum größten Teil sind Männer in Berufen mit schwerer körperlicher Belastung betroffen.
- **Kälte-Urtikaria (lokale Kältekontakturtikaria, generalisierte Kälte-Urtikaria)**
  Bei der lokalisierten Form führt entsprechender Kältekontakt am Einwirkort zu einer lokalisierten Quaddel- bzw. Ödembildung (Abb. **4.2 c**). Diese können sofort oder verzögert (bis zu 24 h) auftreten. Bei der generalisierten Form können Systemreaktionen zu Kollapszuständen führen, was entsprechende Vorsichtsmaßnahmen bei der Testung erfordert. Die Betroffenen müssen da-

Physikalische Urtikaria

15 – 20 % aller Urtikarien sind physikalischer Genese. Von den mehr als 21 verschiedenen Typen sind die wichtigsten:

- **Urticaria factitia**
  Urtikarieller Dermographismus durch Druck-Reibe-Wirkung (Abb. **4.2 b**). Häufigste physikalische Form. Es bestehen zusätzlich Sonderformen.
- **Cholinerge Urtikaria (Wärme-Urtikaria)**
- **Druckurtikaria**
- **Kälte-Urtikaria** (Abb. **4.2 c**)

rauf hingewiesen werden, plötzlichen Kältekontakt (z. B. Sprung ins kalte Wasser) zu vermeiden. Selten liegt eine Kryoglobulin- oder -fibrinogenämie als Grunderkrankung zugrunde. Vorübergehendes Auftreten bei Virusinfekten oder bei Einnahme gewisser Medikamente (u. a. Penicillin) wurde beschrieben.

- **Licht-Urtikaria**
  Auslöser dieser sehr seltenen Urtikariaform ist Licht unterschiedlicher Wellenlänge, z. B. UVB (280 – 320 nm), UVA (320 – 400 nm) oder sichtbares Licht (400 – 760 nm).

- **Licht-Urtikaria**

Ungeklärte (idiopathische) Urtikaria-Formen

Es bleibt eine große Gruppe ätiopathogenetisch unklarer Urtikariafälle.

In diese Gruppe gehören ätiopathogenetisch unklare Fälle, z. B. die Urtikaria in der präikterischen Phase einer Virushepatitis, bei Mononucleosis infectiosa, bei Schilddrüsen- und Magen-Darm-Erkrankungen (Helicobacter-pylori- und Yersinien-Infektionen), bei Pilzinfektionen, Fokalinfekten, bei Dysproteinämien und malignen Tumoren.

Klinik

Eine Quaddel juckt, hat eine Bestandsdauer von oft nur wenigen Stunden und entsteht durch eine umschriebene kutane Histaminfreisetzung (Abb. **4.3**).

Die Einzeleffloreszenz ist ein ödematöser, leicht erhabener, juckender und kurzlebiger Herd mit peripherer Ausbreitungstendenz (Abb. **4.3 a**). Sie kann nur linsengroß sein und isoliert stehen, oder großflächig und zu landkartenartigen Mustern konfluieren (Urticaria geographica, Abb. **4.3 b**). Die Quaddelschübe treten bevorzugt in den Abend- und Nachtstunden auf, was wahrscheinlich mit der tagsrhythmisch verminderten körpereigenen Kortisolproduktion zusammenhängt. Extrakutane Manifestationen bis hin zum Schock sind möglich (s. S. 34).

Verlaufsformen: Nach dem Verlaufstyp werden eine **akute,** eine **akut intermittierende** und eine **chronische Urtikaria** unterschieden.

Verlaufsformen: Nach dem Verlaufstyp wird eine **akute Urtikaria** (< 6 Wochen) von einer **chronischen Urtikaria** (> 6 Wochen) unterschieden, wobei letztere chronisch rezidivierend (mit erscheinungsfreien Intervallen) oder chronisch kontinuierlich (ohne erscheinungsfreie Intervalle) verlaufen kann. Der Übergang einer akuten in eine chronische Form erfolgt nur selten.
Eine **akut intermittierende Urtikaria** liegt dann vor, wenn es nach größeren Zeiträumen völliger Symptomfreiheit zu Quaddelschüben kommt. Bei dieser Form ist die ätiologische Abklärung am aussichtsreichsten, da die häufig identischen Auslösebedingungen auf die verdächtige Substanz hinweisen.

4.3 Urtikaria

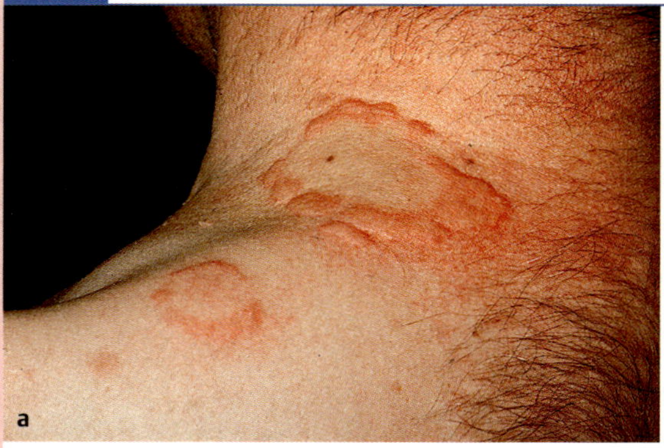

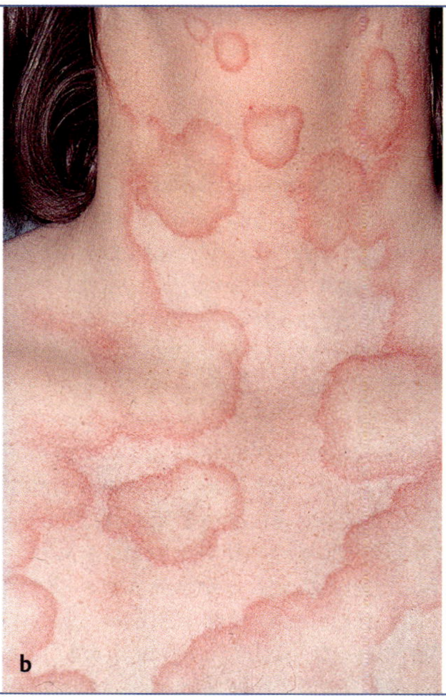

a Randbetonte Quaddeln, zentral durch Ödemdruck abgeblasst (hier linke Schulter und Nacken).
b Großflächig konfluierende Quaddeln, Urticaria geographica.

Diagnostik

Die Diagnose einer „Urtikaria" lässt sich in der Regel einfach aufgrund des klinischen Bildes stellen. Wegen der hohen Spontanheilungsrate der **akuten Urtikaria** kann zunächst mit allgemein diagnostischen Maßnahmen abgewartet werden. Aber bei konkretem Verdacht, z. B. auf eine Nahrungsmittel- oder Medikamentenreaktion ist eine Expositionskarenz unbedingt angezeigt (z. B. Ausschalten eines bestimmten Nahrungsmittels oder Medikaments). Weiterführende diagnostische Maßnahmen nach dem Schub wie Haut- und Expositionstests dienen der genaueren Zuordnung.

Zur Diagnostik der **chronischen Urtikaria** empfiehlt sich der Versuch einer ätiologischen Abklärung mithilfe eines standardisierten Suchprogramms. Die Basisdiagnostik umfasst:

- **Anamnese:** Die Dokumentation sollte in einem standardisierten Fragebogen vorgenommen werden. Zu vermerken sind: Häufigkeit, Dauer, tageszeitliche Veränderungen, Form, Ausprägung und Verteilungsmuster der Quaddeln; eigene und familiäre Atopiemerkmale; das Auftreten assoziierter Angioödeme; gleichzeitige systemische Reaktionen; selbst festgestellte Unverträglichkeiten gegenüber Nahrungsmitteln, Medikamenten oder physikalischen Reizen; das Vorliegen häufiger Infekte oder bestehende Begleiterkrankungen; regel- oder bedarfsmäßige Medikamenteneinnahme und bisherige Therapien; Rauchverhalten; berufliche Tätigkeit; Veränderung in Freizeit oder bei Auslandsaufenthalten und bei Frauen Zyklusabhängigkeit.
- **Physikalische Testung:** Ausschluss einer physikalischen Auslösbarkeit durch mechanische, Kälte-, Wärme-, Druck- und cholinerge Provokationstests. Die Beurteilung erfolgt sofort sowie bis zu mehrere Stunden nach Testung, um auch Reaktionen vom verzögerten Typ zu erfassen.
- **Stuhl- und Urinuntersuchung:** Stuhl auf pathogene Keime, Wurmeier, Parasiten, Hefen. Urinkultur auf pathogene Keime und Leukozyten.
- **Allergologische Testungen:** zunächst nur Screening mit Atopenen und relevanten Nahrungsmitteln. Weitere Tests sind nur bei entsprechendem Verdacht (Abb. **4.4**) indiziert. Sofern eine Hauttestung wegen Antihistaminika-

Diagnostik

Akute Urtikaria: Diagnostische Bemühungen nur bei gezieltem anamnestischem Verdacht, da eine hohe Spontanheilungsrate besteht.

Chronische Urtikaria: Versuch einer ätiologischen Abklärung mithilfe eines standardisierten Suchprogramms:

- **Anamnese**
- **Ausschluss einer physikalischen Auslösbarkeit durch Provokationstests**
- **Stuhl- und Urinuntersuchung**
- **Allergologische Testungen** in begrenztem Ausmaß (Abb. **4.4**)

4.4 Möglichkeiten der Hautttestung (Scratch-Test) zur Diagnostik von Typ I-Sensibilisierungen

4.4

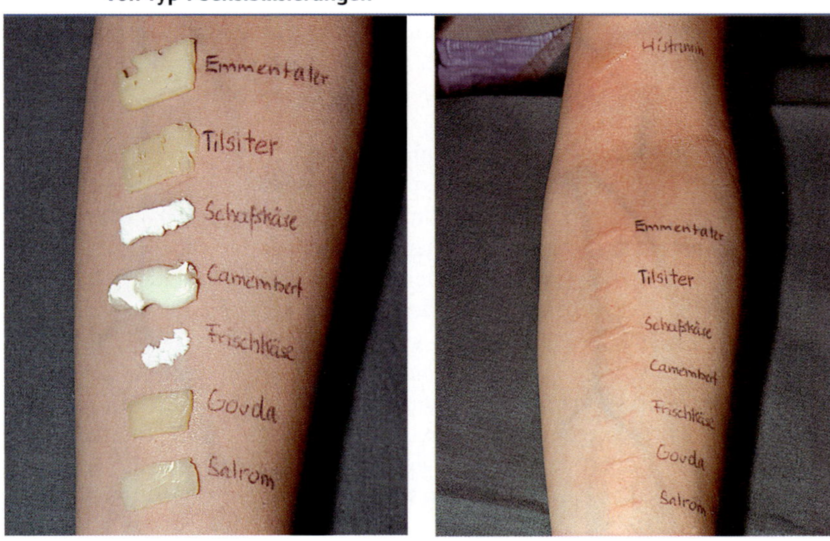

a Nichtsterile Substanzen und komplexe Aufbereitungen werden angefeuchtet und der mittels Lanzette skarifizierten Hautstelle aufgelegt. Histamin dient als Positiv-Kontrolle (1 : 10^3).

b Positive Reaktionen zeigen sich nach 5 – 30 Minuten durch juckende Quaddeln, teilweise mit Pseudopodien-Ausläufern und einem Reflexerythem (hier auf verschiedene Käsesorten bei Nahrungsmittelurtikaria).

einnahme nicht möglich ist, kann durch geeignete In-vitro-Methoden (CAP-RAST) nach verdächtigen Allergenen gesucht werden.

- **Laboruntersuchungen:** Blutbild, Blutsenkung, Leber- und Nierenwerte, Hepatitis-B/-C, Helicobacter-pylori-Serologie, Schilddrüsenwerte (TSH, fT4), inkl. Schilddrüsen-Auto-Antikörper, ANA's und Gesamt-IgE.
- **Autologer Serumtest (Graves-Test):** Dieser in jüngster Zeit in die Diagnostik der chronischen Urtikaria aufgenommene Intrakutantest dient dem Screening auf Autoantikörper, die bei ca. 30% der Patienten vorkommen: dabei werden 100 µl durch Zentrifugation gewonnenes Serum unverdünnt intrakutan appliziert. Als positive Kontrolle dient Histamin (10 µg/ml), als Negativkontrolle 0,9%ige NaCl-Lösung. Die Reaktion gilt als positiv, wenn die auftretende Quaddel nach 30 Minuten gerötet und der Durchmesser ≥ 1,5 mm im Vergleich zur Negativkontrolle ist. Die Sensitivität dieses Tests wird mit ca. 70%, die Spezifität mit etwa 80% eingeschätzt.
- **Fokussuche in anderen Fachbereichen:** v. a. in den Gebieten HNO, Zahnheilkunde, Urologie und Gynäkologie. Zusätzlich Abdomen-Sonographie und Röntgendiagnostik von Thorax und Nasennebenhöhlen.
- **Provokationstestungen:** Ist ein Nahrungsmittel oder -zusatzstoff verdächtig, werden sog. Suchdiäten im symptomfreien Intervall durchgeführt. Man beginnt mit einer Kartoffel-Reis-Diät **(Eliminationsdiät)** über 3–7 Tage, daran schließt sich der tageweise Kostaufbau an: **Stufe I** mit Milch und Milchprodukten, **Stufe II** mit Kohlenhydraten und Gemüsen, **Stufe III** mit Fleischprodukten, **Stufe IV** mit Geflügel und Hühnerei, **Stufe V** mit Fisch und Meeresfrüchten, **Stufe VI** mit Nahrungsmittelzusatzstoffen (Aromen) wie Farb- und Konservierungsstoffen. Besteht der V. a. eine „Pseudoallergie" wird der sog. „orale Provokationstest bei Idiosynkrasie" (OPTI) durchgeführt. Hierbei werden Nahrungsmittelzusatzstoffe als Auslöser der Urtikaria i. S. einer Pseudoallergie untersucht. Die Testung erfolgt plazebokontrolliert mit bis zu vier Einzelgaben pro Tag bei fortgesetzter additivafreier Diät und dauert mehrere Tage. Eine positive Reaktion sollte durch Reexposition verifiziert werden.

Therapie

Externe Lokaltherapeutika mit Juckreiz lindernden Zusätzen (z. B. Polidocanol) bringen geringe Linderung. Urtikaria und Angioödeme sprechen sehr gut auf **Antihistaminika** an. Verwendet werden vornehmlich die neuen, nicht sedierenden Substanzen (z. B. Cetirizin, Loratadin, Mizolastin). In manchen Fällen kann ein sedierender Effekt allerdings auch therapeutisch gewünscht sein (z. B. bei starker psychischer Anspannung, cave: ggf. beeinträchtigtes Reaktionsvermögen!).

Erstes Ziel der Behandlung ist die Ermittlung und die Elimination der verantwortlichen Substanz im Sinne einer Expositionsprophylaxe. Ergeben sich in der Basisdiagnostik keine ursächlichen Anhaltspunkte, kann über 4–6 Wochen ein Antihistaminikum zur symptomatischen Therapie verabreicht werden. Hierunter wird immer wieder ein Sistieren der Symptomatik beobachtet.

Wenig effektiv sind Antihistaminika bei den sehr seltenen, nicht histaminvermittelten Formen der Kälte-, Wärme- und Druckurtikaria.

Bei einer akuten Urtikaria, die häufig eine Notfallsituation darstellt, ist stets auf begleitende Quincke-Ödeme (z. B. Larynxödem) zu achten. In schwereren Fällen (quälender Juckreiz, Atemnot, Übelkeit, Hypotonie) ist die Gabe von **Kortikosteroiden** in hoher Dosierung, ggf. auch von **Adrenalin** angezeigt.

Liegt eine ASS-Additiva-Intoleranz vor, so sind diätetische Maßnahmen sinnvoll (additivafreie Kost).

Prognose

Die Spontanheilungsrate der akuten Urtikaria ist mit ca. 90% sehr hoch. Bei Übergang in die chronische Verlaufsform kann sie sich über viele Monate bis Jahre hinziehen. Im Mittel dauert die chronisch idiopathische Urtikaria 4–6 Jahre.

- **Laboruntersuchungen**
- **Autologer Serumtest** als Screeningmethode auf Autoantikörper, bei dem dem Patienten sein eigenes Serum unverdünnt intrakutan verabreicht wird.
- **allgemeine Fokussuche** in anderen Fachbereichen, v. a. HNO-zahnärztliches Gebiet
- **Provokationstestungen** Eliminations- mit anschließenden Suchdiäten z. B. nach einzelnen Lebensmittelgruppen oder Nahrungsmittelzusatzstoffen.

Therapie

Externe Lokaltherapeutika mit Juckreiz lindernden Zusätzen bringen geringe Linderung. Fast jede Urtikaria spricht auf **Antihistaminika** an. Ausnahmen sind die sehr seltenen nicht histaminvermittelten Urtikariaformen.

Bei Larynxödem und Vorzeichen eines anaphylaktischen Schocks sind hochdosierte **Kortikosteroide** angezeigt. Erstes Ziel der Behandlung ist jedoch die Ermittlung und Eliminierung der verantwortlichen Substanz.

Prognose

Die spontane Abheilung der akuten Urtikaria ist mit ca. 90% sehr hoch, chronische Formen können über Jahre persistieren.

4.2.3 Angioödem

4.2.3 Angioödem

▶ **Synonym:** Angioneurotisches Ödem

▶ **Definition:** Das Angioödem ist ein Ödem der **Subkutis.** Es tritt in ca. 50% zusammen mit einer Urtikaria auf, kann aber auch isoliert in Erscheinung treten.

◀ **Definition**

Ätiologie: Als Auslöser kommen ätiopathogenetisch die gleichen Ursachen wie bei der Urtikaria infrage (s. S. 35).

Ätiologie: wie bei der Urtikaria (s. S. 35).

Klinik: Angioödeme treten meist innerhalb kurzer Zeit bis anfallsartig auf und können jede Körperstelle betreffen, fallen aber im Gesicht (periokulär, perioral) wegen monströser Entstellung ganz besonders auf (Abb. **4.5**). Die umschriebenen Hautschwellungen sind prall-elastisch; subjektiv steht durch den starken Ödemdruck ein Spannungsgefühl im Vordergrund. Juckreiz ist meist nur gering. Sind die oberen Luftwege betroffen (Larynxödem), so besteht Erstickungsgefahr.

Klinik: Ein Angioödem tritt immer anfallsartig auf, kann zu grotesken Gesichtsschwellungen führen und bedeutet im Kehlkopfbereich Lebensgefahr (Abb. **4.5**). Juckreiz gering.

Diagnostik und Differenzialdiagnose: Die diagnostischen Maßnahmen entsprechen denen bei Urtikaria (s. S. 39). Differenzialdiagnostisch muss bei alleinigen Angioödemen immer auch an das Vorliegen eines hereditären Angioödems (HAE, s. u.) gedacht werden, bei dem grundsätzlich der Juckreiz fehlt (wichtiges Unterscheidungsmerkmal!). Weiterhin sollten das Vorliegen eines Melkersson-Rosenthal-Syndroms (zusätzlich periphere Fazialisparese, Lingua plicata, Lippenschwellung) und renale Ödeme ausgeschlossen werden.

Diagnostik und Differenzialdiagnose: Die diagnostischen Maßnahmen entsprechen denen bei Urtikaria (s. S. 39). Differenzialdiagnostisch muss an das Vorliegen eines HAE (s. u.) gedacht werden, bei dem **kein** Juckreiz besteht, außerdem Ausschluss eines Melkersson-Rosenthal-Syndroms und renaler Ödeme.

Therapie: Die Therapie entspricht im Grunde der bei Urtikaria (s. S. 40). Kommt ein Medikament als Auslöser in Frage (z. B. Einnahme eines ACE-Hemmers) sollte dies zunächst abgesetzt werden (s. S. 36). Das Angioödem spricht auf interne Gabe von Antihistaminika und Kortikosteroide an, braucht aber einige Zeit bis zur vollständigen Rückbildung (1 – 3 Tage).
Angioödeme im Kopfbereich stellen eine Notfallsituation dar und bedürfen dringend der stationären Überwachung, da der Verlauf nicht eindeutig vorhersagbar ist und die Gefahr einer vital bedrohlichen Atemwegsobstruktion besteht.

Therapie: Absetzen eines ggf. verdächtigen Medikaments (s. S. 36); zusätzlich Gabe von Antihistaminika, ggf. Kortikosteroide erforderlich (s. auch Therapie der Urtikaria, S. 40). Larynxödeme stellen eine vital bedrohliche Situation dar. Stationäre Überwachung!

4.5 Angioödem mit entstellenden Gesichtsschwellungen

4.5

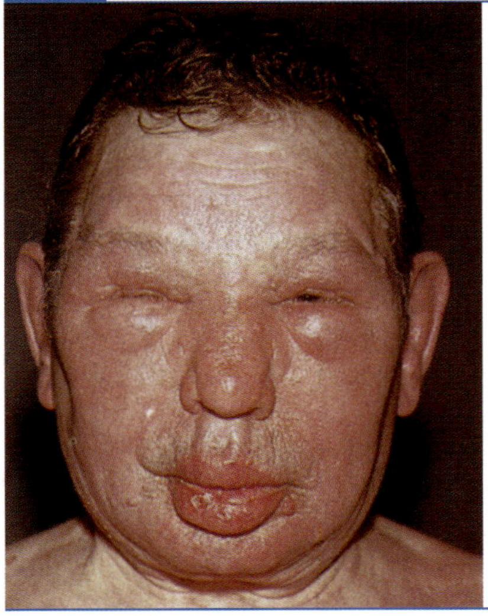

Hereditäres Angioödem

Epidemiologie: Das hereditäre Angioödem (HAE) ist sehr selten.

Ätiologie und Pathogenese: Basisdefekt des HAE ist ein **Mangel des C1-Inaktivators** (der C1-Esterase-Inhibitor schützt den Organismus vor einer unkontrollierten Komplementaktivierung). Scheinbar spontan oder nach Bagatelltraumen kommt es zu gefährlichen Ödemattacken der Subkutis.

Klinik: Klinisch treten episodische Schwellungen im Bereich der Haut (umschriebene Ödeme), des Magen-Darm-Traktes (krampfartig wiederkehrende Schmerzen) und seltener der Luftwege (Erstickungsgefahr durch Larynxödem) auf.

Therapie: i.v. Gabe des synthetischen C1-Esterase-Inhibitors. Antihistaminika und Kortikoide sind wirkungslos. Die **Langzeitprophylaxe** erfolgt mit dem Androgen Danazol.

4.2.4 Anaphylaktischer Schock

Der anaphylaktische Schock kündigt sich z. B. durch Juckreiz und Kribbeln im Bereich der Mundschleimhaut sowie der Handteller und Fußsohlen an.

Das **therapeutische Stufenschema** zeigt Tab. **4.5**.
Beim Vollbild des anaphylaktischen Schocks ist die sofortige Gabe von **Adrenalin** zwingend.

Hereditäres Angioödem

▶ **Synonym:** Quincke-Ödem

Epidemiologie: Insgesamt ist das hereditäre Angioödem (HAE) außerordentlich selten. In Deutschland wird die Zahl hereditärer Angioödeme auf ca. 500 geschätzt.

Ätiologie und Pathogenese: Das HAE wird autosomal-dominant vererbt und beruht auf einem **Mangel des C1-Inaktivators** (C1-Esterase-Inhibitor, dieser schützt den Organismus vor einer unkontrollierten Komplementaktivierung). Grund für das rezidivierende Auftreten von Angioödemen ist entweder ein ererbter oder erworbener C1-Inhibitor-Mangel des Komplementsystems. Als verantwortlicher Mediator wird ein Spaltprodukt der zweiten Komplementkomponente mit kininähnlicher Aktivität (C2 b) angesehen, welches die anfallsartige Steigerung der Gefäßpermeabilität bewirkt. Beim HAE funktioniert dieser Kontrollmechanismus nur unzureichend, und es kommt, bereits in früher Kindheit, zu massiven lebensbedrohlichen Ödemattacken der Subkutis (früher ca. 25% Mortalität). Als Auslöser kommen neben Minimaltraumen wie Injektionen Operationen (z. B. Tonsillektomien) und Zahnoperationen infrage. Aber auch spontanes Auftreten ohne erkennbare Ursache ist (relativ häufig) möglich.

Formen: Man unterscheidet 2 Formen: Bei Typ I (ca. 85% der Patienten) liegt ein Synthesedefekt, also eine quantitative Minderung von C1-Esterase-Inhibitor vor. Beim Typ II besteht eine funktionelle Insuffizienz des C1-INH, das quantitativ in normaler oder sogar erhöhter Menge vorliegt.

Klinik: Klinisch treten episodische Schwellungen im Bereich der Haut (umschriebene Ödeme), des Magen-Darm-Traktes (krampfartig wiederkehrende Schmerzen) oder seltener der Luftwege (Erstickungsgefahr durch Larynxödem) auf. Nach Auftreten bestehen sie durchschnittlich 1–3 Tage; dabei wird ein Spannungsgefühl, aber kein Juckreiz empfunden. Allgemeines Missbehagen, Fieber oder auch Gliederschmerzen gehen den Schwellungen voraus.

Therapie: Therapeutisch wird der synthetische C1-Esterase-Inhibitor (C1-Inaktivator Behring-Werke) verabreicht, der sowohl im akuten Anfall oder prophylaktisch (z. B. vor Zahnextraktionen) appliziert wird (Beginn mit 1 Amp. à 500 IE, bei unzureichendem Ansprechen wiederholte Gabe nach ca. 15–20 min). Zur **Langzeitprophylaxe** werden attenuierte Androgene (Danazol) eingesetzt. Kortikosteroide und Antihistaminika sind beim HAE unwirksam.

4.2.4 Anaphylaktischer Schock

Der anaphylaktische Schock ist die lebensbedrohliche Maximalvariante einer Typ-I-Reaktion. Sekunden bis wenige Minuten nach Allergenkontakt kommt es zu generalisiertem Juckreiz, Flush, Urtikaria, Ödemen, Bronchospasmus, Nausea, Krämpfen, Urin- und Stuhlabgang, Blutdruckabfall bis hin zum Atem- und Kreislaufstillstand. Ein typisches Alarmsymptom kann das dramatische Geschehen einleiten: Brennen, Jucken und Hitzegefühl auf und unter der Zunge, im Rachen und besonders in den Handtellern und Fußsohlen. Es kann jedoch auch ohne jegliche Vorwarnung durch Hautsymptome direkt zum anaphylaktischen Schock kommen. Die häufigsten Auslöser sind Arzneimittel (z. B. Penicillin, Pyrazolone), Nahrungsmittel und Insektengift (z. B. Biene, Wespe).
Das **therapeutische Stufenschema** zeigt Tab. **4.5**.
Liegt das Vollbild des Schocks vor, muss sofort **Adrenalin** (1 ml Suprarenin auf 10 ml NaCl 0,9% verdünnt) unter Puls- und Blutdruckkontrolle langsam i. v. injiziert werden. Die stationäre Überwachung für ca. 24 Stunden ist immer indiziert.

4.5 Gradeinteilung zur Differenzierung anaphylaktischer Reaktionen und therapeutisches Vorgehen

Grad	*Klinik*	*Therapie*
	mögliche ***Prodromalsymptome:*** Brennen, Jucken und Hitzegefühl auf und unter der Zunge, an Rachen, Handtellern und Fußsohlen	
I (leichte Allgemeinreaktion)	▪ Juckreiz, Urtikaria, Flush ▪ Heiserkeit, Dyspnoe ▪ Unruhe, Kopfschmerzen	▶ kühlende Umschläge mit Juckreiz stillendem Zusatz z. B. Polidocanol, lokale Kortikosteroide ▶ Antihistaminikum oral oder i. v. z. B. Clemastin 4 mg (= 1 Amp.) ▶ bei protrahiertem Verlauf Prednisolon 0,5 – 1 mg/kg KG
II (ausgeprägte Allgemeinreaktion)	▪ Juckreiz, Urtikaria, Flush ▪ Tachykardie, Hypotonie ▪ Bronchospasmus, Dyspnoe, Larynxödem ▪ Stuhldrang, Übelkeit	▶ i. v. Zugang mit Verweilkanüle ▶ Volumensubstitution mit 0,9 %iger NaCl-Lösung ▶ Antihistaminikum i. v., z. B. Clemastin 4 mg (= 1 Amp.) ▶ Prednisolon 250 – 500 mg i. v.
III (bedrohliche Allgemeinreaktion)	▪ Juckreiz, Urtikaria, Flush ▪ Schock mit Hypotension ▪ Bronchospasmus mit bedrohlicher Dyspnoe ▪ Bewusstseinstrübung ▪ akutes Abdomen, Erbrechen, Stuhl- und Urinabgang	▶ Adrenalin i. v. (Suprarenin 0,1 ml aus Verdünnung 1 : 1000, mehrfach wiederholbar) oder oral Epinephrin über Pumpspray (z. B. Infekto Krupp Inhal) ▶ inhalativ β-Mimetikum (z. B. Salbutamol Dosieraerosol, ggf. Theophyllin (5 mg/kg KG i. v. initial) ▶ Kontrolle von Atmung und Kreislauf über mindestens 60 min
IV (vitales Organversagen)	▪ Atem- und Kreislaufstillstand	▶ wie bei Grad II / III ▶ Prednisolon 500 – 1000 mg i. v. ▶ zusätzlich kreislaufwirksame Maßnahmen: Schockbehandlung, Volumen- und Sauerstoffgabe ▶ stationäre Aufnahme, ggf. Reanimation

4.2.5 Anaphylaktoide Reaktionen

Anaphylaktoide Reaktionen unterscheiden sich klinisch nur unwesentlich von anaphylaktischen Reaktionen, sind jedoch **nicht immunologisch** bedingt und gehören damit zu den **Pseudoallergien.** Pathogenetisch kommen in erster Linie eine direkte Histaminfreisetzung und eine antikörperunabhängige Aktivierung von Mediatorsystemen (z. B. Komplement) infrage. Häufige Beispiele sind die anaphylaktoiden Reaktionen durch Röntgenkontrastmittel, i. v. Anästhetika, Plasmaexpander (z. B. Gelatine) u. a. (Tab. **4.1**). Die Therapie entspricht der des anaphylaktischen Schocks (Tab. **4.5**).

4.2.5 Anaphylaktoide Reaktionen

Anaphylaktoide Reaktionen sind **Pseudoallergien** mit den klinischen Zeichen einer Anaphylaxie. Pathogenetisch kommen in erster Linie eine direkte Histaminfreisetzung und eine antikörperunabhängige Aktivierung von Mediatorsystemen (z. B. Komplement) infrage. Therapie: s. Tab. **4.5**.

4.3 Typ II: Reaktion vom zytotoxischen Typ

Dieser immunologische Reaktionstyp spielt sich in erster Linie an Blutzellen ab und interessiert weniger den Hautarzt als den Hämatologen. Die Zellzerstörung geschieht entweder direkt durch den Antikörper selbst oder durch aktiviertes Komplement nach Antigen-Antikörperreaktion an der Zielzelle. In diese Gruppe gehören medikamentös induzierte hämolytische Anämien, Agranulozytosen und Thrombozytopenien (z. B. durch Analgetika, Antibiotika, Antikonvulsiva). Zytotoxische Mechanismen sind wahrscheinlich auch bei bestimmten Autoimmunkrankheiten (Lupus erythematodes, Pemphigus vulgaris, bullöses Pemphigoid) beteiligt.

4.3 Typ II: Reaktion vom zytotoxischen Typ

Typ-II-Reaktionen sind häufig medikamentös bedingt und spielen sich als Komplement-vermittelte Zytolyse in erster Linie an Blutzellen ab.

4.4 Typ III: Reaktion vom Immunkomplex-Typ

Arthus-Reaktion und Serumkrankheit sind die klassischen Modelle einer Immunkomplexreaktion.

Die Gewebeschädigung erfolgt durch lysosomale Enzyme aus chemotaktisch angelockten Granulozyten. Klinische Beispiele sind die allergische Vaskulitis, die allergische Alveolitis und die Serumkrankheit.

4.4.1 Vasculitis allergica

▶ Definition

Ätiologie und Pathogenese: Häufigste Ursachen sind Medikamente und bakterielle Infektionen, besonders durch Streptokokken. Einen Überblick über die Ursachen gibt Tab. **4.6**.
Die allergische Vaskulitis entspricht einer **Reaktion vom Arthus-Typ**.

Klinik und Verlauf: Grundeffloreszenz ist die entzündlich veränderte **Petechie**, ein kleinfleckiges, durch den Spatel nicht wegdrückbares Erythem (Abb. **4.6 b**). Unterschenkelstreckseiten werden bevorzugt (Abb. **4.6 a**).

≡ 4.6

4.4 Typ III: Reaktion vom Immunkomplex-Typ

Typ-III-Reaktionen entsprechen zwei klassischen Modellen aus der experimentellen Immunologie, der **Arthus-Reaktion** und der **Serumkrankheit**. Verantwortlich sind zirkulierende oder gewebsständige Immunkomplexe, die präzipitierende Antikörper vom IgM- oder IgG-Typ enthalten. Im Zuge der immunkomplexinduzierten **Komplementaktivierung** werden hochwirksame Entzündungsmediatoren (insbesondere C3 a und C5 a) gebildet, die Freisetzungsreaktionen aus Mastzellen und Basophilen bewirken und Granulozyten anlocken (Chemotaxis), s. S. 27, Abb. **3.2**.
Bei der Phagozytose der Immunkomplexe durch Granulozyten werden lysosomale Enzyme (Kollagenase, Elastase, Myeloperoxidase u. a.) sezerniert, die das Gewebe schädigen. Klinische Beispiele für eine Typ-III-Reaktion sind die allergische Vaskulitis, Gefäß- und Gewebeschäden beim Lupus erythematodes und den sog. Immunvaskulitiden, die allergische Alveolitis und die Serumkrankheit.

4.4.1 Vasculitis allergica

▶ **Synonyme:** Leukozytoklastische Vaskulitis, anaphylaktoide Purpura, Purpura Schoenlein-Henoch.

▶ **Definition:** Sammelbegriff für petechiale Exantheme, denen histopathologisch eine leukozytoklastische Vaskulitis und pathogenetisch eine Immunkomplexreaktion (Typ III) an kleinen und mittleren Gefäßen zugrunde liegt.

Ätiologie und Pathogenese: In ca. 80% der Fälle wird die allergische Vaskulitis durch medikamentöse und bakterielle Antigene (Streptokokken) ausgelöst. Besonders häufig gehen Infekte der oberen Luftwege voraus. Fast alle Medikamente können eine allergische Vaskulitis verursachen, besonders aber Antiphlogistika, Antibiotika und Diuretika (Thiazide). Andere Ursachen (Chemikalien, Fremdproteine u. a.) sind selten (Tab. **4.6**). Pathogenetisch entspricht die Vasculitis allergica dem experimentellen Modell der **Arthus-Reaktion**. Dabei wird einem sensibilisierten Tier das verantwortliche Antigen intrakutan erneut zugeführt. Das injizierte Antigen und die entsprechenden Antikörper aus der Zirkulation diffundieren nun aufeinander zu und präzipitieren in der Gefäßwand und im perivaskulären Gewebe als Immunkomplexe. Die folgende Komplementaktivierung leitet die Elimination der Immunkomplexe ein, ein Prozess, der nicht ohne Gewebsschädigung abläuft und in einer enzymatischen Zerstörung der Gefäße der Endstrombahn resultiert.

Klinik und Verlauf: Grundeffloreszenz ist die entzündlich veränderte **Petechie** („Blutsprosse"), ein kleinfleckiges, durch den Glasspatel nicht wegdrückbares Erythem (Abb. **4.6 b**). Bevorzugte Lokalisation sind die Streckseiten der Beine, insbesondere der Unterschenkel (Abb. **4.6 a**).
Klinisch-morphologisch können ein hämorrhagischer, ein papulo-nekrotischer und ein polymorph-nodulärer Typ unterschieden werden (Abb. **4.6 c**, s. auch

≡ 4.6 **Vasculitis allergica – Ursachen**

Medikamente	Antibiotika, Antiphlogistika, Thiazide u. a.
Infekte	Bakterien z. B. Neisserien, Mykobakterien (M. tuberculosis), Spirochäten, Viren (z. B. Herpesviren)
Fremdproteine	Immunseren, Hyposensibilisierungslösungen
Grundkrankheiten	Kollagenosen, Hepatopathien, maligne Tumoren

4.6 Vasculitis allergica

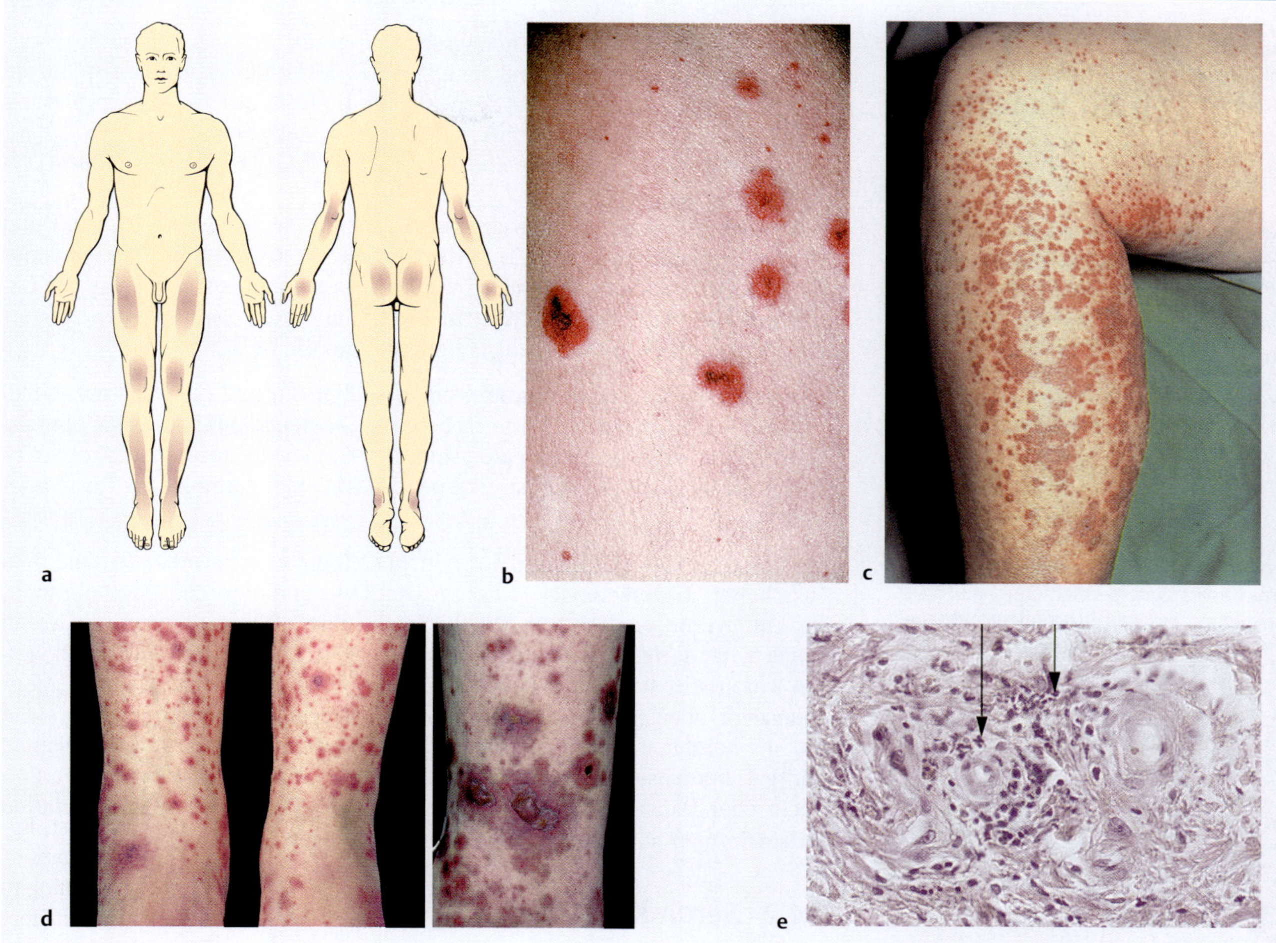

a Bevorzugte Lokalisation der Vasculitis allergica.
b Entzündliche Petechien. Einzelelemente der allergischen Vaskulitis.
c Allergische Vaskulitis – hämorrhagischer Typ. Beachte das Übergreifen der Elemente auf die Wade und deren Konfluenz.
d Allergische Vaskulitis – papulo-nekrotischer Typ (Übersicht und Detail).
e Perivaskuläres leukozytoklastisches Infiltrat („Kernstaub“ [Pfeile], HE × 400).

Abb. **4.24 d, e**, S. 73). Das Exanthem tritt meist akut auf, kann ein einmaliges Ereignis sein oder in Schüben rezidivieren. Auch lokale Faktoren (Aufliegestellen) scheinen die Manifestation zu begünstigen. Im Schub ist der Rumpel-Leede-Test (s. S. 151) positiv.

Allgemeinerscheinungen wie Abgeschlagenheit, Arthralgien und Fieber können hinzukommen. Eine systemische Beteiligung kann Gelenke (Schmerzen; 40 %), Magen-Darm-Trakt (Blutstühle, Koliken; 30 %), Nieren (hämorrhagische Glomerulonephrhitis, Proteinurie; 30 %), Lunge (Dyspnoe, Thoraxschmerzen; 20 %) oder ZNS (Kopfschmerzen; 10 %) betreffen. Die Prognose wird im Wesentlichen durch die Organbeteiligung bestimmt. Entsprechende Hinweise ergeben sich aus den angegebenen klinischen Beschwerden, erhöhter BKS, Fieber. Als besonders aussagekräftig sind auch antineutrophile zytoplasmatische Autoantikörper (ANCA) zu werten, die bei systemischer Beteiligung im Gegensatz zu den primär auf die Haut begrenzten Vaskulitiden positiv sind. Die Abheilung der Hautherde nimmt meistens mehrere Wochen bis mehrere Monate in Anspruch. Auffällig ist auch das vorübergehende Wiederaufflammen nach anfänglich zügigem Ansprechen auf die medikamentöse Therapie.

Eine akute einmalige Manifestation (meist) oder ein schubweiser Verlauf sind möglich.

Allgemeinerscheinungen wie Fieber und Arthralgien können hinzukommen. Eine **systemische Beteiligung** betrifft vor allem den Magen-Darm-Trakt und die Nieren.
Die Heilungsdauer ist vom Gewebeschaden abhängig.

Diagnostik: Klinisches Bild (s. o.), Histopathologie und Laboruntersuchungen.

Histopathologie: Merkmal ist die Leukozytoklasie (zerfallende Neutrophile; Abb. **4.6 e**).

In der Gefäßwand lassen sich Immunglobuline (IgG, IgM) und Komplementkomponenten nachweisen.

Laboruntersuchungen: Häufig finden sich eine erhöhte BKS und eine Leukozytose.

Therapie: Elimination disponierender Faktoren, verdächtiger Medikamente und Fokussanierung. Zusätzlich **Kortikosteroidgabe**, ggf. in Kombination mit Antibiotika.

Diagnostik: Die Diagnose ergibt sich aus dem klinischen Bild (s. o.), der Histopathologie und den klinisch-chemischen Befunden.

Histopathologie: Das histopathologische Bild ergibt sich aus den pathogenetischen Vorgängen. Betroffen sind vor allem die postkapillaren Venolen im oberen Corium. Kennzeichnend ist das perivaskuläre Infiltrat, welches vorwiegend aus zerfallenden Granulozyten (Leukozytoklasie) besteht (Abb. **4.6 e**). Die Gefäßwand ist fibrinös durchtränkt und wird von Erythrozyten durchwandert (Erythrozytendiapedese).
Immunfluoreszenzmikroskopisch lassen sich Immunglobuline (IgG, IgM) und Komplementkomponenten (C3) in der Gefäßwand nachweisen. Durch chemotaktische Anlockung neutrophiler Granulozyten kommt es zur Nekrose der Gefäßwand mit nachfolgendem Austritt der Granulozyten. Diese werden zerstört und bleiben als Kernstaub (Leukozytoklasie) um die Gefäße zurück.

Laboruntersuchungen: Bestimmt werden sollten Blutbild (Leukozytose!), BKS (erhöht), CRP, Gerinnungswerte, Leber- und Nierenparameter, Kryoglobuline, Rheumafaktoren, der Antistreptolysintiter (ASL) sowie die Autoantikörper p- und c-ANCA, Antikardiolipinantikörper (ACLA) und antinukleäre Antikörper (ANA).

Therapie: Die Therapie besteht aus Bettruhe, Kompressionsverbänden und dem Ausschalten disponierender Faktoren, wie Kälte und statische Überbelastung; der Elimination verdächtiger Medikamente; einer Fokussanierung und, wenn möglich, der gezielten Behandlung des Infekts (Rachenabstrich). Zusätzlich werden kurzfristig systemisch **Kortikosteroide** (anfangs 60 – 80 mg Prednisolon-Äquivalent über 1 – 2 Wochen, in dann absteigender Dosierung) verabreicht, evtl. in Kombination mit gezielter Antibiotikagabe. Bei schweren Verläufen sind ggf. **Immunsuppressiva** erforderlich (z. B. Azathioprin, Cyclosporin A, Colchicin oder Dapson). Diese können insbesondere bei **chronischen subakuten Verlaufsformen** notwendig werden.

4.4.2 Serumkrankheit

Ätiologie und Pathogenese: Die Serumkrankheit entsteht durch zirkulierende Immunkomplexe mit konsekutiver Komplementaktivierung. Medikamente und allogene Produkte können eine Serumkrankheit auslösen.

Klinik: Ca. 7 – 14 Tage nach Antigenapplikation kommt es zu Urtikaria, Fieber, Arthralgien, Myalgien, Lymphknotenschwellungen und Proteinurie. Die Serumkrankheit ist selbstlimitierend (ca. 3 Wochen, Abb. **4.7**).

Ätiologie und Pathogenese: Die Serumkrankheit entsteht durch zirkulierende Immunkomplexe mit konsekutiver Komplementaktivierung und Freisetzung von Anaphylatoxinen (z. B. C3 a, C5). Heterologe Antiseren (z. B. Tetanus) stellten früher die häufigste Antigenquelle dar, heute sind es vor allem parenteral verabreichte Antibiotika (z. B. Penicillin) und allogene Antilymphozyten- oder Antithymozytenseren im Rahmen von Organtransplantationen. Auch Plasmaprodukte (z. B. Fresh-frozen-plasma, Thrombozyten) sind potenzielle Auslöser. Diese Substanzen erlangen nach Bindung an körpereigene Proteine die Eigenschaften von Fremdseren.

Klinik: Etwa 7 – 14 Tage nach Antigenapplikation kommt es zur klinischen Manifestation mit Urtikaria, Angioödemen, Fieber, Arthralgien, Myalgien, Lymphknotenschwellungen und Proteinurie, selten auch zum anaphylaktischen Schock. Oft entsteht am Ort der Injektion eine Quaddel oder ein papulöses Exanthem (Abb. **4.7**). Nach Elimination der Immunkomplexe, die ca. 3 Wochen in Anspruch nimmt, bilden sich die Symptome folgenlos zurück.

4.4.3 Exogen allergische Alveolitis

Ätiologie und Pathogenese: Durch Schimmelpilzsporen (Farmerlunge) und durch Proteine aus Vogelkot (Befeuchter- oder Vogelhalterlunge).

Ätiologie und Pathogenese: Es sind viele Allergene (z. B. Schimmelpilzsporen aus feuchtem Heu, Proteine aus Vogelkot) für diese und weitere Alveolitisformen bekannt. Bekannteste Beispiele sind die Farmer-, Befeuchter- oder Vogelhalterlunge.

4.7 Serumkrankheit durch ein Penicillin-Depot-Präparat

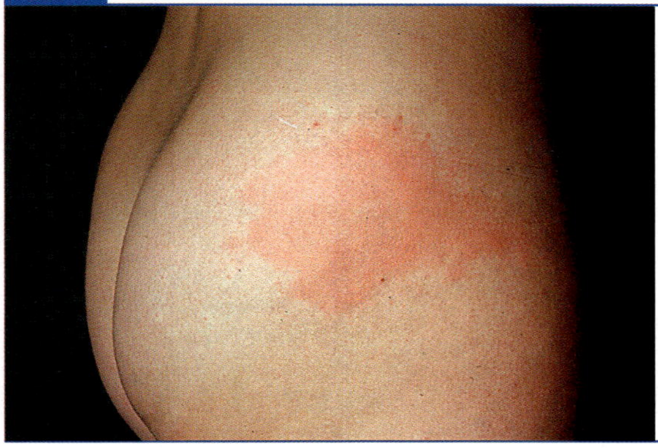

Quaddelbildung an der Injektionsstelle fünf Tage nach Behandlungsbeginn.

4.7

Die Immunkomplexreaktion spielt sich im Bereich der alveolären Basalmembran ab. Histopathologisch ist eine interstitielle sarkoidoseähnliche Granulombildung mit mehrkernigen Riesenzellen zu erkennen.

Die Immunkomplexreaktion spielt sich an der alveolären Basalmembran ab.

Klinik: 6–8 Stunden nach Antigenkontakt entwickelt sich ein grippeähnliches Bild mit Fieber, Kopfschmerzen, Husten und Dyspnoe, welches nach Stunden bis wenigen Tagen von selbst wieder abklingt.
Bei der chronischen Verlaufsform besteht über Wochen bis Monate anhaltende Dyspnoe mit trockenem, wenig produktivem Husten, oft mit leicht erhöhter Temperatur.

Klinik: 6–8 Stunden nach Antigenkontakt entwickelt sich ein grippeähnliches Bild mit Fieber, Kopfschmerzen, Husten und Dyspnoe, welches nach Stunden bis Tagen wieder von selbst abklingt. Im chronischen Stadium bestehen Dyspnoe und Husten.

Diagnostik: Bei akuter Allergen-Exposition lassen sich auch im chronischen Stadium feinblasige Rasselgeräusche auskultieren. Der Nachweis der Sensibilisierung gelingt über Antikörper vom IgG-Typ im Serum (sog. Präzipitine). Diese sind nach Expositionskarenz noch 5–10 Jahre nachweisbar. Gerade die chronischen Verläufe sind gekennzeichnet durch Entwicklung einer Lungenfibrose. Im Röntgenbild sind diese als diffuse, retikuläre, von den Lungenhili streifenförmig sich ausbreitende Verschattungen oder als kleine Zysten zu erkennen.

Diagnostik: Auskultatorisch Nachweis feinblasiger Rasselgeräusche. Antikörpernachweis (IgG). Bei chronischen Verläufen zeigen sich im Röntgenthorax Zeichen einer Lungenfibrose.

Therapie: Im Vordergrund steht die strikte Allergenkarenz (ggf. Tätigkeitswechsel notwendig), sonst Schutzausrüstung (Atemschutzmaske). Die medikamentöse Therapie beinhaltet die Verabreichung von Glukokortikoiden (0,5–1 mg/kg KG/die) über 2–6 Wochen, dann langsam ausschleichend. Bei Therapieresistenz ggf. Gabe von Immunsuppressiva wie z. B. Azathioprin (50–100 mg/die).

Therapie: Strikte Allergenkarenz! Medikamentös Glukokortikoide, bei Therapieresistenz ggf. Immunsuppressiva.

4.5 Typ IV: Reaktion vom Spättyp, Ekzemkrankheiten

4.5 Typ IV: Reaktion vom Spättyp, Ekzemkrankheiten

Spezifisch **sensibilisierte T-Lymphozyten** bestimmen diesen Reaktionstyp (zellulärer Typ). Es werden ein Tuberkulintyp und ein Ekzemtyp unterschieden. Das klinische Bild entwickelt sich erst 24–48 Stunden nach Antigenexposition. Häufigstes Beispiel ist das allergische Kontaktekzem. Weiter gehören die Tuberkulinreaktion, die Transplantatabstoßung und zahlreiche Arzneimittelexantheme in diese Gruppe.

Die Typ-IV-Reaktion wird durch spezifisch **sensibilisierte T-Lymphozyten** vermittelt (zelluläre Allergie). Klinische Beispiele sind das allergische Kontaktekzem, die Tuberkulinreaktion und die Transplantatabstoßung.

4.5.1 Ekzemkrankheiten

4.5.1 Ekzemkrankheiten

Der Ekzembegriff ist einem ständigen Wandel unterworfen. In den angelsächsischen Ländern hat sich inzwischen die Bezeichnung „Dermatitis“ durchgesetzt. Im deutschsprachigen Raum wird „Dermatitis“ im Allgemeinen für akutere Zustandsbilder und „Ekzem“ mehr für chronische Verläufe verwendet. Ekzeme

Ekzeme sind mit einem Anteil von 20% weltweit die häufigsten Hautkrankheiten. Tab. **4.7** zeigt die wichtigsten Ekzemtypen.

sind mit einem Anteil von 20% weltweit die häufigsten Hautkrankheiten. Auf den Versuch einer Klassifikation – jedes Lehrbuch hat eine andere – wird hier bewusst verzichtet.
In Tab. **4.7** sind die wichtigsten Ekzemtypen aufgeführt.

4.7

4.7 Häufige Ekzemtypen

- Kontaktekzem
  - allergisch
  - irritativ (kumulativ-subtoxisch)
- atopisches Ekzem
- nummuläres Ekzem
- seborrhoisches Ekzem
- Stauungsekzem
- dyshidrotisches Ekzem

▶ Definition

▶ **Definition:** „Ekzem ist eine nicht kontagiöse Epidermodermitis, . . . klinisch charakterisiert durch Rötung, Knötchen, Bläschen, Nässen, Schuppenbildung, Lichenifikation, histopathologisch durch herdförmige Spongiose, Akanthose und Parakeratose. Subjektiv besteht ein mehr oder weniger ausgeprägter Pruritus" (Miescher 1962).

Allergisches Kontaktekzem

Das allergische Kontaktekzem ist der häufigste Ekzemtyp.

Ätiologie und Pathogenese: Das häufigste Kontaktallergen in Mitteleuropa ist Nickelsulfat.

Ein allergisches Kontaktekzem entwickelt sich in zwei Schritten:
1. Sensibilisierungsphase:
- Antigenbildung durch Hapten-Protein-Koppelung
- Antigenpräsentation durch Langerhans-Zellen
- Proliferation spezifisch sensibilisierter T-Lymphozyten.

2. Auslösungsphase: Sekretion von Lymphokinen durch sensibilisierte T-Lymphozyten. Nach erneutem Antigenkontakt Anlockung von Entzündungszellen.

Allergisches Kontaktekzem

Das allergische Kontaktekzem ist der häufigste Ekzemtyp und die bekannteste klinische Manifestation einer Immunreaktion vom Typ IV.

Ätiologie und Pathogenese: Die häufigsten Allergene sind Metalle (Nickel, Chromat), Epoxidharze, Gummihilfsstoffe (Antioxidanzien, Vulkanisationsstoffe), Desinfizienzien und Konservierungsstoffe (Kathon CG, Formalin, Parabene), Duftstoffe, Medikamente und Salbengrundlagen (Wollfettester). Die Popularität pflanzlicher Externa brachte in den letzten Jahren eine Häufigkeitszunahme phytogener Kontaktallergien mit sich, vor allem durch Korbblütler (Chrysantheme, Arnika, Ringelblume).
Ein allergisches Kontaktekzem entwickelt sich in zwei Schritten:

1. Sensibilisierungsphase: Kontaktallergene sind Haptene (Halb-antigene), die wegen ihrer geringen Molekülgröße allein nicht immunogen wirken. Erst nach Bindung an ein epidermales Trägerprotein (Hapten-Protein-Koppelung) entwickeln Haptene antigene Eigenschaften. Das Antigen wird nun durch den Makrophagen der Epidermis, die Langerhans-Zelle, verarbeitet und zur immunogenen Erkennung den T-Lymphozyten weitergegeben (Antigenpräsentation).
Es folgt die durch Sekretionsprodukte der Langerhans-Zellen (Interleukin-1) stimulierte Proliferation von T-Lymphozyten, speziell von Klonen, die Erkennungsstrukturen (Rezeptoren) für das Allergen tragen bzw. zu deren Bildung genetisch befähigt sind. Dies geschieht in den parakortikalen Zonen der regionalen Lymphknoten. Die spezifisch sensibilisierten Lymphozyten – es handelt sich überwiegend um T-Helferzellen vom Typ I (Thl-Lymphozyten) – gelangen in die Haut und in weitere Lymphknoten, wo ebenfalls eine klonale Lymphozytenproliferation einsetzt, so dass der Prozess der Sensibilisierung nach und nach den gesamten Organismus erfasst. Eine Spättyp-Sensibilisierung benötigt mindestens 5–7 Tage.

2. Auslösungsphase: Nach erneutem Antigenkontakt der spezifisch sensibilisierten T-Lymphozyten erfolgt die Sekretion von Lymphokinen, die vor allem mononukleäre Zellen anlocken mit dem Ziel, das Allergen zu eliminieren. Akkumulation und Aktivität der Entzündungszellen am Antigenort bestimmen das klinische Bild. Ob und wann es zu einer Sensibilisierung kommt, hängt von zahlreichen Faktoren ab: von Dauer und Intensität des Kontakts, von der Sensibilisierungspotenz des Allergens, vom Hautzustand (Barrierefunktion) und von der individuellen, wahrscheinlich genetisch bedingten Disposition.

Klinik: Das akute Kontaktekzem zeigt im Einwirkungsbereich des Allergens Zeichen einer lebhaften Entzündung: Rötung, Ödem, aufschießende Papulovesikeln, die rasch erodieren und großflächig nässen (Abb. **4.8 a–c**). Es besteht starker Juckreiz. Später kommen Schuppen und Krusten hinzu. Bei chronischem Verlauf, d. h. nach wiederholter Exposition, treten die entzündlichen Erscheinungen in den Hintergrund, und Hyperkeratosen, Rhagaden und Lichenifikation bestimmen das Bild (Abb. **4.8 d**, s. auch Abb. **4.24 g** und **h**, S. 73).

Klinik: Erythem, Ödem und Papulovesikeln kennzeichnen das akute, Hyperkeratosen, Lichenifikation und Rhagaden das chronische allergische Kontaktekzem (Abb. **4.8**, s. Abb. **4.24 g** u. **h**, S. 73).

▶ **Merke.** Bei längerer und sehr intensiver Antigenexposition muss das Ekzem nicht mehr auf den Ort der Einwirkung begrenzt bleiben, es kann in die gesunde Umgebung und in kontaktferne Regionen streuen.

◀ **Merke**

Ursache dafür ist die lymphogene oder hämatogene Verschleppung des Allergens oder der nach dem T-Lymphozyten-Allergenkontakt entstandenen Lymphokine. Besonders streufreudig sind Kontaktekzeme im Bereich der Unterschenkel. Prädilektionsorte für Streuherde sind das Gesicht (Periorbitalregion)

70–80 % aller Patienten mit einem Ulcus cruris haben eine Kontaktallergie.

4.8 Allergische Kontaktekzeme

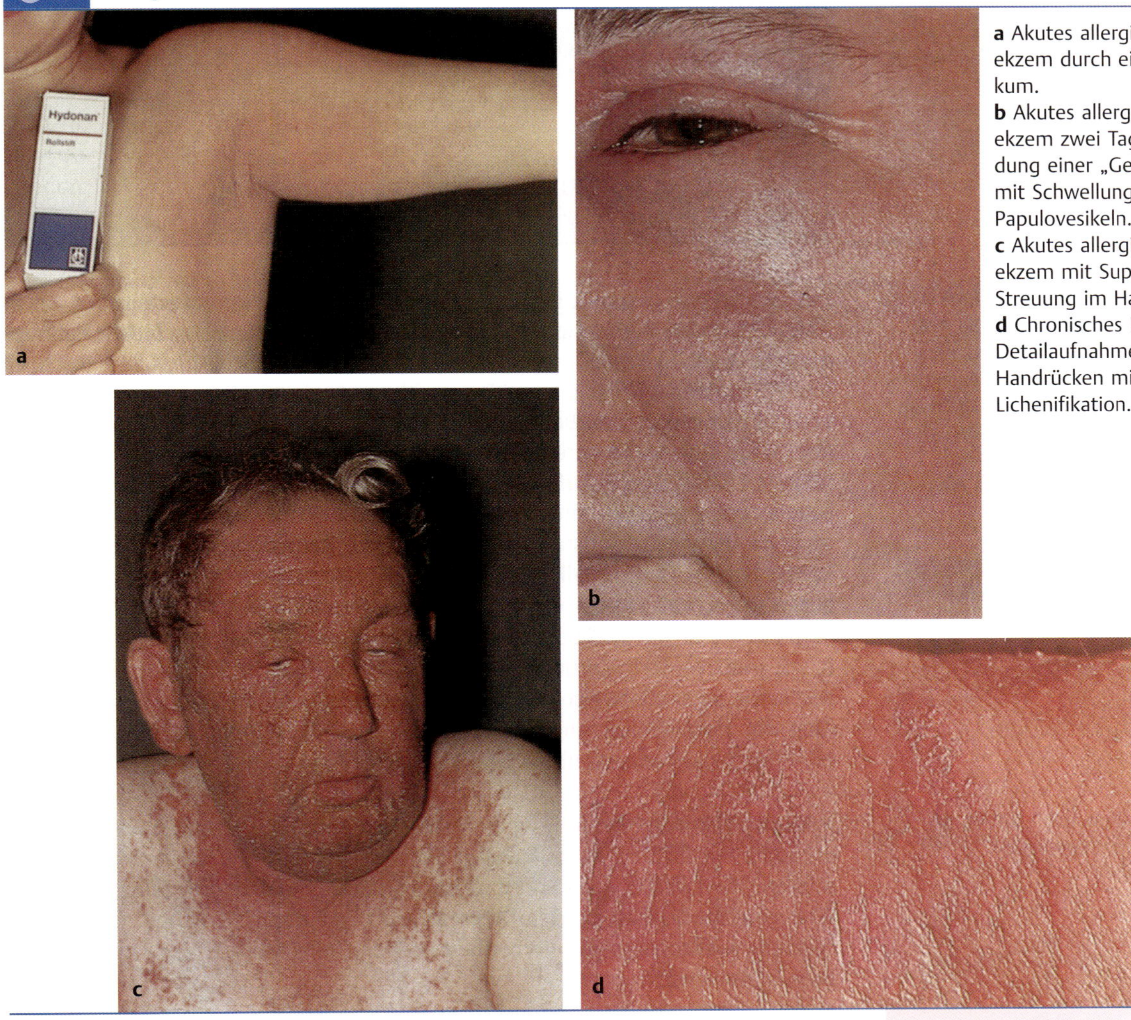

a Akutes allergisches Kontaktekzem durch ein Antihidrotikum.
b Akutes allergisches Kontaktekzem zwei Tage nach Anwendung einer „Gesichtspackung" mit Schwellung, Rötung und Papulovesikeln.
c Akutes allergisches Kontaktekzem mit Superinfektion und Streuung im Hals-Brust-Bereich.
d Chronisches Kontaktekzem. Detailaufnahme vom rechten Handrücken mit ausgeprägter Lichenifikation.

CMI/MI (Kathon CG)	0,1 % aq.	2,1 %
Formaldehyd	1 % aq.	2,0 %

und die Streckseiten der Oberarme. In seltenen Fällen kann das Allergen primär auf hämatogenem Weg in die Haut gelangen (hämatogenes Kontaktekzem). Aber auch durch Stäube (Zementstaub, Holzstaub) und Dunststoffe (Parfumsprays, Dämpfe, ätherische Öle) können diffuse Kontaktekzeme an exponierten Stellen entstehen, vor allem im Gesicht, das auf geringere Allergenkonzentra-

Histopathologie: Führendes histopathologisches Merkmal ist die Spongiose der Epidermis (Abb. **4.9 d**) mit der Bildung intraepidermaler Bläschen (Ekzembläschen).

Histopathologie: Das feingewebliche Substrat des akuten Kontaktekzems ist die Spongiose, d. h. die schwammartige Auflockerung der Epidermis, bedingt durch ein interzelluläres Ödem (Abb. **4.9 d**). Aus einem lympho-mono-histiozytären Infiltrat im oberen Corium wandern Zellen (Lymphozyten, eosinophile und neutrophile Granulozyten) in die Epidermis ein. Beim chronischen Kontaktekzem stehen Akanthose und Parakeratose im Vordergrund.

Differenzialdiagnose: Die Abgrenzung vom **toxischen Kontaktekzem** kann schwierig sein. Bei Hand- und Fußekzemen muss immer eine **Mykose** ausgeschlossen werden.

Differenzialdiagnose: Die Unterscheidung von einem **toxischen Kontaktekzem** kann schwierig sein. Dieses ist scharf begrenzt, streut nicht in die angrenzende gesunde Haut und juckt weniger, als es brennt. Eine **Mykose** muss ausgeschlossen werden, insbesondere wenn Handteller oder Fußsohlen betroffen sind. Auch an ein **atopisches Handekzem** muss gedacht werden. Ein **Erysipel** kann ähnlich aussehen, schmerzt aber und offenbart sich fast immer als fieberhafte Allgemeinerkrankung.
Therapieresistente chronische Ekzemherde können u. a. mit einem Morbus Bowen, einem Morbus Paget oder einem Lupus vulgaris verwechselt werden.

Therapie: Lokalkortikosteroide helfen rasch, sind aber keine Dauertherapie. Voraussetzung für eine dauerhafte Abheilung ist die Ermittlung und Elimination des schuldigen Allergens. Die Grundlage des Externums muss dem Hautzustand angepasst werden.

Therapie: Die Therapie des akuten allergischen Kontaktekzems ist eine Domäne der externen Kortikosteroide. Voraussetzung für eine dauerhafte Abheilung ist jedoch die Ermittlung und Elimination des schuldigen Allergens. Die Wahl der Grundlage hat sich nach dem jeweiligen Hautzustand zu richten. Nässende Flächen werden am besten mit Lotiones oder feuchten Umschlägen behandelt („feucht auf feucht"). Bei hyperkeratotisch-rhagadiformen Ekzemen mit starker Austrocknung sind Fettsalben angezeigt. Durch die Anwendung von Kortisonpräparaten wird der Patient rasch von seinen mitunter quälenden Symptomen befreit und der weitere Verlauf wird erheblich abgekürzt (Zeitraffereffekt der Kortikosteroide). Es empfiehlt sich, zunächst mit stark wirksamen (fluorierten) Kortikoiden zu beginnen und nach einer ersten Besserung rasch auf nebenwirkungsarme, schwächere Zubereitungen (Hydrokortisonderivate) überzugehen. Bei chronischen Kontaktekzemen ist die Anwendung von fettenden Salben mit Ichthyol und Teerzusätzen sinnvoll.

Langfristiges Ziel ist die Rehabilitation der Hautfunktion durch konsequente Hautpflege und Schutzmaßnahmen am Arbeitsplatz.

Langfristiges Ziel ist die strikte Allergenkarenz und die Wiederherstellung der häufig gestörten Barrierefunktion der Haut. Eine erfolgreiche Ekzembehandlung erfordert Geduld und viel Erfahrung. Bei nachgewiesener berufsrelevanter Allergie sollte durch organisatorische sowie geeignete Haut- und Arbeitsschutzmaßnahmen am Arbeitsplatz eine strikte Allergenkarenz erreicht werden.

Toxische Kontaktekzeme

Toxische Kontaktekzeme

▶ **Synonym:** Irritative Kontaktekzeme

▶ **Definition**

▶ **Definition:** Toxische Kontaktekzeme sind Folge einer direkten Hautschädigung durch chemische oder physikalische Noxen. Im Gegensatz zur Allergie sind alle Personen betroffen, die diesen Stoffen ausgesetzt sind, allerdings in Abhängigkeit von der individuellen Belastbarkeit der Haut.

Akutes toxisches Kontaktekzem

Akutes toxisches Kontaktekzem

Klinik: Akute toxische Kontaktekzeme sind auf den Einwirkungsbereich der schädigenden Noxe (z. B. Säuren, Laugen) begrenzt. Es finden sich Zeichen der akuten Entzündung (Rötung, Ödem, Bläschen) und bei starker Hautschädigung Blasen und Nekrosen. Streuphänomene fehlen! Bekanntestes Beispiel einer akuten toxischen Kontaktdermatitis ist der Sonnenbrand (Abb. **4.10**, vgl. auch S. 95).

Klinik: Direkt hautschädigende Substanzen (Säuren, Laugen, Seifen, Lösungsmittel, UV-Strahlen) lösen im Einwirkungsbereich eine akute Entzündung (Dermatitis) aus, die mit Rötung, Ödem und Bläschenbildung beginnt und nach Elimination der Noxe über ein krustöses und schließlich desquamatives Stadium folgenlos abheilt. Bei starker Hautschädigung können Blasen und sogar Nekrosen auftreten. Die Hautveränderungen bleiben streng auf den Einwirkungsbereich beschränkt, Streuphänomene fehlen. Im Gegensatz zum allergischen Kontaktekzem brennen oder schmerzen diese zunächst, Pruritus stellt sich erst im weiteren Verlauf ein. Bekanntestes Beispiel einer akuten toxischen Kontaktdermatitis ist der Sonnenbrand (Dermatitis solaris [Abb. **4.10**], vgl. auch S. 95).

4.10 Toxische Kontaktekzeme

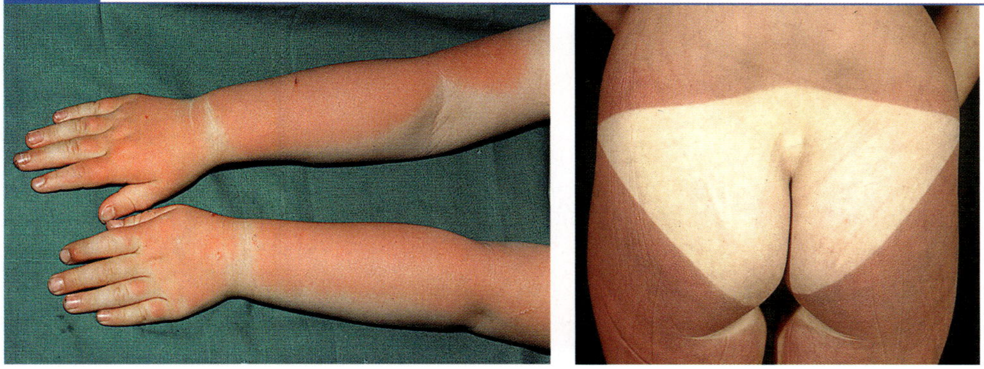

a Prototyp einer akuten toxischen Kontaktdermatitis. **b** Dermatitis solaris im Stadium erythematosum.

Therapie: Therapie der Wahl sind Lokalkortikoide, die sehr rasch helfen und mit denen nicht gespart werden sollte. Eine Nachbehandlung mit rückfettenden Externa zur „Rehabilitation" der Haut sollte über mindestens 14 Tage durchgeführt werden.

Therapie: Therapie der Wahl sind Lokalkortikoide, zur Nachbehandlung werden rückfettende Externa verwendet.

Windeldermatitis

▶ **Synonym:** Dermatitis ammoniacalis

Ätiologie und Pathogenese: Stuhl und Urin stellen eine schwere Belastung für die zarte Säuglingshaut dar. Die mazerativ geschädigte Haut („Andauung" der Epidermis) zusammen mit dem Mikroklima der feuchten Kammer des Windelpakets schaffen ideale Bedingungen für die Vermehrung von pathogenen Keimen. So sind ca. 75 % aller Windeldermatitiden mit Hefepilzen besiedelt, seltener mit Staphylokokken. Zur Windeldermatitis führen Pflegefehler, der zu seltene Windelwechsel (verlängerter Kontakt mit Stuhl und Urin), Infekte und Antibiotika, die die Darmflora verändern (Überwuchern mit Hefepilzen).

Ätiologie und Pathogenese: Ca. 75 % aller Windeldermatitiden sind mit Hefepilzen besiedelt. Begünstigende Faktoren sind: Pflegefehler, die systemische Gabe von Antibiotika und Infekte.

Klinik: Die Windeldermatitis ist eine Sonderform des toxischen Kontaktekzems. Sie beginnt bevorzugt in den Leistenbeugen und perianal, juckt oder schmerzt und durchläuft alle Stadien einer akuten Dermatitis (Abb. **4.11 a**). Bei sehr schweren Verläufen kommt es zu erythematosquamösen Streuherden außerhalb des Windelbereiches (Abb. **4.11 b**).

Klinik: Die Windeldermatitis stellt eine Sonderform des toxischen Kontaktekzems dar (Abb. **4.11**).

Differenzialdiagnose: Gelegentlich kann sich hinter einer Windeldermatitis auch eine infantile Psoriasis, eine atopische oder eine seborrhoische Dermatitis verbergen.

Differenzialdiagnose: infantile Psoriasis, atopische und seborrhoische Dermatitis.

Therapie: Die meistens nässende Entzündungsfläche muss trockengelegt werden (z. B. mit Kristallviolett 0,1 %), danach Weiterbehandlung mit einer schützenden Paste (z. B. Pasta zinci mollis). Liegt eine Candida-Superinfektion vor, werden lokal Antimykotika verabreicht, wobei die perorale Darmsanierung nicht vergessen werden darf. Zudem sollten die Windeln häufig gewechselt und Pflege- und Ernährungsfehler ausgeschaltet werden. Nach neuerer Erkenntnis bringen Baumwollwindeln keine Vorteile gegenüber den modernen Einmalwindeln auf Zellulosebasis.

Therapie: Die meist nässende Entzündung muss trockengelegt werden (z. B. mit Kristallviolett 0,1 %), danach Weiterbehandlung mit schützender Paste. Mykotische Superinfektionen sind mitzubehandeln.

4.11 **Windeldermatitis**

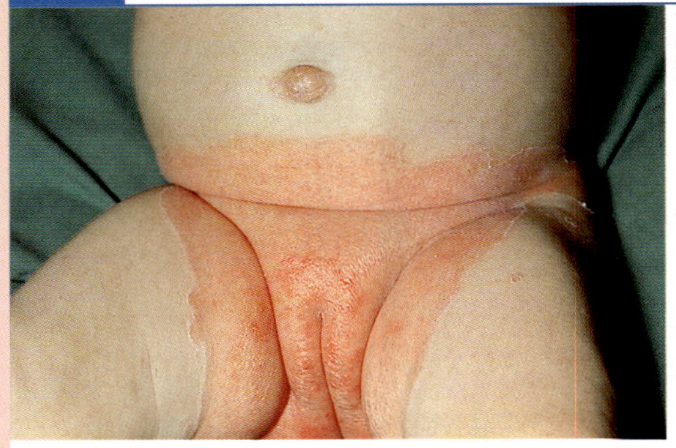

a Flächenhafte Hautrötung.

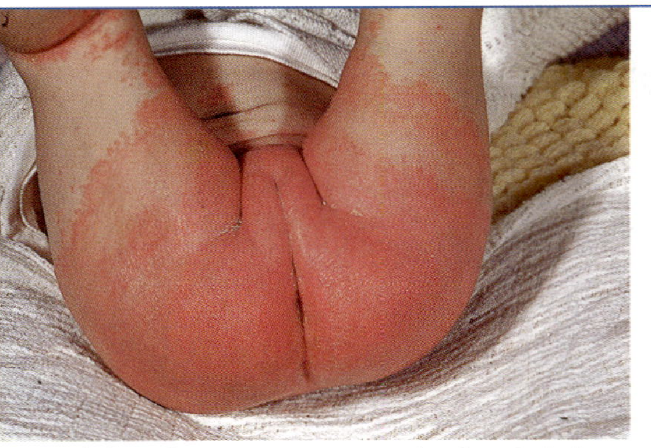

b Zusätzlich erythematosquamöse Streuherde außerhalb des Windelbereichs.

Kumulativ-subtoxisches Kontaktekzem

▶ Definition

Ätiologie und Pathogenese: Die Haut ist trocken, rissig und schuppt meist als Folge von ständigem Kontakt mit Wasser, Seifen, Wasch- und Spülmitteln. Die Alkaliresistenz gemessen im **Nitrazingelbtest** (Abb. **4.12**) ist vermindert.

Kumulativ-subtoxisches Kontaktekzem

▶ **Synonyme:** Subtoxisch-degeneratives Ekzem, irritatives Ekzem, traumiteratives Ekzem, Abnutzungsdermatose, Hausfrauenekzem

▶ **Definition:** Das kumulativ-subtoxische Kontaktekzem ist die chronische Form des toxischen Kontaktekzems und das Ergebnis einer Summation unterschwelliger schädlicher Reizeinwirkungen auf die Haut. Dabei ist die Toxizität der verantwortlichen Substanzen sehr gering, die Einwirkungszeit jedoch langfristig.

Ätiologie und Pathogenese: Fast immer ist der ständige Kontakt mit Wasser, Seifen, Wasch- und Spülmitteln bei gleichzeitiger Vernachlässigung von Schutzmaßnahmen für die Entwicklung eines chronisch-toxischen Kontaktekzems verantwortlich. Die Haut trocknet aus, die Hornschicht wird rissig, und die Pufferkapazität der Haut nimmt ab. Die Alkaliresistenz beurteilt durch den **Nitrazingelbtest** ist vermindert (s. Abb. **4.12**).

4.12 **Nitrazingelbtest**

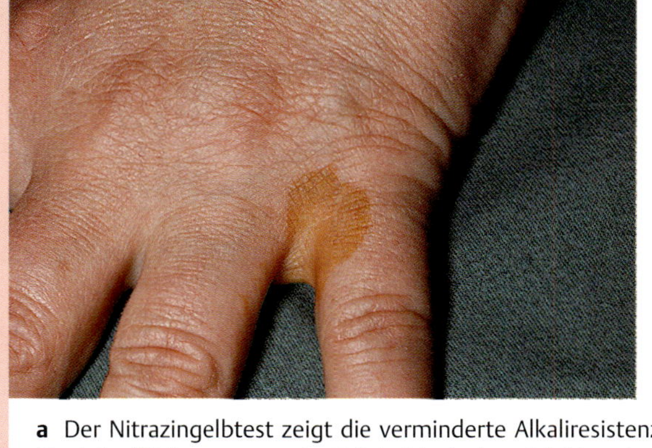

a Der Nitrazingelbtest zeigt die verminderte Alkaliresistenz der Hautoberfläche an, vornehmlich bei toxischen Schäden der Hornschicht. Die Ablesung erfolgt 30 Sekunden nach Auftropfen einer 1,0%igen Nitrazingelblösung. Gelbe Farbe zeigt die intakte Hornschicht an mit pH 5,6.

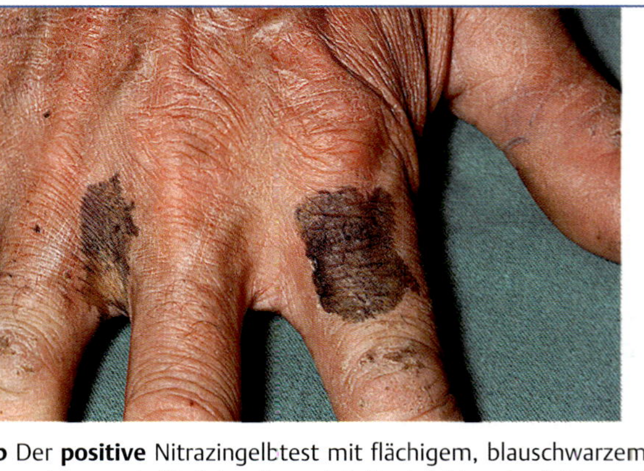

b Der **positive** Nitrazingelbtest mit flächigem, blauschwarzem Farbumschlag nach 30 Sekunden zeigt die defekte oder fehlende Hornschicht an (pH 7,4).

4.13 **Kumulativ-toxisches Kontaktekzem und Exsikkationsekzem**

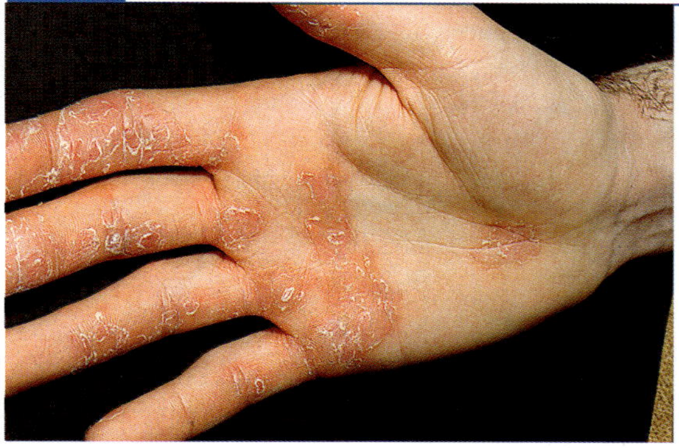

a Kumulativ-toxisches Kontaktekzem mit Schuppen und Rhagadenbildung der Finger.

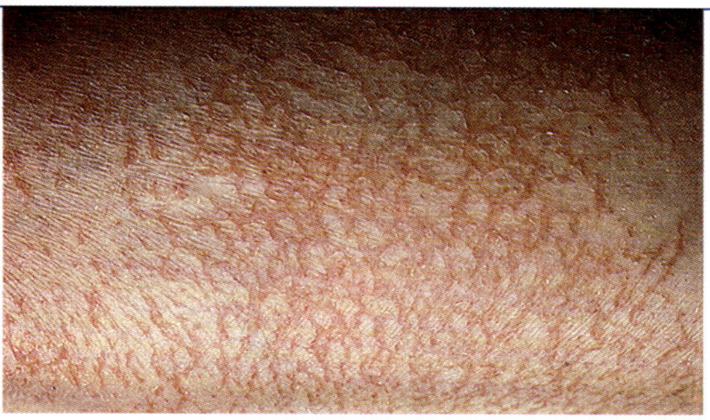

b Exsikkationsekzem (Eczéma craquelé) mit feinen Hornschichteinrissen, die zu Entzündung und Juckreiz führen.

Klinik: Fast ausnahmslos sind die Hände betroffen. Rötung, Schuppung, Rhagaden und Juckreiz bestimmen das Bild (Abb. **4.13 a**). Akute Exazerbationen können zu nässend-krustösen, sehr schmerzhaften Episoden führen. Eine in dieser Weise dauerhafte Schädigung der Haut ist gegenüber einer sekundären Kontaktsensibilisierung besonders anfällig. Im Sinne eines Zwei-Phasen-Geschehens kann auf dem Boden eines kumulativ-subtoxischen Ekzems ein allergisches Kontaktekzem entstehen (= gemischtes Kontaktekzem). Konstitutionelle Faktoren (z. B. atopische Diathese, Sebostase, Hyperhidrosis) sind für ihre Entstehung begünstigend.

Klinik: Fast ausnahmslos sind die Hände betroffen. Rötung, Schuppung, Rhagaden und Juckreiz bestimmen das Bild (Abb. **4.13 a**).

Therapie: Kurzfristig Kortikosteroide in fetten Grundlagen, dann Übergang auf Teersalben bis hin zu Behandlungszyklen mit reinem Steinkohlenteer. Es dauert Monate, manchmal Jahre, bis die Haut der Hände wieder eine normale Qualität (Säuremantel, Barrierefunktion) erreicht hat. Dieses Ziel kann ohne eine Expositionsprophylaxe verbunden mit Hautschutzmaßnahmen (Handschuhe, Arbeitsschutzsalben, konsequente Rückfettung nach Kontakt mit Wasser und Reinigungsmitteln) nicht realisiert werden.

Therapie: Kurzfristig Lokalkortikoide, später Teersalben und konsequente Hautschutzmaßnahmen.

Exsikkationsekzem

Das Exsikkationsekzem (Austrocknungsekzem) ist eine vor allem bei älteren Menschen in der kalten Jahreszeit auftretende charakteristische Variante einer kumulativ-toxischen Kontaktdermatitis. Für die Hauterscheinungen ist fast immer ein falsches Bade- und Waschverhalten (häufiges Duschen mit schäumenden Badeessenzen, Bürsten) verantwortlich. Patienten mit einer Ichthyosis vulgaris (s. S. 353) sind besonders betroffen. Der Lokalbefund ist charakteristisch: Feine, netzförmig angeordnete Hornschichteinrisse (Abb. **4.13 b**) ergeben ein Bild, das gerne mit der Oberflächenbeschaffenheit einer antiken Vase oder mit einem eingetrockneten Flussbett verglichen wird **(Eczéma craquelé)**.
Therapeutisch muss vor allem das Missverhältnis zwischen Entfettung und Rückfettung korrigiert werden. Ölbäder und rückfettende Maßnahmen nach jedem Wasserkontakt reichen meistens aus. Bei akuter Ekzematisierung mit starkem Juckreiz sind der kurzfristige Einsatz von Steroidsalben und ggf. auch die Gabe von Antihistaminika rasch hilfreich.

Exsikkationsekzem

Das Exsikkationsekzem (Abb. **4.13 b**) entsteht fast immer durch übertriebene Hautreinigungsmaßnahmen. Patienten mit Ichthyosis vulgaris sind besonders betroffen. Die feinen, netzförmig angeordneten Hornschichteinrisse ergeben ein Bild, das einem eingetrockneten Flussbett ähnlich ist **(Eczéma craquelé)**.

Therapeutisch werden Ölbäder und Rückfettung nach jedem Wasserkontakt verordnet.

Nummuläres Ekzem

▶ Definition

Ätiologie: Ursächlich wird eine lokale Sensibilisierung gegenüber mikrobiellen Antigenen diskutiert.

Klinik: Das nummuläre Ekzem betrifft vor allem die Streckseiten der Extremitäten (Abb. **4.14**). Die scharf begrenzte scheibenförmige Einzeleffloreszenz juckt sehr stark.

Differenzialdiagnose: Die Abgrenzung zu nummulären Streuherden bei allergischem Kontaktekzem oder gegenüber einem Exsikkationsekzem kann schwierig sein. Eine oberflächliche Trichophytie muss ausgeschlossen werden.

Therapie: Kurzfristige Lokalbehandlung mit Kortikosteroiden und Antibiotika, gefolgt von ichthyol- bzw. teerhaltigen Präparaten.

Nummuläres Ekzem

▶ **Synonym:** Nummulär-mikrobielles Ekzem

▶ **Definition:** Durch münzförmige (nummuläre), meist scharf begrenzte Herde gekennzeichneter Ekzemtyp, der zu mikrobieller Besiedelung und chronischem Verlauf neigt.

Ätiologie: Ätiologisch wird eine lokale Sensibilisierung gegenüber mikrobiellen Antigenen diskutiert, auch bakterielle Foci (Tonsillitis, Sinusitis) werden angeschuldigt. Zum Teil heilen diese ausgesprochen hartnäckigen Ekzeme nach Sanierung der Foci ab. Auffallenderweise sind Personen mit erhöhter Schmutzexposition häufiger betroffen.

Klinik: Einzeleffloreszenz ist ein scheibenförmiger, scharf begrenzter, erythematöser, mit Papulovesikeln oder Schuppenkrusten besetzter Herd (Abb. **4.14**), der häufig sehr stark juckt und mikrobiell überlagert ist. Die Einzelherde konfluieren nur selten. Prädilektionsstellen sind die Extremitätenstreckseiten, vor allem in ihren distalen Anteilen und der Stamm. Der Verlauf ist chronisch, gelegentlich schubweise. Durch die lang dauernde Lokaltherapie ist das Risiko einer aufgepfropften allergischen Kontaktdermatitis erhöht.

4.14

4.14 Nummuläres Ekzem

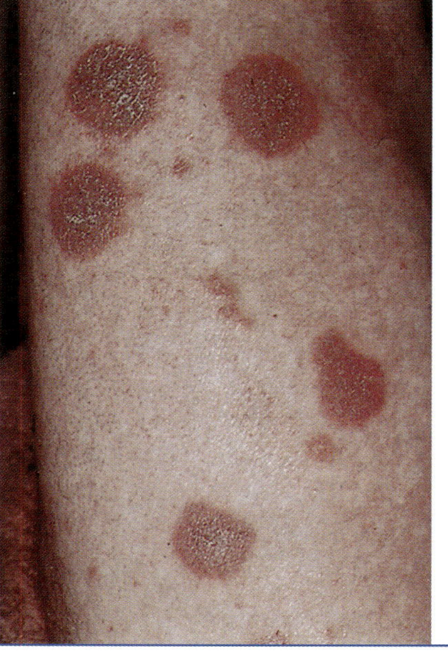

Münzgroße, entzündlich gerötete und schuppende Herde.

Differenzialdiagnose: Das mikrobiell-parasitäre Ekzem (weniger, dafür aber größere Einzelherde, mehr Polymorphie) wird manchmal als eigenständiges Krankheitsbild abgegrenzt. Außerdem kann ein allergisches Kontaktekzem nummuläre Streuherde entwickeln, und ein Exsikkationsekzem einen nummulären Gestaltwandel durchmachen. Eine oberflächliche Trichophytie (s. S. 100) ist klinisch von einem nummulären Ekzem nicht immer sicher zu unterscheiden und muss mikroskopisch bzw. kulturell ausgeschlossen werden.

Therapie: Favorisiert wird eine kurzfristige Lokalbehandlung mit Kortikoid-Antibiotika-Kombinationen, die durch ichthyol- bzw. teerhaltige Präparate abgelöst werden soll. Fokussuche und gegebenenfalls Sanierung bakterieller Foci im HNO-Bereich führt in Einzelfällen zu schlagartiger Abheilung. Auch eine PUVA-Behandlung kann versucht werden.

Seborrhoisches Ekzem

Seborrhoisches Ekzem

▶ **Synonyme:** Seborrhoische Dermatitis, Morbus Unna

▶ **Definition:** Chronisch-rezidivierende, das männliche Geschlecht bevorzugende Dermatose der seborrhoischen Areale in Form schuppender Erytheme.

◀ **Definition**

Ätiologie und Pathogenese: Die Ursache des seborrhoischen Ekzems ist bis heute noch nicht lückenlos geklärt. Offensichtlich ist ein Zusammenhang zwischen einer Hyperfunktion der Talgdrüsen (i. S. einer Seborrhö) und der mikrobiellen Besiedlung mit Pityrosporum ovale bei entsprechender Disposition gegeben. Nur ein Teil der Personen mit Seborrhö entwickelt auch ein seborrhoisches Ekzem. Als zusätzlich pathogenetischer Faktor werden auch die Zusammensetzung der Hautoberflächenfette und der Hautflora diskutiert. Es besteht eine sehr deutliche Abhängigkeit von Klima (Besserung im Sommer, im Gebirge und an der See) und Psyche („Stress").

Ätiologie und Pathogenese: Das seborrhoische Ekzem verläuft sehr wechselhaft und zeigt eine Abhängigkeit von Klima und Psyche.

Klinik: Das seborrhoische Ekzem ist durch wenig entzündliche, kaum infiltrierte, braun-rötliche („vergilbte") Herde gekennzeichnet, die mäßig jucken. Die bevorzugten Lokalisationen sind Kapillitium (oft noch über die Haargrenze hinaus) mit diffuser Rötung und starker fettiger Kopfschuppung. Häufig kommen dazu disseminierte, meist symmetrische Ekzemherde im Gesicht (Abb. **4.15**) entlang der Haargrenzen (Stirn, Schläfen, Augenbrauen, Nacken, retroaurikulär) sowie am Rumpf prästernal (vordere Schweißrinne) vor.

Klinik: Das seborrhoische Ekzem ist sehr häufig und betrifft vor allem das Gesicht (Nasolabialfalten, Augenbrauen) und den Kopf (starke Schuppung; [Abb. **4.15**]).

4.15 Seborrhoisches Ekzem

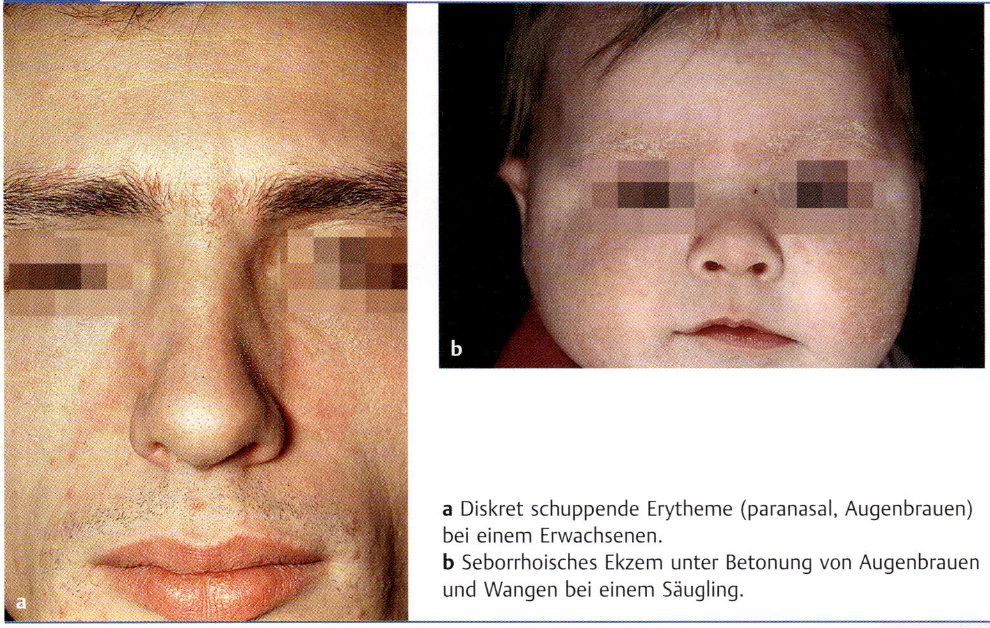

a Diskret schuppende Erytheme (paranasal, Augenbrauen) bei einem Erwachsenen.
b Seborrhoisches Ekzem unter Betonung von Augenbrauen und Wangen bei einem Säugling.

Diagnostik und Differenzialdiagnose: Meist ist eine Blickdiagnose möglich. Bei sehr ausgeprägtem Befall muss eine seborrhoide Psoriasis ausgeschlossen werden, zu der die Übergänge fließend sein können („Seborrhiasis"). Eine besonders schwere Form kann bei HIV-Patienten auftreten.

Diagnostik und Differenzialdiagnose: Meist ist eine Blickdiagnose möglich. Eine seborrhoide Psoriasis muss ausgeschlossen werden.

Therapie: Kortikoidhaltige Lotionen oder Tinkturen werden bei Behandlungsbeginn erfolgreich eingesetzt. In den meisten Fällen sind auch ketokonazolhaltige Shampoos sehr hilfreich. Zur längerfristigen Stabilisierung des Hautbefundes sind insbesondere schwefelhaltige Präparate geeignet; auch metronidazol-

Therapie: Lokalkortikoide, evtl. mit antibakteriellem Zusatz oder Antimykotika.

oder erythromycinhaltige Cremes oder Lotionen werden erfolgreich eingesetzt. Aufenthalte an der frischen Luft und in der Sonne wirken sich fast immer günstig aus.

Seborrhoische Säuglingsdermatitis

Seborrhoische Säuglingsdermatitis

▶ **Synonym:** Dermatitis seborrhoides infantum

Klinik: Die seborrhoische Säuglingsdermatitis bevorzugt die Mittellinie (Nase, Stirn- und Kopfmitte) und die großen Körperfalten (Abb. **4.16**). Sie tritt meist schon innerhalb der ersten 4 Lebenswochen auf.

Klinik: Die seborrhoische Säuglingsdermatitis tritt meistens schon innerhalb der ersten vier Lebenswochen auf; im Gegensatz zur atopischen Dermatitis (s. S. 373). Sie bevorzugt die Mittellinie (Nase, Stirn und Kopfmitte) und kann sich isoliert in einer fettigen, ziemlich fest haftenden Schuppung des Kopfes („Gneis") äußern (Abb. **4.16 a**). Bei stärker ausgeprägtem Befall sind zusätzlich vor allem die großen Körperfalten (Leisten, Axillen; [Abb. **4.16 b**]) mit erythematosquamösen Herden betroffen, die zu mikrobieller Besiedelung (vor allem Hefen) und zu nummulären, später konfluierenden Streureaktionen neigen. In seltenen Fällen kann es zu einer Erythrodermie (Erythrodermia desquamativa Leiner) kommen, für deren Genese eine funktionell insuffiziente 5. Komplementkomponente verantwortlich gemacht wird.

Therapie: Kurzfristig Hydrokortisonderivate, bei Superinfektion mit Hefen Antimykotika.

Therapie: Der kurzfristige Einsatz von Hydrokortisonderivaten und die gezielte Elimination der fast regelmäßig vorhandenen Hefebesiedelung stellen die Grundlagen einer erfolgreichen Behandlung dar.

4.16 Seborrhoische Säuglingsdermatitis

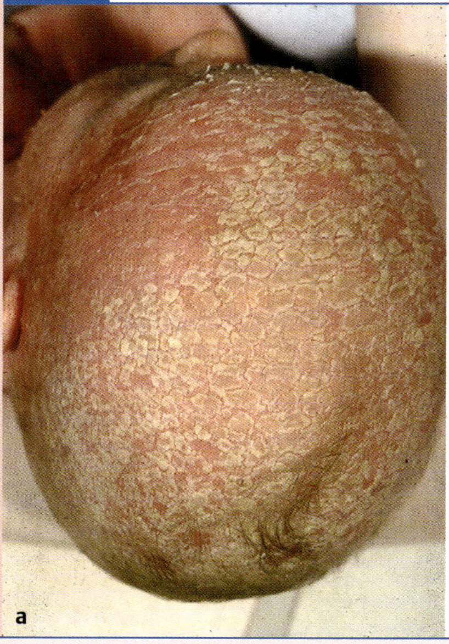

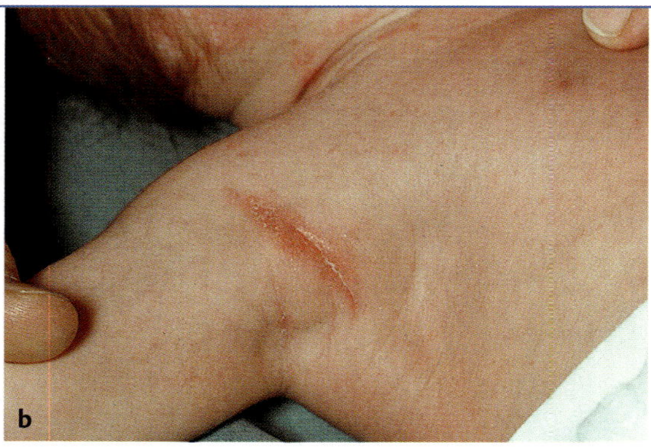

a Groblamellöse gelbliche, fettige Schuppen am gesamten Kapillitum bei einem Säugling.
b Befall der rechten Axille.

Dyshidrotisches Ekzem

▶ **Definition**

Dyshidrotisches Ekzem

▶ **Definition:** Das dyshidrotische Ekzem ist ein polyätiologisches Krankheitsbild, gekennzeichnet durch juckende, kleine Bläschen im Bereich der Fingerseitenflächen, der Handteller und Fußsohlen.

Ätiologie: Das dyshidrotische Ekzem hat vielfältige Ursachen (Tab. **4.10**).

Ätiologie: Das dyshidrotische Ekzem hat vielfältige Ursachen (Tab. **4.10**). Es kann auf dem Boden einer Kontaktallergie (Nickel), eines Arzneimittelexanthems und einer Mykose entstehen. Es kann außerdem ein Mykid sein, d. h. eine Streureaktion nach Exazerbation oder Anbehandlung einer Mykose (vor allem in der warmen Jahreszeit). Häufiger wird dieser Ekzemtyp im Zusammenhang mit einer atopischen Diathese beobachtet.

4.10 Ursachen des dyshidrotischen Ekzems

- allergisches Kontaktekzem
- Arzneimittelekzem
- dyshidrosiforme Mykose
- Streureaktion einer Mykose (Mykid)
- Atopie

4.10

Klinik: Die dyshidrotische Reaktion stellt ein typisches Reaktionsmuster der Haut der Hände (Abb. **4.17**) und Füße dar. Die Bläschen können akut oder chronisch rezidivierend auftreten, haben zunächst wasserhellen Inhalt und können zu großen Blasen konfluieren. Eine Hyperhidrose ist eine häufige Begleiterscheinung. Die Bläschen können sich bakteriell und mykotisch superinfizieren.

Klinik: Die dyshidrotische Reaktion stellt ein typisches Reaktionsmuster der Haut der Hände und Füße dar (Abb. **4.17**).

4.17 Dyshidrotisches Ekzem

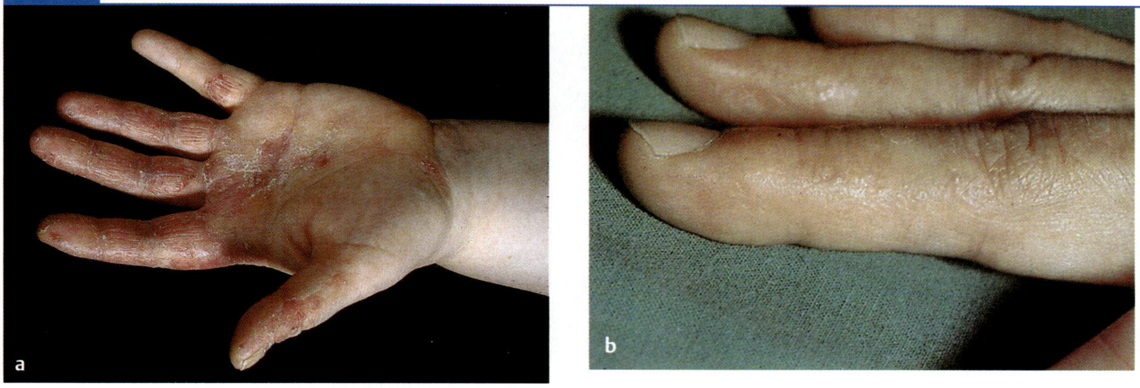

a, b Juckende, zum Teil erosive und impetiginisierte (**a**), kleine dyshidrotische (**b**) Bläschen der Fingerkanten.

Diagnostik: Das klinische Bild mit Bläschen an Handflächen und Fußsohlen ist unverwechselbar.

Diagnostik: Unverwechselbares Bild mit Bläschen an Handflächen und Fußsohlen.

Histopathologie: Das dyshidrotische Bläschen ist durch ein interzelluläres Ödem der Epidermis mit Erweiterung des Interzellularraums bedingt (= Spongiose). Es ist die typische Reaktion der Leistenhaut auf unterschiedlichste, meist äußere Reize. Weiter findet sich ein perivaskuläres Rundzelleninfiltrat im oberen Corium.

Histopathologie: Das dyshidrotische Bläschen ist ein interzelluläres Ödem der Epidermis.

Differenzialdiagnose: Entfernte Ähnlichkeit können eine Skabies, eine mechanische Bullose sowie ein bullöses Pemphigoid haben.

Therapie: Abhängig von der Grundkrankheit. Bei schweren dyshidrotischen Schüben kurzfristig Kortikosteroide per os. Austrocknende Maßnahmen mit Schüttelmixturen oder gerbenden Handbädern (z. B. Tannolact). Bei Nachweis einer Nickelsensibilisierung nickelarme Diät. Eine lokale PUVA-Therapie ist gelegentlich erfolgreich.

Therapie: Die Behandlungsmöglichkeiten reichen von lokaler oder systemischer Kortikosteroidapplikation über austrocknende Maßnahmen bis zur lokalen PUVA-Therapie.

4.6 Arzneimittelexantheme

4.6 Arzneimittelexantheme

▶ Definition

▶ **Definition:** Arzneimittelexantheme betreffen Haut und angrenzende Schleimhäute, werden durch Medikamente in therapeutisch üblicher, nicht toxischer Dosierung ausgelöst, wenn diese hämatogen zur Haut gelangen, und zeichnen sich durch eine außergewöhnliche morphologische Vielfalt aus.

Epidemiologie: Antibiotika sind die häufigsten Auslöser von Arzneimittelexanthemen (Tab. **4.11**).

Epidemiologie: Etwa 5% aller stationären Aufnahmen sind bedingt durch Arzneimittelnebenwirkungen, und bei etwa 15% der hospitalisierten Patienten treten diese im Laufe der Behandlung auf. In 80% sind die Haut und/oder die angrenzenden Schleimhäute beteiligt. Der steigende Medikamentenkonsum und die ständige Neuentwicklung pharmazeutischer Präparate erklären die hohe Inzidenz und weitere Zunahme der Arzneimittelexantheme. Am häufigsten sind Arzneimittelexantheme durch Ampicillin und Sulfonamide in Kombination mit Trimethoprim (5–6 Fälle/100 behandelte Patienten; [Tab. **4.11**]). Es folgen Penicilline, Cephalosporine, Salizylate, Pyrazolone, Hydantoine und Barbiturate.

4.11

4.11 Arzneimittelexantheme – häufigste Auslöser

1. Antibiotika	*2. andere Medikamente*
▪ Sulfonamide (Sulfamethoxazol-Trimethoprim)	▪ Pyrazolone
▪ Ampicillin	▪ Salizylate
▪ halbsynthetische Penizilline	▪ Hydantoine
▪ Penicillin G	▪ Barbiturate
▪ Cephalosporine	

Ätiologie und Pathogenese: Die Pathogenese der Arzneimittelexantheme bleibt häufig unklar.

Ätiologie und Pathogenese: An erster Stelle steht die allergische Genese, wobei alle klassischen Reaktionstypen (Typ I–IV nach Coombs und Gell, s. S. 34) durch ein Arzneimittel realisiert werden können. In vielen Fällen ist ein allergischer Mechanismus wahrscheinlich, jedoch nicht nachweisbar. Häufige Voraussetzung für die Manifestation eines Arzneimittelexanthems ist ein gleichzeitig bestehender fieberhafter Infekt. Dieser Umstand erklärt, warum die erneute Einnahme des angeschuldigten Medikaments in krankheitsfreien Intervallen nicht selten folgenlos bleibt. Unter den zahlreichen nicht allergischen Mechanismen überwiegen die toxischen und die pseudoallergischen.

Klinik: Die morphologische Vielfalt der Arzneimittelexantheme ist nahezu unbegrenzt (Tab. **4.12**, Abb. **4.24 b, c**, S. 72 und Abb. **13.12 g**, S. 319).

Klinik: Die morphologische Vielfalt der Arzneimittelexantheme ist nahezu unbegrenzt (Tab. **4.12**). Viele Hautkrankheiten können durch Arzneimittelexantheme imitiert werden, vor allem infektiöse Exantheme (Masern, Scharlach, Röteln), das Erythema exsudativum multiforme, das Erythema nodosum, der Lupus erythematodes u. a. Nur ganz wenige Morphen (z. B. die Purpura chronica progressiva) erlauben Rückschlüsse auf das schuldige Medikament bzw. die schuldige Medikamentengruppe. Da die Pathomechanismen vielfach noch ungeklärt sind, ist auch heute noch eine Gruppierung der Arzneimittelexantheme nach morphologischen Gesichtspunkten üblich (z. B. rubeoliform, makulopapulös, urtikariell) (s. Abb. **4.24 b, c**, S. 72 und Abb. **13.12 g**, S. 319).

4.12

4.12 Arzneimittelexantheme – morphologische Vielfalt

- skarlatiniform, morbilliform, rubeoliform
- makulopapulös, makulourtikariell
- erythematovesikulös, -bullös, -hämorrhagisch
- akneiform, nodös, lichenoid
- fixes Arzneiexanthem
- progressive Pigmentpurpura u. a.

Diagnostik: Wichtig ist eine sorgfältige Anamnese, um alle eingenommenen Medikamente zu ermitteln. Außerdem müssen zeitliche Zusammenhänge, frühere Unverträglichkeitsreaktionen sowie aktuelle Begleiterkrankungen (Virusinfekte) und Grundkrankheiten erfragt werden.
Grundsätzlich sollte angestrebt werden, das auslösende Medikament im Hauttest nachzuweisen, was allerdings nur relativ selten gelingt. Je nach klinischem Reaktionstyp und Arzneimittel sind der Prick-, der Scratch-, der Intrakutan- oder der Epikutantest einzusetzen (s. Abb. **4.9**, S. 51). Da auch bei Sofortreaktionen häufig eine Sensibilisierung von T-Lymphozyten erfolgt, ist grundsätzlich die Epikutantestung zu empfehlen. Dabei sollte der Testzeitpunkt möglichst früh nach dem Ereignis gewählt werden.
Die In-vitro-Diagnostik von Arzneimittelunverträglichkeiten ist noch nicht ausgereift. Für die Penicillin-Allergie steht der RAST-Test zur Verfügung (radioimmunologischer Nachweis allergenspezifischer IgE-Antikörper). Der Lymphozytentransformationstest ist sehr aufwendig und bleibt den wenigen Fällen vorbehalten, bei denen die Identifikation des verantwortlichen Medikaments besonders große Bedeutung hat (z. B. beim Lyell-Syndrom). Praktischer und aussagefähiger ist der kürzlich entwickelte zelluläre Antigenstimulationstest (CAST-ELISA), der auf einer Messung der Leukotrienfreisetzung beruht und allergische wie pseudoallergische Reaktionen erfassen kann.

Diagnostik: Eine sorgfältige Anamnese ist unverzichtbar.

Der Nachweis des auslösenden Medikaments im Hauttest gelingt nur selten.

Eine In-vitro-Diagnostik ist durch den RAST- und den CAST-Test möglich.

Differenzialdiagnose: Differenzialdiagnostisch kommen sehr viele Hautkrankheiten infrage. Am häufigsten und schwierigsten ist die Abgrenzung zu einem **Virusexanthem**. Dazu müssen vor allem die zeitlichen Beziehungen zwischen Exposition, Exanthem und Fieberbeginn exakt ermittelt werden. Die Morphologie der Einzeleffloreszenzen erlaubt keine Rückschlüsse, und der Juckreiz (bei Virusinfekten seltener) ist kein zuverlässiges Kriterium. Die Bestimmung des Blutbildes und die serologische Virusdiagnostik helfen dagegen oft weiter.

Differenzialdiagnose: Die schwierigste Differenzialdiagnose stellen **Virusexantheme** dar. Oft helfen Blutbildbestimmung und serologische Virusdiagnostik weiter.

Therapie: Erstes therapeutisches Ziel ist die Erkennung und Elimination des auslösenden Medikaments. Antihistaminika mit sedierender Wirkung verringern den Juckreiz, bei sehr ausgeprägten Haut- und Schleimhauterscheinungen sind Kortikosteroide per os angezeigt. Die Lokalbehandlung soll antipruriginös wirken (z. B. Menthol-Lotio 1 %, Polidocanol 5 % in Lotio alba). Bei stark entzündlichen Veränderungen oder Ekzematisierung sind Kortikoid-Lotionen sinnvoll. Auch wenn es nicht gelingt, das schuldige Medikament zu identifizieren, ist die Ausstellung eines vorläufigen Allergiepasses zu empfehlen, in dem der Verdacht vermerkt wird.

Therapie: Verdächtige Medikamente sind abzusetzen. Antihistaminika, bei ausgedehnten Hauterscheinungen auch orale Kortikosteroide, sind angezeigt.

4.6.1 Ampicillin-Exanthem

4.6.1 Ampicillin-Exanthem

▶ **Definition:** Häufigstes Arzneimittelexanthem, das nach einer charakteristischen Latenz von 7 bis 10 Tagen („Exanthem des 10. Tages") stammbetont auftritt.

◀ **Definition**

Ätiologie: Allergische Mechanismen spielen wahrscheinlich keine Rolle. Das Exanthem kann trotz Weiterverabreichung des Ampicillins abklingen. Toxische Effekte von Krankheitserregern, die durch das Medikament angegriffen werden (Toxine), zusammen mit einem fieberhaften Infekt werden diskutiert. Dafür spräche auch die Beobachtung, dass Ampicillin-Exantheme bei der Mononucleosis infectiosa obligat, d. h. in nahezu 100 % der behandelten Fälle auftreten. Auch bei Salmonelleninfektionen ist die Rate der Ampicillin-Exantheme ungewöhnlich hoch.

Ätiologie: Nicht allergische Genese ist wahrscheinlich. Eine Ampicillin-Therapie bei infektiöser Mononukleose führt in nahezu 100 % der Fälle zum Ampicillin-Exanthem.

Klinik: Das Exanthem spart in der Regel das Gesicht aus, ist kleinfleckig und makulopapulös (Abb. **4.18**), der Juckreiz ist nur mäßig. Typisch ist die Latenz von 7 – 10 Tagen zwischen Ersteinnahme des Medikaments und Ausbruch des Exanthems.

Klinik: Das Ampicillin-Exanthem ist makulopapulös (Abb. **4.18**). Charakteristisch ist das Auftreten 7 – 10 Tage nach Ersteinnahme.

4.18 Kleinfleckiges Ampicillin-Exanthem

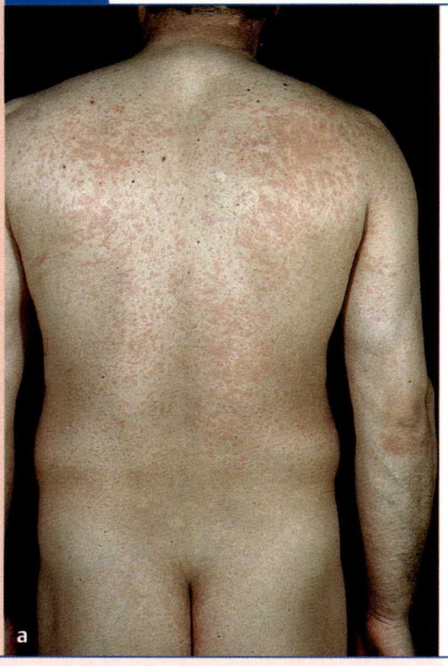

a Übersichtsbild mit auffallender Stammbetonung.
b Detail.

Therapie: Das Absetzen des Medikaments genügt meist. Eventuell zusätzlich juckreizstillende Maßnahmen.

Therapie: Lokal wird juckreizstillend behandelt. In schweren Fällen zusätzlich orale Gabe von Antihistaminika. Meistens genügt jedoch das Absetzen des Medikaments.

▶ **Klinischer Fall**

▶ **Klinischer Fall.** Ein 17-jähriges Mädchen wird wegen einer Mononucleosis infectiosa (Pfeiffer-Drüsenfieber) mit nicht eitriger Angina, schmerzhafter Lymphknotenschwellung im Hals- und Thoraxbereich, Fieber und Abgeschlagenheit zur Prophylaxe einer bakteriellen Sekundärinfektion mit Ampicillin oral behandelt. Die Krankheit wird dadurch in ihrem Ablauf nicht beeinflusst, es kommt aber am 8. Tag der Ampicillin-Behandlung zu einem Spannungsgefühl der hautnahen Lymphknoten und einer kribbelnden und brennenden Sensation der ganzen Haut. Einen Tag später bricht am Oberkörper und an den Armen ein makulopapulöses Exanthem auf, das sich bald auf den ganzen Körper ausdehnt und juckt. Diagnose: Ampicillin-Exanthem bei Mononucleosis infectiosa (Abb. **4.18**).

▶ **Merke**

▶ **Merke.** 97–100% aller Patienten mit Mononucleosis infectiosa, die mit Ampicillin behandelt werden, entwickeln ein Ampicillin-Exanthem (Exanthem des 10. Tages), das auch nach Absetzen des Antibiotikums einige Tage persistiert und oft noch schwächere Exanthemschübe wellenförmig nach sich zieht. Die Gabe von Ampicillin ist bei Mononucleosis infectiosa daher kontraindiziert!

4.6.2 Purpura chronica progressiva

4.6.2 Purpura chronica progressiva

▶ **Synonyme:** Purpura pigmentosa et progressiva, Adalinpurpura, Morbus Schamberg

▶ **Definition**

▶ **Definition:** Unter diesem Begriff wird eine Gruppe von Krankheiten mit gemeinsamen klinisch-morphologisch, mikro- und makroskopischen Eigenschaften zusammengefasst.
Feinste Punktblutungen mit sekundärer Hämosiderose kennzeichnen diese schubweise auftretende Dermatose.

Ätiologie: Letztlich unbekannt. Diskutiert werden sedierend wirkende Substanzen (Carbamide, Benzodiazepine, Barbiturate), aber auch Analgetika (Paracetamol, ASS) und Antiepileptika (Carbamazepin). Adalin war früher die Hauptursache, deshalb auch die Bezeichnung „Adalinpurpura". Als weitere Auslöser kommen Nahrungsmittel (u.a. chininhaltige) oder Kontaktstoffe (Textilappreturen) in Betracht. Oft bleibt die Genese aber unklar.

Ätiologie: Häufigste Auslöser sind (bromhaltige) Sedativa.

Klinik: Die stecknadelkopfgroßen Einzeleffloreszenzen treten bevorzugt an den Beinen auf, erscheinen zunächst hellrot (durch punktförmige Einblutungen) und pigmentieren im weiteren Verlauf infolge von Hämosiderinablagerungen. Es resultiert das typische rostbraune Kolorit (Abb. **4.19**). Die einzelnen Elemente können fleckförmig oder großflächig konfluieren und sind unterschiedlich scharf begrenzt. Das fleckig gestreute Aussehen vermittelt einen cayennepfefferartigen Aspekt.

Klinik: Feinste Punktblutungen mit sekundärer Hämosiderose ergeben das charakteristische rostbraune Kolorit der progressiven Pigmentpurpura (Abb. **4.19**).

4.19 Purpura chronica progressiva

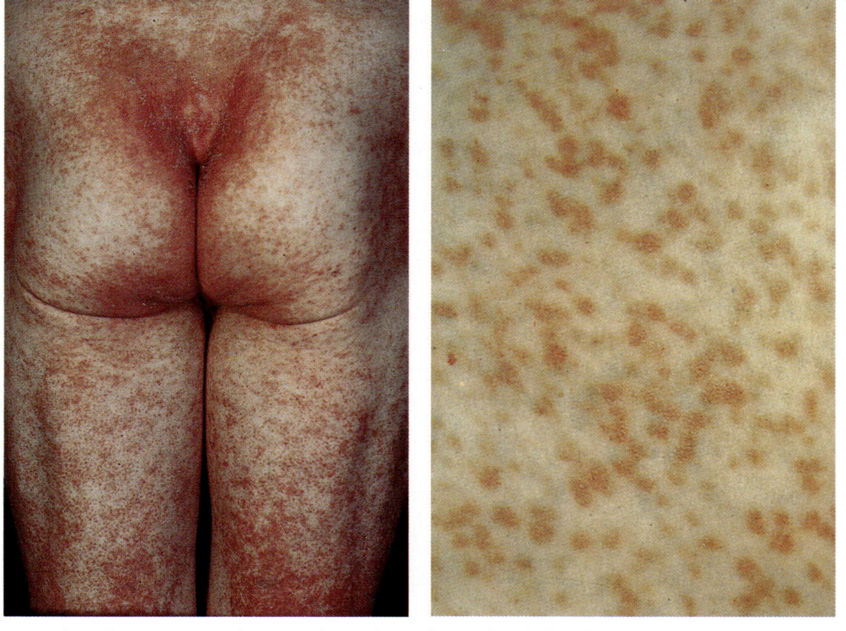

a Beachte die symmetrische Verteilung der unregelmäßig begrenzten und z.T. konfluierenden bräunlich-roten Maculae.

b Stecknadelkopfgroße Effloreszenzen mit typischem rostbraunem Kolorit (Detail).

4.19

Diagnostik und Differenzialdiagnose: Die klinische Diagnose ist leicht zu stellen. Das schuldige Agens kann man bei weitem nicht immer ermitteln. Die Epikutantestung fällt in ca. 25% der Fälle positiv aus, was für einen Spättyp-Mechanismus spricht. Differenzialdiagnostisch muss eine Stauungspurpura bei chronisch venöser Insuffizienz („Dermite jaune d'ocre") ausgeschlossen werden. Klinisch und histopathologisch bestehen auch Übereinstimmungen zu Frühsymptomen einer Mycosis fungoides.

Diagnostik und Differenzialdiagnose: Die morphologische Diagnose fällt leicht, muss aber von der Stauungspurpura abgegrenzt werden. Die Epikutantestung ist von begrenztem Wert.

Histopathologie: Subepidermal finden sich ein perivaskuläres lymphohistiozytäres Infiltrat und diskrete Erythrozyten-Extravasate im Stratum papillare mit Hämosiderinablagerungen im oberen Corium.

Therapie: Oberstes Gebot ist die Ermittlung und Elimination des Allergens. Die Abheilung kann Monate dauern. Eine Einzelgabe des verantwortlichen Medikaments kann erneut Schübe von wochenlanger Dauer auslösen. Bei stärkerer Ausdehnung der Dermatose auf den Stamm ist eine PUVA-Therapie angezeigt. Lokaltherapie ist wirkungslos, bei Lokalisation an den Beinen Pütter-Verbände.

Therapie: Die spontane Abheilung kann viele Wochen beanspruchen. Bei stärkerer Ausdehnung der Dermatose ist eine PUVA-Therapie indiziert.

4.6.3 Erythema nodosum

4.6.3 Erythema nodosum

▶ **Synonyme:** Erythema contusiforme, Knotenrose

▶ Definition

▶ **Definition:** Polyätiologisches Krankheitsbild, das durch schmerzhafte subkutane, symmetrisch im Bereich der Unterschenkelstreckseiten lokalisierte Knoten gekennzeichnet ist.

Epidemiologie und Ätiologie: Früher war die Tuberkulose, heute sind Infekte (Streptokokken, Yersinien), Medikamente (Antibiotika, Sulfonamide) und die Sarkoidose häufigste Ursache. Auch als Begleitmanifestation bei Morbus Crohn möglich.
Frauen sind bevorzugt betroffen.

Epidemiologie und Ätiologie: Früher war die Tuberkulose häufigste Ursache, heute spielen Infektionen durch Bakterien (insbesondere durch Streptokokken), Pilze und Viren und die Sarkoidose die Hauptrolle. Eine Vielzahl von **Infektionskrankheiten** (z. B. Ornithose, Psittakose, infektiöse Mononukleose, Viruspneumonien) können mit einem Erythema nodosum einhergehen. In den letzten Jahren wurde auch die Yersiniose als häufige Grundkrankheit identifiziert. Ca. $^{1}/_{3}$ aller **Sarkoidose**patienten erkrankt an einem Erythema nodosum, besonders im Rahmen eines Löfgren-Syndroms (beidseitige Hiluslymphome, Erythema nodosum und flüchtige Polyarthritis). Auch als Begleitreaktion bei Morbus Crohn kann ein Erythema nodosum auftreten.
Medikamentöse Ursachen sind insgesamt seltener als infektallergische. Penizilline, Sulfonamide, Pyrazolone, Ovulationshemmer u. a. können ein Erythema nodosum auslösen. Dieses ist weniger streng auf die Unterschenkelstreckseiten beschränkt, auch Oberschenkel und Arme sind betroffen, und es finden sich nicht nur subkutane Knoten sondern auch makulopapulöse Elemente.
Frauen erkranken deutlich häufiger als Männer.

Klinik: Es treten sehr schmerzhafte, subkutane Knoten im Bereich der **Unterschenkelstreckseiten** auf (Abb. **4.20**, s. Abb. **4.24 f**, S. 73).

Klinik: Die subkutanen Knoten treten akut auf, sind sehr druckschmerzhaft, von teigiger Konsistenz und beulen die Haut leicht aus. Nach anfangs hochroter Färbung durchlaufen die Knoten alle Farbschattierungen eines Hämatoms (Erythema contusiforme) von blau über grün bis gelb. Prädilektionsstellen sind die **Unterschenkelstreckseiten** (Abb. **4.20**, s. Abb. **4.24 f**, S. 73). In seltenen Fällen, vor allem bei medikamentöser Genese, findet man typische Knoten auch an den Oberschenkeln, den Armen und am Stamm.

4.20

4.20 Erythema nodosum

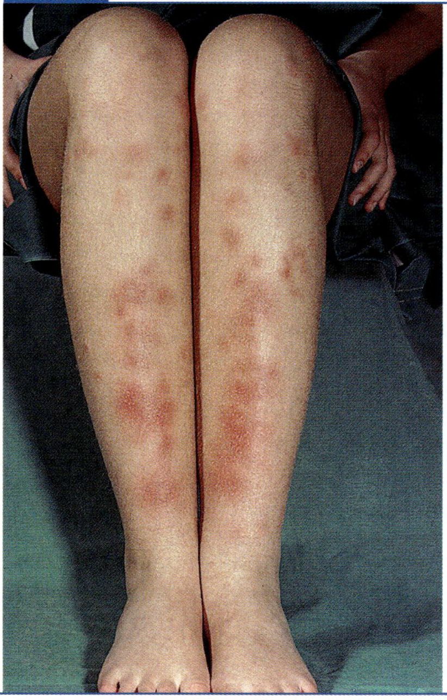

Druckschmerzhafte, infiltrierte Knoten über den Unterschenkelseiten.

Das Krankheitsbild ist häufig von Fieber, Müdigkeit, Kopfschmerzen und Arthralgien begleitet, die den Hautveränderungen auch vorausgehen können. Die Restitutio ad integrum erfolgt innerhalb von Tagen bis wenigen Wochen.

Fieber und Arthralgien können die Hauterscheinungen begleiten.

Diagnostik: Die sorgfältige Suche nach einer Grundkrankheit ist unerlässlich; in ca. 25% der Fälle lässt sich allerdings kein Auslöser eruieren. Zudem ist eine genaue Medikamentenanamnese (Kontrazeptiva) notwendig.

Diagnostik: Sorgfältige Suche nach Grundkrankheit; in 25% der Fälle kann keine Ursache ermittelt werden.

Histopathologie: Der Schwerpunkt der Veränderungen findet sich in der Subkutis in Form einer akuten **Pannikulitis** mit entzündlichen Infiltraten entlang der fibrösen subkutanen Septen. Ein Charakteristikum sind septale histiozytäre Knötchen mit radiärer Anordnung um eine zentrale Lücke (Miescher-Radiärknötchen). Es zeigen sich entzündliche Gefäßveränderungen in Form einer Phlebitis.

Histopathologie: Pannikulitis und Vaskulitis (Phlebitis).

Differenzialdiagnose: Differenzialdiagnostisch muss in erster Linie an ein Sweet-Syndrom (akute febrile neutrophile Dermatose), an eine noduläre Pannikulitis (bei Pankreaserkrankungen) und eine kutane Periarteriitis nodosa gedacht werden.

Differenzialdiagnose: Differenzialdiagnostisch sind das Sweet-Syndrom, eine Periarteriitis nodosa und eine noduläre Pannikulitis auszuschließen.

Therapie: Bettruhe, feuchte Umschläge und entzündungshemmende Lokaltherapie sowie nicht steroidale Antiphlogistika reichen häufig zur symptomatischen Behandlung aus. Bei starker Schmerzhaftigkeit und erheblichen Allgemeinerscheinungen können kurzfristig systemisch Kortikosteroide verabreicht werden, die den Verlauf erheblich abkürzen. Voraussetzung ist allerdings, dass eine infektallergische Genese ausgeschlossen oder der Infekt gleichzeitig gezielt behandelt wird. Daneben Behandlung einer zugrunde liegenden Grundkrankheit.

Therapie: Eine symptomatische Therapie mit nicht steroidalen Antiphlogistika reicht häufig aus. Bei sehr starken Beschwerden kurzfristig Kortikosteroide (systemisch).

4.6.4 Fixes Arzneimittelexanthem

4.6.4 Fixes Arzneimittelexanthem

▶ **Definition:** Das fixe Arzneimittelexanthem ist durch einen oder mehrere scharf begrenzte, brennende Flecken gekennzeichnet, die nach anfänglicher Rötung pigmentieren und nach einer erneuten Zufuhr des verantwortlichen Medikaments in konstanter Lokalisation rezidivieren.

◀ **Definition**

Ätiologie und Pathogenese: Fixe Exantheme können durch eine Vielzahl von Medikamenten ausgelöst werden (vor allem durch Pyrazolone, Salizylate und Antibiotika). Die Pathogenese ist nicht geklärt. Es finden sich Elemente einer zellvermittelten Reaktion. Auch antikörpervermittelte zytotoxische Mechanismen werden diskutiert. Man nimmt an, dass – bisher noch nicht nachgewiesene – Antikörper an umschriebenen Stellen der Haut fixiert sind und nur dort die Reaktion klinisch manifest wird.

Ätiologie und Pathogenese: Analgetika, Antiphlogistika und Antibiotika sind die häufigsten Ursachen eines fixen Arzneimittelexanthems. Die Pathogenese ist nicht geklärt.

Klinik: Gelenknahe Regionen und Schleimhäute (Mundschleimhaut, Genitalschleimhaut) werden bevorzugt. In den meisten Fällen findet sich nur ein solitärer, münzgroßer, scharf begrenzter, intensiv geröteter Herd, der ein leichtes Brennen verursacht. Im weiteren Verlauf nimmt dieser Herd einen charakteristischen bräunlichen Farbton an, der zu monatelanger Persistenz neigt (Abb. **4.21**). Die Aufflammreaktionen erfolgen 24–48 Stunden nach Einnahme des verantwortlichen Medikaments und (fast) immer in gleicher (fixer) Lokalisation. Eine zumeist zentrale Blasenbildung ist möglich. In größeren Herden finden sich fast regelmäßig helle Inseln normaler oder wenig betroffener Haut. Das fixe Arzneimittelexanthem war schon Ende des letzten Jahrhunderts bekannt und wurde vor allem nach Einnahme von Antipyrin, des ersten Pyrazolons, beobachtet. Apolant (1898) zitiert den Fall eines Kollegen „mit der ans Wunderbare grenzenden Neigung zu lokalen Rezidiven, bei dem nach jedesmaligem Antipyringebrauch ausschließlich ein talergroßer Fleck am distalen Ende der rechten Tabatière auftritt."

Klinik: Typisch ist das Auftreten an immer der gleichen Stelle. Meist findet sich ein solitärer, münzgroßer, bräunlicher Fleck, der lange persistiert (Abb. **4.21**).

4.21 Fixes Arzneimittelexanthem

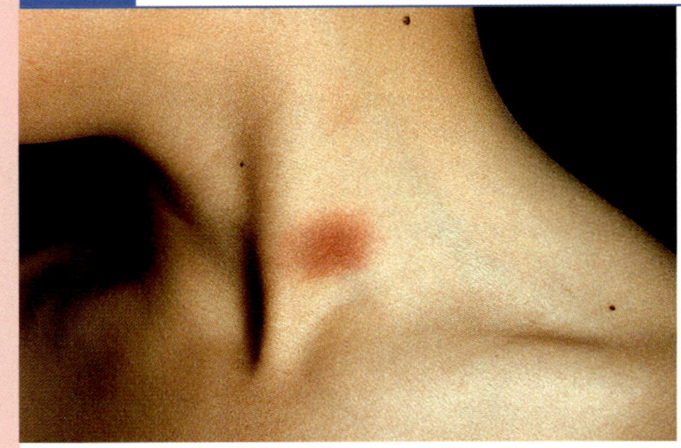

a Fixes Arzneimittelexanthem, hier zweites Rezidiv nach Einnahme von Propyphenazon (linke Halsseite).

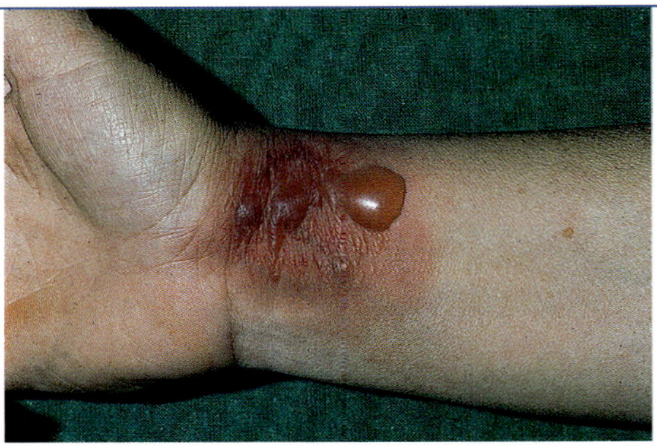

b Fixes, bullöses Arzneimittelexanthem am Handgelenk nach Butazolidin. Die umschriebene, scharf begrenzte und schmerzhafte Rötung tritt jeweils wenige Stunden nach Einnahme des Medikamentes auf und persistiert 2 bis 3 Wochen. Am 2. oder 3. Tag können sich pralle, sterile Blasen ausbilden. Die Abheilung erfolgt mit einer post-eruptiven Pigmentierung, die noch von der letzten, etwas kleineren Eruption stammt.

Diagnostik: Die Diagnose ist leicht zu stellen, wenn an das Krankheitsbild gedacht wird.

Diagnostik: Wenn man das Krankheitsbild kennt und daran denkt, ist die Diagnose einfach. Der Nachweis der schuldigen Substanz kann im Epikutantest gelingen, wenn dieser im Herdbereich aufgelegt wird und dort eine lokale Aufflammreaktion induziert.

Therapie: Die Meidung der auslösenden Substanz ist wesentlich.

Therapie: Eine dauerhafte Heilung gelingt nur nach Erkennung der auslösenden Substanz. Lokalkortikosteroide können die Abheilung beschleunigen.

4.6.5 Erythema exsudativum multiforme

4.6.5 Erythema exsudativum multiforme

▶ **Synonyme:** Erythema multiforme, Kokarden-Erythem

Kein dermatologisches Krankheitsbild hat eine solche nomenklatorische Verwirrung gestiftet wie das Erythema exsudativum multiforme (EEM). Die mit zahlreichen Eigennamen versehenen klinischen Varianten (Dermato-Stomatitis Baader, Fiessinger-Rendu-Syndrom, Syndroma muco-cutaneo-oculare Fuchs, Stevens-Johnson-Syndrom) stellen alle schwerere Verlaufsformen des EEM mit ausgeprägter Schleimhautbeteiligung dar.

▶ **Definition**

▶ **Definition:** Akut auftretendes Exanthem mit charakteristischen konzentrischen Läsionen (Kokarden) und häufigem Schleimhautbefall mit Blasen und schmerzhaften Erosionen.

Ätiologie und Pathogenese: Häufig ist das postherpetische EEM (Tab. **4.13**). Pathogenetisch handelt es sich um eine Immunkomplexreaktion im Bereich der dermalen Gefäße.

Ätiologie und Pathogenese: Das EEM ist ein polyätiologisches Krankheitsbild (Tab. **4.13**). Häufig liegt eine Herpes-simplex-Infektion zugrunde. Als weitere Auslöser kommen Arzneimittel (Sulfonamide, Pyrazolone, Hydantoine) und Infekte mit Streptokokken oder Mykoplasmen (aber auch viele andere bakterielle oder virale Infekte) infrage. Selten einmal kann ein EEM Ausdruck einer Paraneoplasie sein. Pathogenetisch handelt es sich um eine Immunkomplexreaktion im Bereich der Gefäße des oberen Coriums.

Klinik: Die typische Einzeleffloreszenz ist kokardenförmig (s. Abb. **13.12 h**, S. 319), (Abb. **4.22 b**).

Klinik: Typische Einzeleffloreszenz ist die Kokarde, ein aus zwei, manchmal drei konzentrischen Ringen aufgebautes, durchschnittlich münzgroßes Erythem (s. Abb. **13.12 h**, S. 319). Zentral findet sich eine Papel, die sich zur Blase weiterentwickeln kann, der Rand ist erythematös und mitunter durch eine blasse Zone

4.13 Ätiologie des Erythema exsudativum multiforme

- viral (Herpes simplex)
- bakteriell (Streptokokken)
- medikamentös (Antibiotika, Pyrazolone, Hydantoine u. a.)
- paraneoplastisch (sehr selten)
- „idiopathisch"

4.13

von der zentralen Blase abgegrenzt (Abb. **4.22 b**). Konfluenz ist möglich. Das Exanthem bevorzugt die Extremitäten, insbesondere die distalen Partien (Abb. **4.22 a**). Auch die Handflächen können betroffen sein (Typus inversus). Je nach Schwere des Krankheitsbildes wird eine **Minor-** von einer **Majorform** unterschieden. Bei der Majorform ist das Allgemeinbefinden gestört und der Schleimhautbefall erheblich. Im Vordergrund steht dabei eine erosive Stomatitis.

Das Exanthem bevorzugt die Extremitäten, insbesondere die distalen Partien (Abb. **4.22 a**).

Die schwerste Verlaufsform ist das **Stevens-Johnson-Syndrom** (Abb. **4.22c**). Dabei kommt es zu schmerzhaften Erosionen der hautnahen Schleimhäute (Mund, Augen, Genitalbereich) mit der Gefahr narbiger Synechienbildungen. Die Schwere des Verlaufs wird durch den Befall der Schleimhäute bestimmt mit dem Risiko von Sekundärinfektionen. Ein katarrhalisches Vorstadium ist häufig.

Schwere Verlaufsformen (Majorform) gehen mit einem schmerzhaften Schleimhautbefall einher. Die schwerste Verlaufsform ist das **Stevens-Johnson-Syndrom** (Abb. **4.22 c**).

Diagnostik und Differenzialdiagnose: Das klinische Bild des Erythema exsudativum multiforme (EEM) ist bei Vorliegen typischer Kokardenelemente unverkennbar. Stehen Schleimhautveränderungen im Vordergrund, müssen ein Pemphigus vulgaris, ein Lichen ruber mucosae und eine Gingivostomatitis herpetica ausgeschlossen werden. Epikutantestungen oder andere Hautteste tragen ge-

Diagnostik und Differenzialdiagnose: Die Kokarde ist das Erkennungszeichen des EEM. Bei ausgeprägten Schleimhautveränderungen müssen ein Pemphigus vulgaris, ein Lichen ruber mucosae und eine Gingivostomatitis herpetica ausgeschlossen werden.

4.22 Erythema exsudativum multiforme

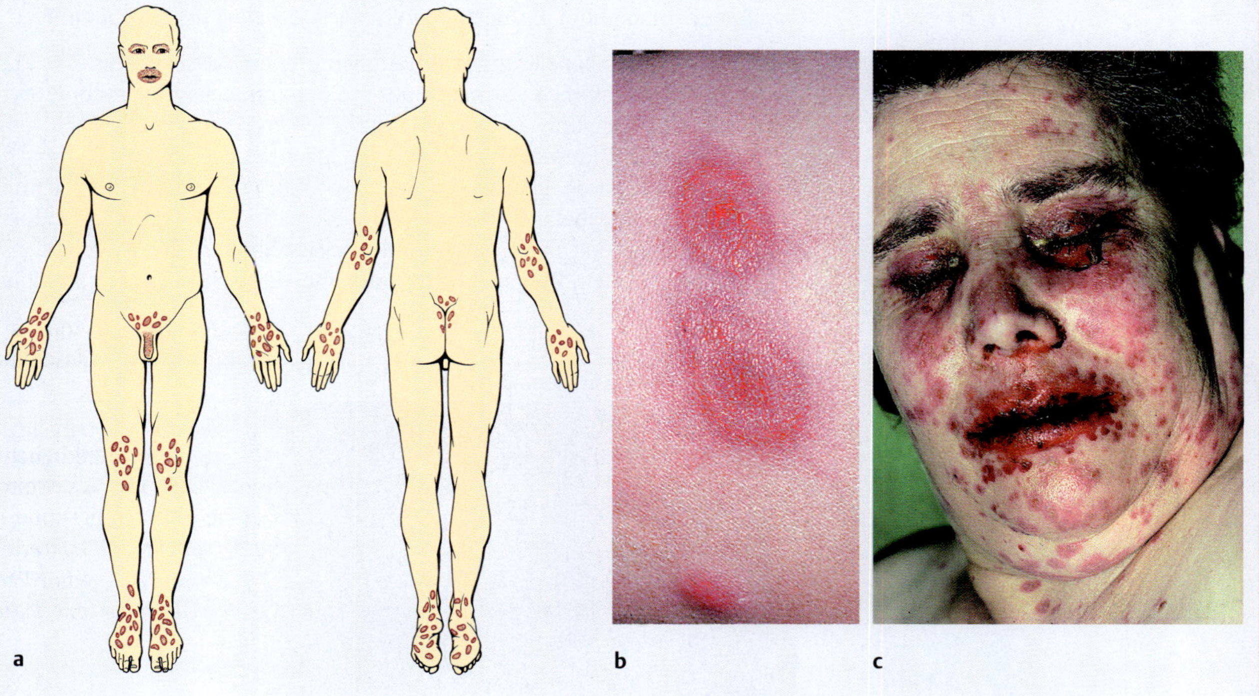

a Bevorzugte Lokalisation des Erythema exsudativum multiforme.
b Kokardenförmige Effloreszenzen mit zentraler Blasenbildung.
c Stevens-Johnson-Syndrom. Erytheme, Blasen und Erosionen, besonders in der Mund- und Augenumgebung. Hämorrhagische Stomatitis.

nauso wenig wie In-vitro-Teste zur Diagnosestellung bei. Diagnostische Reexpositionen mit verdächtigen Medikamenten sollten wegen des erheblichen Risikos nicht durchgeführt werden.

Histopathologie: Es zeigen sich eine subepidermale Blasenbildung und ein Coriumödem.

Histopathologie: Charakteristisch sind die subepidermale Blasenbildung und das Ödem im Corium. Außerdem finden sich perivaskuläre Rundzellinfiltrate in der oberen Dermis sowie degenerative Epidermisveränderungen (einzelne nekrotische Keratinozyten).

Therapie: Intern Kortikoide und intensive Lokalbehandlung der befallenen Schleimhäute.

Therapie: Absetzen der infrage kommenden Medikamente. Bei ausgeprägtem Befall intern Glukokortikoide (1–2 mg/kg KG Prednisolon-Äquivalent), lokal desinfizierende Lösungen, feuchte Umschläge, evtl. kortikoidhaltige Cremes, Mundspüllösungen (Kamillosan, Bepanthen), ophthalmologisches Konsil (Gefahr der Symblepharonbildung), breiige Kost und Verhinderung von Sekundärinfektionen (z. B. Candida).

4.6.6 Toxische epidermale Nekrolyse (TEN)

4.6.6 Toxische epidermale Nekrolyse (TEN)

▶ **Synonym:** Epidermolysis acuta toxica, Lyell-Syndrom

▶ **Definition**

▶ **Definition:** Die TEN ist die schwerste Arzneimittelnebenwirkung an Haut und Schleimhäuten, gekennzeichnet durch großflächige Epidermisablösung und Schleimhauterosionen. Die Letalität beträgt ca. 30 %.

Ätiologie und Pathogenese: Medikamente, vor allem Pyrazolone und Sulfonamide.

Ätiologie und Pathogenese: Unter den auslösenden Medikamenten stehen Pyrazolone und Sulfonamide an erster Stelle, gefolgt von Penicillinen, Hydantoinen und Barbituraten. Patienten mit bereits bekannter Arzneimittelallergie erkranken häufiger.

Häufig besteht ein Virusinfekt. Der Pathomechanismus ist unklar, wahrscheinlich zelluläre Immunreaktion (Allergie vom Spättyp, Typ IV).

Fast immer besteht gleichzeitig eine Virusinfektion, so dass ein Kombinationsgeschehen vermutet wird. Die Pathogenese ist unklar. Neben einer zellulären Immunreaktion (Allergie vom Spättyp, Typ IV) wird auch eine toxische Medikamentenwirkung und ein infektallergischer Mechanismus angenommen.

Klinik: Großfetzige Epidermisablösung und Erosionen der Schleimhäute sind für das Krankheitsbild charakteristisch (Abb. **4.23**). Die Schleimhäute sind hämorrhagisch verkrustet und bluten leicht.

Klinik: Oft geht ein banaler Infekt mit Arzneimitteleinnahme voraus. Das Krankheitsbild entwickelt sich stürmisch aus kleinen, rasch konfluierenden Erythemen, die sich blasig umwandeln und schließlich zu einer Epidermisablösung in großen „Fetzen" führen, die den erodierten Flächen „wie ein nasses Tuch" aufliegen (Abb. **4.23**). Das Nikolski-Phänomen (s. S. 285) ist positiv. Die Schleimhäute sind ausgedehnt befallen in Form einer Stomatitis, Konjunktivitis und einer erosiven Entzündung der Genital- und Analschleimhaut. Die Augenlider sind fast immer betroffen. Die Erosionen sind hämorrhagisch verkrustet und bluten

4.23

4.23 Toxische epidermale Nekrolyse

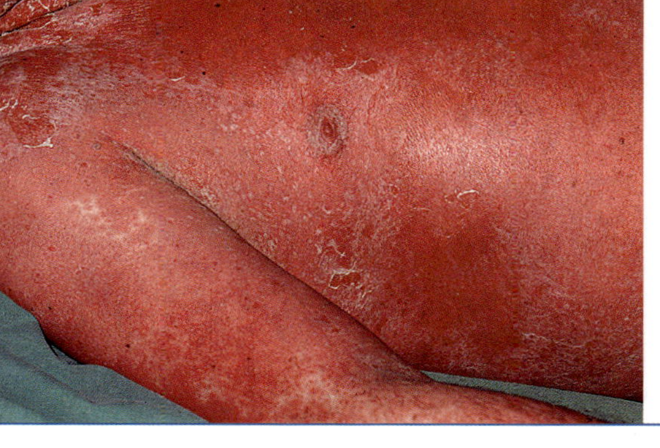

Syndrom der „verbrühten Haut" mit großflächiger Ablösung der Epidermis.

leicht. Regelmäßig bestehen hohes Fieber und ein schweres Krankheitsgefühl. Häufig kommt es zum Befall innerer Organe wie nekrotisierende Tracheobronchitis, Bronchopneumonie, seltener Ösophagitis, Nierenbeteiligung bis hin zum Nierenversagen.

Diagnostik: Der fulminante Verlauf, die großflächige Epidermisablösung und die Schwere der Allgemeinerscheinungen verbunden mit dem histopathologischen Nachweis einer Epidermisnekrose sichern die Diagnose.

Diagnostik: Klinischer Verlauf und Histopathologie sichern die Diagnose.

Histopathologie: Man findet subepidermale Blasen mit einer flächenhaften Nekrose der Epidermis, ein perivaskuläres entzündliches Infiltrat und Ödem im oberen Corium.

Histopathologie: Subepidermale Blasen und Epidermisnekrose kennzeichnen das histopathologische Bild.

Differenzialdiagnose: Differenzialdiagnostisch muss vor allem ein **staphylogenes Lyell-Syndrom** (staphylococcal scalded skin syndrome, Dermatitis exfoliativa neonatorum Ritter) ausgeschlossen werden. Dieses tritt vor allem bei Neugeborenen auf, verläuft weniger schwer, zeigt fast nie Schleimhauterscheinungen und spricht gut auf eine antibiotische Therapie an. Histopathologisch liegt die Spaltebene höher als beim Lyell-Syndrom, die Epidermis bleibt ohne nennenswerte nekrobiotische Veränderungen. Auch schwere Formen des Erythema exsudativum multiforme (Stevens-Johnson-Syndrom) sind auszuschließen. Dieses zeigt ebenfalls ausgeprägte Schleimhauterosionen und Allgemeinsymptome und kann in ein Lyell-Syndrom übergehen. Das Erkennen und Ausschalten der auslösenden Ursache (Medikament, Infekt) steht im Vordergrund.

Differenzialdiagnose: Die wichtigste Differenzialdiagnose ist das **staphylogene Lyell-Syndrom,** das vor allem bei Neugeborenen auftritt. Auch schwere Formen des Erythema exsudativum multiforme (Stevens-Johnson-Syndrom) sind auszuschließen; Übergang in ein Lyell-Syndrom möglich.

Therapie: Die Therapie des Lyell-Syndroms hat wie bei großflächigen Verbrennungen nach intensivmedizinischen Gesichtspunkten zu erfolgen (Behandlung des Flüssigkeits- und Eiweißverlustes, Herz-Kreislauf-Kontrolle, Infektionsprophylaxe). Wichtig ist das frühzeitige Durchführen und regelmäßige Kontrollieren von Abstrichen und Kulturen. Die Infektionsprophylaxe erfolgt mit penicillinasefesten Penicillinen. Die hochdosierte Gabe von Kortikosteroiden ist umstritten. Äußerst starke Schmerzen bei der Nahrungsaufnahme können eine parenterale Ernährung notwendig machen.
Die Lokalbehandlung kann mit antibiotikahaltiger Gaze oder Farbstoffpinselungen (z.B. Eosin 1%) erfolgen. Der Entwicklung eines Symblepharons (narbige Verklebung der Schleimhäute) im Bereich der Augen- und Genitalschleimhaut ist mit lokalen Antibiotika-Kortikoid-Kombinationen vorzubeugen.

Therapie: Die Behandlung erfolgt nach intensivmedizinischen Gesichtspunkten, wobei insbesondere ein Ausgleich des Flüssigkeits- und Eiweißverlustes wesentlich ist. Ophthalmologisches Konsil (Symblepharon-Prophylaxe notwendig).

4.6.7 Photoallergische Reaktionen

4.6.7 Photoallergische Reaktionen

▶ **Definition:** Photoallergische Reaktionen stellen Sonderformen der allergischen Ekzemreaktion dar.

◀ **Definition**

Epidemiologie: Etwa 1–2% der allergischen Spättypreaktionen sind photoallergischer Genese.

Epidemiologie: Ca. 1–2% der allergischen Spättypreaktionen.

Ätiologie und Pathogenese: Photoallergische Reaktionen sind lymphozytenvermittelte, allergische Spätreaktionen der Haut (Typ IV). Die Besonderheit liegt darin, dass das Allergen als kleinmolekulares Hapten nur unter Lichteinfluss (Energiezufuhr) eine chemische Reaktion mit Trägerproteinen eingeht, wodurch das vollwertige Antigen entsteht. Diese photochemische Reaktion kann eine Haptenaktivierung, eine Präparierung des Trägermoleküls oder eine Aktivierung der umgebenden Substrate sein und kann in vielen Fällen mehrere dieser Reaktionswege betreffen. Die auslösenden Wellenlängen liegen im UVA-Bereich, gelegentlich ausgeweitet in den sichtbaren und auch in den UVB-Bereich.

Ätiologie und Pathogenese: Die photoallergische Reaktion ist eine Sonderform der allergischen Spätreaktion vom Typ IV. Die Hapten-Trägerproteinbindung geschieht nur unter Energieaufnahme (UVA) und kann mehrere photochemische Reaktionswege betreffen.

Klinik: Im Falle des Allergenkontaktes mit der Haut tritt einige Stunden nach der zusätzlichen Lichtexposition an den allergen- und lichtexponierten Stellen ein fleckförmiges oder flächiges, unscharfes, aber durch die Exposition örtlich be-

Klinik: Einige Stunden nach Allergenkontakt mit zusätzlicher Belichtung tritt an diesen Stellen eine allergische Spättypreaktion auf, mit einem Maximum nach 24–48 Stunden.

grenztes Erythem auf mit einem deutlichen Ödem der Haut. Die Erscheinungen jucken stark. Innerhalb von 24 – 48 Stunden verstärken sich die Veränderungen, in den betroffenen Bereichen schießen Papeln und Papulovesikeln auf. Das befallene Areal wird zunehmend dicht besetzt, und am Rand kann sich die photoallergische Reaktion auch auf nicht lichtexponierte Hautflächen ausdehnen. Nach 48 Stunden beginnt der Prozess abzuklingen und heilt nach Wochen ab. Zurück bleibt eine posteruptive Pigmentierung geringen Ausmaßes.

Bei wiederholter Auslösung kann es zu großblasigen, juckenden Veränderungen kommen.

Bei wiederholtem oder persistentem Kontakt mit dem Allergen und erneuter Sonnenexposition kommt es zu einer explosionsartigen Verstärkung der Hautveränderung mit gewaltigem Ödem und großblasigen, juckenden und selten brennenden Elementen.

Diagnostik: Die anamnestische und klinische Vermutung wird bestätigt durch den **belichteten epikutanen Läppchentest** mit paralleler Dunkelkontrolle.

Diagnostik: Die anamnestisch und klinisch vermutete Diagnose einer Photoallergie wird nach Abklingen derselben durch den **belichteten epikutanen Läppchentest** gestellt und bewiesen. Dabei wird in Analogie zum epikutanen Läppchentest die getestete Haut nach Entfernen der 24 Stunden aufgelegten Testpflaster mit einer suberythematösen Bestrahlung belichtet. Bei Verwendung von reinem UVA erfolgt die Belichtung mit 10 – 20 Joule/cm^2. Eine parallel und symmetrisch aufgelegte zweite Testreihe wird nicht belichtet und dient als Dunkelkontrolle. Die Teststellen werden 24 und 48 Stunden nach der Belichtung abgelesen und in Analogie zum epikutanen Läppchentest beurteilt. Photoallergien können auch gegen mehrere verwandte und nicht verwandte Substanzgruppen auftreten. Die photochemische Allergenbildung in der Haut kann nach lokaler und nach systemischer Haptenzufuhr in die Haut erfolgen.

Bekannte **Photoallergene** sind: Sulfonamide, Diuretika, Psychopharmaka, Antibiotika, nicht steroidale Antirheumatika, antimikrobielle Substanzen, Lichtschutzstoffe, Duftstoffe und Pflanzenextrakte.

Photoallergien sind bekannt durch eine Reihe von Medikamenten (systemisch oder lokal zugeführt) wie: Sulfonamide, Diuretika, Psychopharmaka, Antibiotika und nicht steroidale Antirheumatika. Als lokale Photoallergene kommen antimikrobielle Substanzen, optische Aufheller, Lichtschutzstoffe, Duftstoffe und Pflanzenextrakte infrage.

Histopathologie: Es findet sich eine perivaskuläre lymphozytäre Infiltration im mittleren und oberen Corium mit Begleitspongiose.

Histopathologie: Histopathologisch findet sich eine perivaskuläre lymphozytäre Infiltration im oberen und mittleren Corium, die ihren Höhepunkt nach 48 – 96 Stunden erreicht. Spongiotische Bläschen in der Epidermis treten nach 24 – 48 Stunden auf und bilden sich vor dem Infiltrat wieder zurück.

Differenzialdiagnose: Die Unterscheidung zur phototoxischen Reaktion ist aus Tab. **4.14** ersichtlich.

Differenzialdiagnose: Photoallergische Reaktionen unterscheiden sich anamnestisch, pathogenetisch und klinisch von phototoxischen Reaktionen (Tab. **4.14**). Die Unterscheidung von kontaktallergischen Reaktionen erfolgt durch das lichtexponierte Verteilungsbild und die differenzierte belichtete und nicht belichtete Läppchentestung.

4.14 Unterschiede zwischen phototoxischer und photoallergischer Reaktion

	phototoxisch	*photoallergisch*
Inzidenz	relativ hoch	sehr gering
Reaktion nach 1. Exposition	möglich	nein
UV-Spekrum	UVA (320 – 400 nm)	UVA (320 – 400 nm)
Sensibilisierung erforderlich?	nein	ja
Dosis des Medikaments	hoch	gering
Beginn der Exposition	Minuten bis Stunden	> 24 – 48 Stunden
Klinik	scharf begrenztes Erythem, (Blasenbildung möglich) Juckreiz, Brennen	Erythem, Infiltrat, Papulovesikel, Blase, Erosion
Reaktion im Photopatch-Test	gleichbleibend, kein Crescendo	typ. Crescendo-Verlauf einer allergischen Reaktion
Entwicklung einer chronisch aktinischen Dermatitis?	nein	möglich

Therapie: Das Wichigste ist die Karenz von potenziellen Photoallergenen und eine strikte und absolute Vermeidung von Lichtexpositionen. Durch diese Maßnahmen klingt eine akute photoallergische Reaktion spontan ab; lokale Steroide können den Heilungsprozess beschleunigen. Die anschließende Photoallergietestung führt zur dauernden Elimination der verdächtigen und der nachgewiesenen Photoallergene. Vorsichtshalber sind Lichtexpositionen noch Wochen bis Monate danach zu vermeiden respektive durch Kleidung und angepasstes Verhalten abzuschwächen. Bis zu einem gewissen Maße (abhängig von Lichtintensität und Dauer der Einwirkung) können auch externe Lichtschutzmittel mit einem hohen UVA-Schutzanteil eingesetzt werden.

Therapie: Allergenkarenz und Vermeidung weiterer Lichtexpositionen führen zum spontanen Abklingen der Erscheinungen. Lokale Steroide können dies beschleunigen.

Prognose: Photoallergische Reaktionen heilen ab. Die photoallergische Sensibilisierung persistiert aber jahre- bis lebenslang. Bei wiederholten Expositionen und photoallergischen Schüben heilen diese immer langsamer ab und gehen in **Folgereaktionen** über:

Prognose: Photoallergische Reaktionen heilen ab. Bei wiederholten Auslösungen können **Folgereaktionen** auftreten:

Persistente Lichtreaktion: Etwa 30 % der Patienten mit nachgewiesenen Photoallergien leiden nach wiederholter Auslösung von Photoallergien an persistenten Lichtreaktionen mit chronisch lichenoiden, stark juckenden Ekzemen der belichteten Hautstellen. Diese verschlechtern sich unter Lichtexposition (UVA) jedesmal, auch ohne erneute Antigenexposition. Die Lichtempfindlichkeit der Patienten findet sich um das 5- bis 10fache gesteigert (UVA und UVB).

Bei 30 % der Photoallergien mit wiederholten Auslösungen treten **persistente Lichtreaktionen** auf, die allein durch Belichtungen ausgelöst werden. Die Lichtempfindlichkeit ist deutlich gesteigert.

Aktinisches Retikuloid: s. S. 266

Aktinisches Retikuloid: s. S. 266

4.7 Bildtafel 1: Allergische Exantheme am Unterschenkel

4.7 Bildtafel 1: Allergische Exantheme am Unterschenkel

Zur differenzialdiagnostischen Unterscheidung sind verschiedene allergische Exantheme am Unterschenkel dargestellt.

▶ Merke

▶ **Merke.** Allergische Exantheme treten häufig und besonders charakteristisch an den Unterschenkeln auf, wo sie auch lange persistieren. Die Reaktionstypen I–IV der Immunantwort können einzeln ablaufen oder miteinander kombiniert.

▶ Merke

▶ **Merke.** Die Morphologie setzt sich zusammen aus Immunreaktion und zeitlichem Ablauf.

4.24 Bildtafel 1

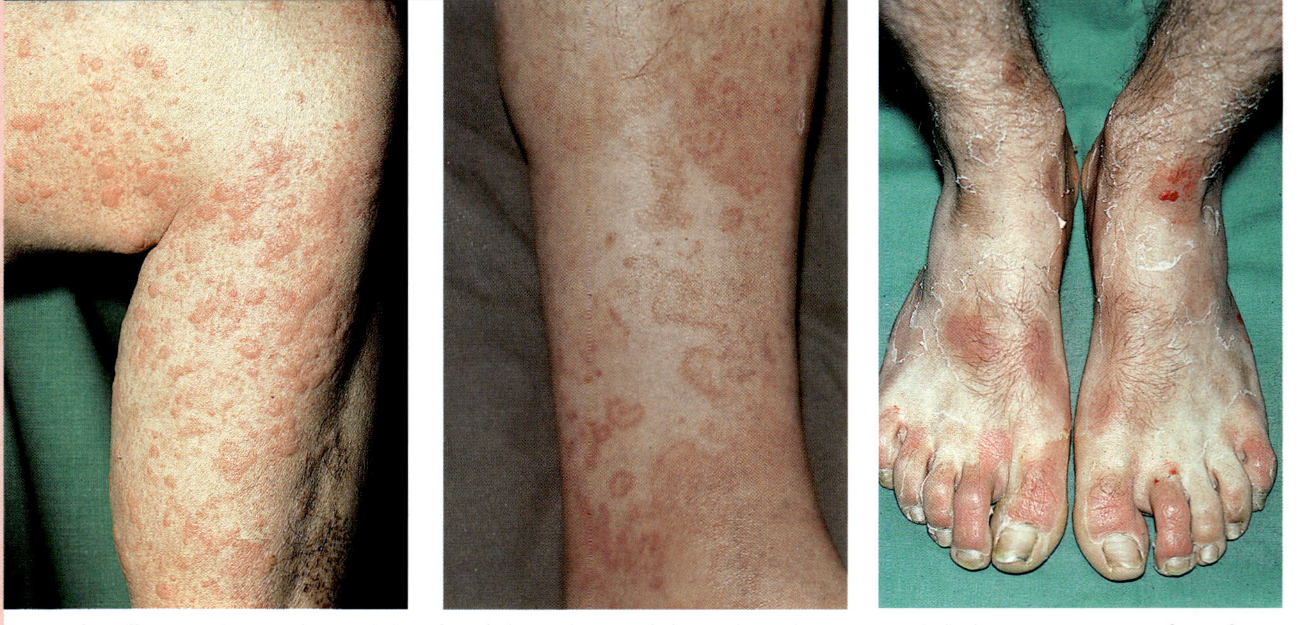

a Urtikarielles Exanthem nach einer kalten Dusche im Rahmen einer Kältekontakt-Urtikaria (s. S. 37).

b Makulopapulöses, teils hämorrhagisch durchsetztes **Arzneimittelexanthem** vom oberflächlichen vaskulitischen Typ (s. S. 60 ff).

c Vaskulär-knotiges **Arzneimittelexanthem** mit umschriebenen, teils konfluierenden, erythematösen Plaques (s. S. 60 ff).

Fortsetzung ►

4.24 Bildtafel 1 (Fortsetzung)

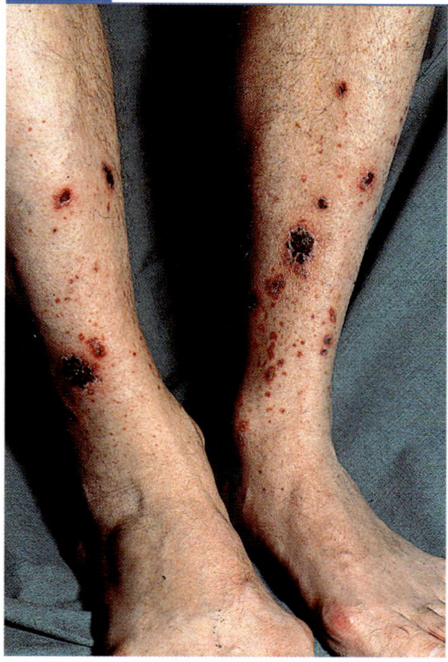

d Vasculitis allergica mit hämorrhagischen Nekrosen an den Unterschenkelstreckseiten bei Befall des mittleren Gefäßplexus (s. S. 44 f).

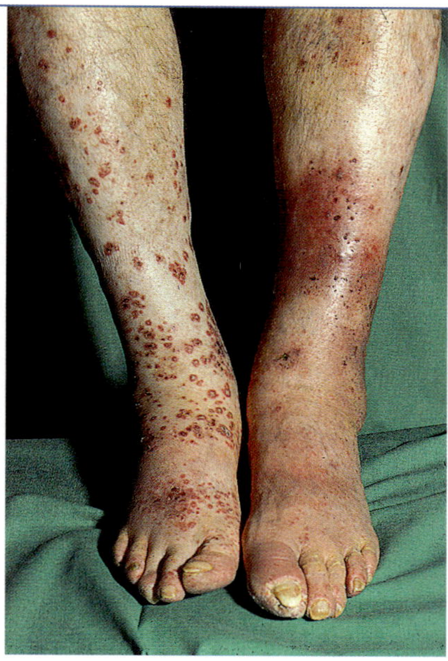

e Vasculitis allergica mit hämorrhagischen Nekrosen. Am linken Unterschenkel ist die Manifestation wegen der Unterlagerung durch ein postthrombotisches Syndrom weniger ausgeprägt (s. S. 44 f).

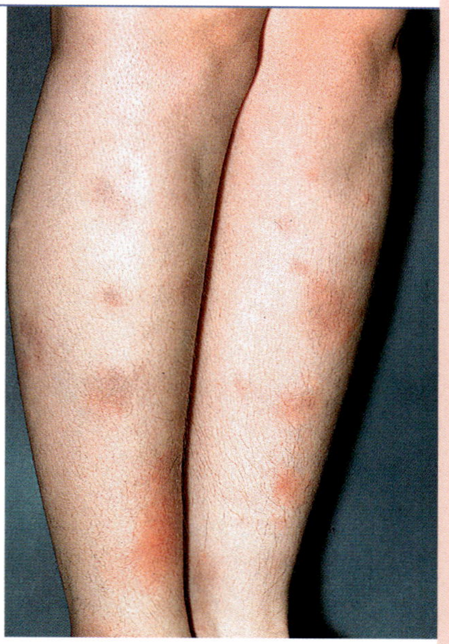

f Erythema nodosum mit blauroten, knotigen Elementen, die stark druckdolent sind (s. S. 64).

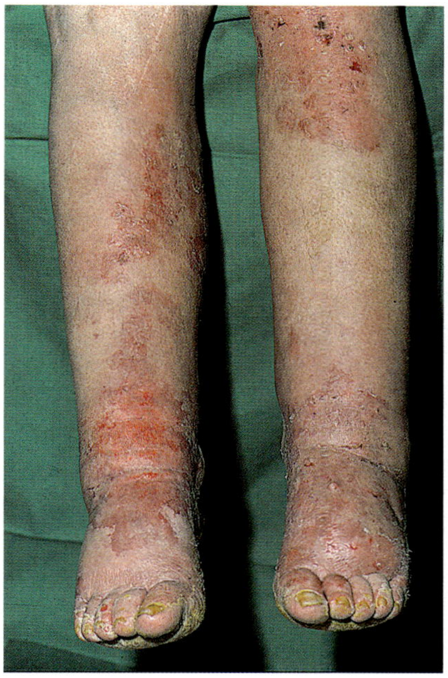

g Allergisches Kontaktekzem im subakuten Stadium mit starker Schwellung (s. S. 48 f).

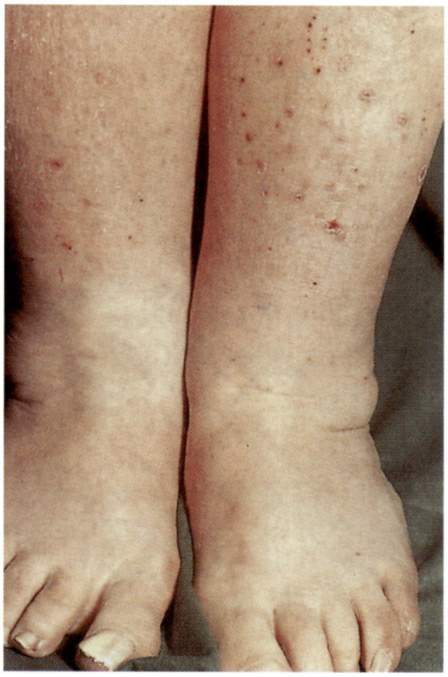

h Allergisches Kontaktekzem im chronischen, pruriginösen Stadium (s. S. 48 f).

5 Autoimmunkrankheiten

5.1 Lupus erythematodes

Der Lupus erythematodes bietet ein Spektrum verschiedener mit Autoimmunphänomenen assoziierter Krankheitsbilder. Er kann sich als bedrohliche Multisystemkrankheit (systemischer Lupus erythematodes, SLE), als milde Multisystemkrankheit oder als lediglich auf die Haut beschränkte, vergleichsweise harmlose Form (diskoider Lupus erythematodes, DLE) manifestieren. Zwischenformen und Übergänge existieren.

5 Autoimmunkrankheiten

5.1 Lupus erythematodes

Der Lupus erythematodes ist eine Autoimmunerkrankung. Man unterscheidet die bedrohliche systemische Form von der vergleichsweise harmlosen diskoiden Form, die sich auf die Haut beschränkt.

5.1.1 Lupus erythematodes visceralis

5.1.1 Lupus erythematodes visceralis

▶ **Synonyme:** Systemischer Lupus erythematodes (SLE), Lupus erythematodes disseminatus

▶ **Definition:** Lebensbedrohliche, generalisierte Autoimmunkrankheit, die sämtliche Organe des Körpers betreffen kann. Charakteristisch sind hohe Titer von Autoantikörpern meist gegen Kernantigene, Ablagerung von Immunkomplexen bei Defekten in zellulärer (T-Zell-) und humoraler (B-Zell-) Immunität.

◀ **Definition**

Epidemiologie: Der SLE ist überwiegend eine Krankheit jüngerer Frauen um das 30. Lebensjahr. Die Prävalenz beträgt 16,8 für Frauen, 2,9 für Männer pro 100 000. Eine familiäre Häufung wurde beschrieben.

Epidemiologie: Der SLE betrifft überwiegend jüngere Frauen.

Ätiologie und Pathogenese: Der SLE ist der Prototyp einer **Autoimmunkrankheit.** Diagnostisch, wahrscheinlich auch pathogenetisch bedeutsam sind Autoantikörper gegen körpereigene Zellen. Es liegt eine gestörte Immunregulation vor, die durch eine B-Zell-Aktivierung und eine gestörte T-Zell-Immunität gekennzeichnet ist.
Der Gewebeschaden in den befallenen Organen wird zumindest teilweise durch **Immunkomplexe** gesetzt, die sich an Basalmembranen von Gefäßen, aber auch von Nierenglomeruli ablagern oder dort entstehen und eine Komplementaktivierung induzieren. Für eine genetische Disposition sprechen Ergebnisse der Zwillingsforschung (z. B. 70% Konkordanz bei eineiigen Zwillingen) und enge Beziehungen zwischen einem SLE und bestimmten HLA-Haplotypen. Vermutlich sind mehrere Gene für die Krankheitsdisposition verantwortlich. Eine virale Ätiologie konnte bisher nicht bewiesen werden.
Exogene Faktoren wie bestimmte Medikamente, UV-Licht und Hormone sind für die klinische Manifestation des SLE mit verantwortlich.

Ätiologie und Pathogenese: Es handelt sich um eine **Autoimmunkrankheit** mit gestörter Immunregulation. Genetische und exogene Faktoren (z. B. UV-Licht oder Medikamente) sind wahrscheinlich an der Krankheitsentstehung beteiligt.
Pathogenetisch bedeutsam sind **Immunkomplexe**, die sich an Basalmembranen von Gefäßen, aber auch von Nierenglomeruli ablagern oder dort entstehen und Komplementfaktoren aktivieren.

Klinik: Der SLE kann ganz unterschiedliche Symptome hervorrufen.
Hauterscheinungen treten bei 70–80% der Patienten auf. Typisch ist ein unscharf begrenztes, makulöses bis urtikarielles Erythem im Gesicht (**Schmetterlingserythem;** Abb. **5.1**). Am Rumpf, bevorzugt an Brust und Rücken, finden sich **uncharakteristische disseminierte Exantheme**, die an Masern, Scharlach oder an Röteln erinnern. An den Akren, besonders an der Dorsalseite der Finger, beobachtet man fleckige, gerötete, zum Teil auch keratotische Hautveränderungen, am Nagelfalz und an den Fingerspitzen Teleangiektasien und kleine Hämorrhagien. Häufig zeigt sich eine **Raynaud-Symptomatik** (s. S. 428). Der diffuse Haarausfall am Kapillitium ist im Allgemeinen reversibel. An der Mundschleimhaut sieht man ödematöse Erytheme, auch einzelne oder multiple kleinere Erosionen und Ulzera. Insgesamt ist die dermatologische Symptomatik außerordentlich vielgestaltig.

Klinik: Die Symptome des SLE sind vielfältig.
An **Hauterscheinungen**, die sehr vielgestaltig sein können, beobachtet man ein Gesichtserythem **(Schmetterlingserythem;** Abb. **5.1**), **uncharakteristische disseminierte Exantheme** am Rumpf, fleckig gerötete, schuppende Herde an den Fingern, Hämorrhagien und Teleangiektasien am Nagelfalz. Eine **Raynaud-Symptomatik** ist häufig (s. S. 428).

5.1

5.1 Hauterscheinungen bei systemischem Lupus erythematodes

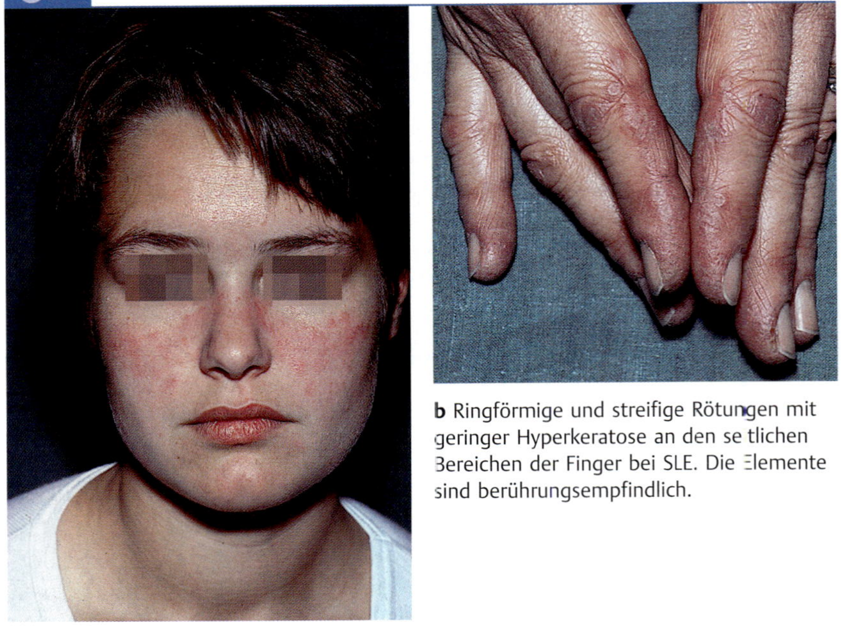

a Schmetterlingsförmiges Erythem über Nase und Gesicht bei SLE.

b Ringförmige und streifige Rötungen mit geringer Hyperkeratose an den seitlichen Bereichen der Finger bei SLE. Die Elemente sind berührungsempfindlich.

Sehr oft treten **Arthralgien, Myalgien** und generalisierte **Lymphknotenschwellungen** auf, seltener eine **Pleuritis** oder **Perikarditis**.

Entscheidend für die Prognose sind Art und Ausmaß des **Nierenbefalls** (Lupusnephritis), der 70% der Patienten betrifft. Auch ZNS-Veränderungen werden beobachtet. Einen zusammenfassenden Überblick gibt Abb. **5.2**.

Häufigstes Symptom des SLE sind **Arthralgien** (92%), die meist die kleinen Gelenke der Hand und die Knie betreffen. Gelenkdeformitäten sind selten. Über **Myalgien** klagt etwa die Hälfte der Patienten. Generalisierte **Lymphknotenschwellungen** kommen bei 50% vor.

Der Befall der serösen Häute kann sich als **Pleuritis** oder **Perikarditis** manifestieren. Die verruköse Endokarditis Libman-Sacks ist sehr selten. Eine **Nierenbeteiligung** (Mikrohämaturie und/oder Proteinurie) tritt bei 70% der Patienten auf, zur Nierenfunktionseinschränkung kommt es jedoch nur bei etwa 15%. Verlauf und Schweregrad der Lupusnephritis können sehr unterschiedlich sein, je nachdem, ob es sich um eine membranöse oder mesangiale, eine fokal oder diffus proliferative oder nekrotisierende Glomerulonephritis handelt. Diverse neuropsychiatrische Symptome wie Kopfschmerzen, epileptiforme Anfälle, psychotische Zustände, depressive Verstimmungen, auch periphere Neuropathien, weisen auf eine Beteiligung des **Nervensystems** hin. Einen zusammenfassenden Überblick gibt Abb. **5.2**.

Diagnostik: Die Diagnose gilt als sehr wahrscheinlich, wenn mindestens vier der in der Tab. **5.1** aufgeführten Kriterien vorhanden sind.

Diagnostik: Eine Hilfestellung bei der klinischen Diagnose bieten die 1982 revidierten Kriterien des American College of Rheumatology (ACR). Die Diagnose gilt als sehr wahrscheinlich, wenn mindestens vier der in Tab. **5.1** gezeigten Kriterien erfüllt sind. Sensitivität und Spezifität sollen 96% betragen.

Histopathologie: Hyperkeratose, Atrophie der Epidermis mit hydropischer Degeneration der Basalzellen sind typisch, in der Dermis ein lockeres, vorwiegend lymphozytäres Infiltrat neben stark exsudativen Veränderungen.

Histopathologie: Hyperkeratose, Atrophie des Stratum spinosum und hydropische Degeneration der Basalzellen in der Epidermis sowie eine Quellung der PAS-reaktiven Basalmembran sind typisch.

An dermalen Veränderungen stehen bei SLE neben einem lockeren entzündlichen Infiltrat (vorwiegend lymphozytär) exsudative Erscheinungen wie stark dilatierte Blut- und Lymphgefäße und ein massives Ödem im Vordergrund.

Immunhistopathologie: Charakteristisch ist das „Lupusband" – granuläre IgG- und C3-Ablagerungen, bandförmig entlang der epidermalen Basalmembran (Abb. **5.3**). Diese

Immunhistopathologie: In befallener Haut zeigen sich in ca. 95% fluoreszenzmikroskopisch (direkte Immunfluoreszenz) an der dermoepidermalen Junktionszone wolkige oder grob granuläre Ablagerungen von IgG und IgM, seltener IgA sowie von C3b und (stärker) C3d in bandförmiger Anordnung. Dieses „Lu-

5.2 Schema des Befalls beim systemischen Lupus erythematodes

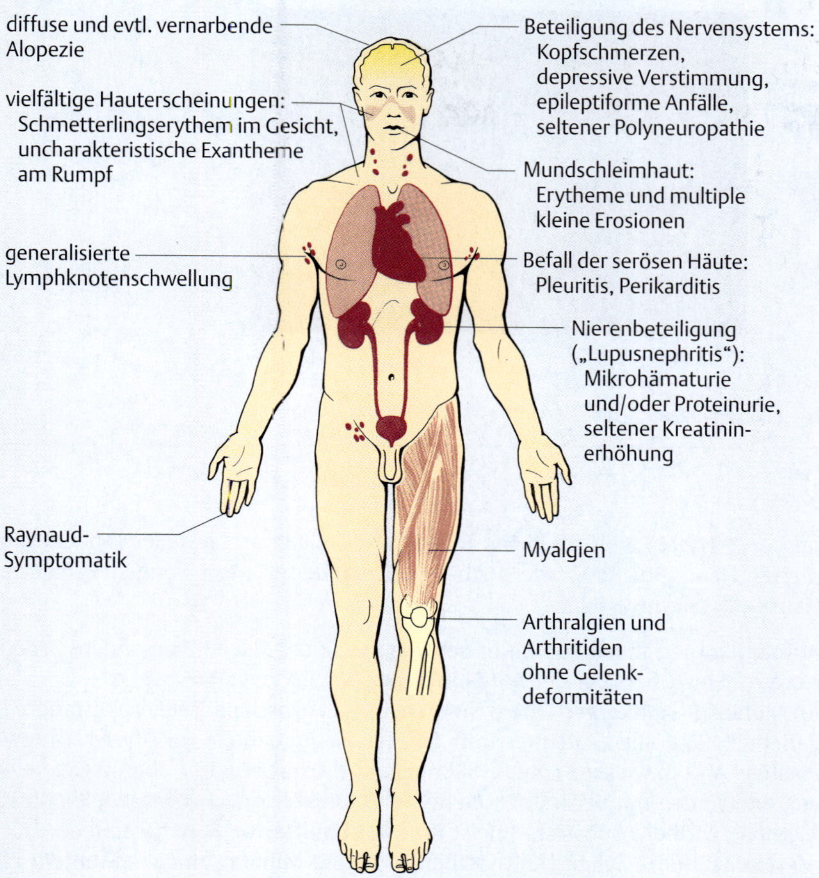

5.2

5.1 Revidierte Kriterien (1982) für die Diagnostik des SLE (ACR-Kriterien)

▶ Haut	▪ Schmetterlingserythem ▪ Photosensitivität ▪ diskoider Lupus erythematodes ▪ Schleimhautulzera
▶ Gelenke	▪ Arthritis
▶ Serosa	▪ Serositis und/oder Pleuritis und/oder Perikarditis
▶ Niere	▪ Proteinurie $>$ 0,5 g/24 h oder Erythrozyten-, Leukozyten- oder Epithelzylinder
▶ ZNS-Beteiligung	▪ Krampfanfälle, Chorea minor, unklare neurologische oder psychiatrische Symptome
▶ Blut	▪ hämolytische Anämie und/oder zwei- oder mehrfach nachgewiesene Leukopenie $<$ 4000/µl und /oder zwei- oder mehrfach nachgewiesene Lymphopenie $<$ 1500/µl ▪ Thrombozytopenie $<$ 100 000/µl
▶ Immunologie	▪ LE-Zellen oder anti-ds-DNS oder anti-Sm oder falsch positive Luesreaktion ▪ ANA $\geq$ 160 bei Abwesenheit von bekannten Lupus induzierenden Medikamenten

5.1

5.3 Immunfluoreszenzmikroskopische Darstellung

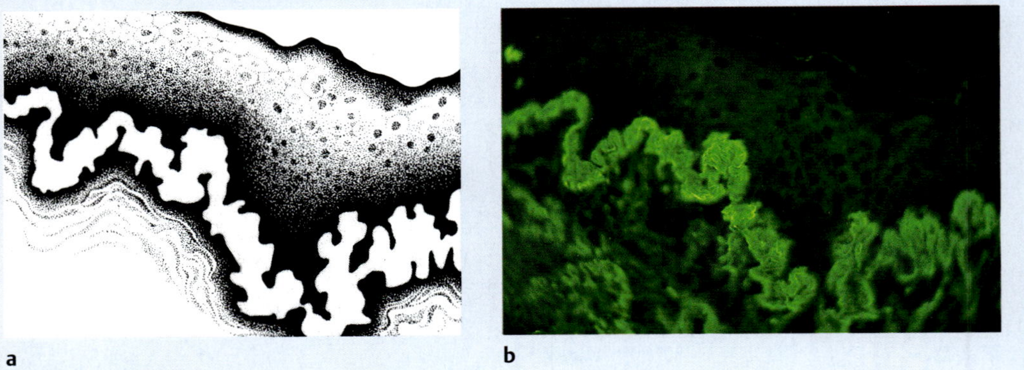

Immunfluoreszenzmikroskopische Darstellung des „Lupusbandes".

Veränderungen sind beim SLE meist in kranker **und** gesunder Haut zu finden.

pusband" (Abb. **5.3**) ist in vielen Fällen von SLE auch in normaler sonnenexponierter Haut (60–80%) wie auch in unveränderter nicht sonnenexponierter Haut (40%) nachweisbar.

Autoantikörper: Sie haben in der Diagnostik des SLE eine besondere Bedeutung (Tab. **5.2**).
95% der Patienten haben **antinukleäre Antikörper** (ANA) im Serum.

Autoantikörper: Ihnen kommt in der Diagnostik des SLE eine besondere Bedeutung zu. Eine Übersicht der Autoantikörper bei SLE zeigt Tab. **5.2**.
Antinukleäre Antikörper (ANA) sind gegen verschiedene Zellkernbestandteile gerichtet. 95% aller Patienten mit SLE haben Autoantikörper dieser Gruppe. Positive ANA beweisen keinen SLE, negative schließen ihn aber weitgehend aus. Sie werden mit der indirekten Immunfluoreszenz nachgewiesen. Bei dieser Methode wird das Substrat – meist Kryostatschnitte von Rattenleber oder -niere, seltener Hep2-Zellen (Kulturzellen) – für 30 Minuten mit verdünntem Patientenserum inkubiert und anschließend gewaschen. Haben sich ANA aus dem Patientenserum an die Substratzellkerne gebunden, können sie in einem zweiten Schritt mit fluoresceinmarkierten Antikörpern gegen humanes Gammaglobulin gekennzeichnet werden. Auf diese Weise werden ANA fluoreszenzmikroskopisch sichtbar.

Charakteristisch für den SLE sind **Antikörper gegen native Doppelstrang-DNS**.

Es gibt, je nachdem an welche Kernantigene sich die ANA binden, verschiedene Ablagerungsmuster der ANA in den Substratzellkernen, z. B. homogen, ringförmig, gesprenkelt oder nukleolär. Bei Vorliegen eines SLE wird meist ein ringförmiges oder homogenes Fluoreszenzmuster gefunden. Innerhalb der ANA-Gruppe gibt es Autoantikörper gegen biochemisch genauer definierte Zellkernstrukturen. Sie können mit spezifischeren Methoden (z. B. RIA, ELISA) nachgewiesen werden. Von diesen sind **Antikörper gegen native Doppelstrang-DNS** (dsDNS) charakteristisch für den SLE. Als spezifisch gelten Antikörper gegen ein weiteres nukleäres Antigen, das Sm-Antigen (bei ca. 25% der Patienten zu finden).
Bei den **LE-Zellen** handelt es sich um neutrophile Granulozyten, die das Kernmaterial von durch Autoantikörper geschädigten Zellen phagozytiert haben. Als diagnostisches Kriterium hat der LE-Zell-Nachweis heute kaum noch Bedeutung.

▶ **Merke**

▶ **Merke.** Charakteristisch sind hohe Titer von Autoantikörpern meist gegen Kernantigene, Ablagerungen von Immunkomplexen bei Defekten in zellulärer (T-Zell-) und humoraler (B-Zell-) Immunität.

Laborwerte: Man findet Leukopenie, Anämie, Thrombozytopenie, BSG-Erhöhung, α-Globulin- und γ-Globulinvermehrung, Hypalbuminämie und erniedrigtes Serum-Komplement.

Laborwerte: Leukopenie, Anämie und Thrombozytopenie sind die typischen Blutbildveränderungen des SLE. Die BSG ist in aktiven Krankheitsphasen deutlich erhöht. In der Elektrophorese zeigt sich eine α_2-Globulin- und γ-Globulinvermehrung sowie eine Hypalbuminämie. Rheumafaktoren sind in 20–40% positiv. Die hämolytische Komplementaktivität (CH50) ist in akuten Phasen erniedrigt.

5.2 Autoantikörper bei SLE

Antikörper gegen Zellkern-Antigene	▪ antinukleäre Antikörper (ANA) ▪ definierte Zellkernbestandteile: – native Doppelstrang-DNS (dsDNS) – Einzelstrang-DNS (ssDNS) – RNS – extrahierbare nukleäre Antigene (ENA) – Sm-Antigen
Antikörper gegen zytoplasmatische Antigene	▪ Mitochondrien (AMA) ▪ Ribosomen (ARA) ▪ verschiedene andere zytoplasmatische Proteine
Antikörper gegen Blutzellen	▪ Erythrozyten ▪ T-Lymphozyten ▪ B-Lymphozyten ▪ Thrombozyten
Antikörper gegen andere gewebsspezifische Antigene	▪ Thyreoglobulin ▪ Magenschleimhaut ▪ Leber ▪ Muskel

5.2

Differenzialdiagnose: Gelegentlich beobachtet man zahlreiche disseminierte, erythematöse, fein schuppende, scharf begrenzte Herde im Gesicht, an Brust und Rücken. Diese Form (= **subakut-kutaner LE**), die durch eine besonders ausgeprägte Lichtempfindlichkeit gekennzeichnet ist, kann mit Allgemeinsymptomen (Fieber, Abgeschlagenheit, Arthralgien, Myalgien) einhergehen und stellt eine mild verlaufende Form des SLE dar.
Oligosymptomatische Verläufe können die Diagnose außerordentlich erschweren. Bei isolierten Arthralgien muss der SLE von einer primär chronischen Polyarthritis abgegrenzt werden. Die Krankheit kann auch mit anderen Kollagenosen verwechselt werden, z. B. der Dermatomyositis oder der systemischen Sklerodermie. Zur Unterscheidung dieser Krankheitsbilder vergleiche Abb. **5.5** und **5.6**. Daneben ist auch der DLE differenzialdiagnostisch abzugrenzen (s. Abb. **5.4**).

Differenzialdiagnose: Diese umfasst den DLE (s. Abb. **5.4**), die primär chronische Polyarthritis, andere Kollagenosen, insbesondere die Dermatomyositis. Zur Unterscheidung dieser Krankheitsbilder vergleiche Abb. **5.5** und **5.6**.

Therapie: Die Therapie sollte dem jahrelangen Verlauf der Krankheit angepasst sein. UV-Exposition ist zu vermeiden. Bei milden Symptomen, fehlender Nierenbeteiligung und positiven ANA ohne andere serologische Auffälligkeiten kann ein Therapieversuch mit **nicht steroidalen Entzündungshemmern** (z. B. Azetylsalizylsäure) und **Chloroquin** beziehungsweise Hydroxychloroquin versucht werden. Im Falle ernsterer Manifestationen wie Nieren- oder ZNS-Beteiligung sind **systemische Gaben von Kortikosteroiden** erforderlich. Sie sollten anfangs hoch dosiert (100–200 mg Prednisolon/die) und dann auf eine möglichst geringe Erhaltungsdosis reduziert werden. Zusätzlich können in schweren Fällen **Immunsuppressiva** (z. B. Cyclophosphamid, Azathioprin) gegeben werden. Insbesondere bei Vorliegen einer therapierefraktären Proteinurie hat sich Cyclosporin A als Therapieergänzung bewährt. Zur Kontrolle des Therapieerfolges sind neben der klinischen Beobachtung die Bestimmung von BKS, β_2-Mikroglobulin, Blutbild, Antikörper gegen dsDNS, Komplementspiegel und Urinstatus sinnvoll.

Therapie: Azetylsalizylsäure und **Chloroquin** sind die Mittel der Wahl bei mildem Verlauf.

Im Falle ernsterer Manifestationen z. B. mit Nieren- und ZNS-Beteiligung werden **Kortikosteroide systemisch** gegeben, eventuell zusätzlich **Immunsuppressiva.**

Prognose: Die Krankheit erstreckt sich in der Regel über Jahre. Sie verläuft meist in Schüben, zwischen denen wochen- und monatelange Remissionsphasen liegen können.
Die Prognose ist abhängig von Art und Ausmaß des Organbefalls, insbesondere der Nieren. Die Fünfjahres-Überlebensrate beträgt über 90 %. Todesursachen sind meist unbeherrschbare Infektionen aufgrund therapie- oder krankheitsbedingter Abwehrschwäche sowie Nierenversagen.

Prognose: Kennzeichnend ist der schubweise Verlauf über Jahre.

Die Prognose ist abhängig von der Nierenbeteiligung. Die Fünfjahres-Überlebensrate beträgt 90 %.

5.4 Gegenüberstellung von systemischem Lupus erythematodes (SLE) und diskoidem Lupus erythematodes (DLE)

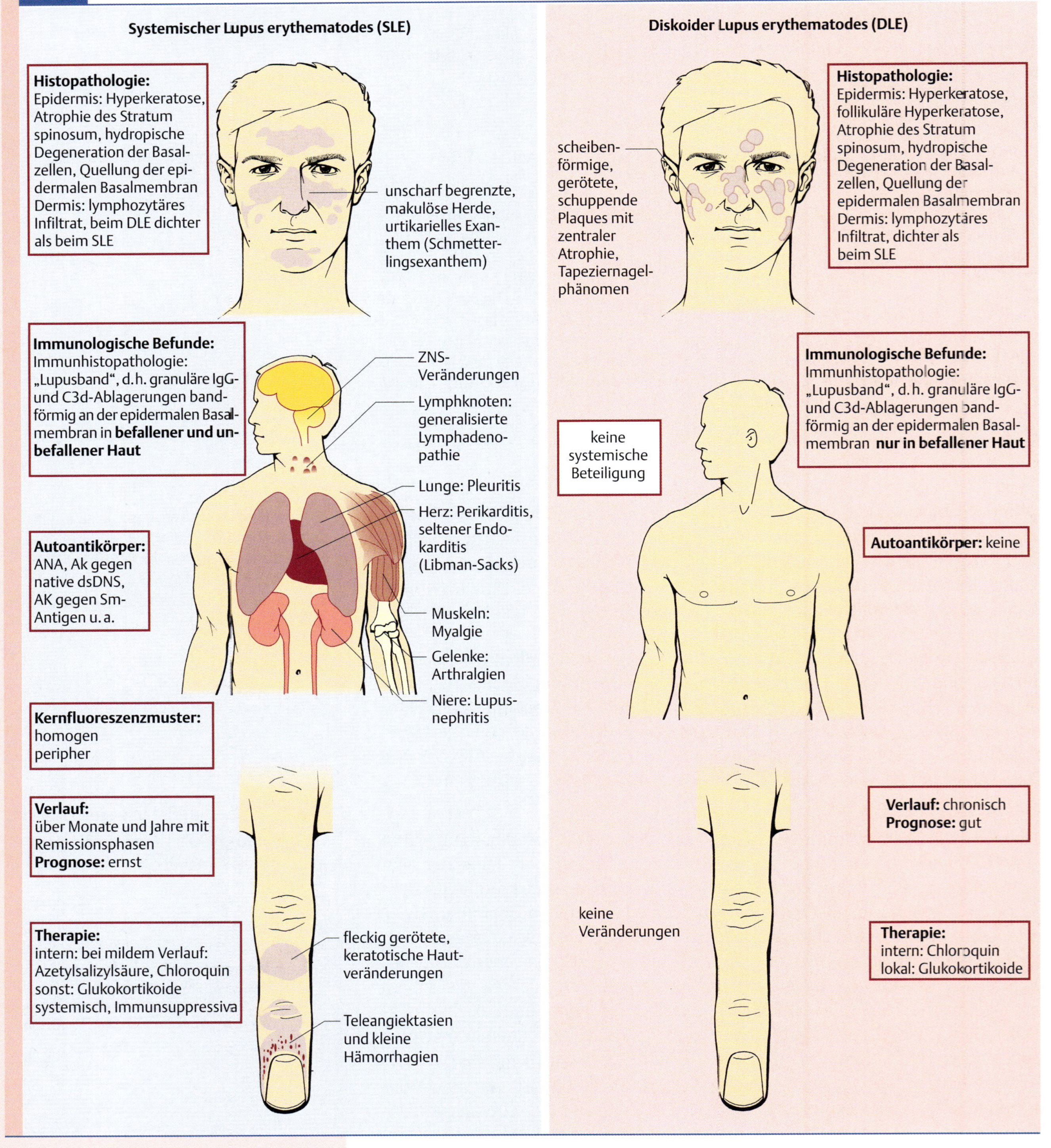

Arzneimittelinduzierter SLE

Arzneimittelinduzierter SLE

▶ **Merke.** Meist milde Verlaufsformen des SLE, die sich nach Absetzen des Medikamentes zurückbildet. Während ANA nachweisbar sind, lassen sich Doppelstrang-DNS-Antikörper meist nicht nachweisen.

◀ Merke

Zu den auslösenden Medikamenten gehören Hydralazin, Reserpin, Procainamid, Chinidin, Practolol, Diphenylhydantoin, Chlorpromazin und viele andere.

Zu den auslösenden Medikamenten gehören Hydralazin, Reserpin und viele andere.

▶ **Klinischer Fall.** Die 25-jährige Patientin fühlt sich seit einigen Wochen abgeschlagen und leicht ermüdbar. Sie leidet unter Muskel- und Gelenkschmerzen und subfebrilen Temperaturen. Ihr Internist vermutet zunächst einen viralen Infekt. Als – erstmalig nach Sonnenexposition – ein masernähnlicher Ausschlag am ganzen Körper und eine symmetrische Rötung beider Wangen auftritt, sucht die Patientin einen Hautarzt auf. Bei der dermatologischen Untersuchung fallen zudem fleckige Erytheme an den Fingerendgliedern (s. Abb. **5.1 b**, S. 76) und orale Erosionen auf. Die immunhistopathologische Untersuchung je einer PE aus befallener und unbefallener Haut lässt ein typisches Lupusband erkennen (Abb. **5.3**, S. 78). Die hochtitrigen ANA gegen dsDNS, die deutlich erhöhte BKS verbunden mit einer Leukopenie sowie die persistierende Proteinurie bestätigen die Diagnose eines Lupus erythematodes visceralis. 100 mg Prednisolon/die und 50 mg Imurek/die führten zu einer raschen Besserung der Symptome, innerhalb von 3 Monaten konnte Prednisolon auf 12 mg/die reduziert werden.

◀ Klinischer Fall

5.1.2 Lupus erythematodes integumentalis

5.1.2 Lupus erythematodes integumentalis

▶ **Synonym:** Diskoider Lupus erythematodes (DLE)

▶ **Definition:** Chronisch, in Schüben verlaufende entzündliche Dermatose vorwiegend des Gesichtes, gekennzeichnet durch scheibenförmige (diskoide) gerötete, schuppende Plaques, die mit zentraler Atrophie abheilen. Der DLE bleibt fast immer auf die Haut beschränkt.

◀ Definition

Epidemiologie: Es erkranken überwiegend jüngere Erwachsene im Alter von 20 bis 40 Jahren. Frauen sind zwei- bis dreimal häufiger betroffen als Männer. Eine familiäre Häufung kommt vor.

Epidemiologie: Betrifft vorwiegend Frauen zwischen 20 und 40 Jahren.

Klinik: Vorwiegend an Nase, Stirn und Wangen, aber auch an anderen lichtexponierten Arealen (Ohrmuscheln, Brust, Schultern, Nacken) finden sich scheibenförmige, scharf begrenzte, leicht elevierte Erytheme, die mit fest haftenden rauen Schuppen bedeckt sind. Entfernt man eine Schuppe, ist an ihrer Unterseite ein keratotischer Sporn zu erkennen. Dieses so genannte **Tapeziernagelphänomen** ist typisch für den DLE und bedingt durch eine **follikuläre Hyperkeratose**. Die Herde dehnen sich langsam zentrifugal aus und heilen im Zentrum unter Hinterlassung atrophischer, blasser Hautareale ab (Abb. **5.5**). Teleangiektasien, fleckige Hypo- und Hyperpigmentierungen sind häufig zu beobachten. Charakteristisch ist ferner die gesteigerte Berührungsempfindlichkeit der Effloreszenzen. Am behaarten Kopf kommt es zur narbigen Alopezie (Pseudopelade). An der Mundschleimhaut können sich erythematöse, leukoplakische oder erosive Läsionen bilden.
Allgemeinsymptome fehlen.

Klinik: Vorwiegend an lichtexponierten Arealen (Gesicht) finden sich scheibenförmige, gerötete, keratotische Plaques, die im Zentrum atrophisch werden (Abb. **5.5**). Typisch ist sind das **Tapeziernagelphänomen** und die Hyperästhesie der Herde, daneben Teleangiektasien, Hyper- und Hypopigmentierungen sowie erosive Veränderungen an der Mundschleimhaut.

Allgemeinsymptome fehlen.

Diagnostik: Für die Diagnose sind die klinischen Erscheinungen (Abb. **5.5**), die histo- und die immunhistopathologische Untersuchung entscheidend.

Diagnostik: Neben den klinischen Erscheinungen (Abb. **5.5**) sind die histo- und immunhistopathologische Untersuchung entscheidend.

5.5

5.5 **Hauterscheinungen bei DLE**

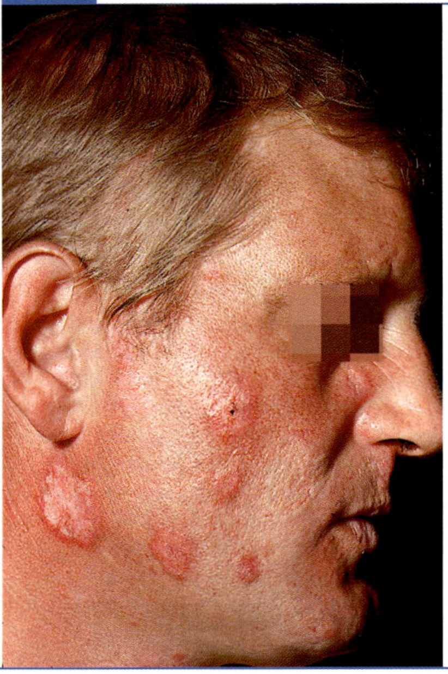

Hyperkeratotische Papeln mit follikulären Keratosen und entzündlichem Randsaum, multiple Einzelherde im Gesicht.

Histopathologie: Die histopathologischen Veränderungen der Haut beim DLE entsprechen prinzipiell denen des SLE. Das Bild umfasst: Epidermisatrophie, hydropische Degeneration der Basalzellen und follikuläre Hyperkeratose.

Histopathologie: Die histopathologischen Veränderungen der Haut beim DLE entsprechen prinzipiell denen des SLE (s. S. 76). Man erkennt in der atrophischen Epidermis eine Orthohyperkeratose mit konischen keratotischen Pfröpfen der Haarfollikel. Im Stratum basale fällt die hydropische Degeneration der Zellen und ödematöse Auflockerung der Basalmembran auf. Die Dermis ist von einem dichten, überwiegend lymphozytären Infiltrat mit perivasaler und perifollikulärer Betonung durchsetzt.

Immunhistopathologie: Das „Lupusband" (s. o.) findet sich nur in befallener Haut (s. Abb. **5.3**).

Immunhistopathologie: In Biopsien aus erkrankter Haut zeigen sich in der direkten Immunfluoreszenz granuläre bzw. wolkige Ablagerungen von IgG und IgM, seltener IgA sowie von C3 b und C3 d bandförmig entlang der epidermalen Basalmembran (s. Abb. **5.3**, S. 78). Dieses so genannte „Lupusband" ist in 90–95 % der Fälle zu beobachten. Es findet sich selten auch bei anderen Hautkrankheiten (z. B. bei Rosazea, polymorpher Lichtdermatose, Lichen ruber, Porphyria cutanea tarda). Die gesunde Haut ist frei von derartigen Ablagerungen.

Laborwerte: Die Laborwerte sind unauffällig.

Laborwerte: Abgesehen vom seltenen Auftreten niedriger ANA-Titer und einer mäßigen Leukopenie sind die Laborwerte normal.

Therapie: Bei kleineren Herden ist i.d.R. eine **Lokaltherapie mit Kortikosteroid-Externa** (offen oder unter Okklusivverbänden) erfolgreich. Möglich ist auch die intraläsionale Injektion einer verdünnten Kortikosteroidkristallsuspension. Systemisch gibt man niedrigdosiert **Chloroquin.**

Therapie: Bei kleineren Herden ist in der Regel eine **Lokaltherapie mit Kortikosteroid-Externa** (offen oder unter Okklusivverbänden) erfolgreich. Möglich ist auch die intraläsionale Injektion einer verdünnten Kortikosteroidkristallsuspension. Systemisch gibt man **Chloroquin** in möglichst geringer Dosierung oder Hydroxychloroquinsulfat. Eine gefürchtete, wenn auch seltene Nebenwirkung von Chloroquin ist die Retinopathie, daher sind regelmäßige augenärztliche Kontrollen notwendig. Systemische Kortikosteroidgaben, Immunsuppressiva und Retinoide (z. B. Neotigason) sollten Ausnahmefällen vorbehalten sein.

Prognose: Die Prognose ist gut. In 5 % der Fälle geht ein DLE jedoch in einen SLE über.

Prognose: Die Prognose ist gut. In etwa 5 % der Fälle geht ein DLE jedoch in einen SLE über. Dabei ist unklar, ob es sich hier nicht um eine Zwischenform handelt. Die DLE-Herde heilen unter Hinterlassung atrophischer, gelegentlich mutilierender Narben ab. In sehr seltenen Fällen wurde das Auftreten spinozellulärer Karzinome beschrieben.

5.1.3 Lupus erythematodes profundus

5.1.3 Lupus erythematodes profundus

▶ **Synonym:** Lupus panniculitis

▶ **Definition:** Tiefe Subkutane schmerzhafte Knoten aufgrund einer Pannikulitis im Gesicht, am Gesäß und an den Oberschenkeln, die mit eingezogenen Narben abheilen, sind – meist neben typischen DLE-Herden – kennzeichnend für diese seltene Form des kutanen LE.

◀ Definition

Ätiologie und Pathogenese: Unbekannt. Wahrscheinlich handelt es sich um eine auf die Haut beschränkte Autoimmunerkrankung, selten auch im Zusammenhang mit SLE auftretend. Vermutlich manifestiert sich das Krankheitsbild bei vorhandener genetischer Prädisposition durch zusätzliche exogene Triggermechanismen, wie z. B. UV-Licht, mechanische Traumen, Infektionen und Stress.

Ätiologie und Pathogenese: Unbekannt. Wahrscheinlich handelt es sich um eine auf die Haut beschränkte Autoimmunkrankheit.

Klinik: Schmerzhafte, derbe Knoten oder Platten mit livider Oberfläche, die manchmal ulzerieren und eingezogen narbig abheilen. Oft betroffen sind Gesicht, Gesäß und Oberschenkel.

Klinik: Schmerzhafte, derbe Knoten, die evtl. ulzerieren und narbig abheilen; meist in Gesicht, am Gesäß und Oberschenkel.

Diagnostik: Wegweisend sind meist die diskoiden LE-Herde zusammen mit subkutanen Knoten sowie histo- und immunhistopathologische Untersuchungen (Biopsie aus dem subkutanen Fett).

Diagnostik: Wegweisend sind diskoide LE-Herde, subkutane Knoten sowie die histo- und immunhistopathologische Untersuchung.

Therapie: s. DLE, S. 82

Therapie: s. DLE, S. 82

5.2 Progressive systemische Sklerodermie (PSS)

5.2 Progressive systemische Sklerodermie (PSS)

▶ **Synonyme:** Diffuse Sklerodermie, Systemsklerose, systemische Sklerodermie (Sklerose), Akrosklerose

▶ **Definition:** Chronische Systemerkrankung des Bindegewebes, die in zwei Phasen, einer ödematös-entzündlichen und einer sklerosierenden, abläuft und zu einer diffusen Sklerose der Haut und der inneren Organe führt.

◀ Definition

Ätiologie und Pathogenese: Was letztlich die im Zentrum des pathogenetischen Geschehens stehende Vermehrung des Bindegewebes induziert, ist noch ungeklärt. Die Ursache der PSS ist nicht bekannt. Verschiedene Hypothesen werden diskutiert:

1. Regulationsstörung der Kollagensynthese. Histopathologische, elektronenmikroskopische und biochemische Befunde deuten auf eine Störung des Kollagenmetabolismus hin, da sich bei Sklerodermiepatienten eine Vermehrung dünner, aber strukturell normaler Kollagenfibrillen findet. In der Kultur zeigen Fibroblasten von Patienten eine erhöhte Kollagensyntheserate.

2. Immunphänomen. Das häufige Vorkommen von Autoantikörpern sowie die manchmal nachgewiesene Depression der T-Lymphozytenfunktion weisen auf gestörte Immunprozesse hin, wobei umstritten ist, ob diese Prozesse primärer oder sekundärer Natur sind.

3. Genetische Disposition. HLA B8 kommt gehäuft bei schwerem Krankheitsverlauf vor. In Familien von Sklerodermiepatienten sind Chromosomenanomalien vermehrt.

4. Vaskulopathie. Insbesondere die oft vorbestehende Raynaud-Symptomatik weist auf eine primäre Vaskulopathie hin, der erst später entzündliche Veränderungen und Fibrose folgen.

Ätiologie und Pathogenese: Die Ursache der PSS ist nicht bekannt. Diskutiert werden:

1. Regulationsstörung der Kollagensynthese
2. Immunphänomen
3. genetische Disposition
4. Vaskulopathie
5. Chemikalien.

5. Chemikalien. Chemische Agenzien wie L-Tryptophan, Silikate und Vinylchloride sind mögliche Auslöser („Pseudosklerodermie").

Epidemiologie: Die PSS ist selten, vorwiegend sind Frauen im 40.– 60. Lebensjahr betroffen. Ca. 95% der Patienten weisen die **akrosklerotische**, 5% die **zentrosklerotische** Form auf.

Epidemiologie: Die progressive systemische Sklerodermie ist selten. Bevorzugt betroffen sind 40- bis 60-Jährige, wobei Frauen deutlich überwiegen. Jugendliche sind im Gegensatz zur zirkumskripten Sklerodermie (s. S. 322) extrem selten betroffen. Etwa 95% der Patienten weisen die **akrosklerotische**, 5% die **zentrosklerotische** Form auf.

Verlaufsformen: Unspezifische Symptome wie Raynaud-Symptomatik, Parästhesien, Müdigkeit, subfebrile Temperaturen und Arthralgien können bei der PSS erste Krankheitszeichen sein. Entsprechend der Kardinalsymptome und Lokalisation können folgende drei Verlaufsformen unterschieden werden

- **Akrosklerodermie** (limitierte Sklerodermie) (s. u.)
- **diffuse Sklerodermie** (s. S. 84)
- **CRST-Syndrom** (s. u.).

Verlaufsformen: Die PSS zeigt sehr unterschiedliche Krankheitsverläufe und Ausprägungen. Erste Krankheitszeichen können Müdigkeit, Kopfschmerzen, subfebrile Temperaturen und Arthralgien sein. Entsprechend der Kardinalsymptome und Lokalisation können folgende drei Formen unterschieden werden, die allerdings oft Überlappungen zeigen:

- **Akrosklerodermie** (Akrosklerose, limitierte Sklerose) (s. u.): Sie zeigt eine milde Beteiligung innerer Organe, meist erst nach langem Verlauf.
- **diffuse Sklerodermie** (zentrosklerotischer Typ) (s. u.): rascher Progress, eine Beteiligung innerer Organe ist häufig.
- **CRST-Syndrom** (s. S. 88): Milde Verlaufsform. Oft gehen vasomotorische Störungen wie Raynaud-Symptomatik, Parästhesien und **Akrozyanose** der eigentlichen Krankheitsmanifestation jahrelang voraus.

Akrosklerodermie

Klinik: Eine Raynaud-Symptomatik geht oft voraus, die Sklerose beginnt akral.
Die Erkrankung verläuft in zwei Stadien:

- **Stadium oedematosum:** teigige Rötung und Schwellung der Finger.
- **Stadium sclerosum:** an den Fingern kommt es zu verhärteter, geschrumpfter Haut mit Nekrosen und Beugekontrakturen (Madonnenfinger, Abb. **5.6a**).

Klinik: Eine Raynaud-Symptomatik geht praktisch immer voraus (s. S. 428), meist auch periunguale Teleangiektasien. Die Hautsklerose beginnt akral an den Händen und im Gesicht und breitet sich **zentripetal** aus. Die Füße sind seltener betroffen. Es treten zunächst eine teigig-ödematöse Schwellung und Rötung der Hände und Finger auf **(Stadium oedematosum);** im späteren Krankheitsstadium entsteht eine gespannte, spiegelnd glänzende Haut **(Stadium sclerosum)**. Durch sklerotische Schrumpfung wird die Gelenkbeweglichkeit eingeschränkt, und es können völlig unbewegliche Gelenke (Beugekontrakturen) entstehen. An den Fingerendgelenken entstehen Nekrosen, Verstümmelungen und Verschmälerungen der Endglieder (Madonnenfinger) häufig mit Akroosteolysen, klinisch meist Sklerodaktylie genannt (Abb. **5.6a**).

Perioral entsteht die typische **Mikrostomie** mit Faltenbildung und mimischer Starre des Gesichtes (Abb. **5.6b**, s. auch Abb. **5.7**).
Im weiteren Verlauf breiten sich die Sklerosen auf die gesamten Extremitäten und den Stamm aus.

Ein zweiter Ausgangspunkt der Sklerose ist das Gesicht, was im fortgeschrittenen Stadium zur typischen Physiognomie der Patienten führt. Straffung und Sklerose der Haut verkleinern das Gesicht und dieses verliert sein mimisches Spiel. Die Mundöffnung und die Lippen werden ebenfalls kleiner (**Mikrostomie**, Mikrocheilie), die Nase wird spitz und von glänzender Haut überzogen. Die Wangen sind gerafft, die Stirn kann nicht mehr gefaltet werden (Abb. **5.6b**, s. auch Abb. **5.7**). Sehr spät können sich die Sklerosen auf Hals und proximale Extremitäten und zunehmend auch auf den Stamm ausbreiten. Letztlich wird der Patient wie von einem Panzer eingemauert.
Zu **weiteren Hautsymptomen**, die sowohl bei der Akrosklerodermie, als auch bei der diffusen Sklerodermie auftreten s. S. 85.
Innere Organe sind meist erst nach langem Krankheitsverlauf und nur in milder Form betroffen.

Diagnostik und Therapie: s. diffuse Sklerodermie, S. 87

Diagnostik und Therapie: s. diffuse Sklerodermie, S. 87

Diffuse Sklerodermie

Klinik: Die diffuse Sklerose beginnt hauptsächlich im Schulter- und Thoraxbereich und dehnt sich rasch **zentrifugal** aus. Typisch sind stammlokalisierte Ödeme (Stadium oedematosum), nachfolgende Sklerosen (Stadium sclerosum) und ein **frühzeitiger Organbefall.**

Klinik: Die diffuse Sklerose beginnt hauptsächlich im Schulter- und Thoraxbereich und dehnt sich rasch **zentrifugal** aus. Typisch sind stammlokalisierte Ödeme (Stadium oedematosum) und nachfolgend Sklerosen (Stadium sclerosum). Bald fühlen sich die Patienten wie in einem Panzer und klagen über Atemnot. Die Hautsklerose und der **Organbefall** schreiten viel rascher fort als beim Akrosklerose-Typ. Dabei treten nicht selten febrile arthritische Schübe auf. Im Gegensatz zur Akrosklerodermie findet sich ein Raynaud-Symptom erst in späten Krankheitsphasen, wenn sich die Sklerose zentrifugal auf die Hände ausgedehnt hat.

5.6 Progressiv systemische Sklerodermie (hier vom Typ der Akrosklerodermie)

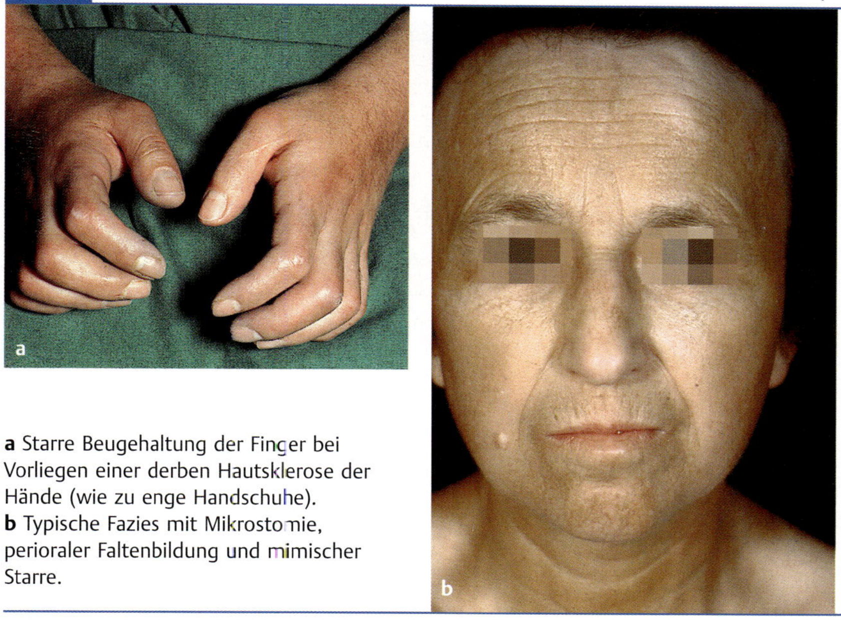

a Starre Beugehaltung der Finger bei Vorliegen einer derben Hautsklerose der Hände (wie zu enge Handschuhe).
b Typische Fazies mit Mikrostomie, perioraler Faltenbildung und mimischer Starre.

5.6

Weitere Hautsymptome, die sowohl bei der Akrosklerodermie, als auch bei der diffusen Sklerodermie auftreten: Bei 10% der Patienten lagert sich vornehmlich in Gelenknähe und an den Akren kutan und/oder subkutan Kalk ab, der sich nach außen entleeren kann **(Calcinosis cutis)**. Auch die **Haut-Adnexe** werden oft atrophisch, dabei beeinträchtigen besonders die sklerodermatische Alopezie und Störungen der Schweißsekretion. Zugleich treten Hypo- und Hyperpigmentierungen sowie Teleangiektasien auf. **Schleimhaut:** Pathognomonisch ist die oft frühzeitig nachweisbare Sklerose und Verkürzung des Zungenbändchens. Später wird die Zunge zunehmend verkleinert und bewegungseingeschränkt. Der Mitbefall der Speicheldrüsen bedingt eine Mundtrockenheit. Die Mundschleimhaut wird ebenfalls sklerotisch und atrophisch, zuweilen sind auch die Genitalschleimhäute befallen.

Bei beiden Formen kommen zusätzlich vor:
- **Calcinosis cutis**
- **Atrophie der Haut-Adnexe**
- **Schleimhaut-Sklerosen** z. B. als Verdickung und Verkürzung des Zungenbändchens.

Befall **innerer Organe** (Abb. **5.7**):

Verdauungstrakt: der Verdauungstrakt ist in den meisten Fällen mitbetroffen, am häufigsten der **Ösophagus**. Es bestehen Reflux und Dysphagie. Röntgenologisch zeigen sich Atonie und reduzierte Peristaltik sowie Schleimhautatrophie und Ulzerationen. Bei Mitbefall des Ileums und Kolons kommt es zu Dyskinesien, welche Diarrhö, Obstipation oder Ileus zur Folge haben. Bei Dünndarmbefall geht die Schleimhautatrophie mit einer Malabsorption einher. Der Magen ist seltener betroffen.

Beteiligte **innere Organe** (Abb. **5.7**):
Verdauungstrakt: der **Ösophagus** ist am häufigsten betroffen.

Lunge: $^2/_3$ der Patienten zeigen pathologische Lungenfunktionsprüfungen. Hierfür ist eine interstitielle diffuse Lungenfibrose verantwortlich, die eine Erstarrung, restriktive Ventilationsstörungen und Diffusionsstörungen bedingt. Röntgenologisch ist dann eine Reduktion des Parenchyms zugunsten des interstitiellen Bindegewebes erkennbar. Klinisch fallen Belastungsdyspnoe und Husten auf.

Lunge: In etwa $^2/_3$ der Fälle ist die Lunge beteiligt. Meist kommt es durch eine Lungenfibrose zu restriktiven Störungen. Klinisch fallen Belastungsdyspnoe und Husten auf.

Kehlkopf: Sklerosen der Stimmbänder führen zu Heiserkeit und einer rauen Stimme.

Herz: Es besteht eine diffuse interstitielle Fibrose mit nachfolgender Degeneration der Herzmuskelfasern, auch eine Herdmyositis ist möglich. Dadurch wird die Kontraktionskraft des Myokards deutlich verschlechtert. Die Lungenfibrose kann auch sekundär eine Herzbeteiligung nach sich ziehen (Cor pulmonale). Weiterhin kommt eine Perikarditis vor. Unterschiedliche EKG-Auffälligkeiten bestehen bei 50% der Patienten.

Ebenfalls betroffen sind: **Kehlkopf, Herz, Niere** und **Muskulatur.**

5.7 Gegenüberstellung der Sklerodermie und der Dermatomyositis

Sklerodermie

Histopathologie:
Stadium oedematosum: lymphozytäres Infiltrat in der Dermis, ödematös verquollene Kollagenfaserbündel

Stadium sclerosum: verbreiterte und homogenisierte Kollagenfaserbündel, wenig Fibroblasten, Atrophie der Haarfollikel

Immunologische Befunde:
Immunhistopathologie: nicht spezifisch, oft Immunkomplexe an den Gefäßen

Autoantikörper: ANA (insbesondere SCL 70 und RNA-Polymerasen; Zentromeren-Antikörper bei CRST-Syndrom)

Kernfluoreszenzmuster: nukleolär oder gesprenkelt

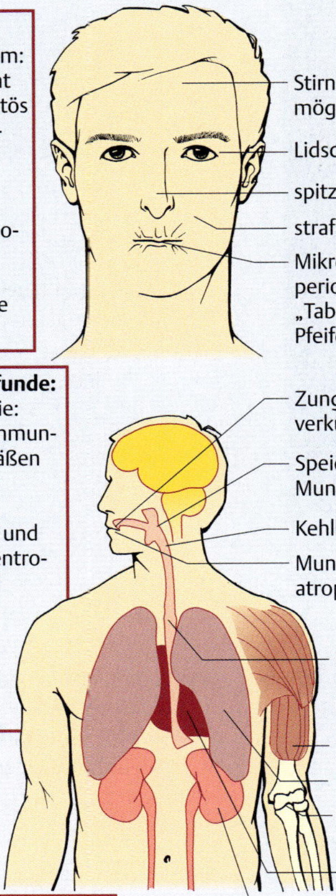

Verlauf:
meist langsam progredient über Jahre und Jahrzehnte, selten auch sehr rasch letal (akute maligne Form)

Therapie:
intern: Glukokortikoide, Immunsuppressiva (Azathioprin), Penicillin, Gestagene, D-Penicillamin, durchblutungsfördernde Medikamente (Pentoxifyllin, Ca-Antagonisten)

extern: physikalische Therapie, hyperämisierende Externa, PUVA-Bad

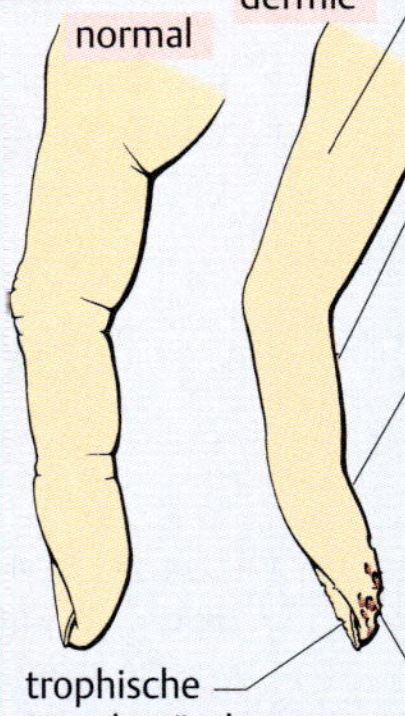

Dermatomyositis

Histopathologie:
im Frühstadium –
Epidermis:
Atrophie, Basalzelldegeneration;
Dermis: Ödem, lymphozytäres Infiltrat
im Spätstadium –
Dermis:
Fibrose, Sklerose, Kalzinose

Muskulatur:
herdförmige, ödematöse Verquellung. Vakuolisierung bis zum völligen Muskelzerfall, leere Sarkolemm-Schläuche

Immunologische Befunde:
Immunhistopathologie: nicht spezifisch

Autoantikörper (IIF): ANA – können positiv sein
Antikörper gegen andere Zellkernstrukturen (Mi-2, Jo-1, PM-Scl)

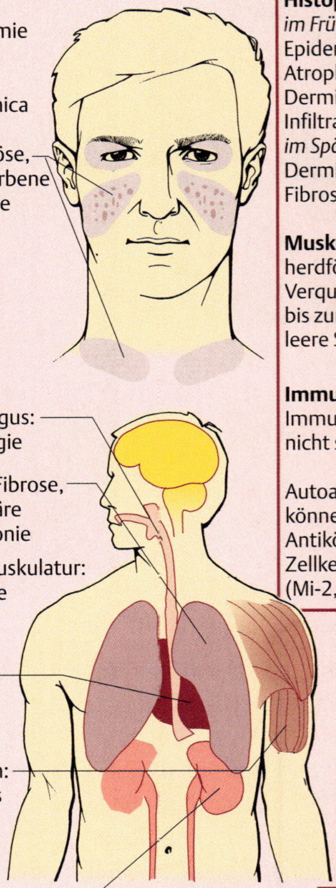

Verlauf:
sehr unterschiedlich; rasch progredient bis extrem chronisch

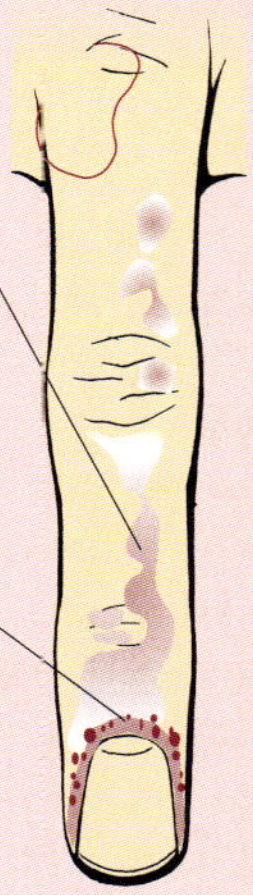

Therapie:
Tumorsuche!
intern: Glukokortikoide, Immunsuppressiva (Azathioprin)
extern: physikalische Therapie

Nieren: Erstes klinisches Zeichen einer Nierenbeteiligung ist eine Proteinurie, erst viel später folgen Insuffizienz und maligner Hypertonus. Ursächlich sind eine interstitielle Fibrose, eine Atrophie der Tubuli und die Entwicklung einer Schrumpfniere. Die Hälfte der Sklerodermie-Patienten stirbt an den Folgen der Nierenbeteiligung.

Muskulatur: Eine Myositis kann vorkommen; sie ist histopathologisch, enzymchemisch und elektromyographisch nachweisbar. Eine Muskelatrophie kann aber auch Folge einer Herdsklerose sein.

Diagnostik: Raynaud-Symptomatik zusammen mit ödematöser Schwellung der Finger und in fortgeschrittenen Fällen Sklerosen der Finger, der Mundregion (Mikrostomie) und des Zungenbändchens lassen klinisch an die **Akrosklerodermie** denken.
Derbe, flächige Ödeme am Stamm mit zentrifugaler Ausdehnung sprechen für die **diffuse Sklerodermie.**
Die Diagnose wird durch den Nachweis von antinukleären Antikörpern (s.u.), durch histopathologische Befunde und durch Organbefall wahrscheinlich.

Diagnostik: Raynaud-Symptomatik, Ödeme der Finger, später Sklerose des Zungenbändchens (Mikrostomie) weisen auf eine **Akrosklerodermie** hin. Ödeme am Stamm mit zentrifugaler Ausdehnung sprechen für die **diffuse Sklerodermie.**
Der Nachweis von ANA spricht für eine PPS (Abb. **5.7**).

Laborbefunde: Diagnostisch bedeutsam sind **Autoantikörper** im Serum (positive antinukleäre Antikörper, **ANA**). Diese Autoantikörper gegen verschiedene Zellkernantigene sind bei der **diffusen Verlaufsform** häufig (bis 70%), aber auch bei ca. 50% der **Akrosklerosen** nachweisbar. Die Autoantikörper sind gegen nukleoläre RNA-Polymerasen gerichtet und färben deshalb nur die Nukleoli (nukleoläres Kernmuster).
Ein zweiter häufiger Autoantikörper reagiert mit einer DNA-Topoisomerase (Molekulargewicht 70000); er wird **SCL 70** genannt (gesprenkeltes Kernmuster) und ist bei der **diffusen Sklerodermie** ebenfalls in bis zu 70% der Fälle nachweisbar.
Bevorzugt bei der **Akrosklerose** kommen in 20–30% der Fälle auch **Autoantikörper gegen Proteine der Zentromerenregion** (anticentromer-Antikörper, **ACA**) der Chromosomen vor (ebenfalls gesprenkeltes Kernmuster in der indirekten Immunfluoreszenz). Gelegentlich sind bei beiden Verlaufsformen Rheumafaktoren, Kälteagglutinine und Borrelien-Antikörper positiv und in akuten Schüben sind allgemeine Entzündungsparameter nachweisbar: BKS und C-reaktives Protein erhöht, Dysproteinämie.
Bei **Organbefall** weisen eine Proteinurie und die Retention harnpflichtiger Substanzen auf eine Nierenbeteiligung, eine Anämie auf einen Magen-Darm-Befall und erhöhte Muskelenzyme auf eine Myositis hin.

Laborbefunde: Diagnostisch wichtig ist der Nachweis von verschiedenen **nukleären Antikörpern** wie ANA, SCL 70 und Zentromeren-Antikörpern (ACA).

Histopathologie: Die ersten Veränderungen sind ein lymphozytäres Infiltrat in der Dermis, und oft auch in den Bindegewebssepten der Subkutis und eine Mikroangiopathie mit Endothelverdickung. Die Kollagenfaserbündel sind ödematös verquollen **(Stadium oedematosum).** Nach dieser Entzündungsphase entwickelt sich das Sklerosestadium **(Stadium sclerosum).** Die Entzündungszellen und Fibroblasten verschwinden, die Kollagenfaserbündel sind verbreitert, homogenisiert und parallel zur Hautoberfläche ausgerichtet. Dieses faserreiche Bindegewebe ersetzt zunehmend das subkutane Fettgewebe. Das elastische Fasernetz wird rarefiziert. Die Haarfollikel mit Talgdrüsen atrophieren und verschwinden, die ekkrinen Schweißdrüsen liegen eingemauert in der Dermis. Die Epidermis ist häufig verschmälert (Abb. **5.7**).

Histopathologie: s. Abb. **5.7**.

Differenzialdiagnose: Abzugrenzen sind, insbesondere bei akutem Verlauf, der systemische Lupus erythematodes und die Dermatomyositis aufgrund des klinischen Bildes und insbesondere der immunologischen Befunde (vgl. auch Abb. **5.4** und Abb. **5.7**); gelegentlich auch eine disseminierte zirkumskripte Sklerodermie (s. S. 322).

Differenzialdiagnose: Abzugrenzen sind der SLE und die Dermatomyositis.

Therapie: Die Therapie soll allgemein **antiinflammatorisch** sein, die gesteigerte **Kollagensynthese reduzieren** und **durchblutungsfördernd** wirken. Als antientzündliche Medikamente kommen in erster Linie **Kortikoide** (hochdosiert im Schub, danach in niedriger Dosis) in Betracht, aber auch andere Antiphlogistika, wie Indometacin, D-Penizillamin oder Naproxen.

Therapie: Die Palette umfasst **Kortikosteroide**, Penizillin, Immunsuppressiva, Gestagene, D-Penicillamin und durchblutungsfördernde Substanzen.

Auch **Immunsuppressiva** wie Azathioprin (z. B. Imurek) und Cyclophosphamid (z. B. Endoxan) sind z. T. erfolgreich, was für eine immunologische Genese spricht.

Präparate, die im Experiment die **Kollagenfaserbildung** hemmen, werden häufig mit gutem Erfolg eingesetzt, hierzu zählen z. B. Gestagene (z. B. Primolut nor 5 – 20 mg/die oder zyklusgerecht) oder D-Penicillamin. D-Penicillamin nimmt eine wichtige Stellung ein, da es durch Chelatbildung Metallionen abfängt, die für enzymatische Prozesse bei der Kollagensynthese benötigt werden, die dadurch reduziert wird. D-Penicillamin hat jedoch häufig ernste Nebenwirkungen (z. B. Blutbildveränderungen, Nierenschäden, Pemphigus-vulgaris-Induktion [s. S. 285], Exantheme und Übelkeit). Als **durchblutungsfördernde Substanzen** kommen Pentoxifyllin, Dextran 40, Azetylsalizylsäure, ACE-Hemmer, Calcitonin oder Ca-Antagonisten (z. B. Nifedipin) in Betracht.

Wichtig sind auch begleitende **physikalische Maßnahmen** zur Erhaltung der Beweglichkeit.

Zur Besserung der Beweglichkeit sind begleitende **physikalische Therapiemaßnahmen,** Wärmeanwendung, Bewegungsübungen, Massagen und Bäder sowie hyperämisierende Externa überaus wichtig.

CRST-Syndrom

Es handelt sich um eine benigne Verlaufsform der Akrosklerodermie.

Klinik:
C – Calcinosis
R – Raynaud-Symptomatik (s. S. 428)
S – Sklerodaktylie
T – Teleangiektasie (Abb. **5.8 a**).

Häufig ist die Ösophagusbeteiligung (dann CREST-Syndrom genannt).

CRST-Syndrom

Es handelt sich um eine benigne Verlaufsform der Akrosklerodermie, bei der vier Symptome im Vordergrund stehen, die auch zur Diagnosebezeichnung führten:

Klinik:
C – Calcinosis
R – Raynaud-Symptomatik (s. S. 428)
S – Sklerodaktylie
T – Teleangiektasie (Abb. **5.8 a**).
Häufig ist die Ösophagusbeteiligung (dann auch CREST genannt mit „E“ – Ösophagus), ansonsten treten Organmanifestationen erst sehr spät auf. Die manch-

5.8

5.8 Unterschiedliche Verlaufsformen der PSS

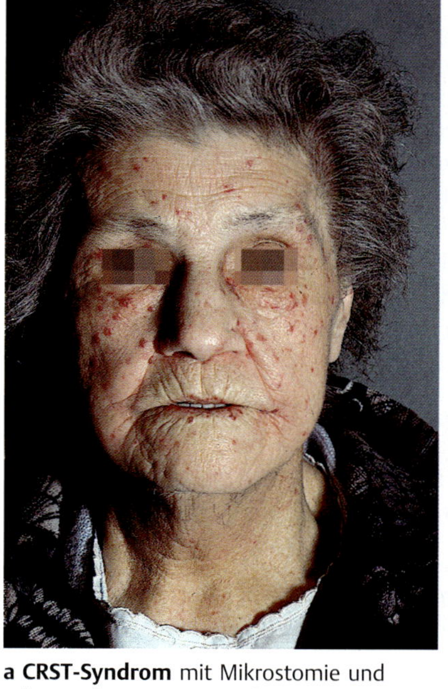

a CRST-Syndrom mit Mikrostomie und Teleangiektasien im Gesicht.

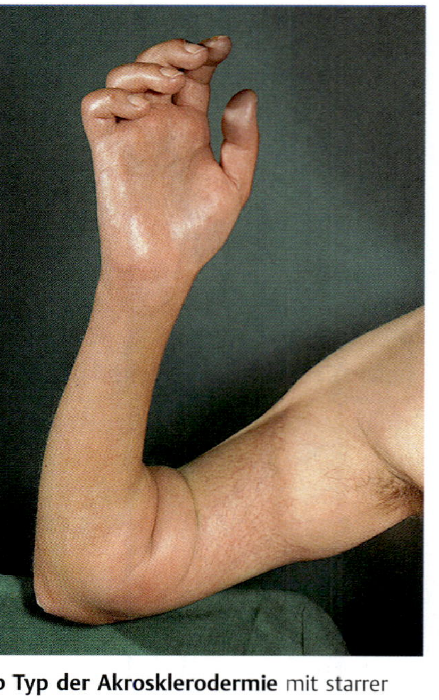

b Typ der Akrosklerodermie mit starrer Beugehaltung der Finger, Fingerkuppennekrosen und straffer Sklerose der Haut am Vorderarm. Die Haut der Ellenbeuge und der Axilla ist wenig befallen und tritt deshalb hernienartig hervor.

mal familiär gehäuft vorkommende Erkrankung bevorzugt Frauen des mittleren Erwachsenenalters.

Diagnostik: Pathognomonisch sind die bei der überwiegenden Zahl der Patienten nachweisbaren Autoantikörper, die gegen die Zentromere der Chromosomen gerichtet sind (Zentromeren-Antikörper), jedoch fehlen SCL 70-Antikörper.

Diagnostik: Pathognomonisch sind Antikörper gegen die Zentromeren.

Therapie: Sie entspricht der Therapie bei Akrosklerodermie.

Therapie: Wie bei der Akrosklerodermie.

▶ **Klinischer Fall.** Die 45 Jahre alte Patientin hat seit 4 Jahren eine Raynaud-Symptomatik, eine zunehmende Steifigkeit und Verschmälerung der Finger mit wiederholt schlecht heilenden Ulzerationen an den Fingerkuppen. Außerdem klagt sie über straffe Wangenhaut. Die klinische Untersuchung zeigt eine Mikrostomie und periorale Faltenbildung, Sklerosen an beiden Wangen, ein verkürztes, sklerotisches Zungenbändchen und eine atrophische Zungenoberfläche. An den Unterarmen ist eine ausgeprägte Sklerose erkennbar, daneben besteht eine Sklerodaktylie (Abb. **5.8b**). Die Blutuntersuchungen ergaben eine BKS von 30/72, antinukleäre Faktoren positiv (1:640) und SCL 70 positiv (1:128), CPK 8 (U/l). Der histopathologische Befund zeigte ein Infiltrat und verquollene Kollagenfaserbündel in der Dermis. Bei der Ösophagus-Breipassage wurde eine reduzierte Peristaltik und eine Ösophagusdilatation beobachtet. Diese Befunde sichern die klinische Verdachtsdiagnose einer progressiven systemischen Sklerodermie vom Akrosklerodermie-Typ.

◀ **Klinischer Fall**

5.3 Dermatomyositis

5.3 Dermatomyositis

▶ **Synonym:** Lila-Krankheit

▶ **Definition:** Generalisierte entzündliche Erkrankung des Mesenchyms, die neben der Skelettmuskulatur und der Haut auch andere Organe (Niere, Herz, Lunge) befällt.

◀ **Definition**

Epidemiologie: Selten. Sie kann sich in jedem Lebensalter manifestieren, zeigt aber Häufigkeitsgipfel um das 10. (kindliche Form) und zwischen dem 30. und 50. Lebensjahr (adulte Form). Frauen sind häufiger betroffen.

Epidemiologie: Die Erkrankung ist selten, sie betrifft Kinder und Erwachsene, bevorzugt Frauen.

Ätiologie und Pathogenese: Die Ätiologie ist unbekannt. Gelegentlich nachgewiesene Autoantikörper gegen Zellkernstrukturen, manchmal auch Immunkomplexablagerungen in den Gefäßwänden, deren pathogenetische Bedeutung jedoch unklar ist, sprechen für eine autoimmunologische Genese. Bakterielle und virale Infekte können bei genetischer Disposition evtl. auslösend wirken. Bei älteren Erwachsenen wird eine Syntropie von Dermatomyositis mit Malignomen (bevorzugt Karzinome des Gastrointestinaltrakts, weiblichen Genitaltrakts, der Lunge oder Mamma; T-Zell-Lymphome) diskutiert. In sehr unterschiedlicher Zahl (20–70%) der Dermatomyositis-Patienten wird ein maligner Tumor gefunden. Nach Tumorentfernung heilt die Dermatomyositis oft ab, bei Tumorprogression rezidiviert sie. Dabei kann die Dermatomyositis zugleich mit dem Malignom manifest werden, aber auch vorausgehen oder nachfolgen. Die Pathogenese solcher Zweiterkrankungen bei Malignomen ist noch unklar. Denkbar ist die Bildung von Tumortoxinen, die direkte Bindegewebsnoxen sind, oder von Tumorantigenen, welche die Produktion von Antikörpern anregen, die zugleich gegen Bestandteile der Dermis und der Muskeln gerichtet sind.

Ätiologie und Pathogenese: Autoimmunologisch, eventuell infektausgelöst. 20–70% der Patienten haben einen malignen Tumor.

Klinik: Hautsymptome: Symmetrisch periorbital, an den Wangen, am oberen Rücken und im Dekolleté sowie an den proximalen Extremitäten herrschen die typischen fliederfarbenen Erytheme vor, die anfänglich ödematös sind und später in flache, porzellan-weißlich glänzende Plaques übergehen (Abb. **5.9a**).

Klinik: Typisch sind fliederfarbene, später porzellan-weißlich glänzende Erytheme in der Periorbitalregion, an den Wangen (Abb. **5.9a**), im Dekolleté und striär ange-

5.9 Dermatomyositis

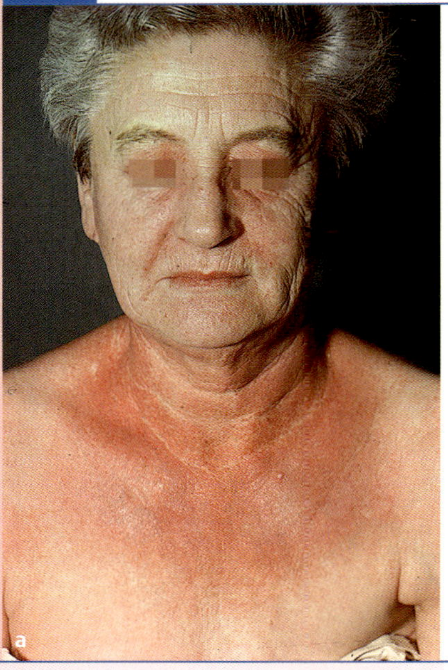

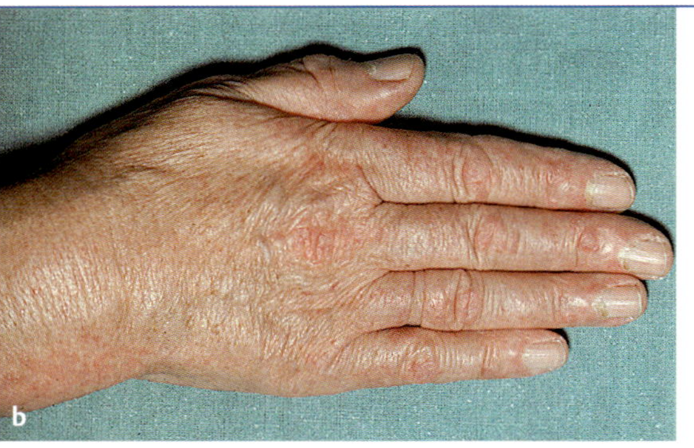

a Akuter Schub einer Dermatomyositis mit Rötung und Schwellung im Hals-Brust-Bereich, weniger im Gesicht. Die Rötung ist unscharf begrenzt. Die Mimik des Gesichtes „verplumpt".
b Dermatomyositis am Handrücken mit lividen, leicht keratotischen Infiltraten über den Streckseiten der Fingergelenke und der Fingergrundgelenke.

ordnete Erytheme an den Fingerrücken; ferner an den Fingern periunguale Erytheme mit Teleangiektasien (Abb. **5.9 b**). Diffuse atrophische Plaques an Stamm und Extremitäten bieten ein **poikilodermatisches Bild**. In späteren Stadien finden sich Kalkablagerungen in der Subkutis (Calcinosis cutis).

Muskulatur: Myositis kann den Hautsymptomen nachfolgen oder vorausgehen. Es besteht ein herdförmiger Befall, bevorzugt der proximalen Extremitäten.

Organbeteiligung: Niere, Herz, Lunge (Abb. **5.7**).

Diagnostik: (s. auch Abb. **5.4** und Abb. **5.7**). Die Diagnosesicherung erfolgt bei klinischem Verdacht durch den Nachweis der **Laborveränderungen** (LDH-, CPK-Erhöhungen), die **histopathologische Untersuchung** (Muskelbiopsie) und durch das **EMG,** das eine myogene Schädigung zeigt (s. u.).

Laborwerte: In akuten Schüben sind erhöht: BKS, CPK, LDH, Aldolase und Kreatinin. Bei Nierenbeteiligung besteht eine Proteinurie oder Hämaturie. Autoantikörper (Jo-l oder PM-SCL), ANA und Rheumafaktoren sind manchmal positiv. Im Elektromyogramm zeigt sich die für Muskelkrankheiten typische Konstellation.

Hypomimie bedingt den charakteristischen, traurigen Gesichtsausdruck. An den Fingerrücken bestehen striär rötliche Atrophien mit porzellanfarben-lichenoidem Glanz; weiterhin typisch sind an den Fingern periunguale Erytheme mit Teleangiektasien (Abb. **5.9 b**). Diffuse atrophische Plaques am Stamm und an den Extremitäten mit Hyper- und Depigmentierung geben ein poikilodermatisches Bild **(Poikilodermatomyositis).** In späteren Stadien entstehen Kalkablagerungen in der Subkutis (Calcinosis cutis), die ulzerieren können.
Muskulatur: Die Myositis kann den Hautsymptomen nachfolgen oder vorausgehen. Progrediente Schwäche und Schmerzhaftigkeit, besonders der proximalen Extremitätenmuskeln, sind typisch. Häufig können zuerst die Arme nicht mehr über den Kopf gehoben werden. Gefährlich ist die Beteiligung der Schlund- und Atemmuskulatur, die zu Dysphagie und Dyspnoe führt.
Innere Organe (Abb. **5.7**): Häufig sind Glomerulonephritis, Myokarditis, selten ist auch die Lunge mitbefallen (Fibrose, sekundäre Pneumonie).

Diagnostik: (s. auch Abb. **5.4** und Abb. **5.7**). Kraftminderung, zunehmende Muskelschmerzen und erythematöse Effloreszenzen, besonders im Gesicht und Dekolleté, aber auch an den Fingerrücken, weisen auf eine Dermatomyositis hin. Die Diagnose wird bestätigt durch die typischerweise **erhöhten Enzymspiegel** (LDH-, CPK-Erhöhungen, s. u.), die **histopathologische Untersuchung** von Haut und Muskel, die lymphohistiozytäre Infiltrate perivasal und im Bindegewebe erkennen lässt und durch das **EMG,** das eine myogene Schädigung zeigt (s. u.). Röntgenuntersuchungen sowie die Bestimmung der Nierenfunktion klären die Beteiligung innerer Organe.
Laborwerte: In akuten Schüben sind erhöht: BKS, Transaminasen (GPT, GOT), LDH und Aldolase sowie die CPK, wobei der CPK-Spiegel ein Maß für den Muskelzerfall darstellt. Zugleich ist Kreatin im Serum vermehrt und wird entsprechend im Urin verstärkt ausgeschieden. Bei Nierenbeteiligung besteht eine Proteinurie oder Hämaturie. In vielen Fällen sind im Serum Autoantikörper gegen Zellkernstrukturen (ANA) nachweisbar. Spezifisch für eine Dermatomyositis, aber nicht immer nachweisbar, ist der Jo-1-Antikörper (gegen Histidyl-tRNA-Synthetase). PM-SCL-Antikörper (gegen nukleoläre Proteine) und Rheumafaktoren sind manchmal positiv. Im Elektromyogramm (EMG) zeigt sich die für

Muskelkrankheiten typische Potenzialverkürzung bei erhaltener Darstellung der Einzelpotenziale.

Histopathologie: Die histopathologischen Befunde der Haut sind anfangs häufig unspezifisch, manchmal vom subakuten systemischen LE nicht zu unterscheiden. Die Epidermis zeigt Atrophie, vakuolige Basalzelldegeneration und eine verbreiterte Basalmembran. In der Dermis besteht ein Ödem und ein ausgeprägt perivasal betontes, **lymphozytäres Infiltrat.** Später überwiegen **Fibrose und Sklerose** des dermalen Bindegewebes. Die Muskulatur ist typischerweise herdförmig befallen. Die Muskelfasern zeigen zunächst eine ödematöse Quellung, degenerieren und zerfallen schließlich völlig, sodass leere Sarkolemm-Schläuche übrig bleiben. Im Interstitium ist ein lymphohistiozytäres Infiltrat vorhanden.

Histopathologie: Die Epidermis ist atrophisch mit vakuoliger Basalzelldegeneration. In der Dermis ist anfangs **ein lymphozytäres Infiltrat** vorhanden, später **Fibrose und Sklerose.**
Die Muskeln zeigen eine herdförmige Myositis.

▶ **Merke.** Bei Erwachsenen ist immer eine komplette Durchuntersuchung zum Ausschluss eines malignen Tumors angezeigt.

◀ **Merke**

Differenzialdiagnose: Wesentlich ist die Abtrennung von der progressiven systemischen Sklerodermie, vom systemischen Lupus erythematodes und vom Sharp-Syndrom sowie von Muskelerkrankungen (Muskeldystrophie, rheumatische Muskelerkrankung, Myasthenia gravis) und von einer Trichinose. Letztere verläuft in nur 7–8 Wochen. Anfangs zeigt sie ebenfalls Myalgien, Gesichtsödeme wie auch Fieber. Jedoch sind in der 4. Woche Trichinellen im Blut und in der Muskulatur nachweisbar, die die Diagnose sichern.

Differenzialdiagnose: PSS, SLE, Sharp-Syndrom, Muskelerkrankungen, Trichinose.

Therapie: Tumorsuche und Therapie des Tumors sind unbedingt notwendig. Initial sind **Steroide** Mittel der Wahl. Die Anfangsdosis ist 40–80 mg Methylprednisolon pro Tag. Ihre Reduktion richtet sich nach dem klinischen Verlauf, den Serumparametern (CPK, LDH, Aldolase, Kreatin) und der Kreatin-Ausscheidung im Urin. Meist ist eine jahrelange Therapie notwendig. Zugleich ist oft eine immunsuppressive Behandlung mit Azathioprin (z. B. Imurek) zur Einsparung von Steroiden angezeigt oder mit Methotrexat. Physiotherapeutische Maßnahmen verhindern Kontrakturen.

Therapie: Tumorsuche und Tumortherapie sind unbedingt notwendig.Therapeutisch kommen **Kortikoide** (Mittel der Wahl), Immunsuppressiva (Azathioprin) und Methotrexat in Betracht, welche die Prognose bessern.

Prognose: Die Behandlung mit Kortikosteroiden und Immunsuppressiva hat die früher extrem schlechte Prognose deutlich gebessert. Die Mortalität während der ersten zwei Jahre nach der Manifestation beträgt etwa 30%. Im Vordergrund der Sterblichkeit stehen jetzt Tumoren, interkurrente Infekte (bedingt durch die langfristige Kortikoid- und immunsuppressive Therapie) und Pneumonien (bedingt durch Ateminsuffizienz und Aspiration).

Prognose: Ist schlecht. 30% Mortalität in den ersten zwei Jahren trotz Verbesserung der therapeutischen Maßnahmen.

▶ **Klinischer Fall.** Seit 9 Monaten bemerkt die 58-jährige Patientin zunehmend eine Rötung der Wangen, der Finger und des Dekolletés (Abb. **5.9 a**). Zugleich war eine Schwäche beim Anheben der Arme und eine Kraftminderung aufgefallen. Stark erhöhte Werte für BKS, Lactatdehydrogenase, Aldolase, Transaminasen und Kreatinphosphokinase sprachen für eine Dermatomyositis. Das EMG mit polyphasischen Potenzialen bestätigte die Muskelbeteiligung. Die Durchuntersuchung ergab keinen Anhalt für ein Malignom. Mit Steroiden (anfangs 60 mg Prednisolon/die) und Azathioprin (Imurek, 100 mg/die) trat rasch eine Besserung ein, sodass das Prednisolon innerhalb von 4 Monaten auf 8 mg täglich reduziert werden konnte. Nach weiteren 6 Monaten kam es zu einer deutlichen Befundverschlechterung, die sich unter hohen Steroid-Dosen wieder gut besserte. Die erneute Durchuntersuchung erbrachte nun ein duktales Mammakarzinom, dessen vollständige Operation zu einer Remission der Dermatomyositis führte.

◀ **Klinischer Fall**

6 Physikalisch und chemisch bedingte Hauterkrankungen

6 Physikalisch und chemisch bedingte Hauterkrankungen

6.1 Mechanische Hautschäden

6.1 Mechanische Hautschäden

Durch Druck, Scheuern und Reiben kommt es zur Blasenbildung (Marschblase, Druckblase, Reibeblase).
Bei chronisch wiederholter unterschwelliger Schädigung kommt es zu **Schwielenbildung** (Kallus) mit Ausbildung eines zentralen keratotischen Pfropfs, der einem Fremdkörper gleicht und schmerzhaft auf die Unterlage drückt: **Klavus** (Hühnerauge).
Schwielen und Klavi treten an den mechanischen Druckstellen der Hände in Zusammenhang mit Arbeitsgeräten, Instrumenten und Sportartikeln auf sowie an den Füßen im Zusammenhang mit engem Schuhwerk, punktueller Belastung bei sportlichen Besonderheiten und in der Umgebung der Fußsohlenwarzen.
Bei besonderer punktueller Überlastung kann es zu wiederholten Hämatomen kommen: z. B. Tenniszehe (Abb. **6.1**) oder Onycholysis haemorrhagica (blutige Nagellösung).

Zur **Blasenbildung** kann es durch Druck oder Reibung kommen.
Zu **Schwielenbildung** kommt es bei chronischem Reiz mit Ausformung von **Klavi** (Hühneraugen).

Bei punktuellem Druck kommt es zu Blutung (Tenniszehe, Abb. **6.1**) oder Onycholysis haemorrhagica.

6.1 „Tenniszehe"

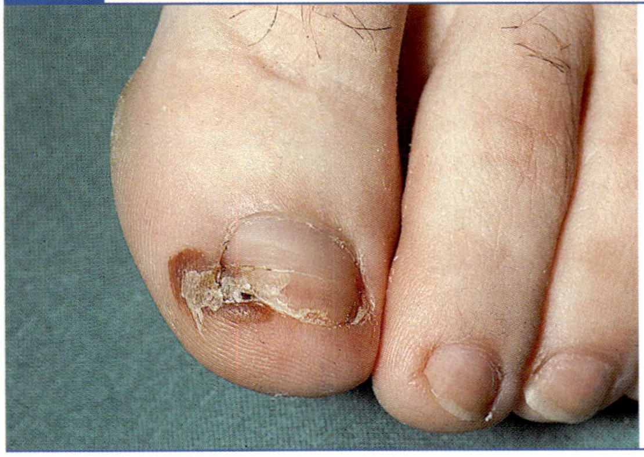

Durch wiederholten Schuhdruck kommt es zur subepidermalen und intraepidermalen Blasenbildung, die sich erst nach Wochen nach außen abschilfert.

6.1

Durch Brillendruck kann es hinter dem Ohr oder am Nasenrücken zu Druckschwielen mit schmerzhaftem Granulationsgewebe kommen **(Granuloma fissuratum)**.
Die **Therapie** besteht in jedem Fall in der Druckentlastung oder Druckverteilung. Blasen sind steril zu punktieren, Schwielen und Klavi abzutragen. Die Entfernung des zentralen Pfropfes ist oft schwierig und beinhaltet die Gefahr der Fistelbildung (besonders bei Diabetes mellitus und bei Durchblutungsstörungen).

Granuloma fissuratum (Druckschwiele) entsteht durch Brillendruck hinter dem Ohr.

Therapie: Druckentlastung, Abtragen von Schwielen und Klavi.

6.2 Hautveränderungen durch Temperatur, Strahlen und chemische Einwirkungen

6.2 Hautveränderungen durch Temperatur, Strahlen und chemische Einwirkungen

Hautveränderungen durch Hitze, Kälte, Verätzungen, Säuren und Alkalien sowie durch Strahlung (ultraviolette und ionisierende Strahlung) zeigen eine typische dosisabhängige Dreigliederung (Tab. **6.1**).
Während nach Verbrennung, Unterkühlung und Verätzungen die Schäden sofort auftreten und nach wenigen Tagen ihre endgültige Ausdehnung erkennen lassen, zeigen die Strahlenschäden eine charakteristische Latenzzeit. Diese sind in Tab. **6.2** zusammengestellt.

Hautveränderungen durch Hitze, Kälte, Verätzungen und Strahlung (UV- u. ionisierende Strahlung) zeigen eine dosisabhängige Dreigliederung (Tab. **6.1**).

6.1 Grundeinteilung von Verbrennungswunden

Grad der Verbrennung	*Symptome/Konsistenz*	*Bemerkungen*
1	Haut gerötet (Erythem) und geschwollen/weich	Die Schädigung beschränkt sich auf die oberste Schicht der Epidermis; das schmerzhafte Erythem ist Folge der Hyperämie. Restitutio ad integrum.
2 a	Blasenbildung; Haut rot, Oberfläche feucht/weich	Die gesamte Epidermis ist betroffen; bei tiefen Verbrennungen (2 b) zweiten Grades können auch Teile des Coriums zerstört sein. ***Zerstörung der Hautanhangsgebilde. Subepidermale Blasen.***
2 b	Haut am Blasengrund weiß/derber, teilweise nekrotisch	Restitutio ad integrum. Sehr schmerzhaft, Infektionsgefahr.
3	Haut trocken, grau, weiß oder tiefrot, eventuell mit schwarzem Schorf bedeckt/lederartig	Vollständige Zerstörung von Epidermis und Corium, auch die Subkutis kann mitbetroffen sein. Heilung per granulationem mit Narbenbildung und Schrumpfung. Nach dem Trauma analgetisch, da die Nervenendigungen mitverbrennen, Infektionsgefahr.

6.2 Strahlenschäden der Haut

Auslösung	*Latenzzeit für Erythem und Blasen (Grad 1 + 2)*	*Klinische Beispiele*	*Folgezustände*
UVB	12–24 h	Sonnenbrand (Abb. **6.3**)	Pigmentierung
UVA und Sensibilisator	48–72 h	Wiesengräserdermatitis (Abb. **6.4**) PUVA-Verbrennung	Pigmentierung
ionisierende Strahlen (Röntgenstrahlen)	3–4 Wochen	Zustand nach Röntgentherapie Röntgenschäden	Pigmentierung Hautatrophie, Fibrose

1. Grad – Erythem

1. Grad – Schmerzhaftes **Erythem** mit Ödem im betroffenen Bereich. Spontane Abheilung nach Tagen bis Wochen ohne Narben. Posteruptive Hyperpigmentierung ist möglich.

2. Grad – Blasenbildung (Abb. **6.2**)

2. Grad – Schmerzhafte, entzündliche Rötung mit flächigen oder herdförmigen **Blasenbildungen** (Abb. **6.2**). Abheilung nach Wochen und Monaten ohne Narbenbildung (cave Superinfektion) mit der Möglichkeit der posteruptiven Pigmentinkontinenz.

3. Grad – Gewebsnekrose

3. Grad – Tiefgreifende **Gewebezerstörung** mit weißlichem oder schwärzlichem Schorf, gelegentlich hämorrhagisch durchsetzt. Die betroffenen Bereiche sind analgetisch. Abheilung nach spontaner oder chirurgischer Entfernung der Nekrosen (cave Superinfektion) nach Monaten mit Narbenbildung, Pigmentverlust und Keloidgefahr.

Therapie: Verbrennungen und Verätzungen sollen sofort mit Wasser gekühlt und gespült werden. Erfrierungen sind langsam aufzuwärmen. Bei Veränderungen 1. bis 2. Grades (Erythem und Blasenbildung) reicht die lokale Behandlung. Bei großflächigem Befall werden kurzfristig systemische Steroide oder Antirheumatika eingesetzt. Bei Veränderungen 3. Grades sind die Nekrosen abzutragen und die Defekte nach der Säuberung plastisch zu decken.

Therapie: Verbrennungen und Verätzungen sollten sofort gekühlt und mit reichlich Wasser gespült werden. Neutralisationsversuche sind wenig sinnvoll. Erfrierungen sind langsam aufzuwärmen. Bei Veränderungen 1. Grades reichen lokale antientzündliche Maßnahmen, gelegentlich unterstützt durch kurzfristige systemische Gabe von Steroiden oder nichtsteroidalen Antirheumatika. Dasselbe gilt für Veränderungen 2. Grades. Dabei sollten die Blasen steril eröffnet werden (Blasendecke als Verband verwenden). Die Lokalbehandlung ist desinfizierend oder antibiotisch zu führen. Bei Schädigungen 3. Grades ist eine schonende Entfernung der Nekrosen anzustreben. Nekrolytische Lokalanwendungen sind hilfreich, oft muss die Nekrose in mehreren Schritten chirurgisch entfernt werden. Großflächige Schäden gehören zur Akutbehandlung und zur plastisch-rekonstruktiven Deckung in ein chirurgisches Verbrennungszentrum.

6.2 Verbrennung 2. Grades

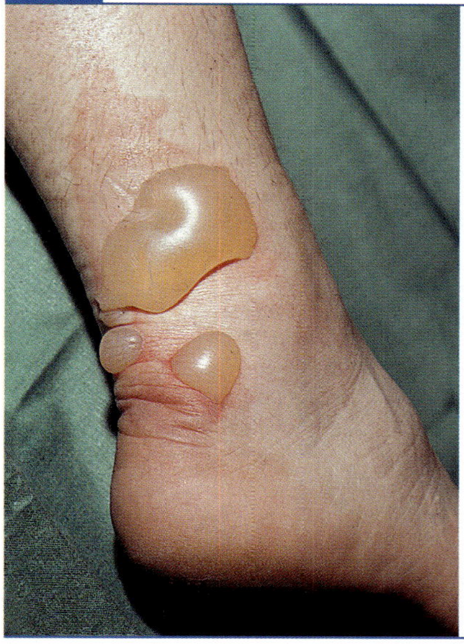

Prall gefüllte Blasen und umgebende Rötung (Verbrennung 1. Grades der Umgebung).

6.2

6.2.1 Sonnenbrand

6.2.1 Sonnenbrand

▶ **Synonyme:** Dermatitis solaris, UV-Erythem

▶ **Definition:** Akute Entzündung der Haut mit Rötung, Schwellung, Schmerzen und Juckreiz, gelegentlich Blasenbildung, mit strenger Begrenzung auf die lichtexponierten Areale.

◀ **Definition**

Epidemiologie: Ein Sonnenbrand tritt nach jeder übermäßigen Sonnenexposition auf. Er ist sehr häufig bei hellhäutigen Menschen (Hauttyp I und II), tritt wiederholt und in unterschiedlicher Stärke auf. Bei Menschen mit guter Pigmentierung (Hauttyp III und IV) sowie bei dunkelhäutigen Rassen ist der Sonnenbrand ausgesprochen selten. Zur Einteilung der Hauttypen s. Tab. **1.1**.

Epidemiologie: Ein Sonnenbrand tritt nach jeder übermäßigen Sonnenexposition auf. Er ist bei hellhäutigen Menschen sehr häufig und bei gut pigmentierten selten.

Ätiologie und Pathogenese: Der Sonnenbrand stellt den akuten Strahlenschaden der ultravioletten Strahlung dar, unabhängig ob die Exposition durch Sonnenlicht oder durch künstliche Strahlungsquellen erfolgt. Primär wird die Epidermis geschädigt. Diese setzt Entzündungsmediatoren (Prostaglandine) frei, die in wenigen Stunden die Entzündung in der Dermis verursachen. Ein **schwacher Sonnenbrand** wird durch Epidermisproliferation und Hyperkeratose (Lichtschwiele) sowie Hyperpigmentierung beantwortet, während ein **schwerer Sonnenbrand** nach Blasenbildung zu hypopigmentierten Narben führen kann.
Der Sonnenbrand wird im Wesentlichen durch das UVB (280 – 320 nm) ausgelöst. Prinzipiell können auch UVC (250 – 280 nm) und, wenn auch nur in sehr hohen Dosen, UVA (320 – 400 nm) ein Erythem auslösen. In der Regel löst aber die UVA-Bestrahlung eine Hyperpigmentierung ohne vorhergehendes Erythem aus.

Ätiologie und Pathogenese: Der Sonnenbrand stellt den akuten Strahlenschaden der UV-Strahlung dar. Die primär epidermale Schädigung induziert durch Mediatoren die dermale Entzündung.
Leichter Sonnenbrand: Epidermisproliferation und Lichtschwiele mit Hyperpigmentierung.
Schwerer Sonnenbrand: Blasenbildung mit nachfolgender Hypopigmentierung. Der Sonnenbrand wird im Wesentlichen durch UVB (280 – 320 nm) ausgelöst.

Klinik: Streng auf die lichtexponierten Hautareale begrenzt treten Rötung, Schwellung und bei starker Exposition auch Blasenbildung auf (Abb. **6.3**). Die Symptome beginnen 6 – 8 h nach der Exposition, haben ihren Höhepunkt nach 24 – 36 h und klingen nach 1 – 2 Wochen ab. Der Sonnenbrand juckt und schmerzt in der Anfangs- und der Kulminationsphase. Zurück bleibt eine posteruptive Hyperpigmentierung. Im Rahmen eines Sonnenbrandes im Gesicht kann eine begleitende Konjunktivitis und Keratitis solaris auftreten. Ein groß-

Klinik: Rötung und Schwellung treten 6 – 8 h nach Lichtexposition auf den exponierten Arealen auf mit einem Höhepunkt nach 24 – 36 h (Abb. **6.3**). Juckreiz und Schmerzen prägen die erste Phase. Zurück bleibt eine Hyperpigmentierung. Bei einem Sonnenbrand im Gesicht ist eine begleitende Konjunktivitis und Keratitis solaris möglich.

6.3

6.3 **Akuter Sonnenbrand**

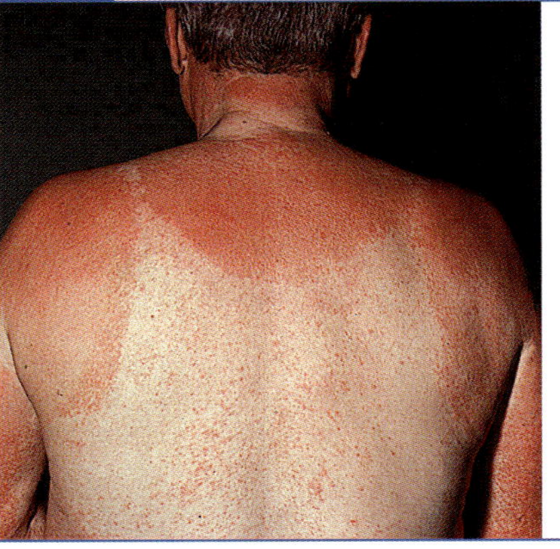

24 h nach Sonnenexposition bei der Gartenarbeit (entspricht der 4fachen minimalen Erythemdosis).

flächiger Sonnenbrand mit bullöser Komponente kann zu Fieber, Allgemeinsymptomen und Superinfektionen der verletzten Blasen führen.

Diagnostik: Exposition, zeitlicher Ablauf und Morphologie ermöglichen die Diagnose.

Diagnostik: Die Diagnose ist aus der Anamnese (Lichtexposition), dem zeitlichen Ablauf mit dem Maximum 24 h nach der Exposition und der sehr typischen, scharf begrenzten Morphologie leicht zu stellen.

Histopathologie: Die Veränderungen beginnen in der Epidermis mit „Sonnenbrandzellen" und evtl. nekrolytischer Blasenbildung. In der Dermis folgt eine unspezifische perivaskuläre Entzündung mit einem Maximum nach 24 h.

Histopathologie: Die Erstveränderungen finden sich in der Epidermis. Schon nach wenigen Stunden treten dyskeratotisch veränderte und vakuolisierte Keratinozyten, so genannte Sonnenbrandzellen auf, denen je nach Stärke des Schadens ein Ödem oder eine nekrolytische Blasenbildung folgt. Die oberflächlichen Gefäßbereiche der Dermis zeigen eine Vasodilatation, ein Ödem und ein perivaskuläres Rundzelleninfiltrat, das nach 8 – 12 h beginnt und sein Maximum nach 24 h aufweist.

Differenzialdiagnose: Differenzialdiagnostisch ist eine phototoxische Reaktion abzugrenzen, die verzögert abläuft (Tab. **6.2**).

Differenzialdiagnose: Differenzialdiagnostisch muss eine phototoxische Reaktion abgegrenzt werden, die in der Regel eine längere Latenzzeit nach der Lichtexposition aufweist und morphologisch den Kontakt mit dem Sensibilisator nachzeichnet (Tab. **6.2**).

Therapie: Mit lokalen Kortikosteroiden. Schwere Fälle sollen möglichst frühzeitig mit Prostaglandinhemmern (z. B. 3 × 25 – 50 mg Voltaren) oral behandelt werden.

Therapie: Ein **leichter** und kleinflächiger Sonnenbrand kann lokal mit Kortikosteroiden behandelt und bei frühem Beginn teilweise unterdrückt werden. Es empfiehlt sich die Anwendung in Creme, Gel oder Lotio und nicht als Salbe. Bei **schwerem** oder großflächigem Sonnenbrand ist zusätzlich eine, möglichst frühzeitig einsetzende, systemische Behandlung angezeigt und notwendig. Diese soll mit 3 × 25 – 50 mg Voltaren oral durchgeführt werden. Auch andere Prostaglandinhemmer sind hilfreich und wirken in der Regel besser als systemische Kortikoide.

Prognose: Gut, heilt nach 1 – 2 Wochen ab.

Prognose: Ein Sonnenbrand heilt nach 1 – 2 Wochen ab. Schwere Formen mit Blasenbildungen können zu depigmentierten Narben führen.

▶ **Merke**

▶ **Merke.** Der Sonnenbrand stellt ein biologisches Alarmsignal dar, hinweisend, dass kumulative Effekte nach Jahren und Jahrzehnten zur Photokarzinogenese der Haut führen können.

6.2.2 Wiesengräserdermatitis

6.2.2 Wiesengräserdermatitis

▶ **Synonym:** Dermatitis pratensis

▶ **Definition:** Die Wiesengräserdermatitis ist eine durch Pflanzenextrakte und anschließende UVA-Bestrahlung verursachte, gegenüber dem Sonnenbrand protrahiert verlaufende Entzündung der Haut mit starker posteruptiver Pigmentierung.

◀ **Definition**

Epidemiologie: Die Wiesengräserdermatitis tritt im Frühsommer bis Herbst häufig auf. Es sind vorwiegend Menschen betroffen, die beruflich oder in der Freizeitgestaltung mit Pflanzen in Berührung kommen und sich anschließend der Sonne aussetzen. Menschen aller Hauttypen und aller Pigmentierungsstärken können betroffen sein.

Epidemiologie: Sie tritt vorwiegend im Frühsommer bis Herbst bei Menschen auf, die Pflanzenkontakt haben und sich der Sonne aussetzen.

Ätiologie und Pathogenese: Es handelt sich um eine obligate phototoxische Hautreaktion, die nur dann zustande kommt, wenn die Haut von außen oder in seltenen Fällen auf dem Blutwege mit einem Photosensibilisator versehen wird. Der Sensibilisator absorbiert Lichtenergie und überträgt diese in unterschiedlicher Weise auf benachbarte Moleküle. Er kann dabei chemisch unverändert bleiben oder selbst als Substrat an der Reaktion beteiligt sein. Die auslösenden Wellenlängen liegen im UVA- und im sichtbaren Licht.

Es kommen viele Sensibilisatoren infrage. Die meisten entstammen der Stoffgruppe der **Psoralene** (Furocoumarine) und sind in Blättern, Stängeln und Fruchtständen von vielen heimischen und exotischen Pflanzen enthalten. In Europa sind bedeutsam: Pastinak (Pastinaca), Herkulesstaude (Heracleum mantegazzianum), Meisterwurz (Peucedanum ostruthium), Engelbrustwurz (Angelica), Feigenbaum (Ficus carica), Wiesenraute (Ruta graveolens), Bergamotte (Citrus bergamia), Knorpelmöhre (Ammi majus), Sellerie (Apium graveolens). Diese Pflanzen werden gelegentlich in Gewürze und Getränke (Kräuterlikör) eingearbeitet oder auch als Gemüse genossen. Die daraus resultierende phototoxische Reaktion ist in der Regel flächig und zeichnet nur die Lichtexposition ab.

Sensibilisatoren sind aber auch im **Steinkohlenteer** enthalten. **Akridinfarbstoffe** und **Medikamente** können ebenfalls als Sensibilisatoren wirken. 8-Methoxypsoralen wirkt sowohl lokal wie systemisch angewandt als ein obligat phototoxisches Medikament. Reaktionen sind aber auch beschrieben bei internen Applikationen von Phenothiazinen, insbesondere Chlorpromazin, Tetrazyklinen, insbesondere Dimethylchlortetrazykline, Nafidixinsäure und anderen nichtsteroidalen Antirheumatika und von 3,5- sowie 8-Methoxypsoralen (vgl. PUVA-Therapie).

Ätiologie und Pathogenese: Es handelt sich um eine obligate phototoxische Hautreaktion, die durch das Zusammenwirken eines Photosensibilisators mit Licht zustande kommt. Auslösend wirken UVA- und sichtbares Licht.

Viele Photosensibilisatoren stammen aus der Stoffgruppe der **Psoralene** (Furocoumarine) und sind pflanzlicher Herkunft.

Klinik: Die Hautveränderungen zeigen in der Regel ein streifiges, blattförmiges oder netzartiges Muster, das den Kontaktstellen mit Pflanzen und deren Schnittflächen entspricht. Die zur Auslösung notwendige Sonnenexposition definiert zudem die Lokalisation an den Extremitäten und gelegentlich an der Sitzfläche. 24–48 h nach dem Pflanzenkontakt und der anschließenden Sonnenexposition treten Rötungen und Blasenbildungen auf, die ihr Maximum nach 3 Tagen ausbilden (Abb. **6.4**). Subjektiv wird **Juckreiz**, vor allem aber **brennender Schmerz** empfunden, der mehrere Tage anhalten kann. Bei Öffnung der Blasen kann es zu Superinfektionen kommen. Die Elemente heilen nach 2–4 Wochen mit einer starken **Hyperpigmentierung** ab. Diese kann monatelang persistieren.

Folgt nach Kontakt mit den Photosensibilisatoren nur eine sehr schwache Lichtexposition, so kann die entzündliche Phase fehlen. Es kommt dann nach 1–2 Wochen direkt zur Hyperpigmentierung, die oft noch die bizarren Muster des Pflanzenkontaktes oder von „laufenden Tropfen" wiedergeben. Diese Sonderform wird **Photodermatitis pigmentaria** genannt und in Anlehnung an die Auslösung durch Kosmetika auch als **„Berloque"-Dermatitis** bezeichnet.

Klinik: Streifige oder blattförmige Muster zeigen die Kontaktstellen mit Pflanzen an sonnenexponierten Hautstellen. Nach 1–2 Tagen zeigt sich eine scharf begrenzte Rötung mit Blasenbildung, die ihr Maximum nach 3 Tagen ausbildet (Abb. **6.4**). Neben **Juckreiz** wird vor allem brennender Schmerz empfunden. Abheilung nach 2–4 Wochen mit starker **Hyperpigmentierung**.

Nach schwacher Lichtexposition kann es ohne entzündliche Phase direkt zur Hyperpigmentierung kommen als **Photodermatitis pigmentaria** und auch als **„Berloque"-Dermatitis**.

6.4

6.4 **Hauterscheinungen bei Wiesengräserdermatitis**

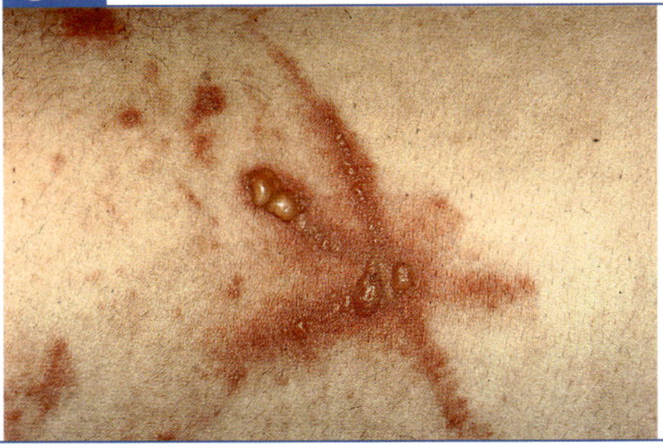

Streifige Rötung der Haut und daraufsitzende pralle, kleine bis mittelgroße Blasen.

Diagnostik und Differenzialdiagnose: Die streifige Anordnung, die bullöse Komponente und das 2- bis 3-tägige Intervall nach der Sonnenexposition erlauben die Diagnose und die Abgrenzung vom Sonnenbrand (Tab. **6.2**).

Diagnostik und Differenzialdiagnose: Die Diagnose ist aus der ganz besonderen streifigen Anordnung, der bullösen Morphologie und dem 2- bis 3-tägigen Intervall seit der Sonnenexposition zu stellen. Diese Merkmale erlauben auch eine Abgrenzung zum Sonnenbrand (Tab. **6.2**). Die Porphyria cutanea tarda (s. S. 351) kann aufgrund der Porphyrinwerte, die bei der Wiesengräserdermatitis immer normal sind, leicht abgegrenzt werden.

Histopathologie: Sonnenbrandzellen in der Epidermis, nekrolytische Blasenbildungen und dermale Rundzellinfiltrate treten wie beim Sonnenbrand, jedoch deutlich verzögert auf.

Histopathologie: In Analogie zum Sonnenbrand weist die Wiesengräserdermatitis epidermale Veränderungen (Sonnenbrandzellen) auf, jedoch verzögert erst 12 – 24 h nach der UV-Exposition. Nekrolytische Blasenbildungen sind häufig. Die Entzündung mit einer Vasodilatation und Rundzellinfiltraten im Corium tritt am 2. und 3. Tag in voller Stärke auf.

Therapie: Lokal oder in schweren Fällen systemisch mit Kortikosteroiden, leider nur mit geringem Erfolg.

Therapie: Die Behandlung ist lokal mit glukokortikoidhaltigen Cremes und Lotiones durchzuführen. In schweren Fällen kann mit einer systemischen Kortikosteroidgabe über 2 – 3 Tage eine gewisse Linderung erreicht werden. Prostaglandinhemmer wirken nicht.

Prognose: Gut, heilt nach 2 – 4 Wochen mit starker Hyperpigmentierung ab.

Prognose: Abheilung nach 2 – 4 Wochen, wobei eine starke, oft monatelang persistierende Hyperpigmentierung zurückbleibt. Die Therapie kann den Ablauf kaum beeinflussen, wenn man von den subjektiven Empfindungen absieht.

▶ **Klinischer Fall**

▶ **Klinischer Fall.** Eine Gruppe von 12 Kindern spielte an einem sonnigen Frühsommertag an den fetten Waldrändern eines Altlaufes in Badehosen und schnitt frisches Gras für die Kaninchen. Am Tag darauf zeigten 8 dieser Kinder typische Sonnenbrände der freigetragenen Körperstellen, die bei dem einen hellrot, bei dem anderen sattrot, überwärmt und berührungsempfindlich imponierten. Einige Kinder hatten erhöhte Temperatur, blieben, zumal im Sonnenbrand einzelne Bläschen auftraten, wegen Varizellen-Verdacht zu Hause und wurden dem Kinderarzt vorgestellt. Erst als am 3. Tag nach der Sonnenexposition die Bläschen aufgereiht erschienen und sich auf streifigen oder sternförmigen tiefroten Entzündungen stehend Kontaktstellen mit geschnittenem Gras abzeichneten, konnte die Diagnose einer Wiesengräserdermatitis gestellt werden. Insgesamt 6 Kinder waren von Sonnenbrand und Wiesengräserdermatitis (Abb. **6.4**) betroffen. Deutlich wurde die Unterscheidung erst, als der Sonnenbrand (teilweise unter oralen nichtsteroidalen Antiphlogistika) zurückging und die Wiesengräserdermatitis 2 Wochen persistierte. Zurück blieben über mehrere Monate streifige Hyperpigmentierungen. Infektiöse Kinderkrankheiten konnten ausgeschlossen werden.

7 Erregerbedingte Krankheiten

7.1 Mykosen der Haut

7.1.1 Allgemeines

Pilze stellen taxonomisch neben den Pflanzen und Tieren ein eigenes Reich dar. Sie sind **Eukaryonten**, d.h. das Genom liegt in einem Zellkern. Zusätzlich besitzen sie Organellen, die ebenfalls DNS enthalten und frei im Zytoplasma liegen. Pilze sind **heterotroph**, d.h. sie haben kein Chlorophyll und leben von organischen Substanzen, die sie nach enzymatischem Aufschluss durch die Zellwand aufnehmen.
Die Zellwand von Pilzen enthält im Wesentlichen Glukane und Chitin, dadurch unterscheidet sich die Pilzzelle von der Pflanzenzelle, deren Zellwand aus Zellulose besteht, und von der Säugetierzelle, die keine Zellwand besitzt. Die Zytoplasmamembran der Pilzzelle enthält Ergosterin, sie unterscheidet sich dadurch von der Säugetierzelle, die Cholesterin enthält. Diese zytologischen Unterschiede sind von Bedeutung bei der Entwicklung von nebenwirkungsarmen spezifischen Antimykotika, die z.B. Ergosterin, Glukan oder Chitin inhibieren.

Systematik und Nomenklatur: Die Pilze werden bisher nach morphologischen Merkmalen in 5 Klassen unterteilt: Myxomyceten, Phycomyceten, Ascomyceten, Basidiomyceten und Deuteromyceten. Die humanpathogenen Pilze stammen im Wesentlichen aus der Klasse der Deuteromyceten oder Fungi imperfecti, da die sexuellen Organe bei vielen Pilzen nicht bekannt sind.
Für den medizinischen Gebrauch werden die relevanten humanpathogenen Pilze in 3 Gruppen gegliedert:
D-H-S-System:
- **D**ermatophyten (Fadenpilze)
- **H**efen (Sprosspilze)
- **S**chimmelpilze.

Diese Einteilung ist für die Auswahl des Antimykotikums von Bedeutung, die selektive Wirksamkeit bei Dermatophyten, Hefen oder Schimmelpilzen haben.
Weitere Erreger von Haut- und Systemmykosen mit hoher Pathogenität sind die **dimorphen oder bipasischen Pilze** (s.S. 112). Sie kommen in Europa nur sporadisch vor. Fast immer werden sie bei Auslandsaufenthalten in Endemiegebieten aquiriert.

Ätiologie und Pathogenese: Entscheidend für die Entstehung einer Mykose ist die Möglichkeit in die Haut einzudringen und dort der Immunabwehr des Wirtes zu entkommen. Die meisten Pilze sind fakultativ pathogen, d.h. nur bei gestörter Hautbarriere oder Immunabwehrstörungen können sie eine Erkrankung auslösen (opportunistische Infektionen).
Dermatophyten besitzen Keratinasen, die humanes Keratin verdauen können und befallen ausschließlich Haut, Haare und Nägel. **Hefen** besiedeln bevorzugt das feucht-warme Milieu der Schleimhäute und Hautfalten. Bei angeborenen und erworbenen zellulären Immundefekten können sie zu schweren chronischen und granulomatösen Mykosen der Haut und inneren Organe führen, bei Störung der Granulozytenfunktion auch zur Sepsis (z.B. Candidasepsis). **Schimmelpilze** sind meist harmlose Anflugkeime auf organischem Material (z.B. in Blumentöpfen), die bei schweren Schädigungen der Haut (z.B. Verbrennungen) oder bei schweren Immunabwehrstörungen über die Inhalation der Sporen zu lebensbedrohlichen Systemmykosen führen können (z.B. Aspergillose, Mukormykose bei Leukämie).

7 Erregerbedingte Krankheiten

7.1 Mykosen der Haut

7.1.1 Allgemeines

Pilze stellen neben den Pflanzen und Tieren ein eigenes Reich dar. Pilze sind **Eukaryonten**, sie sind **heterotroph**.

Die Zellwand der Pilze enthält Chitin und Glukane. Die Zytoplasmamembran enthält Ergosterin statt Cholesterin.

Systematik und Nomenklatur: Humanpathogene Pilze stammen im Wesentlichen aus der Klasse der Deuteromyceten.

Die medizinisch relevanten Pilze werden in 3 Gruppen eingeteilt:
D-H-S-System:
- **D**ermatophyten
- **H**efen
- **S**chimmelpilze.

Ätiologie und Pathogenese: Die meisten Pilze sind fakultativ pathogen, d.h. nur bei gestörter Hautbarriere oder Störungen der zellulären Immunabwehr kommt es zur Erkrankung.

Dermatophyten befallen ausschließlich Haut, Haare und Nägel.
Hefen können Haut und Schleimhäute und innere Organe befallen.
Schimmelpilze sind nur bei schweren Immunabwehrstörungen pathogen.

7.1.2 Infektionen durch Dermatophyten (Tinea)

7.1.2 Infektionen durch Dermatophyten (Tinea)

▶ **Synonym:** Dermatophytosen, Dermatophyteninfektion

▶ Definition

▶ **Definition:** Infektionen von Haut, Haaren und Nägeln durch Dermatophyten, die humanes Keratin abbauen können, werden als Tinea bezeichnet. Sie werden in 3 Gattungen unterteilt:
- Trichophyton species
- Microsporum species
- Epidermophyton species.

Epidemiologie: Dermatophyten kommen im Erdboden vor (geophil), werden von Tieren auf den Menschen (zoophil) oder von Mensch zu Mensch (anthropophil) übertragen.

Häufigster Erreger der Tinea ist der anthropophile Dermatophyt **Trichophyton rubrum**. **Trichophyton mentagrophytes, Microsporum canis** und **Trichophyton verrucosum** werden von Tieren auf den Menschen übertragen.

Epidemiologie: Sie können aus dem Erdboden (geophile Arten), von Tieren (zoophile Arten) oder von Mensch zu Mensch (anthropophile Arten) übertragen werden. Die Sporen können sehr lange überleben. Sie sind resistent gegenüber Austrocknung. Weltweit gibt es ca. 40 verschiedene Arten, die in regional unterschiedlicher Häufigkeit zu finden sind.
Häufigster Erreger der Tinea im mitteleuropäischen Raum ist der anthropophile Dermatophyt **Trichophyton rubrum**, der in 60–80% der Fälle aus Hautschuppen und Nägeln isoliert wird (Tinea corporis, Tinea unguium). Dabei ist kein direkter Hautkontakt erforderlich. Die Hyphen und Sporen können lange Zeit auf Gegenständen überleben. In 10–20% wird **Trichophyton mentagrophytes** isoliert, das meist von Haustieren auf den Menschen übertragen wird. Immer häufiger wird das sehr kontagiöse **Microsporum canis** – vor allem von Katzen – übertragen, das bevorzugt die Haare von Kindern befällt (Tinea capitis). In ländlichen Regionen kommen Infektionen mit **Trichophyton verrucosum** vor, der von Rindern auf den Menschen übertragen wird.
Der anthropophile Dermatophyt **Epidermophyton floccosum** ist seltener zu finden. Er befällt meist die intertriginösen Hautfalten. In den letzten Jahren wird zunehmend ein anthropophiler Dermatophyt **Trichophyton tonsurans** isoliert, der aus USA eingewandert ist und häufig von Sportlern übertragen wird (sog. Sportmattenpilz).

Klinische Formen

Klinische Formen: Dermatophyten können sich nach Eindringen in die Epidermis zentrifugal ausbreiten und eine Entzündungsreaktion von sehr unterschiedlicher Intensität hervorrufen. Gelegentlich sieht man mehrere konzentrische Wachstumsringe. **Trichophyton rubrum** ruft meist nur eine geringe Entzündung am Rand der Läsion hervor, im Zentrum heilt die Mykose wieder ab. Die Pilze leben im Stratum corneum der Epidermis.

Bei der **Tinea superficialis** (Abb. **7.1a**) finden sich Pilze nur in der oberen Schicht der Epidermis.

Diese häufigste Form mit typischen randbetonten erythemato-squamösen Herden wird als **Tinea superficialis** bezeichnet (Abb. **7.1 a**). Man unterscheidet akute entzündliche stark juckende Schübe mit vesikulösen, dyshidrosiformen Effloreszenzen und langsam wandernde chronisch entzündliche, randbetonte Herde, die durch stärkere Schuppung charakterisiert sind. Trichophyton rubrum kann vor allem an Handflächen und Fußsohlen eine hyperkeratotische Tinea ohne Entzündungszeichen hervorrufen. Man findet in den Hautschuppen massenhaft Hyphen.

Wenn die Pilze entlang der Haarfollikel in die Tiefe wandern, entsteht die **Tinea profunda** mit Pusteln und entzündlichen Infiltraten. Sie tritt vor allem im Bartbereich (Abb. **7.1b**) und am behaarten Kopf bei Kindern auf.

Zoophile Dermatophyten rufen in der Regel eine intensivere Entzündung hervor, häufig dringen sie entlang des Haarfollikels in die Tiefe ein und rufen Pusteln und entzündliche Infiltrate hervor. Pilzelemente sind in den entzündlichen Läsionen nur spärlich vorhanden. Diese Form wird als **Tinea profunda** bezeichnet. Sie tritt bevorzugt als Tinea barbae profunda im Bartbereich auf (Abb. **7.1 b**) und als Tinea capitis profunda am behaarten Kopf. Die abszendierende Entzündung am Kapillitum wird traditionell **Kerion Celsi** genannt.
Bei schlechter zellulärer Immunabwehr können auch Granulome auftreten. Das sehr seltene Krankheitsbild wird **Granuloma trichophyticum Majocchii** genannt.

7.1 **Tinea superficialis (a) und Tinea barbae profunda (b)**

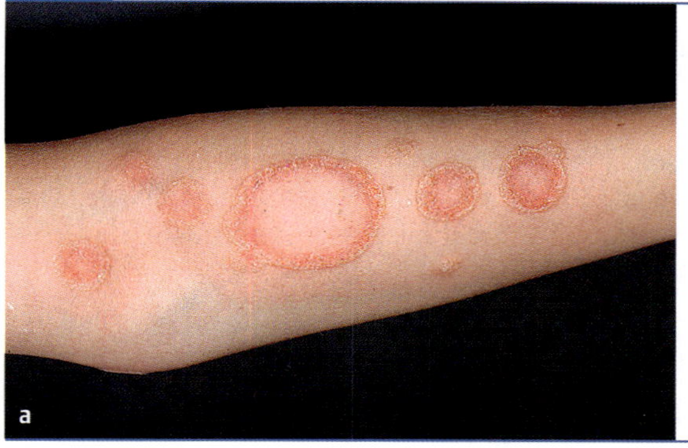

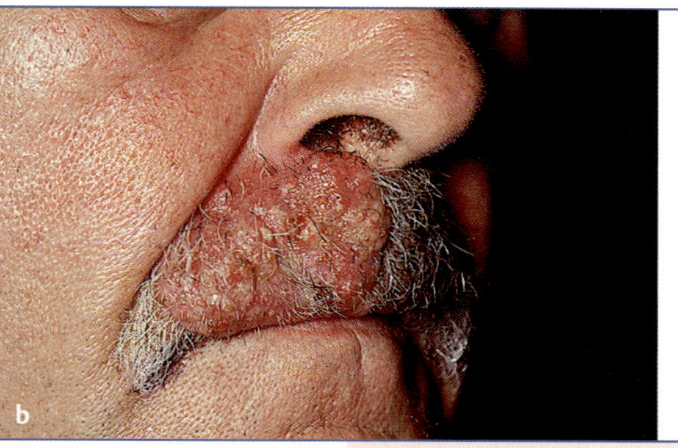

▪ **Tinea corporis**

Besonders häufig befallen sind Kontaktstellen an Armen und Oberkörper und die Inguinal- und Glutäalregion. Im Prinzip kann aber jede Körperstelle befallen sein.

Eine generalisierte Infektion deutet immer auf eine schlechte zelluläre Immunabwehr hin, z.B. beim **Trichophyton-rubrum-Syndrom**, bei dem eine ausgedehnte chronische Infektion der Haut und der Nägel oft über Jahrzehnte besteht. Nach Therapie kommt es bald wieder zu Rezidiven. Diese Form tritt familiär gehäuft auf, was auf eine genetische Disposition hinweist. Sehr kontagiöse Dermatophyten (z.B. Microsporum canis oder Microsporum audouini), können auch zu einer sich schnell ausbreitenden Tinea corporis et capitis bei Kindern führen, der **Mikrosporie**, die kleine Epidemien in Kindergärten und Schulen auslösen kann.

▪ **Tinea corporis**

Bei genetischer Disposition kommt es zu einer sehr chronischen ausgedehnten Tinea der Haut und Nägel, die als **Trichophyton-rubrum-Syndrom** bezeichnet wird.

▪ **Tinea pedum**

Die häufigste Dermatophyteninfektion ist die Tinea pedis interdigitalis. Durch das feucht-warme Klima in geschlossenen Schuhen können sich die Dermatophyten besonders gut zwischen den eng stehenden Zehen ansiedeln (Abb. **7.2 a**). Es kommt immer wieder zu stark juckenden Bläschenschüben und zur Mazeration mit bakteriellen Superinfektionen (Abb. **7.2 b**). Die Tinea kann Wegbereiter für einen gramnegativen bakteriellen Fußinfekt sowie Eintrittspforte für Gruppe-A-Streptokokken sein und zum **Erysipel** führen.

▪ **Tinea pedum**

Die häufigste Dermatophyteninfektion ist die Tinea pedis interdigitalis (Abb. **7.2 a**) die oft die Eintrittspforte für den gramnegativen bakteriellen Fußinfekt und das Erysipel ist (Abb. **7.2 b**).

7.2 **Tinea pedum**

7.2

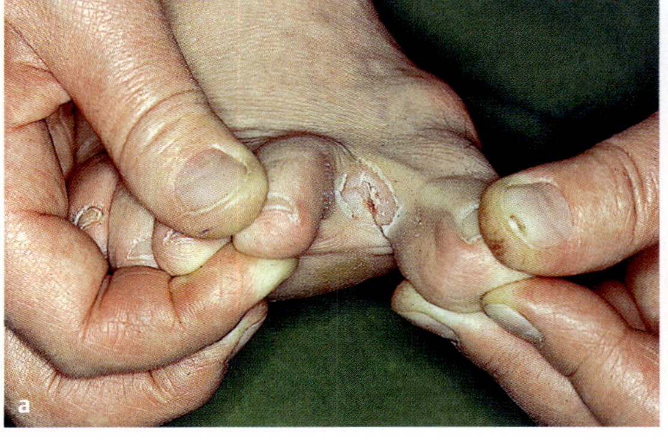

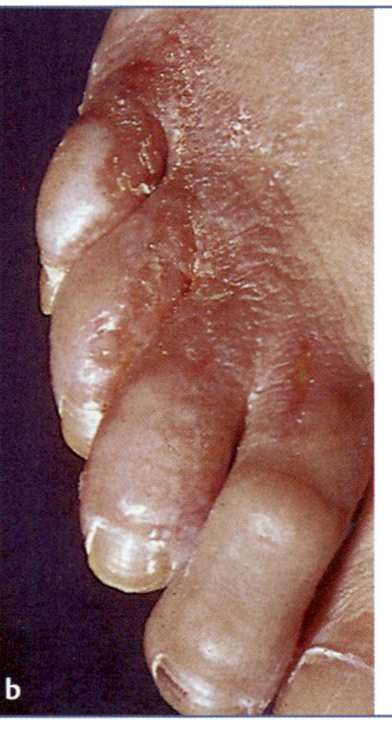

a Zehenzwischenraum-Mykose: weiße aufgequollene Haut mit Rhagaden.
b Vesikulo-mazerative Variante.

- **Tinea palmoplantaris**

Es handelt sich um eine chronische schuppende Tinea der Handflächen und Fußsohlen durch **T. rubrum** (Abb. **7.3**).

- **Tinea palmoplantaris**

Diese chronische Infektion mit **T. rubrum** ist gekennzeichnet durch eine Verdickung und Schuppung der Handflächen und Fußsohlen, gelegentlich können an den Rändern entzündliche juckende Schübe auftreten. Meist ist nur eine Palma, aber beide Plantae befallen. An den Füßen sieht die flächige schuppende Infiltration, die an den seitlichen Fußrändern mit randbetonter leicht entzündlicher Infiltration endet wie ein Mokassin aus, daher die Bezeichnung Tinea vom Mokassin-Typ. Diese Form wird häufig als chronisches irritativ-toxisches Hand- und Fußekzem verkannt (Abb. **7.3**).

7.3 Tinea palmoplantaris

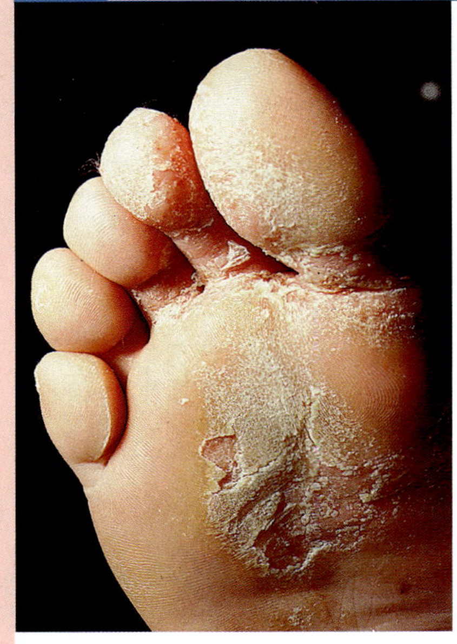

a Tinea plantaris rechts.

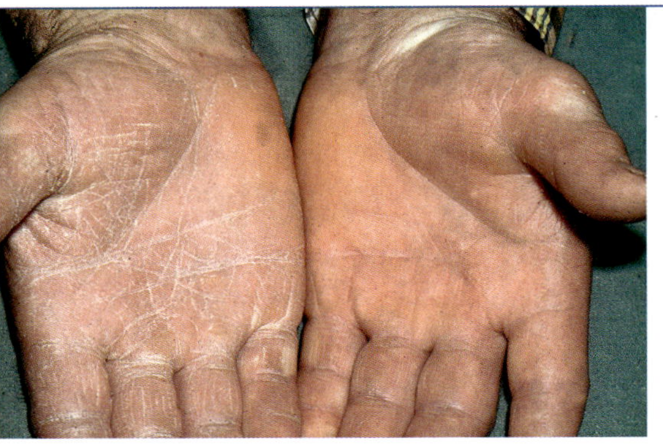

b Tinea manus rechts.

- **Tinea capitis**

Die Tinea capitis kommt fast nur bei Kindern vor.

Man unterscheidet eine Tinea capitis superficialis (Abb. **7.4a**) und profunda (Abb. **7.4b**).

In Europa sind **Microsporum canis** und **Trichophyton mentagrophytes** die häufigsten Erreger

Kinder können asymptomatische Träger sein.

Die Infektionsquelle muss mitbehandelt werden, um Rezidive zu verhindern!

- **Tinea capitis**

Das Kapillitium wird fast nur bei Kindern, sehr selten bei geschädigter Haarstruktur bei älteren Damen von Dermatophyten befallen.

Man unterscheidet verschiedene Formen: Die Tinea capitis superficialis bei Microsporum-Infektion mit kreisrunden Herden mit dichter Schuppung und abgebrochenen Haaren (wie gemähte Wiese!) (Abb. **7.4a**) und die sehr schmerzhafte abszedierende Form der Tinea capitis profunda mit Lymphknotenschwellung (Kerion Celsi), die häufig auch zur vernarbenden Alopezie führt (Abb. **7.4b**).

In Europa sind **Microsporum canis** und **Trichophyton mentagrophytes** die häufigsten Erreger der Tinea capitis, in USA **Trichophyton tonsurans**, in Afrika und Asien **Trichophyton violaceum**.

Kinder können auch asymptomatische Träger und damit unerkannte Überträger der Infektion sein oder eine seborrhoisch diffuse Form haben, die schwer von einem seborrhoischen Kopfekzem zu unterscheiden ist. Ein typisches Zeichen der Tinea capitis im Gegensatz zum seborrhoischen Kopfekzem ist die leichte Epilierbarkeit der befallenen Haare.

Die Infektionsquelle z.B. das Haustier muss unbedingt gefunden und behandelt werden, sonst kommt es zum Rezidiv!

Eine Sonderform ist der **Favus**, eine durch **Trichophyton schönleinii** hervorgerufene chronische Tinea capitiis, der in den Mittelmeerländern und Nordafrika vorkommt.

7.4 **Tinea capitis**

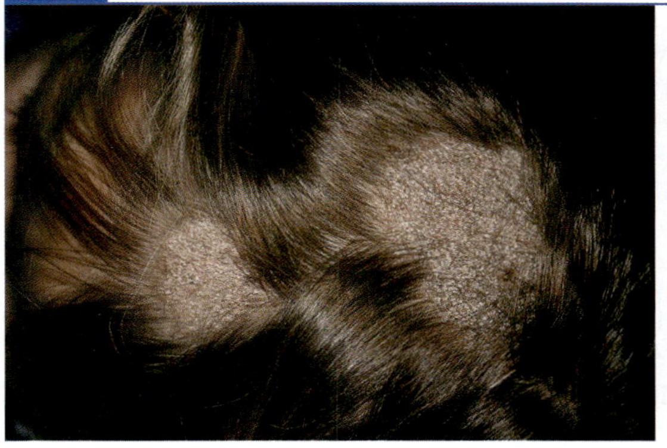

a Tinea capitis superficialis.

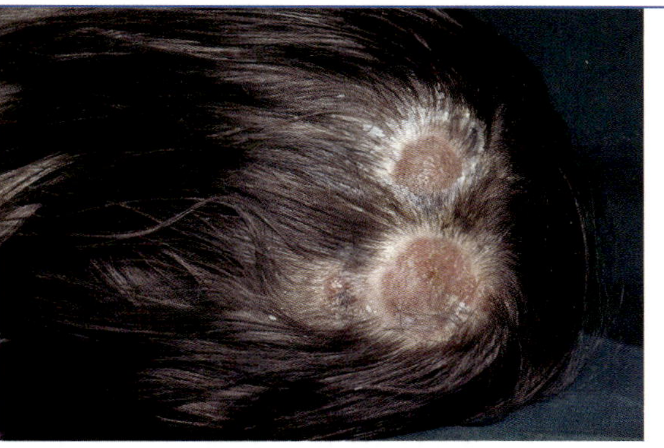

b Tinea capitis profunda

Der Erreger hat medizinhistorische Bedeutung; er wurde 1839 als erster humanpathogener Mikroorganismus von Schönlein beschrieben. Diese Entdeckung hat die Medizin revolutioniert.
Die Tinea capitis kann nur durch eine systemische antimykotische Therapie über mindestens 4 Wochen behandelt werden.

▪ **Tinea unguium** (Syn.: Onychomykose durch Dermatophyten):
Bei besonderer genetischer Disposition, bei zellulären Immundefekten, peripheren Durchblutungsstörungen, chronischer Traumatisierung der Zehen in engen Schuhen und beim Sport sowie Störungen des Nagelwachstums durch andere Erkrankungen werden die Nägel der Zehen, seltener der Finger von Dermatophyten befallen. Gleichzeitig besteht immer eine Tinea pedum.
Nach epidemiologischen Untersuchungen haben zwischen 5 und 12% der europäischen Bevölkerung eine Nagelmykose. Die Häufigkeit nimmt mit dem Alter zu. Man unterscheidet 4 verschiedenen Typen. Am häufigsten (in ca. 95%) ist der **distal-laterale subunguale Typ**, meist durch **Trichophyton rubrum** verursacht (Abb. **7.5 a**), seltener der **proximale subunguale Typ**, z. B. bei HIV-Infektion, bei

▪ **Tinea unguium**

5–12% der europäischen Bevölkerung haben eine Onychomykose.

7.5 **Tinea unguium**

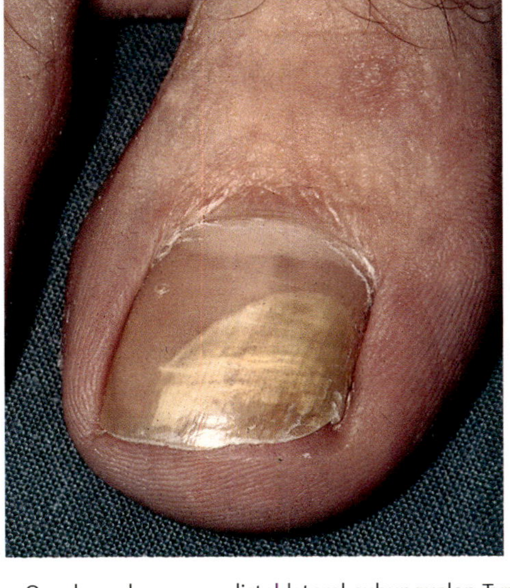

a Onychomykose vom distal-lateral subungualen Typ.

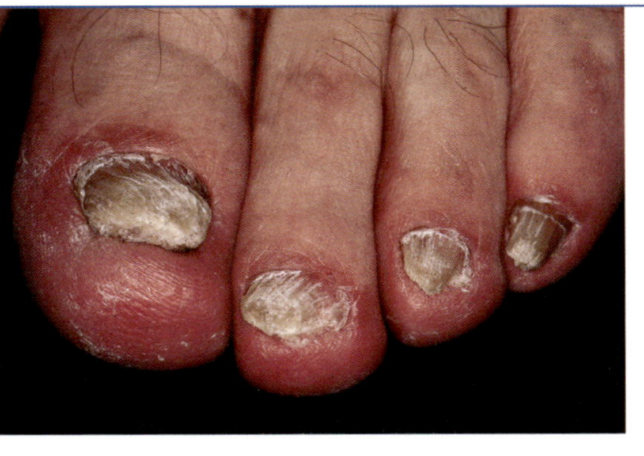

b Totale Onychodystrophie.

Man unterscheidet 4 verschiedene Typen der Tinea unguium:
- distal-lateraler subungualer Typ (Abb. **7.5 a**)
- proximal subungualer Typ
- superfiziell weißer Typ
- totale Onychodystrophie (Abb. **7.5 b**).

Die Tinea unguium mit Matrixbefall ist schwer zu heilen.

der die Nagelplatte von der Matrix her befallen wird und der **superfizielle weiße Typ** durch **T. mentagrophytes**. Der Befall des gesamten Nagels inklusive der Nagelmatrix wird als **totale Onychodystrophie** (Abb. **7.5 b**) bezeichnet. Diese Form ist trotz neuer systemisch wirkender Antimykotika schwer zu behandeln. Nur durch eine kombinierte systemische und lokale antimykotische Therapie über mehrere Monate ist eine Heilungsrate von ca. 70% zu erreichen.
Wird keine Rezidivprophylaxe betrieben, liegt die Rezidivrate bei mindestens 10% pro Jahr.

Diagnostik: Das Untersuchungsmaterial wird aus dem Randbereich der Läsionen entnommen.

Diagnostik: Die Diagnose einer Tinea wird durch den mikroskopischen Nachweis von Pilzelementen (Hyphen und Sporen) im Nativpräparat und die kulturelle Anzucht der Dermatophyten gestellt. Das Untersuchungsmaterial (Hautschuppen, Nagelspäne und epilierte Haare) wird – nach Abwischen von Anflugkeimen mit 70%igem Alkohol – aus dem Randbereich der befallenen Areale entnommen.

Pilzelemente können im **Nativpräparat** mikroskopisch nachgewiesen werden (Abb. **7.6**).

Nativpräparat: Das Untersuchungsmaterial wird auf einem Objektträger mit 10–30%iger Kalilauge überschichtet und mit einem Deckglas abgedeckt. Nach Mazeration in einer feuchten Kammer (ca. 30–60 Min) wird das Präparat im abgedunkelten Hellfeld bei 100–400facher Vergrößerung mikroskopiert (Nachweis von Hyphen, Abb. **7.6**).

7.6

7.6 Nativpräparat einer Hautschuppe (× 250)

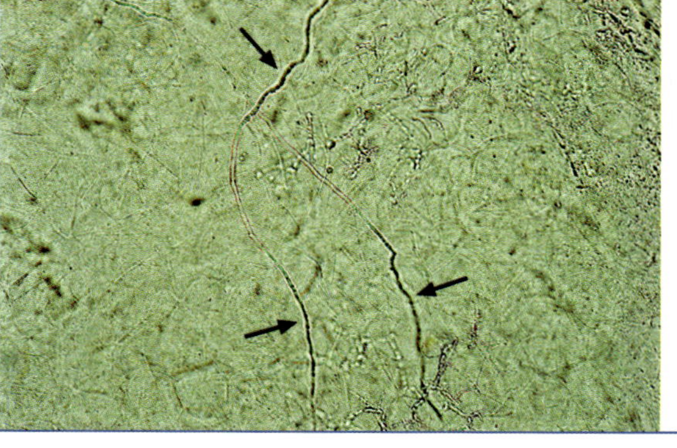

Mikroskopischer Nachweis von septierten Hyphen (Pfeile) neben Artefakten durch Kalilauge (sog. Mosaik-Fungi).

Kultur: Die Anzucht von Dermatophyten gelingt auf Sabouraud-Glukose Agar.

Kultur: Die zerkleinerten Hautschuppen, Haarwurzeln und -schäfte, bzw. Nagelspäne werden z. B. auf Sabouraud-Glucose Agar geimpft und bei 22–28 °C bis zu 4 Wochen inkubiert. Schnell wachsende Dermatophyten kann man bereits nach 1 Woche identifizieren, langsam wachsende Formen werden erst nach 3–4 Wochen auf dem Agar erkennbar.

Die Differenzierung erfolgt nach mikromorphologischen Merkmalen (Abb. **7.7**).

Die Differenzierung der Kolonien erfolgt nach mikromorphologischen Merkmalen der Hyphen, Makro- und Mikrokonidien (Abb. **7.7**), in besonderen Fällen ist auch eine biochemische oder molekularbiologische Differenzierung möglich.

Therapie:
- **Topische Therapie**

Die Behandlung von Hautmykosen sollte möglichst topisch erfolgen (Tab. **7.1**).

Therapie:
- **Topische Therapie von Hautmykosen**

Mykosen der Haut und Schleimhäute sollten, wenn möglich, topisch behandelt werden. Hierzu stehen eine Vielzahl von Lokalantimykotika zur Verfügung (Tab. **7.1**).
Einzelne Herde einer Tinea superficialis oder Candidainfektion können mit antimykotischen Lösungen oder Cremes behandelt werden, Hierzu werden Wirkstoffe verwendet, die entweder nur bei Dermatophyten wirken, z. B. Tolnaftat, oder nur bei Hefen, z. B. Polyene (Nystatin, Natamycin und Amphotericin B).

Zunehmend werden **Breitspektrumantimykotika** eingesetzt, die auf Dermatophyten, Hefen und zusätzlich auf grampositive Bakterien wirken.

Zunehmend werden **Breitspektrumantimykotika** eingesetzt, die auf Dermatophyten, Hefen und zusätzlich auf grampositive Bakterien wirken. Aus der Substanzklasse der Pyridone hat sich das fungizid wirkende Ciclopiroxolamin als Creme, Lösung und Nagellack bewährt. Aus der Gruppe der Azole sind zahlrei-

7.7 Mikroskopische Merkmale der häufigsten Dermatophyten nach Anzucht auf Sabouraud Agar

Die Differenzierung einer Kultur muss durch die Mikrostruktur erhärtet werden.

Trichophyton rubrum

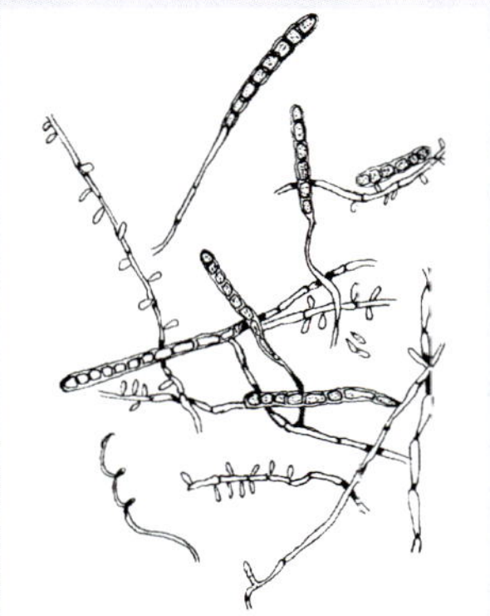

Hyphen:
1–3 µm breit, verzweigt, septiert, gerade, gebogen.

Makrokonidien:
länglich, schmal, 4–6 x 15–30 µm, 2–8-kammerig, selten, lokalisiert lateral an den undifferenzierten Hyphen.

Mikrokonidien:
birnenförmig, monomorph, 2–3 x 3–5 µm, meist spärlich vorhanden.

Trichophyton mentagrophytes

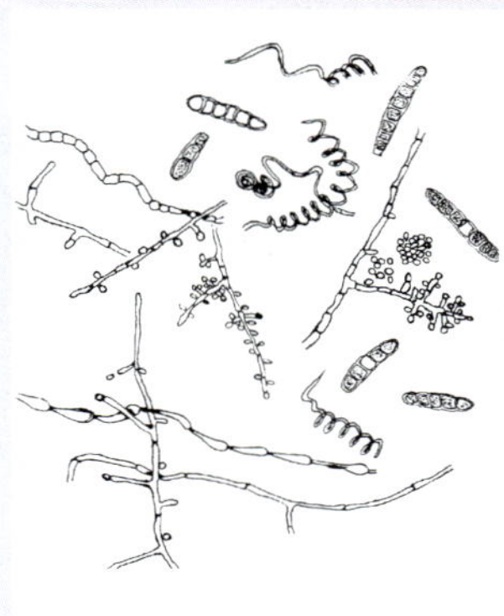

Hyphen:
2–4 µm breit, septiert, gerade, gebogen, spiralig.

Makrokonidien:
keulenförmig, 6–8 x 20–50 µm, dünn und glattwandig, mehrkammerig.

Mikrokonidien:
überwiegend rund bis keulenförmig, 3–20 µm, traubenförmige Anordnung, polymorph gestaltet.

Epidermophyton floccosum

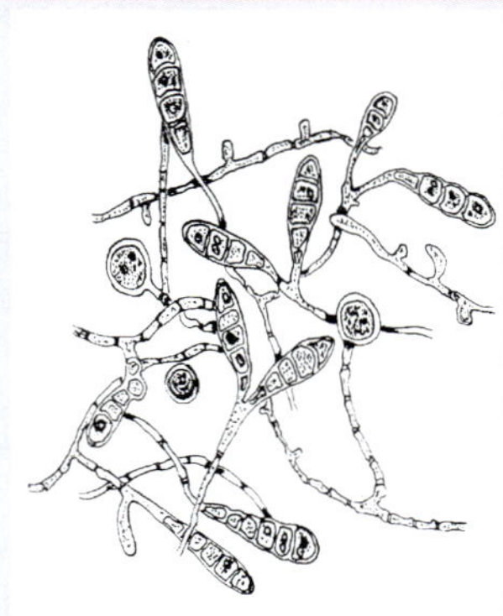

Makrokonidien:
dünnwandig, 6–10 x 8–15 µm, mit abgerundeten distalen Enden, bei älteren Kulturen zahlreiche runde Chlamydosporen (7–15µm).

Mikrokonidien:
keine.

Microsporum canis

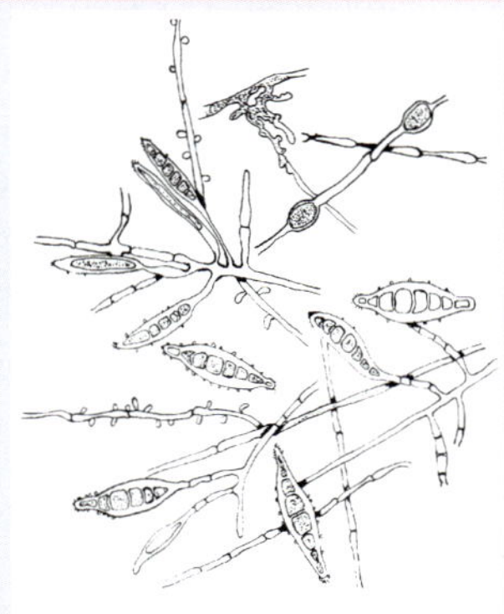

Makrokonidien:
dickwandige, stachelige, spindelförmige Gebilde, bis 40 µm groß.

Mikrokonidien:
rund bis elliptisch, 3–5 µm groß.

Makrokonidien = große Sporen
Mikrokonidien = kleine Sporen
Chlamydosporen = dickwandige Dauersporen

Tab. 7.1 Antimykotika zur Lokaltherapie von Haut- und Schleimhautmykosen

Substanzklasse	*Freiname*	*Wirkung auf*	*Wirkungsmechanismus*
Thiocarbamat	Tolnaftat	nur Dermatophyten	Hemmung der Ergosterinbiosynthese (Squalenepoxidase)
Polyene	Amphotericin B Nystatin Natamycin	nur Hefen	Ergosterin-Komplex Ruptur der Zellmembran
Pyridone	Cyclopirox	Breitspektrum D-H-S und Bakterien	Hemmung der Aufnahme von Aminosäuren, Kalium und Phosphat
Azole	Clotrimazol Bifonazol Ketoconazol Econazol Croconazol Fenticonazol Serticonazol	Breitspektrum D-H-S und grampositive Bakterien	Ergosterinbiosynthese-Inhibitoren über Hemmung der Cytochrom P450-abhängigen Lanosterin-Demethylase
Allylamine	Naftifin Terbinafin	Breitspektrum	Hemmung der Ergosterinbiosynthese (Squalenepoxidase)
Mopholoine	Amorolfin	Breitspektrum	Hemmung der Ergosterinbiosynthese (D14-Reduktase/D7–8 Isomerase)

che Derivate im Handel z.B. Clotrimazol, Bifonazol, Ketoconazol, Econazol, Croconazol, Fenticonazol und Serticonazol. Aus der Gruppe der **Allylamine** kann Nafitifin oder Terbinafin eingesetzt werden, das fungizid wirkt und eine lange Verweildauer im Stratum corneum hat. Aus der Gruppe der **Morpholine** steht Amorolfin als Creme und Nagellack bei Onychomykose zur Verfügung.

▪ **Systemische Therapie**
Tinea capitis und Tinea unguium mit Matrixbeteiligung sind nur durch eine systemische Therapie heilbar (Tab. **7.2**). Die systemische Therapie sollte mit einer Lokaltherapie kombiniert werden, um die Therapiedauer und das Risiko von unerwünschten Wirkungen niedrig zu halten (Tab. **7.2**).

▪ **Systemische Therapie von Hautmykosen**
Tinea capitis und Tinea unguium mit Matrixbeteiligung sind nur durch eine systemische Therapie heilbar (Tab. **7.2**). Im Vergleich zu Griseofulvin führt die Therapie mit den Ergosterinbiosynthese-Inhibitoren Itraconazol, Fluconazol und Terbinafin zu wesentlich besseren Heilungsraten. Die Therapiezeiten können wegen der guten Anreicherung im Stratum corneum, in Haaren und Nägeln auf die Hälfte verkürzt werden. Bei ausgedehnter Tinea corporis, Tinea profunda und der chronischen Tinea palmo-plantaris ist eine 2-wöchige systemische Therapie erforderlich, bei Tinea capitis liegt die Therapiedauer bei ca. 4 Wochen, bei Tinea unguium bei 3–4 Monaten. Die systemische Therapie sollte mit einer Lokaltherapie kombiniert werden, um die Therapiedauer und das Risiko von unerwünschten Wirkungen niedrig zu halten.

7.2 Antimykotika zur systemischen Therapie von Hautmykosen

	Griseofulvin	*Triazole*	*Allylamine*
Medikament	mikronisiert, ultramikronisiert	Itraconazol, Fluconazol	Terbinafin
Wirkort	Zellkern	Plasmamembran, Ergosterinbiosynthese-Inhibition	Plasmamembran, Ergosterinbiosynthese-Inhibition
Wirkungsmechanismus	Blockierung der Mitosespindel	Hemmung der Cytochrom P 450-abhängigen Lanosterin- 14 α Demethylase	Hemmung der Squalenepoxidase
Wirkung	fungistatisch	fungistatisch	***fungizid***
Spektrum	Dermatophyten	***Dermatophyten, Hefen,*** einige Schimmelpilze	***Dermatophyten,*** einige Hefen
Resistenz	selten	Candida albicans unter Langzeittherapie, C. krusei	bisher unbekannt
Interaktionen	mit Alkohol	Itraconazol mit vielen Medikamenten, die über Cyp3 A4 abgebaut werden (z.B. Marcumar, Midazolam, Terfenadin)	Hemmung von Cyp 2 D (für Arzneimetabolismus unerheblich)
unerwünschte Wirkungen	ZNS, Leber	Leberschäden bei Langzeittherapie	selten schwere Hautreaktionen, Geschmackstörungen
Resorption	mit fettreicher Nahrung	Itraconazol bei saurem pH	gut, ca. 85 %
Keratinbindung	schlecht	***sehr gut, dadurch verkürzte Therapiedauer***	***sehr gut, dadurch verkürzte Therapiedauer***
Tagesdosis	500–1000 mg	100–400 mg	250 mg

7.1.3 Infektionen durch Hefen (Levurosen)

Kandidose

7.1.3 Infektionen durch Hefen (Levurosen)

Kandidose

▶ **Synonyme:** Hefemykose, Soor, Moniliasis, Kandidiasis

▶ **Definition**

▶ **Definition:** Die Kandidose wird durch Hefen der Gattung Candida hervorgerufen. In erster Linie handelt es sich um **Candida albicans**, seltener um **Candida glabrata**. Bei zellulärer Immunsuppression können auch weniger pathogene Hefen wie **Candida tropicalis, krusei, guilliermondii** oder **parapsilosis** zu Infektionen führen.

Pathogenese: Hefen besiedeln passager die Schleimhäute der Mundhöhle und des Gastrointestinaltraktes. Keimzahlen von 10^3–10^4 KBE/ml im Sputum und Stuhl sind im Normbereich. Bei Störungen der lokalen oder systemischen Immunabwehr und der physiologischen Flora können sie sich stark vermehren und zu symptomatischen Infektionen der Haut und Schleimhäute sowie der inneren Organe bis zur Sepsis führen. Kandidainfektionen sind ein exzellentes Beispiel für opportunistische Infektionen, d.h. wenn die Bedingungen günstig sind, können Hefen invasiv wachsen. Entscheidend hierfür sind weniger die Virulenzfaktoren der Hefen, sondern vielmehr die zelluläre Immunabwehr des Wirtes. Patienten mit angeborenen und erworbenen Defekten der T-Lymphozyten werden besonders schwer von Kandidainfektionen befallen. Begünstigend für Kandidainfektionen sind Endokrinopathien v.a. Diabetes mellitus, maligne Erkrankungen, Chemotherapien und Radiatio, sowie langzeitige Cortison- und Antibiotikatherapien.

Pathogenese: Hefen sind opportunistische Pilze, die die Schleimhäute besiedeln. Bei Störungen der lokalen und systemischen Immunabwehr kommt es zu Infektionen der Haut und Schleimhäute, sowie der inneren Organe.

Klinische Formen

- **Orale Kandidose** (Syn.: Mundsoor, Kandidastomatitis)

Der Mundsoor macht sich durch eine Entzündung der Mundschleimhaut mit weißen Belägen bemerkbar (Abb. **7.8**). Er führt zu pelzigem Gefühl und Geschmacksstörung. Häufig sind auch die Mundwinkel betroffen (Perlèche oder Angulus infectiosus). Die Entzündung kann sich über die Tonsillen in die Speiseröhre fortsetzen und zu schmerzhaften Schluckstörungen und Appetitlosigkeit führen (Kandida-Ösophagitis). Neben dieser akuten pseudomembranösen Form gibt es eine chronische atrophe Form und eine chronisch hypertrophe Form.

Häufig sind Säuglinge in den ersten Lebensmonaten betroffen, deren Immunabwehr noch nicht voll entwickelt ist. Bei Erwachsenen ist das Auftreten eines Soors ein ernst zu nehmender Hinweis auf einen zellulären Immundefekt z.B. kann es der erste Hinweis auf eine HIV-Infektion sein oder eine Endokrinopathie wie z.B. Diabetes mellitus.

Klinische Formen

- **Orale Kandidose**

Der Mundsoor macht sich durch eine Entzündung der Mundschleimhaut mit weißen Belägen bemerkbar (Abb. **7.8**).

Es gibt 3 Formen des Mundsoors: die akute pseudomembranöse Form, die chronisch atrophe und die chronisch hypertrophe Form.

7.8 Stomatitis candidomycetica

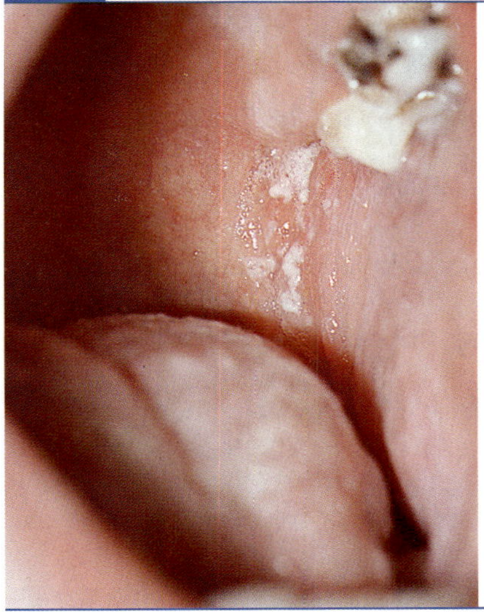

Weiße, abstreifbar Beläge auf geröteter, schmerzhafter und leicht verletzlicher Mundschleimhaut. Solche Veränderungen treten nach Antibiotikabehandlungen und bei Immunabwehrstörung auf.

7.8

- **Genito-glutäale Candidose (Windeldermatitis)**

Bei Säuglingen kommt es im Windelbereich begünstigt durch die feuchte Kammer häufig zu einer Candidainfektion mit stark entzündlichen Papeln, Pusteln und Mazeration mit weißen Belägen und davon ausgehend zu einer intertriginösen oder auch generalisierten Candidose der Haut. Im Zusammenhang mit dieser ersten immunologischen Auseinandersetzung des Säuglings mit Candida kann es zu einer seborrhoischen Dermatitis kommen. Die Maximalvariante wird als Erythrodermia desquamativa Leiner bezeichnet.

- **Genito-glutäale Candidose**

Bei Säuglingen kommt es im Windelbereich häufig zu einer Candidainfektion.

7.9 Kandidose

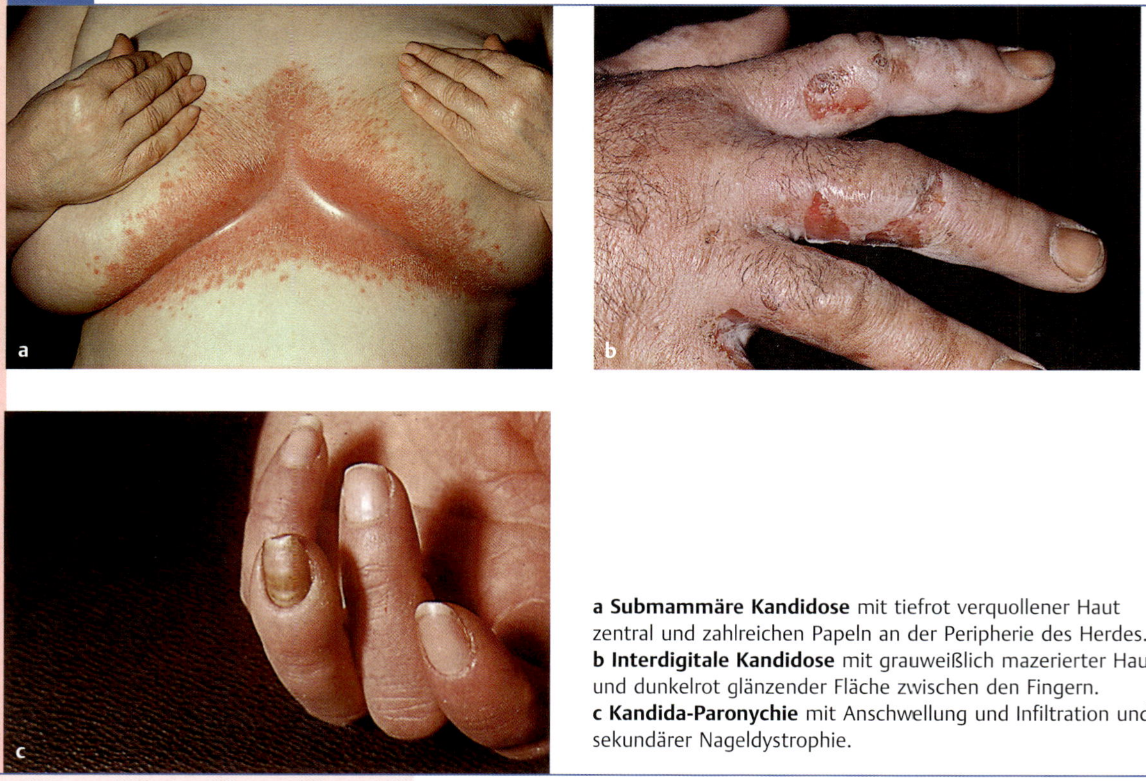

a Submammäre Kandidose mit tiefrot verquollener Haut zentral und zahlreichen Papeln an der Peripherie des Herdes.
b Interdigitale Kandidose mit grauweißlich mazerierter Haut und dunkelrot glänzender Fläche zwischen den Fingern.
c Kandida-Paronychie mit Anschwellung und Infiltration und sekundärer Nageldystrophie.

Bei adipösen oder chronisch bettlägerigen Patienten tritt häufig in den Hautfalten eine **intertriginöse Candidose** auf (Abb. **7.9 a**).

Bei inkontinenten, adipösen und chronisch bettlägerigen Kranken tritt ebenfalls häufig eine **intertriginöse Candidose** in den großen Hautfalten inguinal, axillar und submammär auf (Abb. **7.9 a**). Hier ist bereits eine prophylaktische Hautpflege unter Zusatz von polyen- oder azolhaltigen Externa von großer Bedeutung.

▪ **Genitale Candidose**

Bei der Frau kann eine akute **Vulvo-Vaginitis**, beim Mann eine **akute Balanitis** auftreten, die dann beim Geschlechtsverkehr auf den Partner übertragen werden kann.

▪ **Genitale Candidose**

Der Genitaltrakt wird häufig von Hefen besiedelt. Bei gestörter Vaginalflora und verminderter Abwehr können sie sich vermehren und bei der Frau zur **akuten Vulvo-Vaginitis** führen. Die ersten Symptome sind Juckreiz und verstärkter weißer, käsiger, vaginaler Fluor. Beim Mann kommt es zu juckenden Papeln und Vesikeln, schließlich zu flächigen Erosionen auf der Eichel. Die **akute Balanitis** kann sich zur Balanoposthitis ausdehnen.

Die Infektion wird durch Geschlechtsverkehr übertragen, aber nicht jede Kontaktperson erkrankt. Viele sind nur asymptomatische Träger von Kandida. Es sollte eine Partneruntersuchung und -behandlung durchgeführt werden. Häufig wird Kandida durch Autoinokulation aus dem Darm in den Genitalbereich übertragen.

Bei manchen Frauen besteht eine Disposition zur **chronisch rezidivierenden Vulvo-Vaginitis**, die schwer zu behandeln ist.

Bei manchen Frauen besteht eine Disposition zur **chronisch rezidivierenden Vulvo-Vaginitis**, die schwer zu therapieren ist. Die alleinige Lokaltherapie mit Antimykotika ist oft nicht ausreichend. Es muss eine systemische Therapie mit Azol-Antimykotika durchgeführt werden. Bei Candida-glabrata-Infektionen besteht eine verminderte Empfindlichkeit gegenüber Azolen. Die Reduktion der Kandidabesiedelung im Darm kann hier ausnahmsweise einmal indiziert sein. Eine sog. Darmsanierung im Sinne einer Eradikation von Kandida ist jedoch weder möglich noch sinnvoll.

- **Kandida-Paronychie**

Die Entzündung des Nagelwalles durch **Candida albicans**, seltener auch **C. parapsilosis** wird durch Feuchtarbeiten begünstigt (Abb. **7.9 c**). Es kommt zu einer stark schmerzhaften, anfangs eitrigen Entzündung und Schwellung des Paronychiums. Differenzialdiagnostisch kommt auch ein bakterielles Panaritium infrage. Bei chronischer Infektion der Nagelwälle werden die Nägel sekundär von proximal und lateral befallen. Typischerweise verfärben sich die Nägel dunkel. Und die Nagelplatte wird wellig und brüchig (sekundäre Nageldystrophie). Differenzialdiagnostisch ist eine Tinea unguium bzw. bei Schwarzverfärbung der Nägel eine Pseudomonasinfektion auszuschließen.

Der kulturelle Nachweis kann schwierig sein, wenn man kein Material aus der Tiefe entnehmen kann.

Bei dauernder Arbeit im feuchten Milieu kann es auch in den Zwischenfingerräumen zu einer interdigitalen Kandidose kommen (Abb. **7.9 b**).

- **Kandida-Paronychie**

Die Entzündung des Nagelwalles durch **Candida albicans** wird durch Feuchtarbeiten begünstigt (Abb. **7.9 c**).

Auch die Zwischenfingerräume (interdigitale Kandidose) können betroffen sein (Abb. **7.9 b**).

- **Chronisch mukokutane Kandidose**

Die chronisch mukokutane Kandidose (CMC) ist eine seltene Erkrankung, die durch einen angeborenen zellulären Immundefekt, der noch nicht näher definiert ist, zu chronischen, sehr therapieresistenten Infektionen der Schleimhaut, der Haut und der Nägel führt. Es kann zu monströsen granulomatösen Entzündungen im Gesicht und an den Fingern kommen, die nur nach lang dauernder hochdosierter systemischer Antimykotikatherapie (z. B. Fluconazol), oft unter Narbenbildung abheilen. Es gibt eine CMC mit assoziierten Endokrinopathien, bei der ein chromosomaler Defekt nachgewiesen werden konnte. Häufig sind mit der CMC auch chronische bakterielle Infektionen vergesellschaftet. Man kann bei diesen Patienten verschiedene immunologische Besonderheiten nachweisen, z. B. Granulozytenfunktionsstörungen, IgG4-Subklassendefekt, fehlende Lymphozytenproliferation auf Kandidaantigen.

- **Chronisch mukokutane Kandidose**

Seltene Erkrankung, die durch einen angeborenen zellulären Immundefekt zu einer chronischen Infektion der Schleimhaut, Haut und Nägel führt.

Diagnostik: Man entnimmt mit einem sterilen Abstrichtupfer, der am besten mit 0,9%iger NaCl angefeuchtet ist, einen Abstrich aus einer Pustel oder von einer mazerierten Läsion.

Das Material kann auf einem Objektträgerausstrich im Phasenkontrastmikroskop oder nach Gram gefärbt auf Blastosporen und Pseudomyzelien untersucht werden (Abb. **7.10**). Kandida ist sehr leicht auf Sabouraud-Glukose Agar innerhalb von 48 Stunden anzuzüchten und kann biochemisch differenziert werden.

Bei Befall der Mundhöhle kann man entweder Abstriche entnehmen oder eine semiquantitative Keimzahlbestimmung aus Mundspülwasser vornehmen. Stuhluntersuchungen sind meist sinnlos. Bei speziellen Fragestellungen kann man quantitative Analysen aus frischen Stuhlproben vornehmen. Bei einer Keimzahl $> 10^4$ KBE/g Stuhl kann man von einer übermäßigen Besiedelung des Darmes ausgehen.

Diagnostik: Mit einem sterilen angefeuchteten Abstrichtupfer entnimmt man einen Abstrich.

Direkte Untersuchung im Phasenkontrastmikroskop (Abb. **7.10**) und Anzucht auf Sabouraud-Glukose Agar.

7.10 **Mundhöhlenausstrich mit Sprosspilzen in hefeartiger (runder) und fadenartiger (myzelialer) Phase.**

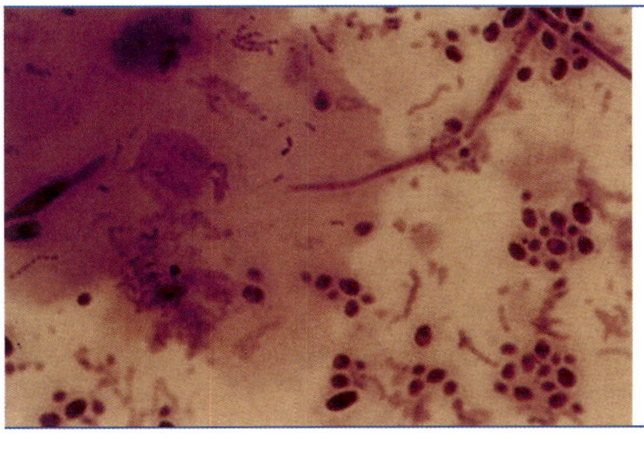

Gram-Färbung, Verg. 1000×.

7.10

Therapie: Zur Therapie der Hefeinfektionen sind die neuen Triazolantimykotika am besten geeignet (s. auch Tab. **7.1** und **7.2**).

Therapie: Zur Therapie der Hefeinfektionen sind die neuen Triazolantimykotika Itraconazol und Fluconazol besonders geeignet. Insbesondere Fluconazol hat bei den chronischen Kandidainfektionen und bei der Kryptokokkose eine hervorragende Wirkung bei geringer Toxizität (Tab. **7.1** und **7.2**). Bei HIV-infizierten Patienten sind durch den Langzeitgebrauch fluconazolresistente Candida-albicans-Stämme aufgetreten. Diese Stämme können mit einem neuen Azolantimykotikum Voriconazol oder Caspofungin, einem Hemmstoff der Glukanbiosynthese behandelt werden.

Pityriasis versicolor

Pityriasis versicolor

▶ **Synonym:** Tinea versicolor

▶ **Definition**

▶ **Definition:** Oberflächliche, nicht entzündliche Pilzerkrankung mit Malassezia sympodialis und globosa, selten Malassezia furfur (früher Pityrosporon species), die mit kleinfleckigen Hypo- oder Hyperpigmentierungen einhergeht.

Epidemiologie und Mikrobiologie: Malassezia species gehört zur physiologischen Flora des oberen Follikels. Die Häufigkeit hängt von Wärme und Feuchtigkeit der Haut ab (Erkrankung in europäischen Ländern bei 0,5–5%, in den Tropen bei 60% der Bevölkerung).

Epidemiologie und Mikrobiologie: Diese oberflächliche Mykose wird durch lipophile Malassezia-Spezies verursacht, ist weltweit verbreitet. Malassezia species (inzwischen sind 7 verschiedene Arten bekannt) gehört zur physiologischen Flora des oberen Follikels.
Die Häufigkeit der Erkrankung hängt von Wärme und Feuchtigkeit der Haut ab, in europäischen Ländern kommt sie in 0,5–5%, in den Tropen in 60% der Bevölkerung vor. Malassezia scheidet als Stoffwechselprodukte Porphyrinkörper ab, die im Wood-Licht (UVA) gelborange fluoreszieren. Dieses Phänomen kann besonders zur Erfassung der Ausdehnung, weniger zur Diagnostik der Erkrankung verwendet werden.

Klinische Formen: Folgende Manifestationen kommen vor:

- **Pityriasis versicolor rubra**

Rötlich-braune Tönung, linsengroße bis landkartenartige Flecken (Abb. **7.11 a**). Die Tönungen innerhalb der Herde variieren, („versicolor"). Ein Strich über den Herd hinterlässt eine weißliche, zersplitterte Schuppe **(Hobelspan-Phänomen)**. Kaum Juckreiz. Prädikationsstellen sind oberer Rumpf, Schultern und Hals.

Klinische Formen: Der Befall der Haut durch Malassezia manifestiert sich als Pityriasis versicolor oder Follikulitis.

- **Pityriasis versicolor rubra**

Erste Hauterscheinungen sind scharf umschriebene, rötlich-braune linsen- bis pfennigstückgroße Flecken, die zu größeren, landkartenartigen Herden konfluieren. Die Oberfläche der Effloreszenzen ist manchmal glatt, manchmal kleieartig schuppig. Ein Strich über den Herd hinterlässt eine weißliche, zersplitterte Schuppe **(Hobelspan-Phänomen)**. Es besteht kaum Juckreiz.
Am häufigsten bilden sich die Effloreszenzen am oberen Rumpf (Brust und Rücken), den Schultern und am Hals aus. Gelegentlich können sie auch auf die Arme und mittleren Abschnitte des Stammes übergreifen (Abb. **7.11 a**).

- **Pityriasis versicolor alba**

Die befallenen Stellen zeigen nach UV-Exposition eine homogene und vollständige Depigmentierung (Abb. **7.11 b**)

- **Pityriasis versicolor alba**

Die befallenen Stellen zeigen nach UV-Exposition eine homogene und vollständige Depigmentierung (Abb. **7.11 b**). Aufgrund experimenteller Arbeiten wird angenommen, dass der Erreger Substanzen produziert (Decarboxylsäuren C_9, C_{12}, C_{14} Azelainsäure), die durch Hemmung der Tyrosinase-Dopa-Reaktion in Melanozyten zur Pigmentstörung führen.
Wegen dieses „Farbwechsels" bei UV-Exposition wurde die Erkrankung Pityriasis versicolor genannt.

- **Pityrosporon-Follikulitis**

Diese Form kommt häufig bei Patienten mit geschwächter Abwehr (z. B. HIV) vor. Es entstehen papulopustulöse Follikulitiden.

- **Pityrosporon-Follikulitis** (neu: Malassezia-Follikulitis)

Diese Form kommt v. a. bei Patienten mit geschwächter Abwehr nach Zytostatikaapplikation und bei HIV-Infekt vor. Es entstehen papulöse Follikulitiden, die oft kleine, pustulöse Einschmelzungen tragen. Die entzündliche Komponente und der Juckreiz sind abhängig von der Ruptur der Follikelwand mit nachfolgender zellulärer Infiltration.

Diagnostik: In Schuppen findet sich Malassezia in der dimorphen Phase (Abb. **7.11 c**, Sporen- und Fadennachweis).

Diagnostik: In Schuppen von den erkrankten Stellen findet sich Malassezia species in einer dimorphen Phase – Sporen sind hier zu Haufen gruppiert und zeigen teilweise kurze Fäden (Abb. **7.11 c**). Die Kultur des Erregers gelingt in ölhaltigen Nährböden in einer Hefe-Phase. Unter Zusatz von Aminosäuren (Glycin) und

7.11 Pityriasis versicolor

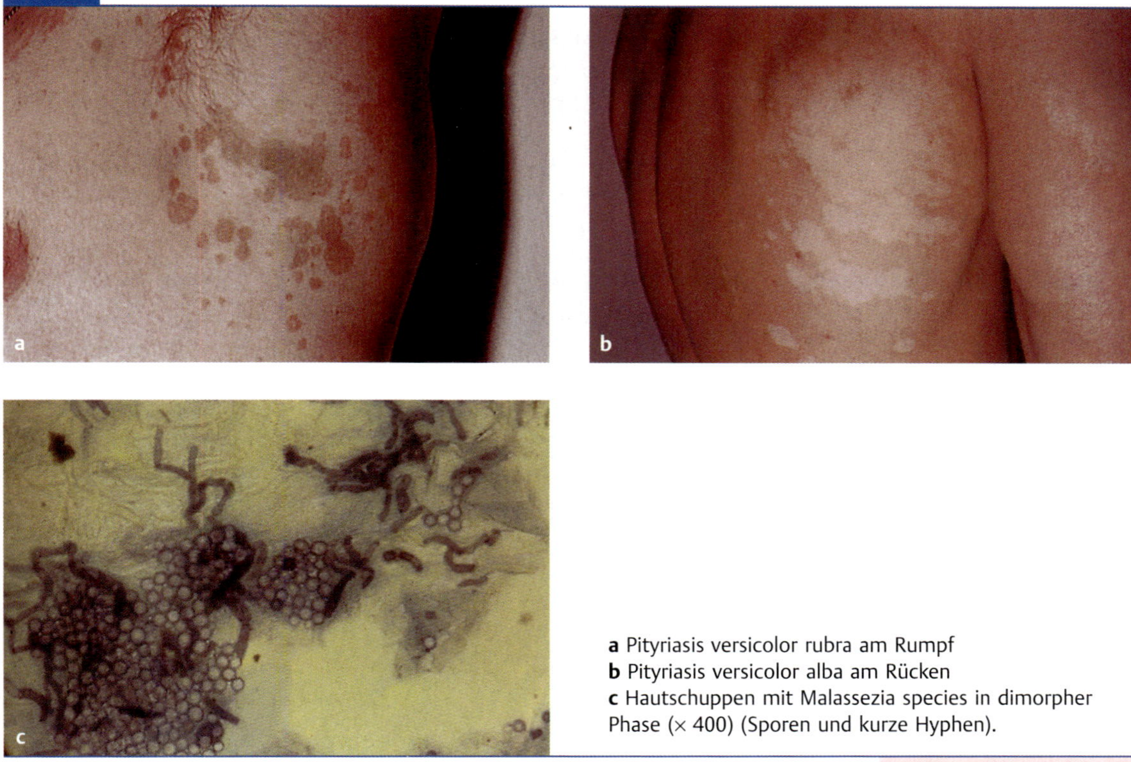

a Pityriasis versicolor rubra am Rumpf
b Pityriasis versicolor alba am Rücken
c Hautschuppen mit Malassezia species in dimorpher Phase (× 400) (Sporen und kurze Hyphen).

Cholesterin-Estern lässt sich in der Kultur zudem die myzeliale Phase induzieren.

Therapie: Es erfolgt eine Lokalbehandlung mit Azolantimykotika oder Selendisulfit; mit gleichzeitiger Haarwäsche 2 × wöchentlich, um eine Erregerausbreitung ausgehend von den Haarfollikeln zu verhindern. Bei sehr ausgeprägten Formen, die auf eine Lokaltherapie nicht ansprechen, kann eine einwöchige systemische Therapie mit den Triazolantimykotika Itraconazol oder Flucanozol durchgeführt werden.

Therapie: Lokale Antimykotika und Haarwäsche mit Selendisulfit.

Kryptokokkose

Epidemiologie und Mikrobiologie: Der Hefepilz **Cryptococcus neoformans** lebt als fakultativ pathogener Keim im Verdauungstrakt von domestizierten Vogelarten, die durch ihre Körpertemperatur (41 – 43 °C) dessen Vermehrung verhindern. Im Erdreich befindet er sich in Pflanzen und Früchten. Taubenkot ist ein wichtiges Reservoir von C. neoformans. Er kommt weltweit vor und ist Auslöser der Busse-Buschke-Krankheit (auch europäische Blastomykose genannt). In der heutigen Zeit hat Cryptococcus neoformans als Erreger oppurtunistischer Infektion bei HIV-Patienten an Bedeutung gewonnen (s. S. 185)

Kryptokokkose
Epidemiologie: Cryptococcus neoformans lebt als fakultativ pathogener Keim im Verdauungstrakt **domestizierter Vogelarten.**

Klinische Formen: Bei Inhalation des Erregers entwickeln sich bronchopulmonale Herde, die durch Lymph- und Blutwege in innere Organe, vor allem auf das ZNS übergreifen und zur Leptomeningitis sowie Enzephalitis führen können **(systemische Form)**. Durch hämatogene Aussaat entsteht die **mukokutane Form** mit akneiformen, abszessartigen bis ulzerös-vegetierenden Läsionen (s. Abb. **7.65**, S. 189). Im Gewebe präsentiert sich der Erreger entweder in der gelatinösen Form, wobei das Gewebe stark zerstört und von Kapsel tragenden Erregern durchsetzt ist, oder in epitheloidzelligen Granulomen mit spärlichen, kapsellosen Erregern.

Klinische Formen: Gefürchtet ist die **systemische Form** mit bronchopulmonalen und zerebralen Herden.
Die **mukokutane Form** bildet akneiforme, abszessartige Läsionen (s. Abb. **7.65**, S. 189).

Diagnostik: Der Erregernachweis erfolgt:
- mikroskopisch (Abb. 7.12 a)
- kulturell (Abb. 7.12 b,c)
- serologisch (Nachweis durch KBR, Agglutinations- und Immundiffusionstest).

Therapie: s. Tab. 7.2.

Diagnostik: Der Erregernachweis erfolgt:
- **mikroskopisch:** In Ausstrichen von nativem Material finden sich die Pilzzellen mit lipoidartigen lichtbrechenden Granula und einer großen Kapsel. Diese Schleimkapsel ist gut in der Färbung mit chinesischer Tusche darstellbar (Abb. **7.12 a**) und zeigt auch histopathologisch ein typisches Bild (s. Abb. **7.65 d**, S. 189).
- **kulturell:** Bei seinem anspruchslosen Wachstum auf gebräuchlichen Medien (25 – 37 °C) präsentiert er sich als Hefezellen (3 – 8 µm) mit zahlreichen intrazytoplasmatischen Einschlüssen (Abb. **7.12 b**). Die Schleimkapsel entwickelt sich nur in Medien mit o-Diphenolen (Abb. **7.12 c**).
- **serologisch** lässt sich die Kryptokokkose durch die Komplement-Bindungsreaktion, den Agglutinations- und den Immundiffusionstest nachweisen.

Therapie: s. Tab. **7.2**.

7.12

7.12 Kryptokokkose

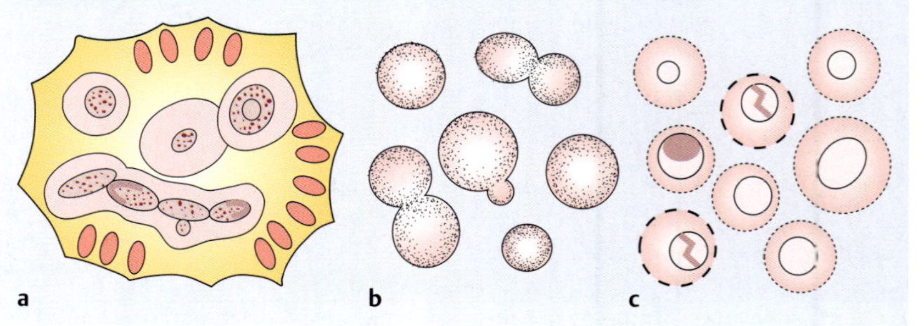

a Kapsel tragende Kryptokokken in einer Riesenzelle.

b Kryptokokken-Kultur auf dem Sabouraud-Agar.

c Kryptokokken mit Kapselbildung auf dem Nährboden mit o-Diphenolen.

7.1.4 Biphasische (dimorphe) Pilze als Erreger von Systemmykosen

7.1.4 Biphasische (dimorphe) Pilze als Erreger von Systemmykosen

▶ Definition

▶ **Definition:** Die biphasischen Pilze stellen taxonomisch eine heterogene Gruppe dar. Sie besitzen aber einen gemeinsamen Modus des Wachstums im Wirtsorganismus als Hefephase und in der Kultur als Schimmelphase. Sie kommen in Europa nur sporadisch vor, fast immer akquiriert bei Auslandsaufenthalten in Endemiegebieten.

- **Sporotrix schenkii:** Die Infektion erfolgt durch Inokulation über Holzsplitter oder Dornen **(Verletzungsmykose)**.
- **Histoplasma capsulatum:** obligat pathogener Erreger, verursacht eine Multiorganerkrankung.
- **Blastomyces dermatitidis:** nach Inhalation zunächst akute Lungeninfektion, später hämatogene Disseminierung.
- **Coccidioides immitis:** Die Infektion erfolgt durch Inhalation, besonders schwere Verläufe kommen bei Immundefizienz vor.

- **Sporotrix schenkii** ist zwar weltweit verbreitet, kommt aber in Europa sehr selten vor. Die Infektion erfolgt durch Inokulation über Holzsplitter oder Dornen **(Verletzungsmykose)**. Bei der Sporotrichose treten subkutane entzündliche Knoten auf; in deren Lymphabflussgebiet kommt es zu einer markanten Lymphadenopathie. Ein disseminierter Organbefall ist möglich.
- **Histoplasma capsulatum** ist obligat pathogen. Die Infektion erfolgt durch Inhalation. Die Histoplasmose ist eine Multiorganerkrankung, die Haut ist selten betroffen. Sie ist endemisch in USA und Zentralafrika.
- **Blastomyces dermatitidis** verursacht zunächst eine akute Lungeninfektion, später kommt es zur hämatogenen Disseminierung in ZNS, Knochen und Genitalien. Die Haut ist in ca. 50 % betroffen.
- **Coccidioides immitis** lebt in semiariden Zonen Amerikas, Hauptendemiegebiet ist Kalifornien (San Joaquin Valley Fever). Infektion durch Inhalation, besonders schwere Verläufe kommen bei Immundefizienz vor. Nur selten tritt eine Hautbeteiligung auf.

- **Paracoccidioides brasiliensis** kommt in Zentral- und Südamerika vor und führt nach Inhalation zu einer schweren progredienten Multiorganerkrankung. Die Mundschleimhaut ist meist betroffen.

Therapie: Die Therapie der Erkrankungen durch biphasische Pilze kann durch Amphotericin B i.v. und neuerdings auch durch langfristige orale Gabe von Itraconazol und Fluconazol erfolgen

- **Paracoccidioides brasiliensis:** Nach Infektion kommt es zu einer schweren Multiorganerkrankung.

Therapie: Amphotericin B, Itraconazol und Fluconazol.

7.2 Viruskrankheiten der Haut

7.2.1 Molluscum contagiosum

7.2 Viruskrankheiten der Haut

7.2.1 Molluscum contagiosum

▶ **Synonyme:** Dellwarze, Epithelioma contagiosum, Epithelioma molluscum

▶ **Definition:** Häufige, streng epidermotrope, virale Erkrankung, die durch perlartige, derbe, zentral gedellte Papeln gekennzeichnet ist.

◀ **Definition**

Epidemiologie: Die Erkrankung tritt weltweit auf, vorwiegend bei Kindern und Jugendlichen mit Bevorzugung des männlichen Geschlechts.

Epidemiologie: Weltweites Vorkommen, v. a. bei männlichen Kindern und Jugendlichen.

Ätiologie: Das Krankheitsbild wird durch ein quaderförmiges DNA-Virus der Pockengruppe hervorgerufen. Das eigentliche Erregerreservoir ist nicht bekannt. Die Inkubationszeit beträgt 2–7 Wochen. Die Übertragung erfolgt von Mensch zu Mensch. Über kleine Epitheldefekte gelangt das Virus in die Haut.
Das Vorliegen einer Atopie oder eine immunsuppressive Therapie kann die Entstehung von Dellwarzen begünstigen.
Bei immungeschwächten Patienten können durch Autoinokulation Hunderte von Mollusca entstehen (Eczema molluscatum).

Ätiologie: Erreger ist ein DNA-Virus der Pockengruppe.
Die Übertragung erfolgt von Mensch zu Mensch. Über kleine Epitheldefekte gelangt das Virus in die Haut.

Klinik: Es finden sich isoliert oder in Gruppen stehende, stecknadelkopf- bis erbsgroße, hautfarbene, relativ harte, halbkugelig vorgewölbte **Papeln mit zentraler Delle** (Abb. **7.13**). Aus diesen lassen sich durch seitlichen Druck **Molluscumkörperchen** (Epidermiszellen voller Viren) exprimieren. Bevorzugt werden Gesicht, Augenlider, Hals, Axillen, Stamm und Genitalregion befallen. Es kann zur bakteriellen Superinfektion der Mollusca und zu starkem Juckreiz kommen.

Klinik: Hautfarbene, halbkugelige, vorgewölbte **Papeln mit zentraler Delle** (Abb. **7.13**), aus denen sich durch Druck **Molluscumkörperchen** exprimieren lassen. Bevorzugt werden Gesicht, Augenlider, Hals, Axillen, Stamm und Genitalregion befallen; eine bakterielle Superinfektion ist möglich.

Diagnostik: Das klinische Bild erlaubt die Diagnose.

Diagnostik: Klinisches Bild.

7.13 Molluscum contagiosum

7.13

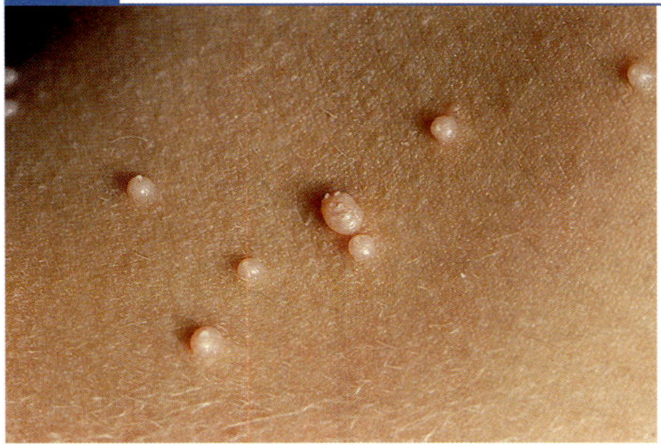

a Mollusca contagiosa mit typischen Molluscum-Körperchen in der Kuppel der Papeln.

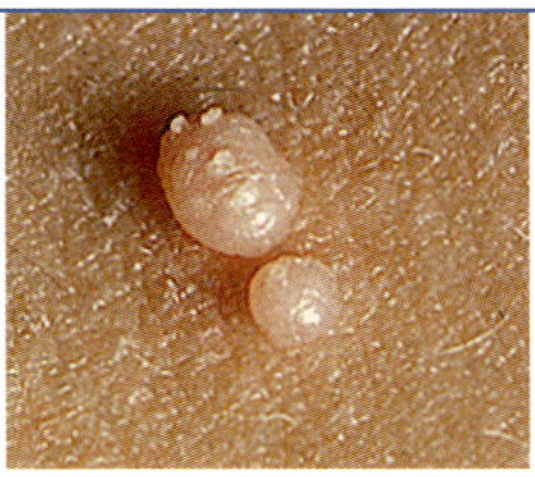

b Detailbild.

Histopathologie: Sackartige Läppchen mit virusinfizierten Epithelzellen sind durch Bindegewebssepten gefasst.

Histopathologie: Die Epidermis ist hypertroph und hyperplastisch. Oberhalb der normal erscheinenden Basalzellschicht finden sich sackartige Läppchen, die durch dünne, radiär gestellte Bindegewebssepten getrennt sind und Pakete von virusinfizierten Epithelzellen umschließen. Aus den zylindrischen Basalzellen türmen sich zahlreiche basophile Zellen auf, die im Zytoplasma massenhaft DNA-haltige **Einschlusskörperchen** (Viren) enthalten. Die Gesamtheit dieser veränderten Zellen imponiert als **Molluscum-Körperchen**.

Differenzialdiagnose: Milien, Warzen, Hydrozystome.
Therapie: Ausdrücken oder Kürettage; oft selbstlimitierend innerhalb von 6–9 Monaten; manchmal auch jahrelange Persistenz.

Differenzialdiagnose: Milien, Warzen oder Hydrozystome.

Therapie: Therapeutisch können die Knötchen mit einer gebogenen Pinzette ausgedrückt oder mit dem scharfen Löffel abgetragen werden. Je nach Anzahl wird eine Lokal- oder Allgemeinnarkose nötig. Anschließend Desinfektion mit Polyvinylpyrrolidon-Jod. Selbstlimitierung nach Monaten, aber auch Ausbreitung und Persistenz möglich.

7.2.2 Hand-Fuß-Mund-Exanthem

7.2.2 Hand-Fuß-Mund-Exanthem

▶ **Synonyme:** Hand-foot-mouth-disease, falsche Maul- und Klauenseuche

▶ **Definition**

▶ **Definition:** Akut auftretende, sehr hartnäckige Coxsackie-Virus-Infektion (Typ A) mit vesikulärer Stomatitis und Bläschen an Hand- und Fußflächen.

Epidemiologie: Meist sind Kinder betroffen.

Epidemiologie: Weltweit vorkommende Epidemien und kleinere regionale Endemien, hauptsächlich bei Kindern bis zum 10. Lebensjahr.

Ätiologie: Coxsackie-A-Virus (v. a. Typ A 16). Die Übertragung erfolgt durch Sekrete des Nasen-Rachen-Raumes oder auf fäkal-oralem Weg.
Klinik: Nach dem Prodromalstadium kommt es zum Auftreten von Bläschen in der Mundhöhle, gleichzeitig oder kurz darauf erscheinen erythematöse Papeln oder Makulä an Handflächen und Fußsohlen. Komplikationslose Abheilung nach 7–10 Tagen.

Ätiologie: Als häufigster Erreger wurde der Enterovirus Coxsackie Typ A 16 isoliert. Die Inkubationszeit beträgt 3–6 Tage. Die Übertragung erfolgt durch Sekrete des Nasen-Rachen-Raumes oder auf dem fäkal-oralen Weg.

Klinik: Vorausgehen kann ein 12- bis 24-stündiges Prodromalstadium mit leichter Temperaturerhöhung, Übelkeit und Bauchschmerzen. Nach anfänglichen Halsschmerzen treten in der Mundhöhle Bläschen auf, die bald erodieren. Sie finden sich gehäuft an Zunge, Gaumen und Wangenschleimhaut. Gleichzeitig oder kurz darauf erscheinen an Handflächen, Fingern, Zehen und Fußsohlen, sehr selten auch am Stamm, erythematöse Papeln oder Makulä. Die Krankheit klingt nach 7–10 Tagen komplikationslos ab.

Diagnostik: Klinisches Bild.

Diagnostik: Die Diagnose wird aufgrund des klinischen Bildes gestellt.

Differenzialdiagnose: Herpangina, Erythema exsudativum multiforme, Maul- und Klauenseuche.
Therapie: symptomatisch (Mundspülungen).

Differenzialdiagnose: Herpangina Zahorsky, Erythema exsudativum multiforme, Maul- und Klauenseuche (beim Menschen sehr selten).

Therapie: Symptomatisch mit milden Mundspülungen. Nur bei stärkerer bakterieller Sekundärinfektion werden Antibiotika notwendig.

7.2.3 Herpangina Zahorsky

7.2.3 Herpangina Zahorsky

▶ **Synonyme:** Herpetic pharyngitis, Pharyngitis vesicularis, ulzerative Pharyngitis

▶ **Definition**

▶ **Definition:** Ausschließlich auf die Schleimhaut der Gaumenbögen, Uvula und Tonsillen beschränkte, durch Coxsackie-Typ-A-Viren ausgelöste Erkrankung mit Ausbildung kleiner Bläschen auf gerötetem Grund.

Epidemiologie: Vorwiegend bei Kindern und Jugendlichen auftretender endemischer oder epidemischer Racheninfekt.

Epidemiologie: Die Erkrankung tritt vorwiegend bei Kindern oder Jugendlichen sporadisch, endemisch oder epidemisch auf, mit einem Häufigkeitsgipfel im Spätsommer und Herbst.

Ätiologie: Erreger ist das Coxsackie-A-Virus (über 20 verschiedene Typen). Die Infektion erfolgt häufig fäkal-oral oder über Ausscheidungen des Respirationstraktes. Die Viren können in den Fäzes bis 47 Tage nach der Infektion persistieren. Die Inkubationszeit beträgt 4 (2–9) Tage.

Ätiologie: Erreger ist das Coxsackie-A-Virus. Übertragungsweg: fäkal-oral oder über Ausscheidungen des Respirationstraktes.

Klinik: Die Herpangina beginnt plötzlich mit hohem Fieber bis 40 °C, das mehrere Stunden, aber auch bis zu 4 Tagen dauern kann. Häufig klagen die Kinder über Allgemeinsymptome wie Übelkeit, Appetitlosigkeit, Kopf- und Halsschmerzen und Schluckbeschwerden. Im Anschluss an die Prodromi bilden sich an Gaumenbögen, Uvula und Tonsillen stecknadelkopf- bis linsengroße, grau-weißliche, sagoähnliche Bläschen, die von einem roten Hof (Areola) umgeben sind. Im Verlauf von 2–3 Tagen nimmt die Areola zu, die Bläschen vergrößern sich, erodieren und bilden flache, grau-gelbliche Ulzerationen (Abb. **7.14**), die nach 10–14 Tagen komplikationslos abheilen. Subklinische oder inapparente Infektionen sind häufig.

Klinik: Die Herpangina beginnt plötzlich mit hohem Fieber und Störung des Allgemeinbefindens. An Gaumenbogen, Uvula und Tonsillen treten sagoähnliche Bläschen auf, die erodieren und ulzerieren können (Abb. **7.14**). Komplikationslose Abheilung.

7.14 Herpangina

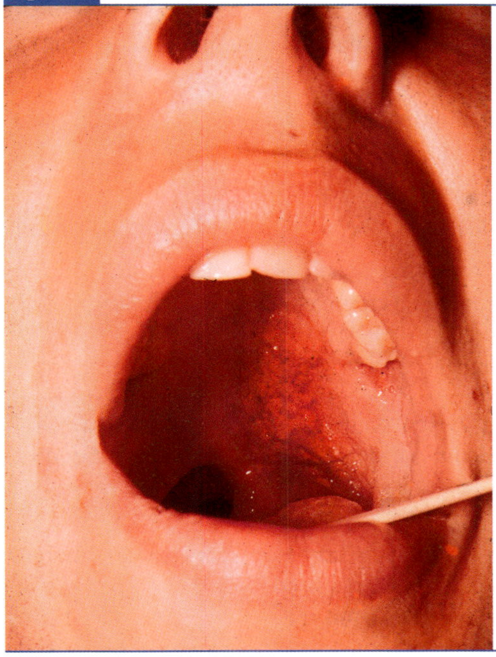

Multiple flache Erosionen.

7.14

Diagnostik: Die Diagnose wird aufgrund des klinischen Bildes gestellt. Virusnachweis von oropharyngealen Bläschen und serologischer Nachweis sind möglich.

Diagnostik: Klinisches Bild.

Differenzialdiagnose: Gingivostomatitis herpetica, Masernenanthem, Diphtherie, Soor.

Therapie: Symptomatische Therapie mit Mundspülungen, ggf. Analgetika und Antipyretika (z. B. Paracetamol), bei bakterieller Sekundärinfektion auch Antibiotika.

Differenzialdiagnose: Gingivostomatitis herpetica, Masernenanthem, Diphtherie, Soor.

Therapie: Symptomatisch.

7.2.4 Melkerknoten

7.2.4 Melkerknoten

▶ **Synonyme:** Paravakzine Knoten, Melkerpocken

▶ **Definition:** Gutartige, virale Erkrankung, die durch einen oder zahlreiche Knoten an den Händen und Unterarmen gekennzeichnet ist.

◀ Definition

Epidemiologie: Weltweit, sporadisch, lebenslange Immunität.

Epidemiologie: Weltweites Vorkommen; die meisten Fälle sind sporadisch. Die Infektion führt zu lebenslanger Immunität.

Ätiologie: Virus der Pockengruppe. Übertragungsweg: direkter Kontakt mit infizierten Kühen.

Ätiologie: Hautinfektion durch spiralenförmiges Virus der Pockengruppe. Es besteht keine Kreuzimmunität mit dem Vaccinia-Virus. Die Übertragung erfolgt durch direkten Kontakt mit an Pseudokuhpocken infizierten Kühen.

Klinik: An der Inokulationsstelle treten linsengroße livide Flecken auf, die sich zu erbsgroßen Knötchen entwickeln. Die Abheilung erfolgt nach 6–8 Wochen ohne Narbenbildung.

Klinik: Nach einer Inkubationszeit von 4–14 Tagen entwickeln sich an der Inokulationsstelle bis zu linsengroße, livide Flecken, die sich innerhalb von Tagen zu bräunlich-roten, derben, halbkugeligen Knötchen von Erbsgröße entwickeln. Zentral findet sich eine nabelförmige Einsenkung. Die umgebende Haut ist reizlos. Die Abheilung erfolgt nach 6–8 Wochen, zentral beginnend unter bräunlich-schwarzer Krustenbildung ohne Narben.

Diagnostik: Anamnese, klinisches Bild und Histopathologie.

Diagnostik: Die Diagnose wird anhand der Anamnese (Kontakt mit Kühen), der Klinik und der Histopathologie gestellt.

Histopathologie: Es findet sich eine Akanthose mit Hyperparakeratose der Epidermis; ballonierender Degeneration und zahlreichen eosinophilen Einschlusskörperchen.

Differenzialdiagnose: z. B. schankriforme Pyodermie, Tuberculosis cutis verrucosa, Panaritien, Granuloma pyogenicum.
Therapie: Antiseptische Lokaltherapie.

Differenzialdiagnose: schankriforme Pyodermie, Tuberculosis cutis verrucosa, Panaritien, Granuloma pyogenicum, Ecthyma contagiosum.

Therapie: Die Erkrankung ist selbstlimitierend, antiseptische Lokaltherapie ausreichend.

7.2.5 Ecthyma contagiosum

7.2.5 Ecthyma contagiosum

▶ **Synonyme:** Orf, atypische Schafpocken, Ecthyma infectiosum, Lippengrind der Schafe

▶ **Definition**

▶ **Definition:** Unter Schafen und Ziegen endemisch vorkommende, weltweit verbreitete Viruserkrankung. Sie kann auf den Menschen durch Schmierinfektion übertragen werden und äußert sich in rötlich nässenden Knoten.

Ätiologie: Erreger ist ein DNA-Virus der Pockengruppe. Die Infektion erfolgt durch Kontakt mit infizierten Tieren nach vorangegangenen Traumen.

Ätiologie: Ecthyma infectiosum wird durch ein langgestrecktes, quaderförmiges, sehr widerstandsfähiges DNA-Virus der Pockengruppe (Parapox-Virus) hervorgerufen. Die Infektion erfolgt durch Kontakt mit infizierten Tieren, meist nach vorangegangenen Traumen. Die harmlose und spontan abheilende Erkrankung gilt als Berufserkrankung der Schafhirten und tritt weltweit auf.

Klinik: Es entsteht ein umschriebenes Erythem mit Bildung eines schmerzlosen, festen, genabelten Knotens, meistens Solitärläsion (Abb. **7.15**). Berufserkrankung der Schafhirten.

Klinik: Nach einer Inkubation von 3–11 Tagen kommt es überwiegend an den Händen und Unterarmen zu einem umschriebenen Erythem, aus dem sich dann ein schmerzloser, fester, genabelter Knoten entwickelt. Meistens handelt es sich um eine Solitärläsion. Durch blasige Abhebung des Zentrums entsteht eine Kokardenform mit zentraler Nekrose (Abb. **7.15**).
Nach Abtrocknung heilt die Effloreszenz innerhalb von 5 Wochen spontan und narbenlos ab. Durch bakterielle Superinfektion ist eine Komplikation mit narbiger Abheilung möglich.

Diagnostik: Anamnese, Klinik und elektronenmikroskopischer Erregernachweis sichern die Diagnose.

Diagnostik: Neben Anamnese und klinischem Bild sichert der elektronenmikroskopische Nachweis der Erreger in der Negativkontrastierung die Diagnose.

Histopathologie: Hyperkeratose der Epidermis mit ballonierender Degeneration der oberen Keratinozytenlagen. Subepidermal findet sich ein Ödem mit stellenweisem Übergang in Blasenbildung sowie ein entzündliches Infiltrat.

Differenzialdiagnose: Melkergranulom, Granuloma pyogenicum, Spinaliom.

Differenzialdiagnose: Melkerknoten und Melkergranulom, Granuloma pyogenicum, Spinaliom.

7.15 Ecthyma contagiosum

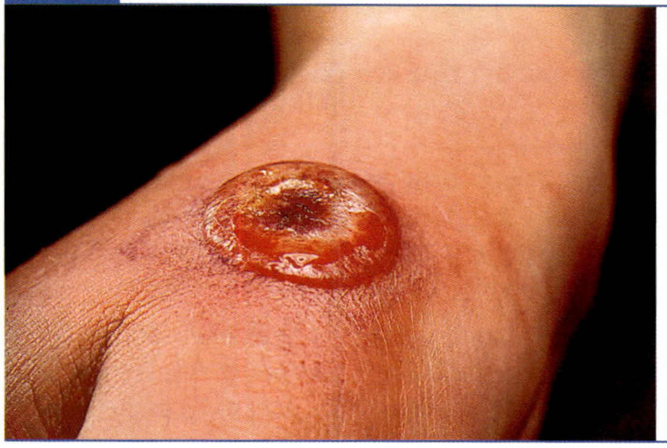

Genabelter, zentral nekrotischer Knoten als Primär-Element von Ecthyma contagiosum.

7.15

Therapie: Die Therapie erfolgt symptomatisch mit Ruhigstellung und lokal desinfizierenden Maßnahmen zur Vermeidung einer Superinfektion.

Therapie: Ruhigstellung und lokale Desinfektion.

7.2.6 Maul- und Klauenseuche

7.2.6 Maul- und Klauenseuche

▶ **Synonyme:** Foot-and-mouth-disease, Stomatitis epidemica, Aphthenseuche

▶ **Definition:** Die Maul- und Klauenseuche ist eine virale Zoonose der Huftiere, die sehr selten auf den Menschen übertragen wird und durch fieberhafte Aphthen gekennzeichnet ist.

◀ **Definition**

Ätiologie und Epidemiologie: Maul- und Klauenseuche-Virus (MKS-Virus) aus der Picornavirusgruppe. Es handelt sich um eine weltweit vorkommende hochkontagiöse Zoonose der großen und kleinen Huftiere. Eine Infektion beim Menschen ist selbst bei engstem Kontakt mit erkrankten Tieren sehr selten. Inapparente Erkrankungen sind möglich. Eintrittspforten sind Haut oder Schleimhäute des oberen Respirations- und des Verdauungstraktes.

Ätiologie und Epidemiologie: Virus der Picornavirusgruppe. Eine Infektion mit dieser hochkontagiösen Zoonose ist beim Menschen sehr selten. Eintrittspforten sind Haut oder Schleimhäute des oberen Respirations- und Verdauungstraktes.

Klinik: Nach einer Inkubationszeit von 3–8 Tagen erfolgen uncharakteristische Prodromalerscheinungen wie Fieber, Abgeschlagenheit und Kopfschmerzen.
Am Ort der Infektion entwickelt sich eine primäre Blase, der nach einer 2- bis 3-tägigen Virämie linsengroße Sekundäraphthen folgen. Betroffen sind vor allem die Schleimhäute des Mund- und Rachenraumes, jedoch auch Fußsohlen, Handflächen und Fingerspitzen. Der Rumpf und die Extremitäten bleiben meist erscheinungsfrei. Es besteht starker Juckreiz. Haut- und Schleimhautläsionen überhäuten sich nach 10–14 Tagen und heilen, falls keine bakterielle Sekundärinfektion erfolgt, narbenlos ab.

Klinik: An der Inokulationsstelle entsteht eine primäre Blase. Nach einer Virämie treten Sekundäraphthen an den Schleimhäuten des Mund- und Rachenraumes auf.
Es besteht starker Juckreiz.
Die Abheilung erfolgt narbenlos.

Diagnostik: Verdachtsdiagnose durch Anamnese und Klinik; Nachweis durch Serologie (KBR).

Diagnostik: Anamnese und Klinik; Nachweis durch KBR.

Histopathologie: Intraepidermales Bläschen mit eosinophiler Zellpyknose und vakuoliger Degeneration.
Es besteht **Meldepflicht** an den zuständigen Tierarzt.

Meldepflicht!

Differenzialdiagnose: Die Art der Effloreszenzen machen den Ausschluss einer Herpangina, der Hand-foot-mouth-disease und von atypischen Fällen von Erythema exsudativum multiforme nötig.

Differenzialdiagnose: Herpangina, Hand-foot-mouth-disease, atypische Fälle von Erythema exsudativum multiforme.

Therapie: Symptomatische Behandlung des Juckreizes mit Antihistaminika, um nicht durch Kratzeffekte einer Superinfektion Vorschub zu leisten.

Therapie: Sie erfolgt symptomatisch mit Antihistaminika.

7.2.7 Varizellen

7.2.7 Varizellen

▶ **Synonyme:** Windpocken, Wasserpocken, Chicken-pox

▶ Definition

▶ **Definition:** Durch das Varizellen-Zoster-Virus verursachtes vesikuläres Exanthem der Haut und der Schleimhäute, das durch ein polymorphes Bild gekennzeichnet ist und besonders im Kindesalter auftritt.

Ätiologie und Epidemiologie: Erstinfektion mit dem Varizellen-Zoster-Virus. Weltweit vorkommende Infektion, vorwiegend des Kindesalters, mit hoher Kontagiosität.

Ätiologie und Epidemiologie: Erstinfektion mit dem Varizellen-Zoster-Virus. Weltweit vorkommende Infektion mit hohem Kontagiositätsindex. Der Mensch ist einzige Infektionsquelle. Die Übertragung erfolgt durch Tröpfchen- oder Schmierinfektion.

Klinik: Nach einer Inkubationszeit von 12–21 Tagen treten am ganzen Körper, besonders an Kopf und Rumpf, rote Makulä auf, die dann zu Papeln und später zu Bläschen werden (s. Abb. **13.12 a**, S. 318). Die Eruption der Bläschen geht über mehrere Tage. Ältere Bläschen trüben ein und verkrusten. Es finden sich Einzeleffloreszenzen in allen möglichen Phasen **(schubweiser Verlauf)** nebeneinander (Heubner-Sternkarte, Abb. **7.16**). Regelmäßig sind die Schleimhäute betroffen. Während des Bläschenstadiums besteht Juckreiz. Meist narbenlose Abheilung nach Wochen.

Klinik: Nach einer Inkubationszeit von 12–21 Tagen und geringfügigen Prodromi treten am ganzen Körper verstreut, besonders am Kopf (s. Abb. **13.12 a**, S. 318) und Rumpf, rote Makulä auf, die dann zu Papeln und im Verlauf von Stunden zu hirsekorn- bis reiskorngroßen Bläschen werden. Die Eruption der Bläschen geht über mehrere Tage. Ältere Bläschen trüben ein und verkrusten. Aufgrund des **schubweisen Verlaufes** sind die Einzeleffloreszenzen in allen möglichen Phasen nebeneinander anzutreffen (so genannte Heubner-Sternkarte, Abb. **7.16**). Regelmäßig sind die Schleimhäute betroffen, bevorzugt der harte Gaumen und die Wangenschleimhaut. Während des Bläschenstadiums besteht mäßiger bis starker Juckreiz. Die Bläschen heilen narbenlos nach 2–3 Wochen ab, wenn keine Exkoriation mit anschließender Impetiginisation auftritt. Bei Erwachsenen verläuft die Erkrankung schwerer. Bei immunsupprimierten Patienten entwickeln sich häufig hämorrhagische Windpocken, die von Blutungen des Gastrointestinaltraktes und der Schleimhäute begleitet sein können.

Komplikationen: Als seltene Komplikationen können eine Enzephalitis und Zerebellitis auftreten.

Diagnostik: Klinisches Bild und Serologie.

Komplikationen: Als seltene Komplikationen können eine Zerebellitis und bakterielle Sekundärinfektionen, sehr selten eine Enzephalitis auftreten.

Diagnostik: Die Diagnose ist in der Regel klinisch, mit serologischer Bestätigung, zu stellen.

Differenzialdiagnose: Strophulus infantum, Zoster generalisatus.

Differenzialdiagnose: Strophulus infantum, Zoster generalisatus.

7.16

7.16 Varizellen-Exanthem

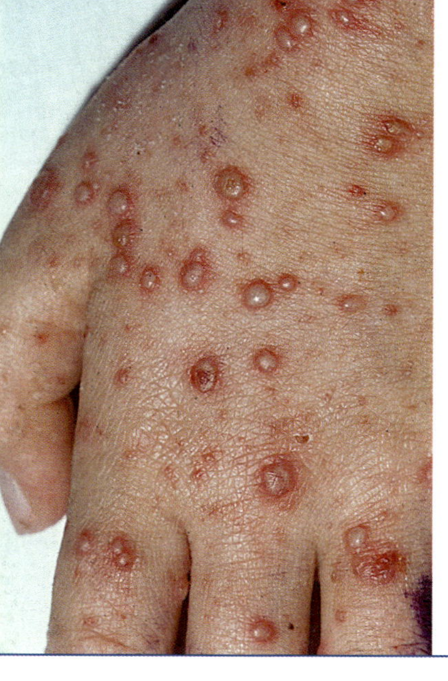

Detail eines Handrückens mit unterschiedlich reifen Elementen (Sternenhimmel).

Therapie: Die Therapie erfolgt symptomatisch (juckreizstillende Medikamente). Bei schweren Verlaufsformen ist eine antivirale Therapie mit Aciclovir (meist i. v.) indiziert.

Therapie: Symptomatisch, ggf. Aciclovir i. v.

7.2.8 Zoster

7.2.8 Zoster

▶ **Synonyme:** Herpes zoster, Gürtelrose, Zona, Shingles

▶ **Definition:** Zweiterkrankung mit dem Varizellen-Zoster-Virus mit halb- und beidseitigem Befall eines oder mehrerer Hautnervensegmente, die durch schmerzhafte und gruppiert stehende Bläschen auf gerötetem Grund gekennzeichnet ist.

◀ **Definition**

Epidemiologie: Weltweites Vorkommen. Die meisten Fälle sind sporadisch. Vorwiegend erkranken Erwachsene, der Gipfel liegt zwischen dem 50. und 70. Lebensjahr. Die Infektion führt zu lebenslanger Immunität.

Epidemiologie: Weltweites sporadisches Vorkommen v. a. bei Erwachsenen zwischen 50 – 70 Jahren.

Ätiologie: Die Erstinfektion mit dem Varizellen-Zoster-Virus führt zu Windpocken (Varizella). Die Zoster-Erkrankung ist Ausdruck einer Reinfektion mit diesem Virus bei Teilimmunität oder Folge einer Reaktivierung latent im Organismus vorhandener Varizellen-Zoster-Viren.

Ätiologie: Die Erstinfektion mit dem Varizellen-Zoster-Virus führt zu Windpocken (Varizella); Zoster ist die Zweiterkrankung.

Klinik: Nach **uncharakteristischen Prodromalerscheinungen** wie Abgeschlagenheit, Müdigkeit, neuralgiformen **Schmerzen** entwickelt sich ein nur leicht erhabenes, scharf umschriebenes Erythem. Im Folgenden schießen innerhalb dieses Erythems stecknadelkopf- bis reiskorngroße, wasserklare, prall gespannte, perlartige Bläschen auf (Abb. **7.17**). Das Aufschießen der **herpetiformen Bläschen** ist gewöhnlich innerhalb von 2 – 3 Tagen abgeschlossen. Nach 2 – 7 Tagen trübt sich der Inhalt eitrig gelblich ein und die Rötung klingt ab. Nach einer Woche beginnt die Austrocknung der Bläschen unter Bildung einer bräunlich-gelblichen Borke. Im Allgemeinen heilt der Zoster nach zwei bis drei Wochen ab. Narbenbildungen sind häufig, besonders wenn es zu nekrotisierender Entzündung oder zu Sekundärinfektionen gekommen ist.

Klinik: Nach **uncharakteristischen Prodromi** treten stecknadelkopf- bis reiskorngroße, wasserklare **Bläschen** auf einem scharf umschriebenen Erythem auf (Abb. **7.17**). Im Allgemeinen erfolgt eine Abheilung nach 2 – 3 Wochen. Zu Narbenbildung kommt es durch Sekundärinfektion.

7.17 Zoster

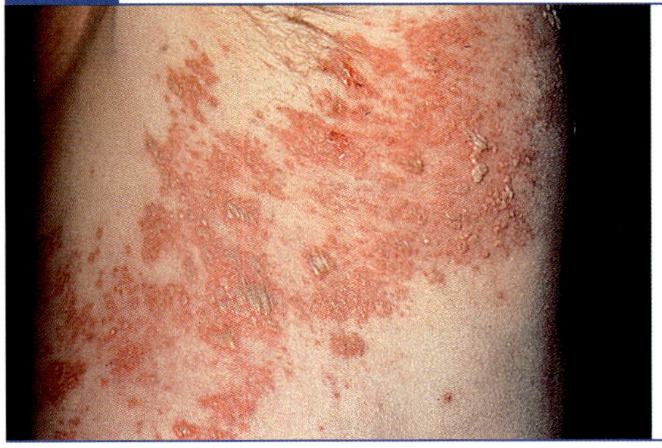

Herpes zoster mit typischer Anordnung einer „Gürtelrose" Th 2 – 4.

7.17

Die Zosterinfektion kann jedes Nervensegment betreffen (Abb. **7.18**). Am häufigsten ist der Zoster im Bereich eines Thorakal- oder Lumbalnervensegments. Häufig findet sich eine regionale Lymphknotenschwellung.

Die Zosterinfektion kann jedes Nervensegment betreffen (Abb. **7.18**).

Komplikationen: Bei Befall des ersten Trigeminusastes besteht die Gefahr einer Beteiligung der Konjunktiva und der Kornea (augenärztliche Untersuchung veranlassen!).

Komplikationen: Bei Befall des 1. Trigeminusastes besteht die Gefahr einer Konjunktiva- und Korneabeteiligung.

7.18

7.18 Ausbreitung des Herpes zoster

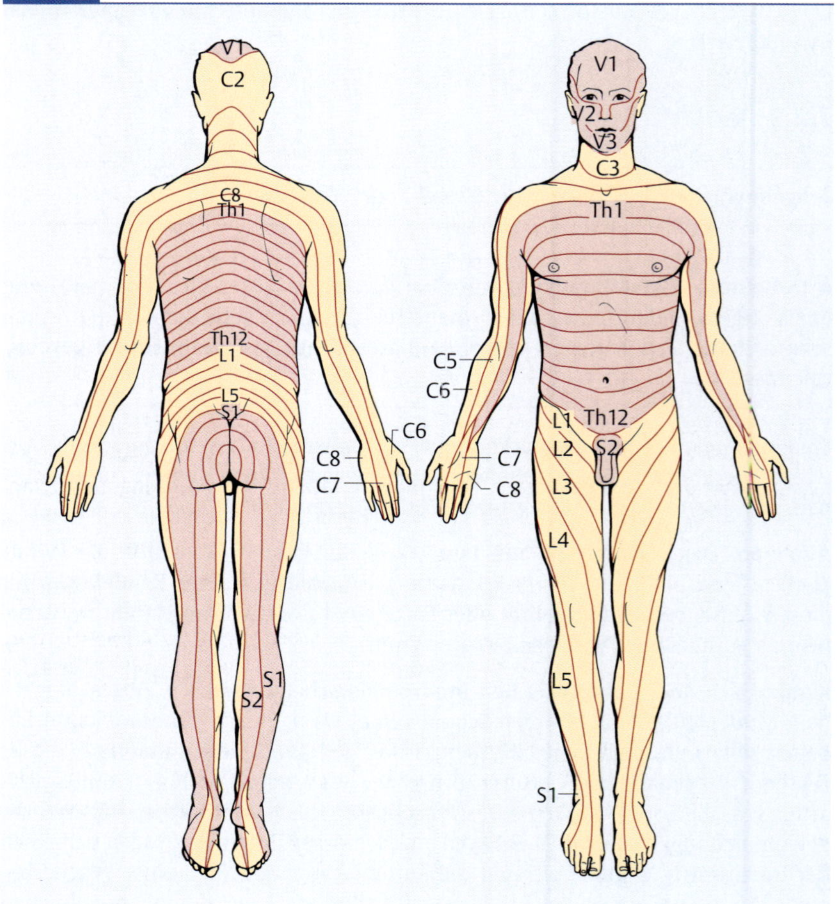

Schema der segmentalen Nervenversorgung (Dermatome), nach welchem die Ausbreitung des Herpes zoster erfolgt.

Gefürchtet sind **Zosterneuralgien**, die noch Jahre nach der Infektion **persistieren** können.
Zoster-Enzephalitis und Zoster generalisatus sind schwere Komplikationen.

Gefürchtet sind die **Neuralgien** des Zoster, die Monate bis Jahre nach der Infektion als **postzosterische Neuralgien** persistieren. Die Wahrscheinlichkeit einer Persistenz nimmt mit steigendem Lebensalter zu. Eine Zoster-Enzephalitis oder Generalisierung (Zoster generalisatus) sind schwere Komplikationen.

▶ **Merke**

▶ **Merke.** Der Zoster, besonders der **Zoster generalisatus**, kann Ausdruck einer Immunsuppression oder einer Paraneoplasie sein.

Diagnostik: Klinisches Bild.

Diagnostik: Das klinische Bild ist in der Regel wegweisend. Virusnachweise sind möglich, aber nur in Problemfällen nötig.

Therapie: Virustatische Therapie mit Aciclovir (z. B. Zovirax) i. v. oder per os über 7 – 10 Tage. Begleitend erfolgt eine **lokal** eintrocknende antiinfektiöse Therapie.

Therapie: Eine **virustatische Therapie** mit Aciclovir, Brivudin, Famciclovir oder Valaciclovir sollte möglichst innerhalb von 72 h nach Beginn der Hautsymptomatik beginnen. Bei schwerem Verlauf und immunsupprimierten Patienten wird Aciclovir i. v. für 7 – 10 Tage verabreicht.
Begleitend erfolgt eine **lokal** eintrocknende antiinfektiöse Therapie. Bei Neuralgien kommen Analgetika und Carbamazepin zum Einsatz; evtl. auch systemische Kortikosteroide.

7.2.9 Variola

7.2.9 Variola

▶ **Synonyme:** Pocken, Variola vera, echte Pocken, Blatter

▶ **Definition:** Schwer verlaufende Viruserkrankung mit hoher Letalität bei nicht Immunisierten. Pocken sind durch genabelte Bläschen gekennzeichnet, die nach Abheilung Pockennarben hinterlassen.

◀ Definition

Ätiologie und Epidemiologie: Erreger ist ein quaderförmiges 150 – 260 nm großes Pockenvirus. Die hochinfektiöse Erkrankung wird durch Tröpfchen- oder Schmierinfektion übertragen und ist **meldepflichtig**. **Pocken** wurden 1979 von der WHO **für erloschen erklärt.**

Ätiologie und Epidemiologie: Erreger dieser hochinfektiösen Erkrankung ist das Pockenvirus.
Variola gelten als **erloschen.**

Klinik: Nach einer Inkubationszeit von 8 – 18 Tagen und einem fieberhaften Prodromalstadium bildet sich ein erythematöses Exanthem aus. Nach Absinken der Temperatur und Besserung des Allgemeinbefindens Umwandlung des Exanthems in klare **Bläschen**, die sich in **mehrkammerige Pusteln mit Eindellung** umwandeln. Besonders betroffen sind Gesicht, Kopf, Extremitäten und Akren. An diesen Körperstellen finden sich die Effloreszenzen im selben Entwicklungsstadium. Bei nicht letalem Ausgang trocknen die Pusteln mit dicker Kruste ab und hinterlassen **schüsselförmige eingezogene Narben mit Depigmentierung**. Prognostisch ungünstig ist die Entwicklung hämorrhagischer Pusteln (schwarze Blattern).

Klinik: Nach einem fieberhaften Prodromalstadium bildet sich ein erythematöses Exanthem aus, das sich nach Besserung des Allgemeinbefindens über **Bläschen** in **mehrkammerige Pusteln** mit Eindellung umwandelt. Betroffen sind Gesicht, Extremitäten und Akren. Bei Abheilung **schüsselförmige Narbenbildung**.

Diagnostik: Der Erregernachweis aus Bläschen gelingt nach Färbung im Lichtmikroskop oder elektronenmikroskopisch durch Negativkontrastierung. Der kulturelle Nachweis erfolgt auf der Chorionallantois-Membran des Hühnerembryos oder in der Gewebekultur, der tierexperimentelle Nachweis an der Kaninchenkornea.

Diagnostik: Der Erregernachweis erfolgt aus Bläschen im Lichtmikroskop oder elektronenmikroskopisch. Der kulturelle Nachweis gelingt.

Histopathologie: Intraepidermale, mehrkammerige Pustel mit ballonierender Degeneration des Stratum spinosum.
Im Zytoplasma finden sich neben den Zellkernen Guarnieri-Einschlusskörperchen. Diese stellen das das Pockenvirus umhüllende Reaktionsprodukt dar.

Differenzialdiagnose: Lues II, Varizellen, Arzneimittelexantheme.

Therapie: Die Therapie ist symptomatisch. Die Patienten müssen isoliert werden.

Differenzialdiagnose: Lues II, Varizellen, Arzneimittelexantheme.
Therapie: Symptomatisch. Isolierung.

7.2.10 Masern

7.2.10 Masern

▶ **Synonyme:** Morbilli, Measles

▶ **Definition:** Hochkontagiöse virale Erkrankung des Kindesalters, die nach einem katarrhalischen Stadium durch ein erythematöses, morbilliformes Exanthem gekennzeichnet ist.

◀ Definition

Ätiologie und Epidemiologie: Erreger ist das Masernvirus. Die Erkrankung tritt weltweit, vorwiegend bei Kindern auf. Durch die Vakzination kam es zu einem Rückgang der Inzidenz.
Infektiosität besteht 5 Tage vor und während des Exanthems.

Ätiologie und Epidemiologie: Erreger ist das Masernvirus. Weltweite Erkrankung, vorwiegend bei Kindern.

Klinik: Nach einer Inkubation von 11 Tagen tritt das katarrhalische Stadium auf mit Fieber, Rhinitis, Konjunktivitis, Pharyngitis und Tracheitis mit trockenem Husten. Am 2. oder 3. Tag erscheinen punktförmige, rein weiße, nicht wegwischbare Flecken mit rotem Hof auf der Wangenschleimhaut oberhalb der Molaren **(Koplik-Flecke)**. Danach Auftreten des exanthematischen Stadiums, das mit einem Enanthem an Gaumen, Tonsillen und Uvula beginnt. **Beginn des**

Klinik: Nach katarrhalischem Stadium tritt zunächst ein Enanthem an Gaumen, Tonsillen und Uvula auf. Außerdem punktförmige rein weiße Flecken mit rotem Hof an der Wangenschleimhaut **(Koplik-Flecken)**. Danach beginnt das exanthematische Stadium mit konfluierenden Makulä an Gesicht, Hals, Rumpf und den Extremitäten (s. Abb. **13.12 b**, S. 318).

Exanthems im **Gesicht** (s. Abb. **13.12 b**, S. 318) und **hinter den Ohren,** dann Befall des Halses, des Rumpfes und der Extremitäten. Die Flecken tendieren zur Konfluenz. Nach einigen Tagen Abblassen des Exanthems in der Reihenfolge des Auftretens.

Komplikationen: Häufig sind Bronchopneumonien und Otitis media.

Komplikationen: Häufige Komplikationen sind Bronchopneumonien und Otitis media. Seltene, sehr gefürchtete Komplikationen sind Masern-Krupp und Enzephalitis.

Diagnostik: Klinisch; Hämagglutinations-Hemmtest (HHT).

Diagnostik: Die Diagnose erfolgt klinisch und wird laborchemisch durch den Hämagglutinations-Hemmtest (HHT) bestätigt.

Differenzialdiagnose: Arzneimittelexantheme, Röteln, Scharlach.
Therapie: Symptomatisch.

Differenzialdiagnose: Arzneimittelexantheme, Röteln, Scharlach.

Therapie: Die Therapie erfolgt symptomatisch.

7.2.11 Röteln

7.2.11 Röteln

▶ **Synonyme:** Rubeola, German measles

▶ **Definition**

▶ **Definition:** Viruserkrankung von geringer Kontagiosität, die durch ein makulo-papulöses Exanthem mit Lymphknotenschwellung gekennzeichnet ist.

Ätiologie und Epidemiologie: Erreger ist das Rötelnvirus. Weltweit vorkommende Erkrankung mit geringer Kontagiosität.
Infektiosität besteht 2 Tage vor und 5 Tage nach Auftreten des Exanthems.

Ätiologie und Epidemiologie: Erreger ist das Rötelnvirus (RNA-Virus aus der Togagruppe) mit einem Durchmesser von 50 – 100 nm. Die Erkrankung kommt weltweit vor und wird durch Tröpfcheninfektion – mit geringer Kontagiosität – übertragen.
Infektiosität besteht 2 Tage vor und 5 Tage nach Auftreten des Exanthems.

Klinik: Schmetterlingsförmiges makulo-papulöses Exanthem, das sich über den Rumpf und die Extremitäten ausbreitet. Gleichzeitig kommt es zu Lymphknotenschwellung okzipital, zervikal und retroaurikulär.

Klinik: Die Inkubationszeit beträgt 2 – 3 Wochen. Klinisch inapparente Infektionen sind häufig. Im Falle einer Erkrankung tritt zunächst im Gesicht ein schmetterlingsförmiges, makulo-papulöses, nicht konfluierendes Exanthem auf, das sich rasch über den Rumpf und die Extremitäten ausbreitet und nach 3 Tagen verschwindet. Gleichzeitig mit dem Exanthem kommt es zu Lymphknotenschwellungen okzipital, zervikal und retroaurikulär.

Komplikationen: sind selten. Gefürchtet ist die **Rötelnembryopathie** bei Infektion nicht immunisierter Schwangerer.

Komplikationen: Komplikationen sind selten (ggf. thrombozytopenische Purpura, Enzephalitis). Gefürchtet ist die **Rötelnembryopathie** bei Rubeoleninfektion nicht immunisierter Schwangerer im ersten Schwangerschaftstrimenon. Diese kann zu ausgedehnten Fehlbildungen des Kindes führen (konnatale Röteln).

Diagnostik: Serologisch HHT oder rötelnspezifische AK (IgM); klinisches Bild.

Diagnostik: Die Diagnose kann serologisch durch den Hämagglutinations-Hemmtest (HHT) oder rötelnspezifische IgM-Antikörper gestellt werden, das klinische Bild ist wegweisend.

Differenzialdiagnose: Masern, Scharlach, Lues II, Mononukleose.
Therapie: Symptomatisch.

Differenzialdiagnose: Masern, Scharlach, Lues II, Mononukleose.

Therapie: Die Therapie erfolgt symptomatisch.

7.2.12 Erythema infectiosum

7.2.12 Erythema infectiosum

▶ **Synonyme:** Ringelröteln, Fünfte Krankheit

▶ **Definition**

▶ **Definition:** Seltene, endemisch auftretende komplikationslose Viruserkrankung, die durch gyrierte Erytheme gekennzeichnet ist.

Ätiologie und Epidemiologie: Erreger ist das Parvovirus B 19. Sporadisches oder endemisches Auftreten; wenig kontagiös. Weibliches Geschlecht wird bevorzugt.

Ätiologie und Epidemiologie: Erreger ist das Parvovirus B 19. Die wenig kontagiöse Erkrankung tritt sporadisch oder endemisch, bevorzugt bei Kindern oder jungen Erwachsenen, auf. Das weibliche Geschlecht wird bevorzugt.

Klinik und Diagnostik: Nach einer Inkubationszeit von 6 – 17 Tagen kommt es zum Auftreten eines Exanthems, begleitet von subfebrilen Temperaturen. Prodromalerscheinungen fehlen in der Regel. Das Exanthem beginnt unter Aussparung der Mundpartie als diffuse oder figurierte, elevierte, livide Rötung, meistens auf die Wangen oder den Nasenrücken beschränkt. Stunden oder Tage später erscheinen exanthematisch große, scharf begrenzte, intensiv rote, zum Teil quaddelförmige Makulä, die nach Konfluenz girlandenförmige Plaques oder landkartenähnliche Figuren bilden. Oft sind die äußeren Ringe unvollständig und halbmondförmig (Abb. **13.12 d**, S. 318). Nach einer Woche verschwindet das Exanthem ohne nachfolgende Schuppung oder Pigmentierung. Vereinzelt wurden bei Erwachsenen papulöse-purpuriforme Hauterscheinungen auf den Handinnenflächen und den Fußrücken beobachtet (papular-purpuric „gloves and socks" syndrome).
Infektionen bei nicht immunisierten Schwangeren stellen möglicherweise ein erhöhtes fetales Risiko dar (Hydrops fetalis).

Klinik und Diagnostik: Unter Aussparung der Mundpartie erscheint eine diffuse, livide Rötung, begleitet von subfebrilen Temperaturen. Stunden oder Tage später treten exanthematisch große, scharf begrenzte Makulä auf, die nach Konfluenz girlandenförmige Plaques bilden (Abb. **13.12 d**, S. 318). Nach einer Woche Abheilung ohne nachfolgende Schuppung oder Pigmentierung.

Differenzialdiagnose: Arzneimittelexanthem, Masern, Röteln, Enterovirusinfektion.

Differenzialdiagnose: Arzneimittelexanthem, Masern, Röteln, Enterovirusinfektion.

Therapie: Eine Therapie ist in der Regel nicht erforderlich.

Therapie: Keine.

7.2.13 Exanthema subitum

7.2.13 Exanthema subitum

▶ **Synonyme:** Dreitagefieber, Roseola infantum

▶ **Definition:** Virusbedingte Erkrankung bei Kleinkindern mit einem nur ein bis zwei Tage dauernden Exanthem, das nach dreitägigem hohen Fieber auftritt.

◀ **Definition**

Ätiologie und Epidemiologie: Erreger ist das Herpes-hominis-Virus Typ 6 (HHV-6). Weltweit vorkommende Erkrankung mit geringer Kontagiosität. Die Altersgruppe von 6 Monaten bis 4 Jahren wird bevorzugt.

Ätiologie und Epidemiologie: Erreger ist das Herpes-hominis-Virus Typ 6 (HHV-6). Weltweit vorkommend, geringe Kontagiosität.

Klinik und Diagnostik: Nach einer Inkubationszeit von 5 – 15 Tagen plötzliches Auftreten von hohem Fieber ohne wesentliche Beeinträchtigung des Allgemeinbefindens. Nach 3 Tagen kommt es zu einem Temperaturabfall, der vom Auftreten 3 – 5 mm großer, rötelnähnlicher Makulä begleitet ist, die zunächst am Rumpf, später auch an den Extremitäten auftreten. **Das Gesicht bleibt ausgespart.** Nach 1 – 2 Tagen ist das Exanthem abgeklungen.

Klinik und Diagnostik: Es kommt zu plötzlichem Auftreten von hohem Fieber ohne Beeinträchtigung des Allgemeinbefindens. Nach 3 Tagen folgt ein Temperaturabfall, und es treten rötelnähnliche Makulä an Rumpf und Extremitäten auf. **Das Gesicht bleibt ausgespart.**

Differenzialdiagnose: Röteln, Masern, Scharlach, Erythema infectiosum, Enterovirusinfektion.

Therapie: Die Therapie erfolgt symptomatisch (Fiebersenkung).

Differenzialdiagnose: Röteln, Masern, Scharlach, Erythema infectiosum, Enterovirusinfektion.
Therapie: Symptomatisch.

7.2.14 Acrodermatitis papulosa eruptiva infantilis

7.2.14 Acrodermatitis papulosa eruptiva infantilis

▶ **Synonyme:** Infantile papulöse Akrodermatitis, Gianotti-Crosti-Syndrom

▶ **Definition:** Eine meist durch das Hepatitis-B-Virus verursachte, entzündliche Erkrankung, die gekennzeichnet ist durch ein lichenoidpapulöses Exanthem, Polylymphadenopathie und eine meist anikterisch verlaufende Hepatitis.

◀ **Definition**

Ätiologie und Epidemiologie: Die Erkrankung ist häufig Ausdruck einer Erstinfektion mit dem Hepatitis-B-Virus bei Kleinkindern. Bevorzugtes Auftreten bei Kleinkindern männlichen Geschlechts im Alter von 2 – 6 Jahren.

Ätiologie und Epidemiologie: Häufig Erstinfektion mit Hepatitis-B-Virus. Bevorzugt werden männliche Kleinkinder im Alter von 2 – 6 Jahren.

7.19

7.19 **Acrodermatitis papulosa Gianotti-Crosti bei Hepatitis B**

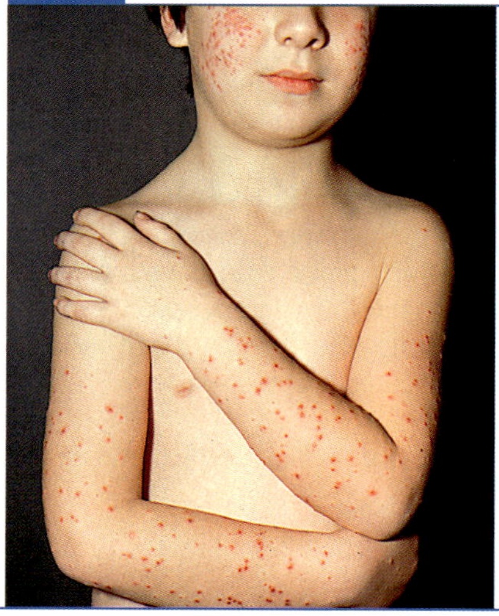

Papulo-vesikulöse Herde, akral betont.

Klinik: Nach uncharakteristischen Prodromi treten akut rötliche Papeln (Abb. **7.19**) an den akralen Bereichen – unter Aussparung der Armbeugen und Kniekehlen – ohne Juckreiz auf, die nach 2–8 Wochen abheilen.

Klinik: Nach uncharakteristischen Prodromalerscheinungen kommt es akut an den akralen Bereichen – unter Aussparung der Armbeugen und Kniekehlen – zu entzündlichen, geröteten, nicht juckenden, nicht konfluierenden, teils lichenoiden Papeln (Abb. **7.19**). Diese heilen nach 2–8 Wochen spontan ab. Zusätzlich findet sich eine reaktive Polylymphadenitis und häufig eine Hepatomegalie.

Diagnostik: Klinisches Bild, HBs-Ag, Transaminasen erhöht.

Diagnostik: Klinisches Bild, HBs-Ag, Erhöhung der Transaminasen und Blutbildveränderungen.

Differenzialdiagnose: Crosti-Gianotti, Masern, Mononukleose, Echovirusexantheme.

Differenzialdiagnose: Akrolokalisiertes infantiles papulovesikuläres Syndrom, Masern, Mononukleose, Echovirusexantheme.

Therapie: Symptomatisch.

Therapie: Die Therapie erfolgt symptomatisch.

7.2.15 Infantiles akrolokalisiertes papulovesikuläres Syndrom

7.2.15 Infantiles akrolokalisiertes papulovesikuläres Syndrom

▶ **Synonym:** Crosti-Gianotti-Syndrom

▶ **Definition**

▶ **Definition:** Hauterscheinung, die der Acrodermatitis papulosa infantilis ähnlich sieht, jedoch ohne Anzeichen einer Virushepatitis und oft mit Juckreiz.

Ätiologie und Epidemiologie: Eine Virusinfektion wird diskutiert. Bevorzugt sind Kinder weiblichen Geschlechts betroffen.

Ätiologie und Epidemiologie: Eine Virusinfektion wird diskutiert. In Einzelfällen konnte Coxsackie A 16 nachgewiesen werden. Die Erkrankung kommt bei Kindern unter Bevorzugung des weiblichen Geschlechtes mit einem Häufigkeitsgipfel im Frühjahr und Herbst vor.

Klinik: Akut erscheinen papulöse, zum Teil papulovesikuläre Effloreszenzen (Abb. **13.12f**, S. 319) an den Akren einschließlich Knie und Ellenbeugen. Sie sind von starkem **Juckreiz** begleitet.
Die Abheilung erfolgt nach Monaten.

Klinik: Es treten akut papulöse, teilweise papulovesikuläre Effloreszenzen mit hämorrhagischer Note von 1–5 mm großer, halbkugeliger Gestalt auf. Die Effloreszenzen tendieren zur Konfluenz. Prädilektionsstellen sind Wangen (Abb. **13.12f**, S. 319), Extremitäten einschließlich der Knie- und Ellenbeugen sowie der Rumpf. Mit Ausnahme des starken **Juckreizes** ist das Allgemeinbefinden nicht beeinträchtigt. Die Abheilung erfolgt nach Monaten.

Diagnostik: Klinisches Bild, Ausschluss Virushepatitis.

Diagnostik: Das klinische Bild und der Ausschluss einer Virushepatitis erlauben die Diagnose.

Differenzialdiagnose: Gianotti-Crosti-Syndrom, Mononukleose, Exanthem bei Zytomegalie.

Therapie: Die Therapie erfolgt symptomatisch, juckreizstillend.

Differenzialdiagnose: Gianotti-Crosti-Syndrom, Mononukleose, Exanthem bei Zytomegalie.
Therapie: Symptomatisch.

7.2.16 Infektionen durch Herpes-simplex-Virus

▶ **Definition:** Herpes-simplex-Virus-(HSV-)Infektionen sind lokalisierte Bläscheneruptionen der Haut und Schleimhäute, die Rezidivneigung zeigen und je nach Immunitätslage zu schweren Komplikationen führen können.

Epidemiologie: Weltweit, häufig im Kindesalter vorkommende und meistens inapparente (90%) Erstinfektion.

Epidemiologie: Weltweites Vorkommen; meist inapparente Erstinfektion.

Ätiologie: Das Herpes-simplex-Virus (HSV) ist ein karyotropes DNA-Virus der Herpes-Virus-Gruppe. Zwei verschiedene Virusstämme werden mithilfe biochemischer, enzymatischer oder molekularbiologischer Methoden unterschieden. **HSV Typ 1** verursacht hauptsächlich Haut- und Mundschleimhautläsionen, **HSV Typ 2** Genitalaffektionen. Diese Zuordnung ist jedoch nicht obligat. Erkrankungen durch HSV Typ 2 sind durch eine höhere Rezidivrate gekennzeichnet. Möglicherweise besteht eine Assoziation von HSV-Infektion und der Entstehung von Zervixkarzinomen.
Die Übertragung erfolgt durch Tröpfcheninfektion oder unmittelbaren Kontakt über kleine Haut- oder Schleimhautläsionen. Das einzige Erregerreservoir ist der Mensch. Herpes-Rezidive werden durch Provokationsmechanismen, u.a. UV-Licht, fieberhafte Infekte, Traumen ausgelöst.

Ätiologie: Herpes-simplex-Virus (HSV) vom **Typ 1** mit „oraler" Lokalisation und vom **Typ 2** mit „genitaler" Lokalisation. Möglicherweise besteht eine Assoziation von HSV-Infektion und Zervixkarzinom.

nicht zwingend

Meist Tröpfcheninfektion, aber auch Übertragung beim Sexualkontakt. Provokation von Herpes-Rezidiven durch Sonne, Fieber, Verletzung etc.

Diagnostik: Die Diagnose wird klinisch gestellt.

Diagnostik: Klinisches Bild

Klinik: Tab. **7.3** listet die möglichen klinischen Verläufe mit Primo- und Folgeinfektionen auf, die detailliert in den folgenden Kapiteln besprochen werden.

Klinik: Tab. **7.3** listet die möglichen klinischen Verläufe auf, die im Folgenden detailliert besprochen werden.

7.3 Primo- und Folgeinfektionen der Haut durch HSV

Primoinfektion	*Folgeinfektionen*
Gingivostomatitis herpetica	Herpes simplex
Aphthoid Pospischill-Feyrter	Herpes simplex recidivans
Vulvovaginitis herpetica	Herpes genitalis
Herpes simplex	Herpes genitalis recidivans
Eczema herpeticatum	Eczema herpeticatum

Gingivostomatitis herpetica

▶ **Synonyme:** Stomatitis aphthosa, Mundfäule

▶ **Definition:** Akutes, vor allem bei Kindern und jungen Erwachsenen auftretendes, durch vesikuloaphthöse Mundschleimhautveränderungen gekennzeichnetes Krankheitsbild, das von Allgemeinsymptomen begleitet wird.

Klinik: Nach einer Inkubationszeit von 2–7 Tagen und uncharakteristischen Prodromi treten akut im Vestibulum oris zahlreiche (20 bis 50) 2–4 mm große, scharf begrenzte, **aphthöse Läsionen** mit zentralen gelblichen Erosionen und einem rötlichen, entzündlichen Saum auf (Abb. **7.20**). Neben einer Gingivitis und Stomatitis finden sich Foetor ex ore, Salivation und schmerzhafte **Schwellung der regionären Lymphknoten.** Bei ausgeprägten Befunden können Schluckbeschwerden und Beeinträchtigung der Nahrungsaufnahme bestehen. Nach

Klinik: Herpesinfektion der Mundschleimhaut mit gruppierten Bläschen, die bald **aphthös** zerfallen (Abb. **7.20**). Schmerzhafte **Schwellung der regionären Lymphknoten.**

Nach 1–2 Wochen heilen die Effloreszenzen rezidivfrei ab.

siehe Liste

7.20

7.20 Stomatitis herpetica

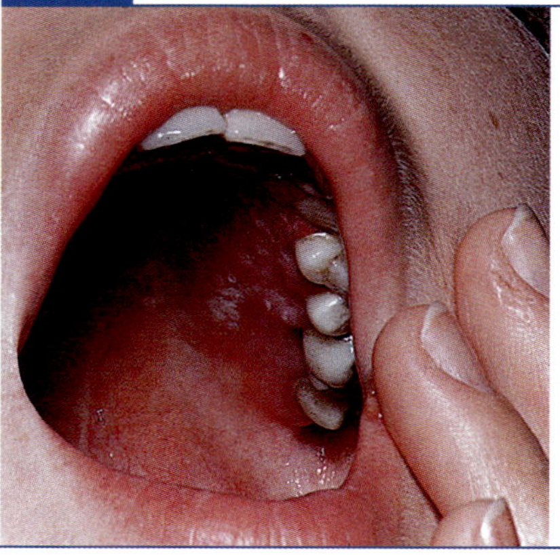

Gruppierte weißliche Bläschen auf geröteter Schleimhaut am harten Gaumen links. Differenzialdiagnostisch muss das Enanthem eines Herpes zoster V/2 links in Betracht gezogen werden.

1–2 Wochen heilen die Effloreszenzen rezidivfrei ab. Selten kommt es zur Mitbeteiligung von Naseneingang, Lippe oder Kinn.

Sonderform: Aphthoid von Pospischill-Feyrter: Diese sehr seltene Krankheit findet sich bei abwehrgeschwächten Kindern oder als Zweitkrankheit nach Kinderinfektionskrankheiten und ist durch gleichzeitige Erkrankung von Haut, Mundschleimhaut und Genitalregion gekennzeichnet.

Diagnostik: Klinisches Bild.

Diagnostik: Bei typischem Enanthem kann die Diagnose klinisch gestellt werden.

Therapie: Symptomatisch. In schweren Fällen Aciclovir i. v.

Therapie: Die Therapie erfolgt in schweren Fällen mit Aciclovir i. v., sonst symptomatisch. Bei bakterieller Superinfektion Breitbandantibiotika.

Vulvovaginitis herpetica

Vulvovaginitis herpetica

▶ Definition

▶ **Definition:** Sie kann Ausdruck einer Primär- oder Sekundärinfektion sein und ist durch schmerzhafte, herpetiform angeordnete Bläschen im Genitalbereich gekennzeichnet.

Klinik und Diagnostik: Die Herpesinfektion der Genitalschleimhäute geht mit Erosionen und häufig schmerzhafter Lymphknotenschwellung einher.

Klinik und Diagnostik: Nach uncharakteristischen Prodromalerscheinungen, wie Fieber, Abgeschlagenheit und Erbrechen, tritt eine entzündliche Rötung und ödematöse Schwellung der Vagina auf. Im Weiteren zeigen sich wasserklare Bläschen. Die regionalen Lymphknoten sind häufig schmerzhaft. Die Abheilung erfolgt nach Krustenbildung.

Differenzialdiagnose: Syphilis, Ulcus molle, Kandidose.
Therapie: Symptomatisch.

Differenzialdiagnose: Syphilis, Ulcus molle, Kandidose.

Therapie: Die Therapie erfolgt symptomatisch.

Eczema herpeticatum

Eczema herpeticatum

▶ **Synonyme:** Varizelliforme Eruption Kaposi, Pustulosis acuta varioliformis Juliusberg

▶ Definition

▶ **Definition:** Generalisierte Herpes-simplex-Virus-Infektion bei Patienten mit ekzematös veränderter Haut, besonders bei Dermatitis atopica.

Klinik: Charakteristisch ist die generalisierte Ausbreitung des Herpes auf große Teile der Hautoberfläche (Abb. **7.21**, s. auch Abb. **17.5**, S. 376).
Generalisierte Lymphknotenschwellung und hochfebriler Zustand treten regelmäßig hinzu.

Klinik: Nach einer Inkubation von 5–9 Tagen ohne Prodromi treten akut einkammerige, linsengroße Bläschen (später Pusteln) auf; sie befallen vorwiegend Gesicht (Abb. **7.21**) und Hals mit Übergang auf die oberen Extremitäten und den Stamm (s. Abb. **17.5**, S. 376). Begleitend kommt es regelmäßig zu Allgemeinsymptomen und hohem Fieber. 2–3 Wochen lang schießen schubweise neue Bläschen auf, so dass ein polymorphes Erscheinungsbild entsteht. Das Krankheitsbild kann durch Bronchopneumonien und Zerebralsymptome kompliziert werden.

auch gut: Edivacic-salbe

7.21 Eczema herpeticatum bei einer Patientin mit Neurodermitis atopica

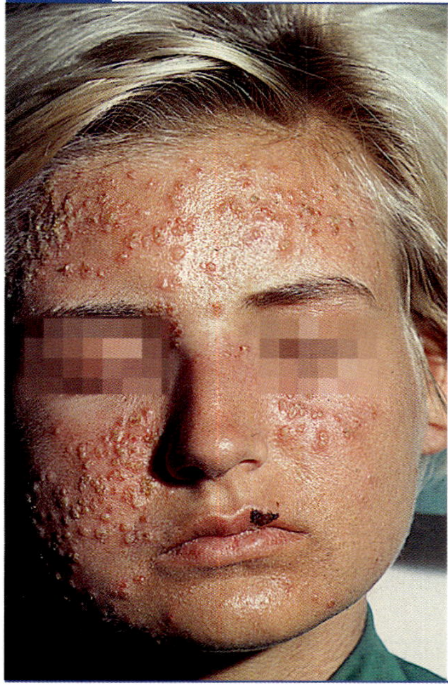

Am 5. Tag nach einem Herpes simplex der Oberlippe links (Kruste) im ganzen Gesicht aufgetretenes Eczema herpeticatum.

7.21

Diagnostik: Die Diagnose kann klinisch gestellt werden.

Differenzialdiagnose: Eczema vaccinatum.

Therapie: Aciclovir i. v. für mindestens 5 Tage, zusätzlich lokal austrocknende Maßnahmen. Bei Verdacht auf Sekundärinfektionen sind Breitbandantibiotika indiziert.

Diagnostik: Klinisches Bild

Differenzialdiagnose: Eczema vaccinatum.

Therapie: Aciclovir i. v., lokal austrocknende Maßnahmen.

Herpes simplex und Herpes simplex recidivans in loco

▶ **Synonyme:** Fieberbläschen, Gletscherbrand

▶ **Definition:** Dieses Krankheitsbild ist der häufigste Ausdruck einer Sekundärinfektion durch HSV bei modifiziertem Immunstatus.

◀ **Definition**

Klinik und Diagnostik: Nach einer Inkubationszeit von 2 – 5 Tagen kündigt sich die Herpeseruption durch Juckreiz und Spannungsgefühl, gelegentlich auch durch Schmerzen an. Dann schießen auf gerötetem Grund stecknadelkopf- bis reiskorngroße **Bläschen** auf, die konfluieren und polyzyklisch begrenzt sind (Abb. **7.22**). Der Bläscheninhalt trübt ein, und nach Zerplatzen entstehen polyzyklisch begrenzte Erosionen, die nach 1 – 2 Wochen komplikationslos abheilen. Häufigster Sitz dieser Infektion ist die **periorale Region (Herpes simplex labialis).** Gleiche Bilder zeigt die Herpes-simplex-Infektion auch am übrigen Körper. Bei Primärinfektionen besteht ein massiverer Befall mit Spontanschmerzen und regionärer Lymphadenopathie.

Differenzialdiagnose: Zoster angulus infectiosus (Faulecken), Impetigo.

Therapie: Die Therapie erfolgt symptomatisch: lokal Trockenpinselung mit antibiotischen oder antiseptischen Zusätzen, Aciclovir-Creme. Aciclovir per os verkürzt die Erkrankungsdauer, zeigt jedoch keinen Einfluss auf die Rekurrenz.
Bei floride erkrankten Personen muss Kontakt zu Neugeborenen, Ekzempatienten oder Immuninsuffizienten unterbleiben.

Herpes simplex und Herpes simplex recidivans in loco

Klinik und Diagnostik: Die gruppierten **Bläschen** schießen auf geröteter Haut auf, mit stechender Initialsymptomatik und Lymphknotenschwellung. Oft lokal rezidivierend (Abb. **7.22**).
Häufigster Sitz ist die **periorale Region (Herpes simplex labialis).** Bei Primärinfektionen besteht ein massiverer Befall mit Schmerzen und regionärer Lymphadenopathie.

Differenzialdiagnose: Zoster angulus infectiosus, Impetigo.
Therapie: Symptomatisch: Trockenpinselung. Evtl. Aciclovir.

7.22

7.22 Herpes simplex

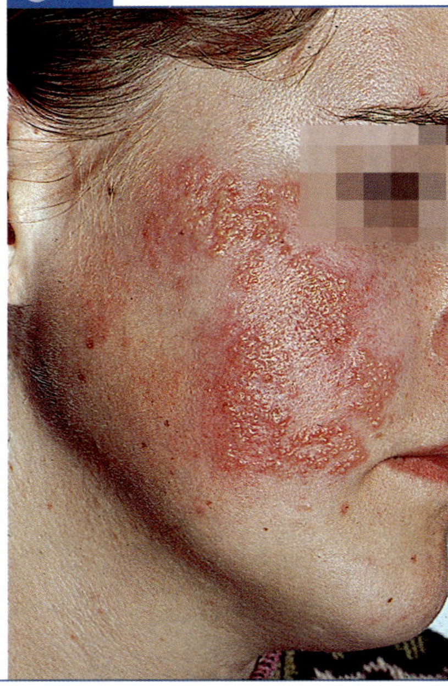

Primärinfektion der rechten Wange mit ausgedehnten, teils konfluierenden Herpesfeldern, Lymphknotenschwellung und Fieber.

Herpes genitalis

▶ Definition

Herpes genitalis

▶ **Definition:** Durch HSV Typ 2 oder 1 verursachte Infektion des Penis, der Vulva oder des Rektums, die zu den sexuell übertragbaren Krankheiten zählt.

Klinik und Diagnostik: Typisch sind gruppierte Bläschen auf geröteter Haut, die leicht erodieren, gelegentlich mit HSV-Urethritis. Allgemeinsymptome, Fieber und LK-Schwellungen kommen vor.
Rekurrierende genitale Läsionen treten häufig auf. Aufgrund der Übertragbarkeit und der Rekurrenz hat diese Erkrankung eine psychosoziale Bedeutung.

Klinik und Diagnostik: Nach unspezifischen Prodromi, wie Jucken, Spannungsgefühl, Parästhesien, treten Bläschen an den Schleimhäuten auf, die innerhalb von Stunden zu Erosionen werden und von einem entzündlichen Ödem begleitet sind. Gelegentlich findet sich eine HSV-Urethritis mit glasigem Ausfluss. Auch Lymphknotenschwellungen, Fieber und Allgemeinsymptome kommen vor. Die Krankheitsdauer beträgt 1 – 2 Wochen. Rekurrierende genitale Läsionen treten häufig spontan auf. Aufgrund der Übertragbarkeit und der ungewissen Rekurrenz hat diese Erkrankung eine erhebliche psychosoziale Bedeutung erhalten.

Differenzialdiagnose: Syphilitischer Primäraffekt, Ulcus molle.
Therapie: Aciclovir-Creme; bei schweren Verläufen systemisch.

Differenzialdiagnose: Syphilitischer Primäraffekt, Ulcus molle.

Therapie: Aciclovir-Creme; bei schweren Verläufen Aciclovir oral oder i. v.

7.2.17 Erkrankungen durch Papillomviren

7.2.17 Erkrankungen durch Papillomviren

Epidemiologie: Weltweite, häufige Erkrankung des Kindes- und Jugendalters, die eine Immunität hinterlässt.

Epidemiologie: Papillomvirusinfektionen sind eine weltweite, häufige Erkrankung, die vorwiegend Kinder und Jugendliche befällt und weitgehend Immunität hinterlässt. Die Übertragung erfolgt von Mensch zu Mensch. Die Inkubationszeit beträgt 4 Wochen bis 8 Monate.

Ätiologie: Humane Papillomviren (HPV) induzieren **primär gutartige Tumoren** der Haut und Schleimhäute wie **Warzen und Kondylome.**
Erreger sind Humane Papillomviren (HPV). Derzeit werden ca. 90 Typen unterschieden. Eine Assoziation genitaler HPV-Infektionen mit **Zervix-Karzinomen** ist bekannt.

Ätiologie: Humane Papillomviren (HPV) induzieren **primär gutartige Tumoren** der Haut und Schleimhäute wie **Warzen und Kondylome.** Erreger ist ein karyotropes doppelsträngiges DNA-Virus aus der Familie der Papovaviren. HPV repräsentieren eine heterogene Gruppe von annähernd 90 Typen, die mittels molekularbiologischer Techniken unterschieden werden können. Eine starke Assoziation zwischen genitalen HPV-Infektionen, **besonders** mit den Typen 16, 18, 31, 33, 35 und 45 mit der Entstehung von **Zervix-Karzinomen** konnte gezeigt werden. Bei der Karzinogenese spielen neben der HPV-Infektion noch andere Faktoren wie Nikotin, Hormone und möglicherweise HSV-Infektionen eine Rolle.

Plane Warzen

Plane Warzen

▶ **Synonyme:** Verrucae planae juveniles, Flachwarzen, Flat warts

▶ **Definition:** Besonders bei Kindern und Jugendlichen (seltener bei Erwachsenen) plötzliche Aussaat von multiplen, kleinen, hautfarbenen Papeln.

◀ **Definition**

Ätiologie: Erreger ist vorwiegend HPV Typ 3.

Ätiologie: Vorwiegend HPV Typ 3.

Klinik: An der Stirn, den Wangen, perioral sowie an den Händen und Armen finden sich flache, epidermale Papeln von 1–4 mm Durchmesser. Die Papeln sind rundlich oder oval und zeigen eine dumpfe, feingepunzte Oberfläche (Abb. **7.23**). Eine rötliche Umwandlung signalisiert häufig die immunologische Abstoßung der Viruspapillome, die spontan nach monate- oder jahrelangem Verlauf abheilen können. Eine isomorphe Reizung ist möglich (Köbner-Phänomen).

Klinik: Flache, papulöse, oft gruppierte Elemente, stecknadelkopf- bis linsengroß (Abb. **7.23**). Die Papillome können nach monate- oder jahrelangem Verlauf abheilen.

7.23 Verrucae planae juveniles

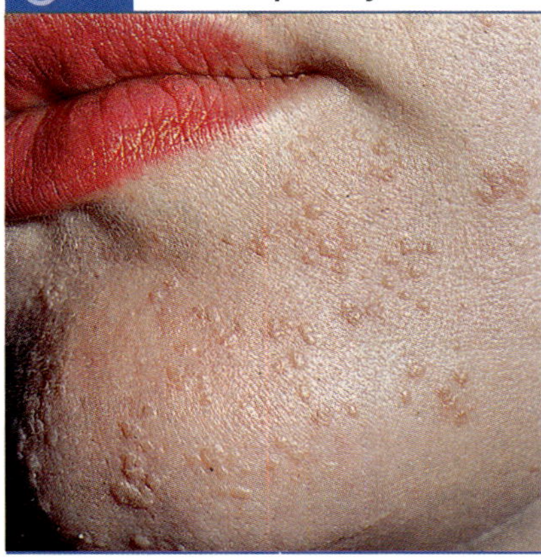

Dichte Aussaat am Kinn eines Mädchens.

7.23

Diagnostik: Meistens ist die Diagnose aufgrund des typischen klinischen Bildes zu stellen. Die Typisierung kann über den Nachweis der spezifischen Virus-Nukleinsäure durch DNA-Hybridisierung oder die Polymerasekettenreaktion (PCR) erfolgen.

Diagnostik: Meistens ist die Diagnose aufgrund des typischen klinischen Bildes zu stellen.

Histopathologie: Histopathologisch findet man eine mäßige Akanthose mit geringer Hyperkeratose und Parakeratose und eine geringgradige Papillomatose.

Histopathologie: Mäßige Akanthose mit geringer Hyper- und Parakeratose.

Differenzialdiagnose: Lichen ruber planus, Lichen nitidus, Milien, Syringome, seborrhoische Warzen.

Differenzialdiagnose: Lichen ruber planus, Lichen nitidus, seborrhoische Warzen.

Therapie: Wegen der hohen Spontanheilungsrate sollte zurückhaltend behandelt werden. Gebräuchliche Behandlungsmöglichkeiten sind der Einsatz von **Keratolytika** wie Vitamin-A-Säure-haltige Cremes oder Salizylsäure, aber auch die **Suggestivtherapie** (z. B. „Besprechen", Scheinbestrahlungen).

Therapie: Wegen der hohen Spontanheilungsrate therapiert man zurückhaltend.

Verrucae vulgares

Verrucae vulgares

▶ **Synonyme:** Vulgäre Warzen, Common warts

▶ **Definition:** Durch Hyperkeratose und eine Hyperplasie der Epidermis mit vergrößerten dermalen Papillen kommt es zu umschriebenen, derben, über das Hautniveau erhabenen Effloreszenzen mit rauer, unregelmäßiger Oberfläche (benigne infektiöse Papillome).

◀ **Definition**

Ätiologie: Erreger sind die HPV-Typen 1, 2, 4, 7.
Klinik und Diagnostik: Als Effloreszenzen zeigen sich **papulöse** oder warzige Knötchen (Abb. **7.24**), oft gruppiert auf der Haut (Hände, Gesicht, Körper) oder in die Haut versenkt (Fußsohle).
Filiforme Warzen finden sich oft um die Augen.

Eine **subunguale** Lokalisation kann zu tumorartigem, schmerzhaftem Wachstum führen.

Bei Patienten mit Immundefekten kann es zur Aussaat von Warzen kommen **(Verrucosis generalisata)**.

Ätiologie: Erreger sind die HPV-Typen 1, 2, 4, 7.

Klinik und Diagnostik: Die initiale Effloreszenz ist ein hartes, hautfarbenes, kalottenförmig sich vorwölbendes Knötchen. Durch zunehmende Verhornung wird ihre Oberfläche rau und zeigt eine zerklüftete, grau-gelbliche Hyperkeratose (Abb. **7.24**). In der Umgebung entstehen durch Autoinokulation oft so genannte Tochterwarzen. Je nach Sitz der Warzen kann die Gestalt unterschiedliche Formen annehmen. Neben **kalottenförmigen, papillomatösen** finden sich **filiforme** Warzen, die bevorzugt an Augenlidern und in der Bartgegend auftreten. **Subunguale** Warzen können zu einem tumorartigen, schmerzhaften Wachstum führen, das Knochenusuren bedingen kann. Die Inokulation der Papillomviren findet sich bevorzugt an den Akren. Bei Patienten mit Immundefekten kann es zu einer Aussaat von Warzen kommen **(Verrucosis generalisata)**. Bei Patienten mit atopischen Ekzemen können durch Autoinokulation zahlreiche Warzen am ganzen Körper vorkommen **(Eczema verrucatum)**.

7.24

Therapie: Keratolyse

7.24 Verrucae vulgares

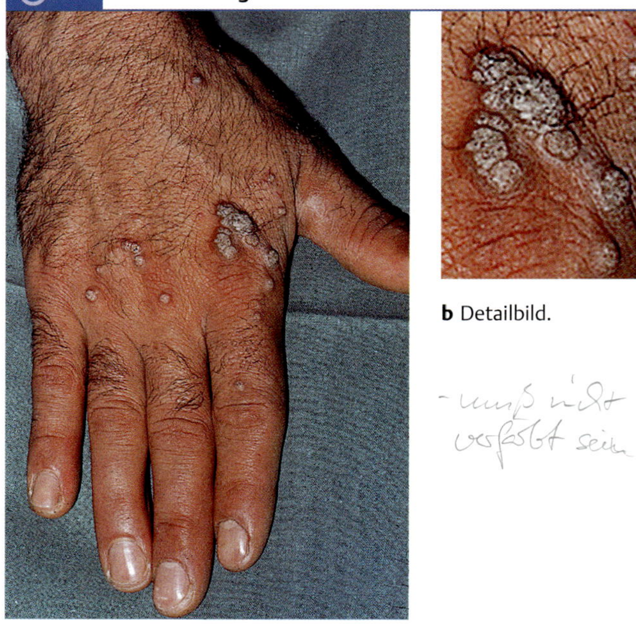

a Multipel an einer Hand mit streifiger Aufreihung am Handrücken (Köbner-Phänomen).

b Detailbild.

– muss nicht schwarz verfärbt sein

Differenzialdiagnose: Seborrhoische Warzen, Morbus Darier, Cornu cutaneum auf aktinischer Keratose, Lichen ruber verrucosus.
Therapie: Spontanheilung möglich; ansonsten Keratolyse, Vereisung oder operative Behandlung. → Laser

Differenzialdiagnose: Seborrhoische Warzen, Morbus Darier, Cornu cutaneum auf aktinischer Keratose, Lichen ruber verrucosus.

Therapie: Die Spontanheilungsrate liegt bei ca. 20% in 6 Monaten; ansonsten Keratolyse, Vereisung mit flüssigem Stickstoff oder operative Behandlung auch mit dem Laser.

Verrucae plantares

▶ **Synonyme:** Dornwarzen, Plantar warts, Fußsohlenwarzen

▶ **Definition**

▶ **Definition:** Plantarwarzen sind durch eine kaum vorgewölbte Oberfläche gekennzeichnet und werden meist von einem dicken Kallus bedeckt.

7.25 Plantarwarzen

7.25

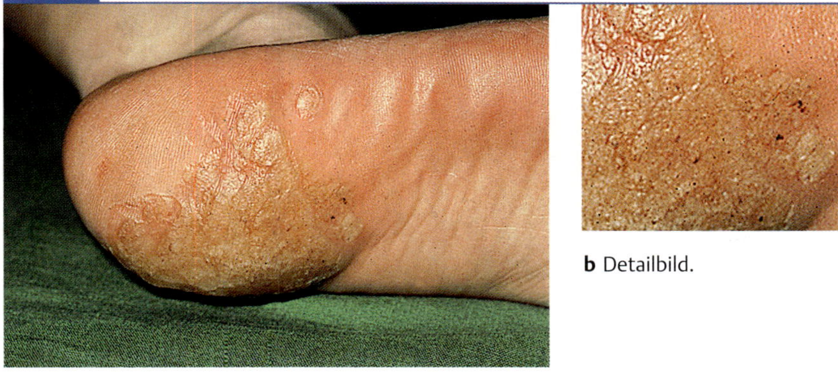

a Plantarwarzen in beetartiger Ausdehnung an der Ferse (Mosaikwarzen).

b Detailbild.

Ätiologie und Pathogenese: Erreger sind vorwiegend die HPV-Typen 1, 2 und 4. Die Verbreitung der Plantarwarzen erfolgt durch Barfußgehen (z. B. Schwimmbad, Turnhalle, Umkleidekabine).

Ätiologie und Pathogenese: Vorwiegend HPV-Typen 1, 2 und 4. Die Verbreitung der Plantarwarzen erfolgt durch Barfußgehen.

Klinik: Plantarwarzen können als **solitäre** Verruca-vulgaris-artige Effloreszenz – besonders im Fußgewölbe – imponieren. Oberflächlich sitzende Warzen kommen an Fußsohlen oder Zehenballen in **großer Zahl** als **Mosaikwarzen** vor (Abb. **7.25**). Dornwarzen sind durch zahlreiche bräunliche bis schwärzliche Punkte oder kleine Streifen, die durch schlotförmige Blutung aus den Kapillaren in das Warzenepithel zustande kommen, gekennzeichnet. Sie sind äußerst schmerzhaft. Die Plantarwarzen können auch zu monsterartigen, gigantisch großen und sehr tief reichenden Viruspapillomen auswachsen. Plantarwarzen sind ausgesprochen rezidivfreudig.

Klinik: Dornwarzen können **solitär** oder in **großer Zahl** als **mosaikartige** Plantarwarzen, die oft sehr stark schmerzen (Abb. **7.25**) auftreten. Sie sind sehr rezidivfreudig.

Differenzialdiagnose: Klavus, Tuberculosis cutis verrucosa, Spinaliom.

Differenzialdiagnose: Klavus, Spinaliom.

Therapie: Neben der Keratolyse mit salizylsäurehaltigem Pflastern, kommen die Elektrokoagulation, die Abtragung mit dem scharfen Löffel oder die Lasertherapie infrage.

Therapie: Außer der Keratolyse kommen die Elektrokoagulation, die Abtragung mit dem scharfen Löffel oder die Lasertherapie in Betracht.

Condylomata acuminata

Condylomata acuminata

▶ **Synonyme:** Feigwarzen, Feuchtwarzen

▶ **Definition:** In intertriginösen Schleimhautregionen vorkommende HPV-Infektionen, die als spitze Kondylome oder selten als plane Papillome imponieren können.

◀ **Definition**

Ätiologie: Erreger sind die HPV-Typen 6 und 11, vereinzelt auch 16, 18.

Ätiologie: HPV-Typen 6, 11.

Klinik: Die **häufigste Lokalisation** ist das **Genitale.** Zunächst bilden sich kleine, stecknadelkopfgroße Papeln, die bald zu größeren Beeten konfluieren mit maulbeer- oder himbeerartigem Aussehen und später hahnenkammähnliche Wucherungen bilden können (Abb. **7.26**). Voraussetzung für die Entstehung von Condylomata acuminata sind Mazerationen, ein feuchtes Milieu und Epithelläsionen. **Condylomata plana** finden sich als Sonderform im Bereich der Zervix uteri und des Präputiums. Bei unzureichender Abwehrlage und besonders günstigen Milieubedingungen kann es bei jahrelanger Persistenz zu destruierend wachsenden Condylomata kommen, den so genannten **Condylomata gigantea** „Buschke-Löwenstein".

Klinik: An den **Genitalschleimhäuten** bilden sich beerenartige, exophytische, meist schmalbasig aufsitzende, weiche Papeln, oft gruppiert oder kammartig aufgereiht (Abb. **7.26**). **Condylomata plana** finden sich als Sonderform im Bereich der Zervix uteri und des Präputiums.
Maximalvariante bei jahrelanger Persistenz: **Condylomata gigantea** („Buschke-Löwenstein").

7.26

7.26 Condylomata acuminata

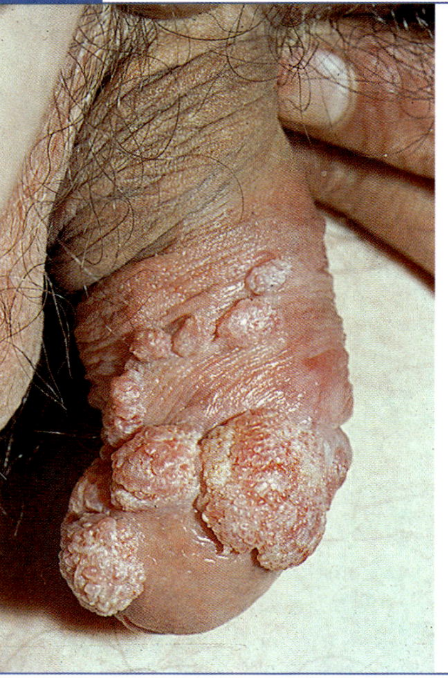

Blumenkohlartige, große und kleine Gebilde am männlichen Genitale.

Diagnostik: Klinisches Bild.

Histopathologie: Hyperkeratose und -papillomatose

Differenzialdiagnose: Condylomata lata.

Therapie: Chirurgische Abtragung oder Lokaltherapie mit Podophyllotoxin oder Imiquimod.

Diagnostik: Die Diagnose wird klinisch gestellt.

Histopathologie: Hyperkeratose mit Akanthose und Hyperpapillomatose.

Differenzialdiagnose: Condylomata lata, Pemphigus vegetans.

Therapie: Abtragung mittels CO_2-Laser oder Elektrokauter; auch Diathermie oder Kürettage möglich. Alternativ kommt eine Lokaltherapie mit Podophyllotoxin oder Imiquimod infrage, als adjuvante Therapie bei kleinen Läsionen (< 3 mm) auch beta-Interferon-Gel.

Epidermodysplasia verruciformis

Epidermodysplasia verruciformis

▶ **Synonym:** Verrucosis generalisata

▶ Definition

▶ **Definition:** Seltene, familiär gehäufte Erkrankung mit ausgedehnten, polymorphen Warzen und sekundärer maligner Transformation (meist Spinaliome).

Ätiologie: HPV-Infektion. Neben einer **benignen** Verlaufsform gibt es HPV-Typen mit **onkogenem Potenzial**, die zur Ausbildung spinozellulärer Karzinome und Morbus Bowen führen können.

Klinik: Multiple, polymorphe Warzen bei erblicher Disposition. An den lichtexponierten Stellen transformieren sich jahrelang persistente Warzen in Spinaliome.

Diagnostik: Histopathologie, Elektronenmikroskopie und HPV-Typisierung sichern die Diagnose.

Histopathologie: Das Bild gleicht dem der planen Warzen (s. S. 129).

Ätiologie: Zahlreiche HPV-Virustypen konnten nachgewiesen werden. Neben einer **benignen** Verlaufsform, in der häufig HPV Typ 3 nachgewiesen wird, gibt es HPV-Typen mit **onkogenem Potenzial** (z. B. HPV 5, 8 und 17), die zu Spinaliomen oder einem Morbus Bowen führen können. Bei einem Patienten können mehrere Typen nachgewiesen werden.

Klinik: Charakteristischerweise entwickeln sich die zunächst planen Warzen vorwiegend an chronisch lichtexponierten Körperstellen. Die Hautveränderungen treten in der Regel vor dem siebten Lebensjahr auf und breiten sich symmetrisch aus. Die Schleimhäute sind nicht betroffen. Neben den lichtexponierten Arealen, auf welchen bevorzugt die Spinaliome auftreten, können auch Handflächen und Fußsohlen, Axillen und äußeres Genitale befallen sein.

Diagnostik: Die Diagnose wird anhand des histopathologischen und des elektronenmikroskopischen Befundes sowie der molekularbiologischen HPV-Typisierung gesichert.

Histopathologie: Das histopathologische Bild gleicht weitgehend dem der planen Warzen (s. S. 129). Eine spontane Rückbildung der Warzen konnte bisher nicht beobachtet werden.

Therapie: Wesentlich ist in Abhängigkeit vom onkogenen Potenzial des HPV-Types eine regelmäßige Kontrolle; allenfalls Entfernung störender Warzen.

Therapie: Regelmäßige Kontrolle; ggf. Entfernung störender Warzen.

7.3 Bakterielle Erkrankungen der Haut

7.3.1 Die mikrobielle Besiedelung der Haut

Die Besiedelung der Haut mit Mikroorganismen beginnt bei der Geburt. Aerobe und anaerobe **grampositive Bakterien** bilden Mikrokolonien auf der Epidermis und in den Haarfollikeln. Koagulasenegative Staphylokokken (Staphylococcus epidermidis) und anaerobe Mikrokokken und Peptokokken sind überall auf der Haut zu finden, aerobe Korynebakterien und gramnegative Bakterien vor allem in den feuchten intertriginösen Hautfalten. Propionibacterium acnes und granulosum leben in hoher Keimzahl in den Talgdrüsenfollikel-Ausführungsgängen. **Lipophile Hefepilze** (Malassezia species) und **Haarbalgmilben** (Demodex species) besiedeln den oberen Teil des Haarfollikels. Sie sind permanente Bewohner der Haut, bezeichnet als Standortflora oder **residente Flora und Fauna der Haut.**

Die Haut wird nach der Geburt mit aeroben und anaeroben grampositiven Bakterien, lipophilen Hefepilzen und Haarbalgmilben besiedelt. Diese Keime bezeichnet man als Standortflora oder **residente Flora und Fauna der Haut.**

Die Gesamtzahl der zur Standortflora gehörenden Mikroorganismen wird auf etwa 10^{12} Keime geschätzt. Die Verteilung ist quantitativ und qualitativ unterschiedlich. In den talg- und schweißdrüsenreichen Regionen ist die Keimzahl hoch (ca. $10^6/cm^2$). Trockene Areale haben eine niedrigere Keimzahl von 10^2 bis $10^3/cm^2$. Durch Umweltkontakte kommt es zur vorübergehenden Besiedelung mit den verschiedensten Mikroorganismen, die zwar auf der Hornschicht haften können, aber bei guter Abwehrlage keine Infektionen hervorrufen. Diese Mikroorganismen bezeichnet man als **transiente oder temporär residente Flora**.

Die Gesamtzahl der Standortflora wird auf 10^{12} Mikroorganismen geschätzt. Mikroorganismen, die nur vorübergehend die Haut besiedeln, bezeichnet man als **transiente Flora**.

7.3.2 Pathogenese von bakteriellen Infektionen

Die Entstehung von bakteriellen Infektionen hängt von erregerspezifischen und wirtsspezifischen Faktoren ab:

- Von den **pathogenen Eigenschaften** des Erregers: z. B. der Fähigkeit des Mikroorganismus Endo- und Exotoxine zu bilden, sich an Zellen anzuheften bzw. der Phagozytose zu entgehen.
- Von der **Eintrittspforte:** Die Störung der Hautbarriere begünstigt die Besiedelung und Invasion von pathogenen Bakterien, z. B. quantitative und qualitative Defekte der Hornschicht oder der Hautoberflächenlipide sowie Störung des Wassergehaltes der Haut. Dem sauren pH-Wert kommt wahrscheinlich eine geringere Bedeutung bei der Infektionsabwehr zu. Dagegen ist die Standortflora für die Abwehr von ortsfremden Mikroorganismen wichtig (bakterielle Interferenz).
- Von der **zellulären und humoralen Immunabwehr der Haut:** Die Reaktion der Langerhanszellen auf das Eindringen von Mikroorganismen, die Phagozytose durch Makrophagen und die lokale Entzündungsreaktion mit Lymphozyten und Granulozyten sind einige bisher bekannte Faktoren, die den weiteren Verlauf der Infektion bestimmen.

Die Entstehung von bakteriellen Infektionen hängt ab von:

- den pathogenen Eigenschaften des Erregers
- der Störung der Hautbarriere
- der zellulären und humoralen Immunantwort der Haut.

7.3.3 Erkrankungen durch Bakterien der Standortflora

Erythrasma

▶ **Definition:** Häufige oberflächliche intertriginöse Dermatitis vor allem axillär und inguinal durch Corynebacterium minutissimum, erkennbar durch karminrote Fluoreszenz im Wood-Licht.

◀ **Definition**

Ätiologie: Durch Störung der Ökologie der Standortflora (z. B. durch lokale Hyperhidrose, Mazeration in intertriginösen Arealen, Adipositas, okklusive Klei-

Ätiologie: Durch Störung der Ökologie, der Standortflora (z. B. durch Hyperhidrose) kommt es zur Vermehrung von **C. minutissimum**.

dung) kommt es zur Vermehrung von **Corynebacterium minutissimum** im Stratum corneum.

Klinik: Es finden sich scharf begrenzte flächige Erytheme mit diskreter Schuppung mit intertriginöser Lokalisation.

Klinik: Das Erythrasma ist charakterisiert durch scharf begrenzte flächige Erytheme ohne Randbetonung mit diskreter Schuppung in intertriginöser Lokalisation, vor allem inguinal, perianal, axillär und submammär. Juckreiz ist selten.

Diagnostik: Die karminrote Fluoreszenz im Wood-Licht ist typisch.

Diagnostik: Typisches klinisches Bild mit **karminroter Fluoreszenz im Wood-Licht (UVA-Licht).** Die Fluoreszenz ist bedingt durch Porphyrinproduktion von Corynebacterium minutissimum.

Differenzialdiagnose: Intertriginöse Mykose, Intertrigo.

Therapie: Austrocknende, antimikrobielle Behandlung.

Differenzialdiagnose: Intertriginöse Mykose, Intertrigo.

Therapie: Eine austrocknende, antimikrobielle Behandlung (z. B. Erythromycin-Lösung) und die Verbesserung der Körperpflege sind die therapeutischen Maßnahmen.

Trichobacteriosis palmellina

▶ **Synonym:** Trichomycosis palmellina

▶ **Definition**

▶ **Definition:** Dichte Besiedelung der Achselhaare mit Bakterien (Corynebacterium tenue) bei Hyperhidrose und mangelnder Körperpflege.

Ätiologie: Corynebacterium tenue.

Ätiologie: Erreger ist im Wesentlichen Corynebacterium tenue.

Klinik: Übel riechende Beläge der Achselhaare.

Klinik: Die Achselhaare sind mit gelblich-rötlichen, auch schwärzlichen, schwer abstreifbaren Belägen umgeben, von denen ein übler, ranziger Geruch ausgeht.

Therapie: Rasieren, danach regelmäßige Körperpflege.

Therapie: Die Haare sollten rasiert werden, danach steht regelmäßige Körperpflege im Vordergrund.

Keratolysis sulcata plantaris

▶ **Synonyme:** Pitted keratolysis (pit = Grube), Keratoma sulcatum

▶ **Definition**

▶ **Definition:** Durch Mazeration und Bakterien bedingte, grübchenförmige Hornhautdefekte an den Fußsohlen bei starker Hyperhidrose und Okklusion.

Ätiologie: Kytococcus sedentarius und Korynebakterien.

Ätiologie: Die Keratolyse wird vor allem durch Kytococcus sedentarius, Dermatophilus congolensis und Korynebakterien hervorgerufen.

Klinik: In feuchtwarmem Klima kommt es durch Korynebakterien zu umschriebener, grübchenförmiger Keratolyse mit starkem Brennen der Fußsohlen.

Klinik: In feuchtwarmem Klima kommt es zur Vermehrung der Bakterien mit nachfolgender umschriebener, grübchenförmiger Keratolyse ohne Entzündungsreaktion; begleitet von einem starkem Brennen der Fußsohlen. Betroffen sind vor allem Soldaten, Arbeiter und Leistungssportler mit okklusivem Schuhwerk.

Diagnostik und Differenzialdiagnose: Klinik und Anamnese sind typisch. Eine Plantarmykose ist auszuschließen.

Diagnostik und Differenzialdiagnose: Die Diagnose ergibt sich aus dem typischen klinischen Bild. Differenzialdiagnostisch ist eine nicht entzündliche Plantarmykose auszuschließen.

Therapie: Beseitigung der Hyperhidrosis und antimikrobielle Lösungen.

Therapie: Die Beseitigung der Hyperhidrose und die Verabreichung von antimikrobiellen Lösungen lassen die Beschwerden verschwinden.

Hidradenitis suppurativa

▶ **Synonym:** Acne inversa, Schweißdrüsenabszesse der Erwachsenen.

▶ **Definition**

▶ **Definition:** Abszedierende, furunkelartige Entzündung in den Achselhöhlen und Leisten. Sie tritt chronisch-rezidivierend auf, vor allem im Rahmen einer Aknetetrade (s. S. 398).

Ätiologie: Die Erkrankung beginnt primär mit einer Hyperkeratose der Terminalhaarfollikel und bezieht sekundär die apokrinen und ekkrinen Schweißdrüsen ein. Nachfolgend kommt es zu einer bakteriellen Superinfektion und Abszessbildung durch Keime der physiologischen Hautflora und Staphylococcus aureus. Es besteht eine genetische Disposition.

Ätiologie: Bei genetischer Disposition kommt es zur bakteriellen Entzündung der Haarfollikel.

Klinik: In den Achselhöhlen, evtl. auch den Leisten und der Genitoanalregion findet man konfluierende, rotbraune, indurierte schmerzhafte Knoten mit Neigung zu eitriger Einschmelzung, narbiger Abheilung oder Fistelbildung (Abb. **7.27**).

Klinik: In der Achselhöhle findet man konfluierende, rotbraune, indurierte Knoten mit Neigung zu eitriger Einschmelzung (Abb. **7.27**).

Diagnostik: Bakterielle Untersuchung des Abszesseiters nicht unbedingt erforderlich. Sie zeigt lediglich, ob neben der physiologischen Flora noch pathogene Keime nachweisbar sind.

Therapie: Antiseptische oder antibiotische Therapien oder Retinoide sind selten hilfreich. Bisher führt nur eine radikale Exzision der Abszesse und Fisteln zum Erfolg.

Therapie: Bisher führt nur eine radikale Exzision der Abszesse und Fisteln zum Erfolg.

7.27 **Hidradenitis suppurativa – Abszesse in der Axilla**

7.27

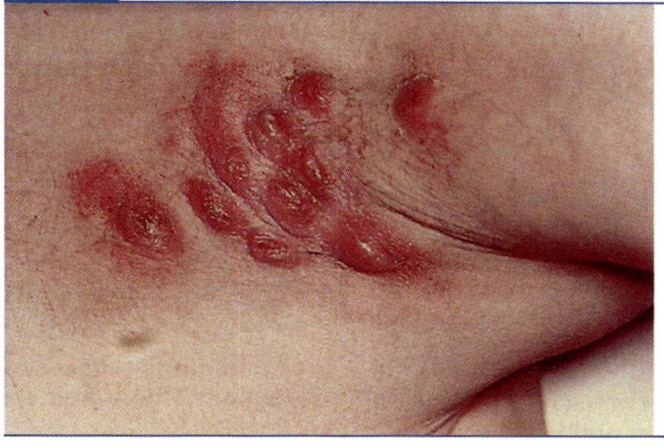

→ auch Lungenaktinomykose

Kutane Aktinomykose

Kutane Aktinomykose

▶ **Definition:** Seltene, chronische, granulomatöse, abszedierende Entzündung durch Infektion mit Aktinomyzeten.

→ Erreger verzweigte Bakterien (keine Pilze!)

◀ **Definition**

Ätiologie: Infektion mit Actinomyces israelii und anderen, meist anaeroben Mitläuferbakterien. **Aktinomyzeten sind grampositive, verzweigte Stäbchenbakterien, keine Pilze!** Sie gehören zur Standortflora des Mund-Rachen-Raumes. Die Aktinomykose tritt sekundär auf dem Boden einer lokalen Vorerkrankung auf, z. B. nach periodontalem Abszess, Zahnextraktion oder Bissverletzung.

Ätiologie: Infektion mit Actinomyces israelii. Aktinomyzeten sind grampositive Stäbchenbakterien, **keine Pilze.**

Klinik: Man findet meist eine im Bereich des Kieferwinkels (Halsweichteile) beginnende Entzündung mit knotigen, derben Infiltraten und oberflächlicher Rötung, später eitriger Einschmelzung und Fistelbildung. Häufig kommt es zur Knochenbeteiligung. Selten tritt die Aktinomykose auch nach Verletzung an anderen Stellen auf (Abb. **7.28 a**). Es besteht eine Rezidivneigung.

Klinik: Man findet eine Entzündung mit knotigen, derben Infiltraten, später eitriger Einschmelzung im Bereich der Halsweichteile; eine Knochenbeteiligung ist häufig.

Diagnostik: Histopathologisch zeigt sich eine granulomatöse Entzündung mit Nachweis von **Drusen**, die auch mikroskopisch im Quetschpräparat nachzuweisen sind (Drusen sind geflechtartige Konglomerate von Aktinomyzeten, [Abb. **7.28 b**]). Eine anaerobe Anzüchtung von Aktinomyzeten und anderen Anaerobiern auf Spezialnährböden ist ebenfalls möglich.

Diagnostik: Histopathologisch und mikroskopisch werden **Drusen** nachgewiesen (Abb. **7.28 b**). Eine kulturelle Anzüchtung ist ebenfalls möglich.

Differenzialdiagnose: Differenzialdiagnostisch ist an eine Tuberculosis cutis colliquativa, eine Phlegmone, eine tiefe Mykose oder an einen Tumor zu denken.

Differenzialdiagnose: Tuberculosis cutis colliquativa, Phlegmone, tiefe Mykose, Tumor.

7.28 Kutane Aktinomykose

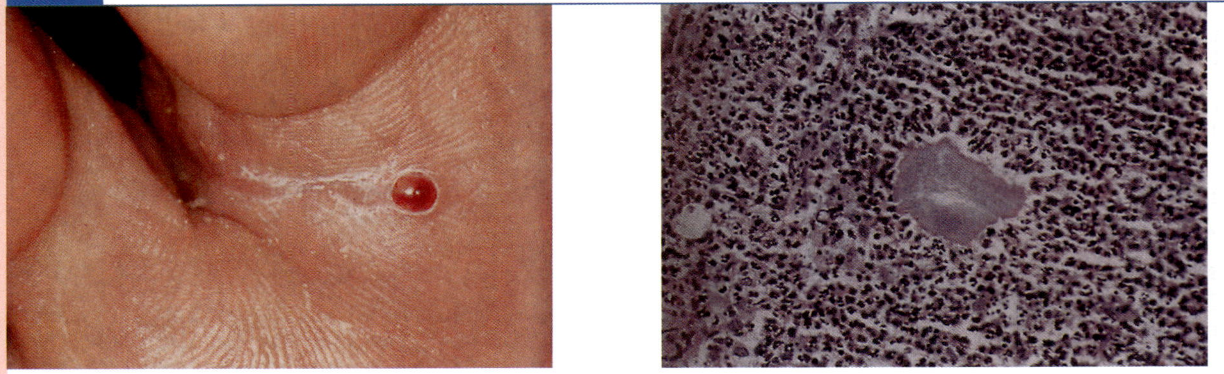

a Rezidivknoten einer Aktinomykose am Fuß.

b Histopathologisches Bild einer Aktinomykose mit einer Druse (Geflecht von Aktinomyzeten).

Therapie: Nach der Inzision und Dränage von Abszessen erfolgt eine lang dauernde Antibiotikabehandlung.

Therapie: Nach der Inzision und Dränage von Abszessen, ist zusätzlich eine lang dauernde Antibiotikatherapie – nach Resistenzbestimmung – indiziert, die ggf. über Wochen und Monate durchgeführt werden muss (z. B. Penizillin i. v. [später oral] oder alternativ Amoxicillin, Tetrazyklin oder Cephalosporin).

7.3.4 Primär bakterielle Infektionen der Haut – Pyodermien

Pyodermien sind Infektionen der Haut mit **Eiterkokken.** Es können verschiedene Hautschichten betroffen sein.

Eine Einteilung der Pyodermien nach Erreger und Lokalisation zeigt Tab. **7.4**.

7.3.4 Primär bakterielle Infektionen der Haut – Pyodermien

Unter Pyodermie versteht man die Infektion der Haut mit Eiterkokken; vor allem mit hämolysierenden Streptokokken und Staphylococcus aureus. β-hämolysierende Streptokokken breiten sich infolge der enzymatischen Wirkung von Streptokinase und Hyaluronidase eher horizontal aus. Staphylococcus aureus ist durch Enzyme wie Koagulase und Hämolysine in der Lage, sich vertikal entlang der Follikel und Schweißdrüsen auszubreiten und Abszesshöhlen zu bilden. Je nach Eindringtiefe und Erreger können verschiedene Hautschichten betroffen sein.
Eine Einteilung der Pyodermien nach Erreger und Lokalisation zeigt Tab. **7.4**.

7.4

7.4 Übersicht über Lokalisation und Erreger von Pyodermien

Erreger	*Staphylococcus aureus*	*β-hämolysierende Streptokokken*
▪ *Leitenzyme*	Koagulase Hämolysine	Streptokinase Hyaluronidase
▪ *Ausbreitung*	vertikal (entlang der Follikel und der Schweißdrüsen)	horizontal
betroffene Hautschicht		
▪ *Epidermis*	Impetigo contagiosa (großblasige Form) Dermatitis exfoliativa (staphylogenes Lyell-Syndrom)	Impetigo contagiosa
▪ *oberes Corium*	Follikulitis	Ecthyma
▪ *tiefes Corium*	Furunkel Karbunkel Hidradenitis suppurativa Phlegmone	Erysipel (in Lymphspalten) nekrotisierende Faziitis

Impetigo contagiosa

▶ **Definition:** Häufige, ansteckende, oberflächliche Infektion der Haut, vorwiegend im Kindesalter.

Ätiologie: Die kleinblasige Form wird vorwiegend von **β-hämolysierenden Streptokokken** der Gruppe A hervorgerufen, die großblasige Form von **Staphylococcus aureus**. Bei Stämmen, die ein Blasen bildendes Toxin (Exfoliatin) bilden, ist ein Übergang in das staphylogene Lyell-Syndrom möglich (s. S. 142); bullöse Formen sind selten (s. Abb. **12.9 e**, S. 301). Infektionsquellen sind Nasen- und Racheninfektionen bei Patienten oder Impetigoherde bei Kontaktpersonen, vor allem Geschwister, Kindergarten- oder Schulkameraden.

Klinik: Die Impetigo beginnt bevorzugt im Nasen-Mund-Bereich und an den Händen und beginnt mit einem umschriebenem Erythem und kleinen Bläschen und Pusteln, die schnell platzen. Es entstehen asymmetrische, scharf begrenzte Herde mit **goldgelben Krusten.** Die Infektion breitet sich durch Schmierinfektion aus (Abb. **7.29**). Die Ausbreitung wird durch eine verminderte Immunabwehr (z. B. bei atopischem Ekzem) begünstigt.

Impetigo contagiosa

◀ **Definition**

Ätiologie: Erreger der kleinblasigen Form sind **β-hämolysierende Streptokokken**, Erreger der großblasigen Form ist **Staphylococcus aureus.**

Klinik: Beginn bevorzugt im Nasen-Mund-Bereich und an den Händen. Es entstehen erythematöse, vesikulopustulöse und krustöse Hautveränderungen **(goldgelbe Krusten).** Ausbreitung erfolgt durch Schmierinfektion (Abb. **7.29**).

7.29 **Impetigo contagiosa durch β-hämolysierende Streptokokken**

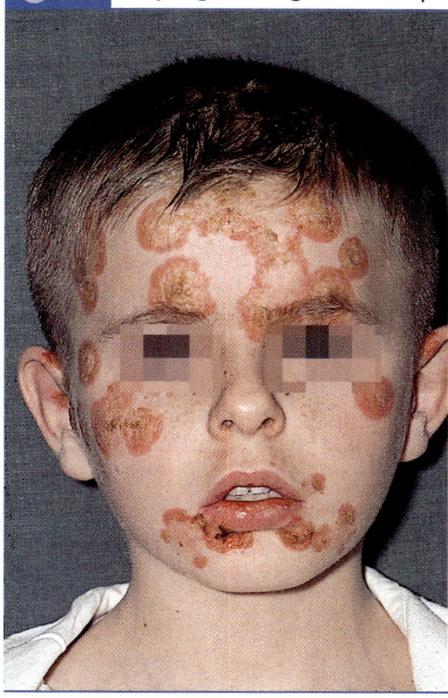

Scharf begrenzte krustöse Herde im Gesicht eines Kindes.

Komplikationen: Als Komplikationen können eine regionäre Lymphangitis und -adenitis, selten auch eine postinfektiöse Glomerulonephritis auftreten.

Diagnostik und Differenzialdiagnose: Das klinisch typische Bild und der bakteriologische Nachweis der Erreger aus Hautabstrich, Nasen- und Rachenabstrich sind richtungweisend. Der Antistreptolysin- bzw. Antistaphylolysin-Titer ist bei länger dauernden Infektionen erhöht. Differenzialdiagnostisch ist an eine superinfizierte Herpes-simplex-Infektion zu denken.

Therapie: Initiale Herde können lokal antibiotisch behandelt werden. Bei stärkerer Ausbreitung und insbesondere bei Rezidiven ist aber eine systemische Antibiotikabehandlung (z. B. mit Amoxicillin oder Flucloxacillin) erforderlich. Eine Sanierung der Infektionsquelle ist wesentlich, um Rezidive zu verhindern. Bei Nachweis von hohen Keimzahlen im Nasen-Rachen-Bereich ist eine orale Antibiotikatherapie indiziert.

Komplikationen: regionäre Lymphangitis und -adenitis, postinfektiöse Glomerulonephritis (selten).

Diagnostik: Die Diagnose wird aus dem klinischen Bild und dem bakteriologischen Erregernachweis gestellt.

Therapie: Man verwendet lokale Antibiotika, bei starker Ausbreitung und Rezidiven auch systemische Antibiotikabehandlung.

Ecthyma

Ecthyma

▶ **Synonym:** Ecthyma terebrans

▶ **Definition**

▶ **Definition:** Umschriebene, ulzerierende Pyodermie.

Ätiologie: Superinfektion kleiner Verletzungen durch β-hämolysierende Streptokokken.

Ätiologie: Aus kleinen Verletzungen entstehen besonders nach Varizellen, Skabies oder Insektenstichen und bei Durchblutungsstörungen Ulzerationen durch β-hämolysierende Streptokokken.

Klinik: Einzelne oder multiple, wie **ausgestanzt** wirkende, kreisrunde Ulzera mit gerötetem Rand.

Klinik: Es finden sich einzelne oder multiple, wie **ausgestanzt** wirkende, kreisrunde Ulzera mit gerötetem Rand, die bevorzugt an den Beinen lokalisiert sind. Komplikationen sind Erysipel und Sepsis.

Diagnostik: Klinisches Bild und Nachweis der Streptokokken.

Diagnostik: Das typische klinische Bild und der bakteriologische Nachweis von β-hämolysierenden Streptokokken der Gruppe A ermöglichen die Diagnose.

Therapie: Antiseptische und antibiotische Lokalbehandlung.

Therapie: Eine antiseptische und antibiotische Lokalbehandlung reicht zumeist aus, in schweren Fällen muss eine orale Antibiotikatherapie mit Penicillin-Derivaten oder Makroliden durchgeführt werden.

Erysipel

Erysipel

▶ **Synonyme:** Wundrose, Erysipelas

▶ **Definition**

▶ **Definition:** Häufige, akute Infektionen in den Lymphspalten des Coriums durch β-hämolysierende Streptokokken der Gruppe A (seltener G), selten auch durch Staphylococcus aureus. Die Bakterien können nur über eine Eintrittspforte in die Lymphspalten der Haut eindringen.

Klinik: Plötzlicher Beginn mit Kopfschmerzen, Fieber, Schüttelfrost und schwerem Krankheitsgefühl. Es bildet sich ein flächenhaftes, nicht immer scharf begrenztes, leuchtend rotes Erythem aus. Das Erysipel ist eine Erkrankung der Kutis, die Ausbreitung erfolgt entlang der Lymphspalten mit **zungenförmigen Ausläufern** und kann zu Lymphangitis (Abb. **7.30 b**) und regionärer Lymphknotenschwellung führen.

Klinik: Plötzlicher Beginn mit Kopfschmerzen, Fieber und Schüttelfrost und schwerem Krankheitsgefühl. Innerhalb von Stunden bildet sich ein flächenhaftes, nicht immer scharf begrenztes, leuchtend rotes Erythem aus. Es kommt zu unterschiedlich starker Ödembildung, Überwärmung und meist starker Druckschmerzhaftigkeit. Das Erysipel ist eine Erkrankung der Kutis. Die Ausbreitung entlang der Lymphspalten kann zu **typischen zungenförmigen Ausläufern**, zu Lymphangitis und regionaler Lymphknotenschwellung im Lymphabflussgebiet führen (Abb. **7.30 b**). Häufige **Eintrittspforten** sind Rhagaden, Interdigitalmykosen, Wunden und Ulzera.

Komplikationen: Begleitthrombophlebitis; beim Gesichtserysipel (Abb. **7.30 a**) kann eine lebensgefährliche Hirnvenenthrombose auftreten.

Komplikationen: Als Komplikation kann eine Begleitthrombophlebitis auftreten. Beim Gesichtserysipel (Abb. **7.30 a**) ist eine Hirnvenenthrombose eine lebensgefährliche Komplikation. Das Erysipel kann auch hämorrhagisch-bullös oder nekrotisierend verlaufen. Bei nicht ausreichender Antibiotikabehandlung oder versäumter Sanierung der Eintrittspforte kann es zu Rezidiven kommen. Durch den wiederholten Entzündungsprozess besteht die Gefahr der Obliteration der Lymphgefäße mit nachfolgendem chronischen Lymphödem (Elephantiasis).

Diagnostik: Die Diagnose erfolgt klinisch und mittels Entzündungsparameter.

Diagnostik: Laborchemisch finden sich immer erhöhte BKS, Leukozytose und Anstieg von Staphylokokken- oder Streptokokken-Antikörpern im Serum. Ein kultureller Erregernachweis ist selten aus dem durch Skarifikation gewonnenen Presssaft am Erysipelrand möglich.

Therapie: Bettruhe, hochdosierte, parenterale Penicillin-Therapie und Sanierung der Eintrittspforte. Bei Rezidiven antibiotische Langzeitbehandlung.

Therapie: Primär muss eine hochdosierte parenterale Penicillin-Therapie (bei Penicillin-Allergie: Erythromycin oder Clindamycin) eingeleitet werden mit Bettruhe, Ruhigstellung und Hochlagerung der erkrankten Region und der Behandlung der Eintrittspforte (z. B. Fußmykose). Zur Thromboseprophylaxe werden niedrig dosierte Heparinoide s. c. gegeben. Kommt es nach 48 Stunden nicht zur Entfieberung, muss das Antibiotikum umgestellt werden (z. B. Cephalospo-

begleitend: D4–D6
(Hauptmittel) – Belladonna (Röte, pulsierend)
– Apis (bei starker wässriger Schwellung) D4–D12

Lachesis D12 (nicht unter D8 -> Blutung!!!)
-> bei septischer Tendenz, bes. mit livid-bläulicher Verf.
Cantharis (bei größerer Blasenbildung u. Brennschmerz)

7.30 Erysipel

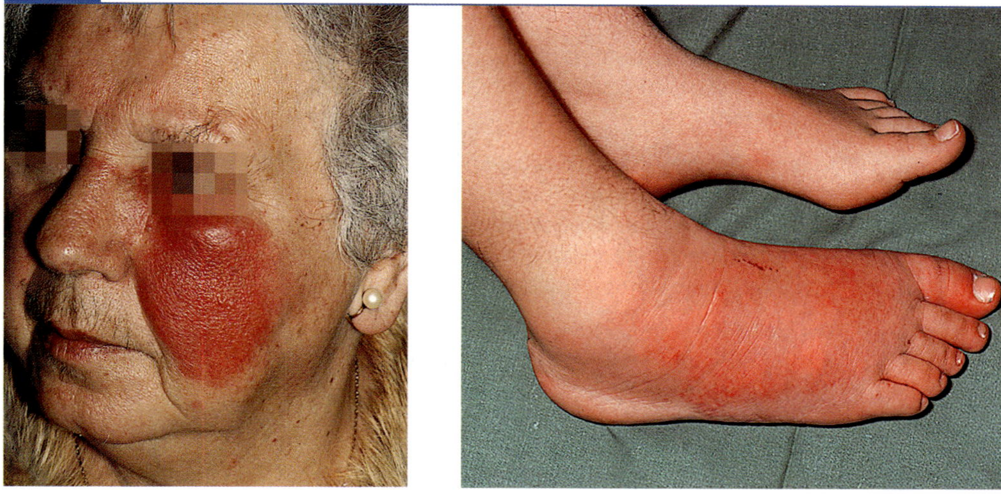

a Gesichtserysipel – hochrote, ödematöse Schwellung der linken Wange mit zungenförmigen Ausläufern über dem Nasenrücken.

b Beginnendes Erysipel am rechten Fuß (Eintrittspforte Zwischenzehenmykose) mit lymphogener Ausbreitung zur Wade.

rine der 2. oder 3. Generation oder Clindamycin). Bei häufigen Rezidiven muss eine prophylaktische Langzeitbehandlung mit Depotpenicillin (z. B. Tardocillin) oder Sulfonamiden durchgeführt werden.

Nekrotisierende Fasziitis

Nekrotisierende Fasziitis

▶ **Synonym:** Streptokokkengangrän

▶ **Definition:** Foudroyante Entwicklung von flächigen Nekrosen der Subkutis und Faszien innerhalb von 1–2 Tagen.

◀ Definition

Ätiologie: Infektion durch Streptokokken der Gruppe A, auch Mischinfektionen mit Anaerobiern oder gramnegativen Bakterien.

Ätiologie: Infektion der Subkutis und Faszien mit Streptokokken der Gruppe A.

Klinik: Rasche Entwicklung von hohem Fieber und außerordentlich schmerzhaften erysipelartigen Rötungen und Schwellungen, meist an Extremitäten oder Unterbauch, die innerhalb von Stunden zu hämorrhagischer Infarzierung und Gangrän führen.
Komplikation: Verbrauchskoagulopathie

Klinik: Lebensbedrohliche Gangrän mit hohem Fieber.

Diagnostik: Bakteriologische Kultur aus dem debridierten Gewebe.

Diagnostik: Bakteriologische Kultur.

Therapie: Die Therapie beinhaltet: chirurgisches Débridement und Dekompression mit Abtragung der nekrotischen Faszien, parenterale Antibiotikatherapie und intensivmedizinische Therapie von Schock und Gerinnungsstörung. Bei zu spätem Therapiebeginn besteht eine hohe Letalität (25–50%).

Therapie: Débridement, parenterale Antibiotikagabe und Schocktherapie.

Follikulitis

X

Follikulitis

Superfizielle Follikulitis

Superfizielle Follikulitis

▶ **Synonyme:** Oberflächliche Haarfollikelentzündung, Osteofollikulitis Bockhart

▶ **Definition:** Oberflächliche pustulöse Infektion des Haarfollikels mit Staphylococcus aureus.

◀ Definition

Ansatz: Quarkpackung u. Echinacea innerlich
Heilerde
Pflanzenkohle (Buttermilch) → kühle Arnicaumschläge (1:5 Arnica)

Ätiologie: Infektion des oberen Haarfollikels durch Staphylococcus aureus.

Ätiologie: Infektion des oberen Teils des Haarfollikels durch Staphylococcus aureus. Häufig begünstigt durch heißes Klima oder Okklusivverbände.

Klinik: Follikuläre Pustel im behaarten Bereich.

Klinik: Plötzliches Auftreten follikulär gebundener Pusteln mit gerötetem Rand; häufig im Bartbereich (Folliculitis barbae), am Gesäß und den Oberschenkelstreckseiten.

Diagnostik und Differenzialdiagnose: Zur Diagnose dient die bakteriologische Untersuchung des Pustelinhalts. Zur Differenzialdiagnose der pustulösen Mykose epilierte Haare zur mykologischen Kultur.

Diagnostik und Differenzialdiagnose: Zur Diagnose dient die bakteriologische Untersuchung des Pustelinhalts. Im Bartbereich tritt häufig eine **tiefe Follikulitis** (Sycosis barbae) auf, die differenzialdiagnostisch von einer tiefen Tinea barbae (Mykose) abgegrenzt werden muss; daher epilierte Haare (kein Abstrich!) zur mykologischen Kultur entnehmen.

Therapie: Die Behandlung erfolgt lokal antiseptisch oder mit Antibiotika systemisch.

Therapie: Bei vereinzeltem Auftreten ist eine spontane Abheilung möglich, bei Ausbreitung gibt man antiseptische Lösung (z. B. PVP-Jod, Tridosan, Chlorhexidin-Lösung oder Antibiotika systemisch).

Furunkel und Karbunkel

Furunkel und Karbunkel

▶ **Synonyme:** Tiefe Follikulitis und Perifollikulitis

▶ **Definition**

▶ **Definition:** Tiefe bakterielle, abszedierende Entzündung, ausgehend vom Haarfollikel.

Ätiologie: Der häufigste Erreger ist **Staphylococcus aureus**. Disseminierte Furunkel treten bei gestörter Immunabwehr, Diabetes mellitus und bei Atopikern auf.

tief

Ätiologie: Der häufigste Erreger ist **Staphylococcus aureus**. Multiple, disseminierte Furunkel (Furunkulose) weisen auf schlechte hygienische Verhältnisse oder eine gestörte Immunabwehr hin. Furunkel treten gehäuft bei latentem und manifestem Diabetes mellitus und bei Atopikern auf.

Klinik und Komplikationen: Zum klinischen Bild siehe (Abb. **7.31**).
Eine gefürchtete Komplikation ist die hämatogene Aussaat bei Oberlippen- und Nasenfurunkeln, die zur **septischen Sinus-cavernosus-Thrombose** führen kann.

Klinik und Komplikationen: In der Umgebung eines Follikels entwickelt sich innerhalb von Stunden bis Tagen eine tiefe entzündliche Infiltration (Perifollikulitis) und ein stark druckschmerzhafter, hyperthermer, fluktuierender Abszess (Abb. **7.31**). Es kommt entweder zur Spontanentleerung nach außen oder seltener zur Resorption. Einbruch der Bakterien in die Lymphbahnen führt zur regionalen Lymphangitis und Lymphadenitis mit Fieber. Eine gefürchtete Komplikation ist die hämatogene Aussaat. Insbesondere bei Oberlippen- und Nasenfurunkeln kann es zur **septischen Sinus-cavernosus-Thrombose** über die Venae angulares kommen.

lebensgefährlich → Arzt

Das Auftreten von beetartigen Furunkeln nennt man **Karbunkel.**

Das Auftreten von beetartigen Furunkeln bezeichnet man als **Karbunkel.** Es tritt häufig im Bereich des Nackens auf.

Diagnostik: Punktionseiter zur bakteriologischen Untersuchung.

Diagnostik: Die Diagnose erfolgt durch Abstrich aus Punktionseiter, der zur mikroskopischen Untersuchung und bakteriologischen Kultur verwendet wird.

7.31

Furunkel am Gesicht → Bettruhe
Hom.: Hepar opt. (homöopathisch Messer)
– erstes Stadium:
– Belladonna D4
– Apis D12
– Sulfur jodatum D3–6
– zweites Stadium: (ggf. C1000)
– Hepar sulf D4–D12 → Förderung
– Myristica sebifera (Hom. Messer)
– Mercurius (zum Eröffnen)

7.31 Furunkel

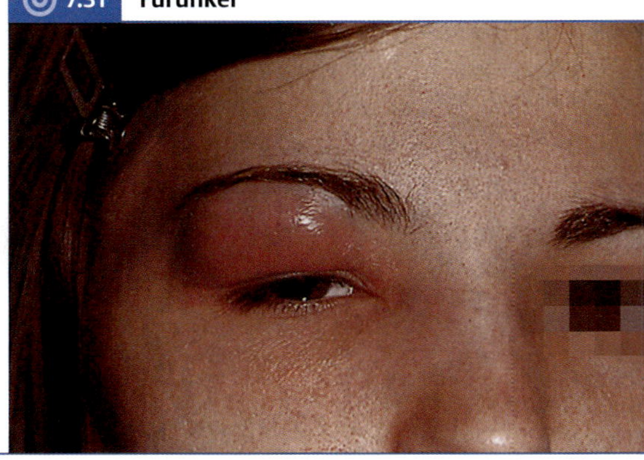

Furunkel des rechten Oberlides.

lebensgefährlich

Nachbeh.: Silicea D12

Therapie: Bei beginnenden Furunkeln fördert die lokale Anwendung von Ichthyol-Watteverbänden die eitrige Einschmelzung. Im Stadium der Fluktuation kann der Eiter durch tiefe Stichinzision entleert werden („Ubi pus, ibi evacua!“). Die Nachbehandlung erfolgt mit antiseptischen oder antibiotischen Salben. Besteht bereits eine lymphogene oder hämatogene Aussaat der Bakterien, muss unbedingt eine systemische antibiotische Behandlung über mindestens eine Woche durchgeführt werden. Da penicillinresistente Staphylokokken inzwischen auch außerhalb der Krankenhäuser auftreten, sollte ein penicillinasefestes Antibiotikum (z. B. Flucloxacillin) eingesetzt werden.

Therapie: Therapeutische Möglichkeiten sind lokale Anwendung von Ichthyol. Stichinzision, Antibiotikabehandlung, bei Rezidiven Erkennung der Infektionsquelle und/oder der zugrunde liegenden Immunabwehrschwäche.

▶ **Merke.** Bei Gesichtsfurunkeln sind zusätzlich absolute Bettruhe und weiche Kost indiziert. Allerdings sollte eine Stichinzision im Gesicht vermieden werden.

◀ **Merke**

Bei Rezidiven oder Furunkulose sollte nach einer Infektionsquelle innerhalb der Familie (Staphylokokkenträger im Nasen-Rachenraum), nach Diabetes mellitus oder Ursachen für eine gestörte Immunabwehr gesucht werden. Erregernachweis und Antibiogramm sind unbedingt notwendig.

Phlegmone

▶ **Definition:** Schwere abszedierende Infektion mit diffuser Ausbreitung in den tiefen Hautschichten, entlang der Sehnen, Faszien und Muskulatur.

◀ **Definition**

Ätiologie: Meist entsteht eine Phlegmone nach Verletzungen oder postoperativ durch Staphylococcus aureus, selten durch Streptokokken der Gruppe A oder gramnegative Bakterien.

Ätiologie: Meist durch Staphylokokken bedingt; seltener durch Streptokokken.

Klinik: Flächenhaftes, überwärmtes, mehr livides Erythem mit **sehr schmerzhafter,** teigiger Schwellung. In der Tiefe kann es zu eitriger Einschmelzung kommen (Abb. **7.32**). Es bestehen Systemzeichen wie Fieber und Krankheitsgefühl. Laborchemisch zeigt sich eine BKS-Beschleunigung und Leukozytose.

Klinik: Flächiges, livides, **sehr schmerzhaftes** Erythem mit teigiger Schwellung (Abb. **7.32**). Allgemeinsymptome.

7.32 Phlegmone

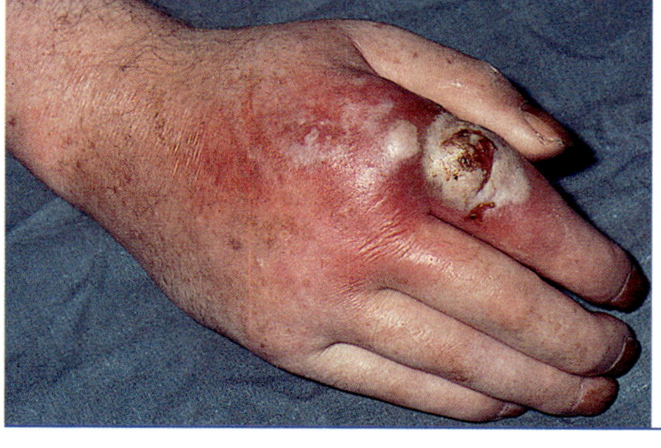

Phlegmone der rechten Hand mit eitriger Einschmelzung am Zeigefinger.

Differenzialdiagnose: Erysipel, nekrotisierende Fasziitis, Streptokokken-Gangrän.

Differenzialdiagnose: Erysipel, Fasziitis, Gangrän.

Therapie: Wichtig ist die hochdosierte, intravenöse Antibiotikabehandlung mit penicillinasefesten Penicillinen. Zusätzlich erfolgt die symptomatische Lokalbehandlung mit feuchten Umschlägen und eine Thromboseprophylaxe. Ein **frühzeitiges chirurgisches Vorgehen** (Inzision und Dränage) sind indiziert. Besonders gefährlich sind Mundboden- und Sehnenscheidenphlegmonen, da sie durch nekrotische Einschmelzung zu Schädigungen der Gefäß-Nervenstränge und der Muskulatur führen.

Therapie: Wichtig ist die hochdosierte intravenöse Antibiotikabehandlung. Ein **frühzeitiges chirurgisches Vorgehen** ist indiziert.

Panaritium

▶ **Synonyme:** Umlauf, eitrige Paronychie

▶ **Definition:** Eitrige Entzündung in der Umgebung des Nagels.

Ätiologie und Klinik: Durch Staphylococcus aureus bedingte Infektion von Nagelwall und Nagelbett mit Einschmelzung.

Ätiologie und Klinik: Staphylococcus aureus dringt in kleine Verletzungen des Nagelwalls ein, z. B. nach Nagelpflege oder durch eingewachsene Fußnägel. Die Erkrankung beginnt meist mit einer schmerzhaften Entzündung an einer Stelle des Paronychiums, die schließlich den ganzen Nagel umschließt (Umlauf). Das Nagelbett kann mitbetroffen werden, sodass sich der Nagel später abhebt. Starke, klopfende Schmerzen weisen auf eine Ausbreitung in der Tiefe hin.

Therapie: Seifenbäder, antiseptische Umschläge und Salben.

Therapie: Die Behandlung besteht aus Seifenbädern, antiseptischen Umschlägen mit Chinosol, Rivanol oder PVP-Jod und antiseptischen Salben, eventuell auch orale Therapie.

Staphylogenes Lyell-Syndrom

▶ **Synonyme:** Staphylogene toxische epidermale Nekrolyse (TEN), Dermatitis exfoliativa neonatorum Ritter von Rittershain, Staphylococcal scalded skin syndrome (SSSS) (s. S. 60).

▶ **Definition:** Schwere, lebensbedrohliche, durch Staphylokokken-Toxine ausgelöste blasige Ablösung der Haut.

Epidemiologie: Die Erkrankung tritt bei Säuglingen und Kindern auf, selten bei immunologisch geschwächten Erwachsenen.

Epidemiologie: Die Erkrankung tritt bei Säuglingen und Kleinkindern, selten bei immunologisch geschwächten Erwachsenen auf. Häufig findet man eine vorausgehende bullöse Impetigo beim Patienten oder bei Kontaktpersonen.

Ätiologie: Akantholytische Spalt- und Blasenbildung durch ein Exotoxin von Staphylococcus aureus.

Ätiologie: Durch massive Ausschüttung von **Exfoliatin A und B** kommt es zu einer akantholytischen Spalt- und Blasenbildung. Die epidermolytischen Toxine werden von **Staphylococcus-aureus**-Stämmen der Phagengruppe II, die zu den Serinproteasen gehören, gebildet.

Klinik: Beginn mit hohem Fieber und scharlachartigem Exanthem. Bildung von schlaffen Blasen, die schnell zerreißen (**wie verbrühte Haut,** Abb. **7.33**).
Die **Schleimhäute** werden **nicht befallen.**

Klinik und Komplikationen: Beginn mit hohem Fieber und scharlachartigem Exanthem, häufig nach bullöser Impetigo, Otitis media oder Pharyngitis. Nach 1–2 Tagen kommt es am ganzen Integument zu diffuser Rötung und Bildung von schlaffen Blasen, die schnell zerreißen und zu flächigen Erosionen führen (**wie verbrühte Haut** = scalded skin, [Abb. **7.33**]). Das Nikolski-Phänomen ist positiv (s. S. 285). Die **Schleimhäute** werden **nicht befallen.** Als Komplikationen können Sekundärinfektionen der Haut, Pneumonie und Sepsis auftreten.

Diagnostik: Histopathologischer Schnellschnitt und bakteriologische Kultur sichern die Diagnose.

Diagnostik: Der histopathologische Schnellschnitt zeigt die **akantholytische Blasenbildung** im Bereich des Stratum granulosum und subkorneale Blasenbildung. Der bakteriologische Nachweis von Staphylococcus aureus gelingt in den Fokalherden (z. B. Rachen).

Differenzialdiagnose: Das **medikamentöse Lyell-Syndrom** kann histopathologisch unterschieden werden. Klinisch zeigt es meist einen **Schleimhautbefall.**

Differenzialdiagnose: Scharlach, großblasige Impetigo und medikamentöses Lyell-Syndrom.
Das **medikamentöse Lyell-Syndrom** kann histopathologisch unterschieden werden. Man findet Epidermisnekrosen mit Beginn in der Basalzellschicht. Außerdem sind die **Schleimhäute meist mitbefallen**. Auch das Kawasaki-Syndrom, Verbrühungen und Sonnenbrand kommen differenzialdiagnostisch infrage.

Therapie: Intensivpflege wie bei ausgedehnten Verbrennungen, Antibiotikatherapie.

Therapie: Neben der intravenösen Antibiotikatherapie (penicillinasefeste Penicilline, Cephalosporine, Erythromycin, Makrolidantibiotika) ist eine Intensivpflege wie bei ausgedehnten Verbrennungen nötig. Bei rechtzeitiger Antibiotikatherapie ist die Prognose günstig. Abheilung innerhalb von zwei Wochen.

7.33 **Staphylogenes Lyell-Syndrom**

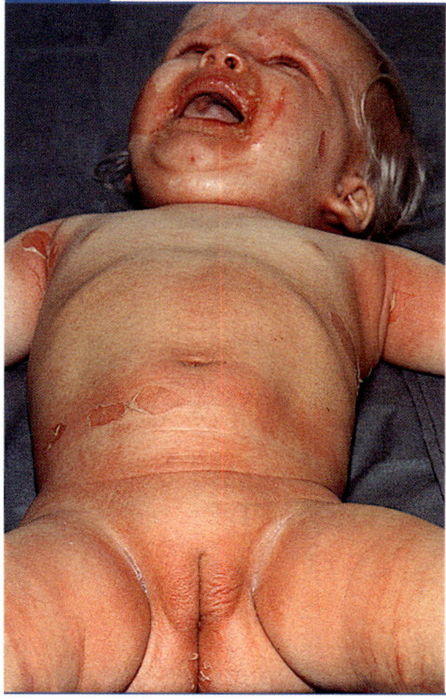

Großflächige blasige Ablösung der Haut („Syndrom der verbrühten Haut").

7.33

7.3.5 Sekundäre bakterielle Infektionen der Haut – Superinfektionen

Dermatosen können sekundär bakteriell infiziert werden. Man nennt das Superinfektion, Impetiginisierung oder Pyodermisierung. Besonders häufig kommt es dazu bei Hauterkrankungen, die zu einer Schädigung der Epidermis geführt haben oder bei denen infolge des Juckreizes die Epidermis zerkratzt wird, z. B. bei Ekzemen, Skabies, Blasen bildenden Dermatosen.

7.3.5 Sekundäre bakterielle Infektionen der Haut – Superinfektionen

Dermatosen können sekundär bakteriell infiziert werden. Man nennt das auch superinfiziert, impetiginisiert oder pyodermisiert.

Superinfiziertes Ekzem

Ekzematöse Hautveränderungen sind meist mit grampositiven Bakterien besiedelt und heilen erst nach antiekzematöser-antiseptischer Kombinationsbehandlung ab. Besonders Atopiker neigen aufgrund ihrer genetisch bedingten verminderten zellulären Immunabwehr zu bakteriellen Infektionen. Staphylococcus aureus kann durch Superantigen die T-Lymphozyten aktivieren und das Ekzem verschlechtern.

Superinfiziertes Ekzem

Sekundäre Besiedelung von Ekzemen mit grampositiven Bakterien.

Gramnegativer bakterieller Fußinfekt

Eine Mykose der Zehenzwischenräume ist häufig Eintrittspforte für Bakterien, nicht nur von Streptokokken (Erysipel) sondern auch von gramnegativen Bakterien, die sich vor allem bei heißem Wetter unter Okklusion (Gummistiefel) stark vermehren und eine akute Entzündung mit Mazeration des gesamten Fußes hervorrufen können (Abb. **7.34**).

Gramnegativer bakterieller Fußinfekt

Superinfektion einer Fußmykose mit gramnegativen Bakterien bei Okklusion (Abb. **7.34**).

Gramnegative bakterielle Follikulitis

Im Verlauf der Aknebehandlung mit Antibiotika kann es zu einer Sekundärbesiedelung mit gramnegativen Stäbchen kommen, die dann zu einer pustulösen Dermatose im Bereich der behandelten Hautregionen (meist Gesicht, Brust und Rücken) führen. Die Diagnose kann durch kulturelle Anzüchtung der Bakterien aus dem Pustelinhalt gestellt werden.

Gramnegative bakterielle Follikulitis

Sekundärbesiedelung mit gramnegativen Bakterien im Verlauf einer antibiotischen Aknebehandlung.

7.34

7.34 Gramnegativer bakterieller Fußinfekt

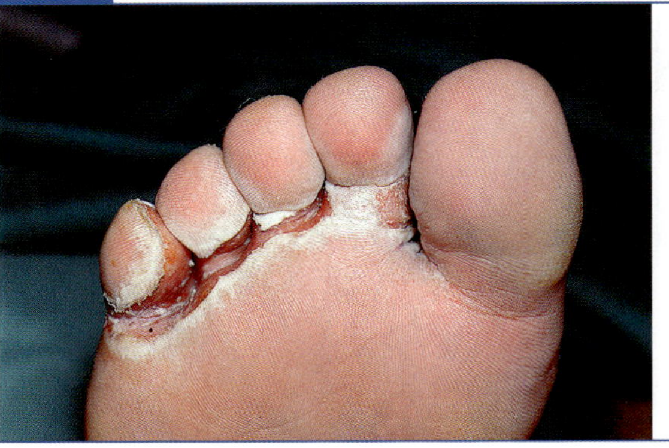

Gramnegativer bakterieller Fußinfekt bei einem Kanalarbeiter, ausgehend von einer Zwischenzehenmykose mit Mazeration der Hornschicht, entzündlich erosiven Zwischenzehenräumen und fötidem Geruch.

7.3.6 Systemische bakterielle Infektionen mit Hautbeteiligung

Borrelia-burgdorferi-Infektion

7.3.6 Systemische bakterielle Infektionen mit Hautbeteiligung

Borrelia-burgdorferi-Infektion

▶ **Synonyme:** Erythema-migrans-Krankheit, Lyme disease, Lyme Borreliose

▶ **Definition**

▶ **Definition:** Häufigste von Zecken übertragene bakterielle Infektion, die über Jahre persistierend fast alle Organe betreffen kann, bevorzugt die Haut, seltener das Nervensystem, die Gelenke, den Herzmuskel und die Augen.

Epidemiologie: In waldreichen Gegenden ist der Hauptvektor die Zecke Ixodes ricinus, die zu 5–35% mit Borrelien infiziert ist.

Epidemiologie: Die Erkrankung ist vor allem in der nördlichen Hemisphäre verbreitet. Endemiegebiete sind waldreiche Gegenden. Hauptvektor in Europa ist die **Zecke Ixodes ricinus**, die je nach Region zu 5–35% mit Borrelien durchseucht gefunden wird. Aufgrund der Lebensweise der Zecken treten Neuinfektionen vor allem in der warmen Jahreszeit auf. Serologische Untersuchungen deuten auf eine Durchseuchung der deutschen Bevölkerung je nach Expositionshäufigkeit von 6–30% hin. Nur ein Teil der Infizierten erkrankt.

Ätiologie: Erreger ist die durch Zeckenstich übertragene Spirochäte **Borrelia burgdorferi.**

Ätiologie: Zecken übertragen beim Blutsaugen die Spirochäten auf den Wirt. Sie wurden erstmals 1982 von Burgdorfer und Mitarbeitern aus amerikanischen Zecken isoliert und **Borrelia burgdorferi** genannt. In Europa konnten bisher 3 verschiedene humanpathogene Genospezies (B. burgdorferi sensu stricto, B. garinii und B. afzelii) isoliert werden.

Klinik: Die Erkrankung verläuft in 2 Stadien (Tab. **7.5**, Abb. **7.35**).

Klinik: Die Lyme-Borreliose kann je nach Immunitätslage und B.-burgdorferi-Genospezies unterschiedlich verlaufen. Am häufigsten kommt es zu einer lokalisierten Infektion der Haut in der Umgebung des Zeckenstiches, seltener zur Disseminierung der Borrelien. Die Mehrzahl der Patienten kann in diesem Stadium geheilt werden, nur ein kleiner Teil (geschätzt 10–20%) entwickelt andere Organmanifestationen. Die Häufigkeit der klinisch inapparenten Infektionen ist noch nicht bekannt (Tab. **7.5**, Abb. **7.35**).

Diagnostik: Anzüchtung von Borrelia burgdorferi auf Spezialnährböden ist schwierig. Der serologische Nachweis von borrelienspezifischen IgM- und IgG-Antikörpern ist im Frühstadium unzuverlässig, im Spätstadium diagnostisch sehr aussagekräftig.

Diagnostik: Die Anzüchtung von Borrelia burgdorferi auf Spezialnährböden ist schwierig. Die Isolierung der Erreger ist bisher vor allem aus befallener Haut, selten aus Synovialflüssigkeit, Blut und Liquor, Iris und Herzmuskel sowie aus Zecken gelungen. Mittels PCR kann Borrelien-DNA nachgewiesen werden. Beschleunigte Blutsenkung, Leukozytose und zirkulierende Immunkomplexe deuten auf eine disseminierte Infektion hin. Im Serum lassen sich bei frischer unbehandelter Infektion IgM-Antikörper, im fortgeschrittenen Stadium IgG-Antikörper gegen Borrelien nachweisen. Der Antikörpernachweis im Serum und Liquor ist besonders hilfreich bei Verdacht auf Beteiligung des Nervensystems und bei Spätstadien.

7.5 Krankheitsspektrum der Lyme-Borreliose

	Frühstadium		***Spätstadium***
	lokalisiert	***disseminiert***	***chronisch***
Haut	▪ keine Symptome ▪ Erythema migrans ▪ Lymphozytom	▪ multiple Erytheme ▪ Erythema chronicum migrans mit Lymphknotenvergrößerung	▪ Acrodermatitis – akut-infiltrativ – chronisch atrophisch ▪ Fibrose und Sklerose der Haut
Allgemeinsymptome		▪ „Sommergrippe" – Fieber – Kopfschmerzen – Myalgie – Arthralgie	
Gelenke		▪ akut intermittierende Arthritis	▪ chronische Arthritis
Muskeln		▪ Karditis (A.-V. Block)	▪ Kardiomyopathie
Nerven		▪ Radikulitis ▪ Meningo-Radikulo-Polyneuritis ▪ Paresen u. a. Fazialisparese	▪ Polyneuritis ▪ Enzephalopathie
Antikörper im Serum			
IgG	– in ca. 40%	++ in 80–90%	+++ immer
IgM	– in ca. 60%	++ meist	+ selten

7.35 Infektionswege der Borreliose

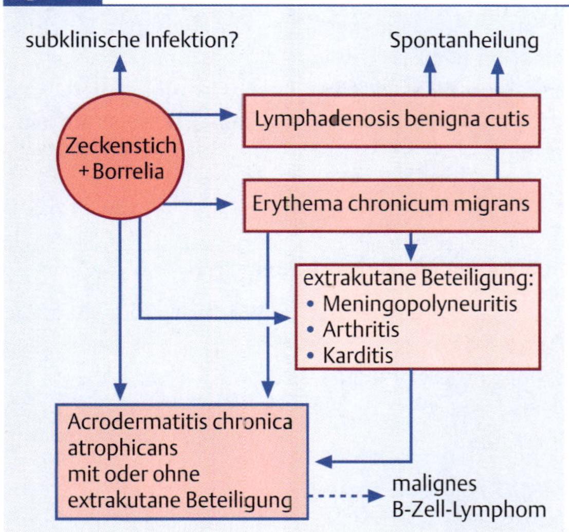

7.35

Therapie: Die Borreliose ist wie die Syphilis eine Spirochäteninfektion. Sie ähnelt in ihrem Krankheitsverlauf sowie in der Antibiotikaempfindlichkeit der Syphilis. Die Borrelien haben wie die Treponemen einen sehr langsamen Generationszyklus (ca. 20 Stunden) und können langzeitig im Gewebe persistieren. Im Frühstadium sind beim Erwachsenen Doxycyclin 200 mg/die, bei Kindern < 12 Jahren Amoxicillin 50 mg/kg KG über 14–21 Tage die Therapie der Wahl. Bei neurologischer Symptomatik ist eine hochdosierte parenterale Penicillin-G- (4×5 Mio IE/die) oder Ceftriaxon- (2 g/die) Therapie erforderlich. Bei Arthritis wird die Therapie mit Doxycyclin über 30 Tage durchgeführt.

Therapie: Im Frühstadium orale Therapie mit Doxycyclin oder Amoxicillin für 2–3 Wochen. Bei neurologischer Symptomatik intravenöse Therapie mit Penicillin oder Ceftriaxon.

Prognose: Bei frühzeitiger Antibiotikatherapie heilt die Lyme-Borreliose vollständig aus.

Prognose: Ausheilung bei frühzeitiger Antibiotikatherapie.

Bei unzureichender oder fehlender Behandlung kann es zu chronischen Gelenk- und Muskelbeteiligungen und zentralen und peripheren Neuropathien kommen (s. Tab. **7.5**).

Die Antibiotikatherapie ist im Spätstadium nicht immer erfolgreich. Bei ca. 20% kommt es zu einem „Post-Lyme-Syndrom" mit Müdigkeit, Leistungsminderung, Muskel-, Gelenk- und neurologischen Symptomen. Diese Beschwerden sind durch wiederholte Antibiotika-Therapien selten zu beeinflussen. Sie müssen antiphlogistisch bzw. antirheumatisch behandelt werden.

Im Folgenden werden die dermatologisch relevanten Krankheitsbilder der Lyme-Borreliose dargestellt.

Frühstadium: Erythema chronicum migrans

Klinik: Von der Stichstelle ausgehendes Erythem, das ringförmig zentrifugal wandert und zentral abblasst. Gelegentlich sieht man multiple Erytheme.

Diagnostik: Das typische klinische Bild (Abb. **7.36**) und die Anzüchtung der Borrelien, der serologische Nachweis von borrelienspezifischen IgM- und IgG-Antikörpern in ca. 60% ermöglichen die Diagnose.

Frühstadium: Erythema chronicum migrans

Klinik: Einige Tage bis Wochen nach dem Zeckenstich entsteht im Bereich des Einstichs ein meist symptomloses Erythem, das sich zentrifugal ausbreitet und zentral abblasst. Es kommt durch eine Entzündung, v.a. eine zelluläre Immunabwehrreaktion, der Haut auf die durch die Haut wandernden Borrelien zustande. Das Erythema migrans kann spontan abheilen, aber auch über Monate „wandern" und rezidivieren. Häufig sieht man dann nur noch Teile des Ringes. Es gibt auch homogen gerötete und vesikulöse Formen. Das klinische Bild ist je nach Intensität der Entzündungsreaktion variabel. Neben dem typischen randbetonten wandernden Erythem gibt es homogen gerötete erysipelartige Reaktionen, aber auch flüchtige oder fleckige Erytheme (Abb. **7.36**). Nach hämatogener Disseminierung kann man multiple Erytheme beobachten, in denen Borrelien nachgewiesen werden können.

Diagnostik: Aus dem Erythemrand können aus Gewebeproben Borrelien angezüchtet werden. Der serologische Nachweis von IgM- und/oder IgG-Antikörpern gelingt im Frühstadium nur in ca. 60%. Ein negatives serologisches Ergebnis schließt deshalb eine Frühinfektion **nicht** aus.

Oft ist die lokalisierte Hautinfekton nicht sichtbar oder wird übersehen. Eine „Sommergrippe" ohne Katarrh einige Wochen nach Zeckenstich weist auf eine **disseminierte Frühinfektion** hin.

7.36

7.36 Erythema migrans am Rücken mit Zeckenstichreaktion im Bereich der LWS.

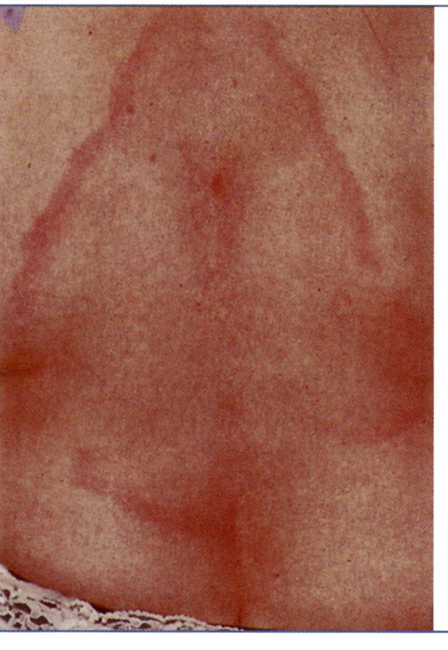

Differenzialdiagnose: Es kommt eine superfizielle Tinea (langsameres zentrifugales Wachstum und randständige Schuppung), ein beginnendes Granuloma anulare (erhabener Randwall) oder auch ein Erysipeloid (bei entsprechender Berufsanamnese), eine hyperergische Insektenstichreaktion oder ein mitigiertes Erysipel infrage.

Differenzialdiagnose: superfizielle Tinea, beginnendes Granuloma anulare, Erysipeloid, hyperergische Insektenstichreaktion.

Frühstadium: Lymphadenosis benigna cutis

▶ **Synonym:** Borrelien-Lymphozytom

Klinik: An der Zeckenstich- oder Insektenstichstelle können sich Lymphfollikeln ähnliche Knötchen mit rötlich-bläulicher Verfärbung der Haut bilden. Ohr, Gesicht und Mamillen werden bevorzugt betroffen. Diese Frühmanifestation der Borrelieninfektion sieht man gehäuft bei Kindern. Unbehandelt bleibt sie Monate bis Jahre bestehen. Häufig tritt eine regionale Lymphknotenschwellung auf (Abb. **7.37**).
Als Zeichen einer hämatogenen Aussaat der Borrelieninfektion können im Frühstadium Krankheitsgefühl, Nackensteifigkeit, Glieder- und Kopfschmerzen sowie multiple Erytheme auftreten.

Klinik: An der Stichstelle können Lymphfollikeln ähnliche Knötchen vor allem bei Kindern im Bereich des Ohrs, des Gesichtes und der Mamillen entstehen (Abb. **7.37**).

Als Zeichen einer hämatogenen Aussaat können im Frühstadium Allgemeinsymptome und multiple Erytheme auftreten.

7.37 Lymphadenosis benigna cutis

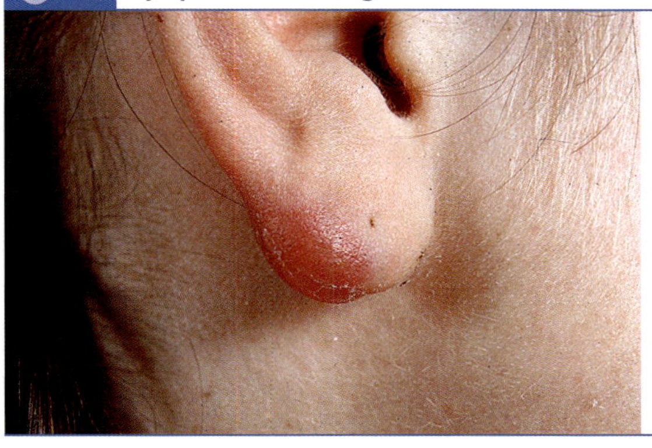

Lymphadenosis benigna cutis des rechten Ohrläppchens mit Lymphknoten präaurikulär.

7.37

Disseminierung und Spätstadium: Allgemeines

Nach der Generalisationsphase kommt es zu Organmanifestationen v. a. an Nerven, Muskeln und Gelenken, die sich z. B. in Form von Meningopolyneuritiden, einer Radikulitis, Enzephalitis und Myelitis, rezidivierenden Mono- und Oligoarthritiden, gelegentlich auch als Karditis mit AV-Block sowie Myositis äußern können.
In diesem Stadium ist der serologische Nachweis von borrelienspezifischen Antikörpern mit deutlich erhöhten Titern immer möglich. Insbesondere der Nachweis von IgM-Antikörpern deutet auf eine behandlungsbedürftige Borrelieninfektion hin. Die IgM-Antikörper sinken nach der Therapie nur langsam ab, die IgG-Antikörper können jahrelang persistieren.

Nach der Generalisationsphase kommt es zu Organmanifestationen (z. B. Meningopolyneuritiden, Enzephalitis, Arthritiden).

Spätstadium: Acrodermatitis chronica atrophicans Herxheimer

Klinik: Im Spätstadium, das Jahre bis Jahrzehnte (!) nach der Infektion mit Borrelien auftreten kann, kommt es in der Umgebung von Gelenken oder an den Streckseiten der Gliedmaßen zu entzündlichen, streifigen bis flächigen Hautveränderungen. Anfangs ist die Haut ödematös verdickt, in der zweiten Phase wird die Haut zunehmend atrophisch und nimmt eine livid-rote bis bläuliche Verfärbung an (Abb. **7.38 a**). Im Bereich der Gelenke können sich fibroide Knoten entwickeln (Abb. **7.38 c**). Der Patient geht häufig erst wegen einer gleichzeitig auftretenden sensiblen Polyneuropathie und/oder Arthritis zum Arzt.

Klinik: Nach Jahren kommt es in der Umgebung von Gelenken und an den Streckseiten von Gliedmaßen zu entzündlich geröteten, flächigen Hautveränderungen, fibroiden Knoten und schließlich zu livid-roter Verfärbung mit zunehmender Atrophie der Haut (Abb. **7.38**).

7.38 **Klinische Befunde bei Acrodermatitis chronica atrophicans**

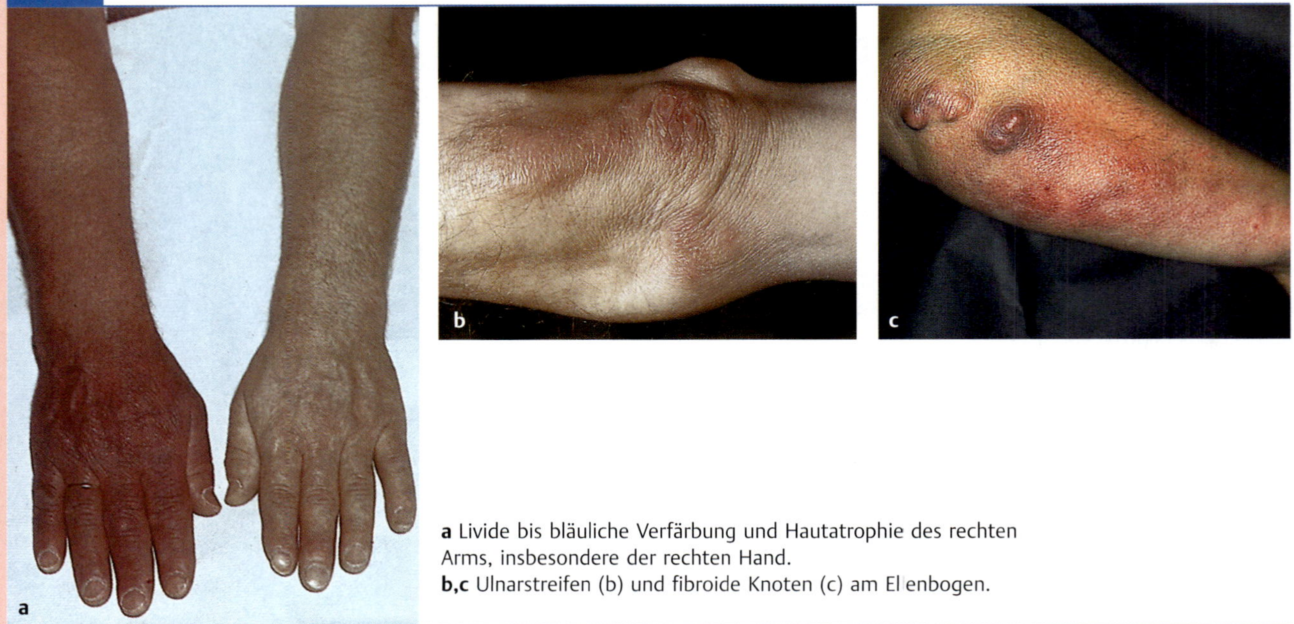

a Livide bis bläuliche Verfärbung und Hautatrophie des rechten Arms, insbesondere der rechten Hand.
b,c Ulnarstreifen (b) und fibroide Knoten (c) am Ellenbogen.

Diagnostik: Nachweis von Borrelia-burgdorferi-IgG- und -IgM-Antikörpern im Serum (Abb. **7.39**).

Diagnostik: Nachweis von Borrelia-burgdorferi-spezifischen IgG- und IgM-Antikörpern im Serum und histopathologische Untersuchung einer Hautbiopsie mit plasmazellreichen Infiltraten führen zur Diagnose. Aus der Biopsie können auch Borrelien angezüchtet (Abb. **7.39**) oder mittels PCR Borrelien-DNS nachgewiesen werden.

Differenzialdiagnose: Chronisch-venöse Insuffizienz, Erfrierungen, Akrozyanose.

Differenzialdiagnose: Chronisch-venöse Insuffizienz, Erfrierungen (Perniones), Akrozyanose, Altersatrophie der Haut.

▶ **Klinischer Fall**

▶ **Klinischer Fall.** Bei einer 47-jährigen Patientin traten vor 2 Jahren am linken Ellenbogen livid-rote Verfärbungen mit einem Streifen am Unterarm entlang der Ulnaseite auf (Abb. **7.38b**). Seit etwa einem Jahr sind symmetrisch an den Handrücken, Fußrücken und Kniegelenken ähnliche livide, leicht ödematöse Erytheme aufgetreten. Die Haut am linken Unterarm ist inzwischen papierdünn gefältelt, am Ellenbogen ist ein fibroider Knoten entstanden. Die Patientin leidet zunehmend unter Gelenkschmerzen und wird wegen „Rheuma" behandelt. Sie fühlt sich schlapp, die tägliche Arbeit kann sie nur mit Mühe erledigen. Immer häufiger fühlt sie ein „Kribbeln" in den Unterarmen und Händen. Sie arbeitet seit vielen Jahren im Wald und kann sich auf Befragen auch an einen Zeckenstich mit nachfolgender ringförmiger Rötung der Haut in der linken Leiste vor 5 Jahren erinnern. Der Hausarzt hat die Hautveränderungen bisher als „Frostbeulen" und venöse Stauungen aufgefasst und die übrigen Symptome auf die Wechseljahre zurückgeführt.
Laborbefunde: BKS 20/50. Das Blutbild ist unauffällig. Borrelia-burgdorferi-Antikörper sind im Serum stark erhöht (IgG-Antikörper im ELISA und Westernblot sehr stark erhöht, IgM-Antikörper leicht erhöht). Die histopathologische Untersuchung zeigt eine abgeflachte Epidermis mit mäßigem lymphohistiozytären Infiltrat und reichlich Plasmazellen in allen Lagen des Coriums. Damit kann die Diagnose einer Borrelia-burgdorferi-Infektion im chronischen Stadium mit Acrodermatitis atrophicans, Arthritis und Polyneuropathie gestellt werden. Die Patientin erhält 3 Wochen täglich Ceftriaxon 2 g i. v. Bereits während der Therapie verschwinden die Gelenkschmerzen und das Kribbeln. Die lividen Erytheme blassen in den folgenden Monaten ab, nur am linken Ellenbogen bleiben atrophische, sklerodermieartige Herde zurück.

7.39 **Anzucht von Borrelia burgdorferi (Giemsafärbung)**

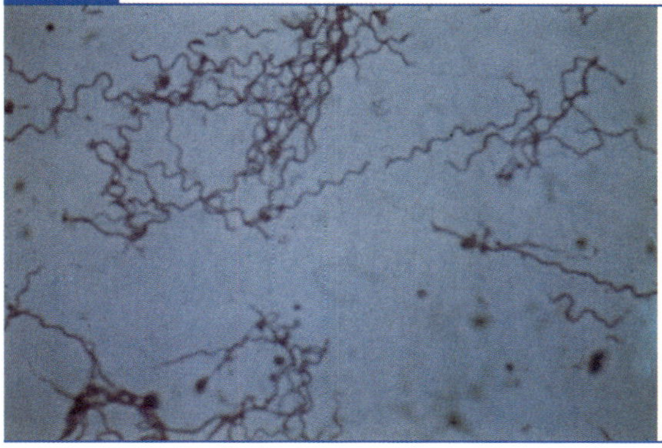

7.39

Erysipeloid

Erysipeloid

▶ **Synonyme:** Rotlauf, Schweinerotlauf des Menschen

▶ **Definition:** Von einer Hautverletzung ausgehend entwickelt sich ein hellrotes, schmerzhaftes Infiltrat, hervorgerufen durch den Erreger des Schweinerotlaufs Erysipelothrix rhusiopathiae.

◀ **Definition**

Ätiologie: Der Erreger, das grampositive Bacterium Erysipelothrix rhusiopathiae, kommt bei Schweinen, Salzwasserfischen, Krabben, anderen Schalentieren und bei Geflügel vor und kann beim Kontakt mit infizierten Tieren über Hautverletzungen übertragen werden. Am häufigsten sind die Hände von Metzgern, Fischern, Hausfrauen und Personen, die Kontakt mit frischem Geflügel, Fisch oder Fleisch haben, betroffen.

Ätiologie: Der Erreger kommt bei bestimmten Tierarten vor (z. B. Schweine) und kann beim Kontakt übertragen werden.

Klinik: Nach einer Inkubationszeit von 2–7 Tagen entwickelt sich von einer Hautverletzung ausgehend ein schmerzhaftes, hellrotes Infiltrat, das sich zentrifugal ausbreitet und nach einiger Zeit eine scharfbogig livid-rote Begrenzung zeigt. (Abb. **7.40**). Das Allgemeinbefinden ist meist gut (Arthritis ist möglich).

Klinik: Schmerzhaftes, hellrotes Infiltrat, das sich zentrifugal ausbreitet und nach einiger Zeit eine scharfbogig livid-rote Begrenzung zeigt (Abb. **7.40**).

Diagnostik: Der Erreger kann aus Gewebsflüssigkeit von skarifizierter Haut in der Randzone gezüchtet werden. Die Berufsanamnese ist diagnostisch richtungweisend.

Diagnostik: Erregernachweis im Wundsekret.

Differenzialdiagnose: Ein Erysipel entwickelt sich stürmischer und mit Fieber. Das Erythema chronicum migrans nach Zeckenstich breitet sich langsamer aus als das Erysipeloid.

Differenzialdiagnose: Erysipel (entwickelt sich stürmischer), Erythema chronicum migrans (entwickelt sich langsamer).

Therapie: Orale Gabe von Penicillin, Tetrazyklin oder Erythromycin für 1 Woche.

Therapie: Penicillin oder Tetrazyklin für 1 Woche.

7.40 **Erysipeloid der Hand**

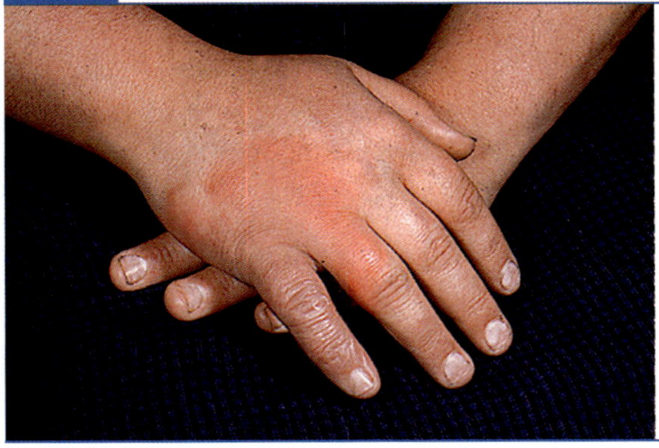

Erysipeloid bei einem Metzger. Flächige randbetonte Rötung ohne epidermale Veränderungen.

7.40

Anthrax

▶ **Synonyme:** Milzbrand der Haut, Pustula maligna

Ätiologie und Epidemiologie: Die Übertragung des Milzbranderregers **Bacillus anthracis** erfolgt von Haus- und Wildtieren auf den Menschen. Der Hautmilzbrand ist die **häufigste Milzbrandform.**

Ätiologie und Epidemiologie: Haus- und Wildtiere werden von **Bacillus anthracis**, einem grampositiven, aeroben, Sporen bildenden Bakterium befallen. Die Sporen sind sehr resistent gegen Temperatur und Austrocknung. Bei Kontakt kann das Bakterium auf den Menschen übertragen werden. In erster Linie erkranken Schlachthofarbeiter, Tierärzte und Bauern. Eine direktre Übertragung von Mensch zu Mensch findet nicht statt. Der Hautmilzbrand ist die **häufigste Milzbrandform.**

Klinik: Es kommt es zu einer hämorrhagischen Pustel mit zentraler Nekrose. Eine gefährliche Komplikation ist die **Milzbrandsepsis**. Die Erkrankung ist **meldepflichtig**.

Klinik: An der Inokulationsstelle entsteht nach 2–3 Tagen eine rote Makula, die sich zur hämorrhagischen Pustel umwandelt. In der Umgebung entwickelt sich ein derbes Infiltrat, im Zentrum eine schwarze Nekrose. Unbehandelt kann sich über eine lymphogene Aussaat eine tödlich endende **Milzbrandsepsis** entwickeln. Besonders gefährlich ist die Einatmung von Milzbrandsporen, die zum Lungenmilzbrand führen kann. Die Erkrankung ist nach dem Infektionsschutzgesetz **meldepflichtig**.

Therapie: Frühzeitige hochdosierte Doxycyclin- oder Ciprofloxacingabe. **Chirurgische Eingriffe sind kontraindiziert.**

Therapie: Rasche Heilung durch frühzeitige hochdosierte Gabe von Doxycyclin 2×100 mg/die oder Ciprofloxacin 2×500 mg/die. Die Erkrankung stellt eine **Kontraindikation für einen chirurgischen Eingriff** dar.

Toxisches Schocksyndrom

▶ **Synonym:** Toxic shock syndrome (TSS)

▶ **Definition**

▶ **Definition:** Multiorganerkrankung mit den obligaten Leitsymptomen Fieber, Hypotonie und Exanthem in der akuten Phase und Desquamation in der Rekonvaleszenz. Das Syndrom wurde 1978 erstmals von Todd und Mitarbeitern als Entität beschrieben.

Ätiologie: Ursache ist ein Toxin bildender **Staphylococcus aureus**-Stamm. Das TSS tritt in 80–90% bei jungen Frauen und Mädchen während der Menstruation auf, vor allem bei lang liegenden Tampons.

Ätiologie: Ursache ist ein Toxin bildender **Staphylococcus aureus**, gehäuft Phagengruppe 1, Phagentyp 29/52. Das Toxin wird als **Toxic-shock-syndrome Toxin 1** (TSST-1) bezeichnet und löst im Tierversuch Fieber und Hypotonie aus. In ca. 80 bis 90% der Fälle tritt das TSS bei jungen Frauen und Mädchen während der Menstruation auf. Die menstruelle Vagina begünstigt die Toxinproduktion und -resorption vor allem bei lang liegenden Tampons.

Klinik: Kennzeichnend sind ein abrupter Beginn mit Fieber und Schüttelfrost bis hin zum protrahierten **Schock.** Innerhalb von 12–48 Stunden tritt **ein diffuses fleckiges Exanthem**, bevorzugt an Palmar- und Plantarflächen, auf. Die Letalität beträgt 3–5%.

Klinik: Kennzeichnend sind ein abrupter Beginn mit Fieber, Schüttelfrost, schwerem Krankheitsgefühl, Kopfschmerzen, Myalgien, Erbrechen, Schwindel, hypotonen Kreislaufreaktionen und Synkopen bis zum protrahierten **Schock.** Innerhalb von 12–48 Stunden tritt ein **diffuses feinfleckiges Exanthem** bis zur Erythrodermie auf, bevorzugt an Palmar- und Plantarflächen sowie am Schultergürtel. Der Kopf bleibt meist frei. Nach Überwindung der akuten Schockphase kommt es nach ca. 12 Tagen zu einer groblamellären Abschuppung der Haut, nach 2–3 Monaten kann es zu Haar- und Nagelverlust kommen. Todesfälle können in den ersten 3 Wochen auftreten. Die Letalität beträgt 3 bis 5%.

Diagnostik: Abstrich von Vagina und anderen Schleimhäuten zum bakteriologischen Nachweis von TSST-1-bildenden Staphylokokken.

Diagnostik: Das typische klinische Bild mit Hypotonie (systolisch $<$ 90 mmHg), Temperatur über 39 °C und Exanthem ist diagnostisch wegweisend. Durch den Abstrich aus Vagina und anderen Schleimhäuten gelingt der kulturelle Nachweis von TSST-1-bildenden Staphylokokken. Der serologische Nachweis von TSST-1-Antikörpern ist möglich.

Differenzialdiagnose: Scharlach.

Differenzialdiagnose: Toxische Verlaufsform des Scharlach, Sepsis (z. B. durch Meningokokken).

Therapie: Schnell einsetzende intensivmedizinische Behandlung kann lebensrettend sein. Antibiotische Therapie mit Clindamycin ist das Mittel der Wahl, alternativ Isoxazolyl-Penicillin plus Aminoglykosid.

Therapie: Die Schocktherapie und Clindamycinbehandlung müssen rasch einsetzen.

Prophylaxe: Gute Menstrualhygiene mit häufigem Tamponwechsel. TSS tritt nur bei Patienten auf, die keine Antikörper gegen TSST-1 haben.

→ gute Hygiene!

Prophylaxe: Gute Menstrualhygiene.

Scharlach

▶ **Synonym:** Scarlatina

▶ **Definition:** Bakterielle Erkrankung durch Toxin bildende Streptokokken, gekennzeichnet durch eine Pharyngitis mit hohem Fieber, Lymphknotenschwellung und typischem makulopapulösem Exanthem.

◀ **Definition**

Ätiologie: Erreger sind **β-hämolysierende Streptokokken** der Gruppe A, seltener auch C und D, die mit lysogenen Bakteriophagen infiziert sind. Sie bilden ein erythrogenes Toxin, das zum typischen Scharlachexanthem führt. Die Übertragung geschieht durch Tröpfcheninfektion. Eintrittspforte sind meist der Rachen und die Tonsillen. Das erythrogene Toxin wirkt als Antigen und führt zu immunisierender Antikörperbildung.

Ätiologie und Pathogenese: Erreger sind **β-hämolysierende Streptokokken,** die ein erythrogenes Toxin bilden, das als Antigen wirkt und zum Scharlachexanthem führt.

Klinik: Nach einer Inkubationszeit von 2–5 Tagen treten Initialsymptome wie Fieber, Kopfschmerz, Halsschmerzen und plötzliches Erbrechen auf. Die Halslymphknoten schwellen an. Danach tritt sofort oder nach einigen Tagen ein Exanthem und Enanthem auf, deren Ausprägung abhängig von der Immunitätslage des Patienten ist. Typischerweise entwickelt sich zunächst ein Exanthem mit „scharlach"-roten Flecken in den Leisten- und Armbeugen, das sich dann makulopapulös ausbreitet (s. Abb. **13.12 c**, S. 318), die periorale Zone und das Kinn aber charakteristischerweise frei lässt. Durch abnorme Kapillarfragilität können Hautblutungen auftreten (Rumpel-Leede-Test positiv). Der Zungenbelag schilfert nach dem 2. Tag ab, die Zunge ist rot, die Papillen sind geschwollen (sog. Himbeerzunge oder Scharlachzunge, Abb. **7.41 a**). Die schwere Angina bleibt bestehen. Nach lytischem Temperaturabfall klingen die Haut- und Schleimhautveränderungen ab und die Haut schält sich an Händen und Füßen großflächig lamellös (Abb. **7.41 b**).

Klinik: Nach 2- bis 5-tägiger Inkubationszeit Beginn mit Fieber, Kopfschmerz, Angina, Lymphknotenschwellung, makulopapulösem Exanthem (s. Abb. **13.12 c** S. 318) und fleckigem Enanthem. Typische Betonung der Leisten- und Armbeugen mit scharlachroten konfluierenden Flecken, Himbeerzunge (Abb. **7.41 a**). Nach lytischem Fieberabfall klingt das Exanthem ab, die Haut schält sich an Händen und Füßen großflächig lamellös (Abb. **7.41 b**).

7.41 Typische Befunde bei Scharlach

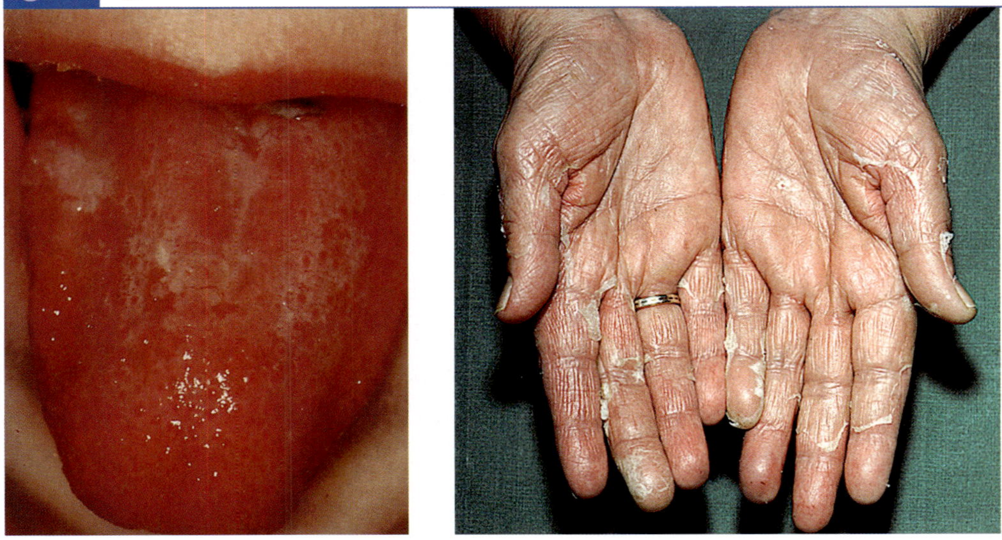

a Typische Himbeerzunge bei Scharlach mit roten geschwollenen Zungenpapillen.

b Großflächige Ablösung der Haut an den Händen beim Abklingen des Scharlachexanthems.

Komplikationen: Bei starker Toxinwirkung gibt es besonders schwere, auch tödliche Verläufe. Otitis, Sinusitis, Myokarditis, Glomerulonephritis und Polyarthritis sind möglich.

Komplikationen: Der Verlauf kann durch die Toxinwirkung sehr schwer sein und durch Hyperpyrexie, Somnolenz, Krämpfe, Purpura und Kreislaufkollaps zum Tode führen. Es kann eine nekrotisierende Angina mit starker Lymphknotenschwellung auftreten. Organkomplikationen wie z. B. Otitis, Sinusitis, Myokarditis, Glomerulonephritis und Polyarthritis sind möglich.

Diagnostik: Nachweis von hämolysierenden Streptokokken im Rachenabstrich, Leukozytose, später Anstieg des Antistreptolysintiters.

Diagnostik: Richtungweisend ist das klinische Bild (schwere schmerzhafte Pharyngitis, hohes Fieber, typisches Exanthem) und der bakteriologische Nachweis von hämolysierenden Streptokokken aus dem Rachenabstrich oder Strep-A-Schnelltest mit Nachweis von M-Antigenen vom Rachenabstrich. Laborchemisch findet sich eine Leukozytose von 15 000 – 40 000/mm³, später eine Eosinophilie; der Antistreptolysintiter steigt nach ca. 8 Tagen an.

Differenzialdiagnose: Masern, Röteln, infektiöse Mononukleose und andere Viruserkrankungen sowie scarlatiniforme Arzneimittelexantheme.

Therapie: Penicillin ist sehr gut wirksam. Seither sind keine schweren oder tödlichen Verläufe mehr zu beobachten.

Therapie: Penicillin ist sehr gut wirksam (Dosierung 1 – 2 Mio. E/die über 10 Tage). Durch frühzeitige Behandlung können die toxischen Wirkungen und Folgekrankheiten verhindert werden. Bei Penicillinallergie können Erythromycin oder Tetrazykline gegeben werden.

7.4 Mykobakteriosen

7.4.1 Hauttuberkulosen

Einteilung und Epidemiologie: Den eigentlichen erregerbedingten Hauttuberkulosen (Erreger meist Mycobacterium tuberculosis) lassen sich die parainfektiösen Tuberkulide gegenüberstellen (Tab. **7.6**).
Hauttuberkulosen sind in den entwickelten Ländern selten geworden; in Ländern der sog. Dritten Welt stellen sie jedoch ein ernstes medizinisches und sozialmedizinisches Problem dar.

7.4 Mykobakteriosen

7.4.1 Hauttuberkulosen

Einteilung und Epidemiologie: Die Hauttuberkulosen, infektiöse Hauterkrankungen durch Mycobacterium tuberculosis (meist Typus humanus, seltener Typus bovinus), lassen sich in zwei große Gruppen unterteilen: solche, die sicher direkt erregerbedingt sind, und solche, die im Rahmen einer Mitreaktion bei Organtuberkulosen auftreten, so genannte Tuberkulide (Tab. **7.6**). Die Hauttuberkulosen im engeren Sinn sind in den entwickelten Ländern mit dem allgemeinen Rückgang der Tuberkulose (Tbc) selten geworden. In den Ländern der so genannten Dritten Welt stellen sie jedoch ein ernstes medizinisches und sozialmedizinisches Problem dar.

7.6

Lupus Hilesche ?!

7.6 Kutane Tuberkulosen

I Inokulationstuberkulose (mit exogener Genese)	▪ tuberkulöser Primärkomplex ▪ Tuberculosis verrucosa cutis ▪ Lupus vulgaris (teilweise)
II sekundäre Tuberkulose (mit endogener Genese)	
▪ per continuitatem	▪ Tuberculosis colliquativa cutis
▪ per Autoinokulation	▪ periorifizielle Tuberkulose
III hämatogene Tuberkulose	▪ akute Miliar-Tuberkulose ▪ Lupus vulgaris (teilweise)
IV Tuberkulide	
▪ mikropapulös	▪ Lichen scrofulosorum
▪ papulös	▪ papulonekrotisches Tuberkulid
▪ nodös	▪ Erythema induratum (Bazin) ▪ knotige Vaskulitiden (teilweise)

Inokulationstuberkulose

Tuberkulöser Primärkomplex der Haut

▶ Definition

Inokulationstuberkulose

Tuberkulöser Primärkomplex der Haut

▶ **Definition:** Primäre Infektion der Haut mit Mycobacterium tuberculosis oder Mycobacterium bovis.

Ätiologie: Ein tuberkulöser Primärkomplex der Haut entsteht durch Inokulation von Mykobakterien, manchmal iatrogen (z. B. Zirkumzision mit kontaminierten Instrumenten) vor allem bei Kindern und Jugendlichen, die noch keine Tuberkulose (stille Feiung) durchgemacht haben.

Ätiologie: Der Primärkomplex entsteht durch Inokulation von Mykobakterien bei Kindern und Jugendlichen, die noch keine Tbc durchgemacht haben.

Klinik: Klinisch bildet sich an der Inokulationsstelle eine Papel, die in ein **Ulkus** übergeht und von einer schmerzlosen **regionären Lymphknotenschwellung** (Primärkomplex) begleitet ist (Abb. **7.42**). Das Ulkus zeigt nur geringe Tendenz zur Spontanheilung, gelegentlich kommt es zur Abszedierung bzw. Fistelbildung. Das Allgemeinbefinden ist nur wenig oder gar nicht gestört. Im Areal des Primärkomplexes kann es zum Lupus vulgaris kommen.

Klinik: Die klinischen Symptome bestehen aus **Ulkus** mit **regionärer Lymphknotenschwellung** (Primärkomplex, Abb. **7.42**), Abszedierung und Fistelbildung.

7.42 Inokulations-Tuberkulose

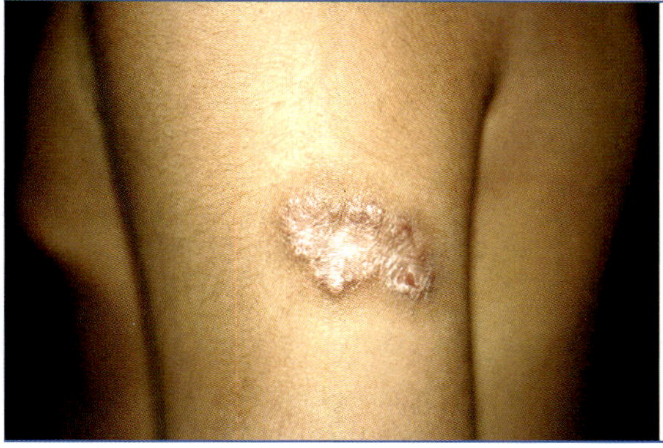

Inokulations-Tbc am Oberarm eines 8-jährigen Jungen aus Sri Lanka.

7.42

Diagnostik: Diagnostisch wichtig sind die Kultur des Erregers aus Eiter oder Gewebematerial und der Nachweis **säurefester Stäbchen** im Gewebe mit Spezialfärbungen.

Diagnostik: Der Erregernachweis gelingt aus Eiter oder aus Gewebematerial **(säurefeste Stäbchen).**

Histopathologie: Initial findet sich eine abszedierende Entzündung, die charakteristischen tuberkuloiden Granulome entstehen erst nach Wochen. Der Tuberkulintest ist in der Frühphase negativ, wird jedoch im Verlauf der Erkrankung positiv.

Differenzialdiagnose: Differenzialdiagnostisch kommen vor allem das Skrofuloderm, selten ein syphilitischer Primärkomplex, Tularämie, Katzenkratzkrankheit, superinfizierter Herpes genitalis sowie atypische Mykobakteriosen in Betracht.

Differenzialdiagnose: Klinisch ähnlich können aussehen: Skrofuloderm, Primärsyphilis, superinfizierter Herpes genitalis.

Therapie: Therapeutisch ist eine tuberkulostatische Behandlung mit einer **Mehrfachkombination** angezeigt. Behandelt wird 6 Monate lang mit einer Kombination aus 300 mg Isoniazid, Rifampicin 450 mg (bei < 50 kg KG) bzw. 600 mg (bei > 50 kg KG) täglich. In den ersten 2 Monaten zusätzlich Pyrazinamid 1,5 g (< 50 kg KG), 2 g (50–74 kg KG) bzw. 2,5 g (> 75 kg KG) kombiniert mit Ethambutol 15 mg/kg KG.

Therapie: Tuberkulostatische Behandlung mit **Mehrfachkombination.**

Tuberculosis verrucosa cutis

Tuberculosis verrucosa cutis

▶ **Definition:** Bei dieser Form der Hauttuberkulose handelt es sich um eine exogene Reinfektions-Tbc bei Patienten mit partieller Immunität.

◀ **Definition**

Ätiologie: Besonders betroffen sind Menschen, die Umgang mit erregerhaltigem Material haben (Pathologen, Veterinäre, Schlachter). In weniger entwickelten Ländern sind auch Kinder und Jugendliche betroffen. Die Infektion erfolgt durch erregerhaltiges Sputum über kleine Hautwunden, vor allem an Händen oder Füßen.

Ätiologie: Häufig durch beruflichen Kontakt mit erregerhaltigem Material.

7.43

7.43 Tuberculosis verrucosa cutis

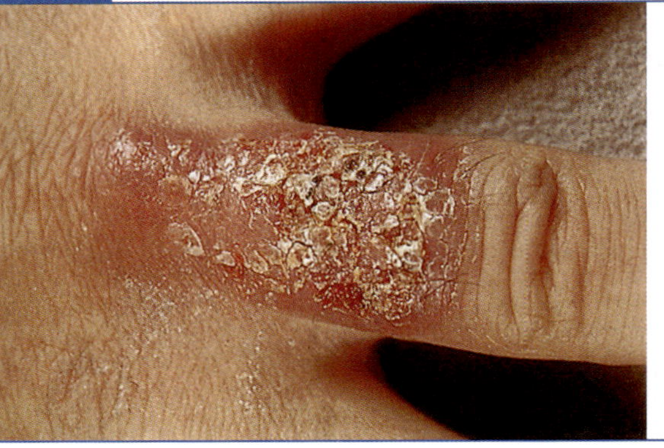

Tuberculosis verrucosa cutis am Fingerrücken eines 35-jährigen Veterinärs mit flächenhaftem, infiltriertem, grob schuppendem Erythem.

Klinik: Es zeigen sich **hyperkeratotische,** warzenartige **Effloreszenzen**, später plaqueartig (Abb. **7.43**).

Klinik: Klinisch entstehen eine, selten mehrere, **hyperkeratotische Effloreszenzen,** die im Frühstadium kaum von vulgären Warzen zu unterscheiden sind. Bei weiterer Ausdehnung bilden sich flache, verruköse Plaques, die bei einer gewissen Ausdehnung auch zentral abheilen können, oft in Form einer Atrophie (Abb. **7.43**). Gelegentlich entleert sich aus den verrukösen Veränderungen etwas Eiter.

Diagnostik: Charakteristisches klinisches Bild.

Histopathologie: Abszedierende Entzündung, wenig tuberkuloide Granulome.

Diagnostik: Die Diagnose ergibt sich aus dem charakteristischen klinischen Bild.

Histopathologie: Es finden sich irreguläre Epidermisverdickung und Abszessbildung in der Dermis. Die eher spärlich vorhandenen tuberkuloiden Granulome zeigen im Allgemeinen keine Verkäsung. Tuberkelbazillen sind, falls überhaupt, nur in geringer Zahl nachweisbar.

Differenzialdiagnose: Warzen, Lupus vulgaris, atypische Mykobakteriosen, Mykosen.

Differenzialdiagnose: Differenzialdiagnostisch kommen vulgäre Warzen, Lupus vulgaris, vegetierende Pyodermie, atypische Mykobakteriosen und tiefe Mykosen in Betracht.

Therapie: Exzision unter Tuberkulostatika-Schutz.

Therapie: Therapeutische Exzision kleinerer Herde unter tuberkulostatischer Behandlung, wie beim Lupus vulgaris möglichst in einer Mehrfachkombination.

Lupus vulgaris

Lupus vulgaris

▶ **Synonym:** Tuberculosis luposa cutis

▶ **Definition**

▶ **Definition:** Extrem chronische, schwere und progrediente Reinfektions-Tuberkulose der Haut.

Ätiologie und Epidemiologie: Durch lokale oder hämatogene Ausbreitung der Erreger. Weltweit verbreitet, unter schlechten hygienischen Bedingungen häufiger.

Ätiologie und Epidemiologie: Die Erreger gelangen nicht selten als fortgeleitete Entzündung aus einem Lymphknotenherd oder nach einer Tuberculosis colliquativa cutis, seltener durch hämatogene Streuung in das Bindegewebe der Haut. Diese Form der Hauttuberkulose ist weltweit verbreitet, vor allem in Ländern mit schlechten hygienischen Bedingungen. Frauen sind häufiger als Männer betroffen.

Klinik: Klinisch meist polyzyklischer Herd im Gesichtsbereich (Abb. **7.44**). Im Verlauf Ulzeration und Narbenbildung sowie **Mutilationen** („Lupus"!).

Klinik: Klinisch findet sich zumeist nur ein planer oder leicht erhabener, polyzyklisch begrenzter, manchmal schuppender Herd, bevorzugt im Gesichtsbereich (Abb. **7.44**). Im weiteren Verlauf kommt es zu Ulzerationen, die unter Narbenbildung abheilen. Tief reichende Gewebedestruktionen führen zu **Mutilationen** (Verstümmelung, Lupus!). Gelegentlich kommt es zu Schleimhautbefall mit trockener Rhinitis.

7.44 Lupus vulgaris mit karzinomatöser Umwandlung

7.44

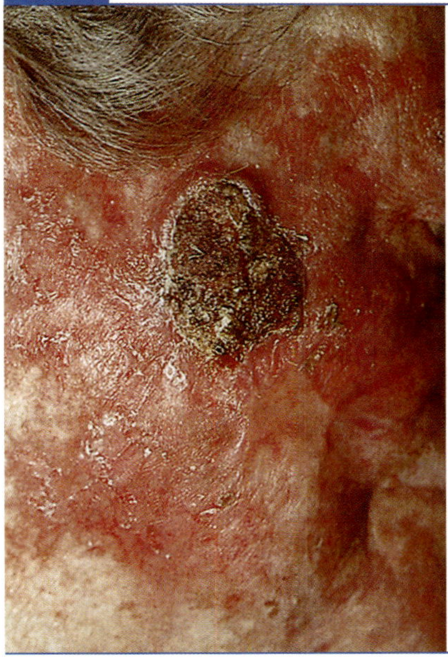

Seit 40 Jahren bestehender Lupus vulgaris mit karzinomatöser Umwandlung bei einer 68-jährigen Frau. Ausgedehntes erythematöses, teils atrophisches, teils hypertrophisches Areal. Großer ulzerierter Tumor.

Diagnostik: Diagnostisch bietet der Lupus vulgaris wegen der langen Vorgeschichte, des charakteristischen klinischen Bildes, des positiven Sondenphänomens (Tab. **7.7**) und der Histopathologie wenig Probleme.

Diagnostik: Anamnese, klinisches Bild und positives Sondenphänomen (Tab. **7.7**) sind wegweisend.

Histopathologie: Typisch sind tuberkuloide Granulome im Corium, nur selten verkäsend, mit epitheloidzelligem Infiltrat und lymphozytärem Saum, Riesenzellen vom Langhans-Typ. Säurefeste Stäbchen sind nur in geringer Menge nachweisbar.

Histopathologie: Kaum verkäsende, tuberkuloide Granulome im Corium, wenig säurefeste Stäbchen.

Differenzialdiagnose: Klinisch ist vor allem der Lupus erythematodes und die Hautsarkoidose (Tab. **7.7**) abzugrenzen, daneben sind selten vegetierende Pyodermien, tiefe Mykosen, Halogenoderme und die Tertiärsyphilis in Betracht zu ziehen.

Differenzialdiagnose: Lupus erythematodes und Hautsarkoidose (Tab. **7.7**), außerdem tiefe Mykosen und Tertiärsyphilis.

7.7 Differenzialdiagnose des Lupus vulgaris

7.7

diagnostische Hilfen	***Lupus vulgaris***	***kutane Sarkoidose*** (s. S. 273)
Glasspateldruck	braune Eigenfarbe	gelb-braune Eigenfarbe
Sondenphänomen	bricht ein in Nekrobiose	bricht nicht ein

Therapie: Der extrem chronische Verlauf macht eine konsequente systemische tuberkulostatische Behandlung mit einer Mehrfachkombination notwendig.

Therapie: Systemisch Tuberkulostatikagabe in einer Mehrfachkombination.

Prognose: Gut, aber nach langjähriger Krankheitsdauer können sich in Lupusherden Karzinome entwickeln.

Prognose: Gut, in alten Lupusnarben Karzinomentwicklung möglich.

Sekundäre Tuberkulose

Tuberculosis colliquativa cutis

Sekundäre Tuberkulose

Tuberculosis colliquativa cutis

▶ **Synonyme:** Skrofuloderm, tuberkulöse Gumma

Ätiologie und Epidemiologie: Dies ist die häufigste Form der Hauttuberkulose in den Tropen und Subtropen als Reinfektion bei schlechter bis mäßiger Abwehrlage. Hierzulande gehört das Skrofuloderm zu den Raritäten.

7.45

7.45 Tuberculosis colliquativa cutis

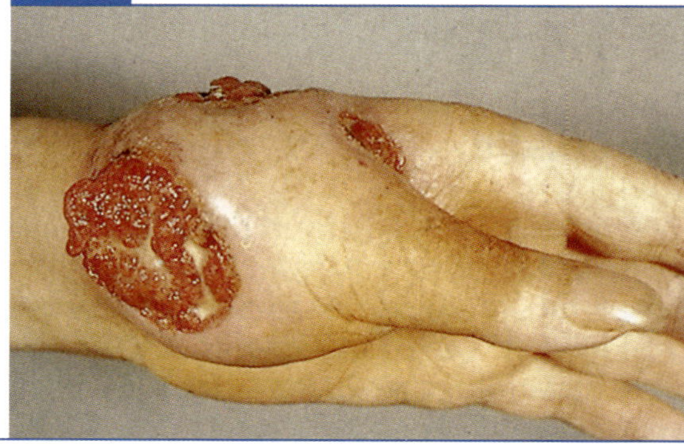

Tuberculosis colliquativa cutis an der Hand einer 55-jährigen Frau. Vegetierende und ulzerierende, livid-rote, tumoröse Veränderung am aufgetriebenen Daumenballen.

Klinik: Diese Art der Reinfektions-Tbc bei mäßiger oder schlechter Abwehrlage ist gekennzeichnet durch eitrig-abszedierende Hautveränderungen über tuberkulösen Herden in Lymphknoten oder Knochen (Abb. **7.45**). Die Abheilung erfolgt mit zipfligen Narben.

Klinik: Ausgehend von einem tuberkulösen Herd in oberflächlichen Lymphknoten (Hals, Axillen, Inguinalregion) oder im Knochen kommt es zu einer eitrig-abszedierenden Entzündung (Abb. **7.45**), die unter charakteristischer Narbenbildung abheilt. Die hämatogene Auslösung ist viel seltener und kommt eher bei älteren Patienten vor. Klinisch finden sich mehr oder weniger derbe subkutane Infiltrate, die einschmelzen und nach außen durchbrechen. Eine flächige Entzündung produziert serpiginöse Ulzera mit unterminierten Rändern, die nach Abheilung charakteristische, zipflige Narben hinterlassen.

Therapie: Tuberkulostatische Mehrfachkombination.

Therapie: Es kommt nur eine konsequente Behandlung mit einer Mehrfachkombination (s. o.) in Betracht.

Periorifizielle Tuberkulose

Seltene Haut-Tbc bei Organtuberkulose und schlechter Abwehrlage. Periorifiziell zerfallende Geschwüre.

Seltene Form der Haut-Tbc mit Schleimhautbeteiligung bei fortgeschrittener Organtuberkulose und mäßiger bis schlechter Abwehrlage. Aus schmerzhaften periorifiziellen Knoten bilden sich zerfallende Geschwüre. Die Diagnose wird kulturell abgesichert, die Behandlung wird von der Organtuberkulose bestimmt.

Hämatogene Tuberkulose

Akute Miliartuberkulose der Haut

▶ **Synonym:** Tuberculosis miliaris disseminata cutis

Hauttuberkulose bei abwehrgeschwächten Säuglingen und Kindern. Multiple papulöse Hautveränderungen mit Erythem. Die Prognose ist selbst bei konsequenter Behandlung schlecht.

Seltene Form der Haut-Tbc bei immungeschwächten Säuglingen und Kindern, heutzutage fast ausschließlich in Entwicklungsländern. Klinisch multiple, teils zerkratzte Papeln und makulöses Erythem. Histopathologisch zeigen die Effloreszenzen Abszessbildung und tuberkuloide Granulome. Die Prognose ist auch bei konsequenter tuberkulostatischer Behandlung schlecht.

Tuberkulide

▶ **Definition**

▶ **Definition:** Es handelt sich um abakterielle Eruptionen der Haut auf immunbiologischer Basis im Verlauf der hyperergischen Phase einer tuberkulösen Erkrankung.

Bei manchen Tuberkuliden kann Tuberkelbazillen-DNS mittels PCR nachgewiesen werden.

Lichen scrofulosorum (Tuberkulid des Kindesalters)

Klinik: Kleinpapulöses, lichenoides, stammbetontes Tuberkulid bei tuberkulösen Kindern. Papeln können zu Plaques konfluieren.

Klinik: Kleinpapulöses, lichenoides, stammbetontes Tuberkulid bei tuberkulösen Kindern. Die follikulären oder perifollikulären Papeln können zu größeren, rau erscheinenden Plaques konfluieren.

Diagnostik: Histopathologische Diagnose.

Diagnostik: Die Diagnose wird histopathologisch gestellt.

Histopathologie: Es finden sich perifollikuläre Granulome.

Histopathologie: Perifollikuläre Granulome.

Differenzialdiagnose: Differenzialdiagnostisch kommen follikuläre Formen der Neurodermitis, Lichen ruber acuminatus, Lichen nitidus und kleinpapulöse Formen der Sarkoidose in Betracht. Der Verlauf ist chronisch, Spontaninvolution möglich.

Differenzialdiagnose: Differenzialdiagnostisch kommen follikuläre Formen der Neurodermitis, Lichen ruber acuminatus u. a. in Betracht.

Therapie: Falls eine tuberkulöse Ursache wahrscheinlich ist (PCR positiv), tuberkulostatische Dreifachkombination (s. o.)

Therapie: Falls tuberkulöse Genese wahrscheinlich, tuberkulostatische Dreifachkombination

Papulonekrotisches Tuberkulid

Papulonekrotisches Tuberkulid

Bevorzugt im Kindes- und Jugendalter an den Extremitätenstreckseiten auftretende mittelgroße, teils zentral nekrotische Papeln.
Histopathologisch finden sich neben tuberkuloiden Granulomen Nekrosezonen um ausgeprägte Gefäßentzündungen. Differenzialdiagnostisch kommt vor allem die Pityriasis lichenoides et varioliformis in Betracht, die jedoch histologisch leicht abgegrenzt werden kann.

Tuberkulid mit zentral nekrotischen Papeln an den Extremitätenstreckseiten, bevorzugt im Kindes- und Jugendalter auftretend.

Therapie: s. unter Lichen scrofulosorum.

Therapie: s. unter Lichen scrofulosorum.

Erythema induratum (Bazin)

Erythema induratum (Bazin)

Epidemiologie und Klinik: Vor allem bei Frauen mittleren Alters auftretende knotige Gefäßentzündungen der Waden, seltener anderer Lokalisation. Klinisch teils knotige, teils flächenhafte, indurierte, örtlich auch ulzerierte Hautveränderungen. Der Verlauf ist extrem chronisch, Spontanheilungen sind selten.

Epidemiologie und Klinik: Betrifft v. a. Frauen mittleren Alters. Klinisch teils knotige, teils flächenhafte, indurierte Hautveränderungen mit chronischem Verlauf.

Diagnostik: Die Diagnosestellung erfolgt histopathologisch.

Diagnostik: Histopathologische Diagnose.

Histopathologie: Es findet sich eine chronisch-granulomatöse Entzündung der Dermis und des Subkutangewebes („noduläre Vaskulitis").

Histopathologie: chronisch-granulomatöse Entzündung der Dermis und des Subkutangewebes.

Differenzialdiagnose: Differenzialdiagnostisch sind vor allem die Necrobiosis lipoidica und andere granulomatöse Prozesse, insbesondere Periarteriitis nodosa, abzugrenzen.

Differenzialdiagnose: Necrobiosis lipoidica und granulomatöse Prozesse.

Therapie: s. unter Lichen scrofulosorum.

Therapie: s. unter Lichen scrofulosorum.

7.4.2 Atypische Mykobakteriosen

7.4.2 Atypische Mykobakteriosen

▶ **Definition:** Auch andere Mykobakterien als M. tuberculosis und M. leprae können gelegentlich ulzeröse oder granulomatöse, chronische Hautveränderungen verursachen. Da die Erreger taxonomisch nur teilweise einzuordnen sind, werden diese Erkrankungen als „atypische" Mykobakteriosen bezeichnet. Die Erreger finden sich im Allgemeinen als Saprophyten im Boden oder im Wasser.

◀ **Definition**

Schwimmbadgranulom

Schwimmbadgranulom

Ätiologie und Klinik: Granulomatöse Hauterkrankung durch Mycobacterium marinum, selten durch M. kansasii, die im Wasser und in feuchtem Milieu vorkommen. Nach Inokulation des Erregers in kleine Wunden kommt es zu subkutanen Schwellungen, die eitrig einschmelzen oder zu verrukösen, plaqueartigen Effloreszenzen werden können. Die Ausbreitung entlang der Lymphbahnen, wie bei der Sporotrichose, kommt vor.

Ätiologie und Klinik: Das Schwimmbadgranulom ist eine atypische Mykobakteriose durch M. marinum oder M. kansasii. Eine Ausbreitung entlang der Lymphbahnen, wie bei Sporotrichose, ist möglich.

Diagnostik: Die Diagnose wird am besten durch Kultivierung des Erregers auf geeigneten Nährmedien aus dem Gewebe gestellt, eventuell auch mittels PCR am Gefrierschnitt. Die histopathologisch fassbare granulomatöse Entzündung ist unspezifisch, säurefeste Stäbchen lassen sich nur selten nachweisen.

Diagnostik: Erregernachweis kulturell aus Gewebe oder Eiter, evtl. am Gefrierschnitt mittels PCR.

Differenzialdiagnose: Differenzialdiagnostisch kommen vor allem Sporotrichose, Chromomykose, Tuberculosis verrucosa cutis sowie vegetierende Pyodermien in Betracht.

Differenzialdiagnose: Mykosen, Tuberculosis verrucosa cutis sowie Pyodermie.

Therapie: Antibiotika nach Resistogramm; evtl. Exzision oder Kryotherapie kleiner Herde.

Therapie: Antibiotische Therapie am besten nach Resistogramm; wirksam sind meist Tetrazykline (z. B. Doxycyclin 200 mg/die für mehrere Wochen), Makrolidantibiotika, gelegentlich auch Clarithromycin oder Azithromycin sowie Rifampicin. Kleine Herde können exzidiert oder kryotherapeutisch angegangen werden.

▶ Klinischer Fall

▶ **Klinischer Fall.** Etwa 6 Wochen nach einer Verletzung an der Hand traten bei der 40-jährigen Patientin, die als Aushilfe im Geschäft ihres Ehemanns arbeitete, der mit exotischen Fischen handelt, granulomatöse Hautveränderungen auf (Abb. **7.46**). Diese heilten trotz intensiver Lokalbehandlung nicht ab. Histopathologisch wurde der Verdacht eines Schwimmbadgranuloms bestätigt und die Diagnose durch eine anschließende Kultivierung von Mycobacterium marinum gesichert. Unter der Behandlung mit Tetrazyklinen kam es zur langsamen Rückbildung der Hautveränderungen.

7.46

7.46 Schwimmbadgranulom

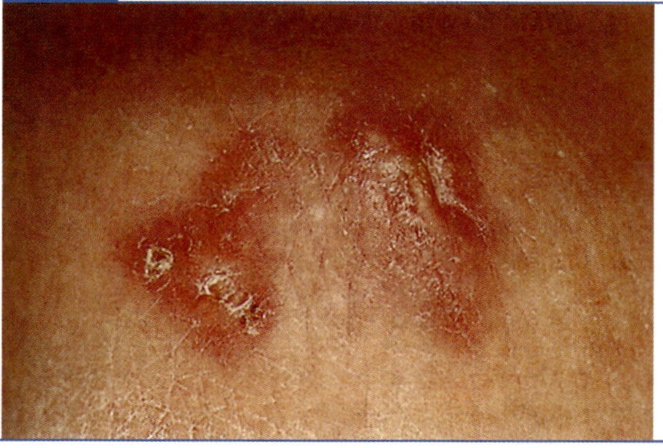

Schwimmbadgranulom mit subkutaner Granulombildung bei 40-jähriger Frau. Erythematöse, indurierte Herde mit beginnender Ulzeration.

Buruli-Ulkus

Seltene tropische oder subtropische Mykobakteriose mit bizarrer, schmerzloser Ulzeration.

Buruli-Ulkus

Seltene, rasch progrediente, tiefe, schmerzlose Ulzeration durch Mycobacterium ulcerans, vor allem in tropischen und subtropischen Gegenden. Betroffen sind besonders Kinder und Jugendliche. Der Infektionsmodus ist unbekannt. Die Diagnose erfolgt durch den histologischen Nachweis großer Mengen säurefester Stäbchen im Subkutangewebe sowie kulturell. Nach Wochen oder Monaten kommt es meist zur spontanen Abheilung. Die Prognose ist im Allgemeinen gut, jedoch von einer zusätzlichen Superinfektion abhängig. Therapie: Exzision und Gabe von Rifampicin oder Clofazimin (z. B. Lamprene).

7.4.3 Lepra

7.4.3 Lepra

▶ Definition

▶ **Definition:** Durch Mycobacterium leprae hervorgerufene, früher kosmopolitische, heute in wärmeren Klimaten vorkommende Infektionskrankheit der Haut und der peripheren Nerven.

Ätiologie und Epidemiologie: Weltweit existieren in warmen Klimaten (auch im Mittelmeerraum) mehrere Millionen Erkrankte. Die Inkubationszeit ist lang, sie kann im Extremfall mehrere Jahre dauern. Betroffen sind alle Altersgruppen und beide Geschlechter. Die Häufigkeit der einzelnen Formen scheint regional verschieden. Ein **genetischer Defekt** der zellulären Immunität ist wahrscheinlich.
Die Kontagiosität ist, abhängig von der Disposition, eher gering.

Ätiologie und Epidemiologie: Weltweit gibt es mehrere Millionen Erkrankte mit fallender Tendenz. In Mitteleuropa finden sich autochthone Herde in Italien, Griechenland, Türkei, Spanien und Portugal mit mehreren tausend Patienten. Die Inkubationszeit ist lang und kann im Extremfall mehrere Jahre dauern. Betroffen sind alle Altersgruppen und beide Geschlechter; der Anteil der einzelnen Lepraformen scheint regional verschieden. Eine **genetisch fixierte Disposition** mit einem relativ isolierten Defekt der zellulären Immunabwehr gegenüber Mycobacterium leprae wird diskutiert. Die Kontagiosität der Lepra ist nicht sehr hoch, für disponierte Menschen scheint jedoch ein lang dauernder oder intensiver Kontakt mit einem „offen" Leprösen nicht erforderlich. Die **Übertragung** erfolgt höchstwahrscheinlich **durch bakterienhaltiges Wund- und Nasensekret**

von Patienten mit einer lepromatösen Form. Tierische Vektoren (Insekten) sind als Überträger nicht sicher nachgewiesen. Möglicherweise existiert ein tierisches Reservoir in den im Süden Nordamerikas und in Lateinamerika wild lebenden neunbändigen Gürteltieren („armadillos").

Die **Ansteckung** erfolgt durch **infektiöses Wund- oder Nasensekret.**

Klinik: Nicht selten durchläuft die Lepra ein uncharakteristisches Frühstadium **(Lepra indeterminata),** bevor es nach unterschiedlich langer Zeit zu einer der eigentlichen Lepraformen auf dem Spektrum zwischen **Lepra tuberculoides und Lepra lepromatosa** kommt. Bei guter zellulärer Immunität entwickelt sich die tuberkuloide Lepra, deren Bezeichnung durch die tuberkuloiden Granulome im Corium erklärt ist. Diese Form der Lepra ist durch eine intensive Mono- oder Oligoneuritis im Bereich der meist diskreten makulösen Hautveränderung gekennzeichnet (Abb. **7.47 a**).
Ist die zelluläre Abwehr vermindert, kommt es, je nach deren Ausmaß, zu den **Borderline-Formen** (dimorphe Formen), die zwischen der polaren Form der Lepra tuberculoides und Lepra lepromatosa liegen. Charakteristisch sind bizarre, oft zentral abgeheilte Herde (Abb. **7.47 b**). Mit weiter abnehmender Immunität nehmen die Hautveränderungen an Ausdehnung, Intensität und Zahl zu (Tab. **7.8**), ebenso die Menge der Bakterien im Gewebe. Die vor allem an den Akren entstehenden Knoten sind typisch für die **lepromatöse Form** (Abb. **7.47 c**). Akut entzündliche Veränderungen dagegen nehmen ab und werden zunehmend durch eine granulomatöse Reaktion ersetzt.
Die klinischen Symptome der Lepra sind, zusammen mit bakteriologischen und immunologischen Parametern, ausführlich in Tab. **7.8** zusammengefasst.

Klinik: Uncharakteristisches Frühstadium: **Lepra indeterminata**. Danach kommt es nach unterschiedlich langer Zeit zu einer der eigentlichen Lepraformen.
Polare Formen sind die **tuberkuloide** (Abb. **7.47 a**) **und lepromatöse Lepra.**

Zwischenformen werden als **Borderline-Formen** bezeichnet und finden sich bei schwacher zellulärer Abwehr:
Borderline (dimorphe) Lepra: Charakteristisch sind bizarre, elevierte Herde (Abb. **7.47 b**, Tab. **7.8**).

Lepra lepromatosa: Knotige und papulöse Effloreszenzen, besonders akral (Abb. **7.47 c**).

Eine Zusammenfassung klinischer Symptome, bakteriologischer und immunologischer Befunde zeigt Tab. **7.8**.

7.47 Klinische Befunde bei Lepra

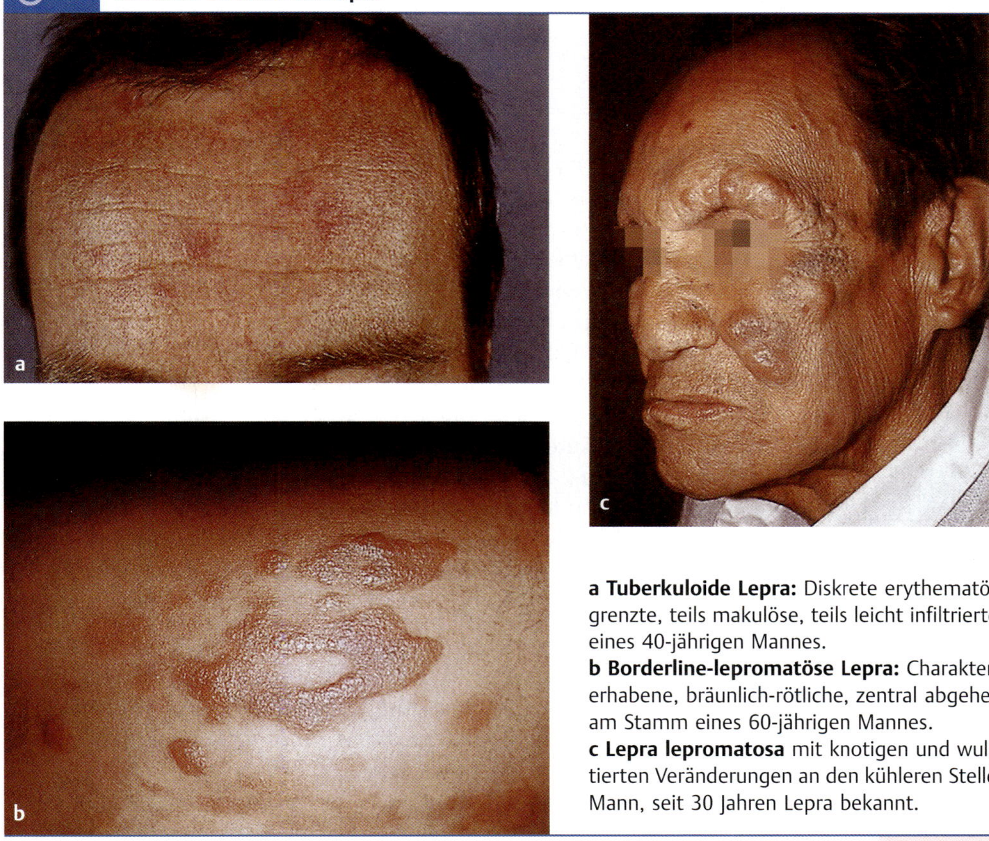

a Tuberkuloide Lepra: Diskrete erythematöse, relativ unscharf begrenzte, teils makulöse, teils leicht infiltrierte Effloreszenzen an der Stirn eines 40-jährigen Mannes.
b Borderline-lepromatöse Lepra: Charakteristisch konfigurierte, flach erhabene, bräunlich-rötliche, zentral abgeheilte, scharf begrenzte Herde am Stamm eines 60-jährigen Mannes.
c Lepra lepromatosa mit knotigen und wulstigen, teils hyperpigmentierten Veränderungen an den kühleren Stellen des Gesichtes. 72-jähriger Mann, seit 30 Jahren Lepra bekannt.

7.8 Klinische und histopathologische Kriterien der Lepra

Befunde	***polar tuberkuloide Lepra (TT)***	***borderline-tuberkuloide Lepra (BT)***	***borderline-borderline Lepra (BB)***	***borderline-lepromatöse Lepra (BL)***	***polarlepromatöse Lepra (LL)***
Effloreszenzen	einzelne oder wenige asymmetrisch angeordnet scharf begrenzt makulös oder randerhaben erythematös oder hypopigmentiert	wenige bis mehrere asymmetrisch angeordnet stärker infiltriert sonst wie TT	mehrere bis zahlreiche groß bizarr konfiguriert randeleviert scharf begrenzt	wie BB zusätzlich papulöse oder noduläre Veränderungen wie bei LL	papulös und/oder knotig Gesicht und Ohren bevorzugt symmetrisch Maximalform: Facies leontina
periphere Nerven	Neuritis frühzeitig Sensibilitätsstörungen und verminderte Schweißsekretion im Herd herdnahe Verdickung des peripheren Nervs	wie bei TT periphere Nerven frühzeitig befallen, verdickt in fortgeschrittenen Fällen trophische Störungen und Muskelatrophie	wie bei TT und BT oft ausgedehnter und frühzeitiger ervbefall Sensibilitätsstörung im Herd nicht ausgeprägt	Nervbefall spät und weniger ausgeprägt sonst wie bei LL Hautveränderungen neurologisch unauffällig	Nervbefall und Ausfälle spät, oft nur sekundär durch Kompression später distal betonte, symmetrische Sensibilitätsstörungen
Histopathologie					
Histiozyten	–	–	++	++	++
Schaumzellen	–	–	–	+/–	++
Epitheloidzellen	+	+	+/++	+/–	–
Langhans-Zellen	++/–	+/–	–	–	–
Lymphozyten	–/+	–/+	(+)	++/+	+/–
säurefeste Stäbchen[1]	1 (Nerv)	1 – 10 (Nerv)	1 – 10 (Infiltrat)	10 – 100 (Infiltrat)	1000+ (Infiltrat)
Lepromintest (Mitsuda-Reaktion)	+	+/–	–	–	–

\+ vorhanden ++ reichlich vorhanden – fehlt
[1] pro Gesichtsfeld (Ölimmersion, × 1000)

Exazerbationen werden als **Lepra-Reaktion** bezeichnet.

Im Verlauf der Lepra kann es zu Exazerbationen kommen, die als **Lepra-Reaktionen** bezeichnet werden. Diese sind durch einen Wechsel in der Immunitätslage bedingt und leiten häufig einen Übergang in eine andere Form, meist solche mit schlechterer Immunität („down-grading") ein. Der Übergang in eine Form mit besserer Immunitätslage wird entsprechend als „up-grading" bezeichnet.

Hierbei unterscheidet man eine **Typ-1-Reaktion** (zellvermittelt) bei tuberkuloiden Formen und eine **Typ-2-Reaktion** (antikörpervermittelt) bei lepromatösen Formen.

Bei den tuberkuloiden und Borderline-Formen kommt es zur **Typ-1-Reaktion,** einer zellvermittelten akuten Entzündungsreaktion mit ausgeprägt neuritischen Erscheinungen. Die **Typ-2-Reaktion,** bei der es sich wahrscheinlich um eine Immunkomplex-Reaktion handelt, kommt häufiger bei den lepromatösen Formen vor, zumeist unter dem Bild eines Erythema nodosum leprosum, deren Maximalvariante das Lucio-Phänomen ist, eine nekrotisierende Vaskulitis.

Diagnostik: Diagnostisch wegweisend sind Anamnese, Hautveränderungen und periphere Nervenschädigungen (Tab. **7.9**). Die Kultivierung von Mycobacterium leprae gelang bisher nicht, so dass die Diagnostik sich ganz auf den **Erregernachweis** im Gewebe stützt.

Der **Lepromin-Test** (Mitsuda-Reaktion) ist nur bei den tuberkuloiden Formen mit guter Abwehrlage positiv. Er eignet sich nur zur Klassifikation, nicht zur Diagnostik, da er auch bei Gesunden aus Endemiegebieten positiv sein kann (Abb. **7.48**).

Diagnostik: Diagnostisch wegweisend sind Anamnese, sowie die charakteristischen kutanen und nervalen Veränderungen. Besonders wichtig ist daher die Frage nach Aufenthalten in Endemiegebieten (Tab. **7.9**). Da es bislang nicht gelungen ist, M. leprae auf künstlichen Nährböden zu kultivieren, stützt sich die Diagnostik ganz auf den **Erregernachweis** aus Skarifikationsmaterial und im Gewebe am Paraffinschnitt, nach Fite-Faraco oder Triff gefärbt.

Die **Lepromin-(Mitsuda-)Reaktion,** ein dem Tuberkulintest vergleichbarer Intrakutantest mit inaktivierten M. leprae aus humanen oder Gürteltier-Lepromen, ist nur bei den tuberkuloiden Formen mit guter Abwehrlage positiv (Abb. **7.48**). Er eignet sich nur zur Klassifikation, nicht jedoch zur Diagnostik, da er auch bei Gesunden aus Endemiegebieten positiv sein kann.

7.9 Wegweisende Diagnostik bei Lepra

7.9

Anamnese	▪ Herkunft aus oder Aufenthalt in Endemiegebieten (auch Jahre vorher) ▪ Dauerbehandlung mit Diaminodiphenylsulfon (Dapson) bei ausländischen Patienten
Haut- und neurologische Veränderungen	▪ hypopigmentierte oder erythematöse Flecken/Plaques (Formvielfalt) mit: – dissoziierter Empfindungsstörung – verminderter Schweißsekretion – Alopezie – trophischen Störungen ▪ disseminierte Papeln oder Knoten mit: – Bevorzugung kühler Körperteile – assoziierten neurologischen Störungen ▪ Verdickung oberflächennaher peripherer Nerven ▪ Mononeuritis multiplex

7.48 Schema der Immunlage bei Lepra

7.48

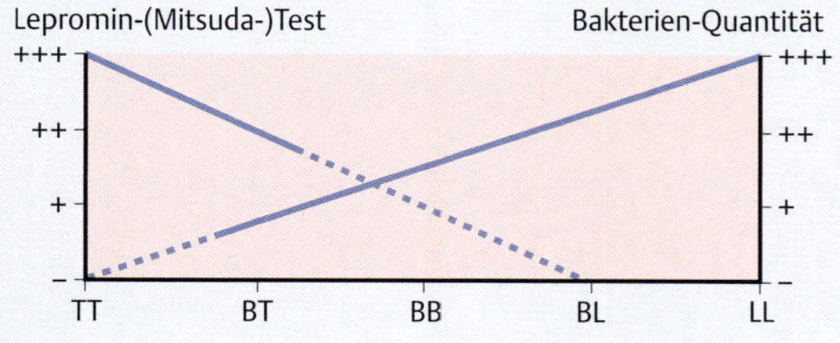

TT polar tuberkuloide Lepra
BT borderline-tuberkuloide Lepra
BB borderline-borderline Lepra
BL borderline-lepromatöse Lepra
LL polar lepromatöse Lepra

▶ **Merke.** Bei Patienten aus anderen Ländern und bei Einheimischen, die aus Endemiegebieten zurückkehren, ist immer an Lepra zu denken.

◀ Merke

Therapie: Die Therapie richtet sich nach der Menge der Erreger im Abstrich oder im Gewebe. Patienten mit erregerarmer Lepra („paucibazillär"), in der Regel TT- oder BT-Formen, nehmen täglich 100 mg **Dapson** und 1-mal im Monat unter Kontrolle 600 mg **Rifampicin**. Dauer der Behandlung: 6 Monate. Patienten mit erregerreicher Lepra („multibazillär") erhalten zusätzlich pro Tag 50 mg **Clofazimin** (Lamprene). Diese Behandlung wird 24 Monate lang durchgeführt. Wird eines der Medikamente nicht vertragen, kommen Prothionamid oder Ethionamid in Betracht. Wegen der Gefahr der Leprareaktion sollte die Behandlung durch erfahrene Therapeuten erfolgen. Eine Hospitalisierung ist wegen der geringen Kontagiosität behandelter Fälle nur für kurze Zeit notwendig. Die Leprareaktion vom Typ 1 wird mit Steroiden und nicht steroidalen Antiphlogistika behandelt, die Typ-2-Reaktion bevorzugt mit Thalidomid. Lepra-Impfstoffe sind noch nicht verfügbar.

Therapie: Um Resistenzentwicklungen vorzubeugen, ist eine **Kombinationstherapie** mit **Dapson, Rifampicin** und **Clofazimin** nötig. Erregerarme Formen werden 6 Monate, erregerreiche Formen 24 Monate lang behandelt. Typ-1-Leprareaktionen werden mit Steroiden und Antiphlogistika, Typ-2-Reaktionen mit Thalidomid behandelt.

▶ **Klinischer Fall.** Bei dem Bergmann kam es eineinhalb Jahre nach einem längeren Aufenthalt in Venezuela zu umschriebenen, gefühllosen Hautveränderungen an den Unterschenkeln. Erst nachdem weitere kleinere, erythematöse Herde am Stamm und im Gesicht (Abb. **7.47a**) aufgetreten waren, wurde ein Hautarzt aufgesucht. Die klinische Verdachtsdiagnose einer tuberkuloiden Lepra ließ sich histopathologisch und neurologisch sichern. Unter der Monotherapie mit Dapson kam es zu einer völligen Rückbildung der Hautveränderungen innerhalb eines Jahres (Rifampicin wurde wegen einer Leberschädigung nicht eingesetzt).

◀ Klinischer Fall

7.5 Leishmaniosen

7.5 Leishmaniosen

▶ **Definition**

Ätiologie und Epidemiologie: Weltweites Vorkommen in warmen Klimazonen. Alle Altersgruppen und beide Geschlechter sind betroffen. Zur geographischen Verteilung s. Abb. **7.49**. Leishmaniosen sind Zoo- oder Anthroponosen. Reservoir sind vor allem wild lebende Nagetiere. Die Überträger sind Sandmücken (meist Phlebotomus-Arten).

▶ **Definition:** Leishmaniosen sind chronisch-granulomatöse Hautveränderungen durch Protozoen des Genus Leishmania.

Ätiologie und Epidemiologie: Für die humanen Leishmaniosen der Alten Welt sind im Wesentlichen 5 Erregergruppen, für die der Neuen Welt 3 Erregergruppen verantwortlich (Abb. **7.49**).

Weltweit leiden viele Millionen Menschen aller Altersgruppen, Männer und Frauen in etwa gleichermaßen, an Leishmaniosen. Die Leishmaniosen sind Zoo- und Anthroponosen, der Mensch kann sowohl Zwischen- als auch Endwirt sein. Erregerreservoir sind außer Menschen Nagetiere und Hunde. Überträger sind Sandmücken, in der Alten Welt vor allem Phlebotomus-Arten.

7.49 Verbreitung der Leishmaniose

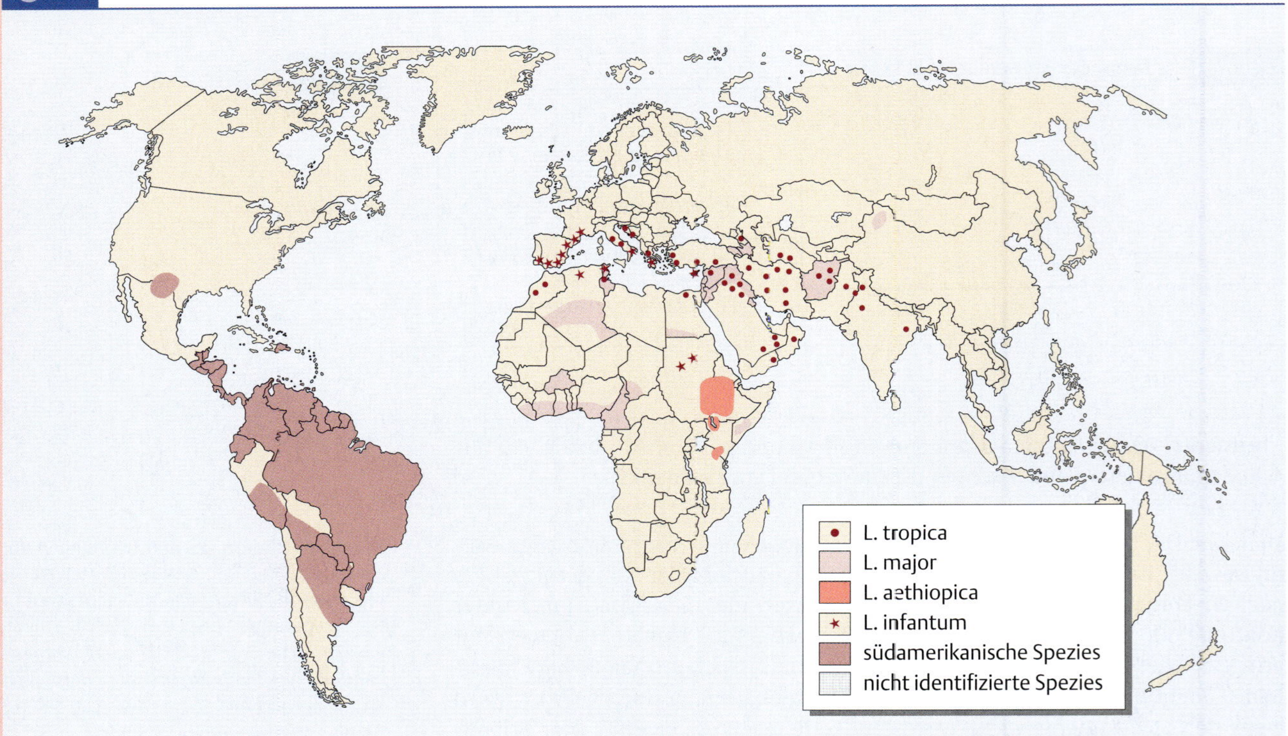

Erreger	Verbreitungsgebiet	Krankheitsbild
	alte Welt	
L. donovani	Ostafrika, Indien, China	VL, PKDL
L. infantum	Mittelmeerraum, Asien	VL, KL, selten MKL
L. tropica	Mittelmeerraum, Vorderer Orient, Zentralasien	KL, LR, selten VL
L. major	wie bei L. tropica, außerdem Subsahara	KL, selten MKL
L. aethiopica	Äthiopien, Kenia, Sudan	KL, selten DKL
	neue Welt	
L. chagasi	Süd- u. Mittelamerika	VL
L.-brasiliensis-Komplex	Süd- und Mittelamerika einschl. Guayana, Panama u. Brasilien	KL, MKL
L.-mexicana-Komplex	Mittelamerika, Venezuela, Kolumbien, Amazonasgebiet	KL, selten DKL

DKL diffuse kutane Leishmaniose
KL kutane Leishmaniose
LR Leishmaniosis recidivans
MKL mukokutane Leishmaniose
PKDL Post-Kala-Azar-dermales Leishmanoid
VL viszerale Leishmaniose

7.50 Kutane Leishmaniose

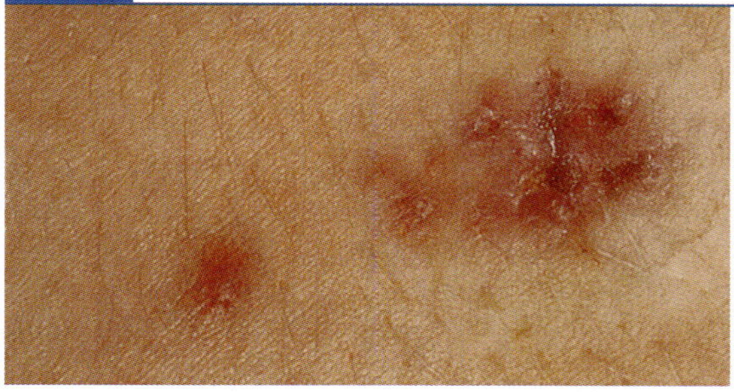

a Kutane Leishmaniose mit erythematösem Infiltrat am Oberschenkel eines 12-jährigen Mädchens nach einem Urlaub in Südspanien. Die größere Effloreszenz zeigt den Zustand nach Probeexzision.

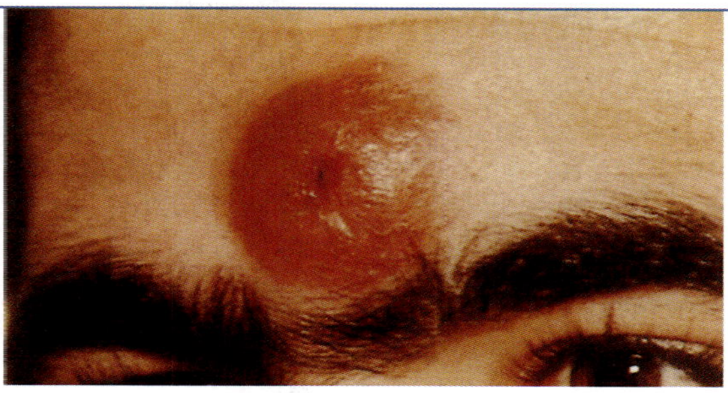

b Rötliche Schwellung mit zentraler Ulzeration bei kutaner Leishmaniose.

Klinik: Klinisch lassen sich die Leishmaniosen in kutane und mukokutane Formen (der Alten Welt und Neuen Welt) sowie in die viszerale Form einteilen.
Die **kutane Leishmaniose der Alten Welt** (Südeuropa, Balkan, Vorderer Orient – „Orientbeule"), die auch noch in Spanien heimisch ist, bleibt, außer bei Immunsupprimierten, auf die Haut beschränkt (Abb. **7.50 a**). Zumeist besteht nur eine Effloreszenz, die sich langsam zu einer verrukösen Plaque umwandelt, manchmal auch in ein Ulkus (Abb. **7.50 b**).
Bei manchen Patienten kommt es zu ständigen Rezidiven (Leishmania recidivans). Bei schlechter Immunitätslage können die regionären Lymphknoten geschwollen sein, bei Generalisierung kommt es zu der seltenen anergischen Form, die klinisch große Ähnlichkeit mit der lepromatösen Lepra hat.
Bei den **Leishmaniosen der Neuen Welt** (Mittel- und Lateinamerika) sind die Hautveränderungen ausgeprägter, außerdem ist oft die Schleimhaut der Orifizien betroffen. Die Prognose dieser **mukokutanen Leishmaniosen** („Espundia") ist schlechter, da Spontanheilungen seltener vorkommen und gelegentlich tiefere Strukturen zerstört werden.
Die klinischen Symptome der **viszeralen Form** der Leishmaniose (Kala-Azar) mit Anämie, Hepatosplenomegalie und Fieber können leicht mit der Malaria verwechselt werden. In späteren Stadien kommt es zur grauen oder schwarzgrauen Hyperpigmentierung. In den Wochen nach der Abheilung kommt es, manchmal erst nach Jahren, bei etwa 5–20% zur „Post-Kala-Azar Dermalen Leishmaniose", auch als „dermales Leishmanid" bezeichnet, mit papulösen oder makulösen, meist hypopigmentierten Hautveränderungen.

Klinik: Die **kutane Leishmaniose der Alten Welt** („Orientbeule"), die auch in Südeuropa (Spanien!) heimisch ist, bleibt auf die Haut beschränkt. Nach Insektenstichen treten eine oder wenige papulöse oder plaqueartige Effloreszenzen auf (Abb. **7.50 a**), die gelegentlich ulzerieren (Abb. **7.50 b**).

Sonderformen sind die rezidivierende und die anergische Form.

Bei **Leishmaniosen der Neuen Welt** (Mittel- und Südamerika) ist Schleimhautbefall mit destruierendem Wachstum **(mukokutane Form)** nicht selten.

Die **viszerale Form** der Leishmaniose (Kala-Azar) mit einem malariaartigen Krankheitsbild, zeigt in den Spätstadien papulöse und makulöse, oft depigmentierte Hautveränderungen („Post-Kala-Azar Dermale Leishmaniose" oder „dermales Leishmanid").

Therapie: Kutane Leishmaniosen der Alten Welt heilen meist spontan, größere und multiple Veränderungen werden mittels Exzision, Kryotherapie, Paromomycin-Salbe oder intraläsional mit fünfwertigen Antimonverbindungen behandelt. Ausgedehntere Veränderungen und **mukokutane Formen** werden systemisch mit diesen Verbindungen behandelt, die **viszerale Form** mit Amphotericin B in liposomaler Zubereitung.

Therapie: Die **kutane Leishmaniose** kann bei Vorliegen kleiner Herde chirurgisch, kryochirurgisch oder topisch mit Paromomycin-Salbe therapiert werden; sonst Gabe fünfwertiger Antimonverbindungen intraläsional oder systemisch. **Viszerale Form**: Amphotericin B.

Sonstige tropische Hauterkrankungen

Viele der in tropischen und subtropischen Ländern vorkommenden infektiösen und parasitären Systemerkrankungen können auch Hautveränderungen hervorrufen.
Häufiges Souvenir eines Urlaubs in Ostafrika, Brasilien oder Südostasien ist die **Larva migrans**. Die Infestation mit Larven von Hakenwürmern, die im Darm von Hunden und Katzen leben, führt zu charakteristischen, meist geröteten, stark juckenden, gewundenen, leicht erhabenen Gängen („creeping eruption"), meist an der Fußsohle (Abb. **7.51**). In der Regel sterben die Hakenwurmlarven, für die der Mensch ein Fehlwirt ist, nach Tagen bis Wochen ab. Eine Therapie mit

Sonstige tropische Hauterkrankungen

Andere tropische Hautkrankheiten:
- **Larva migrans** durch Hakenwurmlarven (Abb. **7.51**)
- **„Larva currens"** durch Zwergfadenwurm-Larven
- **Tungiasis** (Sandflöhe)
- **Zerkariendermatitis** durch Schistosomenlarven
- **„Seabather's eruption"** durch Larven von Nesseltieren

7.51

7.51 **Gang einer Larva migrans**

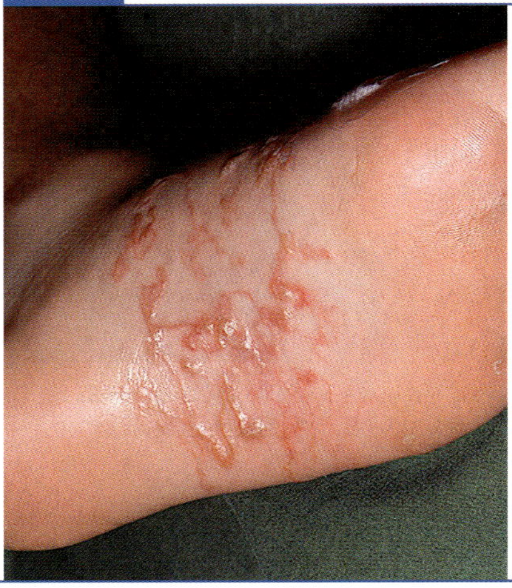

Typischer gewundener erythematöser Gang einer Larva migrans an der Fußsohle eines 23-jährigen Patienten.

- **Filariosen** durch Mikrofilarien
- **Onchozerkose** durch erwachsene Würmer und Mikrofilarien.

Mebendazol (2-mal 100 mg/die für 3 Tage), Albendazol (400 mg/die für 5 Tage) oder Febendazol (2-mal 300 mg/die für 10 Tage) ist nur bei ausgedehntem Befall oder extremem Juckreiz notwendig. Die äußerliche Behandlung mit Anthelminthika-Zubereitungen ist nicht sicher wirksam.

Bei der **Strongyloidiasis**, einer Darminfektion durch den Zwergfadenwurm Strongyloides stercoralis, kommt es häufig zu schnell wandernden, streifigen, urtikariellen Veränderungen (**„Larva currens“**).

Relativ häufiges „Mitbringsel“ sind Fliegenlarven, die sich in der Subkutis entwickeln (**Myiasis**). In Afrika sind es meist Larven der Tumbu-Fliege (Cordylobia antropophaga), in Südamerika dagegen die einer Dasselfliege (Dermatobia hominis).

Aus der Fülle der tropischen Hautkrankheiten werden gelegentlich hierzulande beobachtet: **Tungiasis** (Sandflöhe) mit stark juckenden Papeln mit zentralem schwarzen Punkt, vor allem an den Zehen und den Fußsohlen, hervorgerufen durch die Sandflohweibchen. Sekundärinfektionen sind häufig, therapeutisch bleibt oft nur die chirurgische Entfernung.

Nicht besonders häufig sind die **Zerkariendermatitis** („swimmers itch“) nach dem Baden in Gewässern, die Larven der im Darmtrakt von Wassergeflügel lebenden Trichobilharzien enthalten. Die juckenden, papulösen Hautveränderungen sind eher flüchtig. Betroffen sind die nicht von der Badekleidung bedeckten Körperstellen, im Gegensatz zur so genannten **„seabather's eruption“**. Hier finden sich die juckenden, oft wochenlang persistierenden, exanthematischen Hautveränderungen an bedeckten Körperteilen. Ursache sind wahrscheinlich Larven von Nesseltieren (Seeanemonen!). Ebenfalls selten sind Hautveränderungen bei Wurmerkrankungen wie **Filariosen** mit Elephantiasis als Spätfolge und **Onchozerkose** mit subkutanen Knoten oder einer psoriasiformen Dermatose.

▶ **Klinischer Fall**

▶ **Klinischer Fall.** Schon kurz nach der Rückkehr von einem Urlaub an der ostafrikanischen Küste fiel dem 23-jährigen Mann eine Rötung an der Fußsohle auf. Aus dieser entwickelte sich im Laufe der nächsten Tage die langsam fortschreitende, mäandrierende (schlangenförmige), streifige Rötung durch die Larva migrans (Abb. **7.51**). Nach lokaler Kryotherapie am vorderen, larvenhaltigen Ende komplette Rückbildung innerhalb weniger Tage.

7.6 Parasitäre Hauterkrankungen (Epizoonosen)

7.6.1 Hauterkrankungen durch Milben

Skabies

7.6 Parasitäre Hauterkrankungen (Epizoonosen)

7.6.1 Hauterkrankungen durch Milben

Skabies

▶ **Synonym:** Krätze

Ätiologie und Pathogenese: Der Erreger der Skabies ist die Krätzmilbe **Sarcoptes scabiei variato hominis**. Die weiblichen Milben sind 0,3 – 0,4 mm groß und gerade noch mit bloßem Auge wahrnehmbar. Das Männchen ist nur halb so groß. Das begattete Weibchen gräbt Gänge in die Hornschicht der Haut und legt dort Eier ab. Es stirbt nach wenigen Wochen ab. Aus den Eiern entwickeln sich innerhalb von 3 Wochen zunächst Larven, dann Nymphen und schließlich geschlechtsreife Milben. Larven, Nymphen und Männchen leben auf der Hautoberfläche. Die Männchen gehen nach der Kopulation zugrunde (Abb. **7.52**).

Ätiologie und Pathogenese: Die Krätzmilbe Sarcoptes scabiei variato hominis bohrt Gänge in die Hornschicht und legt dort Eier ab, die sich innerhalb von 3 Wochen zu geschlechtsreifen Milben entwickeln (Abb. **7.52**).

Die Übertragung der Milben erfolgt bei engem körperlichem Kontakt, vor allem beim Sexualkontakt. Bis die Infektion bemerkt wird, vergehen meist mehrere Wochen, da zunächst eine Sensibilisierung gegen die Milbenantigene erfolgen muss, die dann zu einem stark juckenden papulösen bis urtikariellen Exanthem führen. Bei der Untersuchung der Kontaktpersonen ist dies zu berücksichtigen.

Die Übertragung erfolgt durch engen körperlichen Kontakt, seltener durch die Wäsche. Zunächst erfolgt eine Sensibilisierung gegen die Milbenantigene, die dann zu dem stark juckenden Exanthem führt.

7.52 Entwicklungszyklus Sarcoptes scabiei variato hominis

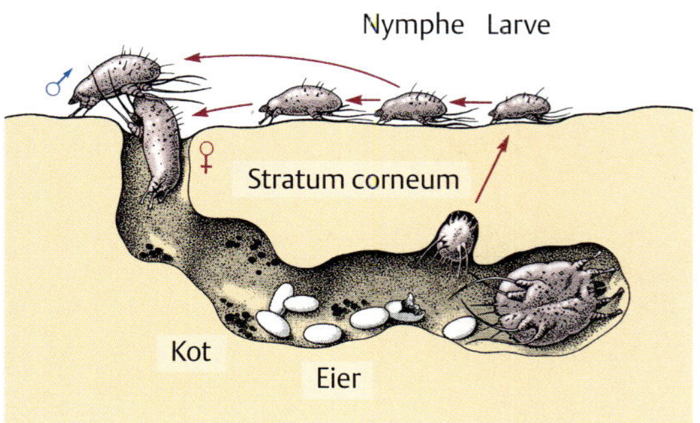

Schematische Darstellung des Entwicklungszyklus von Sarcoptes scabiei variato hominis.

7.52

Lehrer mit Juckreiz! Prüfung!

Diagnostik: Gänge u. Löcher in Haut!!!

Klinik: In den ersten Wochen nach Infektion ist das Leitsymptom der äußerst quälende Juckreiz, besonders in der Bettwärme. In dieser Phase kann man bereits an den **Prädilektionsstellen** (Interdigitalfalten, Handgelenken, vordere Axillarlinie, Mamillen und bei Erwachsenen **meist auch im Genitalbereich**) typische gangartige, längliche Papeln **(Milbengänge)** erkennen (Abb. **7.53 a, b**). Geübte Untersucher sehen die Milbe als dunkles Pünktchen, mit dem Auflichtmikroskop auch als dunkle Trapezform am Ende des Ganges. Nach einigen Tagen bis Wochen kommt es durch die Sensibilisierung auf die Milbenantigene zu generalisiertem Juckreiz und papulovesikulösen bis urtikariellen Hauterscheinungen. Durch Kratzen und Sekundärinfektion entsteht ein buntes Bild mit Exkoriationen, Ekzematisation und Impetiginisierung.

Klinik: Leitsymptome sind quälender Juckreiz besonders in der Bettwärme und gangartige Papeln an den Prädilektionsstellen: Beugestellen, Interdigitalfalten, Genitale. Sekundär kommt es zu immunologischen Hautreaktionen und bakteriellen Superinfektionen (Abb. **7.53 a, b**).

Diagnostische Schwierigkeiten kann die so genannte **„gepflegte" oder larvierte Skabies** machen (Scabies incognito). Der gut gepflegte Patient klagt lediglich über starken Juckreiz. Es fehlen entzündliche Hauterscheinungen. Bei guter Beleuchtung sieht man aber die hautfarbenen länglichen Papeln an den Prädilektionsstellen und kann auch Milben nachweisen. Kleinere Epidemien können in Alten- und Pflegeheimen und Intensivpflegestationen durch Übertragungen zwischen Patienten und Pflegepersonal entstehen.

Diagnostisch schwierig ist die **larvierte Skabies.** Es fehlen entzündliche Hauterscheinungen.

Eine besonders schwere Verlaufsform bei Immunabwehrschwäche ist die **Scabies norwegica.**

Eine besonders schwere Verlaufsform mit massivem Milbenbefall kann bei Patienten mit Immunabwehrschwäche und Malignomen auftreten. Sie wird **Scabies norwegica** oder **Borkenkrätze** genannt.

Diagnostik: Wegweisend ist das klinische Bild. Mikroskopischer Nachweis von Milben, Eiern oder Kotballen in typischen Papeln (Abb. **7.53 c**).

Diagnostik: Wegweisend ist das klinische Bild und der nächtliche Juckreiz. Der mikroskopische Nachweis gelingt am besten in den gangartigen, papulösen Herden an den Prädilektionsstellen, vor allem in den Zwischenfingerräumen und im Genitalbereich beim Erwachsenen. Mit dem Dermatoskop kann man die Milbe am Gangende erkennen. Man skarifiziert die Haut über der Papel und entnimmt die Milbe mit einer Nadel oder einem Tesafilmstreifen oder schneidet die Papel tangential mit einem Skalpell ab. Das Material wird auf einen Objektträger mit 15% Kalilauge gebracht und mit einem Deckglas abgedeckt. Man erkennt bei 100facher mikroskopischer Vergrößerung Milben, Eier oder Kotballen (Skyballa) (Abb. **7.53 c**). Wegen der geringen Anzahl von Milben ist der Nachweis nicht einfach.

7.53 Skabies

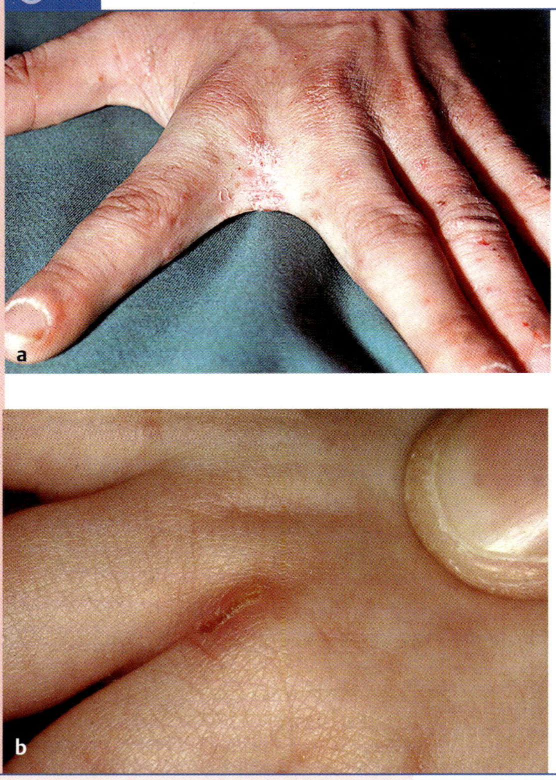

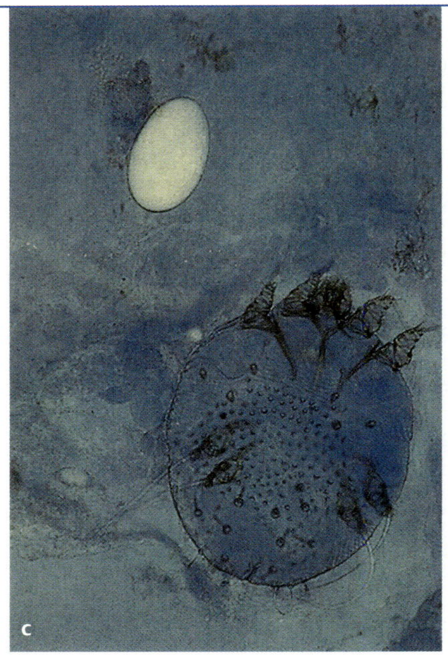

a, b Gangartige Papeln in den Interdigitalfalten.
c Mikroskopisches Präparat einer Papel mit Krätzmilbe und Ei.

Differenzialdiagnose: pruriginöses Ekzem, atopische Dermatitis, Pyodermie.

Differenzialdiagnose: Differenzialdiagnostisch kommt ein pruriginöses Ekzem, eine atopische Dermatitis oder Pyodermie, bei entsprechender Anamnese auch eine Tiermilbendermatitis oder Trombidiose infrage.

Therapie: Ganzkörperbehandlung mit Gamma-Hexachlorocyclohexan oder Benzylbenzoat über 3 Tage, danach **Vollbad** mit Antiseptikum.

Therapie: Beim **Erwachsenen 3-tägige Ganzkörperbehandlung** mit Gamma-Hexachlorocyclohexan (z. B. Jacutin), Allethrin (z. B. Spregal), Permethrin oder Benzylbenzoat. Bei **Kindern** nur **stundenweise** Behandlung wegen der neurotoxischen Nebenwirkung der Präparate. Bei Säuglingen und Schwangeren Therapie mit dem weniger toxischen Benzylbenzoat (z. B. Antiscabiosum Mago). Behandlung **unter** den Fingernägeln nicht vergessen! Anschließend **Vollbad** mit Detergens und Antiseptikum.
Die Patienten müssen nach der Skabiestherapie Wäsche und Kleidung mit direktem Körperkontakt bei ≥ 60 °C waschen. Nicht waschbare Kleidung muss mindestens 4 Tage gelüftet werden, da die Milben außerhalb der Haut nur 2 – 3 Tage überleben.

Alle **Kontaktpersonen** müssen behandelt werden, auch wenn sie (noch) keine Symptome haben.
Die **Nachbehandlung** der ekzematösen Hautveränderungen, die durch die stark austrocknende Therapie meist noch schlimmer werden, wird mit rückfettenden Bädern und Salben, eventuell mit Kortikosteroidzusatz durchgeführt.
Bei schweren Formen und Rezidiven kann eine orale Therapie mit Ivermectin (z. B. Stromectol) durchgeführt werden.

Auch **Kontaktpersonen** untersuchen und behandeln.
Die **Nachbehandlung** der ekzematösen Hautveränderungen wird mit rückfettenden Salben und Bädern durchgeführt.

Trombidiose

▶ **Synonyme:** Erntekrätze, Herbstkrätze

Ätiologie: Viele Arten von Laufmilben leben auf Pflanzen. Nur ihre Larven verursachen Hauterscheinungen, im Herbst vor allem **Trombicula autumnalis**.

Klinik: Hauterscheinungen treten an den Körperstellen mit besonders engem Kleidungskontakt auf: Gürtellinie, Büstenhalter etc. Einige Stunden nach Kontakt kommt es zu roten Makulae und Urtikae, später zu Seropapeln mit starkem Juckreiz.

Diagnostik: Gelegentlich kann man die Trombidien als winzige rote Pünktchen erkennen. Häufig treten kleine Epidemien in feuchten Spätsommermonaten auf.

Therapie: Juckreiz stillende, indifferente Therapie mit Eichenrinde und Zinkschüttelmixtur. Eine spezifische Therapie gegen Milben ist nicht erforderlich.

Ätiologie: Im Herbst können die Larven der Laufmilben **Trombicula autumnalis** Hautveränderungen verursachen.
Klinik: Einige Stunden nach Kontakt treten rote Makulae, später Seropapeln auf, die stark jucken.

Diagnostik: Evtl. sind die Milben als winzige rote Pünktchen erkennbar.

Therapie: Juckreiz stillende Externa.

Weitere Milbenerkrankungen

Weitere Milbenerkrankungen der Haut können durch Übertragung von **Tiermilben** auf den Menschen entstehen, z. B. Cheyletiella species von Kaninchen, Hasen, Katzen und Hunden sowie die Hühner- und Vogelmilben Dermatonyssus species. Die **Haarbalgmilbe** Demodex folliculorum lebt als Saprophyt in den Talgdrüsenfollikeln des Menschen und kann rosaceaähnliche Hautveränderungen hervorrufen.

Weitere Milbenerkrankungen der Haut können durch **Tiermilben** und die zur normalen Standortflora gehörende **Haarbalgmilbe** Demodex folliculorum hervorgerufen werden.

7.6.2 Erkrankungen durch Läuse

Läuse sind flügellose Insekten. Kopf-, Kleider- und Filzläuse werden von Mensch zu Mensch übertragen; vor allem unter schlechten hygienischen Bedingungen bei engem körperlichem Kontakt.
Läuse saugen in stündlichen Abständen Blut. Die befruchteten Weibchen kleben Nissen, in denen sich die Eier befinden, je nach Spezialisierung an die Kopfhaare, Schamhaare oder in die Nähte der Kleider.

Läuse sind flügellose Insekten. Kopf-, Kleider- und Filzläuse werden von Mensch zu Mensch übertragen.

Pediculosis capitis

▶ **Synonym:** Kopfläuse

Ätiologie: Kopfläuse (Pediculi capitis) sind 2–3,5 mm lang. Sie befallen die Kopfhaare. Vor allem bei Kindern gibt es immer wieder Endemien in Kindergärten und Schulen.

Klinik: Starker Juckreiz, durch die Kratzeffekte **sekundäre Impetiginisierung** insbesondere an der Kopfhaut und der Nacken-Haar-Grenze und Lymphknotenschwellung nuchal sind Hauptsymptome.

Diagnostik: Bei geeigneter Beleuchtung sieht man die weißen Nissen, die sich im Gegensatz zu Hautschuppen nicht von den Haaren abstreifen lassen (Abb. **7.54 a**). Man findet auch die krabbelnden Läuse (Abb. **7.54 b**).

Therapie: Gamma-Hexachlorcyclohexan (z. B. Jacutin), Permethrin oder Allethrin (z. B. Jacutin N) wird als Gel oder Spray aufgetragen und nach mehreren Stunden ausgewaschen. Die Behandlung wird nach 3–5 Tagen wiederholt. Die

Ätiologie: Kopfläuse befallen die Kopfhaare und führen vor allem bei Kindern zu Endemien.

Klinik: Hauptsymptome sind: starker Juckreiz, durch die Kratzeffekte **sekundäre Impetiginisierung,** nuchale Lymphknotenschwellung.
Diagnostik: Nachweis von weißen Nissen, die sich nicht von den Haaren abstreifen lassen (Abb. **7.54 a,b**).

Therapie: Lokaltherapie mit Gamma-Hexachlorcyclohexan, Permethrin oder Allethrin und Auskämmen der Nissen.

goldgeist forte (nicht so giftig wie Jacutin)

7.54 Läuse

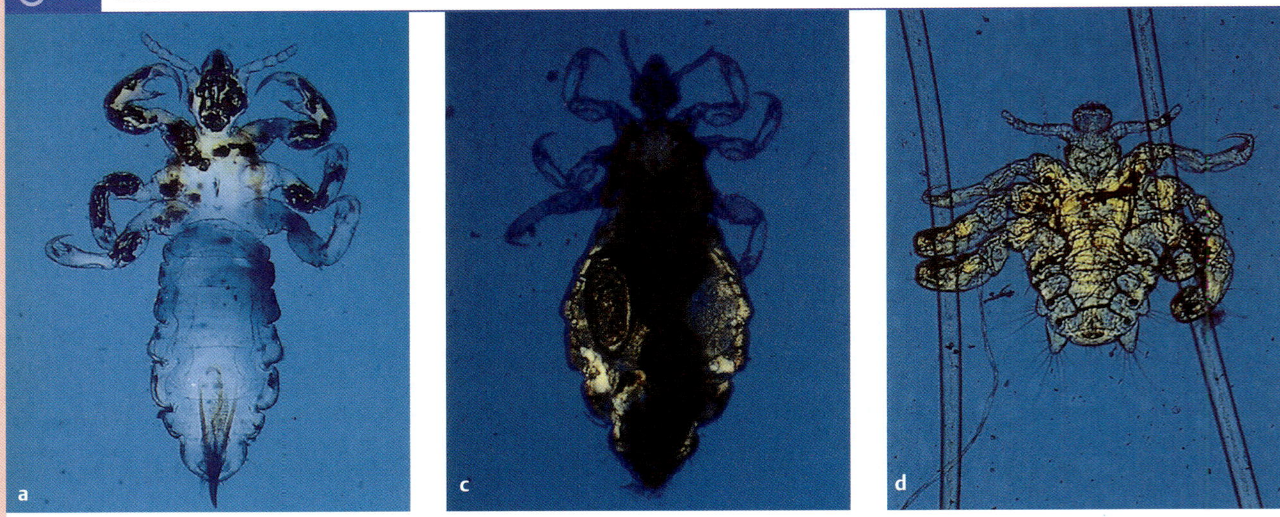

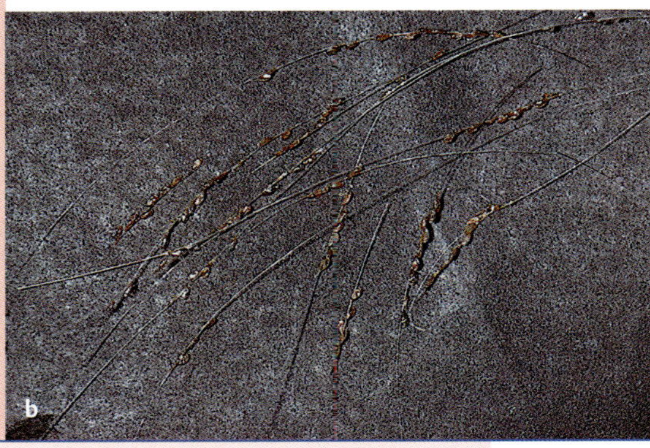

a Kopflaus.
b Nissen von Kopfläusen an den Haarschäften.
c Kleiderlaus.
d Filzlaus.

Nissen werden durch Auskämmen der Haare mit Essig und einem ganz feinen Läusekamm entfernt. Anschließend erfolgt die Behandlung des Kopfekzems und der Superinfektion mit Antiseptika und Kortikosteroid-Lösungen.

Pediculosis vestimentorum

Pediculosis vestimentorum

▶ **Synonym:** Kleiderläuse

Ätiologie: Die Kleiderlaus (Abb. **7.54 c**) legt ihre Eier meist in der Kleidung ab.

Ätiologie: Die Kleiderlaus ist größer als die Kopflaus (3 – 4 mm) (Abb. **7.54 c**) und legt ihre Eier meist in der Kleidung insbesondere in den Nähten der Unterwäsche ab.

Klinik: Der Biss der Kleiderläuse führt zu Juckreiz und Quaddelbildung. Die Haut wird stark zerkratzt und sekundär ekzematisiert und impetiginisiert.

Klinik: Der Läusebiss führt zu Juckreiz und Quaddelbildung. Durch den Juckreiz wird die Haut stark zerkratzt und unter schlechten hygienischen Bedingungen sekundär bakteriell infiziert. Der gesamte Körper wird schließlich befallen. Bei entsprechender Verwahrlosung kann es zu schweren entzündlichen und ekzematischen Hautreaktionen kommen. Man nennt diese Erscheinungen **Vagantenhaut**. Läuse übertragen Rickettsiosen, Fleckfieber, Wolhynisches Fieber und Rückfallfieber.

Diagnostik: Klinisches Bild.

Diagnostik: Wegweisend ist das klinische Bild mit starken Kratzeffekten.

▶ **Merke**

▶ **Merke:** Die Läuse und Nissen findet man nicht auf der Haut, sondern in den Nähten der Kleider.

Therapie: Kleider mit antiparasitären Mitteln (z. B. Benzylbenzoat-Waschlösung) entwesen. Die Behandlung der Haut erfolgt entsprechend dem Grad der Sekundärinfektion mit Desinfizienzien oder Antibiotika. Behandlung infizierter Kontaktpersonen.

Therapie: Kleider entwesen und Sekundärinfektionen behandeln.

Pediculosis pubis

Pediculosis pubis

▶ **Synonyme:** Filzläuse, Phthiriasis

Ätiologie: Filzläuse sind nur 1,5 – 2 mm lang und rund (Abb. **7.54 d**) und werden in der Regel durch Geschlechtsverkehr übertragen, selten auch durch engen Kontakt.

Ätiologie: Filzläuse (Abb. **7.54 d**) werden durch Geschlechtsverkehr übertragen.

Klinik und Diagnostik: Befallen werden Regionen mit **apokrinen Schweißdrüsen**: Schamhaare, Achselhaare, Mamillenhaare, bei Kindern auch Wimpern und Augenbrauen. An den Bissstellen entwickeln sich kleine Hämatome, so genannte **Taches bleues** (oder Maculae coeruleae). Der Patient wird meist durch den starken Juckreiz alarmiert.
Filzläuse bewegen sich und können mit bloßem Auge entdeckt werden; häufig auch schon durch den Patienten selbst.

Klinik und Diagnostik: Filzläuse befallen die Regionen mit **apokrinen Schweißdrüsen** (Scham-, Achsel-, Brusthaare). An den Bissstellen entwickeln sich kleine Hämatome (sog. **Taches bleues**) und starker **Juckreiz**. Nachweis der Filzläuse mit bloßem Auge möglich.

Therapie: Wie bei Kopfläusen (s. o.). Mit dem Patienten über die notwendige Partnerbehandlung sprechen.

Therapie: Wie bei Kopfläusen. Partnerbehandlung!

7.6.3 Erkrankungen durch Wanzen

7.6.3 Erkrankungen durch Wanzen

▶ **Synonym:** Cimikose

Ätiologie: In Europa kommen Wanzen nur noch selten vor. Die Bettwanze (Cimex lectularius) wandert nachts aus und saugt Blut.

Ätiologie: Die Bettwanze wandert nachts aus und saugt Blut.

Klinik: Das beim Stich eingebrachte Speicheldrüsensekret erzeugt Juckreiz und Quaddeln. In der Mitte der Quaddel kann ein hämorrhagischer Punkt sichtbar sein. Die Wanzenstiche finden sich vor allem an unbekleideten Hautstellen, gruppiert oder aufgereiht.

Klinik: Der Stich der Bettwanze erzeugt Juckreiz und Quaddeln.

Diagnostik: Wanzen können in Betten oder Sofas gefunden werden.

Therapie: Die Vernichtung der Wanzen in den Räumen erfolgt durch Insektizide. Hautreaktionen werden symptomatisch mit Lokalsteroiden und Antihistaminika behandelt.
Tropische Wanzen sind gefährlicher, da sie die Chagas-Krankheit übertragen können.

Diagnostik: Wanzen finden sich in Betten oder Sofas.
Therapie: Die Vernichtung der Wanzen in den Räumen erfolgt durch Insektizide. Hautreaktionen werden syptomatisch behandelt.

7.6.4 Erkrankungen durch Flöhe

7.6.4 Erkrankungen durch Flöhe

▶ **Synonym:** Pulikose

Ätiologie: Flöhe sind flügellose Insekten, die meist auf einen Wirt spezialisiert leben. Der Menschenfloh Pulex irritans ist durch gute Wohnungshygiene bei uns weitgehend ausgerottet.
Tierflöhe können mangels des spezifischen Wirtes auch den Menschen befallen. Häufig sind Katzenflohbisse. Der tropische Sandfloh ruft die Tungiasis hervor (s. S. 164).

Ätiologie: Flöhe sind flügellose Insekten. Der Menschenfloh (Pulex irritans) ist weitgehend ausgerottet, häufig sind Katzenflohbisse.

Klinik und Diagnostik: Flohbisse sind meist multipel und asymmetrisch angeordnet an bedeckten Körperstellen zu finden. An der Bissstelle entsteht eine Quaddel und zentral sieht man auf Spateldruck einen kleinen hämorrhagischen Fleck. Diese Beobachtung ist diagnostisch richtungweisend (Abb. **7.55**).

Klinik und Diagnostik: Flohbisse erzeugen Quaddeln mit hämorrhagischem Fleck (Abb. **7.55**). Die Bisse sind meistens gruppiert an bedeckten Körperstellen zu finden.

7.55

7.55 Flohbisse

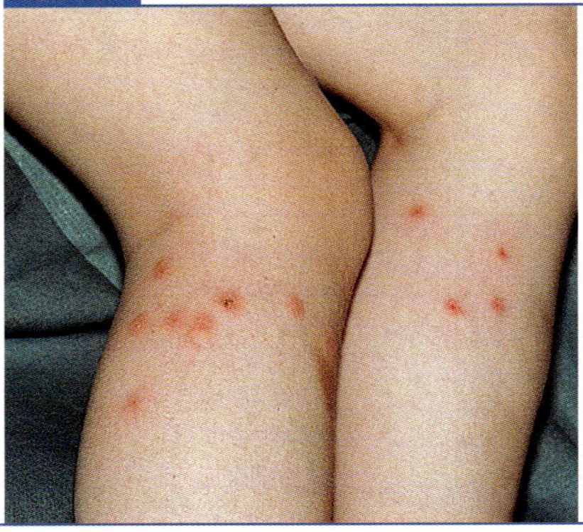

Therapie: Symptomatisch; evtl. Antihistaminika.

Therapie: Symptomatische Behandlung der stark juckenden Quaddeln mit Antihistaminika. Kleidung mit Insektiziden einsprühen (z.B. Jacutin Puderspray, DDT Puderspray).

7.6.5 Erkrankungen durch Zeckenstiche

In Europa ist der häufigste Vertreter der Zecken **Ixodes ricinus** und in waldreichen Gegenden weit verbreitet. Zecken haken sich mit ihrem Stechsaugapparat in die Haut ein und saugen Blut (Abb. **7.56**).

7.6.5 Erkrankungen durch Zeckenstiche

Zecken sind in waldreichen Gegenden sehr weit verbreitet. In Europa ist der häufigste Vertreter **Ixodes ricinus.** Sie leben im Laub, Gras und Gebüsch bis ca. 2 m Höhe und erkennen den vorübergehenden Blutwirt (Nagetier, Wild, Mensch) mit dem Haller-Organ anhand der CO_2-Konzentration. Mit dem Stechsaugapparat haken sie sich in die Haut und nehmen über mehrere Tage eine reichliche Blutmahlzeit zu sich (Abb. **7.56**). Sie können dabei ihr Körpervolumen um ein Mehrfaches vergrößern. Nach dem Saugakt zieht die Zecke die Mundwerkzeuge wieder aus der Haut zurück und fällt vom Wirt ab. Sie durchläuft einen Entwicklungszyklus vom Ei zur Larve (6 Beine), zur Nymphe und adulten Zecke (8 Beine).

7.56

7.56 Zecke

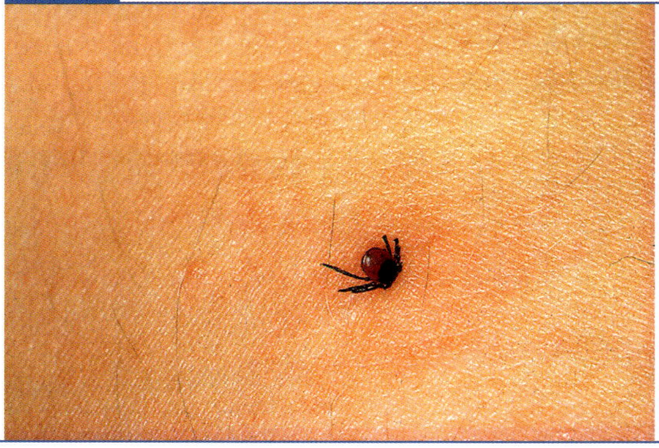

Adulte weibliche Zecke (Ixodes ricinus) bei der Blutmahlzeit.

Klinik: Der Zeckenstich verursacht leichten Juckreiz. Bei der gewaltsamen Entfernung können zurückbleibende Teile ein Zeckengranulom verursachen. Beim Zeckenstich können pathogene Erreger von der Zecke auf den Wirt übertragen werden, z. B. **Eiterkokken, Borrelia burgdorferi** (s. S. 144) und **Arboviren**.

Klinik: Der Saugakt verursacht einen leichten örtlichen Juckreiz. Wird die Zecke gewaltsam entfernt, können zurückbleibende Teile eine entzündliche **Fremdkörperreaktion** verursachen (Zeckengranulom). Beim Saugen können auch pathogene Erreger von der Zecke auf den Wirt übertragen werden, z.B. **Eiterkokken**, die zu Pyodermie oder Erysipel führen. Besondere Beachtung verdient die durch Zecken übertragene **Borrelia-burgdorferi-Infektion** (s. S. 144) und eine **Arbovirus-Infektion**, die die Frühsommer-Meningoenzephalitis (FSME) verursacht.

Therapie: Nach einem Aufenthalt in Zeckengebieten sollte man den Körper nach Zecken absuchen und diese so schnell wie möglich entfernen. Man packt die Zecke mit den Fingern oder einer Zeckenpinzette am Kopf und zieht sie vorsichtig aus der Haut heraus, ohne dabei den Körper zu quetschen. Die früher empfohlene Vorbehandlung mit Öl oder Klebstoff gilt heute als riskant, da bei der Erstickung der Zecke eventuell vermehrt Erreger (durch Regurgitation?) in die Haut übergehen können. Gelingt die Entfernung nur unvollständig, sollten zurückgebliebene Reste kürettiert werden.
In Endemiegebieten von **FSME** kann eine passive Immunisierung mit FSME-Immunglobulin innerhalb von 96 Stunden nach Zeckenstichen durchgeführt werden (nicht bei Kindern < 14 Jahren!). Eine aktive Immunisierung mit FSME-Impfstoff empfiehlt sich für Personen, die sich aus beruflichen Gründen oder in der Freizeit häufig in Endemiegebieten aufhalten (Indikationsimpfung). Die Endemiegebiete kann man bei den Gesundheitsämtern erfahren.
Die Durchseuchung der Zecken mit **Borrelia burgdorferi** ist in Deutschland hoch. Je nach Region sind 5–35% der Zecken infiziert. Die frühzeitige Entfernung der Zecken vermindert das Risiko der Borrelienübertragung. Die Infektion macht sich erst nach 1–2 Wochen an der Stichstelle bemerkbar, entweder als Erythema migrans oder als Lymphadenosis cutis benigna (s. S. 147). Auch ohne Hautreaktion kann es zu einer Disseminierung der Borrelien kommen, die dann mit grippeartigen und neurologischen Symptomen einhergeht. Der Patient muss bei der Entfernung der Zecke auf diese Folgen aufmerksam gemacht werden. Eine serologische Untersuchung auf Borrelia-Antikörper ist nach ca. 6 Wochen empfehlenswert.

Therapie: Frühzeitige Entfernung der Zecke mit Zeckenpinzette ohne vorherige Anwendung von Öl oder Klebstoff. Zurückgebliebene Reste müssen kürettiert werden.

In Endemiegebieten von **FSME** ist eine passive Immunisierung nach Zeckenstichen möglich. Aktive Immunisierung mit FSME-Impfstoff empfiehlt sich nur für Personen, die sich häufig in Endemiegebieten aufhalten.

Nach Entfernung der Zecke sollte der Patient auf die möglichen Folgen einer **Borrelia-burgdorferi-Infektion** aufmerksam gemacht werden. Serologische Untersuchungen nach ca. 6 Wochen sind empfehlenswert.

7.7 Sexuell übertragbare Krankheiten

▶ **Synonyme:** Genitale Kontaktinfektionen, Geschlechtskrankheiten, venerische Infektionen, STD (sexually transmitted diseases)

Infektionskrankheiten, die überwiegend oder ausschließlich beim Geschlechtsverkehr übertragen werden, haben eine besondere mikrobiologische, psychologische, soziale und rechtliche Stellung.
Seit dem 1. 1. 2001 ist in Deutschland das Gesetz zur Verhütung und Bekämpfung von Infektionskrankheiten beim Menschen **(Infektionsschutzgesetz – IFSG)** gültig. Das bis dahin geltende Gesetz zur Bekämpfung der Geschlechtskrankheiten ist damit außer Kraft gesetzt. Nach dem neuen Infektionsschutzgesetz § 7 Abs. 3 ist nur noch der direkte oder indirekte Nachweis **von Treponema pallidum und HIV nicht namentlich** innerhalb von 2 Wochen an das Robert-Koch-Institut zu melden.
Die Behandlung von Patienten mit Syphilis und HIV-Infektion ist nach § 24 **nur Ärzten** im Rahmen der berufsmäßigen Ausübung der Heilkunde gestattet.
Bei epidemischer Ausbreitung von sexuell übertragbaren Krankheiten kann aufgrund § 15 Abs. 1 durch eine Rechtsverordnung diese Erkrankung in die Meldepflicht einbezogen werden.

7.7 Sexuell übertragbare Krankheiten

Infektionskrankheiten, die überwiegend oder ausschließlich beim Geschlechtsverkehr übertragen werden, haben eine besondere mikrobiologische, psychosoziale und rechtliche Stellung.
Seit dem 1. 1. 2001 ist in Deutschland das Gesetz zur Verhütung und Bekämpfung von Infektionskrankheiten beim Menschen **(Infektionsschutzgesetz)** gültig.

7.7.1 Sexuell übertragbare Krankheiten durch Bakterien

Gonorrhö

▶ **Synonym:** Tripper

▶ **Definition:** Die Gonorrhö tritt primär im Bereich der Schleimhäute des Urogenitaltraktes, des Analkanals, des Rachens oder der Konjunktiven auf.

7.7.1 Sexuell übertragbare Krankheiten durch Bakterien

Gonorrhö

◀ **Definition**

Epidemiologie: Vor Einführung der Antibiotikatherapie war die Gonorrhö eine der häufigsten Infektionskrankheiten, die wegen ihrer Komplikationen gefürchtet war.

Epidemiologie: Vor Einführung der Antibiotikatherapie war die Gonorrhö besonders in Zeiten schlechter sozialer und hygienischer Umstände mit hoher Promiskuität eine der häufigsten Infektionskrankheiten, die wegen ihrer schweren entzündlichen Komplikationen im Urogenitaltrakt mit den Folgen der Urethralstriktur, Adnexitis und Unfruchtbarkeit gefürchtet war. Die Einführung der Sulfonamide und besonders des Penicillins sowie weltweite Kontrollmaßnahmen brachten in den 50er-Jahren zunächst einen Rückgang der Gonorrhö, nach Einführung der hormonellen Kontrazeption und der damit größeren sexuellen Freizügigkeit in der westlichen Welt kam es erneut zu einem Anstieg.

Nach Auftreten der HIV-Infektion ist in den letzten Jahren die Zahl der gemeldeten Gonorrhö-Fälle, vor allem der Rektalgonorrhö, zurückgegangen. Trotzdem ist die Gonorrhö auch **heute noch** eine **häufige Infektionskrankheit.**

Nach Auftreten der HIV-Infektion und dem damit verbundenen Appell zur partnerschaftlichen Treue bzw. zum Kondomgebrauch (safer sex) ist in den letzten Jahren die Zahl der gemeldeten Gonorrhö-Fälle, vor allem der Rektalgonorrhö, zurückgegangen. Trotzdem ist die Gonorrhö auch **heute noch eine häufige Infektionskrankheit** (nach Schätzungen der WHO über 60 Millionen Neuerkrankungen pro Jahr) mit einem Erkrankungsgipfel im 18.–25. Lebensjahr.

Ätiologie und Pathogenese: Erreger ist Neisseria gonorrhoeae. Die Übertragung ist ausschließlich durch direkten Schleimhautkontakt möglich, meist beim Geschlechtsverkehr (früher auch häufiger bei der Geburt).

Ätiologie und Pathogenese: Der Erreger wurde 1879 von Neisser entdeckt und nach ihm benannt. Neisseria gonorrhoeae ist äußerst empfindlich gegenüber Temperaturschwankungen und Austrocknung. Deshalb ist die Übertragung ausschließlich durch direkten Schleimhautkontakt möglich, meist durch Geschlechtsverkehr. Während der Geburt ist eine Übertragung auf die Konjunktiven der Neugeborenen mit nachfolgender eitriger Blepharo-Konjunktivitis und Erblindung möglich.

Durch die **Credé-Prophylaxe** ist die Neugeborenen-Konjunktivitis weitgehend verschwunden.

Diese ist durch die **Credé-Prophylaxe** (1%ige Argentum-nitricum-Lösung in die Konjunktiven des Kindes direkt nach der Geburt) weitgehend verschwunden. Sie wirkt jedoch nicht gegen die weitaus häufigere Chlamydieninfektion. Deshalb werden heute nach der Geburt meist Erythromycin Augentropfen verabreicht.

Klinik und Komplikationen der genitalen Gonorrhö: Nach einer Inkubationszeit von 2–10 Tagen tritt **beim Mann** eine **eitrige Urethritis anterior** auf (Abb. **7.57 a**).

Klinik und Komplikationen der genitalen Gonorrhö: Nach einer Inkubationszeit von 2–10 Tagen kommt es im Bereich der infizierten Schleimhäute zu einer akuten Entzündung. **Beim Mann** äußert sich die unkomplizierte Gonorrhö als **akute eitrige Urethritis anterior** mit Dysurie und reichlich gelb-grünlichem Ausfluss aus der Harnröhre. Das Orificium urethrae ist gerötet, durch den Fluor kann es zu einer begleitenden Balanoposthitis und Infektion der paraurethralen Drüsen kommen (Abb. **7.57 a**).

Als **Komplikation** können eine **Prostatitis** und **Epididymitis** mit nachfolgender Infertilität entstehen. In 20% verläuft die Infektion beim Mann asymptomatisch.

Als **Komplikation** können die Gonokokken in Prostata und Nebenhoden aszendieren und dort eine akute oder chronische **Urethro-Prostatitis und Epididymitis** mit nachfolgender Infertilität infolge des Verschlusses der Nebenhodenkanälchen verursachen. In ca. 20% verläuft die Infektion beim Mann asymptomatisch.

Bei der Frau verläuft die Gonorrhö in der Frühphase milder als beim Mann. In 50–70% bleibt die **Urethritis** und **Zervizitis** unbemerkt.

Bei der Frau verläuft die Gonorrhö in der Frühphase milder als beim Mann. In 50–70% bleibt die **Urethritis** und **Zervizitis** unbemerkt, da Ausfluss oder leichte Dysurie als „nichts Besonderes" angesehen werden.

Selten tritt eine Bartholinitis auf, die dann sehr schmerzhaft und diagnostisch wegweisend ist. Eine **Kolpitis** (Vaginitis) kommt bei der geschlechtsreifen Frau **nicht** vor. Gonokokken können nur das Vaginalepithel von Mädchen vor der Menarche infizieren.

▶ **Merke**

▶ **Merke:** Bei der Frau verläuft die Gonorrhö in der Frühphase oft asymptomatisch.

Erst die aufsteigende Infektion führt zur schmerzhaften **Salpingitis** und evtl. lokalisierten Peritonitis.

Erst die Komplikationen einer aufsteigenden Infektion führen zu einer äußerst schmerzhaften ein- oder doppelseitigen **Salpingitis** mit Fieber und starker Druckschmerzhaftigkeit im Unterbauch (bei vaginaler Untersuchung Portiohebeschmerz). Weiterhin kann es auch zu einer lokalisierten Peritonitis, der **Perihepatitis acuta Fitz-Hugh-Curtis** kommen mit atemabhängigen Schmerzen im Oberbauch.

Die Salpingitis kann zum Tubenverschluss und damit zur **Infertilität** führen.

Die Salpingitis führt je nach Schweregrad der Entzündung zur Zerstörung des Flimmerepithels der Eileiter und zu Verwachsungen und Verklebungen im Bereich der Adnexen, die zur **Infertilität** führen können.

7.57 Klinische und diagnostische Befunde bei Gonorrhö

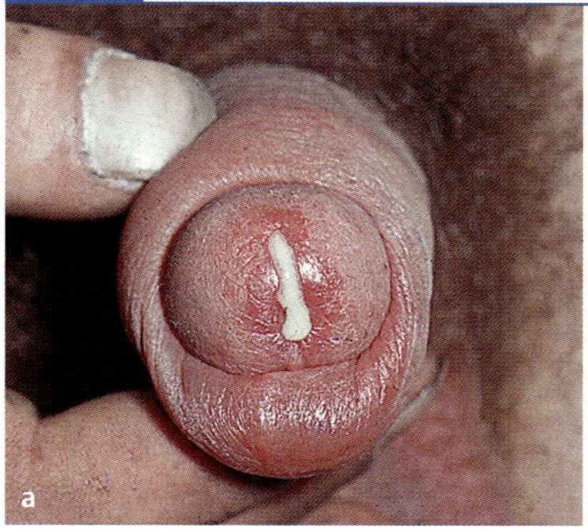

a Akute Urethritis gonorrhoica anterior mit gelb-grünem eitrigen Ausfluss und gerötetem Orificium urethrae und Präputiumödem.
b Disseminierte Gonokokkeninfektion mit typischen hämorrhagischen Papeln und Pusteln und Ulzeration am Daumen.
c Ausstrichpräparat, Methylenblau-Färbung mit Leukozyten und intra- und extrazellulär gelegenen, semmelförmigen Diplokokken.

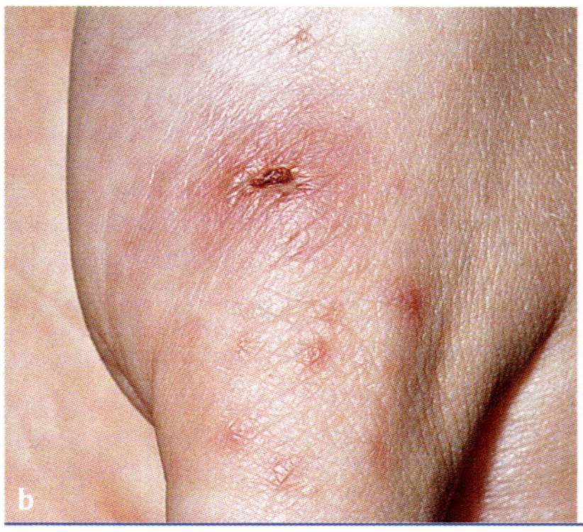

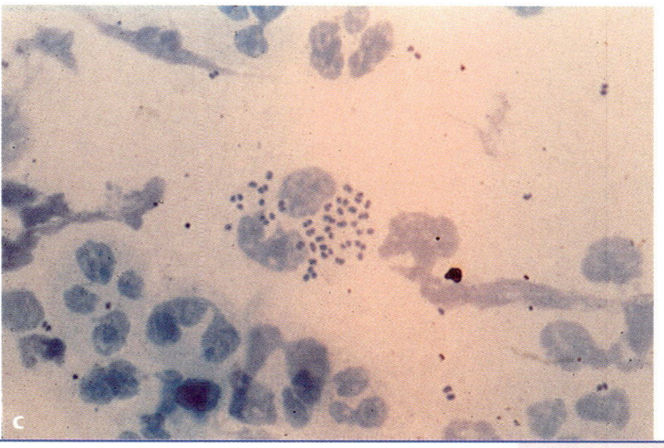

Bei entsprechendem Sexualverhalten kann es auch primär zu einer **extragenitalen Gonorrhö** z.B. der **anorektalen** Gonorrhö (Proktitis) oder der **oropharyngealen Gonorrhö** (Pharyngitis) bei Mann und Frau kommen. Auch die Konjunktivitis des Kleinkindes durch N. gonorrhoeae gehört zur Gruppe der extragenitalen Gonorrhö (s.o.).

Bei entsprechendem Sexualverhalten kann es primär zur **extragenitalen Gonorrhö** (z.B. anorektal oder oropharyngeal) kommen. Zu dieser Gruppe zählt auch die Gonokokken-Konjunktivitis des Kleinkindes.

Disseminierte Gonokokkeninfektion: Eine hämatogene Aussaat der Gonokokken kommt nur in ca. 1–3% der Fälle, zumeist bei Frauen mit Komplementmangel der Fraktionen C 6–8 vor. Es handelt sich um besondere Gonokokken-Stämme (Auxotypen) mit hoher Penicillinempfindlichkeit.
Klinisch ist diese benigne Gonokokkensepsis erkennbar an der Trias von intermittierendem Fieber bis 39°C, Arthralgien und einer sehr charakteristischen Dermatitis mit hämorrhagischen Pusteln an den Akren (Abb. **7.57 b**). **Histopathologisch** handelt es sich hierbei um eine Vaskulitis. Der Gelenkbefall äußert sich in der Frühphase der Disseminierung mit asymmetrischen Polyarthralgien, in der Spätphase als Monarthritis mit Gelenkerguss.
Die **Arthritis gonorrhoica** kann auch als alleiniges Symptom hämatogener Streuung auftreten.

Disseminierte Gonokokkeninfektion: Eine hämatogene Aussaat von Gonokokken tritt nur in 1–3% der Fälle auf.

Klinisch typisch ist die Trias von intermittierendem Fieber, Arthralgien und einer Dermatitis mit hämorrhagischen Pusteln an den Akren (Abb. **7.57 b**).

Die **Arthritis gonorrhoica** kann als einziges Symptom auftreten.

Diagnostik: Die Diagnose wird durch den Erregernachweis gesichert; beweisend ist die kulturelle Anzucht.
Mikroskopischer Direktnachweis: Urethral- oder Zervikalsekret wird auf einem Objektträger ausgestrichen und nach Lufttrocknung und Hitzefixierung mit **Methylenblau** oder nach **GRAM** gefärbt. Bei 800–1000facher Vergrößerung kann man im Mikroskop **intraleukozytäre gramnegative** Diplokokken mit typischer semmelförmiger Konfiguration erkennen (Abb. **7.57 c**).

Diagnostik: Kultureller Nachweis von N. gonorrhoeae.

Mikroskopischer Direktnachweis: (Färbung mit Methylenblau oder nach GRAM) von **gramnegativen** intraleukozytär liegenden Diplokokken im Ausstrichpräparat (Abb. **7.57 c**).

▶ **Merke:** Im Vaginalabstrich einer erwachsenen Frau kann man keine Gonokokken nachweisen!

◀ **Merke**

Kulturelle Anzüchtung: Da das mikroskopische Präparat nur eine Sensitivität von 40–70% hat, kann eine Gonorrhö **nur** durch Kultur ausgeschlossen werden.

Kulturelle Anzüchtung von Neisseria gonorrhoeae: Da das mikroskopische Präparat nur eine Sensitivität von 40–70% hat, kann eine Gonorrhö **nur** durch Kultur ausgeschlossen werden. Auf modifiziertem Thayer-Martin-Agar bei 35 °C unter 5–7% CO_2-Anreicherung wachsen die Gonokokken nach 24–48 Stunden. Der kulturellen Anzüchtung von N. gonorrhoeae kommt eine besondere Bedeutung bei der Erkennung von asymptomatischen Infektionen, vor allem bei Frauen zu.

Differenzialdiagnose: Chlamydieninfektion (vgl. Abb. **7.59**).

Differenzialdiagnose: Die klinische Symptomatik der Chlamydieninfektion ist der Gonorrhö sehr ähnlich (vgl. Abb. **7.59**).

Therapie: Möglichst frühzeitig.

Therapie: Eine möglichst frühzeitige Therapie ist notwendig, um Spätfolgen zu vermeiden.

Unkomplizierte Gonorrhö: Einzeittherapie mit Spectinomycin oder Gyrasehemmern.

Unkomplizierte Gonorrhö: Einzeitbehandlung mit Ceftriaxon 125 mg i. m. (WHO-Empfehlung) oder Spectinomycin 2 g i. m. oder oral mit Gyrasehemmern (z. B. Ciprofloxacin 500 mg). Nachkontrolle nach 1 Woche. Bei postgonorrhoischer Urethritis Untersuchung auf Chlamydien und Mykoplasmen, serologische Untersuchung zum Ausschluss einer gleichzeitig akquirierten Syphilis nach 6 Wochen. Patienten auch auf die Möglichkeit einer gleichzeitig erworbenen HIV-Infektion hinweisen!

Komplizierte Gonorrhö: Hochdosierte parenterale Antibiotikatherapie.

Komplizierte Gonorrhö: Bei Adnexitis oder Epididymitis gonorrhoica hochdosiert parenteral Cephalosporin (z. B. Ceftriaxon 1–2 g i. v.) über 10 Tage, falls kein Erregernachweis möglich ist, Therapie mit Breitspektrumantibiotika, die sowohl gonokokken- als auch chlamydienwirksam sind (Gyrasehemmer, z. B. Ciprofloxacin 2 × 500 mg i. v./die über 7 Tage).
Seit den 70er-Jahren wird eine zunehmende Resistenz der Gonokokken gegen Penicillin und Tetrazykline beobachtet. Vor allem die Entwicklung einer chromosomalen und Plasmid-Resistenz gegen Penicillin durch unterdosierte Antibiotikatherapie ist dafür verantwortlich.
Regional wird auch schon eine Spectinomycin-Resistenz beobachtet.

Genitale Chlamydieninfektionen

Genitale Chlamydieninfektionen

▶ **Definition**

▶ **Definition:** Weltweit verbreitete, häufige Infektionskrankheit im Genitalbereich durch Chlamydia trachomatis.

Epidemiologie: Chlamydia trachomatis ist der häufigste Erreger einer nicht gonorrhoischen Urethritis und Zervizitis.

Epidemiologie: Chlamydia trachomatis ist der häufigste Erreger einer nicht gonorrhoischen Urethritis und Zervizitis. Die allgemeine Prävalenz bei sexuell aktiven Personen liegt bei 2–4%, in Abhängigkeit vom Risikoverhalten auch höher.

Ätiologie und Pathogenese: Chlamydien sind kleine Bakterien, die sich **obligat intrazellulär** vermehren. Sie haben einen besonderen Entwicklungszyklus (Abb. **7.58**).

Ätiologie und Pathogenese: Chlamydien sind sehr kleine gramnegative Bakterien, die sich **obligat intrazellulär** vermehren. Sie besitzen eine Zellwand, DNS und RNS. Sie vermehren sich in einem besonderen **Entwicklungszyklus**, bei dem die Elementarkörperchen von der Wirtszelle phagozytiert werden. Diese werden metabolisch aktiv und werden zu Retikularkörperchen, die einen so genannten Einschluss bilden. Sie liegen in einer Vakuole im Zytoplasma und verdrängen den Zellkern. Schließlich platzt die Vakuole und zerstört dabei die Wirtszelle. Die freigesetzten reifen Elementarkörperchen können weitere Zellen, vorzugsweise Zylinderepithelien infizieren (Abb. **7.58**). Wenn die Einschlüsse nicht platzen, kommt es zu einer latenten, persistierenden Infektion.

Man unterscheidet 15 Serotypen von Chlamydia trachomatis.

Man unterscheidet 15 Serotypen von Chlamydia trachomatis. Serotyp A–C ruft das Trachom hervor, Serotyp D–K okulogenitale Infektionen und Serotyp L1 –L3 das Lymphogranuloma inguinale.

Okulogenitale Chlamydieninfektion

Okulogenitale Chlamydieninfektion

Klinik: Befall der Urogenital- und Konjunktivalepithelien mit gonorrhöähnlichem Krankheitsbild (Abb. **7.59**).

Klinik: Chlamydia trachomatis Serotyp D–K befällt die Urogenital- und Konjunktivalepithelien und ruft ein der Gonorrhö sehr ähnliches Krankheitsspektrum hervor (Abb. **7.59**).

Beim Mann tritt 1–3 Wochen nach der Infektion eine **seröse Urethritis** auf.

Beim Mann tritt nach dem infizierenden Geschlechtsverkehr innerhalb von 1–3 Wochen eine **seröse Urethritis** auf. Hauptsymptom ist die Dysurie mit morgend-

7.58 **Intrazellulärer Entwicklungszyklus von Chlamydia trachomatis**

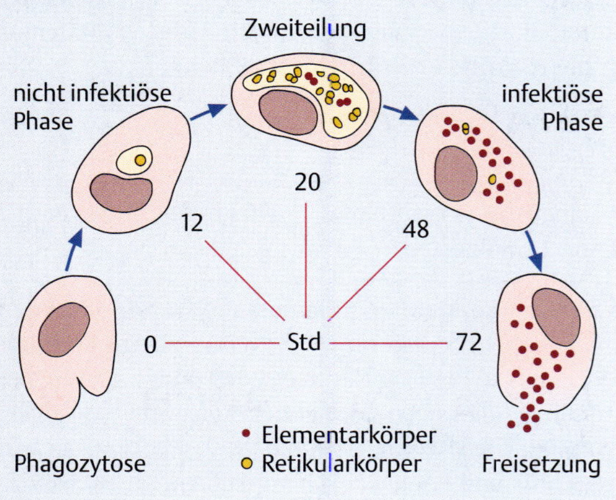

7.58

7.59 **Klinisches Spektrum der Gonokokken- und Chlamydien-Infektion**

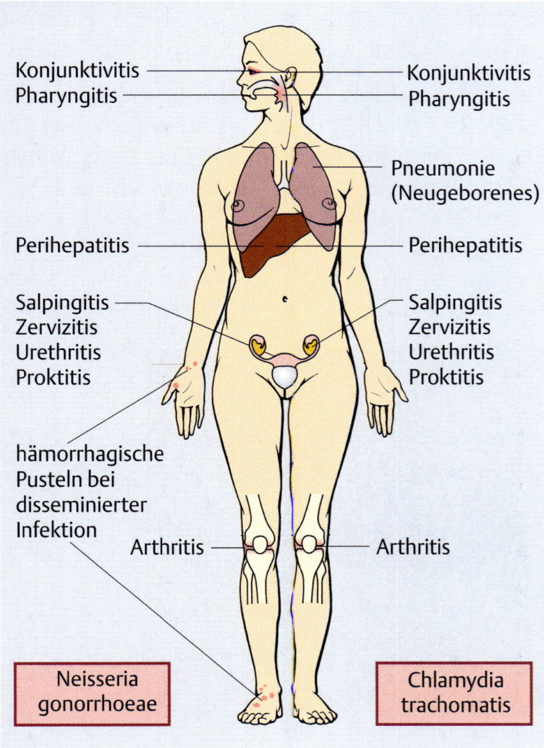

7.59

lichem wässrigem Fluor. Die Beschwerden können unbehandelt wieder abklingen und jederzeit rezidivieren. Bei Aszension der Chlamydien kann es zur **Epididymitis**, ggf. auch zur **Prostatitis** kommen. Bei Analverkehr kann eine **Proktitis** entstehen.

Bei der Frau tritt nach der Infektion zunächst eine **Zervizitis** auf. Meist bleibt diese Infektion unerkannt. Dem vermehrten serösen bis mukopurulenten Zervikalfluor wird oft keine Bedeutung beigemessen, bis es zur aufsteigenden Infektion in das Endometrium, die Eileiter und das Peritoneum kommt. Den größten Schaden richten die Chlamydien am Flimmerepithel der Eileiter an. Die Entzündung führt zur Verklebung und derben Infiltration der Eileiter und bei doppelseitiger **Salpingitis** zur **Infertilität**.

Bei Aszension der Chlamydien kommt es zu **Epididymitis** und bei Analverkehr zur **Proktitis.**

Bei der Frau tritt nach Infektion eine meist unerkannte serös-mukopurulente **Zervizitis** auf. Bei Aszension der Chlamydien kommt es zur **Salpingitis** mit nachfolgender Verklebung der Eileiter und **Infertilität.**

Komplikationen sind Perihepatitis, Einschlusskörperchen-Konjunktivitis (Abb. **7.60 a**) und reaktive Arthritis (Morbus Reiter).

Komplikationen: Komplikationen bei länger bestehender Chlamydieninfektion sind die Perihepatitis, die Einschlusskörperchen-Konjunktivitis mit typischen meist einseitigen pflastersteinartigen Veränderungen der Bindehaut (Abb. **7.60 a**) und schließlich die reaktive Arthritis (Morbus Reiter).

Differenzialdiagnose: Gonorrhö, Mykoplasmeninfektion.

Differenzialdiagnose: Gonorrhö und Mykoplasmeninfektion.

▶ **Merke**

▶ **Merke:** Häufig kommt es auch zu Doppel- und Dreifachinfektionen von Chlamydien, Mykoplasmen und Gonokokken.

Beim **Neugeborenen** kann es zur **perinatalen Chlamydieninfektion** mit Konjunktivitis, Bronchitis und Pneumonie kommen.

Bei **Neugeborenen** kann es zu einer **perinatalen Chlamydieninfektion** kommen, wenn die Mutter infiziert ist. Häufigste Infektion ist die serös-eitrige **Konjunktivitis**, die durch die Credé-Prophylaxe nicht verhindert wird und 1 – 3 Wochen nach der Geburt auftritt. Deshalb werden nach der Geburt Erythromycin-Augentropfen zur Prophylaxe verwendet. Gleichzeitig wird der Naso-Pharyngealraum besiedelt, und es kann zu **Bronchitis und Pneumonie**, wahrscheinlich auch Otitis media kommen.

Lymphogranuloma inguinale

Es wird durch Chlamydia trachomatis Serotyp L1 – 3 hervorgerufen und kommt in Europa selten vor.

Lymphogranuloma inguinale

Durch Chlamydia trachomatis Serotyp L1 – 3 wird das Lymphogranuloma inguinale hervorgerufen. Es ist in tropischen Regionen häufig, in Europa selten und wird meist von Auslandsreisen mitgebracht.

Klinik: Nach unscheinbarer Primärläsion, die spontan abheilt, kommt es nach 3 – 4 Wochen zu Krankheitsgefühl und **einseitiger** Lymphknotenschwellung mit eitriger Einschmelzung (Abb. **7.60 b**).

Klinik: Die Primärläsion ist ein unscheinbares herpesartiges Bläschen, das erodiert und spontan abheilt. Nach 3 – 4 Wochen kommt es zu Krankheitsgefühl und meist **einseitigen** inguinalen Lymphknotenschwellungen. Die Lymphknoten können faustgroß anschwellen, verbacken, eitrig einschmelzen und sich schließlich über Fisteln entleeren (Abb. **7.60 b**).

7.60 Befunde bei Chlamydieninfektion

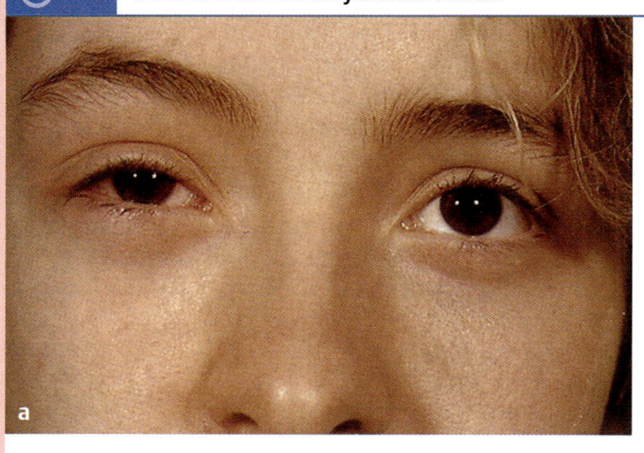

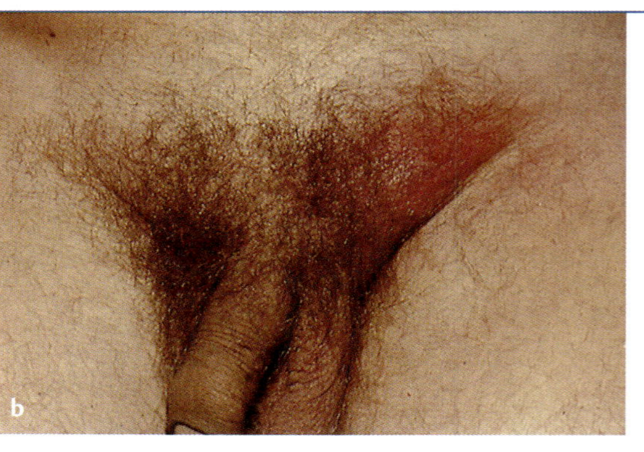

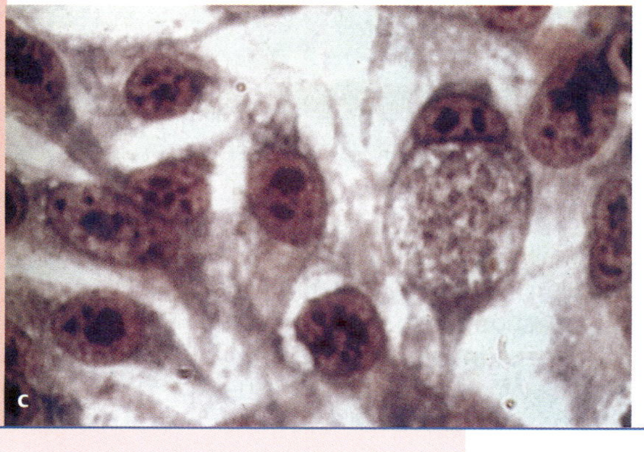

a Konjunktivitis und Lidödem des rechten Auges durch Chlamydia trachomatis, Serotyp D–K.
b Lymphogranuloma inguinale durch Chlamydia trachomatis, Serotyp L1 –L3.
c Intrazellulärer Einschluss mit Elementarkörperchen von Chlamydia trachomatis im Zytoplasma eines Fibroblasten (McCoy-Zellkultur, Giemsa-Färbung 1000fache Vergrößerung).

Diagnostik:

- **Direkter Nachweis:** Chlamydia trachomatis kann **auf Zellkulturen** gezüchtet werden. Die Einschlüsse können mit verschiedenen Färbungen sichtbar gemacht werden (z. B. Giemsa [Abb. **7.60 c**], Jod oder mit fluoreszenzmarkierten monoklonalen Antikörpern). Dieses Verfahren ist zeitaufwendig und teuer. Einfacher ist der **Chlamydien-DNS-Nachweis** mit Amplifikationsverfahren (PCR, LCR) oder von **Chlamydienantigenen** mithilfe von polyklonalen oder monoklonalen Chlamydienantikörpern im direkten Immunfluoreszenztest oder im Enzymimmunoassay. Da die Chlamydien intrazellulär liegen, muss bei der Entnahme darauf geachtet werden, dass Epithelien im Ausstrichmaterial enthalten sind. Am besten können Chlamydien aus Urethra, Zervix und Bindehaut isoliert werden, der DNS-Nachweis ist auch aus Morgenurin möglich.
- **Serologischer Nachweis:** Serumantikörper werden nur bei komplizierten Chlamydieninfektionen gebildet.

Therapie: Orale Behandlung mit Doxycyclin 2 × 100 mg über mindestens 7 – 10 Tage oder alternativ Gyrasehemmer (z. B. Ofloxacin 2 × 300 mg/die über 7 Tage) oder Erythromycin 4 × 500 mg 10 Tage lang in der Schwangerschaft. Bei Komplikationen ist eine parenterale Therapie notwendig. Die Untersuchung der Kontaktpersonen und ggf. deren Behandlung ist – wie bei jeder Geschlechtskrankheit – wesentlich.

Diagnostik:

- **Direkter Nachweis:** Chlamydia trachomatis kann **auf Zellkulturen** gezüchtet werden (zur Darstellung in Giemsa-Färbung s. Abb. **7.60 c**) oder **Chlamydienantigene** können im Abstrich direkt mit Antikörpern im Immunfluoreszenztest oder Enzymimmunoassay nachgewiesen werden. DNS-Nachweis aus Morgenurin.
- **Serologischer Nachweis:** Serum-Antikörper werden nur bei komplizierten Infektionen gebildet.

Therapie: Doxycyclin oder Erythromycin oral, bei Komplikationen parenteral.
Behandlung der infizierten Kontaktpersonen!

▶ **Klinischer Fall.** Der 24-jährige Patient hatte vor 3 Monaten eitrigen Urethralausfluss. Nachdem mikroskopisch gramnegative Diplokokken nachgewiesen worden waren, wurde er unter der Diagnose einer akuten Urethritis gonorrhoica mit 2 g Spectinomycin i. m. behandelt. Danach war der Patient zunächst beschwerdefrei und stellte sich daher nicht mehr zur Nachkontrolle vor. Nach 2 – 3 Wochen bemerkte er wieder einen leichten glasigen Ausfluss morgens und leichtes Brennen nach dem Wasserlassen. In den letzten Wochen hatte er in beiden Kniegelenken Schmerzen und entwickelte eine Konjunktivitis rechts. Bei der Wiedervorstellung konnten im Urethral- und Konjunktivalabstrich im Immunfluoreszenztest Chlamydienantigene nachgewiesen werden. Die kulturelle Untersuchung auf Gonokokken, Mykoplasmen und Trichomonaden war negativ. Im Morgenurin war mittels PCR Chlamydien-DNS nachweisbar. Im Serum waren erhöhte IgG- und IgA-Antikörper gegen Chlamydia trachomatis nachweisbar.
Diagnose: postgonorrhoische Chlamydieninfektion.
Therapie: Doxycyclin 2 × 100 mg über 14 Tage oral. Zusätzlich Lokaltherapie der Bindehaut mit Erythromycin-Augentropfen. Eine Partneruntersuchung wurde veranlasst.

◀ Klinischer Fall

Genitale Mykoplasmeninfektion

Bei sexuell aktiven Personen kann man auf den Urogenitalschleimhäuten häufig Mykoplasmen nachweisen. Unter für sie günstigen Bedingungen können sie sich vermehren und Entzündungen hervorrufen. Man rechnet sie deshalb zu den opportunistischen Keimen. Gesichert ist die Pathogenität von **Ureaplasma urealyticum** bei der Urethritis des Mannes und von **Mycoplasma hominis** bei der Salpingitis der Frau. Eine geringere Rolle spielt Mycoplasma genitalium.

Therapie: Oral Doxycyclin 2 × 100 mg 10 Tage lang, alternativ Erythromycin wie bei Chlamydieninfektionen.

Genitale Mykoplasmeninfektion

Ureaplasma urealyticum und **Mycoplasma hominis** sind transiente Keime der Urogenitalschleimhaut. Ureaplasmen können eine Urethritis, Mycoplasma hominis eine Salpingitis hervorrufen.

Therapie: Oral Doxycyclin oder Erythromycin.

Syphilis

Erworbene Syphilis

▶ **Synonyme:** Lues, harter Schanker, Schaudinn-Hoffmann-Krankheit

▶ **Definition:** Schwere, in Stadien verlaufende, chronische Geschlechtskrankheit, die alle Organsysteme befallen und unbehandelt zu Siechtum und Tod führen kann.

◀ Definition

Geschichte und Epidemiologie: Die erste Epidemie trat 1495 in Neapel auf und hatte anfangs wegen der hohen Mortalität katastrophale Auswirkungen. Im Verlauf der Jahrhunderte wandelte sich die Syphilis zu einer chronisch verlaufenden Krankheit.

Geschichte und Epidemiologie: Die erste bekannte Epidemie trat 1495 in und um Neapel auf. Möglicherweise wurde sie von Seeleuten, die mit Kolumbus in der Karibik waren, eingeschleppt. Die Erkrankung breitete sich in den folgenden Jahren vor allem in den Söldnerheeren rapide aus und hatte wegen der hohen Mortalität katastrophale Auswirkungen (Beispiel: von 8000 Schweizer Söldnern überlebten nur 148. Ihre Heimatstadt Bern nahm sie wegen Angst vor Ansteckung nicht auf). Im Verlauf der Jahrhunderte wandelte sich die Syphilis – durch abnehmende Virulenz des Erregers oder Selektion von immunologisch kompetenteren Patienten – zu einer chronisch verlaufenden Krankheit. Gelegentlich kann man auch heute noch bei immunabwehrgeschwächten Patienten solche foudroyanten Verläufe sehen. Sie werden als Lues maligna bezeichnet.

Erreger: Der Erreger der Syphilis, **Treponema pallidum,** wurde 1905 entdeckt. Er lässt sich bisher nur auf lebenden Organen kultivieren.

Erreger: Der Erreger der Syphilis, die Spirochäte **Treponema pallidum,** wurde 1905 von Schaudinn und Hoffmann entdeckt. Bis heute ist es nicht gelungen, das Bakterium auf Nährböden oder in Zellkulturen anzuzüchten. Lediglich auf lebenden Organen – vorzugsweise Kaninchenhoden – können sie kultiviert werden. Der Teilungszyklus ist sehr langsam (ca. 30 Std.).

Klinik: Das klinische Bild ist sehr vielgestaltig, alle Organsysteme können befallen werden.

Klinik: Das klinische Bild ist sehr vielgestaltig, und die Krankheitssymptome können individuell sehr unterschiedlich sein. Alle Organsysteme können im jahrzehntelangen Verlauf der Syphilis befallen werden.

Stadium I

2 – 3 Wochen nach Infektion tritt an der Eintrittspforte ein **Ulcus durum**, der **Primäraffekt**, auf (Abb. **7.61 a**). Eine Woche später eine derbe, indolente regionale Lymphknotenschwellung (sog. **Bubo**).

Stadium I

Nach einer Inkubationszeit von 2 – 3 Wochen tritt an der Eintrittspforte eine derbe Papel auf, die sich in ein nicht oder wenig schmerzhaftes Ulkus mit derbem Rand umwandelt. Dieses harte Ulkus **(Ulcus durum)** wird als **Primäraffekt** oder harter Schanker bezeichnet. Die Lokalisation ist abhängig von der Art des Geschlechtsverkehrs, beim Mann am häufigsten an der Glans penis, dem Frenulum, Präputium oder anorektal (Abb. **7.61 a**). Bei der Frau im Bereich der kleinen Labien, an der Portio uteri oder extragenital, z. B. an der Lippe. Etwa eine Woche später tritt eine derbe, indolente regionale Lymphknotenschwellung (sog. **Bubo**) auf.

Primäraffekt und Bubo werden als **syphilitischer Primärkomplex** bezeichnet.

Primäraffekt und regionale Lymphknotenschwellung zusammen werden als **syphilitischer Primärkomplex** bezeichnet. Ohne Behandlung heilt das Ulkus nach einigen Tagen bis Wochen narbig ab.

Stadium II

Nach 3 – 4 Wochen sind Antikörper im Serum nachweisbar, nach 8 – 12 Wochen kommt es zu Antigen-Antikörperreaktionen mit **syphilitischen Exanthemen** (Abb. **7.61 b**, Tab. **7.10**).

Stadium II

Die generalisierte Aussaat der Treponemen und die immunologischen Reaktionen kennzeichnen das klinische Bild der Sekundärphase, der Lues II. Etwa nach 3 – 4 Wochen sind Antikörper im Serum nachweisbar. Nach 8 – 12 Wochen kommt es zu Antigen-Antikörperreaktionen, die sich klinisch in Krankheitsgefühl, Arthralgien, Temperaturanstieg und schließlich in **Exanthemen** äußern. Diese Exantheme bezeichnet man als **Syphilide.** Sie sind morphologisch sehr vielgestaltig und können anderen dermatologischen Erkrankungen, vor allem Virusexanthemen (Roseola syphilitica), Arzneimittelexanthemen, schuppenden Dermatosen oder einer Acne vulgaris ähneln (Abb. **7.61 b**). Die Differenzialdiagnose der Syphilide ist in Tab. **7.10** dargestellt.

Die Lymphknoten sind **generalisiert** vergrößert.

Die Lymphknoten sind **generalisiert** vergrößert und meist sehr derb und gut abgrenzbar zu tasten – **Polyskleradenitis.** Diagnostisch richtungweisend ist die Vergrößerung der kubitalen Lymphknoten.

Weitere Krankheitserscheinungen sind die **Angina specifica** und die im Genital- und Analbereich auftretenden **Condylomata lata** (Abb. **7.61 c**); aus der Schleimhaut bzw. den Papeln können im „Reizsekret" Treponemen im Dunkelfeld nachgewiesen werden.

Gleichzeitig oder einige Wochen später treten weitere Krankheitserscheinungen auf, in denen im „Reizsekret" Treponemen nachweisbar sind (vgl. S. 241) und die wie der Primäraffekt infektiös sind, dazu zählen: die akute eitrige Tonsillitis (**Angina specifica**), weißlich opaleszierende Papeln an der Mundschleimhaut (**Plaques muqueuses**), sowie die im Genital- und Analbereich auftretenden, breitbasig aufsitzenden, zur Mazeration neigenden Papillome (**Condylomata lata,** Abb. **7.61 c**).

7.61 Befunde in verschiedenen Erkrankungsstadien der Syphilis

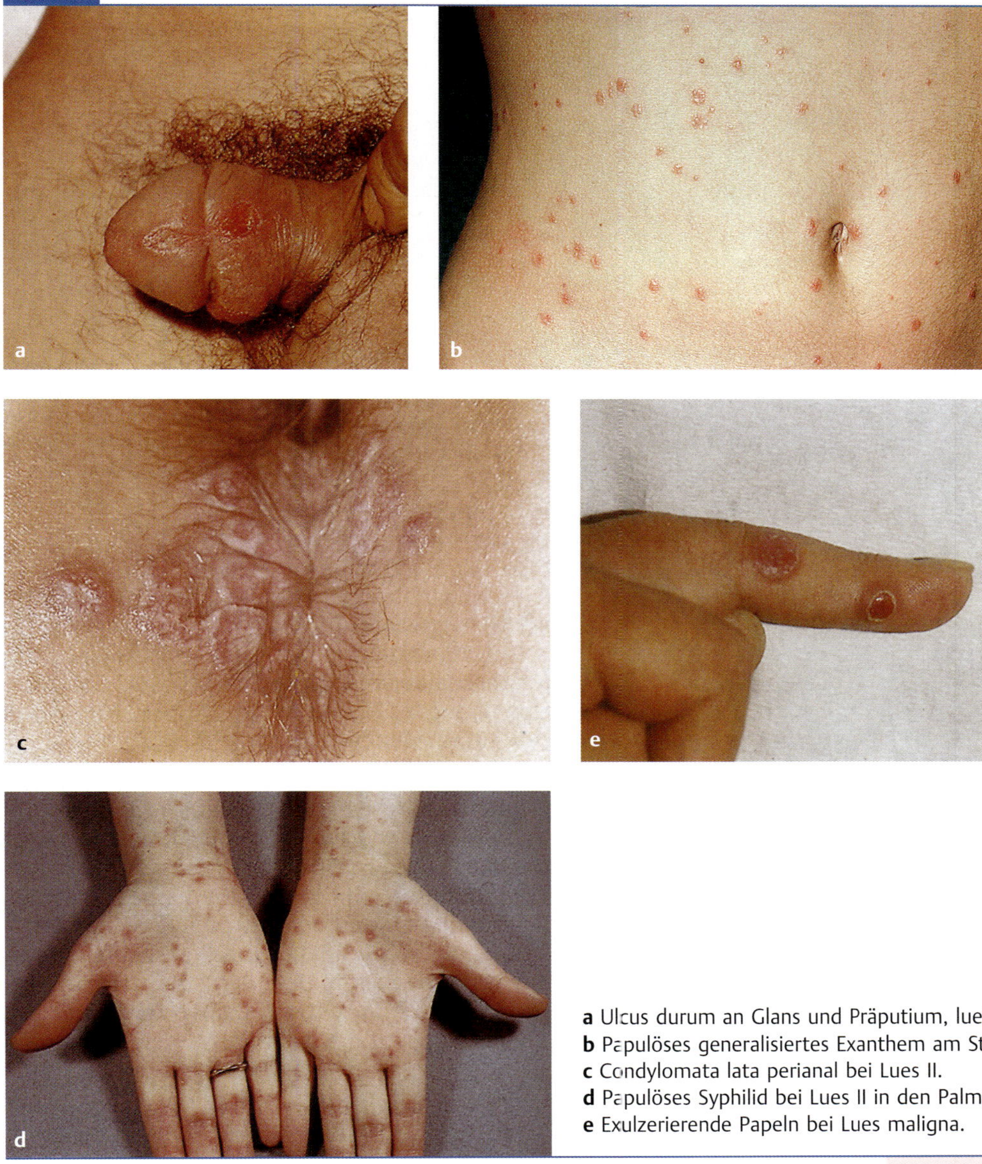

a Ulcus durum an Glans und Präputium, luetischer Primäraffekt.
b Papulöses generalisiertes Exanthem am Stamm bei Lues II.
c Condylomata lata perianal bei Lues II.
d Papulöses Syphilid bei Lues II in den Palmae.
e Exulzerierende Papeln bei Lues maligna.

Etwa 4 Monate nach der Infektion klingt das Exanthem wieder spontan ab. Es können in den folgenden 2 Jahren **Rezidivexantheme** mit unterschiedlicher Morphologie auftreten. Besonders typisch ist das Auftreten von Papeln in den Handlinien der Palmae oder an den Plantae (Abb. **7.61 d**). Das abheilende Exanthem kann ein postinflammatorisches **Leukoderm** hinterlassen, das besonders auffällig im Nacken ist und sinnigerweise als „Halsband der Venus" (Corona venerea) bezeichnet wurde.

In den folgenden 2 Jahren können **Rezidivexantheme** auftreten.
Besonders typisch ist das Auftreten von Papeln in den Handlinien (Abb. **7.61 d**). Postinflammatorisch kann ein **Leukoderm** auftreten (Corona venerea).

Nach 5–6 Monaten kann es zu einem kleinfleckigen, „mottenfraß"-ähnlichen Haarausfall kommen – **Alopecia areolaris**.

Der fleckförmige Haarausfall wird **Alopecia areolaris** genannt.

Die Beteiligung innerer Organe bleibt meist unerkannt, da sie leicht verlaufen. Häufiger treten eine Begleithepatitis, Immunkomplexnephritis, Meningitis, Myositis und Periostitis auf.

Sonderform: Eine besonders schwere Verlaufsform im Stadium II ist die **Lues maligna.** Sie tritt bei schlechter Immunabwehrlage auf (z. B. bei malignen Erkrankungen und HIV-Infektion). Die Hautläsionen sind größer und exulzerieren (Abb. **7.61 e**).

Sonderform: Eine schwere Verlaufsform bei schlechter Immunabwehrlage mit ulzerierenden Hautläsionen wird **Lues maligna** genannt (Abb. **7.61 e**).

7.10

Tab. 7.10 Differenzialdiagnose der syphilitischen Exantheme

morphologisches Bild des Syphilids	*besondere Merkmale*	*Differenzialdiagnose*
makulöses monomorphes Syphilid (Roseola)	kein Juckreiz	Masern Mononukleose akutes HIV-Exanthem Pityriasis rosea Arzneimittelexanthem
papulöses oder makulo-papulöses Syphilid	Befall von Handtellern und Fußsohlen	Parapsoriasis lichenoides Lichen ruber Arzneimittelexanthem Tuberkulid
papulosquamöses Syphilid	Befall von Haaransatz und Handtellern	Psoriasis vulgaris seborrhoische Dermatitis Pityriasis rosea
papulopustulöses Syphilid	kein Fieber nässende Papeln nasolabial und in den Mundwinkeln	Acne vulgaris Rosacea pustulosa Varizellen Perlèche

Im Anschluss an die Sekundärphase kann der Patient völlig erscheinungsfrei werden.

Latenzstadium: Dieses Stadium kann viele Jahre oder lebenslänglich andauern. Eine Spontanheilung ist möglich. Nur mithilfe des treponemenspezifischen Antikörpernachweises lässt sich entscheiden, ob die Lues noch behandlungsbedürftig ist.

Latenzstadium: Das sog. Latenzstadium im Anschluss an die Sekundärphase kann über viele Jahre oder lebenslänglich andauern. Die Patienten fühlen sich gesund. Das Stadium nennt man **Lues latens seropositiva.** In dieser Phase kann es zur Spontanheilung oder zumindest zur permanenten Latenz kommen. Nur mithilfe des treponemenspezifischen IgM-Antikörpernachweises lässt sich entscheiden, ob die Lues noch behandlungsbedürftig ist.

▶ Merke

▶ **Merke:** Die Syphilis ist der „Affe" unter den Krankheiten und kann viele Krankheiten imitieren.

Stadium III

Nach 3 – 5 Jahren kann sich eine granulomatöse Gewebereaktion (sog. **Syphilome** oder **Gummen)** auf **Treponemenantigene** entwickeln. Behandelte exulzerierte Gummen heilen narbig ab.

Diese Form der Tertiärsyphilis tritt wie auch die Neurosyphilis und kardiovaskuläre Syphilis heute nur noch **sehr selten** auf.

Die **kardiovaskuläre Spätsyphilis** kann zur Endarteriitis im ZNS und zur **Mesaortitis** mit **Aortenaneurysma** führen.

Stadium III

Nach 3 – 5 Jahren oder Jahrzehnten kann sich eine infektionsallergische granulomatöse Gewebereaktion auf die **Treponemenantigene** an verschiedenen Organen entwickeln. Die Granulome werden **Syphilome oder Gummen** genannt und können sich auch an Haut oder Schleimhäuten manifestieren. Die antibiotische Behandlung eines exulzerierten Gummas an der Haut führt zu narbiger Abheilung.

Diese Form der Tertiärsyphilis tritt, ebenso wie die Neurosyphilis und die kardiovaskuläre Syphilis heute nur noch **sehr selten** auf.

Die **kardiovaskuläre Spätsyphilis** kann als obliterierende **Endarteriitis Heubner** die kleinen Gefäße des ZNS befallen mit Parenchymatrophie und Demenz, oder sie kann durch Befall der Vasa vasorum der Brustaorta zu einer **Mesaortitis** und zum **Aortenaneurysma** führen.

Stadium IV (Metalues)

Die Immunitätslage ist abgeschwächt. Es kommt zu **Tabes dorsalis** und **progressiver Paralyse**.

Stadium IV

Dieses Stadium wird auch **Metalues** genannt. Im Gegensatz zur Tertiärlues ist die **Immunitätslage abgeschwächt**. Die Treponemen vermehren sich wieder. Den Befall der Leptomeningen, der Hinterstränge und Dorsalganglien nennt man **Tabes dorsalis**. Klinisch gekennzeichnet durch Sensibilitätsausfälle, Ataxie und Schmerzattacken sowie Reflexausfälle und Pupillenstarre. Die **progressive Paralyse** ist gekennzeichnet als chronische Meningoenzephalitis mit atrophisierendem Parenchymschaden. Sie führt zu psychotischen Wesensveränderungen und schließlich zur Demenz.

Diagnostik:
Direkter Nachweis im Dunkelfeld
Da Treponema pallidum ein Gewebeparasit ist, muss zum Nachweis Sekret aus der Tiefe der Läsion gewonnen werden. Man desinfiziert und arrodiert die Oberfläche und presst das Ulkus (Primäraffekt) oder eine Papel (Condylomata lata) seitlich zusammen, so dass zellfreies **klares Reizsekret** austritt, das mit einem Tropfen NaCl auf einen Objektträger gebracht wird. Das Präparat wird mit einem Deckgläschen abgedeckt und **sofort** mit dem Dunkelfeldmikroskop untersucht. Nach einiger Übung erkennt man silbrig-hell aufleuchtende, spiralige Bakterien mit typischen Knick- und Rotationsbewegungen (Abb. **7.62 b**).

Diagnostik:
Direkter Nachweis im Dunkelfeld
Im Reizsekret des Primäraffekts oder der Condylomata-lata-Papeln können Treponemen im Dunkelfeld nachgewiesen werden (Abb. **7.62 b**).

Serologischer Nachweis von Antikörpern
Ca. 3 – 4 Wochen nach Infektion können **treponemenspezifische Immunglobulin-Antikörper** im Serum nachgewiesen werden, zunächst werden IgM-Antikörper gebildet, dann IgG-Antikörper. Außerdem werden ca. 6 Wochen nach Infektion auch unspezifische, **nichttreponemale Lipoidantikörper** gebildet, die früher mit der Wassermann-Reaktion, heute mit dem so genannten VDRL-Test (Venereal disease research laboratory test) nachgewiesen werden. Als Antigen wird Cardiolipin verwendet. Die heute gebräuchlichen Methoden zum Nachweis von treponemalen Antikörpern sind der **TPHA-Test** (= Treponema-pallidum-Hämagglutinationstest), der **FTA-Test** (= Fluoreszenz-Treponema-Antikörpertest) und in Sonderfällen der sehr aufwendige Nelson- oder **TPI-Test** (Treponema-pallidum-Immobilisations-Test), bei dem als Antigen lebende Treponemen verwendet werden.
TPHA- und FTA-Test sind auch zum Nachweis von IgM-Antikörpern geeignet. Das Patientenserum wird säulenchromatographisch aufgetrennt und mit der IgM-Fraktion der Test durchgeführt. Weitere Methoden sind der SPHA- (**S**olid **ph**ase **H**ämagglutinationstest) und ELISA- (**E**nzyme **l**inked **i**mmunosorbent **a**ssay) Test.

Serologischer Nachweis von Antikörpern
Ca. 3 Wochen nach Infektion sind **treponemenspezifische Antikörper** im Serum nachweisbar. Nach 6 Wochen werden auch **nichttreponemale Lipoidantikörper** gebildet, die mit dem VDRL-Test nachgewiesen werden.
Methoden zum Nachweis von treponemalen Antikörpern sind der **TPHA-Test**, der **FTA-Test** und der **TPI-Test**.

TPHA- und FTA-Test sind auch zum Nachweis von IgM-Antikörpern im fraktionierten Patientenserum geeignet.

▶ **Merke:** Die Beurteilung der Seroreaktionen sollte nur im Zusammenhang mit den anamnestischen und klinischen Daten des Patienten vorgenommen werden.

◀ **Merke**

7.62 Diagnostik bei Syphilis

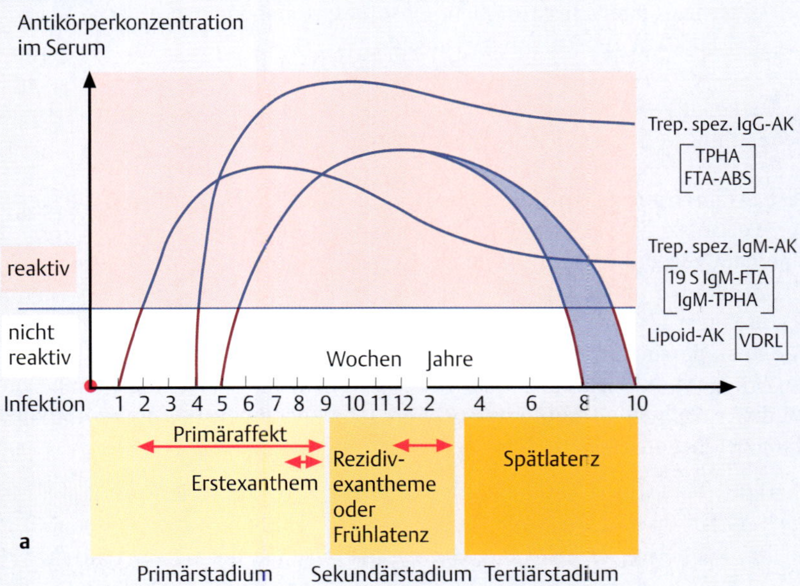

a

Antikörpernachweis im Serum in den verschiedenen Stadien der unbehandelten Syphilis.

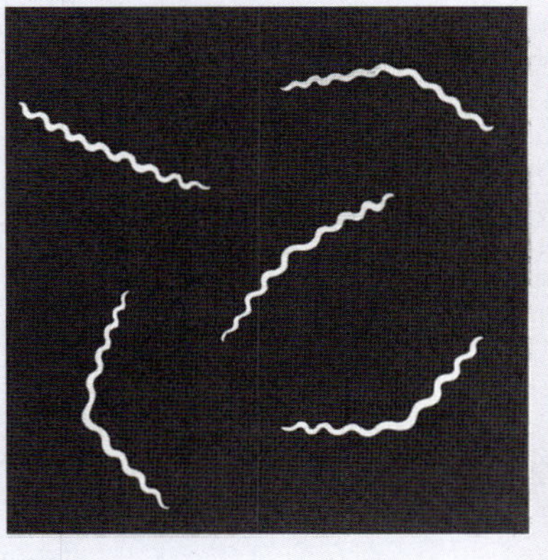

b

Treponema pallidum im Dunkelfeldmikroskop (Zeichnung).

Den Verlauf der Seroreaktionen zeigt Abb. **7.62 a**, die verschiedenen Testverfahren Tab. **7.11**.

Der Verlauf der Seroreaktionen ist in Abb. **7.62 a** dargestellt, die verschiedenen Testverfahren in Tab. **7.11**.

7.11 Serologische Testverfahren zur Diagnostik der Syphilis

▶ ***Suchtest***	TPHA-Test VDRL als Schnelltest
▶ ***Bestätigungstests***	VDRL-Test mit Titration FTA-Abs-Test
▶ ***Tests zur Beurteilung der Behandlungsbedürftigkeit***	19 S-IgM-FTA-Test oder andere IgM-Antikörpernachweisverfahren
▶ ***Test zur Verlaufskontrolle***	VDRL-Test mit Titration

Suchtest: TPHA- und **VDRL-Test** werden als Suchtest in der Routine eingesetzt.
3–4 Wochen nach Infektion wird der TPHA-Test reaktiv und bleibt meist auch bei behandelter Lues reaktiv.

Der VDRL-Test wird nach 5–6 Wochen reaktiv und ist weniger spezifisch.

Bestätigungstests: Hierfür eignet sich der FTA-Test oder auch der VDRL-Test mit Titration.

Testverfahren zur Beurteilung der Behandlungsbedürftigkeit: Bei länger bestehender Infektion können IgG-Antikörper lebenslänglich im Serum nachweisbar bleiben.

▶ **Merke**

Testverfahren zur Verlaufskontrolle: Der quantitativ durchgeführte VDRL-Test ist zur Verlaufskontrolle geeignet. Nach Therapie sinken die Titer der Lipoidantikörper im Serum schnell ab.

Bei Verdacht auf **Neurolues** sollte auch **eine Liquoruntersuchung** durchgeführt werden.

Therapie: Penicillin ist in allen Stadien der Syphilis das **Mittel der Wahl.** Bei Frühlues (< 1 Jahr) Penicillin G 1 Mio IE i.m./die 14 Tage lang. Eine Einzeittherapie mit Benzathin-Penicillin G (2,4 Mio IE i.m.) ist möglich. Bei Spätlues (> 1 Jahr) 21 Tage lang.

Suchtest: Als Suchtest, z.B. bei routinemäßigen Untersuchungen von Schwangeren, Soldaten, Prostituierten und Patienten, eignet sich der **TPHA-Test.** 3–4 Wochen nach Infektion wird er reaktiv (ca. 15% falsch negativ!) und bleibt meist auch bei behandelter Lues reaktiv. Er ist leicht durchführbar, gut reproduzierbar, hochspezifisch und sensitiv.
Der **VDRL-Test** wird nach 5–6 Wochen reaktiv, nach Behandlung fallen die Antikörpertiter ab. Da als Antigen Cardiolipin verwendet wird, ist er weniger spezifisch.
Bestätigungstests: Als Bestätigungstests eignen sich der FTA-Test und der VDRL-Test mit Titration.
Beim **FTA-Test** werden Treponemen auf Objektträgern fixiert und mit indirekter Fluoreszenztechnik treponemenspezifische Antikörper nachgewiesen. Um Kreuzreaktionen mit apathogenen Treponemen zu vermeiden, wird das Serum vorher mit Reiter-Treponemen absorbiert (FTA-Abs-Test). IgG-Antikörper können mit diesem Test nach ca. 4 Wochen nachgewiesen werden. Der Test bleibt auch nach Behandlung positiv und ist deshalb nicht zur Therapiekontrolle geeignet. Falsch positive Ergebnisse treten bei Patienten mit Autoimmunerkrankungen auf.
Testverfahren zur Beurteilung der Behandlungsbedürftigkeit: Bei länger bestehender Infektion können IgG-Antikörper gegen T. pallidum lebenslänglich im Serum nachweisbar bleiben (so genannte Seronarbe). Um die Therapiebedürftigkeit einer Lues latens festzustellen, führt man treponemenspezifische Tests mit der IgM-Fraktion des Patientenserums durch.

▶ **Merke:** IgM-Antikörper sind bei unbehandelter Lues nachweisbar. Nach Behandlung verschwinden sie innerhalb von 6–12 Monaten.

Testverfahren zur Verlaufskontrolle: Der quantitativ durchgeführte VDRL-Test ist zur Verlaufskontrolle sehr gut geeignet. Nach Therapie sinken die Titer der Lipoidantikörper im Serum schnell ab, während die treponemenspezifischen IgG-Antikörper anwesend bleiben, vor allem wenn die Lues vor Therapie schon länger als ein Jahr bestanden hat. Die IgM-Antikörper-Diagnostik ist als Verlaufsuntersuchung nur bei quantitativen Angaben geeignet.
Bei Verdacht auf **Neurolues** oder bei Luesinfektionen, deren Dauer unbekannt ist, sollte auch eine **Liquoruntersuchung** auf treponemenspezifische Antikörper durchgeführt werden.

Therapie: Penicillin ist in allen Stadien der Syphilis das **Mittel der Wahl.** Auch nach 40 Jahren sind keine Resistenzentwicklungen bekannt geworden. Mit Penicillin können genügend hohe Gewebsspiegel ohne die Gefahr toxischer Nebenwirkungen erreicht werden, und es ist auch gut liquor- und plazentagängig. Ab einem Blutspiegel von 0,03 IE/ml wirkt Penicillin treponemocid. Wegen der langsamen Generationszeit der Treponemen ist auf ausreichend lange und hohe Gewebsspiegel zu achten. Bei Infektionen, die weniger als 1 Jahr bestehen, wird mit Clemizol-Penicillin G 1 Mio IE i.m. täglich 14 Tage lang behandelt. Bei unzuverlässigen Patienten oder Reisenden kann auch eine Einzeittherapie mit Depot-Penicillin (Benzathin-Penicillin G 2,4 Mio IE i.m.) durchgeführt werden. Bei Infektionen, die länger als 1 Jahr bestehen, soll 21 Tage behandelt werden. Bei Neurolues wird eine intravenöse Penicillintherapie durchgeführt.

Besteht eine **Penicillinallergie** kann **alternativ** mit **Doxycyclin** 2 × 100 mg/die über 14 Tage behandelt werden.

Bei **Penicillinallergie alternativ Doxycyclin.**

Bei Behandlung der Lues in einem treponemenreichen Stadium kann der durch die erste Injektion hervorgerufene Erregerzerfall zu toxischen Reaktionen mit Fieber, Schüttelfrost und verstärktem Exanthem, der **Jarisch-Herxheimer-Reaktion**, führen. Durch die gleichzeitige Injektion von Glukokortikoiden mit der ersten Penicillininjektion kann dies verhindert werden.

Bei Behandlung der Lues kann durch den Erregerzerfall eine toxische Reaktion auftreten – die **Jarisch-Herxheimer-Reaktion**.

Serologische Nachkontrolle: Jeder Patient sollte 3, 6, 12 Monate und dann jährlich bis zu 4 Jahren mit dem quantitativen VDRL-Test nachuntersucht werden. Je länger die Lues vor Therapiebeginn bestanden hat, desto langsamer sinken die Antikörpertiter ab. **Reinfektionen** können an einem Titeranstieg über mehr als 4 Stufen sowie an einem erneuten Nachweis von IgM-Antikörpern erkannt werden.

Serologische Nachkontrolle: Nach 3, 6, 12 Monaten, dann jährlich bis zu 4 Jahren sollte eine serologische Nachkontrolle stattfinden.

Wichtig ist die Partneruntersuchung und -therapie.

Partnerbehandlung ist wichtig.

Der Nachweis von Treponema pallidum bzw. Treponema-pallidum-Antikörpern ist nach dem seit 1. 1. 2001 in Kraft getretenen Infektionsschutzgesetz ohne Namensnennung **meldepflichtig.**

Der Nachweis von Treponema pallidum bzw. T. pallidum-Antikörpern ist **meldepflichtig.**

Angeborene (konnatale) Lues

Treponema pallidum kann nach Abschluss der Plazentaentwicklung im 4.–5. Schwangerschaftsmonat **diaplazentar** von der Mutter auf das Kind übertragen werden, sofern die Mutter eine **floride** Lues hat. Daraus folgt, dass Luesinfektionen der Mutter, die vor der Schwangerschaft oder im ersten Trimenon ausreichend behandelt werden, das Kind nicht schädigen.

Treponemen können **diaplazentar** von der Mutter auf das Kind übertragen werden.

Deshalb wird heute in der Frühschwangerschaft routinemäßig ein serologischer Luestest (TPHA-Test) durchgeführt.

Der Schweregrad der Lues connata hängt von der Infektiosität der mütterlichen Lues ab. Im schwersten Fall – bei Frühlues der Mutter – wird das Kind im 7.–8. Schwangerschaftsmonat tot geboren. Liegt die Infektion bei der Mutter schon länger zurück, kommt das Kind mit Symptomen der Lues II zur Welt: Haut- und Schleimhautexantheme, Rhinitis syphilitica, interstitielle Hepatitis, Hydrozephalus, Osteochondritis, Pneumonia alba, Anämie u.a. Symptome weisen auf die generalisierte Aussaat der Treponemen hin. Das Kind kann auch bei der Geburt erscheinungsfrei sein, und erst im Jugendlichen- oder Erwachsenenalter wird bei einer serologischen Untersuchung die Lues erkannt und Zeichen der **Lues connata tarda** offenbar. Sichere Erkennungszeichen sind die Sattelnase als Folge der ulzerösen Rhinitis syphilitica mit Knorpel- und Septumzerstörung und die Parrot-Furchen perioral bis ins Lippenrot.

In der Frühschwangerschaft wird deshalb heute routinemäßig ein serologischer Lues-Test durchgeführt.
Je nach Schweregrad der Lues connata kann es zu Totgeburt oder Symptomen der Lues II bei Geburt kommen. Das Kind kann auch erscheinungsfrei geboren werden und die Diagnose ist nur serologisch zu stellen.

▶ **Merke:** Die **Hutchinson-Trias** mit Tonnenform der oberen Schneidezähne, Keratitis parenchymatosa und Innenohrschwerhörigkeit ist beweisend für eine Lues connata tarda. Diese Symptome entwickeln sich in den ersten Lebensjahren.

◀ **Merke**

Ulcus molle

Ulcus molle

▶ **Synonyme:** Weicher Schanker, Chancroid

Ätiologie: Durch das Bakterium **Haemophilus ducreyi** hervorgerufene Geschlechtskrankheit, die vor allem in tropischen und subtropischen Ländern Asiens und Afrikas verbreitet ist; in Deutschland werden nur sporadische Fälle beobachtet.

Ätiologie: Durch **Haemophilus ducreyi** hervorgerufene Geschlechtskrankheit.

Klinik: 1–5 Tage nach Infektion treten **sehr schmerzhafte** Ulzera auf; im weiteren Verlauf eine **doppelseitige** inguinale Lymphadenitis mit Rötung und eitriger Einschmelzung.

Klinik: Nach einer Inkubationszeit von 1–5 Tagen treten im Genitalbereich multiple, **sehr schmerzhafte**, scharf begrenzte Ulzera mit weichem Infiltrat (= Ulcus molle) auf. Die Ulzera können spontan abheilen, aber auch durch Autoinokulation an anderen Stellen neu auftreten. Tage bis Wochen nach Auftreten der genitalen Ulzera kommt es zu ein- oder **doppelseitiger** inguinaler Lymphadenitis mit starker Schwellung und Rötung (Bubonen), eitriger Einschmelzung und Fistelbildung.

Diagnostik: Mikroskopischer Nachweis von „fischzugartig" angeordneten gramnegativen Stäbchen.

Diagnostik: Mikroskopischer Nachweis von „fischzugartig" angeordneten gramnegativen zarten Stäbchen aus dem aktiven Rand der Geschwüre. Die kulturelle Anzüchtung auf Spezialnährböden ist schwierig.

Differenzialdiagnose: Syphilitischer Primäraffekt, Lymphogranuloma inguinale u. a.

Differenzialdiagnose: Syphilitischer Primäraffekt, Herpes genitalis und Pyodermie, Lymphogranuloma inguinale, Granuloma venereum.

Therapie: Azithromycin (1 g oral) oder Ceftriaxon 0,25 i. m. als Einzeittherapie.

Therapie: Azithromycin 1 g oral oder Ceftriaxon 0,25 i. m. als Einzeittherapie, alternativ Ciprofloxacin oder Erythromycin.

7.7.2 Sexuell übertragene Krankheiten durch Viren

HIV-Infektion

▶ Definition

7.7.2 Sexuell übertragene Krankheiten durch Viren

HIV-Infektion

▶ **Definition:** Weltweit sich ausbreitende epidemische Infektionskrankheit mit letalem Ausgang, hervorgerufen durch ein Retrovirus, das HIV = Humanes Immundefizienz-Virus genannt wird.

Ätiologie und Epidemiologie: 1981 wurde erstmals in den USA diese Erkrankung beobachtet. 1983 konnte ein Retrovirus als Erreger isoliert werden, der seit 1986 HIV 1 genannt wird.

1985/86 wurde HIV 2 entdeckt.

Ätiologie und Epidemiologie: 1981 wurde erstmals in den USA bei jungen homosexuellen Männern ein nicht erklärbarer Zusammenbruch des Immunsystems mit tödlich verlaufenden Pneumonien und dem Auftreten eines bis dahin seltenen Kaposi-Sarkoms beobachtet. Die epidemische Ausbreitung in den Großstädten und in bestimmten Gruppen legte die Vermutung einer Infektionskrankheit nahe. 1983 konnten Montagnier und Mitarbeiter in Paris und 1984 Gallo und Mitarbeiter in Bethesda, USA, ein Retrovirus isolieren, das seit 1986 HIV 1 genannt wird.
1985/86 wurde HIV 2 entdeckt, ein weiteres Retrovirus in Westafrika, das AIDS hervorruft und dem SIV (Simian Immundeficiency Virus) von Meerkatzen nahe verwandt ist.

▶ Merke

▶ **Merke:** HIV wird durch Blut, Sperma und Genitalsekrete übertragen.

HIV konnte auch aus anderen Körpersekreten isoliert werden. Jedoch sind bisher keine Übertragungen auf diesem Wege nachweisbar.

Risikogruppen sind homosexuelle Männer mit häufig wechselnden Geschlechtspartnern, Drogenabhängige (needle-sharing), Hämophiliepatienten, Prostituierte.
Die Infektion hat sich weltweit ausgebreitet, besonders stark in Zentralafrika, Asien, der Karibik und in den Großstädten der USA und Europas.

HIV konnte auch aus anderen Körpersekreten isoliert werden (z. B. Speichel, Tränenflüssigkeit, Muttermilch und Urin). Es sind jedoch bisher keine Übertragungen auf diesem Weg nachgewiesen und die Epidemiologie spricht gegen diese Übertragungswege. Es ist davon auszugehen, dass der HIV-Infizierte lebenslänglich Virusträger ist und auch -überträger sein kann.
In **Gruppen mit risikoreichem Verhalten** (ungeschützter Geschlechtsverkehr mit häufig wechselnden Partnern und gemeinsame Benutzung von Injektionskanülen beim Fixen) hat sich die Zahl der an AIDS Erkrankten seit 1981 jährlich verdoppelt. Besonders betroffen sind homosexuelle Männer mit häufig wechselnden Geschlechtspartnern, i. v. Drogenabhängige, Hämophiliepatienten (die infizierte Blutprodukte vor 1985 erhalten haben), Partner und Kinder von HIV-Infizierten, Prostituierte (die keine Kondome benutzen). Die Infektion hat sich weltweit ausgebreitet, besonders in Zentralafrika, Asien, der Karibik und in den Großstädten der USA und Europas. Das Ausmaß der Seuche ist nicht genau bekannt, da epidemiologische Untersuchungen von repräsentativen Bevölkerungsquerschnitten bisher fehlen (Schätzung: derzeit weltweit 60 Millionen).

Pathogenese: HIV bindet sich mit seinem Oberflächenprotein gp 120 an Zellen, die an der Oberfläche CD_4-Rezeptoren tragen. Es kann diese Zellen, vor allem T-Helferlymphozyten, Langerhanszellen der Haut, Makrophagen und Gliazellen, im ZNS infizieren. HIV ist aufgrund eines Enzyms, der reversen Transkriptase, in der Lage, RNS in DNS umzuschreiben und dann in das Genom der Wirtszelle einzubauen. Aus dem nunmehr im Genom eingebauten Provirus können jederzeit wieder neue Viren synthetisiert werden und durch Knospung (budding) aus den infizierten Zellen ausgeschleust werden (Abb. **7.63 a**). Die Infektion und Zerstörung der im Immunsystem entscheidenden **T-Helferlymphozyten** und weitere noch ungenügend erforschte Faktoren führen schließlich zu einem Zusammenbruch des Immunabwehrsystems und zum Auftreten einer Vielzahl von opportunistischen Krankheiten.

Pathogenese: HIV bindet sich an Zellen, die an der Oberfläche CD_4-Rezeptoren tragen. Es kann diese Zellen, vor allem T-Helferlymphozyten, Langerhanszellen, Makrophagen und Gliazellen, infizieren.
Die Infektion und Zerstörung der im Immunsystem entscheidenden **T-Helferlymphozyten** und weitere Faktoren führen schließlich zu einem Zusammenbruch des Immunabwehrsystems (Abb. **7.63 a**) und dem Auftreten opportunistischer Infekte.

Klinik: Abb. **7.63 b** stellt den Verlauf der HIV-Infektion in Stadien dar. Das bis heute bekannte klinische Bild der HIV-Infektion lässt als Prinzip erkennen, dass **alle** Organsysteme betroffen sein können und dass man zwischen direkten HIV-verursachten Krankheitserscheinungen und sekundären, durch die HIV-Wirkung an immunologischen Systemen begünstigten, so genannten opportunistischen Infektionen und Tumoren unterscheiden muss. Die derzeit am häufigsten verwendete Einteilung ist die CDC-Klassifikation von 1993 (Tab. **7.12**, **7.13**). Mithilfe dieser Klassifikation wird die HIV-Erkrankung in drei an Helferzellen orientierte Zellzahlbereiche eingeteilt.
Zusätzlich erfolgt eine Einteilung in die drei klinischen Kategorien A–C. In der so entstehenden 3 × 3-Matrix lassen sich die Patienten jeweils in die Untergruppen A1 – C3 einteilen. Innerhalb der drei klinischen Kategorien A, B und C lassen sich die charakteristischen Symptomenkomplexe und assoziierten Erkrankungen ausmachen, die in Tab. **7.13** zusammengestellt sind.

Klinik: Die HIV-Infektion verläuft in Stadien (Abb. **7.63 b**). Es können **alle** Organsysteme betroffen sein. Man unterscheidet zwischen direkten HIV-verursachten Krankheitserscheinungen und sekundären, durch die HIV-Wirkung begünstigten, Infektionen und Tumoren. Die derzeit am häufigsten verwendete Einteilung ist die CDC-Klassifikation von 1993 (Tab. **7.12**, **7.13**).

Etwa 4 – 8 Wochen nach Infektion kommt es bei einem Teil der Patienten zur klinischen Erstmanifestation der Infektion, die als **akute HIV-Krankheit** oder akutes retrovirales Syndrom bezeichnet wird. Sie erscheint als mononukleoseähnliches Krankheitsbild. Hierbei kann es zu einem kleinfleckigen Exanthem und zu meningitischen Symptomen kommen. Diese Symptome klingen spontan wieder ab. Der HIV-infizierte Patient kommt in eine **asymptomatische Latenzphase,** die unterschiedlich lange – Monate bis Jahre – dauern kann, und in der er sich klinisch völlig gesund fühlt.
Eine persistierende, generalisierte Lymphknotenschwellung kennzeichnet das nächste Stadium, das **LAS**, Abkürzung für **Lymphadenopathiesyndrom (CDC-Kategorie A)**. Es ist ungeklärt, ob es in dieser Phase noch einen Stillstand bzw. eine Remission in das asymptomatische Stadium gibt. Treten pathologische Laborbefunde und Allgemeinsymptome wie Fieber, Nachtschweiß und Durchfälle auf, die auf eine Immunabwehrschwäche hinweisen, bezeichnet man das als **AIDS-related complex** oder **ARC (CDC-Kategorie B)**. Auch dieses Stadium ist von unbestimmter Zeitdauer.

Ca. 4 – 8 Wochen nach Infektion kann die **akute HIV-Krankheit** auftreten. Sie erscheint als mononukleoseähnliches Krankheitsbild. Hierbei kann es zu einem kleinfleckigen Exanthem und zu meningitischen Symptomen kommen. Diese Symptome klingen spontan wieder ab. Der HIV-infizierte Patient kommt in eine **asymptomatische Latenzphase**, die Monate bis Jahre dauern kann.
Eine persistierende generalisierte Lymphknotenschwellung kennzeichnet das nächste Stadium – **das Lymphadenopathiesyndrom (LAS).** Treten zusätzlich pathologische immunologische Befunde und Allgemeinsymptome auf, bezeichnet man das als **AIDS-related complex (ARC).**

Das manifeste Immunmangelsyndrom wird **AIDS** genannt – **acquired immune deficiency syndrome** – und als **CDC-Kategorie C** bezeichnet. Es kommt zu einer klinischen Verschlechterung des Allgemeinzustandes mit unfreiwilligem Gewichtsverlust, persistierendem Fieber, nächtlichen Schweißausbrüchen und Durchfällen. Es können **neurologische Symptome** wie Myelopathie, periphere Neuropathie, chronische AIDS-Enzephalopathie und ZNS-Infektionen mit Toxoplasmen, Zytomegalie-Virus oder Cryptococcus neoformans sowie ZNS-Tumoren (vor allem Lymphome), auftreten. Die bei AIDS gehäuft vorkommenden **opportunistischen Infektionen** sind in der Tab. **7.13** aufgeführt. Bei 30 – 40 % der Patienten entwickeln sich Tumoren, am häufigsten das **Kaposi-Sarkom** (HHV 8-assoziiert) und Non-Hodgkin-Lymphome. Beim voll ausgeprägten AIDS können gleichzeitig opportunistische Infektionen, Tumoren und neurologische Symptome bestehen, die dann innerhalb von 2 – 3 Jahren, nach qualvollem Siechtum, zum Tode führen. Eine besondere Verlaufsform, die sehr schnell zur Abmagerung führt, wird „wasting syndrome" oder in Afrika „slim disease" genannt, eine Art Schwindsucht.

Das **manifeste Immunmangelsyndrom** wird als **AIDS** bezeichnet. Es kommt zu einer klinischen Verschlechterung des Allgemeinzustandes mit unfreiwilligem Gewichtsverlust, persistierendem Fieber, nächtlichen Schweißausbrüchen und Durchfällen. Es können **neurologische Symptome** wie Myelopathie, periphere Neuropathie, chronische AIDS-Enzephalopathie und ZNS-Infektionen mit Toxoplasmen, Zytomegalie-Virus oder Cryptococcus neoformans sowie ZNS-Tumoren, v. a. Lymphome, auftreten. **Opportunistische Infektionen** zeigt Tab. **7.13**.
Bei 30 – 40 % der Patienten entwickeln sich Tumoren, am häufigsten das **Kaposi-Sarkom** und Non-Hodgkin-Lymphome.

7.63

7.63 Pathogenese der HIV-Infektion

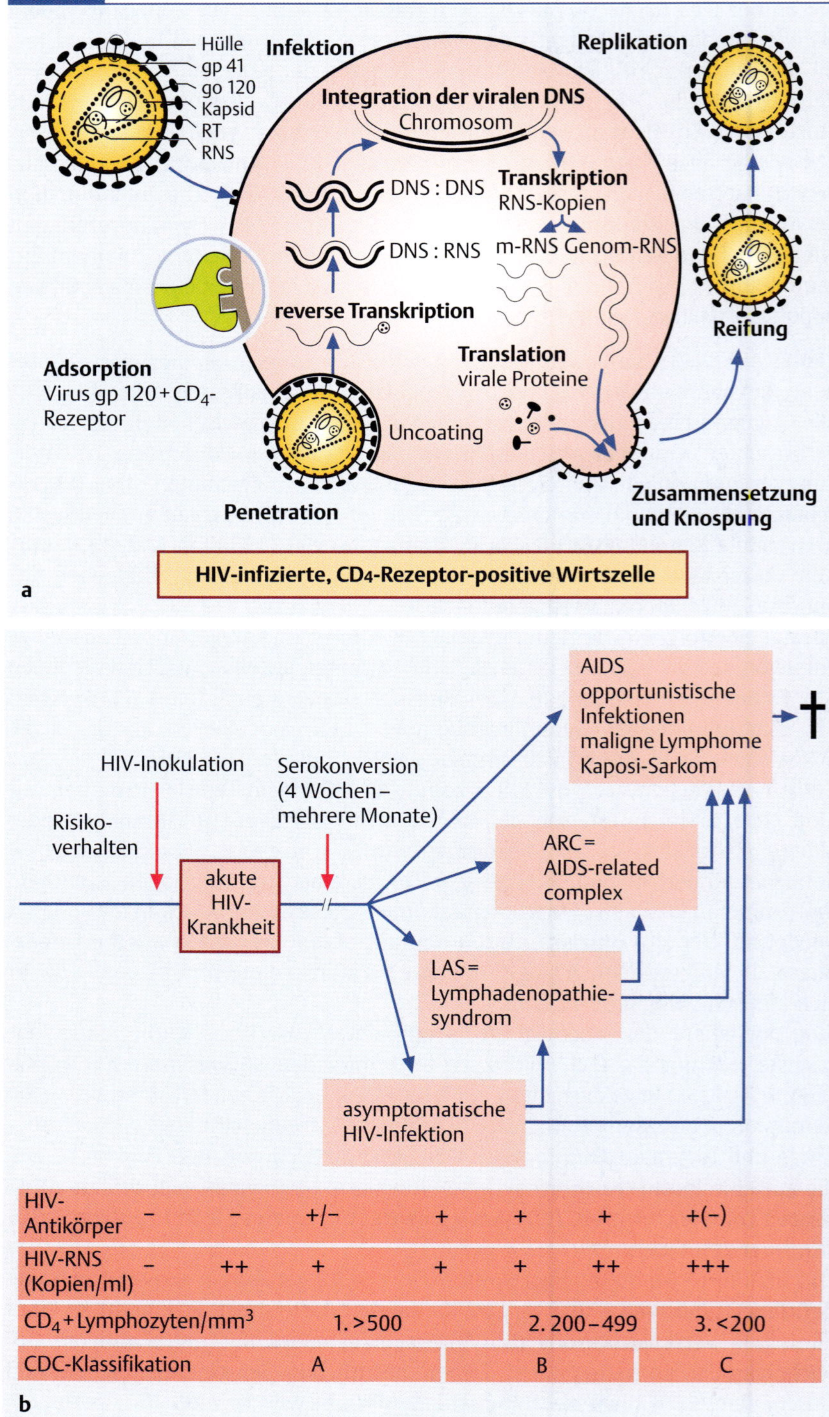

a Infektion einer CD_4^+-Zelle durch HIV und der Replikation von HIV in der Zelle (modifiziert nach Gelderblom).
b Klinischer Verlauf der HIV-Infektion (modifiziert nach Helm und Goebel).

7.12 CDC-Klassifikation: Subgruppen A1 bis C3

Laborkategorie (CD4⁺- Lymphozyten-zellzahl/µl)	*Klinische Kategorie A (asymptomatisch)*	*B (symptomatische HIV-Infektion, kein AIDS)*	*C (AIDS)*
1: ≥ 500	A1	B1	C1
2: 200–499	A2	B2	C2
3: < 200	A3	B3	C3

7.12

7.13 AIDS-definierende und HIV-assoziierte Erkrankungen (CDC-Einteilung 1993)

7.13

Klinische Kategorien A bis C der CDC-Klassifikation

Kategorie A

- asymptomatische HIV-Infektion
- persistierende generalisierte Lymphadenopathie (LAS)
- akute, symptomatische (primäre) HIV-Infektion (auch in der Anamnese)

Kategorie B

Krankheitssymptome oder Erkrankungen, die nicht in die AIDS-definierende Kategorie C fallen, dennoch aber der HIV-Infektion ursächlich zuzuordnen sind oder auf eine Störung der zellulären Immunabwehr hinweisen. Hierzu zählen:

- bazilläre Angiomatose
- oropharyngeale Candida-Infektion
- vulvovaginale Candida-Infektionen, die entweder chronisch (länger als einen Monat) oder nur schlecht therapierbar sind
- zervikale Dysplasien oder Carcinoma in situ
- konstitutionelle Symptome wie Fieber über 38,5 °C oder eine länger als 4 Wochen bestehende Diarrhö
- orale Haarleukoplakie (Abb. **7.64 b**)
- Herpes zoster bei Befall mehrerer Dermatome oder nach Rezidiven in einem Dermatom
- idiopathische thrombozytopenische Purpura
- Listeriose
- Entzündungen des kleinen Beckens, besonders bei Komplikationen eines Tuben- oder Ovarialabszesses
- periphere Neuropathie

Kathegorie C (AIDS definierende Erkrankungen)

- Pneumocystis-carinii-Pneumonie
- Toxoplasma-Enzephalitis
- ösophageale Candida-Infektion oder Befall von Bronchien, Trachea oder Lungen
- chronische Herpes-simplex-Ulzera oder Herpes-Bronchitis, -Pneumonie oder -Ösophagitis (Abb. **7.64 a**)
- CMV-Retinitis
- generalisierte CMV-Infektion (nicht von Leber oder Milz)
- rezidivierende Salmonellen-Septikämien
- rezidivierende Pneumonie innerhalb eines Jahres
- extrapulmonale Kryptokokkeninfektionen (Abb. **7.65 c, d**)
- chronische intestinale Kryptosporidieninfektion
- chronische intestinale Infektion mit Isospora belli
- disseminierte oder extrapulmonale Histoplasmose
- Tuberkulose
- Infektionen mit Mycobacterium avium complex oder M. kansasii, disseminiert oder extrapulmonal
- Kaposi-Sarkom (Abb. **7.64 c, d**, Abb. **7.65 a, b**)
- maligne Lymphome (Burkitt's, immunoplastisches oder primäres zerebrales Lymphom)
- invasives Zervix-Karzinom
- HIV-Enzephalopathie
- progressive multifokale Leukenzephalopathie
- Wasting-Syndrom

Haut- und Schleimhautveränderungen bei HIV-Infektionen: In allen Stadien können Haut- und Schleimhauterkrankungen auftreten.

Ein **makulöses Exanthem** tritt bei der akuten HIV-Krankheit auf, später bei ca. 60% eine **seborrhoische Dermatitis**.

Viruserkrankungen der Haut sind häufiger und verlaufen schwerer (z. B. Herpes simplex, (Abb. **7.64 a**).

Die **orale Haarleukoplakie** an den seitlichen Zungenrändern wird durch Epstein-Barr-Virus und HPV hervorgerufen (Abb. **7.64 b**).

Pilzinfektionen durch Dermatophyten und vor allem **Candida-Stomatitis und -Öso-**

Haut- und Schleimhautveränderungen bei HIV-Infektionen: In allen Stadien kann es zu Haut- und Schleimhauterkrankungen kommen. Einige Krankheitsbilder korrelieren mit dem Schweregrad des Immundefektes und werden als prognostische Marker angesehen.

Ca. 6–8 Wochen nach Infektion kann ein **makulöses Exanthem** im Rahmen der HIV-Krankheit auftreten. Bereits bei beginnendem Immundefekt tritt bei ca. 60% der Patienten eine zunächst zentrofaziale, später disseminierte Form einer **seborrhoischen Dermatitis** auf. Bei entsprechender genetischer Disposition manifestiert sich eine **exsudative Form der Psoriasis** oder es treten Mischbilder auf, so genannte Seborrhiasis.

In auffälliger Häufung und mit schweren Verläufen treten **Viruserkrankungen** auf: rezidivierende oder persistierende, ulzeröse Herpes-simplex-Infektionen (Abb. **7.64 a**), ulzerierender Zoster über mehrere Dermatome, disseminierte Mollusca contagiosa, ausgedehnte Condylomata acuminata oder bowenoide Papulose.

Ein erstmals im Zusammenhang mit der HIV-Infektion beobachtetes Krankheitsbild ist die **orale Haarleukoplakie** an den seitlichen Zungenrändern. Es handelt sich um eine Reaktivierung einer Epstein-Barr-Virus-Infektion. Die weißlichen hyperkeratotischen Herde an den seitlichen Zungenleisten machen keine Beschwerden. Differenzialdiagnostisch abzugrenzen sind die Candida-Stomatitis, Lichen ruber mucosae und Leukoplakie (Abb. **7.64 b**). Das Auftreten der oralen Haarleukoplakie ist ein prognostisch schlechtes Zeichen.

Auch **Pilzinfektionen** sind häufiger. Neben Dermatophyteninfektionen der Haut und der Nägel sind vor allem das Auftreten einer **Candida-Stomatitis und -Öso-**

7.64 Haut- und Schleimhautveränderungen bei HIV-Infektion

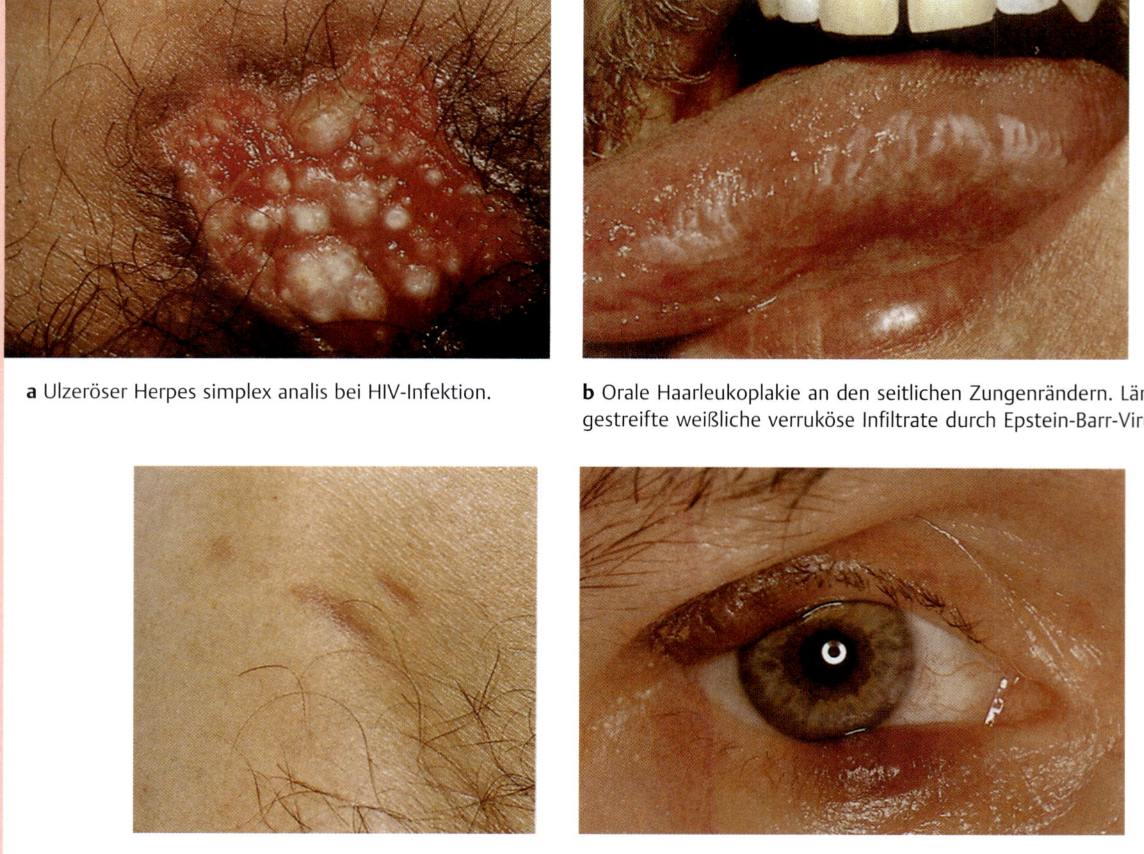

a Ulzeröser Herpes simplex analis bei HIV-Infektion.

b Orale Haarleukoplakie an den seitlichen Zungenrändern. Längsgestreifte weißliche verruköse Infiltrate durch Epstein-Barr-Virus.

c Kaposi-Sarkom. Frühe hellrote Infiltrate in den Spaltlinien der Haut.

d Kaposi-Sarkom an den Augenlidern.

phagitis sowie einer **-Paronychie** das klinische Signal eines manifesten zellulären Immundefektes. Im Brust- und Rückenbereich erscheint eine stark juckende **papulöse** Dermatitis. In den Papeln sind vermehrt lipophile Hefepilze (Pityrosporon species) nachweisbar.

Bakterielle Infektionen der Haut treten seltener beim Erwachsenen, häufiger bei Kindern mit HIV-Infektion auf.

Das **Kaposi-Sarkom** tritt bei etwa 15 – 30% der HIV-Infizierten auf, vor allem bei homosexuellen Patienten. Es ist ein **multizentrischer Tumor der Gefäßendothelien**. Ein humanes Herpesvirus (HHV 8) ist beteiligt. Die häufigste Lokalisation ist die Haut und die Mundschleimhaut. Man sieht einzelne oder multiple, zunächst hellrote Infiltrate, die bevorzugt in den Spaltlinien der Haut entstehen (Abb. **7.64**). Sie wachsen zu violett-roten bis bräunlichen Tumorknoten an und haben häufig einen hämatomartigen gelbgrünen Rand (Abb. **7.64 d** u. Abb. **7.65 a**). Der Verlauf ist langsam progredient, gelegentlich gibt es auch aggressiv wachsende Formen, die schnell disseminieren und Lymphknoten, Lunge und Gastrointestinaltrakt befallen (s. S. 241). **Histopathologisch** sieht man im Frühstadium eine vaskuläre Proliferation, die an Granulationsgewebe erinnert. Ältere Tumoren haben Spindelzellen, Gefäßspalten und ausgeformte Kapillaren oder Angiosarkomcharakter mit reichlichen Mitosen (Abb. **7.65 b**).

phagitis sind ein klinisches Signal des manifesten zellulären Immundefektes.

Das **Kaposi-Sarkom** tritt bei 15 – 30% der HIV-Infizierten auf. Es ist ein **multizentrischer Tumor der Gefäßepithelien**, am häufigsten an Haut und Schleimhäuten lokalisiert. Abb. **7.64 c** u. **d** und Abb. **7.65 a** u. **c** zeigen die wesentlichen klinischen Bilder des Kaposi-Sarkoms.

7.65 HIV-assoziierte Erkrankungen

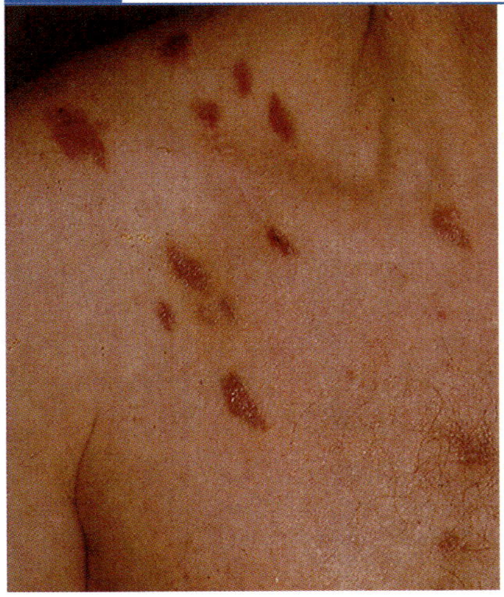

a Kaposi-Sarkom, fortgeschrittenes Stadium mit livid-roten bis bläulichen Knoten.

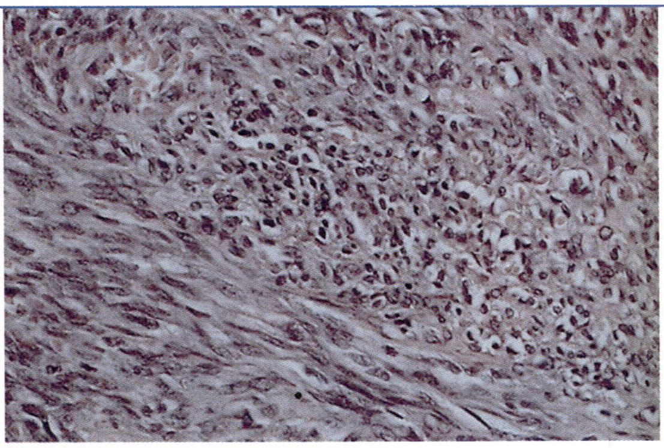

b Kaposi-Sarkom, histopathologisches Bild mit erythrozytengefüllten Kapillarspalten und Spindelzellen.

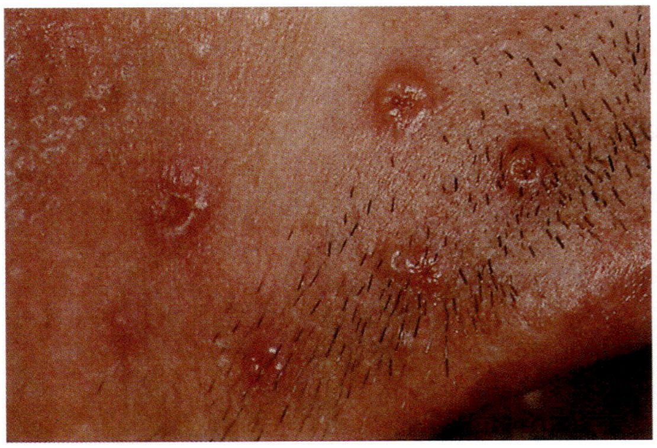

c Kutane Kryptokokkose im Gesicht eines HIV-infizierten Patienten.

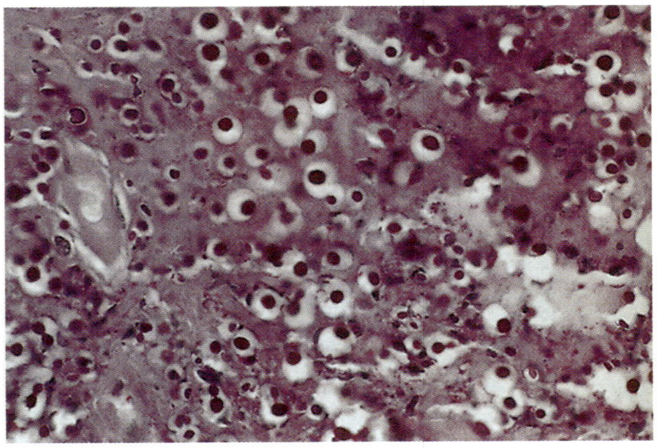

d Histopathologischer Nachweis von massenhaft Cryptococcus neoformans in typischer Schleimkapsel.

Diagnostik:
Direkter Nachweis von HIV: HIV kann direkt durch kulturelle Anzüchtung, durch RNS-Nachweis (PCR) diagnostiziert werden oder indirekt durch Nachweis von HIV-Antikörpern im Serum.

Diagnostik:
Direkter Nachweis von HIV: Die kulturelle Anzüchtung von HIV auf frischen, peripheren Lymphozytenkulturen ist möglich, für die Routine jedoch zu aufwendig. Die wichtigste Methode zum direkten HIV-Nachweis ist die quantitative HIV-RNS-Messung durch die PCR.
Die Bestimmung der Virusmenge dient der Festsetzung des Therapiebeginns und -erfolges.

Serologischer Nachweis von HIV-Antikörpern:
Als **Suchtest** eignet sich der **Enzymimmunoassay.** Positive Testergebnisse müssen mit einem **Bestätigungstest** überprüft werden. Hierzu eignet sich das **Immunoblotverfahren** und der **Immunfluoreszenztest.**

Serologischer Nachweis von HIV-Antikörpern:
Als **Suchtest** eignet sich derzeit am besten der **Enzymimmunoassay** (ELISA). Die Sensitivität liegt bei über 98%, es kann jedoch zu unspezifisch positiven Ergebnissen kommen. Deshalb müssen alle positiven Ergebnisse mit einem **Bestätigungstest** überprüft werden. Hierzu eignet sich das **Western-Blot oder Immunoblotverfahren.** Es werden die viralen Proteine in einem Gel elektrophoretisch getrennt und auf ein Nitrozellulosepapier übertragen. Das Nachweispapier wird nun mit Patientenserum inkubiert. Enthält dieses Antikörper gegen die Proteine auf dem Nachweispapier, werden sie an die entsprechenden Proteinbanden gebunden. Mithilfe eines Markersystems wird die Antigen-Antikörperreaktion sichtbar gemacht. Man kann mit diesem Verfahren das Antikörperspektrum gegen die einzelnen viralen Oberflächen- und Kernproteine bestimmen. Ein weiterer Bestätigungstest ist der **Immunfluoreszenztest**, bei dem man HIV-infizierte menschliche Lymphozyten verwendet, mit Patientenserum inkubiert und mit fluoreszenzmarkiertem Antihumanglobulin die Antigen-Antikörperbindung sichtbar macht.

Der serologische Nachweis von HIV-Antikörpern gelingt etwa 6–8 Wochen nach Infektion.

Der serologische Nachweis von HIV-Antikörpern gelingt etwa 6–8 Wochen nach Infektion, bei manchen Patienten aber auch erst nach Monaten. Diese diagnostische Lücke stellt besonders bei Bluttransfusionen noch ein Risiko dar. In dieser Phase kann die Infektion bisher nur durch Viruskultur oder HIV-RNS im Blut nachgewiesen werden.

Diagnostik der Immunabwehrlage:
Quantitative Bestimmung der CD_4^+- und CD_8^+-T-Lymphozyten.

Diagnostik der zellulären Immunabwehrlage: Hierzu wird eine quantitative Analyse der Lymphozyten-Subpopulation durchgeführt. Ein Absinken der CD_4^+-T-Lymphozyten unter 250/μl über mehrere Monate weist auf einen schweren Defekt der T-Helferzellen hin. Mit dem Auftreten von lebensbedrohlichen opportunistischen Infektionen ist dann zu rechnen.

Bestimmung der Immunglobuline.

In der Eiweißelektrophorese fällt schon sehr früh eine **Hypergammaglobulinämie** auf (durch Erhöhung von IgG und IgA).

Gezielte Suche nach den in Tab. **7.12** aufgeführten Infektionskrankheiten.

Entsprechend der Symptomatik ist die Diagnostik der in Tab. **7.12** aufgeführten Infektionskrankheiten durchzuführen.

Bei Nachweis von HIV oder HIV-Antikörpern besteht **Meldepflicht.**

Nach dem seit dem 1. 1. 2001 gültigen Infektionsschutzgesetz besteht eine nicht namentliche **Meldepflicht** bei Nachweis von HIV oder HIV-Antikörpern.

Therapie: Die Therapie der HIV-Infektion macht große Fortschritte. Eingesetzt werden:
- Nukleosidanaloga
- sterische Inhibitoren der reversen Transkriptase
- Inhibitoren der HIV-Protease.

Therapie: Die Therapie der HIV-Infektion macht große Fortschritte. Es stehen derzeit 3 Wirkstoffgruppen zur Verfügung.
1. Nukleosidanaloga: z. B. Zidovudin (AZT), Didanosin (ddI), Zalcitabin (ddC), Stavudin (d4 T), Lamivudin (3 TC), Abacavir. Sie blockieren die virale reverse Transkriptase und führen zu einem Kettenabbruch bei der Synthese der proviralen DNS.
2. Sterische Inhibitoren der reversen Transkriptase: Nevirapin, Efavirenz und Delavirdin.
3. Inhibitoren der HIV-Protease (Saquinavir, Ritonavir, Indinavir, Nelfinavir, Lopinavir, Amprenavir): Sie hemmen die Polyproteinspaltung auf einer späteren Stufe der Virusreplikation und führen zu nicht infektionsfähigen Virionen.

Zur Verminderung der Resistenzentwicklung werden Dreifach-Kombinationstherapien durchgeführt.

Zur Verminderung der Resistenzentwicklung und der toxischen Nebenwirkungen werden Dreifach-Kombinationstherapien durchgeführt, z. B. Zidovudin + Zalcitabin und zusätzlich ein Proteaseinhibitor. Der Therapieerfolg wird durch wiederholte Bestimmungen der Plasma-Viruslast (RNS-Kopien/ml) und der CD_4^+-T-Lymphozytenzahl gemessen. Die Viruslast soll möglichst unter 80 RNS-Kopien liegen. Resistenzentwicklung durch Selektion oder Mutation der HI-Viren kann durch Umstellung der Therapie überwunden werden. Die Therapie führt

zu einer Verbesserung der zellulären Immunität und damit einer Verminderung von opportunistischen Infektionen. Dadurch hat sich die Prognose der HIV-Infizierten wesentlich verbessert. Die Inzidenz von Tumoren hat unter der antiretroviralen Therapie (HAART) nicht abgenommen. Die Überlebenswahrscheinlichkeit ist jedoch angestiegen. Die Kosten der Therapie sind sehr hoch und nur ein kleiner Teil der weltweit Infizierten wird bisher behandelt (Tab. **7.14**).
Die rechtzeitige Erkennung und Behandlung opportunistischer Infektionen ist eine wichtige lebensverlängernde Maßnahme. Das Kaposi-Sarkom kann mit Radiatio, Exzision, Vereisung mit flüssigem Stickstoff und α2-Interferon sowie niedrig dosierter Zytostatikatherapie behandelt werden.
Neue Informationen über die HIV-Therapie können im Internet abgerufen werden (z. B. www.rki.de/Infekt/AIDS_STD/AZ.HTM; www.aids.org; www.unaids.org; www.haart.net).

Die rechtzeitige Erkennung und Behandlung der opportunistischen Infektionen ist lebensverlängernd.

Prävention: Eine Reihe von Impfstoffen sind in der Erprobung, z. B. rekombinante Glycoprotein-Impfstoffe gp 160 und gp 120. Seuchenhygienische Maßnahmen zur Erkennung und Unterbrechung von Infektionsketten sind bei Geschlechtskrankheiten schwer durchzusetzen. Deshalb ist die einzige wirksame Maßnahme zur Zeit der **Schutz vor Ansteckung**. Aufklärung der Bevölkerung über die Übertragungswege von HIV, insbesondere Aufforderung, sich durch partnerschaftliche Treue oder Kondomgebrauch beim Sexualverkehr zu schützen, gesetzlich vorgeschriebene Kontrolle von Blut- und Blutprodukten auf HIV sowie strikte Einhaltung der Hygienevorschriften beim Umgang mit Körpersekreten im Krankenpflegebereich, sind zur Zeit die wichtigsten Maßnahmen, dieser rasch fortschreitenden Epidemie Einhalt zu gebieten.

Prävention: Ein wirksamer Impfstoff konnte bisher nicht entwickelt werden. Seuchenhygienische Maßnahmen sind bei Geschlechtskrankheiten schwer durchzusetzen. Die einzig wirksame Maßnahme zur Zeit ist der **Schutz vor Ansteckung.**

◀ **Klinischer Fall**

▶ **Klinischer Fall.** Dem 38-jährigen Patienten sind seit 2 Jahren vergrößerte Lymphknoten am Hals, Nacken und unter den Axillen aufgefallen, die jetzt wieder kleiner werden. Seit ca. 6 Monaten leidet er unter Leistungsminderung, Appetitlosigkeit und Gedächtnisstörungen. Seit dieser Zeit beobachtet er auch hellrote ovaläre Flecken in den Spaltlinien der Haut der Oberarme und Brust, die jetzt teilweise zu livid-roten Knoten gewachsen sind. Neue Herde sind an den Wangen und am rechten Augenlid aufgetreten. In der Mundhöhle sieht man 1. eine diffuse Rötung mit fleckigen weißen Belägen an der Wangenschleimhaut, 2. livid-rote Flecken am harten Gaumen und 3. weiße längsgeriffelte Hyperkeratosen an den Zungenrändern. Der Patient hat seit 20 Jahren überwiegend homosexuellen Geschlechtsverkehr mit wechselnden Partnern, seit einem Jahr nur noch mit Kondom. Vor 10 Jahren wurde er wegen einer Lues behandelt. Er hatte dreimal eine Gonorrhö. Im Serum sind mit dem ELISA-Suchtest HIV-Antikörper nachweisbar, die im Western Blot mit HIV-spezifischen Kern- und Oberflächenproteinen reagieren. Die CD_4^+-T-Lymphozyten sind mit 280/μl deutlich erniedrigt. Im Hauttest keine Reaktion auf mikrobielle Antigene. Immunglobuline G und A stark erhöht. Die histopathologische Untersuchung eines Knotens sichert die Verdachtsdiagnose Kaposi-Sarkom bei HIV-Infektion. Im Mundspülwasser werden Candida albicans 10^5 KBE/ml nachgewiesen. Nach Soortherapie bleibt die streifige Leukoplakie an den Zungenrändern bestehen. Nach der CDC-Klassifikation befindet sich der Patient im Stadium CDC-IV-D. Die kosmetisch entstellenden Kaposi-Herde werden teilweise mit flüssigem Stickstoff, teilweise mit Röntgenweichstrahltherapie entfernt. Er wird mit einer Kombination von Zidovudin/3TC (z. B. Combivir) und Nelfinavir (z. B. Viracept) behandelt.

7.14

7.14 Therapiebeginn

Status	*Empfehlung*
▶ symptomatische HIV-Infektion	▪ Therapieindikation bei allen Patienten
▶ asymptomatische HIV-Infektion, CD_4^+-T-Zellzahl < 350/µl	▪ Therapieindikation*
▶ asymptomatische HIV-Infektion, CD_4^+-T-Zellzahl > 500/µl und Viruslast > 30 000 – 50 000 RNS-Kopien/ml	▪ Therapieindikation
▶ bei akutem retroviralem Syndrom	▪ Therapieindikation bei hoher Viruslast

*bei stabilen CD_4^+-T-Zellzahlen von 350 – 500/µl und Plasma-Virämie anhaltend < 5000 – 10 000 Kopien/ml; Abwarten vertretbar

Genitale Infektionen durch humane Papillomviren (HPV)

Condylomata acuminata

s. S. 131

Bowenoide Papulose

▶ Definition

Ätiologie: Erreger sind HPV der Gruppe 16 und 18.

Bei Zervixdysplasien wurde in 90 % DNS von Papillomviren nachgewiesen.

Klinik: Im Bereich der Glans penis oder der Labien und des Cervix uteri treten multiple flache, samtartige, pigmentierte Papeln auf.

Diagnostik: Histopathologisches Bild.

Therapie: Wie bei Condylomata acuminata (s. S. 132), jedoch langfristige Überwachung wegen möglicher maligner Entartung.

Genitale Herpes-simplex-Infektion

s. S. 128.

Genitale Infektionen durch humane Papillomviren (HPV)

Condylomata acuminata

s. S. 131

Bowenoide Papulose

▶ **Synonym:** Condylomata plana

▶ **Definition:** Infektion mit humanen Papillomviren im Genitalbereich, die zu papulösen Veränderungen führt.

Ätiologie: Für die Entstehung der bowenoiden Papulose werden humane Papillomviren meist der Gruppe 16 oder 18 sowie 31, 33 (sog. High-risk-Typen) verantwortlich gemacht. Betroffen sind vor allem 20- bis 40-jährige Personen. Auffällig ist, dass auch bei Zervixdysplasien in über 90 % Papillomvirus-DNS dieser Typen nachgewiesen wurde, so dass heute ein Zusammenhang zwischen diesen Virustypen und der Entstehung des Zervixkarzinoms und Peniskarzinoms angenommen wird.

Klinik: Im Bereich der Glans penis oder der großen und kleinen Labien sowie der Cervix uteri, treten multiple rot-braune bis linsengroße, flache, samtartige Papeln auf. Die Veränderungen sind nicht schmerzhaft, es besteht kein Juckreiz. Wachstum und Übergang in Vulva- oder Peniskarzinome sind möglich.

Diagnostik: Die Histopathologie mit intradermalen, atypischen, dyskeratotischen Zellen zeigt Merkmale eines Carcinoma in situ (ähnlich einem Morbus Bowen) und sichert die Diagnose.

Therapie: Die Therapie entspricht der bei Condylomata acuminata (s. S. 132), zusätzlich sind jedoch sorgfältige Nachkontrollen und eine langfristige Überwachung wegen der möglichen malignen Entartung erforderlich. Sexualpartner sollten untersucht und ggf. behandelt werden. Spontanrückbildungen sind möglich.

Genitale Herpes-simplex-Infektion

Ulzerierende und persistierende Herpes-genitalis-Infektionen weisen auf einen manifesten Immundefekt hin, z. B. bei HIV-Infektion.

Weiteres s. S. 128.

8 Benigne Tumoren und Nävi

8.1 Benigne Tumoren

Aus der Epidermis, interfollikulär, follikulär oder aus den Schweißdrüsenausführungsgängen können sich benigne Tumoren entwickeln, die im Laufe des Lebens manifest werden. Auch aus dem Bindegewebe entstehen gutartige Tumoren mit unterschiedlicher Histopathogenese. Unter den gutartigen Hauttumoren gibt es sehr häufige Formen, die hier angesprochen werden (Tab. **8.1**). Daneben entsteht eine große Vielfalt von seltenen Möglichkeiten, die nicht alle beschrieben werden.

8 Benigne Tumoren und Nävi

8.1 Benigne Tumoren

Aus der Epidermis (interfollikulär, follikulär oder aus den Schweißdrüsengängen) sowie aus dem Bindegewebe können sich benigne Tumoren entwickeln. Die häufigsten sind in Tab. **8.1** aufgelistet.

8.1 Die häufigsten gutartigen Tumoren

seborrhoische Warzen	▪ endophytische Form ▪ exophytische Form ▪ Sonderformen: Melanoakanthom, Stukko-Keratose
Fibrome	▪ Fibroma pendulans ▪ Histiozytom
Keloide	
Zysten	▪ Milium ▪ Epidermiszysten ▪ Atherom
Leiomyome	
Lipome	

8.1

8.1.1 Seborrhoische Warze

8.1.1 Seborrhoische Warze

▶ **Synonyme:** Verruca seborrhoica senilis, Alterswarze, seborrhoische Keratose

▶ **Definition:** Häufige, hellbraune bis schwarze, breitbasige, epidermale Akanthose, die im Laufe des Lebens in zunehmender Vielzahl auftritt.

◀ Definition

Epidemiologie: Fast alle Menschen tragen im Laufe des Lebens mehrere bis viele, diskrete bis sehr auffällige seborrhoische Warzen. Männer und Frauen sind betroffen.

Epidemiologie: Seborrhoische Warzen sind bei fast allen Menschen, Männern und Frauen zu finden.

Ätiologie und Pathogenese: Es handelt sich um eine typische, fast regelmäßig auftretende, gutartige Altersveränderung der normalen Haut. Eine Abhängigkeit von exogenen Einflüssen (z. B. Licht, Chemikalien) besteht nicht.

Ätiologie und Pathogenese: Umschriebene Altersveränderung der Haut, die unabhängig von exogenen Einflüssen auftritt.

Klinik: Seborrhoische Warzen sitzen auf normaler Haut, bevorzugt am Oberkörper, im Gesicht, an den Handrücken und Vorderarmen. Sie sind harmlos, machen in der Regel keine Beschwerden und treten in großer morphologischer Variationsbreite auf. Es handelt sich um kleine, bis fingernagelgroße und in Einzelfällen bedeutend größere, scharf begrenzte, weiche, braun bis schwarz hyperpigmentierte Akanthopapillome der Haut, die sich fettig anfühlen (deshalb der Name). Die Oberfläche ist am Anfang matt, gefeldert oder gepunzt, mehr oder weniger exophytisch vorgewölbt (Abb. **8.1 a**, Abb. **9.14 e**, S. 234) und zeigt im fortgeschrittenen Stadium eine zerklüftete Oberfläche, die pseudokomedonenartige Bilder macht und in den Falten Hornmassen anschoppt. Zu Beginn sind die seborrhoischen Warzen flach. Sie können trotz flächiger Vergrößerung auch flach bleiben und zunehmend pigmentieren (endophytische Variante, Lentigo senilis, Abb. **9.14 f**, S. 234).

Klinik: In großer morphologischer Variationsbreite treten wenige bis sehr viele, teils flächige, teils exophytische, zunehmend braun pigmentierte Akanthopapillome in gesunder Haut auf (Abb. **8.1 a**, Abb. **9.14 e**, S. 234).

8.1 **Seborrhoische Warzen**

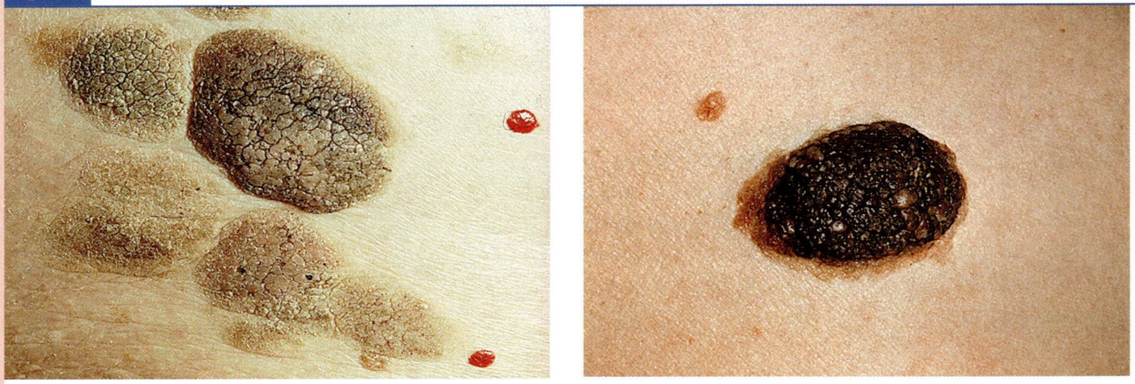

a Gruppierte exophytische seborrhoische Keratosen mit himbeerartiger Oberfläche und partieller Hyperpigmentierung.

b Seborrhoische Keratose mit starkem, himbeerartigem exophytischen Anteil, **Typ „Melanoakanthom".**

▶ **Merke**

▶ **Merke:** Seborrhoische Warzen sind harmlos und bleiben dies auch.

Sie können allerdings mechanisch irritiert werden, zu kleinen Blutungen führen und lokalen Infektionen eine Eintrittspforte bieten. Sie stehen auf normaler Haut.

Diagnostik und Differenzialdiagnose: Typischer Aspekt. Gelegentlich ist die Abgrenzung zu Nävuszellnävi nötig. In Zweifelsfällen histopathologische Klärung.

Diagnostik und Differenzialdiagnose: Die Diagnose ergibt sich aus dem typischen Aspekt, der Lokalisation sowie aus dem Verlauf. Einzelne Elemente sind von Nävuszellnävi abzugrenzen, wobei die zerklüftete, fettige und von Hornperlen durchsetzte Oberfläche für seborrhoische Warzen typisch ist und bei Nävuszellnävi kaum vorkommt. In Zweifelsfällen hat die histopathologische Klärung zu erfolgen.

Histopathologie: Papillomatöse Epithelproliferation mit endophytischer oder exophytischer Ausprägung.

Histopathologie: Papillomatöse Epithelproliferation mit zumeist exophytischer, gelegentlich auch endophytischer Ausprägung. Bei größeren Gebilden kann es zur adenoiden Proliferation mit verschlungenen Zellsträngen, zu hyperkeratotischen Hornperlen und zu einer deutlichen melanozytären Hyperpigmentierung kommen.

Bei starker Pigmentausbildung imponiert die Erscheinung als **Melanoakanthom** (Abb. **8.1 b**).

Als Sonderform ist das ebenfalls gutartige, meist solitär auftretende **Melanoakanthom** zu betrachten (Abb. **8.1 b**), bei dem die Akanthose besonders stark ist mit einer warzig ausgeformten Oberfläche sowie einer braun-schwarzen Hyperpigmentierung.

Therapie: Kürettage mit dem scharfen Löffel in Vereisung oder Lokalanästhesie.

Therapie: Kürettage in Vereisung oder Lokalanästhesie mit dem scharfen Löffel oder mit der elektrischen Schlinge.

Prognose: Gutartig.

Prognose: Es handelt sich um eine gutartige Dermatose, die nie maligne entartet.

Sonderformen

- **Stukko-Keratosen:** Plane und hyperkeratotische seborrhoische Warzen der Unterschenkel bei trockener Haut.
- **Leser-Trélat-Syndrom:** Eruptive, seborrhoische Warzen mit Juckreiz als mögliche Paraneoplasie.

Sonderformen

- **Stukko-Keratosen** sind plane, nicht pigmentierte, multipel und kleinfleckig auftretende seborrhoische Keratosen an Unterschenkeln und Fußrücken bei älteren Menschen mit ausgetrockneter Haut.
- Das **Leser-Trélat-Syndrom** bezeichnet eine eruptive Aussaat von multiplen seborrhoischen Warzen, begleitet von starkem Juckreiz, das gelegentlich monitorisch bei malignen intestinalen Tumoren auftritt. Da es nicht scharf vom häufigen schubweisen Auftreten der seborrhoischen Warzen abgegrenzt werden kann, ist seine Bedeutung als Paraneoplasie sehr zweifelhaft.

8.1.2 Fibrome

Weiche Fibrome treten als aus dem Niveau der Haut hervortretende oder gestielte **(Fibroma pendulans)**, hautfarbene und schmerzfreie Anhängsel der Haut in den Faltenregionen und besonders am Hals auf (Abb. **8.2 a, b**). Sie können durch Scherenschlag entfernt werden.
Harte Fibrome treten als derbe Knoten in der Haut in der Regel als überschießende Narbenbildungen um Stichverletzungen (vorwiegend Insektenstiche oder Dornen) auf und imponieren histologisch zunächst als **Histiozytome**, die später zu derben Fibromen umgewandelt werden. Oft zeigen sie eine leichte Hämosiderinpigmentierung oder einen Pigmenthof (Abb. **8.2 c**). Diese Fibrome sind auf Druck schmerzhaft, weshalb sie gelegentlich exzidiert werden.

8.1.2 Fibrome

Fibrome treten als weiche, gestielte **Fibromata pendulantia** auf (Abb. **8.2 a, b**) oder als derbe Fibrome **(Histiozytome,** Abb. **8.2 c**). Erstere sind durch Scherenschlag entfernbar, letztere werden bei Schmerzen auf Druck gelegentlich exzidiert.

8.2 Fibrome

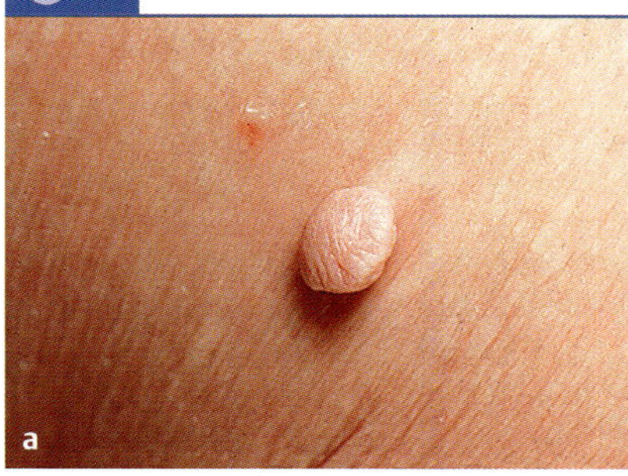

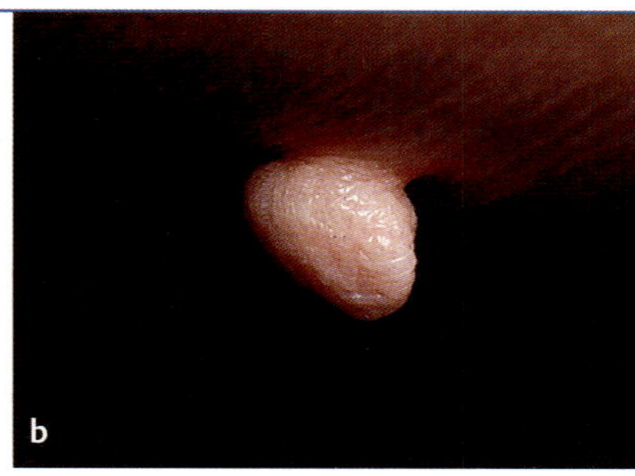

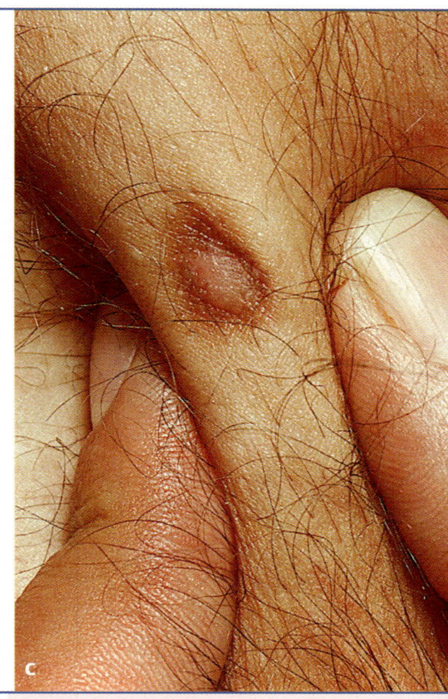

a, b Weiche gestielte Fibrome, wie sie gehäuft am Hals und in den Axillen vorkommen.
c Dermales Histiozytom. Auf seitlichen Druck spürt man das „derbe Fibrom" und die dermale Verankerung durch Einziehung. Beachte den braunen Rand durch Hämosiderinablagerung.

8.1.3 Keloide

Keloide sind überschießende Narben, die sich umschrieben knotig oder flächig panzerartig nach Verletzungen ausbilden. Sie entstehen Wochen nach denselben und zeigen eine Progredienz über Monate bis Jahre, um endlich in eine bindegewebig verdickte Narbe überzugehen (Abb. **8.3 a**). Am Anfang zeigen sie eine hyperämische Rötung und Juckreiz. Flächige Keloide können zu einer dermatogenen Kontraktur und zur Einschränkung der Gelenkbeweglichkeit führen (Abb. **8.3 b**). Bei der Rückbildung schrumpfen sie und können in verstärktem Maße funktionelle Einschränkungen bewirken.
Keloide können auch aus Aknenarben entstehen oder im Laufe einer narbenfreien Akne als so genannte Spontankeloide imponieren.

Therapie: Druckverbände, Lokalbehandlung mit Steroiden oder Pflanzenextrakten (z. B. Emdecassol), intrafokale Steroidinjektion bei umschriebenen Herden, Röntgenweichbestrahlung in der frühen Eruptionsphase sind möglich und führen zu einer teilweisen Besserung oder zu einem Stopp der Progression. Entlastende Operationen sind bei funktionellen Störungen vorzusehen. Die Rezidivhäufigkeit bei Narbenoperationen beträgt 30 %!

8.1.3 Keloide

Keloide sind überschießende Narben mit Entzündung und Juckreiz. Sie können zu dermatogenen Kontrakturen führen (Abb. **8.3**).

Keloide können auch aus Aknenarben entstehen oder im Laufe einer narbenfreien Akne als Spontankeloide imponieren.
Therapie: Lokalbehandlung durch Steroide intrafokal, Druckverbände, Röntgenweichbestrahlung in den Ausbildungsphasen, entlastende Operation bei dermatogenen Kontrakturen in der Spätphase. Die Rezidivhäufigkeit bei Narbenoperationen beträgt 30 %!

8.3 Keloide

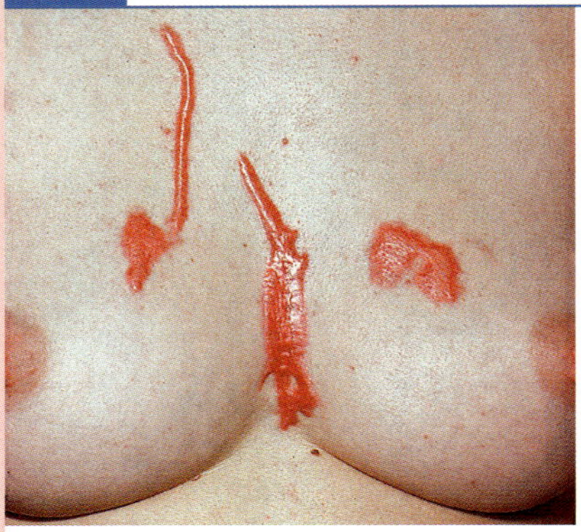

a Spritzerartige frische Keloide auf der Brust einer jungen Dame mit deutlicher Rötung und Juckreiz.

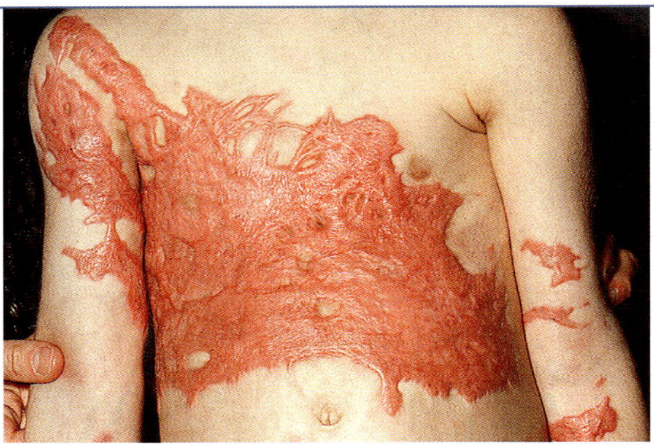

b Flächiges Keloid, zusätzlich von Narbenzügen durchsetzt, 4 Monate nach Verbrennung 2. und 3. Grades bei einem 5-jährigen Kind.

Prognose: Gutartig, teilweise selbstlimitierend. Bei dermatogenen Kontrakturen ist eine Behandlung notwendig.

Prognose: Keloide sind gutartig. Sie können aber zu beträchtlichen funktionellen Beeinflussungen der Gelenkbeweglichkeit führen oder Körperöffnungen funktionell beeinträchtigen. Verletzungen auf Keloiden heilen ausgesprochen schlecht.

8.1.4 Zysten

Zysten sind epithelausgekleidete Hohlräume der Epidermis.
Meistens entstehen sie durch Verlegung eines Follikelausführungsganges.

Milien sind stecknadelkopfgroße, weißliche Zysten in der Epidermis. Sie können nach Anritzen entleert oder ausgekratzt werden.

Epidermalzysten imponieren als kugelige Knoten im Bereich der Follikelausführungsgänge mit Hornmasse als Inhalt.
Therapeutisch kommt nur die Exzision infrage.

Atherome (Grützbeutel) sind kugelige, meist an der Kopfhaut sitzende Zysten der tiefen Haarfollikelanteile mit Hornmasse und Talg als Inhalt. Therapeutisch muss das Atherom mit dem gesamten Sack exzidiert werden, da sonst Rezidive vorkommen.

Besonderheit: **Steatocystoma multiplex** sind autosomal-dominant vererbte, multipel und in der Pubertät auftretende Talgretentionszysten.
Sie sprechen auf orale Retinoid-Therapie nicht an.

8.1.4 Zysten

Zysten haben einen Hohlraum und sind von einer epithelialen Zystenwand umkleidet. Ihre Größe schwankt von Stecknadelkopfgröße bis zu Faustgröße. Meistens entstehen sie durch Verlegung eines Follikelausführungsganges. Die Verlegung kann funktionell oder traumatisch bedingt sein.
Milien sind stecknadelkopfgroße, weißliche, kugelig erhabene Zysten, die meist gruppiert im Gesicht auftreten. Sie entstehen spontan oder in Narben nach Blasen bildenden Krankheiten (Pemphigus, Porphyrien, Epidermolysen u. a.). Es handelt sich um intraepitheliale, verhornende Zysten an Drüsenausführungsgängen oder auch interfollikulär. Sie können nach Anritzen entleert oder ausgekratzt werden.
Epidermalzysten sind erbs- bis pflaumengroße, kugelige, derbe bis pralle Knoten in der Haut. Oft kann man den obliterierten Follikelausführungsgang noch erkennen. Es handelt sich um zystische Ausweitungen des Infundibulum-Anteiles eines Haarfollikels, wobei der Inhalt vorwiegend aus abgeschilferten Hornmassen in zwiebelschalenartiger Anordnung besteht. Therapeutisch kommt nur die Exzision infrage.
Am Skrotum finden sich multiple Epidermiszysten, die man sehen und palpieren kann, die aber kaum stören.
Atherome (Grützbeutel, Tricholemmalzyste) sind kugelige, fast immer an der Kopfhaut einzeln oder multipel auftretende Zysten, ausgehend vom tiefen Haarfollikelanteil (Tricholemm), wobei die Zysten nuss- bis faustgroß, prall-elastisch und vorgewölbt sind. Bei großer Spannung ist die Zystenwand dünn und die Haare darauf können verdrängt sein. Die Zysten sind mit einer Mischung aus Hornlamellen und Talg gefüllt, die bei der Öffnung als übel riechende Masse ausfließt. Therapeutisch muss das Atherom mit dem gesamten Sack exzidiert werden, da sonst Rezidive vorkommen.
Besonderheit: **Steatocystoma multiplex** sind Talgretentionszysten mit autosomal-dominantem Erbgang, wobei sich während und nach der Pubertät multiple Zysten aus Talgdrüsenläppchen (gefüllt mit Talg) entwickeln. Sie treten gruppiert und multipel in den Achselhöhlen, auf der Brust, am Rücken und seltener an der Stirn auf. Sie sprechen auf orale Retinoid-Therapie nicht an.
Neben diesen relativ häufigen gibt es noch eine Vielzahl von seltenen zystischen

Gebilden der Haut: Riesenporen oder Riesenkomedonen, Talgdrüsenfollikulome, ekkrine und apokrine Syringome (Schweißdrüsenzysten) u.a. An der Mundschleimhaut finden sich Speicheldrüsenzysten und Schleimdrüsenzysten. Zystisch imponieren auch die mukoiden Dorsalzysten der Finger, die keine epitheliale Wand aufweisen, sondern eine bindegewebige Kapsel haben.

8.1.5 Andere Tumoren

8.1.5 Andere Tumoren

Unter der Vielzahl von seltenen, gutartigen epidermalen Tumoren ist das **Epithelioma adenoides cysticum** herauszuheben, das nasolabial symmetrisch auftritt, und die **Spiegler-Zylindrome**, die multipel am behaarten Kopf auftreten. Beide Tumoren können kombiniert und familiär auftreten, mit autosomal-dominantem Erbgang.
Ausgehend von den Musculi arrectores pilorum können solitär, segmentär oder disseminiert (in diesem Fall autosomal-dominant vererbt) **Leiomyome der Haut** auftreten, die durch Druck- und Kälteschmerz ausgezeichnet sind.
Vom subkutanen Fettgewebe ausgehen können solitäre oder disseminierte, indolente oder schmerzhafte **Lipome**, die selten gigantische Ausmaße annehmen können und dann vorwiegend im Schultergürtelbereich und an den Armen lokalisiert sind. Bei der Palpation sind sie prall-elastisch.

Lipome gehen vom subkutanen Fettgewebe aus, sind oft solitär, meist indolent und nur selten schmerzhaft.

8.2 Nävi

8.2 Nävi

▶ **Synonyme:** Male, Muttermale

▶ **Definition:** Nävi sind umschriebene, gutartige Fehlbildungen, die als genetische Mosaike zumeist durch eine somatische, postzygotische Mutation verursacht werden und eine embryonale Störung widerspiegeln. Sie sind charakterisiert durch ein Zuviel oder ein Zuwenig von normal vorkommenden Zellen oder Strukturen der Haut. Oft manifestiert sich der Mosaikzustand in einer segmentären Anordnung (Blaschko-Linien, s. S. 1, Abb. **1.1**).

◀ **Definition**

Nävi können bereits bei der Geburt vorhanden sein oder erst im Laufe des Lebens manifest werden. Viele zeigen eine charakteristische Entwicklung mit Rückbildung. Praktischerweise werden Nävi des melanozytären Systems (Pigmentnävi) abgegrenzt von Nävi, die von einzelnen Schichten der Haut ausgehen oder Mischungen enthalten (epitheliale Nävi, Bindegewebsnävi, Blutgefäßnävi). Davon gibt es eine große Vielfalt. Die häufigsten und wichtigsten werden im Folgenden besprochen.

Nävi können bereits bei Geburt vorhanden sein oder erst im Laufe des Lebens manifest werden.

8.2.1 Melanozytäre Nävi

8.2.1 Melanozytäre Nävi

Epidermale melanozytäre Nävi

Epidermale melanozytäre Nävi

▶ **Definition:** In umschriebenen Bereichen sind die dendritischen, epidermalen Melanozyten (histopathologisch Klarzellen) vermehrt und produzieren mehr Melanin. Klinisch handelt es sich um scharf begrenzte, braune Flecken (Abb. **8.4**).

◀ **Definition**

Dazu gehören die Sommersprossen (Epheliden), die kleinfleckigen Lentigines (Lentigo simplex) und der Café-au-lait-Fleck (Naevus pigmentosus).

Sonderformen

- Der **Naevus spilus**, bei welchem die Kombination eines Café-au-lait-Flecks mit eingesprenkelten, kleinfleckigen Pigmentzellnestern vorliegt (Abb. **8.5**, s. auch Abb. **24.2 f**, S. 463).

Sonderformen

- Der **Naevus spilus:** Café-au-lait-Fleck mit Pigmentzellnestern (Abb. **8.5**, Abb. **24.2 f**, S. 463).

8.4

8.4 **Lokalisation der verschiedenen Nävi in Epidermis und Dermis**

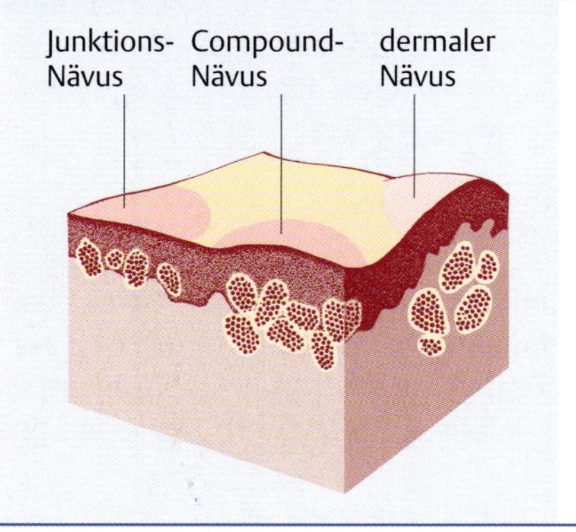

8.5

8.5 **Epidermale melanozytäre Nävi**

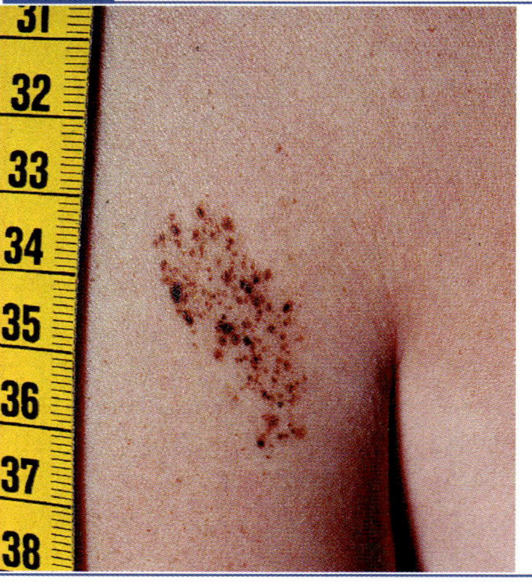

Naevus spilus: Café-au-lait-Fleck mit eingesprenkelten, kleinfleckigen Pigmentzellnestern.

- **Becker-Nävus:** Erworbene Hyperpigmentierung mit Hypertrichose (s. Abb. **24.2 b**, S. 462).

- Der **Becker-Nävus** (Melanosis naeviformis), bei welchem eine handtellergroße melanozytäre Hyperpigmentierung zusammen mit einer Hypertrichose desselben Bereiches spontan oder posttraumatisch im Laufe der Adoleszenz auftritt (s. Abb. **24.2 b**, S. 462).

Dermale melanozytäre Nävi

Dermale melanozytäre Nävi

▶ **Definition**

▶ **Definition:** Dendritische Melanozyten finden sich flächig oder als kugelige Gebilde im dermalen Bindegewebe. Man nimmt an, dass sie bei der embryonalen Auswanderung die Epidermis nicht erreicht haben und im Corium liegen geblieben sind. Hier reifen sie aus und produzieren Melaninpigment.

Mongolenfleck: Graublauer Fleck über dem Kreuzbeinbereich, Gesäß und Rücken (Abb. **8.6 a**), der bei Neugeborenen der mongolischen Rasse in 90 – 100 % zu finden ist und sich bis zur Pubertät langsam zurückbildet.
Als **Naevus fusco-coeruleus** bezeichnet man die flächige Pigmentierung der Schläfe (Ota) oder der Schulter (Ito).

Mongolenfleck: Bei Neugeborenen der mongolischen Rasse ist in 90 – 100 % ein solcher Fleck zu beobachten; bei weißrassigen Neugeborenen sieht man ihn nur selten. Der Mongolenfleck ist unscharf begrenzt und zeigt eine graublaue Verfärbung der Haut über dem Kreuzbein, Gesäß und Rücken (Abb. **8.6 a**). Bis zur Pubertät bildet er sich langsam zurück.
Naevus fusco-coeruleus: Bei Mongolen und Japanern, selten auch bei Weißen, tritt eine blauschwarze, flächige und unscharf begrenzte Pigmentierung im Versorgungsbereich des 2. und 3. Trigeminusastes auf mit Befall der Augenbindehaut und gelegentlich mit Hypertrichose der Schläfe (Naevus Ota). Ähnliche Veränderungen können auch an der Schulter auftreten (Naevus Ito).

Der **Naevus coeruleus** imponiert als blaues, derbes, dermales Knötchen (Abb. **8.6 b**, s. auch S. 234, Abb. **9.14 d**).

Naevus coeruleus (blauer Nävus): Blauschwarze, derbe und manchmal etwas prominente Knötchen durch Anhäufung von Pigment bildenden Melanozyten in der Dermis. Sie kommen in der Regel einzeln vor, können überall am Körper

8.6 **Dermale melanozytäre Nävi**

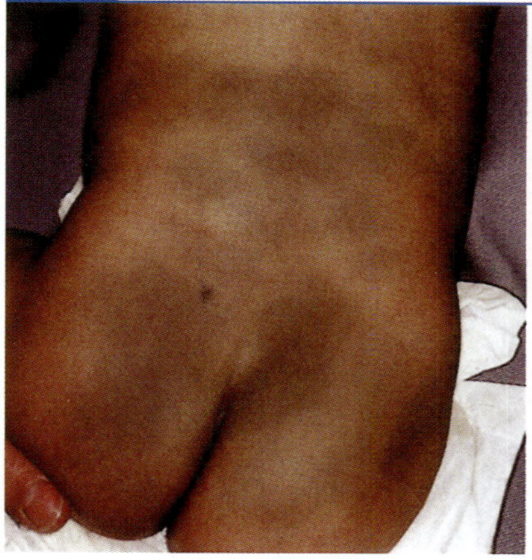

a Mongolenfleck.

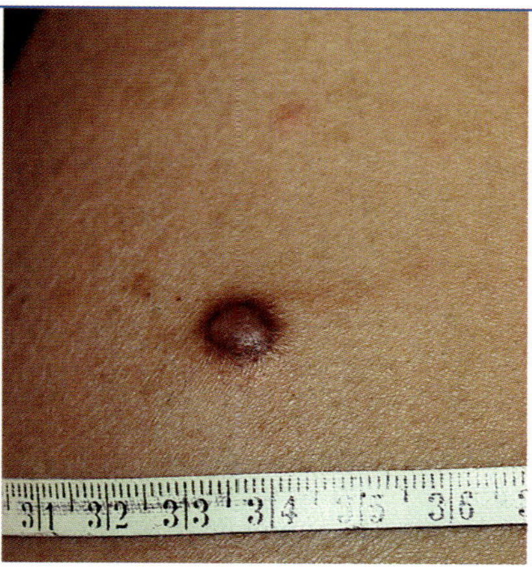

b Naevus coeruleus (blauer Nävus) mit zentralem fibromatösen Anteil.

8.6

auftreten und werden meist erst im Laufe des Lebens bemerkt. Prädilektionsstellen sind die Handrücken und Vorderarme (Abb. **8.6 b**, s. auch S. 234, Abb. **9.14 d**).

8.2.2 Nävuszellnävi

8.2.2 Nävuszellnävi

▶ **Definition:** Nävuszellnävi werden aus Nävuszellen gebildet, die eng mit den dendritischen Melanozyten verwandt sind, die dendritische Form aber verloren haben, kugelig oder spindelig ausgebildet sind und Melaninpigment zwar enthalten können, dieses aber nicht an umliegende Zellen abgeben.

◀ **Definition**

Einteilung und Histopathologie: Die Nävuszellnävi werden nach dem Sitz der Nävuszellnester eingeteilt, wobei im Laufe der Adoleszenz ein gewisser Wandel zu beobachten ist (s. Abb. **8.4**).

Junktionsnävi sind in jungen Jahren auftretende, punkt- bis fleckförmige Nävi mit homogen brauner bis braun-schwarzer Pigmentierung, oft papulös und immer scharf begrenzt. Histologisch liegen die Nävuszellen in der Grenzzone (Junktionszone) zwischen Dermis und Epidermis.

Compound-Nävi sind meist knotige, braune bis braun-schwarze, scharf begrenzte Nävi, die oft eine zerklüftete Oberfläche und eine Hypertrichose aufweisen (Abb. **8.7 a**, s. auch Abb. **9.14 a**, S. 234). Histologisch finden sich Nävuszellnester in der Junktionszone und vermehrt im dermalen Bindegewebe. Compound-Nävi bilden sich in der Regel aus Junktionsnävi im Laufe der Pubertät (Reifung und Tiefenausdehnung).

Dermale Nävi stellen den Endzustand der Nävusentwicklung dar mit papulöser, wulstiger Gestalt, brauner Farbe und Haarbesatz. Histologisch sind die Nävuszellnester ausschließlich in der Dermis zu finden. Sie enthalten wenig Pigment, sind im Erwachsenenalter anzutreffen und zeigen oft die typischen Rückbildungs- und Umwandlungszeichen der bindegewebigen oder lipomatösen Degeneration.

Einteilung und Histopathologie: Die Nävuszellnävi werden nach dem Sitz der Nävuszellnester eingeteilt:

Junktionsnävi sind im frühen Lebensalter auftretende, in der dermo-epidermalen Grenzzone gelegene Pigmentzelllager, die eine homogene braune bis braun-schwarze Pigmentierung aufweisen.

Compound-Nävi sind gereifte Pigmentzelllager mit Schwerpunkt in der Dermis. Sie sind knotige, braune bis braun-schwarze, scharf begrenzte Nävi. Oft findet man eine zerklüftete Oberfläche und eine Hypertrichose (Abb. **8.7 a** und Abb. **9.14 a**, S. 234).

Dermale Nävi sind die alten, rein dermalen Pigmentzellnester, oft schon in Rückbildung.

Klinik: Nävuszellnävi können punktförmig bis großflächig erscheinen, einzeln, gruppiert oder in großer Vielzahl auftreten und alle Schattierungen von braun bis schwarz aufweisen. Nur wenige sind bei der Geburt durch Pigmentierung schon sichtbar. Sie entwickeln sich im Laufe der Pubertät zur definitiven Form und Farbe mit Schwerpunkten in der Vorpubertät und am Ende derselben, wobei sich oft auch eine **Hypetrichose** auf den Nävi ausbildet.

Klinik: Nävuszellnävi sind unterschiedlich groß. Sie kommen meist in großer Vielzahl vor und zeigen sich besonders in der Pubertät durch ihre Pigmentierung. Oft bildet sich auch eine **Hypertrichose** auf den Nävi aus.

8.7 Nävuszellnävi

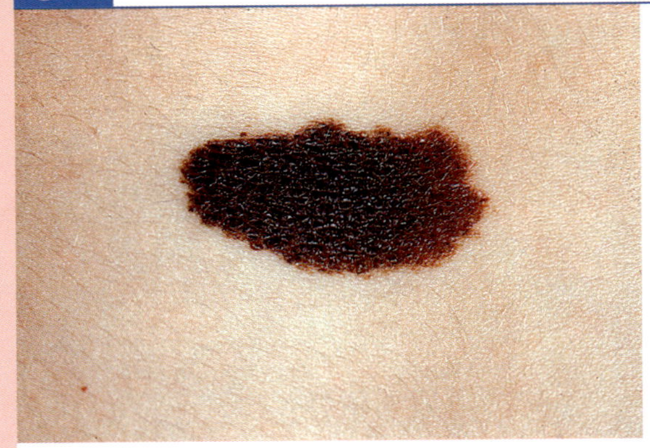

a „Compound-Nävus“ mit kugelig zerklüfteter Oberfläche und braun-schwarzer Farbe.

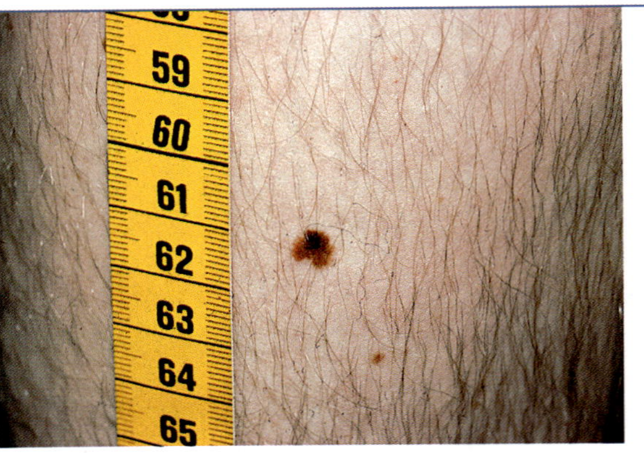

b Dysplastischer Nävus mit bizarren Rändern und Farbunterschieden.

Es kann zu einer Rückbildung durch lipomatöse oder fibromatöse Umwandlung der Nävi kommen. Im Endstadium können diese als weiche Fibrome imponieren.

Nävuszellnävi können aber auch eine Progression zu **dysplastischen Nävi** durchmachen. Diese können Vorläufer von Melanomen sein (Abb. **8.7 b**).

Nävuszellnävi zeigen Umwandlungs- und Rückbildungstendenzen, die sich im Laufe des Lebens bemerkbar machen: Bindegewebige oder lipomatöse Umwandlungen führen zu Pigmentverlust und Konsistenzabnahme der Nävi, so dass diese im Endstadium als weiche Fibrome (s. S. 195) imponieren.

Nävuszellnävi können aber auch **dysplastische**, also progressive Veränderungen durchmachen, die auf zellulärer Ebene durch Kernatypien, Mitosen und vermehrte Pigmentbildung imponieren, während klinisch Größenzunahme, Farbveränderung und vorübergehend Entzündungszeichen auftreten (Abb. **8.7 b**). Solche Läsionen können Vorläufer der Melanomentwicklung darstellen (vgl. S. 201). Dysplastische Nävi im Erwachsenenalter können einzeln oder im Rahmen des dysplastischen Nävus-Syndroms gehäuft und stetig progredient auftreten.

Therapie: Exzisionsbiopsien haben bei dysplastichen Nävi mit Progression zu erfolgen.

Therapie: Pigmentzellnävi mit den Zeichen dysplastischer Entwicklung im Erwachsenenalter sollten kontrolliert und bei fortschreitender Dysplasie zur Verhinderung der Realisierung maligner Melanome mit einer Exzisionsbiopsie entfernt werden. Auch kosmetisch störende Nävi können exzidiert werden. Die Exzision ist auf jeden Fall anderen Therapieversuchen vorzuziehen.

▶ **Merke**

▶ **Merke:** Kongenitale Pigmentnävi, die größer als 2 cm sind, sollten vor dem 20. Lebensjahr wegen der gesteigerten Entartungsgefahr exzidiert werden.

Im Kindesalter bietet sich die engmaschige Kontrolle an, so dass in der Regel die Exzision erst später und in Lokalanästhesie vorgenommen werden kann.

Prognose: Gut. Dysplastische Nävi müssen in 6–12-monatigen Abständen kontrolliert und bei Progredienz exzidiert werden. Dysplastische Nävi stellen das Reservat für Melanome aus vorbestehenden Pigmentläsionen dar.

Prognose: Die Prognose der Nävuszellnävi ist gut. Sie machen die beschriebene Entwicklung bis nach der Pubertät und eine Rückbildung im Laufe des Erwachsenenalters durch. Mit mehr Vorsicht ist die Prognose von dysplastischen Nävi zu sehen, die kontrollbedürftig sind (alle 6–12 Monate) und im Falle eines Fortschreitens der klinischn Dysplasiezeichen prophylaktisch exzidiert werden müssen. Dysplastische Nävi stellen das Reservat für Melanome aus vorbestehenden Pigmentläsionen dar.

Besondere Nävus-Formen

Besondere Nävus-Formen

Nävus Sutton: Pigmentnävus mit weißem Hof, harmlos, (s. Abb. **9.14 b**, S. 234).

Nävus Sutton (Halonävus): Es handelt sich um Pigmentnävi in der Kindheit oder während der Adoleszenz, die charakterisiert sind durch einen weißen, depigmentierten Hof, wobei im Laufe dieser Entwicklung oft auch eine Depigmentierung des zentralen Nävus hinzu kommt. Man nimmt lokale autoimmunologische Phänomene als Ursache an. Der Nävus Sutton ist harmlos (s. Abb. **9.14 b**, S. 234).

Spindelzellnävus (Spitztumor; benignes, juveniles Melanom): Es handelt sich um solitäre, umschriebene und gutartige, knotige Nävi, die sich bei Kindern oder Jugendlichen ausbilden und histopathologisch durch bizarre und polymorphe, spindelförmige Nävuszellen charakterisiert sind und dadurch an ein malignes Melanom erinnern können. Spindelzellnävi sind aber gutartig.

Spindelzellnävus: Erworbener, gutartiger, knotiger Nävus mit unruhiger, zur Fehldeutung verleitender Histopathologie.

Großflächige Naevus pigmentosus et pilosus (Riesenpigmentnävus): Diese Nävus-Form ist selten und tritt wenn, dann meist im Rahmen einer neurokutanen Melanose kongenital als Badehosennävus auf; meist kombiniert mit einer Vielzahl von kleineren und kleinsten behaarten Pigmentnävi. Auch Kopf und Gesicht sind nicht ausgespart. Eine familiäre Häufung kommt vor.

Großflächiger Nävus pigmentosus: Er tritt selten und dann im Rahmen einer neurokutanen Melanose als Badehosennävus auf. Auch Kopf und Gesicht sind nicht ausgespart.

Therapie: Wegen der erhöhten Gefahr der Melanomentwicklung sind solche großflächigen Nävi schon in der Kindheit kurzfristig (alle 3 Monate) zu kontrollieren. Es besteht die Möglichkeit, durch eine großflächige Schleifung (in Narkose) während der ersten Lebenswochen Teile davon zu entfernen. Erfolgte dies nicht oder nicht vollständig, so sind pigmentreiche und knotige Anteile möglichst früh nach deren Auftreten zu exzidieren.

Therapie: Die großflächige Schleifung während der ersten Lebenswochen oder später Serienexzisionen, besonders der knotigen Bereiche, sind wegen der erhöhten Gefahr der Melanomentwicklungen zu empfehlen.

Prognose: In 15% der Fälle von Badehosennävus im Rahmen einer neurokutanen Melanose treten Melanome einzeln oder multipel im Bereich des Nävus auf. Die Manifestation dieser Melanome findet in der Kindheit und der Jugend statt (50% davon vor dem 6. Lebensjahr).

Prognose: In 15% der Fälle von Badehosennävus treten frühkindliche Melanome auf.

Das Syndrom der dysplastischen Nävi (DNS)

Das Syndrom der dysplastischen Nävi (DNS)

▶ **Definition:** Autosomal und wahrscheinlich dominantes Syndrom mit multiplen dysplastischen Nävi und früh und multipel auftretenden Melanomen (Tab. **8.2** und **8.3**, Abb. **8.8**).

◀ **Definition**

Epidemiologie: Man nimmt an, dass mehr als 20% aller Melanome auf dem Boden eines DNS entstehen. Die Häufigkeit dieses Syndroms scheint zuzunehmen.

Epidemiologie: Man nimmt an, dass 20% aller Melanome auf dem Boden eines DNS entstehen.

Vorgehen und Therapie: Die Diagnose des Syndrom der dysplastischen Nävi muss zunächst gesichert werden (sorgfältige dermatologische Untersuchung, Familienanamnese, Exzision und histopathologische Untersuchung unregelmäßig begrenzter oder vom Patienten als verändert angegebene Nävi). Eine Familienuntersuchung mit Erfassung anderer befallener Personen sowie eine umfassende Patinenteninformation, einschließlich deren Angehöriger ist not-

Vorgehen und Therapie: Diagnose und Familienuntersuchung sind wichtig. Die Träger des DNS sind alle 3–6 Monate zu kontrollieren. Progrediente dysplastische Nävi müssen exzidiert werden.

8.2 Dysplastische Nävi (DN) – Kennzeichen

- polyzyklische, unregelmäßige Begrenzung (> 5 mm)
- Polychromasie (schwarz, braun, rosa)
- Regression und Randausläufer
- Oberfläche flach, lichenoid

8.2

8.3 Syndrom der dysplastischen Nävi (DNS)

dysplastische Nävi (DN)	▪ multipel (10 bis > 100) ▪ an Stamm, Gesäß, Kopf ▪ Zunahme an Zahl und Größe im Erwachsenenalter
familiäre Häufung	▪ autosomal ▪ dominant oder polygen ▪ oft mit heller Komplexion
Melanome in DN	▪ früh auftretend (20.–40. Lebensjahr) ▪ oft multipel ▪ kumulativ bis 100% bei > 70-Jährigen

8.3

8.8 Differenzialdiagnose von Pigmentgeschwülsten der Haut (s. auch S. 234)

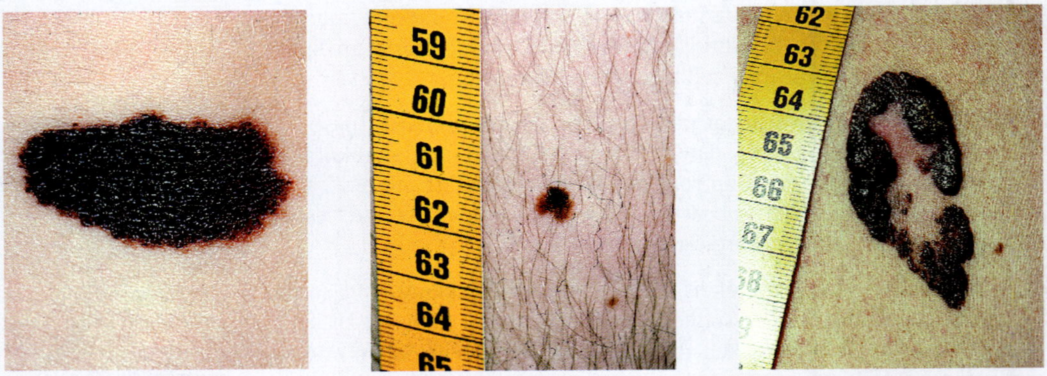

	Nävus	dysplastischer Nävus	Melanom (SSM)
Farbe	rosa, braun, schwarz homogen	braun, schwarz, unterschiedliche Felder	braun, blau, schwarz inhomogen
Kontur	rund-oval	bizarr	unregelmäßig
Blutung	–	–	+ (leicht)
Wachstum	Pubertät	Pubertät und später	nach der Pubertät, rasch und horizontal, mit Knotenbildung (vertikal)
ärztliches Vorgehen	Beratung	Beratung und regelmäßige Beobachtung, Exzisionsbiopsie	Exzision mit Sicherheitsabstand, Durchuntersuchung

wendig. Träger des DNS sind engmaschig (alle 6 Monate) zu kontrollieren. Dysplastische Nävi, die sich fortentwickeln, sind immer wieder durch Exzisionsbiopsien zu entfernen. Nur so kann die Realisierung von Melanomen verhindert werden. Bei Realisierung eines Melanoms richtet sich die Prognose nach dessen Tiefenausdehnung (s. S. 237).

Prognose: Die Prognose wird durch die auftretenden Melanome bestimmt.

Prognose: Hochgerechnet realisiert jeder Patient mit einem DNS bis zum 70. Lebensjahr ein oder mehrere Melanome.

8.2.3 Epidermale Nävi

8.2.3 Epidermale Nävi

▶ **Definition**

▶ **Definition:** Angeborene, nicht familiäre, meist streifig angeordnete Verdickung der Epidermis mit Hyperkeratose.

Epidemiologie: Relativ häufig, sporadisch, frühkindlich auftretend.

Epidemiologie: Oft vorkommend, bei Geburt vorhanden oder in der Kindheit sich ausprägend und nicht familiär.

Ätiologie: Nävoide Neubildung.

Ätiologie: Es handelt sich um eine nävoide Neubildung.

Klinik: Umschriebene, streifige oder halbseitig systematisiert auftretende Verdickungen der Epidermis mit schuppender, warziger oder pflastersteinartiger Oberfläche (Abb. **8.9**). Gelegentlich Juckreiz.

Klinik: Es handelt sich um umschriebene, pflastersteinartige, verruköse oder schuppende, scharf begrenzte Verdickungen der Epidermis, die manchmal Juckreiz verursachen. Unterschieden werden die umschriebene, streifig verruköse weiche Form, die oft juckt und die lineär oder halbseitig systemisch auftretende verruköse Form mit entzündlicher Reaktion und Juckreiz. Letztere tritt vorwiegend in der Kindheit auf, breitet sich langsam aus und kann gelegentlich auch zu einer Nageldystrophie führen. Diese Form hat als entzündlicher, linearer, verruköser, epidermaler Nävus (Inflammatory linear verrucous epidermal naevus) die Bezeichnung ILVEN gefunden (Abb. **8.9**).

8.9 **Segmentärer epidermaler Nävus**

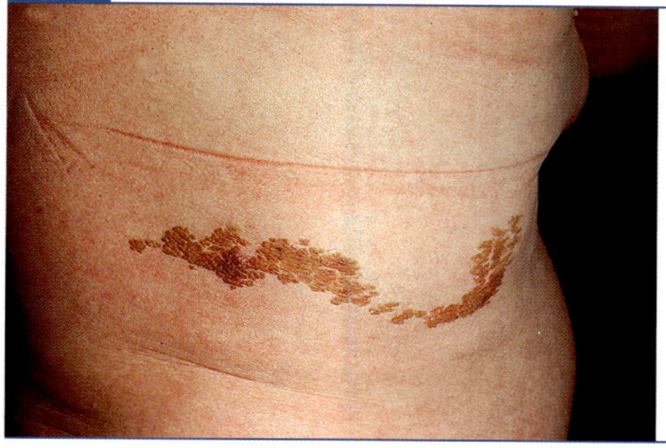

Im Stammbereich mit Rötung und Juckreiz (ILVEN).

8.9

Diagnostik: Die Diagnose ist einfach aufgrund des klinischen Bildes und der Histopathologie zu stellen.

Diagnostik: Klinisches Bild und Histopathologie.

Histopathologie: Die Epidermis ist akanthotisch verdickt und papillomatös aufgeworfen mit Hyperkeratose. Oft ist die Akanthose psoriasiform ausgeprägt. Beim Vorliegen eines lymphozytären Infiltrates in der Dermis besteht in der Regel Juckreiz.

Histopathologie: Akanthose und Papillomatose mit Hyperkeratose.

Differenzialdiagnose: Differenzialdiagnostisch müssen ein striärer Lichen ruber und eine striäre Psoriasis abgegrenzt werden.

Differenzialdiagnose: Abgrenzung von striären Formen des Lichen ruber und der Psoriasis.

Therapie: Sofern die Veränderungen stark stören kommt therapeutisch die Exzision (evtl. in Serien) in Betracht. Die Dermabrasio und die Kürettage führen, sofern sie nicht sehr tief ausgeführt werden, zu Rezidiven.

Therapie: Therapeutisch sind Serienexzisionen möglich, Dermabrasio und Kürettage sind meist unzureichend.

Prognose: Gutartig, keine maligne Entartung.

Prognose: Gutartig.

8.2.4 Talgdrüsen-Nävus

8.2.4 Talgdrüsen-Nävus

▶ **Synonym:** Naevus sebaceus

▶ **Definition:** Epitheliale Fehlbildung mit besonderer Betonung der Talgdrüsen.

◀ **Definition**

Epidemiologie: Die Erkrankung tritt mittelhäufig, in der Kindheit und Adoleszenz mit Rückbildungstendenz nach der Pubertät, auf.

Epidemiologie: Mittelhäufig. Rückbildungstendenz nach der Pubertät.

Ätiologie: Ursache ist eine nävoide Fehlbildung.

Ätiologie: Nävoide Fehlbildung

Klinik: Umschrieben, streifig oder unregelmäßig, immer aber scharf begrenzt, sitzen pflastersteinartige bis papillomatöse, oft fast kugelige Gebilde in der Haut. Selten sind sie linear oder systemisch angeordnet. Der bevorzugte Sitz ist die Kopfhaut und der Rand des Gesichtes. Meistens fehlen die Haare in diesem Bereich fast vollständig (Abb. **8.10**).
Im Laufe des Lebens treten auf Talgdrüsennävi warzige oder filiforme Exophyten auf, die leicht verletzlich sind. Des Weiteren entwickeln sich im Erwachsenenalter, sofern sich die Talgdrüsennävi nicht zurückgebildet haben, ais diesen in 15–30% Basaliome oder Spinaliome.

Klinik: Umschriebene, scharf begrenzte, exophytische, hautfarbene Gebilde in der Kopfhaut oder am Rand des Gesichtes. Meistens fehlen an dieser Stelle die Haare (Abb. **8.10**).

Im Erwachsenenalter können Exophyten auftreten und in 15–30% der Fälle auch Basaliome oder Spinaliome.

Diagnostik: Die Diagnose ist klinisch einfach, bei sekundären Veränderungen der Oberfläche histopathologisch zu klären.

Diagnostik: Klinisches Bild; bei sekundären Veränderungen histopathologisch klären.

Histopathologie: Im mittleren und oberen Corium sind reife Talgdrüsenläppchen in bizarren Ballungen angeordnet, sezernieren aber kaum Talg. Die Haarfollikel sind atrophisch, während die übrige Epidermis hyperplastisch sein kann.

Histopathologie: Im Corium finden sich knotige Anreicherungen von Talgdrüsenläppchen, die kaum Talg sezernieren.

8.10

8.10 Angeborener Talgdrüsennävus im behaarten Kopf mit warzigen und kugeligen Exophyten (histopathologisch Basaliom)

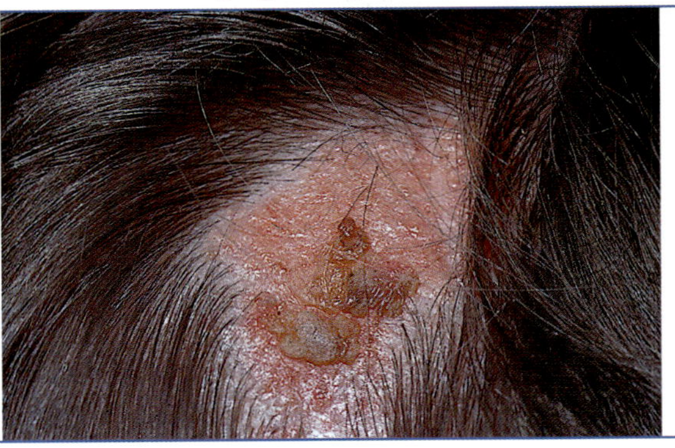

Therapie: Bei Persistenz ins Erwachsenenalter und vor allem bei Auftreten von Exophyten oder Tumoren ist wegen der Gefahr der Entartung die Totalexzision notwendig.

Prognose: In 15–30% entwickeln sich auf dem Nävus sebaceus Basaliome und Spinaliome.

Therapie: Man kann mit der Behandlung zuwarten bis nach der Pubertät, da eine spontane Rückbildung möglich ist. Bei Auftreten von Exophyten jeglicher Art ist die Exzision, einzeitig oder in mehreren Sitzungen, dringend angezeigt, da sich bösartige Tumoren entwickeln können.

Prognose: Auf dem Naevus sebaceus des Erwachsenen treten in 15–30% Basaliome oder Spinaliome auf, weshalb die prophylaktische Operation empfohlen wird.
Von den Talgdrüsennävi sind die zirkumskripten, multipel an der Stirn auftretenden senilen Talgdrüsenhyperplasien zu unterscheiden und auch das Adenoma sebaceum, welches zentrofazial bei der tuberösen Hirnsklerose als eines von vielen klinischen Symptomen auftritt.

8.2.5 Andere Nävi

Hier sind zu nennen: Naevus lipomatosus, ekkrine und apokrine Schweißdrüsennävi, Haarnävi, Komedonennävi, Bindegewebsnävi und Elastica-Nävi.

8.2.5 Andere Nävi

Es gibt eine Vielzahl von seltenen und weniger seltenen, in der Regel umschriebenen Nävi, als Fehlbildung einzelner oder zusammengesetzter Anteile der Haut: Naevus lipomatosus, ekkrine und apokrine Schweißdrüsennävi, Haarnävi, Komedonennävi, Bindegewebsnävi und Elastica-Nävi.

8.2.6 Gefäßnävi und Hämangiome

Naevus flammeus

8.2.6 Gefäßnävi und Hämangiome

Naevus flammeus

▶ **Synonyme:** Feuermal, Portweinfleck, planes Hämangiom, Naevus teleangiectaticus

▶ Definition

▶ **Definition:** Angeborene oder frühkindlich auftretende, persistierende, hellrote bis blaurote, scharf umschriebene Flecke aufgrund von Gefäßerweiterungen in der oberen Dermis.

Epidemiologie: Sehr häufig, ohne familiären Bezug.

Ätiologie: Angeborene Fehlbildung.

Klinik: Die **medialen** Naevi flammei sind sehr häufig (30–50% aller Kinder), meist diskret im Nacken und an der Stirn gelegen und bilden sich bis zum 2. Lebensjahr deutlich zurück (sog. Storchenbiss).

Epidemiologie: Sehr häufig, solitär, selten systemisch, treten sie meist bei der Geburt oder frühkindlich auf, ohne deutlichen familiären Bezug.

Ätiologie: Es handelt sich um angeborene Fehlbildungen.

Klinik: Bei der Geburt oder kurz danach finden sich hellrote, oft blasse, häufig aber auch blassrot imponierende, scharf und oft bizarr begrenzte, plane Farbveränderungen ohne subjektive Symptome. Die Größe reicht von linsengroß bis zur segmentären oder manschettenartigen Bedeckung großer Körperpartien. Mit dem Glasspatel können die Gefäße blutleer gedrückt werden, so dass die Farbe vorübergehend verschwindet. Mittelgroße Nävi flammei finden sich sehr häufig (bei 30–50% aller Kinder) diskret im Nacken und manchmal auch auf der Stirn (sog. Storchenbiss). Vor allem die Stirnveränderungen blassen nach dem 2. Lebensjahr deutlich ab und verschwinden oft, während die anderen Lokalisationen persistieren.

Ganz anders als diese meist **medial gelegenen Feuermale** sind die lateralen Feuermale zu sehen, die selten auftreten, einseitig im Gesicht lokalisiert sind und nur ganz selten doppelseitig auftreten. Oft ist die Ausdehnung auf Bereiche von einem oder mehreren Trigeminussegmenten begrenzt. Diese **lateralen Feuermale** zeigen keine Rückbildungstendenzen und können im Erwachsenenalter sogar kugelige, gutartige Exophyten ausbilden (Abb. **8.11**).

Die **lateralen** Naevi flammei sind sehr selten, auf einer Gesichtshälfte oder auf einer Extremität zu finden. Sie persistieren und können sekundär gutartige, kugelige Exophyten ausbilden (Abb. **8.11**).

8.11 Lateraler Naevus flammeus im Trigeminus-Bereich rechts V/2

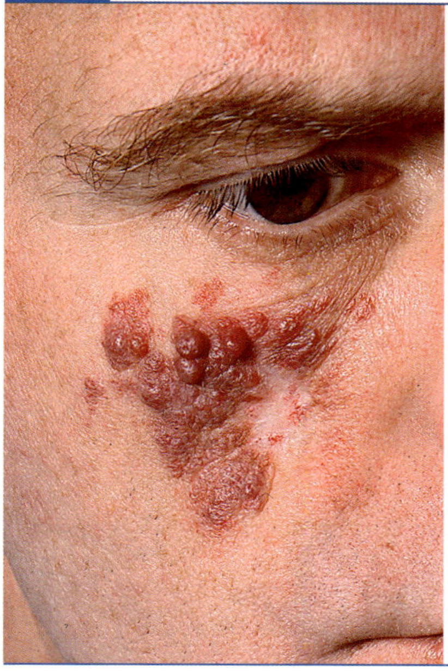

Das Feuermal, das seit Geburt persistierte, weist im Erwachsenenalter sekundär exophytische, gutartige Proliferationen auf. Der Versuch einer Strahlentherapie in der Kindheit führte zur atrophischen Strahlennarbe (nasaler Rand).

8.11

Diagnostik: Die Diagnose ist klinisch zu stellen.

Diagnostik: Klinisches Bild.

Histopathologie: Flächig vernetzte Kapillarerweiterungen im subepidermalen Bindegewebe.

Histopathologie: Kapillare Erweiterungen im oberen Bindegewebe.

Laterale Naevi flammei im Gesicht oder an den Extremitäten können im Rahmen von komplexen Fehlbildungssyndromen auftreten und diagnostisch von Bedeutung sein:

- **Sturge-Weber-Syndrom:** Kombination von einseitigem Naevus flammeus im Gesichtsbereich, oft unter Einbeziehung der Mundschleimhaut, mit einer Angiomatose des gleichseitigen Auges (mit Glaukom) und einer zerebralen Angiomatose mit epileptischen Anfällen und Ausfallssyndromen. Oft familiäre Häufung (autosomal-dominant).
- **Von-Hippel-Lindau-Syndrom:** Naevus flammeus kombiniert mit multiplen kapillaren Angiomen der Hirnhäute und manchmal auch von parenchymatösen Organen. Das seltene und angeborene Syndrom wird wahrscheinlich dominant vererbt.
- **Klippel-Trenaunay-Syndrom:** Kombination eines Naevus flammeus einer Extremität mit einer Varikose derselben und einem segmentären oder streifigen Riesenwuchs. Meist sind arteriovenöse Anastomosen vorhanden, die zu starken Schmerzen führen können und operativ unterbunden werden müssen.

Laterale Naevi flammei können im Rahmen von komplexen Fehlbildungssyndromen diagnostische Bedeutung erlangen:

- **Sturge-Weber-Syndrom**: Naevus flammeus im Gesicht mit zerebraler und okulärer Angiomatose (mit Glaukom) und häufigen epileptischen Anfällen und zerebralen Ausfallssyndromen.
- **Von-Hippel-Lindau-Syndrom**: Naevus flammeus mit kapillärem Angiom der Hirnhäute und anderer Organe.
- **Klippel-Trenaunay-Syndrom**: Nävus einer Extremität mit Varikose und streifigem Riesenwuchs (oft arteriovenöse Anastomosen).

Den Naevi flammei zuzuordnen sind auch folgende Krankheitsbilder:

- **Teleangiectasia hereditaria haemorrhagica** (Morbus Osler-Rendu): Die autosomal-dominante Erbkrankheit mit heterozygoten Merkmalsträgern (die ho-

Auch den Naevi flammei zuzuordnende Krankheitsbilder:

- **Teleangiectasia hereditaria haemorrhagica** (Morbus Osler-Rendu): Autosomal-dominante, seltene Erbkrankheit mit Teleangiektasien der Haut, der Schleimhäute und innerer Organe (Blutungsgefahr).
- **Spinnennävi** können solitär bei Kindern (Abb. **8.12**) und exanthematisch bei Erwachsenen (begleitend zu Leberleiden) auftreten.

mozygoten sind nicht lebensfähig) ist selten. Die meist planen, teils papulösen Teleangiektasien finden sich an der Haut (akral angereichert), an den Schleimhäuten sowie an inneren Organen, wo sie eine erhöhte Blutungsgefahr darstellen.

- **Spinnennävi** (Naevus araneus, Spider-Nävus), die einzeln oder mehrfach bei Kindern (Abb. **8.12**) auftreten (wo sie auch gelegentlich spontane Rückbildung zeigen) und die auch im Laufe von progressiven Leberleiden exanthematisch am Oberkörper bei Erwachsenen auftreten.

8.12

8.12 Solitärer Spinnennävus

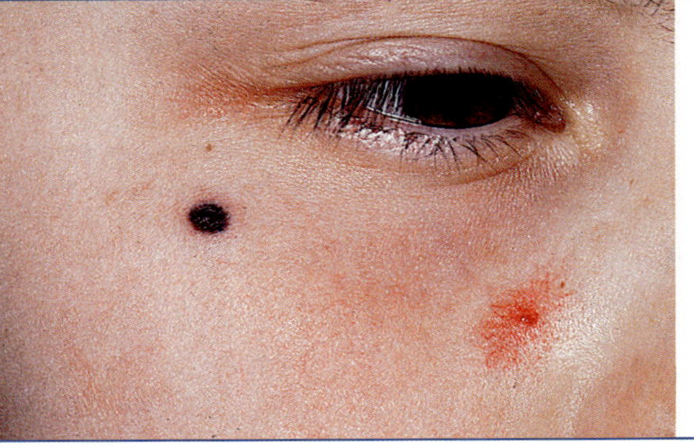

Naevus araneus an der Nase eines 9-jährigen Mädchens mit zentraler Papel und sternförmig angeordneten Venolen. Juvenile Spinnennävi gehen oft spontan zurück. Am äußeren Augenwinkel findet sich noch ein Pigmentnävus.

Therapie: Elektrokoagulation. Lasertherapie.

Therapie: Koagulation mit der elektrischen Nadel. Lasertherapie.

Hämangiome

▶ **Synonyme:** Gutartige Angiome, Blutschwämmchen

▶ **Definition**

▶ **Definition:** Umschriebene, gutartige kapillare Gefäßneubildungen in der Haut mit Auftreten im frühen Kindesalter und Rückbildungstendenz.

Epidemiologie: Sehr häufig, nicht vererbt.

Epidemiologie: Sehr häufig, angeboren oder frühkindlich auftretend, nicht vererbt.

Ätiologie: Gutartige Neubildung mit Eigendynamik.

Klinik: Bei Geburt oder kurz danach finden sich in oder unter der Haut blassblaue bis schwarz-blaue, weiche „Blutschwämmchen". Progression in den ersten 12 Lebensmonaten und Regression bis zum 9. Lebensjahr (Abb. **8.13**).

Ätiologie: Umschriebene, gutartige Neubildung mit Eigendynamik.

Klinik: Bei der Geburt schon sichtbar oder kurz danach erstmals auffallend, finden sich blassblaue bis schwarzblaue, meist deutlich begrenzte, flache bis kugelige, weiche und teilweise ausdrückbare Gefäßgeschwülste in oder unter der Haut. Sie können erbs- bis faustgroß sein und machen eine typische Entwicklung durch. In den ersten 9 – 12 Lebensmonaten ist in der Regel ein deutliches Wachstum in alle Richtungen zu beobachten, das langsam in eine Regressionsphase übergeht, die bis zum 6 – 9 Lebensjahr reicht (Abb. **8.13**). In den meisten Fällen kommt es erfreulicherweise zur vollständigen Rückbildung, ansonsten bleiben entweder kleine Narben oder atrophische Bereiche mit Teleangiektasien zurück. Überstürzte Umwandlungen können zu Nekrosen mit Krustenbildung führen, zu kurzfristigen Blutungen, selten zu Infektionen. Eine lebensbedrohliche Blutungsgefahr besteht nicht.
Je nach Sitz und Ausmaß der Gefäßsprossung und des Wachstums spricht man klinisch von planen, tuberösen oder kavernösen Hämangiomen.

Man kann plane, tuberöse und kavernöse Hämangiome unterscheiden.

Diagnostik: Blickdiagnose.

Diagnostik: Blickdiagnose.

Histopathologisch handelt es sich um echte **kapillare Gefäßneubildungen**.

Histopathologisch handelt es sich um echte **kapillare Gefäßneubildungen**, wobei endotheliale Zellen embryonalen Charakters im Bereiche des Papillarkörpers oder der Kutis und Subkutis herdförmig proliferieren.

8.13 Kavernöses Hämangiom

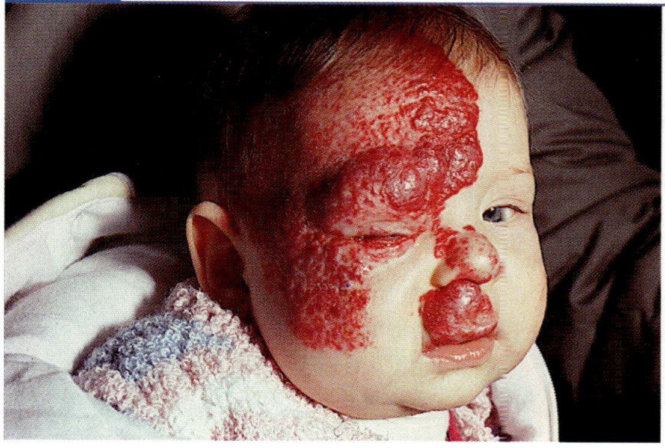

a Bei einem Kleinkind von 6 Monaten.

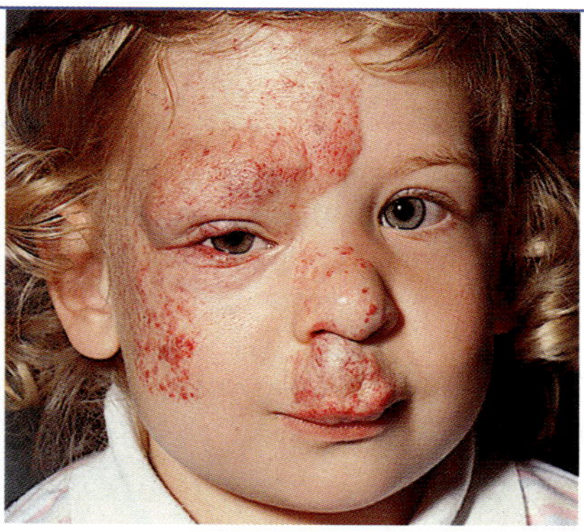

b Mit spontaner Rückbildung nach 3 Jahren.

Therapie: Im Bewusstsein der eigendynamischen Rückbildung ist in den meisten Fällen eine aktive Therapie nicht notwendig. Restveränderungen können operativ entfernt werden. Röntgenbestrahlungen sind kaum mehr angezeigt. Einzig in den Fällen, in welchen das Hämangiom die Funktion oder die Entwicklung eines Organs beeinträchtigt (Saugstörung bei Angiomen der Lippe, Atemstörungen bei Angiomen der Nase, Sehbehinderung oder Schielen bei Angiomen des vorderen Augenabschnittes) ist ein frühzeitiges aktives Eingreifen notwendig. Dies kann konservativ erfolgen durch eine orale Kortisonbehandlung mit 1 – 2 mg Prednisolon/kg KG/die während 3 – 4 Wochen und langsamer Dosisreduzierung. Eine solche Behandlung kann auch wiederholt werden. In besonderen Fällen kommt eine Umspritzung mit Triamcinolon-Kristallsuspension, die frühzeitige operative Ausräumung und die Lasertherapie infrage.

Therapie: Eine Behandlung ist kaum notwendig, da es zu spontanen Rückbildungen kommt. Restveränderungen können nach dem 10. Lebensjahr operativ korrigiert werden. Aktive Therapie ist nur dann nötig, wenn die Funktion oder die Entwicklung eines Organs beeinträchtigt ist: Orale Prednisolon-Behandlung mit 1 – 2 mg/kg KG/die für 3 – 4 Wochen mit langsamer Dosisreduzierung und der Möglichkeit zur Wiederholung.

Prognose: Die Eigendynamik mit Rückbildungstendenz (bis zum 9. Lebensjahr) ist immer vorhanden, kann aber nicht immer vollständig erwartet werden. Eine maligne Transformation ist nicht zu befürchten.

Prognose: Eigendynamik mit Rückbildung bis zum 9. Lebensjahr.

Multiple und erworbene Hämangiome

Multiple Hämangiome der Haut und von inneren Organen können Symptome von komplexen Krankheitsbildern darstellen:

- **Mafucci-Syndrom** mit Hämangiomatose und Chondrodysplasie.
- **Kasabach-Merritt-Syndrom** mit Hämangiomen an Haut und Organen mit einer permanenten Verbrauchskoagulopathie und Blutungsneigung.
- **Blue-Rubber-Bleb-Naevus** mit Hämangiomatose des Haut und des Gastrointestinaltraktes.

Hämangiome können auch solitär nach Verletzungen auftreten als **eruptive Angiome** (Granuloma pyogenicum) oder im Laufe des Lebens in großer Vielzahl als punktförmige **senile Angiome** oder als Angiome des freien Lippenrandes (Pasini).

Hämangiome können auch im Rahmen von kombinierten nävoiden Gebilden imponieren als Angiofibrome, Angiolipome oder als **Angiokeratome**. Letztere können näviform am Körper, streifig an den Fingern oder umschrieben am Skrotum jeweils gruppiert vorkommen. Im Rahmen des Angiokeratoma corporis diffusum Fabry sind disseminierte Angiokeratome das kutane Leitsymptom einer angeborenen Stoffwechselstörung (Glykosphingolipidosis als Grund eines Defektes der α-Galaktosidase A).

Weiter kommen Angiome kombiniert mit Lymphangiomen vor und selten als gutartige Glomustumoren, ausgehend von den kutanen arteriovenösen Anastomosen.

Multiple und erworbene Hämangiome

Multiple Hämangiome als Symptome komplexer Krankheiten:

- **Mafucci-Syndrom:** Hämangiomatose und Chondrodysplasie.
- **Kasabach-Merritt-Syndrom:** Hämangiomatose mit Verbrauchskoagulopathie und Blutungsneigung.
- **Blue-Rubber-Bleb-Naevus:** Hämangiomatose von Haut und Intestinaltrakt.

Erworbene Hämangiome können **eruptiv** auftreten oder als **senile Angiome.**

Angiomatöse Tumoren können auch kombiniert als **Angiokeratome** auftreten sowie als Hämangiolymphangiome und als gutartige Glomustumoren.

Granuloma pyogenicum

Granuloma pyogenicum

▶ **Synonyme:** Granuloma teleangiectaticum, Botryomykom, Granuloma pediculatum

▶ Definition

▶ **Definition:** Leicht blutender, gutartiger Hauttumor, der nach einem infizierten Trauma in wenigen Wochen entsteht.

Ätiologie und Pathogenese: In 1–3 Wochen aufschießender, reaktiver, gutartiger, leicht blutender Hauttumor nach infizierten Verletzungen.

Ätiologie und Pathogenese: Häufiger, gutartiger, an Händen und im Gesicht bevorzugt lokalisierter reaktiver Hauttumor, der nach einer infizierten Verletzung in 1–3 Wochen aufschießt. Es handelt sich um überschießendes Granulationsgewebe mit einem kapillaren Hämangiom.

Klinik: Kugelige Hauttumoren, entzündlich verändert, mit Blutkrusten bedeckt, zeigen sie leichte Verletzlichkeit und schwer stillbare Blutungen (Abb. **8.14**).

Klinik: Weiche, kugelige Tumoren sitzen breitbasig in der Haut oder auf derselben (Abb. **8.14**). Sie sind unvollständig oder kaum mit Epidermis überzogen, zeigen eine entzündliche Rötung, Mazeration und oft Exsudation; Veränderungen, die auch auf die Umgebung der Basis übergehen können. Typisch ist eine leichte Verletzlichkeit mit oft schwer stillbaren Blutungen. Oft finden sich demnach Blutkrusten.

8.14

8.14 Granuloma pyogenicum

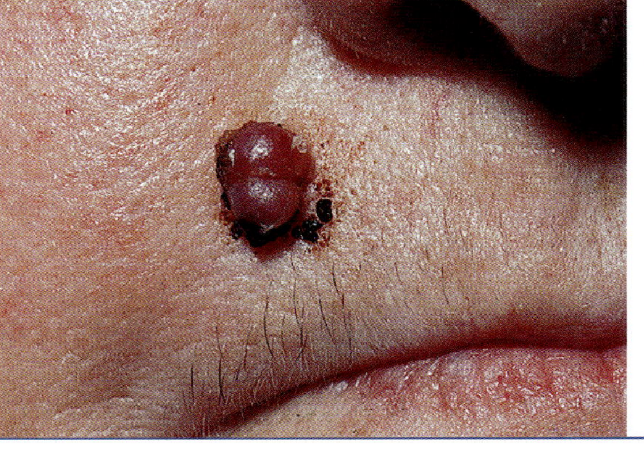

An der Oberlippe mit kugeligen, leicht blutenden Tumoren, nach einer infizierten Stichverletzung.

Diagnostik und Differenzialdiagnose: Die Diagnose ist aus dem klinischen Aspekt, der leichten Verletzlichkeit und der kurzen Entstehungszeit zu stellen. Ein Melanom muss abgegrenzt werden.

Histopathologie: Kapillares Hämangiom mit Entzündungsreaktion.

Therapie: Exzision mit der Basis.

Prognose: Gut.

Diagnostik und Differenzialdiagnose: Die klinische Diagnose ist durch den Aspekt, die leichte Verletzlichkeit und das schnelle Entstehen charakterisiert. Differenzialdiagnostisch müssen ein gestieltes Fibrom, ein abgeschnürtes Angiom, und vor allem ein blutendes kugeliges Melanom abgegrenzt werden.

Histopathologie: Es handelt sich um ein knapp überhäutetes kapillares Hämangiom mit granulozytärer oder granulomatöser Entzündung der Basis.

Therapie: Exzision unter Mitnahme der entzündlichen Basis.

Prognose: Die Prognose ist gut.

9 Maligne Tumoren und Paraneoplasien

9.1 Präkanzerosen

9.1.1 Aktinische Präkanzerosen

▶ **Synonyme:** Keratosis actinica, Keratosis solaris, Keratosis senilis

▶ **Definition:** Keratotische Veränderung auf lichtgeschädigter Haut, die in ein Spinaliom übergehen kann; intraepidermale Krebsvorstufe.

Epidemiologie: Die aktinische Präkanzerose ist eine bei hellhäutigen Menschen jenseits des 50. Lebensjahres sehr häufig vorkommende Hautveränderung. Meist ist starke UV-Exposition über Jahre und Jahrzehnte vorausgegangen. Wegen der größeren beruflichen Sonnenexposition in typischen Männerberufen (Straßen-, Bau-, Garten-, Landarbeiter und Seeleute) findet man ein Überwiegen des männlichen Geschlechts.

Ätiologie und Pathogenese: Mit einer Latenzzeit von 10–20 Jahren entwickelt sich auf chronisch lichtexponierter Haut zunächst ein irreparabler Schaden an der DNS der Basalzellen, der zu intraepidermalen Zellklonen atypischer Zellen führt. Diese Veränderungen werden durch kurzwelliges Licht im UVB-Bereich (280 nm bis 320 nm) ausgelöst. Durch invasives Wachstum und Einbrechen durch die Basalmembran entstehen in 10–20% der aktinischen Präkanzerosen Spinaliome.

Klinik: Betroffen sind vorzugsweise hellhäutige, blonde oder rothaarige Menschen mit sonnenempfindlicher Haut (Hauttyp I und II, s. S. 13, Tab. **1.1**). Prädilektionsstellen sind sonnenexponierte Areale wie Gesicht, Stirn, Schläfe, Glatze, Hals, Halsausschnitt, Handrücken und Unterarme. Hier entstehen zunächst erythematöse und atrophische, später gelbgrau-bräunliche und keratotische, leicht verletzliche Herde. Diese können in ein Hauthorn (Cornu cutaneum) und in einem fortgeschrittenen Stadium in ein Spinaliom übergehen (Abb. **9.1**). Die Herde treten häufig multipel auf und können einen Durchmesser bis zu mehreren Zentimetern erreichen.

Diagnostik: Die Diagnose wird histopathologisch gesichert.
Histopathologie: Die Epidermis insgesamt ist nicht verbreitert; es findet sich jedoch eine Verbreiterung des Stratum corneum mit wechselnden ortho- und parakeratotischen Hyperkeratosen. Im Bereich der Basalzellschicht findet eine Proliferation mit Kern- und Zellpolymorphie und Dyskeratose statt, wobei diese atypischen Zellen ausschließlich im epidermalen Kompartiment angereichert sind. Im Corium sieht man ein teils diffuses, teils perivaskuläres lymphohistiozytäres Infiltrat.

Differenzialdiagnose: Differenzialdiagnostisch kommen alle Keratosen anderer Genese infrage, insbesondere seborrhoische Keratosen. Diese sitzen in der Regel mehr rumpfbetont, sind stärker pigmentiert und haben eine kryptenartige Oberfläche, aus der sich Talg und Hornmaterial entleeren lässt (Abb. **9.14 e**).

Therapie: Chirurgische Entfernung mittels Kürettage oder Exzision. Alternativ kommt die kryochirurgische Behandlung mit flüssigem Stickstoff, Lasertherapie oder bei sehr flachen Veränderungen die lokale zytostatische Behandlung mit 5-Fluorouracil (Effudix) infrage.

Prognose: Bei regelmäßiger Kontrolle und Behandlung gut.

9 Maligne Tumoren und Paraneoplasien

9.1 Präkanzerosen

9.1.1 Aktinische Präkanzerosen

◀ **Definition**

Epidemiologie: Aktinische Präkanzerosen kommen jenseits des 50. Lebensjahres sehr häufig vor. Meist ging starke UV-Exposition über viele Jahre voraus. Überwiegend sind Männer betroffen (Straßen-, Bau-, Gartenarbeiter und Seeleute).

Ätiologie und Pathogenese: Chronische Exposition gegenüber kurzwelligem UV-Licht führt zu irreparablen Schäden an der DNS. Aus diesen kann sich mit einer Latenzzeit bis zu 20 Jahren eine aktinische Präkanzerose entwickeln.

Klinik: Bevorzugt auf lichtexponierter Haut von hellhäutigen, lichtempfindlichen Menschen (Hauttyp I und II). Die Veränderungen treten z. T. multipel auf und sind zunächst erythematöse und atrophische, später gelbgrau-braune, keratotische und leicht verletzliche Herde. Sie können in ein Cornu cutaneum und in ein Spinaliom übergehen (Abb. **9.1**).

Diagnostik: Histopathologische Diagnose.
Histopathologie: Ortho- und parakeratotische Hyperkeratose; Proliferation im Bereich der Basalzellschicht mit Dyskeratose. Zell- und Kernpolymorphie.

Differenzialdiagnose: Infrage kommen alle Keratosen anderer Genese, z. B. seborrhoische Keratosen (Abb. **9.14 e**).

Therapie: Vorrangig sind Exzision oder Kürettage; alternativ ist Kryo-, Laser- oder lokale Zytostatika-Therapie möglich.

Prognose: Bei Behandlung gut.

9.1

9.1 Aktinische Präkanzerosen

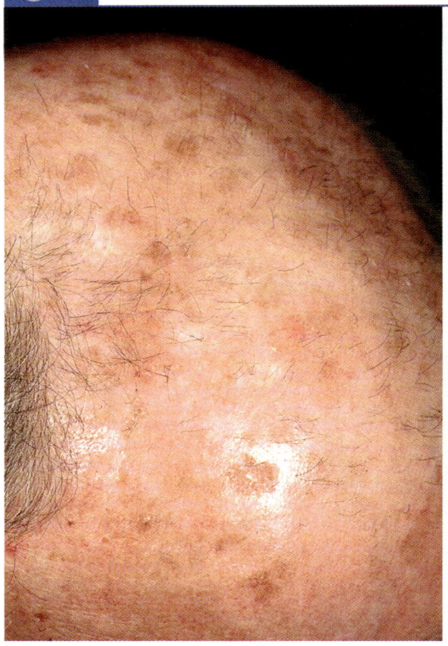

a Solare Keratosen.

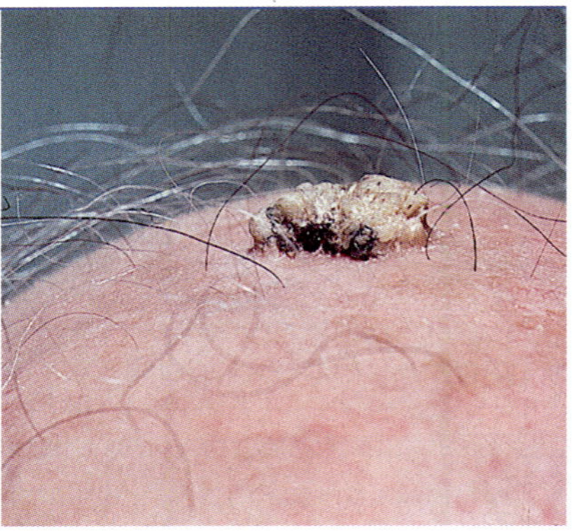

b Verruköse Präkanzerose mit Ausbildung eines breiten **Cornu cutaneum** auf der haarfreien Kopfhaut (Glatze). DD: Seborrhoische Warze, Spinaliom.

Prophylaxe: Lichtschutz.

Prophylaxe: Prophylaktisch ist intensiver Lichtschutz wichtig, insbesondere bereits im Kindesalter.

9.1.2 Weitere – nicht UV-induzierte – Präkanzerosen

- **Arsenkeratosen:** Jahrzehnte nach Arsenexposition bilden sich palmar und plantar Keratosen, die in ein Spinaliom übergehen können.
- **Röntgenkeratosen:** Nach einer Radiotherapie der Haut können sich aus einem Radioderm Keratosen entwickeln, die in ein Spinaliom übergehen können.
- **Teerkeratose:** Sie können nach langjähriger Exposition entstehen und in ein Spinaliom übergehen.

9.1.2 Weitere – nicht UV-induzierte – Präkanzerosen

- **Arsenkeratosen:** Jahrzehnte (10–40 Jahre) nach Arsenexposition bilden sich im Bereich der Palmae und Plantae kaum sichtbare, aber deutlich palpable punkt- bis kegelförmige Keratosen, die in ein Spinaliom übergehen können.
- **Röntgenkeratosen:** Nach einer Radiotherapie der Haut können sich auf dem Boden eines Radioderms Keratosen entwickeln, die in ein Spinaliom übergehen können. Früher fand man diese Keratosen häufig an den jahrzehntelang vor Röntgenstrahlen ungeschützten Händen der Radiologen.
- **Teerkeratose:** Nach langjähriger Exposition mit teerhaltigen Produkten können Keratosen entstehen, die makroskopisch planen Warzen ähneln und in ein Spinaliom übergehen können (Teerkrebs).

9.1.3 Bowenoide Präkanzerose

9.1.3 Bowenoide Präkanzerose

▶ **Synonym:** Morbus Bowen

▶ Definition

▶ **Definition:** Die bowenoide Präkanzerose ist ein intraepidermales Karzinom der Haut (Carcinoma in situ). Es ist charakterisiert durch atypische dyskeratotische Zellen in einer ungeordneten Epidermis mit Zell- und Kernpolymorphien. Der Übergang in ein Bowen-Karzinom ist möglich.

Epidemiologie: Der Morbus Bowen tritt jenseits des 40. Lebensjahres, allerdings seltener als die aktinische Keratose, bevorzugt bei Männern auf.

Epidemiologie: Die bowenoide Präkanzerose tritt bei Menschen jenseits des 40. Lebensjahres, allerdings weniger häufig als die aktinische Keratose auf. Männer sind etwas häufiger betroffen als Frauen. Es ist kein besonderer Hauttyp bevorzugt.

Klinik: Die Hauterscheinungen ähneln makroskopisch häufig einer Psoriasis oder einem nummulären Ekzem. Im Gegensatz zu Psoriasis- oder Ekzemherden tritt der Morbus Bowen jedoch solitär auf und persistiert. Makroskopisch handelt es sich um flache, scharf begrenzte, bizarr konfigurierte, erythemato-squamöse und zum Teil keratotische Veränderungen (Abb. **9.2**). Bowenoide Präkanzerosen können an jeder beliebigen Stelle des Integuments vorkommen, bevorzugte Lokalisation sind jedoch Gesicht, Rumpf, Hände und Unterschenkel.

Klinik: Es handelt sich um flache, scharf begrenzte, erythematosquamöse, zum Teil keratotische Veränderungen, bevorzugt am Rumpf, an den Händen und im Gesicht (Abb. **9.2**).

Diagnostik: Die histopathologische Diagnose „Morbus Bowen" kommt häufig überraschend.

Diagnostik:

Histopathologie: Charakteristisch ist eine verbreiterte Epidermis, die von atypischen, zu Einzelverhornung neigenden Zellen (Dyskeratose) durchsetzt ist (Carcinoma in situ). Sobald der bowenoide Zellverband die Basalmembran durchbrochen hat, spricht man von einem **Bowen-Karzinom.**

Histopathologie: Die Epidermis ist durchsetzt von atypischen dyskeratotischen Zellen (Carcinoma in situ). Bei Durchbruch durch die Basalmembran spricht man von einem **Bowen-Karzinom.**

Therapie: Die Behandlung erfolgt durch chirurgische Exzision im Gesunden mit histopathologischer Kontrolle oder Laser-Evaporation. Der Morbus Bowen spricht auch gut auf 5-Fluorouracil-haltige Externa an.

Therapie: Exzision, lokale Behandlung mit 5-Fluorouracil oder Laser.

9.2 Bowenoide Präkanzerose

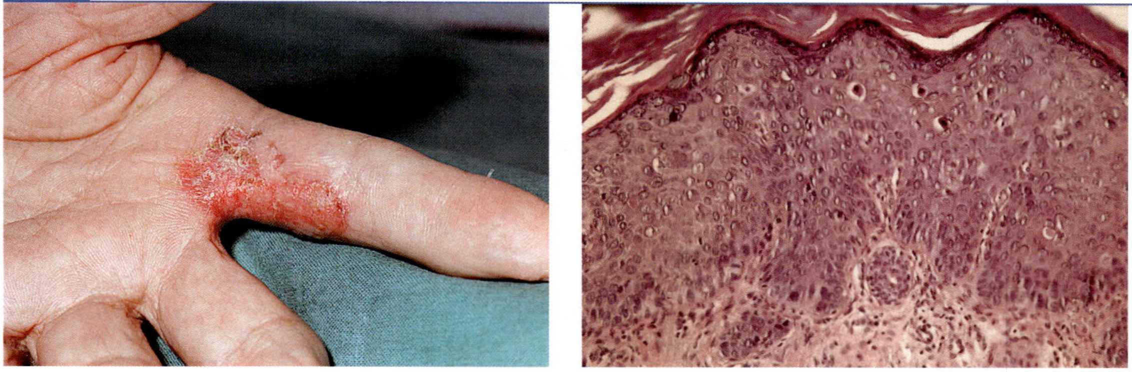

a Bowenoide Präkanzerose am Zeigefinger, die sich als nicht heilendes, erodierbares Ekzem darstellt.

b Die Epidermis ist durchsetzt von schwer dysplastischen Keratinozyten (Bowen-Zellen).

9.1.4 Erythroplasie Queyrat

9.1.4 Erythroplasie Queyrat

▶ **Definition:** Dem Morbus Bowen ähnliche, intraepidermale Proliferation dysplastischer Zellen (Carcinoma in situ) im Bereich der Schleimhäute und Übergangsschleimhäute mit langfristig möglichem Übergang in ein invasives Karzinom.

◀ **Definition**

Klinik: Klinisch ist die Erythroplasie Queyrat ein meist einzeln vorkommender, scharf begrenzter, exsudativ bis erosiver, hochroter und leicht verletzlicher Herd. Prädilektionsstellen sind Glans und Präputium, Vulva, Analbereich und die Mundschleimhaut.
Die Erythroplasie Queyrat geht rasch in ein invasives Karzinom mit lymphogener Metastasierung über.

Klinik: Einzeln vorkommender, hochroter, erosiv-exsudativer, scharf begrenzter Herd im Bereich der Mund-, Genital- und Analschleimhaut. Der Übergang in ein invasives Karzinom erfolgt rasch (lymphogene Metastasierung).

Diagnostik: Die Diagnosestellung erfolgt histopathologisch.
Histopathologie: Die Histopathologie entspricht weitgehend der des Morbus Bowen. Es handelt sich ebenfalls um ein intraepidermales Karzinom mit dysplastischen Zellen. Diese zeigen jedoch bei der Erythroplasie Queyrat weniger Einzelzellverhornung als beim Morbus Bowen.

Diagnostik: Histopathologische Diagnose.
Histopathologie: Intraepidermales Karzinom mit dysplastischen Zellen; weniger Dyskeratose als beim Morbus Bowen.

Therapie: Chirurgische Entfernung mit plastischer Defektdeckung; bei ungünstiger Lokalisation Röntgenweichbestrahlung. Postoperativ regelmäßig Kontrollen der Lymphknotenstationen.

Therapie: Wünschenswert ist die chirurgische Entfernung des Herdes in toto (eventuell mit plastischer Defektdeckung). Bei ungünstiger Lokalisation empfiehlt sich eine Röntgenweichbestrahlung. Postoperativ sind regelmäßige klinische Kontrollen der Lymphknotenstation unerlässlich.

9.1.5 Morbus Paget der Mamille

9.1.5 Morbus Paget der Mamille

▶ **Synonym:** Paget's disease of the nipple

▶ **Definition**

▶ **Definition:** Intraepidermale Frühform eines Karzinoms der Milchdrüsenausführungsgänge, das durch typische intraepidermale dyskeratotische Zellen (so genannte Paget-Zellen) charakterisiert ist.

Epidemiologie: Betroffen sind Frauen jenseits des 40. Lebensjahres.

Epidemiologie: Der Morbus Paget der Mamille kommt selten, in der Regel bei Frauen jenseits des 40. Lebensjahres vor; Männer sind nur ausnahmsweise betroffen.

Ätiologie und Pathogenese:

Ätiologie und Pathogenese:

▶ **Merke**

▶ **Merke:** Der Morbus Paget der Mamille gilt noch als Carcinoma in situ im Sinne einer Präkanzerose, ist aber die intraepidermale Form eines epidermotropen **echten Karzinoms** der Drüsenausführungsgänge der Mamma.

Nach einer **Latenzzeit von Monaten bis Jahren** geht das intraepidermale Karzinom in die **invasive Form eines Karzinoms** über.

Das zunächst nur intraepidermale Karzinom geht **nach einer Latenzzeit von Monaten bis Jahren** in die **invasive Form eines Karzinoms** mit der Fähigkeit zu metastasieren über.

Klinik: Meist einseitig entsteht eine leicht schuppende oder exsudative, juckende oder schmerzhafte Veränderung im **Bereich der Mamille** (Abb. **9.3**).

Klinik: Meist entsteht einseitig ein von der Brustwarze ausgehender, zunächst nur diskret schuppender Herd; er wächst über die **Mamillenregion** hinaus, wird stark exsudativ und entzündlich (Abb. **9.3**). Im weiteren Verlauf verschwindet die Mamillen-Haut-Grenze allmählich vollständig. Der Patient leidet unter starkem Juckreiz und Schmerzen.

Diagnostik: Jede persistente „ekzematöse" Veränderung der Mamillen ist verdächtig. Nach kurzem erfolglosem Therapieversuch Probeexzision.

Diagnostik: Jede länger persistente „ekzematöse" Veränderung im Bereich der Mamille ist verdächtig auf einen Morbus Paget der Mamille. Sollte eine solche Hautveränderung nicht rasch auf einen Therapieversuch ansprechen, ist eine Probeexzision zum Ausschluss oder zur Sicherung der Diagnose unbedingt erforderlich.

Histopathologie: Es handelt sich um ein **intraepidermales Karzinom** der Brustdrüsenausführungsgänge mit ballonierenden dyskeratotischen Zellen **(Paget-Zellen).**

Histopathologie: Intraepidermales Karzinom der Brustdrüsenausführungsgänge mit charakteristischen dyskeratotischen **„Paget-Zellen".** Diese Zellen sind groß, PAS-positiv und ballonierend. Ihr Zellkern ist blass. Sie bilden keine Interzellularbrücken. Im Corium findet sich ein lymphohistiozytäres Infiltrat.

9.3

9.3 **Morbus Paget der linken Mamille**

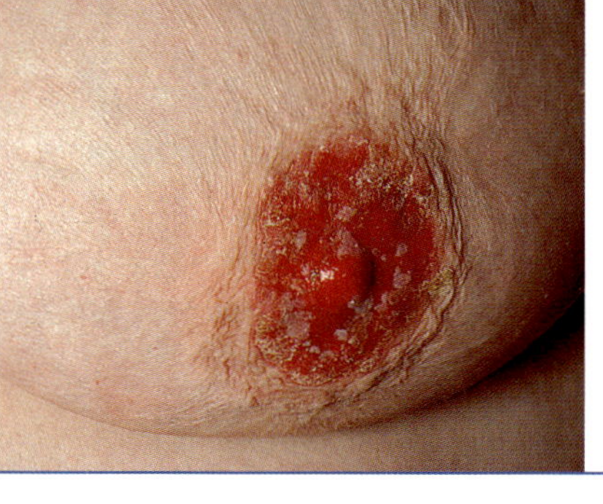

Differenzialdiagnose: Differenzialdiagnostisch kommen das Mamillenekzem (meist doppelseitig), ein Morbus Bowen und die Psoriasis infrage.

Differenzialdiagnose: Psoriasis, Mamillenekzem und Morbus Bowen.

Therapie: Mastektomie mit axillärer Lymphknotenausräumung.

Therapie: Mastektomie mit axillärer Lymphknotenausräumung.

Prognose: Nach ausreichender Exzision (ohne Lymphknotenbefall) gut. Kontrolle der Gegenseite ist notwendig. Bei Befall der Lymphknoten verhält sich die Prognose (und Therapie) wie beim Mammakarzinom Stadium II.

Prognose: Nach vollständiger Operation (ohne Lymphknotenbefall) gut.

9.1.6 Extramammärer Morbus Paget

9.1.6 Extramammärer Morbus Paget

▶ **Definition:** Außerhalb der Mamillenregion im Bereich apokriner Drüsen vorkommendes, intraepidermales Karzinom der Drüsenausführungsgänge.

◀ **Definition**

Epidemiologie: Diese sehr seltene Form des Morbus Paget betrifft meist Männer.

Klinik: Die Klinik entspricht der des Morbus Paget der Mamille (s. o.). Bevorzugte Lokalisation ist die Anogenitalregion; Axilla und Nabelregion sind seltener befallen. Bei einem Morbus Paget der Anogenitalregion liegt in ca. 20% der Fälle gleichzeitig ein primäres Karzinom anderer Organe vor (hauptsächlich Zervix, Rektum und Urethra).

Klinik: s. Morbus Paget der Mamille. Bevorzugte Lokalisation ist die Anogenitalregion, in ca. 20% der Fälle liegt hier gleichzeitig ein Karzinom anderer Organe vor. Seltener sind Axilla und Nabelregion betroffen.

Diagnostik: Die Histopathologie entspricht der des Morbus Paget der Mamille (s. o.).

Diagnostik: s. Morbus Paget der Mamille.

Therapie: Großzügige Exzision im Gesunden mit plastischer Defektdeckung.

Therapie: Exzision im Gesunden mit plastischer Defektdeckung.

9.1.7 Lentigo maligna

9.1.7 Lentigo maligna

▶ **Synonyme:** Melanotische Präkanzerose, Melanosis circumscripta praeblastomatosa Dubreuilh, Morbus Dubreuilh

▶ **Definition:** Intraepidermal wachsende präkanzeröse Proliferation atypischer Melanozyten mit der Tendenz, in ein Lentigo-maligna-Melanom überzugehen.

◀ **Definition**

Epidemiologie: Die Lentigo maligna kommt im Alter jenseits des 50. Lebensjahres vor. Männer sind doppelt so häufig betroffen wie Frauen.

Ätiologie und Pathogenese: Die Lentigo maligna ist Folge langjähriger UV-Exposition. Sie entsteht auf chronisch aktinisch geschädigter, lichtempfindlicher Haut. Ähnlich wie aus den Keratinozyten zunächst eine aktinische Präkanzerose und später ein Spinaliom entsteht, entsteht hier durch onkogene Schädigung der DNS des Melanozyten zunächst ein Klonus maligner Zellen, der sich zu einer melanotischen Präkanzerose und schließlich zu einem Lentigo-maligna-Melanom entwickeln kann.

Epidemiologie: Jenseits des 50. Lebensjahres vorkommend; Männer sind doppelt so häufig betroffen wie Frauen.
Ätiologie und Pathogenese: Chronische UV-induzierte Schäden an der DNS von Melanozyten führen zur Ausbildung von melanotischen Präkanzerosen und schließlich zu einem Lentigo-maligna-Melanom.

Klinik: Auf aktinisch geschädigter Haut im Bereich der lichtexponierten Areale (Gesicht, Stirn, Schläfen, Hals und Halsausschnitt, Hände und Unterarme) entwickeln sich über Jahre graubraune bis schwarze, unscharf und unregelmäßig begrenzte, plane Herde. Diese Herde sind von unterschiedlicher Ausdehnung und können von Stecknadelkopfgröße bis zu mehreren Zentimetern Durchmesser reichen, wobei mit zunehmender Größe eine immer stärkere Inhomogenität der Pigmentierung des Herdes einhergeht (Abb. **9.4**, s. auch Abb. **9.14 g**, S. 235). Die größeren Herde haben häufig kleine randständige „Inseln“; man spricht hier von „archipelartiger“ Auflösung des Herdes.

Klinik: Im Bereich lichtexponierter Haut treten unscharf begrenzte. unregelmäßig pigmentierte, graubraune bis schwarze, plane Herde von bis zu mehreren Zentimetern Durchmesser auf (Abb. **9.4**, **9.14 g**). Häufig besteht eine lange Anamnese.

Diagnostik: Das klinische Bild ist wegweisend, die Histopathologie sichert die Diagnose. Wenn innerhalb der Veränderung knotige Areale vorhanden sind, muss mit einem Lentigo-maligna-Melanom gerechnet werden (Abb. **9.14 g**, S. 235).

Diagnostik: Klinisches Bild und Histopathologie sichern die Diagnose. Bei knotigen Arealen V. a. Lentigo-maligna-Melanom (Abb. **9.14 g**).

9.4

9.4 Lentigo maligna

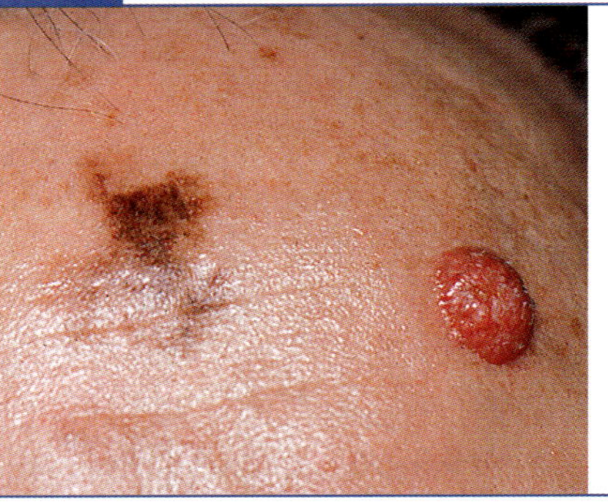

Melanotische Präkanzerose auf der Stirn eines 75-jährigen Mannes mit Progredienz durch bizarre Ausläufer (Stirnmitte) und Basaliom rechts daneben. Beide Veränderungen sind Ausdruck der lichtbedingten Ausbildung von Präkanzerosen und Malignomen der Haut an den frei getragenen Körperstellen.

Histopathologie: Carcinoma in situ mit intraepidermaler Proliferation atypischer Melanozyten; wird die Basalmembran durchbrochen, liegt ein Lentigo-maligna-Melanom vor.

Histopathologie: Die Lentigo maligna ist das Carcinoma in situ der epidermalen Melanozyten. Im Bereich der unteren Epidermis und der Haar- und Talgdrüsenausführungsgänge finden sich vermehrt atypische Melanozyten, die von der Melanozytenpopulation im Bereich der Basalmembran ausgehen und epidermotrop das ganze epidermale Kompartiment zunehmend ausfüllen. Im Corium sieht man ein lymphohistiozytäres Infiltrat mit Pigment speichernden Zellen (Melanophagen). Die Basalmembran ist intakt. Wird sie durchbrochen, liegt der Befund eines Lentigo-maligna-Melanoms vor.

Differenzialdiagnose: SSM, Lentigo simplex, Lentigo senilis und endophytische, seborrhoische Keratose.

Differenzialdiagnose: Differenzialdiagnostisch kommen ein oberflächlich spreitendes Melanom (SSM), die Lentigo simplex (kleinere Herde bei jüngeren Patienten), die Lentigo senilis und die endophytische, seborrhoische Keratose infrage. Letztere ist meist heller und homogener pigmentiert als die Lentigo maligna.

Therapie: Exzision mit plastischer Defektdeckung. Bei nicht operablen Befunden wird eine fraktionierte Röntgenweichbestrahlung durchgeführt. Keine Röntgentherapie wenn bereits Stadium eines LMM erreicht ist.

Therapie: Operable Herde der Lentigo maligna werden in toto exzidiert (eventuell mit plastischer Defektdeckung). Bei großen Herden in ungünstiger Lokalisation ist die fraktionierte Röntgenbestrahlung mit Grenzstrahlen mit einer Gesamtdosis von 100 Gy (5×20 Gy, Dermopan Stufe I) indiziert. Die Röntgentherapie ist kontraindiziert, wenn das Stadium eines LM-Melanoms bereits erreicht ist.

Prognose: Gut; bei realisierten Melanomknoten reduziert, abhängig von der Invasionstiefe.

Prognose: Gut bei ausreichender Behandlung. Bei realisierten Melanomknoten richtet sie sich nach der Invasionstiefe (s. S. 237).

9.1.8 Leukoplakie

9.1.8 Leukoplakie

▶ Definition

▶ **Definition:** An Schleimhäuten und Übergangsschleimhäuten vorkommende dysplastische und keratotische Veränderung mit relativ geordneter histologischer Struktur des Epithels. Übergang in ein Spinaliom ist möglich, aber eher selten.

▶ Merke

▶ **Merke:** Chronische, mechanische, physikalische oder chemische Reize führen zur Bildung von Leukoplakien.

Z.B. Lippenleukoplakie (Raucher), Leukoplakie der Zungen- und Wangenschleimhaut (Pfeifenraucher), Leukoplakien im Genitalbereich durch rezidivierende Virusinfektionen (Herpes simplex) und Smegma (Tab. **9.1**).

Typisch dafür ist die Lippenleukoplakie des Rauchers (Karzinogen: Teerbestandteile), des Zimmermanns (mechanischer Reiz durch mit den Lippen gehaltene Nägel) und die Leukoplakie der Zungen- und Wangenschleimhaut des Pfeifenrauchers (Hitze und Teer). Im Genitalbereich können rezidivierende Virusinfektionen (Herpes simplex) und Smegma (Noxe unbekannt) zur Ausbildung von Leukoplakien führen (Tab. **9.1**).

Klinik: Leukoplakien kommen bevorzugt vor im Bereich der Mund- und lateralen Wangenschleimhaut sowie im Bereich von Lippen, Zunge und des Genitale (Vaginalschleimhaut, Portio uteri, Präputium und Glans). Klinisch ist die Leukoplakie eine nicht juckende, schmerzlose, zunächst plane, scharf begrenzte Veränderung. Die im Allgemeinen **nicht abstreifbaren** weißlichen Veränderungen sind im Bereich des Genitales oft erosiv-exsudativ. Die primären Veränderungen können in eine verruköse Form übergehen. Eine seltene Form der Leukoplakie ist die „speckled leukoplakia". Im Gegensatz zur klassischen Leukoplakie, bei der meist ein einzelner, gelegentlich auch mehrere größere Herde auftreten, ist sie charakterisiert durch multiple punktförmige Veränderungen auf einem Hautbezirk, dessen Ausdehnung der einer „normalen" Leukoplakie entspricht. Die „speckled leukoplakia" geht häufiger in ein Spinaliom über als andere Formen.

Klinik: Leukoplakien sind nicht juckende, schmerzlose, scharf begrenzte, mitunter erosive Veränderungen im Bereich der Mund- oder Genitalschleimhaut. Die weißlichen, **nicht abstreifbaren** planen Herde können in eine verruköse Form übergehen.

Diagnostik: Eine histopathologische Untersuchung ist angezeigt.
Histopathologie: Histopathologisch zeichnet sich die Leukoplakie durch eine Epithelhyperplasie mit Einzelzellverhornung, Zell- und Kernpolymorphie und Kernhyperchromasie aus. Die regelmäßige Schichtung des Epithels bleibt erhalten. Bei Verlust dieser Schichtung liegt ein Carcinoma in situ vor.

Diagnostik: Histopathologische Untersuchung.
Histopathologie: In einem regelmäßig geschichteten Epithel finden sich Zell- und Kernpolymorphie, Kernhyperchromasie und Dyskeratose.

Therapie: Therapie der Wahl bei persistenten oder erosiven leukoplakischen Herden ist die Exzision. Alternativ kommen Kürettage, Kryotherapie, Elektrodissektion, orale oder lokale Anwendung von Vitamin-A-Säure infrage.

Therapie: Die Exzision persistenter oder erosiver Herde ist die Therapie der Wahl.

Prognose: Leukoplakien heilen in der Regel nach strikter Meidung der Noxe in 2–4 Wochen ab. Dies kann auch bei Rezidiven noch der Fall sein. Erst die persistierende Leukoplakie, die erosive und die ulzerative Form bedürfen der Behandlung, da sie den Charakter einer echten Präkanzerose angenommen haben.

Prognose: Gut; eine Spontanremission nach Weglassen der Noxe ist sehr häufig. Persistierende Leukoplakien (erosive und ulzerative Form) haben den Charakter einer echten Präkanzerose und müssen therapiert werden.

9.1.9 Präkanzerosen am Genitale

9.1.9 Präkanzerosen am Genitale

Je nach Art der genitalen Präkanzerose lässt sich diese in unterschiedliche Entartungswahrscheinlichkeiten einteilen (Tab. **9.1**):

9.1 Präkanzerosen am Genitale

	Vulva	*Penis*
obligate Entartung		
▪ Erythroplasie Queyrat	+	+
hohe Wahrscheinlichkeit zu entarten		
▪ Morbus Bowen	+	+
▪ Leukoplakie	meist Portio und Vagina	+
niedrige Wahrscheinlichkeit zu entarten, prädisponierende Faktoren		
▪ kongenitale Phimose	–	+
▪ Lichen sclerosus et atrophicus	+	+
▪ chron. entzündliche und degenerative Veränderungen:		
– Herpes simplex recidivans	+	+
– Condylomata acuminata	+	+
– Balanoposthitis chronica	–	+
– Lupus vulgaris	+	+
– Radioderm	+	+

9.1

9.2 Spinaliom und Basaliom

▶ Merke

9.2.1 Spinaliom

▶ Definition

Epidemiologie: Die Morbidität liegt in Mitteleuropa bei 25 – 30 Neuerkrankungen/100 000 Einwohner, somit ist das Spinaliom der zweithäufigste Hauttumor.
Männer erkranken 2- bis 5-mal häufiger als Frauen.

Spinaliome treten im höheren Alter auf (Gipfel 70 – 80 Jahre). Das Entstehen aus einer aktinischen Präkanzerose ist möglich.

Ätiologie und Pathogenese: Durch Karzinogene werden Schäden an der DNS gesetzt, die bis zu einem gewissen Maß durch Reparaturvorgänge eliminiert werden können. Bei Überschreiten dieses Maßes entsteht durch somatische Mutation eine maligne Zelle, die nach Zellteilung zu einem malignen Klonus und in 10 – 20 % zu einem malignen Tumor führt. An erster Stelle der bekannten Karzinogene steht das UV-Licht, das insbesondere bei sonnenempfindlichen Individuen zur Entwicklung von Spinaliomen führt (Abb. **9.5**).

Epidemiologische Untersuchungen beweisen die **karzinogene Potenz der UV- und Röntgenbestrahlung.**
Spinaliome treten bevorzugt an sonnenexponierten Stellen auf, wobei Menschen mit blonden oder rötlichen Haaren und blauen bis blaugrünen Augen besonders gefährdet sind.

9.2 Spinaliom und Basaliom

Über 90 % der malignen Neubildungen der Haut sind epidermalen Ursprungs.

▶ **Merke:** Im Bereich der Haut findet man ca. 10-mal häufiger Basaliome als Spinaliome, im Bereich der Übergangsschleimhäute fast ausschließlich Spinaliome und im Bereich der Schleimhäute ausschließlich Spinaliome.

9.2.1 Spinaliom

▶ **Synonyme:** Spinozelluläres Karzinom, (verhornendes) Plattenepithelkarzinom, Stachelzellkarzinom, Epithelioma spinocellulare.

▶ **Definition:** Das Spinaliom ist ein Tumor epidermalen Ursprungs, der in seiner intradermalen Form einem Carcinoma in situ entspricht und der nach unterschiedlich langer Zeit (Wochen bis Jahre) in die invasive Form mit den Charakteristika eines echten malignen Tumors übergeht. Das Spinaliom wächst destruierend, metastasiert lymphogen und hämatogen und kann zu letalem Ausgang führen.

Epidemiologie: Die Morbidität liegt in Mitteleuropa bei 25 – 30 Neuerkrankungen pro 100 000 Einwohner. Somit ist das Spinaliom der zweithäufigste Hauttumor; in sonnenreichen Regionen ist die Inzidenz höher.
Männer erkranken 2- bis 5-mal häufiger als Frauen; dies kann man zum Teil durch die erhöhte Exposition gegenüber kanzerogenen Noxen in Berufen die von Männern bevorzugt werden erklären oder durch „typisch männliche“ Gepflogenheiten (z. B. Pfeifenrauchen).
Spinaliome treten vor allem im höheren Alter mit einem Gipfel zwischen 70 und 80 Jahren auf. Dies ist die Folge sich über die Gesamtlebensdauer summierender kanzerogener Noxen, wie UV-Licht, Röntgenbestrahlung und industrielle Schadstoffe (z. B. Teer, Mineralöle, Arsen). Arsen induziert neben Spinaliomen vornehmlich Basaliome. Das Entstehen aus einer aktinischen Präkanzerose ist möglich.

Ätiologie und Pathogenese: Ein Spinaliom entsteht durch einen mehrschrittigen Prozess, zu dem prädisponierende Faktoren und karzinogene Noxen beitragen. Der erste Schritt findet auf molekularer Ebene statt. Durch bekannte Karzinogene werden Schäden an der DNS gesetzt, die durch eine Reihe von Reparationsmechanismen (Exzisionsreparatur) bis zu einem gewissen Maß reparabel sind. Quantitative und/oder qualitative Überschreitung der Reparationsfähigkeit führt durch somatische Mutation zum Entstehen einer malignen Zelle. Durch umfangreiche Untersuchungen sind diese molekularen Mechanismen der Reparation und der Karzinogenese für das UV-Licht und für Röntgenstrahlen nachgewiesen worden. Um aus einer Zelle einen malignen Klonus und ein Karzinom entstehen zu lassen, sind jedoch weitere Schritte des Wachstums und der Wachstumsförderung notwendig, die bislang nicht definiert werden konnten. Sicher ist, dass nicht alle malignen Klone zu malignen Tumoren werden. Ca. 80 – 90 % der Klone können von der Epidermis eliminiert werden (→ Zelltod). In 10 – 20 % persistieren die malignen Zellen, überwuchern und führen zu einem Karzinom (Abb. **9.5**).
Neben den experimentellen Befunden beweisen epidemiologische Untersuchungen die **karzinogene Potenz der UV- und Röntgenbestrahlung**.
Die am häufigsten von Spinaliomen befallenen Areale der Haut sind die sonnenexponierten Stellen (Lichtterrassen des Gesichtes); wobei Menschen mit wenig oder schwer pigmentierender Haut, mit blonden oder rötlichen Haaren und blauen bis blaugrünen Augen („Kelten“) wie auch Land- und Straßenarbeiter bevorzugt betroffen sind.

9.5 Schema der zeitlichen und klonalen Entwicklung epidermaler Tumoren

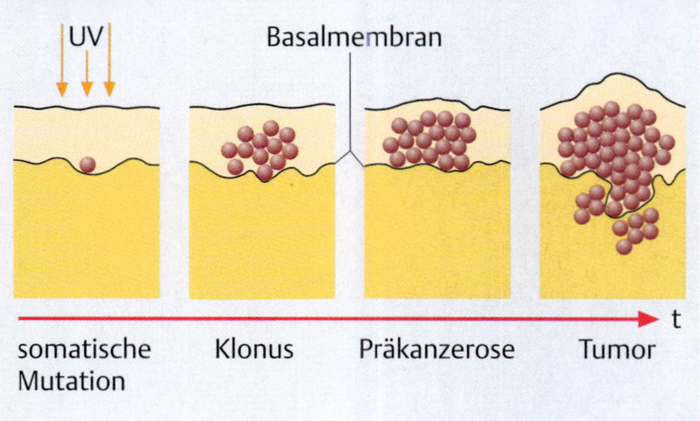

9.5

Auch Röntgenärzte und deren technisches Hilfspersonal entwickeln nach zum Teil jahrzehntelanger Röntgenstrahlenexposition vermehrt Spinaliome, besonders im Bereich der Hände und Unterarme.

Röntgenärzte zeigen ebenfalls eine erhöhte Spinaliomneigung.

Bei **chronisch-degenerativen** und **chronisch-entzündlichen Hautprozessen** sollte man immer auf die Entwicklung von Spinaliomen achten. Diese werden insbesondere bei chronischen Unterschenkelulzera häufig erst sehr spät erkannt. Bei dunkelhäutigen Menschen, insbesondere bei Schwarzafrikanern, bei denen die UV-Induktion eine untergeordnete Rolle spielt, sind die meisten Spinaliome auf chronisch-degenerativen und auf -entzündlichen Prozessen zu finden.

Weitere **prädisponierende Faktoren** sind chronische Infektionen mit humanen Papillomviren, straffe atrophisierende und sklerosierende Narben, wie sie beim Lupus vulgaris, Lichen sclerosus et atrophicus, beim Radioderm (Röntgennarbe) sowie bei Verbrennungs- und Erfrierungsnarben vorkommen. Rezidivierende mechanische Traumatisierung kann ebenfalls zur Entstehung eines Spinalioms führen.

Weitere **prädisponierende Faktoren** sind HP-Viren, chronisch-entzündliche und -degenerative Hautveränderungen wie Lupus vulgaris, Lichen sclerosus et atrophicus und Radioderm.

Klinik: Spinaliome entwickeln sich zunächst als wenig auffällige, fest und breit aufsitzende, hautfarbene bis gelb-grau-bräunliche, keratotische, wenig erhabene Plaques, die mit zunehmender Entzündungsreaktion in der Umgebung in einen exo- und endophytisch wachsenden Tumor übergehen; die Tumoren sind nicht schmerzhaft, von gelb-grau-brauner Farbe und leicht verletzlich (Abb. **9.6**a). Zum Teil exulzerieren sie, und mitunter lassen sich gelbliche Hornmassen entleeren.

Klinik: Aus zunächst unauffälligen, gelb-grau-braunen, keratotischen Plaques entstehen exo- und endophytisch wachsende, leicht verletzliche Tumoren (Abb. **9.6**a).

Lokalisation:

Lokalisation:

▶ **Merke:** Im Bereich der Schleimhäute und Übergangsschleimhäute und in Bereichen sonnenexponierter Haut (z. B. Gesicht, Hände, Unterarme) ist das Spinaliom der am häufigsten vorkommende maligne Tumor (Abb. **9.7**).

◀ **Merke**

Neben den Spinaliomen der Haut kommen in absteigender Häufigkeit vor:

Lippenkarzinome: Im Gesichtsbereich sind die am häufigsten vorkommenden Spinaliome die **Lippenkarzinome**, vor allem die Unterlippenkarzinome. Diese Häufigkeit erklärt sich aus dem ungünstigeren Einfallswinkel des Sonnenlichtes (so genannter „Sonnenbalkon") und der Exposition mit chemischen (Teer: Pfeifen- und Zigarettenraucher), thermischen (Raucher und Glasbläser) und mechanischen Noxen (z. B. Zimmerleute und Schneider, die Nägel bzw. Nadeln zwischen den Lippen halten).

Peniskarzinome: Peniskarzinome entstehen ab dem 4. Lebensjahrzehnt, bevorzugt an der dorsalen Seite der Glans, im Bereich des Präputiums und des Sulcus coronarius. Ursächlich für die Entstehung eines Peniskarzinoms scheinen Smegma und chronisch-rezidivierende Entzündungsprozesse (auch HPV-Viren) zu sein; als Kofaktor wirkt eine Phimose, die ihrerseits wieder rezidivierende Entzündungen im Bereich der Glans unterhält und gründliche Reinigung erschwert (zirkumzidierte Männer erkranken selten an einem Peniskarzinom).

Neben den Spinaliomen der Haut kommen in absteigender Häufigkeit vor:

- **Lippenkarzinome** (v. a. Unterlippe)
- **Peniskarzinome:** Peniskarzinome entstehen ab dem 4. Lebensjahrzehnt. Bevorzugt sind die Glans penis (Abb. **9.6 b**), das Präputium und der Sulcus coronarius betroffen. Ursächlich für die Entstehung sind Smegma und chronisch-rezidivierende Entzündungsprozesse. Als Kofaktor wirkt

9.6 Spinaliome (Plattenepithelkarzinome)

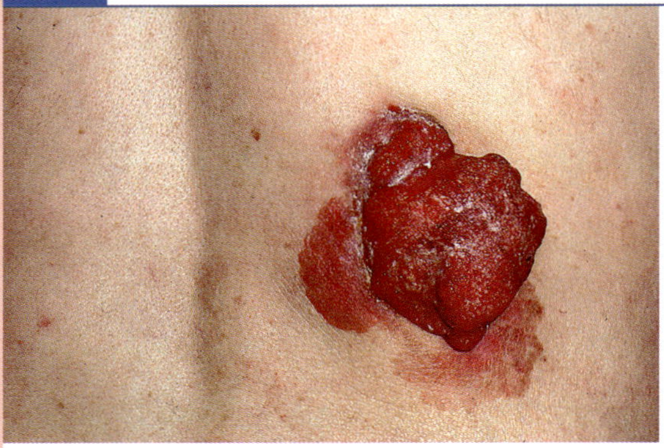

a Spinaliom am Rücken eines 76-jährigen Mannes mit einem intraepidermalen Anteil und einem großen knotigen exophytischen Tumor. DD: Fibrosarkom.

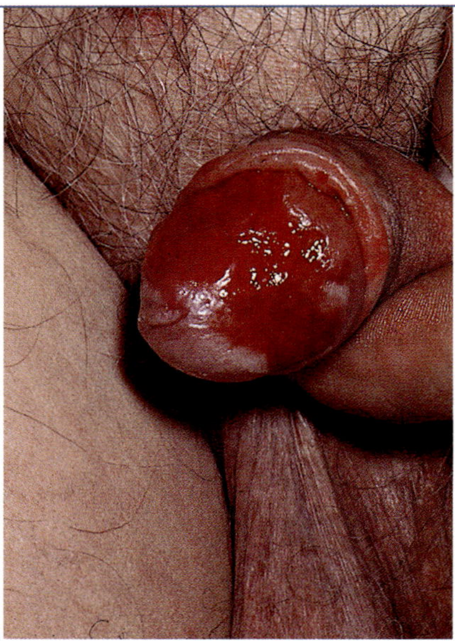

b Beginnendes Peniskarzinom mit kugeligen Exophyten auf dem Boden einer Erythroplasie der Glans penis.

9.7

9.7 Verteilung und Prädilektionsstellen von Spinaliomen am menschlichen Körper

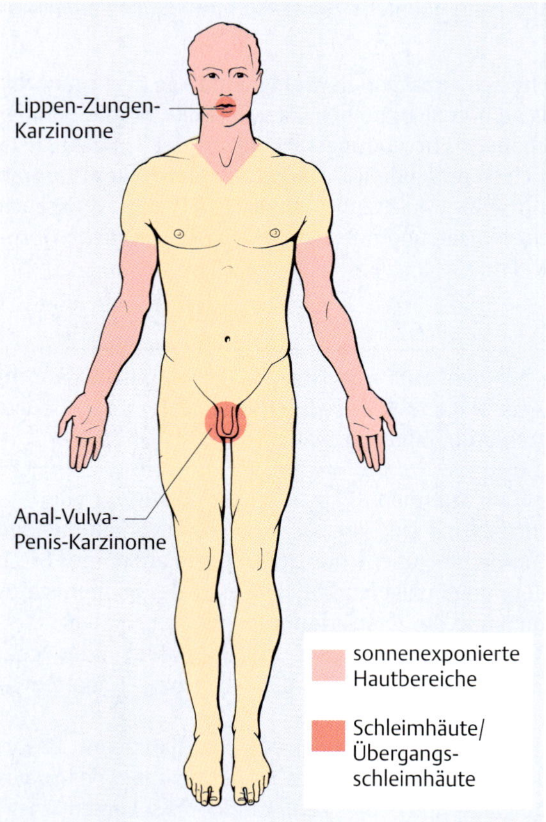

Klinisch manifestiert sich das Peniskarzinom als exophytisch verrukös wachsender Tumor (Abb. **9.6 b**) oder als induriert endophytisch wachsende Infiltration. Es metastasiert primär lymphogen in die regionalen Lymphknoten; eine primär hämatogene Aussaat ist selten.

Die therapeutischen Maßnahmen orientieren sich an der Ausdehnung des Befundes und dem Tumorstadium. Sie reichen von der lokalen Exzision eines umschriebenen Herdes bis zur Penisamputation mit umfangreicher abdominaler Lymphknotenausräumung und anschließender Chemotherapie.

eine Phimose, die eine Reinigung erschwert.

Das Peniskarzinom manifestiert sich als exophytisch verrukös wachsender Tumor oder als induriert endophytisch wachsende Infiltration. Es metastasiert primär lymphogen; eine primär hämatogene Aussaat ist selten.

Vulvakarzinome: Das Vulvakarzinom entsteht häufig auf dem Boden einer Craurosis vulvae (Lichen sclerosus et atrophicus) jenseits der Menopause oder auf dem Boden eines Morbus Bowen. Es findet sich meist im Bereich des Übergangs von den großen auf die kleinen Schamlippen oder im Bereich der Klitoris. Wie das Peniskarzinom wächst es als exophytischer oder plattenartig indurierter Tumor. Die extramammäre Form des Morbus Paget kann eine Sonderform des Vulvakarzinoms darstellen (s. S. 213).

- **Vulvakarzinome:** Das Vulvakarzinom entsteht häufig auf dem Boden eines Lichen sclerosus et atrophicus. Auch der Morbus Bowen gilt als Präkanzerose.

Karzinome der Anal- und Perianalregion: Ca. 15% der anorektalen Karzinome finden sich im perianalen Bereich und sind durch Inspektion und gegebenenfalls bioptisch als solche zu erkennen. Sie entstehen häufig auf dem Boden von spitzen Kondylomen (HPV-Viren) oder wie das Vulva- und Peniskarzinom auf dem Boden eines Lichen sclerosus et atrophicus. 85% der anorektalen Karzinome finden sich im Rektum oder Analkanal und werden häufig erst sehr spät, nach Auftreten von Stuhlunregelmäßigkeiten oder blutigen Stühlen diagnostiziert.

- **Karzinome der Anal- und Perianalregion:** Sie entstehen häufig auf dem Boden von spitzen Kondylomen oder auf dem Boden eines Lichen sclerosus et atrophicus.

Zungenkarzinome: Das Spinaliom der Zunge findet sich bevorzugt am Zungenrand oder der Zungenspitze, weniger am Zungengrund oder Zungenrücken. Es entsteht auf dem Boden chronischer Entzündungen und narbiger Veränderungen wie Leukoplakien, Gummata und durch kanzerogene Noxen. Das klinische Bild entspricht einer plattenartigen Induration, es kommen jedoch auch endophytisch wachsende Tumoren vor. Das Zungenkarzinom metastasiert schnell in die regionalen Lymphknotenstationen der lateralen Halsregion.

- **Zungenkarzinome:** Bevorzugt an Zungenspitze oder -rand lokalisiert.
  Sie entstehen auf dem Boden chronischer Entzündungen und durch kanzerogene Noxen.

Diagnostik: Im Initialstadium kann die Diagnose allein aufgrund des klinischen Erscheinungsbildes schwierig sein. Man findet meist eine breitbasig aufsitzende, leicht verletzliche Hyperkeratose entweder im Bereich von sonnenexponierten Arealen der Haut, der Schleimhäute und der Übergangsschleimhäute oder im Bereich von chronisch-entzündlichen und -degenerativen Hautveränderungen.

Diagnostik: Das Spinaliom stellt sich klinisch als leicht verletzliche Hyperkeratose oder als keratotischer, exo- oder endophytisch wachsender Tumor dar.

▶ **Merke:** Im Verdachtsfalle muss eine Probeexzision durchgeführt werden.

◀ **Merke**

Im Analkanal und im Bereich der Rektumschleimhaut führt die Zytologie in 85% zu korrekten Untersuchungsergebnissen; auch hier ist zur Sicherung der Diagnose eine Probeexzision unerlässlich.

Histopathologie: Das Spinaliom ist ein solider, epithelialer Tumor mit Verhornungstendenz. Die Spinaliomzellen sind groß und plasmareich und ähneln den Keratinozyten des Stratum spinosum. Je differenzierter das Spinaliom, desto stärker ist die Neigung zur Verhornung. Zum Teil finden sich so genannte Hornperlen, die aus konzentrisch aufgebauten Schichten von Spinaliomzellen mit zentraler Verhornung bestehen. Je undifferenzierter das Spinaliom, desto häufiger finden sich Atypien, Hyperplasie und Hyperchromasie der Zellen sowie atypische Mitosen. Der Differenzierungsgrad ist prognostisch von Bedeutung. Je undifferenzierter das histopathologische Bild des Tumors und je größer die Eindringtiefe, desto schlechter die Prognose (Tab. **9.2**). Von der unteren Epidermisfläche aus dringen Tumorzapfen in das Corium vor. In den Tumorrandzonen treten besonders gehäuft entdifferenzierte Zellen auf. In der Tumorumgebung findet sich ein gemischtzelliges Infiltrat.

Histopathologie: Das Spinaliom ist ein solider, epithelialer Tumor mit Verhornungstendenz. Die Spinaliomzellen sind große plasmareiche, den Keratinozyten ähnelnde, zur Verhornung neigende Zellen, die von den unteren Epidermisschichten aus in Tumorzapfen in das Corium vorwachsen.

Der Differenzierungsgrad ist prognostisch von Bedeutung. Je undifferenzierter das histopathologische Bild des Tumors und je größer die Eindringtiefe, desto schlechter die Prognose (Tab. **9.2**).

Die **klinischen Stadien** werden nach den TNM-Kriterien und den für die Prognose wichtigen Kriterien pTNM eingeteilt. Dabei wird der Differenzierungsgrad und die Tumordicke berücksichtigt (Tab. **9.3**).

Die **klinischen Stadien** werden nach den TNM-Kriterien eingeteilt (Tab. **9.3**).

9.2

9.2 Histopathologische Prognose-Klassifizierung nach Tumordicke

pT-Kategorie	*Definition der Prognosegruppe*	*Metastasierungsrate*
pT1–3a	begrenzt auf Dermis Tumordicke ≤ 2 mm	0%
pT1–3b	begrenzt auf Dermis Tumordicke ≥ 2 mm – ≤ 5 mm	6%
pT1–3c	Invasion der Subkutis und/oder Tumordicke ≥ 5 mm	20%
pT4a	Infiltration tiefer extradermaler Strukturen (T4) ≤ 5 mm	ca. 25%
pT4b	Infiltration tiefer extradermaler Strukturen (T4): ≥ 5 mm	bis ca. 40%

Die klinischen Stadien werden nach den TNM-Kriterien und den für die Prognose wichtigen Kriterien pTMN eingeteilt. Dabei wird der Differenzierungsgrad und die Tumordicke berücksichtigt. Bei klinischem Verdacht oder histopathologisch gesichertem Lymphknotenbefall und/oder Tumordicke ≥ 5 mm sollte eine Radiotherapie durchgeführt werden.

9.3

9.3 Klinische Stadieneinteilung nach den TNM-Regeln der UICC (Union Internationale Centre Cancer)

Stadium I	pT1	N0	M0
Stadium II	pT2 pT3	N0 N0	M0 M0
Stadium III	pT4 jedes pT	N0 N1	M0 M0
Stadium IV	jedes pT	jedes N	M1

Differenzialdiagnose: Das Spinaliom ist vom **Basaliom** meist schon durch sein schnelleres Wachstum zu unterscheiden.

Weitere Differenzialdiagnosen:
- alle keratotischen, verruciformen und tumorösen Veränderungen der Haut (z. B. aktinische Präkanzerosen, Morbus Bowen, seborrhoische Keratose)
- zahlreiche Adnextumoren
- amelanotische Melanome.

Differenzialdiagnose: Das Spinaliom ist vom **Basaliom** und vom Keratoakanthom meist schon durch die Wachstumsanamnese zu unterscheiden; Spinaliome zeigen in der Regel eine mittlere Wachstumsgeschwindigkeit über Monate, während sich Keratoakanthome über Wochen und Basaliome über Jahre entwickeln.

Weitere Differenzialdiagnosen sind:
- alle benignen und präkanzerösen, verruciformen und keratotischen Veränderungen (aktinische Keratose und Arsenkeratose, Morbus Bowen, pseudoepitheliomatöse Hyperplasie seborrhoische Keratose, Chondrodermatitis chronica helicis nodularis Winkler, Verruca vulgaris)
- zahlreiche Adnextumoren (z. B. Hidrokystom, Talgdrüsenadenom, proliferierender Trichilemmtumor)
- Hautmetastasen zahlreicher Malignome und
- das amelanotische Melanom.

▶ Merke

▶ **Merke:** Die klinische Verdachtsdiagnose Spinaliom kann ausschließlich histopathologisch verifiziert werden.

Therapie: An erster Stelle der therapeutischen Maßnahmen steht die **radikale chirurgische Entfernung** der Tumormassen weit im gesunden Gewebe.

Therapie: Die therapeutischen Maßnahmen sind abhängig von Tumorgröße und Lokalisation sowie von der Beschaffenheit des umgebenden Gewebes und den daraus resultierenden chirurgischen Möglichkeiten.

Die **radikale Entfernung der Tumormassen** weit im gesunden Gewebe (mindestens 1 cm) steht an erster Stelle der therapeutischen Maßnahmen. Sie hat den Vorteil, dass anstelle des Tumors gesundes, normal belastbares Gewebe tritt. Das Spektrum der Eingriffe reicht von der einfachen primären Exzision bis zu weitreichenden plastisch-chirurgischen Maßnahmen, wie Schwenklappenplastiken, Transplantationen, Amputationen (Finger, Zehen, Zunge, Vulva, Penis, Anus, Rektum), Keilexzisionen bzw. Vermillektomien (so genanntes Lip-shaving: großzügige Exzision der Unterlippe mit plastischem Lippenersatz durch Unterlippen-Mundschleimhaut) und eventuell Neck dissection (beim Zungen- und Lippenkarzinom).

Radiotherapie: Bei klinischem Verdacht oder histopathologisch gesichertem Lymphknotenbefall und/oder einer Tumordicke ≥ 5 mm (T3 –T4) sollte eine Radiotherapie der Tumorregion und des regionären Lymphabflussgebietes in fraktionierten Dosen über Wochen durchgeführt werden (Gesamtdosis 50 – 70 Gy). Die **Chemotherapie** bleibt den metastasierenden und/oder inoperablen Spinaliomen vorbehalten. Als Standardbehandlung wird zunächst eine Monotherapie mit Methotrexat (40 ml/m² Körperoberfläche) durchgeführt. Bei fortgeschrittenen Tumorstadien erwies sich die alternierende Chemo-Radiotherapie mit Cisplatin (20 mg/m² Körperoberfläche), 5-Fluoruracil (200 mg/m² Körperoberfläche) und Radiatio über 3 Zyklen mit 2 Gy/die mit einer Gesamtdosis von 60 Gy als effiziente lebensverlängernde palliative Maßnahme.
Als Nebenwirkung können eine Lungenfibrose oder sklerodermiforme Hautveränderungen sowie passagere Hauterscheinungen wie Erytheme, Pruritus und Hautschuppung auftreten.
Beim Spinaliom ist die lokale zytostatische Behandlung nicht ausreichend.

Radiotherapie: Bei klinischem Verdacht, histopathologisch gesichertem Lymphknotenbefall oder einer Tumordicke ≥ 5 mm (T3 –T4) sollte eine Radiotherapie durchgeführt werden (Gesamtdosis 50 – 70 Gy). Die **Chemotherapie** bleibt den metastasierenden und/oder inoperablen Spinaliomen vorbehalten. Als Standardbehandlung wird zunächst eine Monotherapie mit Methotrexat (40 ml/m² KOF) durchgeführt.

Prognose: Die Prognose der Spinaliome liegt bei Tumoren von 5 – 10 mm Tumordicke und Lokalisation an Schleimhaut bzw. Haut-Schleimhautgrenzen bei einer 68 %igen; bei niedrigerem Tumorrisiko bei einer 80 %igen 5-Jahres-Überlebensrate.

Prognose: Die 5-Jahres-Überlebensrate liegt je nach Tumordicke und Lokalisation bei 68 – 80 %.

◀ **Klinischer Fall**

▶ **Klinischer Fall.** Ein 75-jähriger Landwirt bemerkte seit etwa 6 Monaten das Wachstum einer warzigen Veränderung am Kopf. Bereits im Alter von 30 Jahren hatte der Patient eine ausgeprägte androgenetische Alopezie; eine Kopfbedeckung hat er während der Tätigkeit im Freien selten getragen. Im Bereich des Scheitels fand sich ein erhabener, grau-weiß keratotischer Tumor von 1 cm Durchmesser, mit verruköser Oberfläche. Im ventralen Anteil des Tumors waren dunkelrot-braune Blutkrusten aufgelagert. Die umgebende Haut war leicht gerötet. Die Probeexzision ergab die Histopathologie eines hochdifferenzierten Spinalioms. Der Tumor wurde daraufhin mit einem Sicherheitsabstand von 1,5 cm weit im Gesunden entfernt. Der Hautdefekt wurde mittels eines aus der Supraklavikulargegend entnommenen Vollhauttransplantats gedeckt. In der nachfolgenden Durchuntersuchung fand sich kein Anhalt für eine Metastasierung. 5 Jahre nach der Exzision war der Patient nach wie vor frei von Filiae. Zwischenzeitlich sind multiple neu aufgetretene, aktinische Präkanzerosen im Bereich des Kopfes, der Schläfen und der Wangenknochen kürettiert worden. Der Patient trägt jetzt regelmäßig einen Hut.

9.2.2 Basaliom

9.2.2 Basaliom

▶ **Synonyme:** Epithelioma basocellulare, Basalzellkarzinom

◀ **Definition**

▶ **Definition:** Das Basaliom ist ein von den basalen Zellschichten der Epidermis und dem Follikel ausgehender Tumor, der invasiv und destruierend wächst, jedoch nicht metastasiert.
Es fehlt somit ein Charakteristikum des echt malignen Wachstums; deshalb wird das Basaliom auch als semimaligner Tumor bezeichnet, womit eine Abgrenzung zu den malignen Tumoren einerseits und zu den benignen Geschwülsten andererseits erfolgt.

Epidemiologie: Das Basaliom ist der häufigste Tumor an der Haut; die Morbidität schwankt, entsprechend der Intensität der Sonnenbestrahlung, zwischen 20 – 50 pro 100 000 Einwohner (Nord- und Mitteleuropa) und 250 pro 100 000 Einwohner (Australien). Die Häufigkeit des Auftretens steigt mit zunehmendem

Epidemiologie: Das Basaliom ist ein häufig vorkommender Tumor mit einer Morbidität von 20 – 50/100 000 Einwohner (Nord- und Mitteleuropa) bis 250 pro 100 000 Einwohner (Australien). Die Häufigkeit steigt mit zunehmendem Alter. Es besteht keine Geschlechtsbevorzugung. Oft multiples Auftreten.

Alter. Manifeste Basaliome vor dem 40. Lebensjahr sind selten. Es besteht keine Geschlechtsbevorzugung. Basaliome treten oft multipel und mit großer morphologischer Vielfalt auf.

Ätiologie: Zur Ausbildung von Basaliomen führt vor allem die **chronisch-rezidivierende UV-Exposition**, insbesondere bei Individuen mit sonnenempfindlicher Haut **(genetische Disposition).**

Ätiologie: Die **aktinische Belastung** in Form einer chronisch rezidivierenden UV-Exposition ist als wichtigster ätiologischer Faktor für die Entstehung eines Basalioms anzusehen. Über 90% der Basaliome finden sich in den extrem sonnenexponierten Arealen der Haut (Lichtterrassen). Es scheint jedoch, dass für deren Entstehung eine geringere UV-Gesamtmenge erforderlich ist als für die eines Spinalioms.

Daneben spielt eine **genetische Disposition,** die sich in einer besonderen UV-Empfindlichkeit manifestiert, ätiologisch eine Rolle. Betroffen sind – wie auch beim Spinaliom – Menschen keltischen Typs mit sonnenempfindlicher Haut (Typ I und II) mit blonden oder roten Haaren und blauen oder blaugrünen Augen. Die genetische Disposition alleine führt jedoch nicht zur Ausbildung eines Basalioms, es bedarf noch auslösender Noxen.

Auch **Kanzerogen-Expositionen** gelten als auslösende Faktoren; wie z. B. die Aufnahme von **anorganischem Arsen.**

Neben einer chronischen und übermäßigen UV-Belastung zählen hierzu auch **Kanzerogen-Expositionen** wie das **trivalent, anorganische Arsen,** das früher zur Behandlung der Psoriasis (Fowler-Lösung) und anderer Krankheiten verwendet wurde und mit einer Latenzzeit von bis zu 30 Jahren zur Entwicklung von Rumpfhautbasaliomen führen kann. Bis 1942 wurden besonders im Weinbau arsenhaltige Insektenvertilgungsmittel verwendet. Diese führen bei Menschen, die im Weinbau tätig waren und durch den Genuss von ungewaschenem Obst oder „Haustrunk" aus behandelten Trauben Arsen aufgenommen hatten, zur Ausbildung von Basaliomen

Des Weiteren können sich Basaliome auf **narbig atrophisierenden und chronisch-ulzerösen Hautveränderungen** bilden.

Des Weiteren können sich Basaliome auf **atrophisierenden, narbigen Hautarealen,** wie sie bei Lupus vulgaris und der Röntgendermatitis vorkommen, sowie auf **chronisch-ulzerösen und -fistulierenden Prozessen** entwickeln.

Das **Basalzellnävussyndrom** ist eine autosomal-dominant vererbte Phakomatose, die mit multiplen, zunächst benignen Tumoren einhergeht. Jenseits der Pubertät können diese Tumoren in echte Basaliome übergehen.

Eine genetisch bedingte Sonderform des Basalioms ist das **Basalzellnävussyndrom** (Goltz-Gorlin-Syndrom, 1960). Es handelt sich um eine autosomal-dominant vererbte nävoide Phakomatose (PATCHED: Chromosom 9). Die betroffenen Kinder und Jugendlichen leiden unter multiplen, vor allem am Stamm vorkommenden, hautfarbenen bis rot-bräunlichen, halbkugeligen Tumoren. Diese zunächst benignen Tumoren (nävoides Stadium) können jenseits der Pubertät in echte Basaliome mit der Fähigkeit des invasiven Wachstums übergehen (onkotisches Stadium). Neben den Basalzellnävi kommen Knochenanomalien (Kieferzysten, Spina bifida), Hypertelorismus, Ovarialfibrome und Verkalkung der Falx cerebri vor.

Pathogenese: Die Basaliomzelle entsteht aus einer pluripotenten Epithelzelle, der im Gegensatz zum normalen Keratinozyten die Fähigkeit der Verhornung fehlt, die jedoch die mitotische Fähigkeit behält.

Pathogenese: Eine aus der Basalzellschicht (Keimschicht der Epidermis) stammende Zelle wird während des normalen Reifungsprozesses nach multiplen Teilungen in die obere Zelllage der Epidermis befördert. Dort verliert sie ihre mitotische Fähigkeit und differenziert (Keratinisierung). Dieser Differenzierungsprozess ist bei Basaliomzellen nicht zu finden. Das Basaliom entsteht aus einer maligne entarteten pluripotenten, basalen Epithelzelle. Im Gegensatz zu normalen Keratinozyten fehlt ihr die Fähigkeit zur Verhornung (Keratinisierung); sie behält aber die mitotische Fähigkeit bei. Diese pluripotenten Epithelzellen können ihren Ursprung sowohl in den basalen Zellschichten der Epidermis als auch in den Zellen des Follikelapparates haben.

Klinik: Die bevorzugte Lokalisation des Basalioms ist der „zentrofaziale" Bereich (Abb. **9.8**).

Klinik: 80% aller Basaliome finden sich im so genannten „zentrofazialen" Bereich – innerhalb der Verbindungslinie beider Mundwinkel zum unteren Ohransatz und dem Haaransatz im Kapillitiumbereich. In absteigender Häufigkeit reihen sich das untere Gesichtsdrittel, Ohrmuscheln, Retroaurikulärbereich und Kopfhaut ein (Abb. **9.8**). Nur 5% der Basaliome finden sich an Stamm und Extremitäten.

Klinisch stellt sich das **initiale Basaliom** als hautfarbenes Knötchen oder Induration mit perlschnurartigem Randwall und Teleangiektasien dar.

Das **initiale Basaliom** stellt sich entweder als stecknadelkopfgroßes, hautfarbenes, derbes Knötchen (sog. Basaliomknötchen) oder als hautfarbene Induration dar. Klinisch lassen sich diese Veränderungen von der gesunden Haut allenfalls durch den Palpationsbefund und das Auftreten kleiner Teleangiektasien am Rande des befallenen Bereiches unterscheiden.

9.8 Lokalisation und Häufigkeit von Basaliomen am menschlichen Kopf

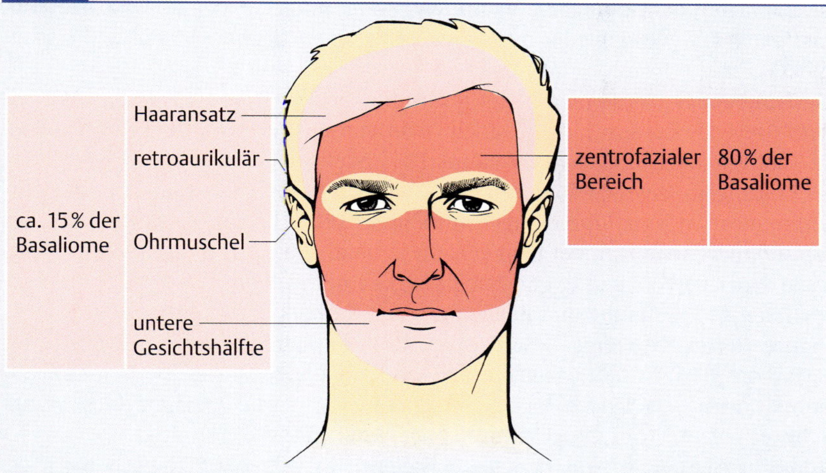

Die Wachstumstendenz der Basaliome verläuft sehr langsam (über Monate bis Jahre) sowohl in horizontale, als auch in vertikale Richtung. Im weiteren Verlauf finden sich häufig zentral atrophiesierende Areale und fibrotische Schrumpfungen des Umgebungsgewebes; im fortgeschrittenen Stadium sind exulzerierende oder destruierende Verläufe möglich.

Aufgrund ihrer unterschiedlichen Morphologie werden folgende Basaliomformen unterschieden:

Solides (knotiges) Basaliom: Glasiger, hautfarbener, halbkugeliger Tumor mit Teleangiektasien (Abb. **9.9 a**).

Zikatrisierendes Basaliom: Zentral atrophisierender, nach zentripetal wachsender Tumor mit perlschnurartiger Rundleiste und Teleangiektasien (Abb. **9.9 b**, **9.14 i**, S. 235).

Slerodermiformes Basaliom: Häufig vollkommen unauffällige Induration (hautfarben), ohne die basaliomverdächtigen Kriterien der Teleangiektasien und des perlschnurartigen Randsaumes (daher diagnostisch problematisch). Das makroskopisch kranke Gewebe lässt sich nicht eindeutig von gesundem Gewebe abgrenzen, weshalb häufig nicht im Gesunden exzidiert wird.

9.8

Morphologisch unterscheidet man:

- das halbkugelig wachsende **solide (knotige) Basaliom** (Abb. **9.9 a**)
- das **zikatrisierende**, zentral atrophisierende **Basaliom** (Abb. **9.9 b**, **9.14 i**, S. 235)
- das **sklerodermiforme Basaliom** (hautfarbene Induration)

9.9 Basaliom

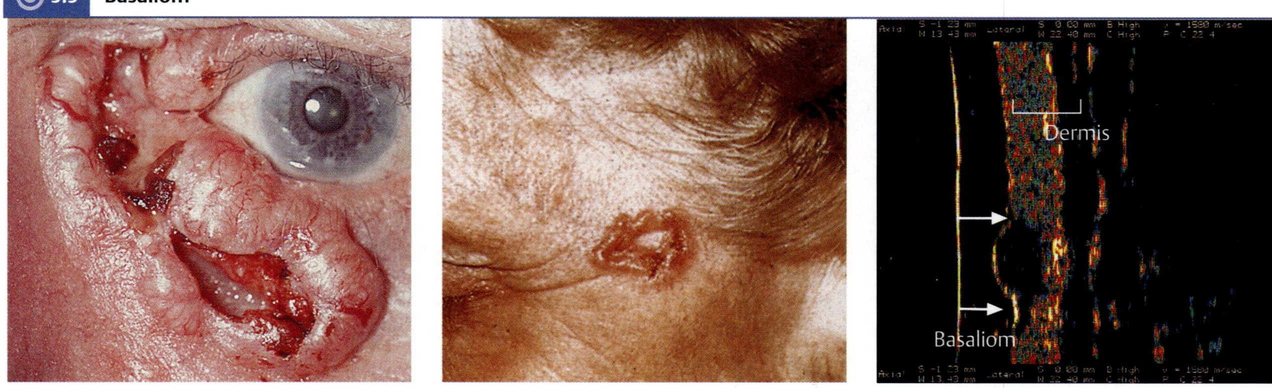

a Typisches Basaliom in zentrofazialer Lage mit perligem Randsaum. Teleangiektasien und zentraler Nekrose. Das Basaliom hat die Strukturen der Adnexe des Auges durchsetzt und zerstört.

b Zikatrisierendes Basaliom an der linken Schläfe bei einer 74-jährigen Frau mit dünnem Randsaum und vernarbendem Zentrum. Die Ausdehnung des zikatrisierenden Basalioms in der Peripherie ist klinisch nicht exakt zu erfassen.

c Ultraschallbild eines Basalioms. Die vertikale und horizontale Ausdehnung kann präoperativ bestimmt werden.

- das **exulzerierende Basaliom** (Ulcus rodens), welches zentral ulzeriert

Exulzerierendes Basaliom: Zentrale Ulzerationen führen zum **Ulcus rodens** (rodere = nagen) oder **Basalioma exulcerans.** Man unterscheidet sie von Ulzerationen anderer Genese wieder durch den perlschnurartigen Randwall und Teleangiektasien.

- das **destruierende Basaliom (Ulcus terebrans)**, mit tiefer Infiltration über das Corium hinaus

Destruierendes Basaliom: Bei tief infiltrierendem und destruierendem Wachstum über das Corium hinaus spricht man von einem **Ulcus terebrans** (terebere = bohren) oder **Basalioma terebrans.** Es handelt sich hierbei um tief ulzerierte, zu Blutungen neigende Tumoren, die Knorpel und Knochen angreifen und mitunter massive Verstümmelungen anrichten. Diese fortgeschrittene Form des Basaliomwachstums findet man gehäuft in ländlicher Umgebung, wo unzulängliche ärztliche Versorgung und Nachlässigkeit der Patienten dazu führt, dass die rechtzeitige Erkennung und Behandlung des Tumors versäumt werden.

- das **pigmentierte Basaliom** (Abb. **9.14 i**, S. 235) (melaninreich)

Pigmentiertes Basaliom: Diese Basaliomform imponiert klinisch wie das solide Basaliom (glasige Oberflächenbeschaffenheit, Teleangiektasien, perlschnurartige Formationen), ist jedoch zusätzlich durch eine starke melanozytäre braunschwarze Pigmentierung gekennzeichnet (Abb. **9.14 i**, S. 235).

- das **Rumpfhautbasaliom** (superfizielles Basaliom) (erythematosquamös, häufig arseninduziert).

Rumpfhautbasaliom (superfizielles Basaliom): Es imponiert klinisch meist als scharf begrenzter, planer, erythematosquamöser Herd. Die mehr braun-rötliche Farbe und wenige perlschnurartige Basaliomformationen unterscheiden diese Herde von einem nummulären Ekzem, einem Morbus Bowen oder von Psoriasisherden. Rumpfhautbasaliome findet man häufig neben Psoriasisherden bei älteren Patienten, die sich in jungen Jahren einer Arsenbehandlung unterzogen haben.

Klinische und histopathologische Sonderformen:
- **fibroepitheliomatöser Tumor** (Pinkus-Tumor, mit starker Gewebsproliferation, wenig invasiv)

Klinische und histopathologische Sonderformen:
Fibroepitheliomatöser Tumor (Pinkus-Tumor, 1953): Dieser Tumor zeigt eine um das Basaliomgewebe mächtige fibromatöse Gewebsproliferation und wächst weniger invasiv als ein Basaliom. Er kommt bei älteren Patienten in der Regel am Stamm und der unteren Extremität vor und stellt sich als hautfarbener oder rötlicher, weich elastischer, papillomatöser Tumor dar.

- **metatypisches Basaliom vom „type mixte“** (Basaliomzellen und spindelförmige Zellen) und
- **metatypisches Basaliom vom „type intermédiaire“** (verwildertes, entdifferenziertes Basaliom mit Fähigkeit zur Metastasierung, Mischtumor aus Basaliom und Spinaliom).

Metatypisches Basaliom vom „type mixte“: Klinisch ist dieser ausschließlich histopathologisch zu diagnostizierende Tumor dem Basaliom zuzuordnen. Er setzt sich aus typischen Basaliomzellen und teilweise aus an Spindelzellen erinnernde Zellen zusammen. Anders ist dies beim **metatypischen Basaliom vom „type intermédiaire“**, das sich aus Zellen zusammensetzt, die weder den Basaliomzellen noch den Spindelzellen zuzuordnen sind. Hierbei handelt es sich häufig um verwilderte, entdifferenzierte Basaliome. Sie wachsen aggressiver destruierend und invasiver als normale Basaliome und haben die Fähigkeit zu metastasieren. Sie erinnern an Mischtumoren mit Anteilen von Basaliomen und solchen von Spinaliomen. Möglicherweise wird durch unzureichende Röntgenbestrahlung von Basaliomen eine Entdifferenzierung und damit der Übergang zu einem metatypischen Basaliom vom „type intermédiaire“ induziert.

Diagnostik: Die klinischen Charakteristika aller Basaliome sind **perlschnurartiger Randsaum** und **Teleangiektasien**. Die klinische Verdachtsdiagnose muss histopathologisch gesichert werden. Ausdehnung und Dicke können präoperativ sonographisch ermittelt werden (Abb. **9.9 c**).

Diagnostik: Klinisch sind Basaliome vor allem durch die Ausbildung eines **perlschnurartigen Randsaums** (histopathologisch: Basalzellnester) und durch Auftreten von **Teleangiektasien** charakterisiert. Die klinische Diagnose muss histopathologisch durch eine primäre Exzision in toto oder durch eine Probeexzision gesichert werden. Präoperativ kann die Ausdehnung und Dicke des Tumors mittels Ultraschall festgelegt werden (Abb. **9.9 c**).

Histopathologie: Basaliome sind solide epitheliale Tumoren mit zellulärer Ähnlichkeit zum Stratum basale. Die Basaliomzellen haben große, ovale, basophile Kerne; sie wachsen in palisadenartiger Anordnung in das Corium vor.

Histopathologie: Basaliome sind solide epitheliale Tumoren mit zellulärer Ähnlichkeit zum Stratum basale. Basaliomzellen haben große, längsovale, basophile Kerne mit wenig Stroma. Von der meist atrophischen und häufig ulzerierten Epidermis aus wachsen die Basaliomzellstränge in das Corium hinein. Die äußere Zellschicht ist palisadenartig, während die Zellen im Zentrum des Tumors regellos angeordnet sind.

Zwischen den Basaliomsträngen liegt das Bindegewebe, das sich besonders beim sklerodermiformen Basaliom am Gesamtaufbau des Tumors beteiligt.

Zwischen den Basaliomsträngen liegt das Bindegewebe, das sich mehr (sklerodermiformes Basaliom, Pinkus-Tumor) oder weniger am Gesamtaufbau des Tumors beteiligt. Der Tumor ist zum Bindegewebe hin oft durch eine charakteristische Spaltbildung begrenzt, die (fixationsbedingt) durch Retraktion des Tumorgewebes entsteht.

Differenzialdiagnose: s. Tab. **9.4**.

Differenzialdiagnose: s. Tab. **9.4**.

9.4 Differenzialdiagnosen der verschiedenen Basaliom-Formen

Basaliome	***Differenzialdiagnosen***
kleine solide Basaliome	Talgdrüsenhypertrophie, senile Angiofibrome
Rumpfhautbasaliome (superfizielles Basaliom)	Morbus Bowen, Morbus Paget, Psoriasis, nummuläres Ekzem
ulzerierende Basaliome	Spinaliom, Keratoakanthom
pigmentierte Basaliome	exophytische seborrhoische Keratose, Pigmentnävus, Angiokeratom, malignes Melanom, Naevus bleu

9.4

Therapie: Therapie der Wahl ist die **chirurgische Exzision,** die eine optimale Beurteilung der Geschwulstränder und – falls erforderlich – die gezielte Erweiterung des Eingriffs ermöglicht. Kleine Tumoren sind primär zu exzidieren, bei ausgedehnterem Befund oder bei besonderer Lokalisation (z. B. Augenlider) werden plastisch-chirurgische Eingriffe nötig.

Bei der mikroskopisch kontrollierten Chirurgie (MKC) werden topographisch gekennzeichnete Exzisate entnommen, die eine gezielte Revision ermöglichen. Dieses Vorgehen hat sich besonders bei sklerodermiformen Basaliomen bewährt, bei denen häufig histopathologisch die Befunde ausgedehnter sind als klinisch zu vermuten war. Kürettage, Elektrodissektion oder Kryotherapie sind allenfalls bei sehr kleinen und initialen Basaliomen bei älteren Patienten indiziert. Die genaue histologische Beurteilung, insbesondere der Abtragungsränder, ist dabei erschwert.

Wenn wegen ungünstiger Lokalisation oder zu großer Tumorausdehnung die Exzision nicht möglich ist, sollte die Diagnose histopathologisch gesichert und eine **Strahlentherapie** angeschlossen werden. Dann wird eine fraktionierte Röntgenweichbestrahlung mit Einzeldosen von 3–5 Gy und einer Gesamtdosis bis 60 Gy zur Anwendung kommen; bei Knorpel- oder Knochenbefall wird eine Behandlung mit schnellen Elektronen durchgeführt. Wichtig ist, dass das Bestrahlungsfeld nach allen Seiten 0,5–1 cm über die klinisch sichtbare Begrenzung des Tumors hinausreicht, um Randrezidive zu verhindern.

Therapie: Therapie der Wahl ist die **operative Entfernung** des Tumors, die eine optimale Beurteilung der Geschwulstränder und eine gezielte Erweiterung des Eingriffs ermöglicht.

Eine **Strahlentherapie** wird in nicht operablen Fällen mit Röntgenweichstrahlen oder mit schnellen Elektronen durchgeführt.

Prognose: Die Prognose der Basaliome ist in 95 % der Fälle gut, insbesondere da sie nicht metastasieren. Bei ausgedehnten Befunden von Basalioma terebrans entspricht die Prognose der Lokalisation und der Ausdehnung des Tumors. Destruierendes Wachstum im Bereich lebenswichtiger Organstrukturen kann zum Tode führen. Im Falle eines metatypischen Basalioms „type intermédiaire“ entspricht die Prognose der eines Spinalioms (s. S. 221).

Prognose: Die Prognose eines Basalioms ist bei 95 % der Fälle gut, insbesondere da es nicht metastasiert. Das Basalioma terebrans kann durch Destruktion zum Tode führen.

▶ **Klinischer Fall.** Ein 75-jähriger, hellhäutiger, ehemals rothaariger Gärtner stellte sich wegen eines seit etwa 1 Jahr wachsenden Tumors an der Stirn links vor. Der etwa kirschkerngroße, halbkugelige Tumor hatte eine glasige, hautfarbene Oberfläche und zahlreiche Teleangiektasien. Medial davon fand sich ein planer, hellbrauner, unregelmäßig und unscharf begrenzter Herd. Er maß max. 1,5 × 1 cm. Im kranialen Anteil der Veränderung fanden sich mehrere stecknadelkopfgroße, dunkelbraune, plane Areale. Der klinische Befund war eindeutig. Es handelte sich im Bereich der Stirn links um ein solides Basaliom und im medialen Stirnbereich um eine Lentigo maligna mit Verdacht auf Übergang in ein LMM im kranialen Anteil (s. Abb. **9.4**, S. 214).
Therapie: Das Basaliom wurde spindelförmig, die Lentigo maligna mit einem Sicherheitsabstand von 1 cm exzidiert und in einer zweiten Sitzung mittels Rotationsplastik gedeckt. Histopathologisch fand sich ein adenoid zystisches Basaliom und eine Lentigo maligna mit Übergang in ein LMM bei 11 h (Clark Level II, Tumordicke 0,15 mm). Beide Herde waren weit im Gesunden exzidiert. Wegen der geringen Metastasierungstendenz und der guten Prognose des gerade erst durch die Basalmembran gebrochenen LMM wurde von einer Nachexzision Abstand genommen.

◀ **Klinischer Fall**

9.3 Malignes Melanom

9.3.1 Allgemeines

▶ Definition

9.3 Malignes Melanom

9.3.1 Allgemeines

▶ **Definition:** Das maligne Melanom ist ein hochgradig maligner Tumor, der von den Melanozyten ausgeht. Er metastasiert frühzeitig lymphogen und hämatogen. Das rasche Einwandern von Melanomzellen in die dünnwandigen Lymphgefäße des oberen Coriums und die damit **frühzeitig einsetzende Metastasierung** des malignen Melanoms erklärt sich dadurch, dass Melanozyten, sowohl benigne wie maligne, nicht im Zellverband wachsen und keine Interzellularbrücken bilden. Sie segregieren nach einer Zellteilung.

Epidemiologie: Die Morbidität der malignen Melanome hat zugenommen. Sie liegt derzeit bei 7 – 14 pro 100 000 Mitteleuropäer. Frauen sind häufiger betroffen als Männer.

Epidemiologie: Die Morbidität der malignen Melanome hat in den letzten Jahrzehnten kontinuierlich zugenommen. Während sie in den dreißiger Jahren in Mitteleuropa noch 1 – 2 pro 100 000 war, stieg sie in den sechziger Jahren auf 5 pro 100 000 und in den achtziger Jahren auf 7 – 14 pro 100 000 Einwohner an. In Deutschland gibt es derzeit ca. 10 000 Neuerkrankungen im Jahr, was einer Morbidität von 12,3 pro 100 000 entspricht. Frauen sind häufiger betroffen als Männer; die dünneren und damit prognostisch günstigeren Melanome wurden bislang aber vor allem beim weiblichen Geschlecht gefunden. Die Werte haben sich jedoch in den letzten Jahren angeglichen, da offensichtlich das Gesundheitsbewusstsein in der männlichen Bevölkerung gewachsen ist und jetzt auch mehr männliche Patienten prophylaktisch zur Untersuchung kommen. Somit hat auch die Anzahl der „low-risk“ (dünnen) Melanome vergleichsweise zugenommen.

Die Morbidität nimmt in Äquatornähe zu: bei der hellhäutigen Bevölkerung Australiens bis zu 50/100 000.
Die asiatische und schwarze Bevölkerung entwickelt weniger häufig Melanome, diese allerdings bevorzugt im Bereich der Handteller, Fußsohlen und Schleimhäute.

In epidemiologischen Studien wird ein Süd-Nord-Gefälle innerhalb der Bevölkerung europäischer Herkunft deutlich. Je mehr man sich dem Äquator nähert, desto größer ist die Morbidität innerhalb der hellhäutigen Bevölkerung. Besonders hohe Zahlen werden von der hellhäutigen Bevölkerung Australiens berichtet (50/100 000). Die asiatische und die schwarze Bevölkerung desselben Breitengrades erkrankt nur $^1/_6$- bis $^1/_4$-mal so häufig. Europäer entwickeln Melanome häufiger am Stamm und an den Extremitäten, während Afrikaner und Asiaten Melanome besonders im Bereich der weniger pigmentierten Areale wie Fußsohlen und Handinnenflächen sowie im Bereich der Schleimhäute entwickeln.

Die meisten Melanome findet man zwischen dem 30. und 70. Lebensjahr (Abb. **9.10**).

Die meisten Melanome findet man zwischen dem 30. und 70. Lebensjahr (Abb. **9.10**).
Vor der Pubertät tritt ein malignes Melanom extrem selten auf. Nur 2% der Melanomkranken sind unter 20 Jahre alt. Ca. 10% der Erkrankten befinden sich in der 3. Lebensdekade, ca. 80% zwischen dem 30. und 70. Lebensjahr. Jenseits des 60. Lebensjahres nimmt insbesondere die Häufigkeit des Lentigo-maligna-Melanoms (LMM) zu. Die Altersverteilung des primär nodulären malignen Melanoms (NM) entspricht weitgehend der des superfiziell spreitenden malignen Melanoms (SSM) mit einer geringfügigen Verschiebung des Gipfels (NM: 55 Jahre, SSM: 50 Jahre, vgl. Abb. **9.10**).

Ätiologie und Pathogenese: Die Ätiologie des malignen Melanoms ist unbekannt. Als pathogenetischer Faktor wird die Auslösung durch **UV-Bestrahlung** angenommen. Dies ist experimentell nur für das LMM nachgewiesen, das fast ausschließlich im Bereich UV-exponierter Areale vorkommt.

Ätiologie und Pathogenese: Die Ätiologie des malignen Melanoms ist unbekannt. Als pathogenetischer Faktor wird die Induktion durch **UV-Bestrahlung** angenommen. Diese Hypothese konnte experimentell nur für das LMM nachgewiesen werden; dennoch scheint ein linearer Zusammenhang zwischen der Menge der UV-Exposition und der Genese maligner Pigmenttumoren zu bestehen. Dafür spricht die hohe Morbidität, insbesondere bei Patienten mit lichtempfindlicher Haut (Hauttyp I und II, s. S. 13, Tab. **1.1**) in Regionen mit starker Sonnenbelastung. Die Zunahme der Erkrankungsfälle in Mitteleuropa während der letzten 40 Jahre ist wahrscheinlich auf vermehrte UV-Exposition während der Freizeit zurückzuführen. Die alleinige Ursache scheint das UV-Licht jedoch nicht zu sein. Dafür spricht die Tatsache, dass maligne Melanome auch an nicht sonnenexponierter Haut und an Schleimhäuten vorkommen und zugenommen haben.

9.10 Neuauftreten der verschiedenen Melanomtypen in der Abhängigkeit vom Lebensalter

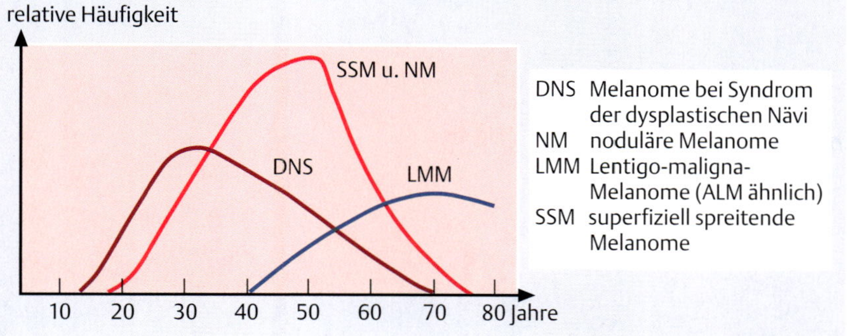

9.10

Toxische, endokrine oder medikamentöse Ursachen wie Schwangerschaften und/oder Kontrazeptiva können die Melanomentstehung begünstigen. Daneben entwickeln auch immundefiziente Patienten wie Aidskranke und transplantierte Patienten häufiger als immunkompetente Personen Melanome.

Toxische, endokrine oder medikamentöse Ursachen wie auch eine Immundefizienz (z. B. AIDS) können die Melanomentstehung begünstigen.

▶ **Merke:** In 60% der Fälle entsteht ein Melanom aus einem seit Jahren bestehenden Nävuszellnävus (NZN), meist vom epidermalen oder junktionalen Typ.

◀ **Merke**

Im Gegensatz zum dysplastischen Nävus ist ein NZN nicht unbedingt als Melanomvorstufe (Precursor-Nävus) zu verstehen. Es scheint nur ein besonders günstiges „Mikroklima“ für die Entstehung von malignen Melanomen zu bestehen. Genetische Prädisposition für die Entwicklung von malignen Melanomen liegt beim autosomal-dominant vererbten **Syndrom der dysplastischen Nävi (DNS)** mit polygonalem Erbgang und inkompletter Penetranz vor (s. S. 201). In diesen Fällen können sich aus dysplastischen Nävi multiple maligne Melanome entwickeln. Diese Melanome kommen familiär gehäuft vor. Die Realisierung der Melanome beim DNS beginnt bereits vor dem 20. Lebensjahr und erreicht mit dem 70. Lebensjahr nahezu 100%, d. h. fast alle Patienten mit DNS haben bis zum 70. Lebensjahr **mindestens ein** Melanom entwickelt (Abb. **9.10**).

NZN sind im Gegensatz zu dysplastischen Nävi nicht als so genannte Precursor-Nävi (Vorstufe eines malignen Melanoms) zu verstehen.
Dysplastische Nävi findet man beim **hereditären Syndrom der dysplastischen Nävi (DNS)** gehäuft. Daraus entwickeln sich bis zum 70. Lebensjahr zwangsläufig eines oder mehrere maligne Melanome. Bei DNS kommen Melanome familiär gehäuft vor (Abb. **9.10**).

▶ **Merke:** Ca 10% der malignen Melanome kommen familiär gehäuft vor (Syndrom der dysplastischen Nävi).

◀ **Merke**

▶ **Merke:** In ca. 20% der Fälle entstehen maligne Melanome auf klinisch gesunder Haut. In weiteren 10% entstehen Melanome auf dem Boden einer melanotischen Präkanzerose (Lentigo maligna), die häufig erst nach Jahren oder Jahrzehnten in ein LMM übergeht. In sehr seltenen Fällen kann auch aus einem Naevus coeruleus ein malignes Melanom entstehen.

◀ **Merke**

Klinik: Maligne Melanome sind in der Regel in ihrer Farbintensität unterschiedliche, tiefbraune bis blauschwarze Tumoren. Mitunter finden sich im Tumor auch pigmentfreie Areale, selten ist ein Melanom völlig pigmentfrei (amelanotisches malignes Melanom, AMM).
Durch verschieden schnelles vertikales und horizontales Wachstum sowie sekundäre Veränderungen wie Erosion und Ulzeration, Blutungen und Verkrustung oder regressive Veränderungen entwickeln sich klinisch in Farbe, Form und Größe vollkommen verschiedenartige Tumoren. Häufig beobachten Patienten die Veränderungen über einen langen Zeitraum und suchen erst einen Arzt auf, wenn der Herd juckt oder durch o. g. sekundäre Veränderungen auf sich aufmerksam macht.

Klinik: Melanome sind braune bis tiefschwarze Tumoren verschiedenster Größe und Form.
Selten kommen amelanotische maligne Melanome vor.
Bevorzugte Lokalisation sind Rücken, Brust und Extremitäten (Abb. **9.11**).
Erstsymptome können Jucken, spontanes Bluten oder rasches Wachstum sein.

9.11 Verteilung und relative Häufigkeit von Melanomen bei Männern und Frauen

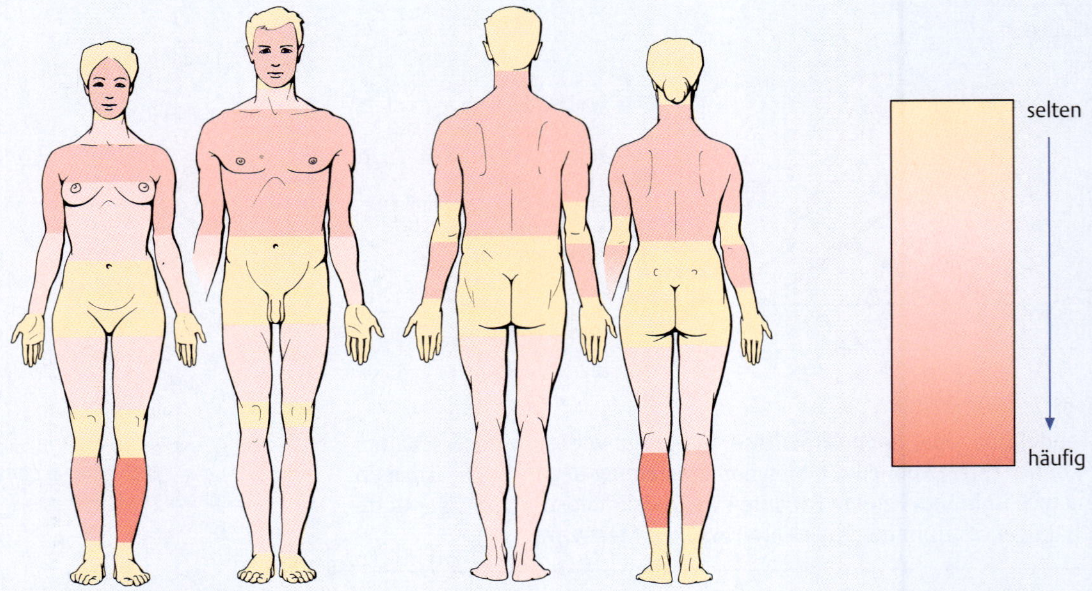

Die meisten Melanome finden sich bevorzugt im Bereich des Rückens, der Brust und der Extremitäten (Abb. **9.11**).

Melanomsubtypen

Klinisch und histopathologisch lassen sich folgende **Melanomtypen** unterscheiden:

Klinisch und histopathologisch lassen sich **4 Melanomsubtypen** unterscheiden:

- primär noduläres malignes Melanom (NM) (s. u.)
- superfiziell spreitendes malignes Melanom (SSM) (s. S. 229)
- Lentigo-maligna-Melanom (LMM) (s. S. 230)
- akrolentiginöses malignes Melanom (ALM) (s. S. 230).

Primär noduläres malignes Melanom (NM)

▶ **Synonyme:** Knotiges malignes Melanom, noduläres malignes Melanom.

Epidemiologie und Ätiologie: 21 % der malignen Melanome. Bevorzugte Lokalisation sind Brust, Rücken und Extremitäten. Das mittlere Erkrankungsalter ist ca. 55 Jahre.

Epidemiologie und Ätiologie: Ca. 21 % der malignen Melanome in der kaukasischen Bevölkerung sind primär noduläre maligne Melanome. Sie entstehen entweder „de novo" auf gesunder Haut oder aus einem pigmentierten Nävuszellnävus. Die bevorzugte Lokalisation sind Rücken, Brust und Extremitäten. Das mittlere Erkrankungsalter ist ca. 55 Jahre.

Klinik: Meist blauschwarzer glatter, z. T. ulzerierender Knoten mit starker Blutungsneigung (Abb. **9.12 a** und Abb. **9.14 j**, S. 235).

Klinik: Die Anamnese ist in der Regel kurz (Monate bis zwei Jahre). Klinisch liegt meist ein brauner bis blauschwarzer, meist glatter, teils auch verruköser oder ulzerierter Knoten mit starker Blutungsneigung vor (Abb. **9.12 a** und Abb. **9.14 j**, S. 235).

Diagnostik: s. S. 231 ff.
Histopathologisch kann es sich aus spindelförmigen, aus epitheloidzelligen, aus kleinen malignen Melanozyten oder aus einer Mischung aller drei Zellformen zusammensetzen.

Diagnostik: s. S. 231 ff.
Histopathologisch setzt sich das NM entweder aus großen epitheloidzelligen, aus spindelzelligen oder aus kleinen malignen Melanozyten oder einer Mischung aus allen drei Zelltypen zusammen. Nach lateral ist das NM scharf begrenzt; insbesondere liegen keine atypischen intraepidermalen Melanozyten in der angrenzenden Epidermis. Intraepidermales Wachstum ist im Sinne eines invasiven Wachstums zu verstehen und wird regelmäßig von einer in die Tiefe des Coriums gerichteten Invasion gefolgt.

Therapie: s. S. 233 ff.

Therapie: s. S. 233 ff.

9.12 **Malignes Melanom**

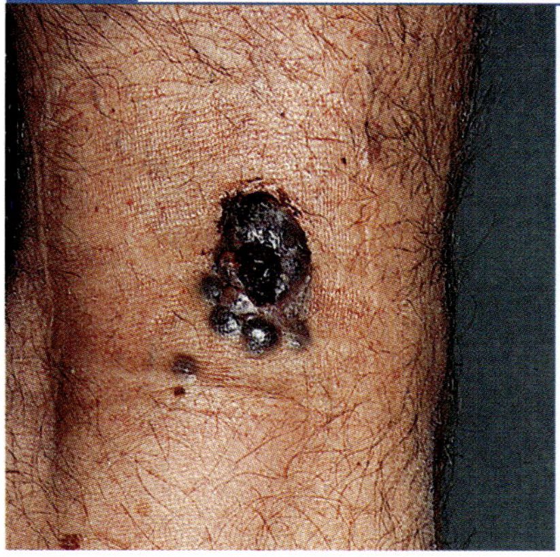

a Primär noduläres Melanom mit zentraler Erosion und kutanen Satellitenmetastasen bei einem 43-jährigen Mann.

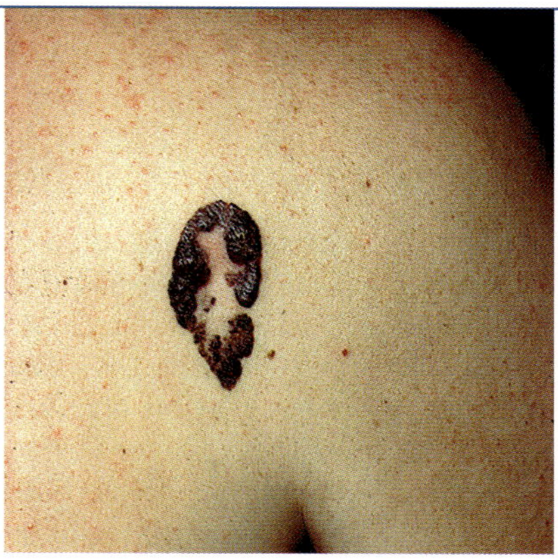

b Oberflächlich spreitendes Melanom (SSM) an der Schulter eines 33-jährigen Mannes mit zentraler Regression und Abheilung.

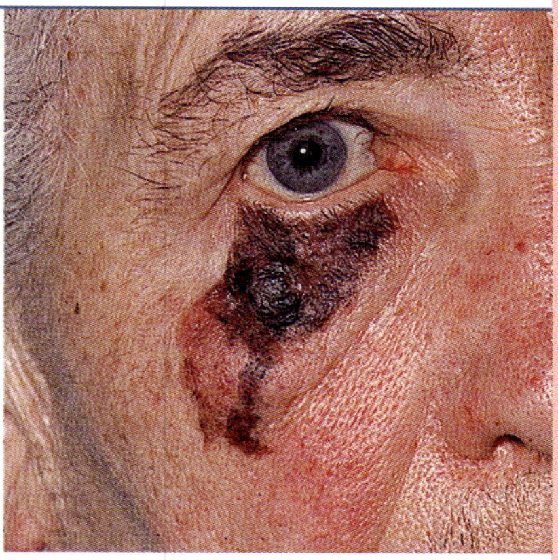

c Lentigo-maligna-Melanom (LMM) an der rechten Wange einer 70-jährigen Frau mit zentraler Ausbildung eines Melanomknotens.

Prognose: Das NM wächst rasch von der dermoepidermalen Grenze ausgehend in vertikaler Richtung und hat somit die **schlechteste** Prognose von allen Melanomformen (vgl. auch S. 237).

Prognose: Das NM hat durch sein rasches Wachstum in vertikaler Richtung die **schlechteste** Prognose von allen Melanomformen (vgl. auch S. 237 ff.).

Superfiziell spreitendes malignes Melanom (SSM)

▶ **Synonym:** Pagetoides malignes Melanom

Epidemiologie: Der Anteil der superfiziell spreitenden malignen Melanome im hellhäutigen Krankengut beträgt ca. 58 %. Die bevorzugte Lokalisation sind wie beim NM Rücken, Brust und Extremitäten. Das mittlere Erkrankungsalter liegt bei 50 Jahren.

Epidemiologie: 58 % der malignen Melanome. Bevorzugte Lokalisation sind Rücken, Brust und Extremitäten. Mittleres Erkrankungsalter 50 Jahre.

Klinik: Die Anamnese ist relativ kurz (zwischen 1 und 5 Jahren). Makroskopisch imponiert ein unterschiedlich von weiß-grau, rosa bis blau-schwarz pigmentierter, scharf begrenzter, gyrierter, flacher Tumor mit mehr oder weniger ausgeprägten nodulären Arealen (Abb. **9.12 b** und Abb. **9.14 h**, S. 235).

Klink: Weiß-grau bis blau-schwarz imponierender, scharf begrenzter, flacher Tumor, ggf. mit nodulären Anteilen (Abb. **9.12 b** und Abb. **9.14 h**, S. 235).

Diagnostik: s. S. 231 ff.
Histopathologisch setzt sich das SSM aus großen, plasmareichen, zum Teil in Nestern, zum Teil einzeln liegenden „pagetoiden" Melanozyten zusammen. Sie sind über alle Schichten der Epidermis verteilt. Im Bereich der nodulären Areale des Tumors haben die malignen Melanozyten die Basalmembran durchbrochen und dringen in die Dermis ein. Im nodulären Anteil können neben den pagetoiden auch spindelförmige oder kleinzellige maligne Melanozyten vorkommen. Im Bereich der depigmentierten Areale des Tumors findet man eine ausgeprägte immunologische Reaktion mit Rundzellinfiltraten und starker Melanophagenaktivität. Die einzelnen Tumorzellen zeigen im Zytoplasma eine feine staubförmige Pigmentgranulation.

Diagnostik: s. S. 231 ff.
Histopathologisch ist das SSM durch große, plasmareiche, „pagetoide" Melanozyten charakterisiert.

Therapie: s. S. 233ff.

Therapie: s. S. 233ff.

Prognose: Das SSM zeichnet sich durch relativ langes Wachstum in horizontaler Richtung aus; aus diesem Grund findet man bei diesem Melanomtyp mitunter die prämaligne Form eines „Melanoma in situ". Daher hat ein in den Frühstadien erkanntes SSM eine relativ gute Prognose (vgl. auch S. 237).

Prognose: Das SSM wächst zunächst vorwiegend horizontal und hat in diesem Stadium eine relativ gute Prognose (vgl. auch S. 237).

Lentigo-maligna-Melanom (LMM)

Epidemiologie und Ätiologie: 9 % der malignen Melanome. Es entsteht aus einer mitunter Jahrzehnte bestehenden Melanosis praeblastomatosa (Lentigo maligna). Mittleres Erkrankungsalter: 68 Jahre.

Klinik: Bevorzugte Lokalisation sind die sonnenexponierten Areale der Haut (Gesicht, Hals, Hände, Arme und Unterschenkel). Makroskopisch planer, relativ großer (2–6 cm) Tumor von variabler Farbe. In den dunkelbraun bis schwarzen Knötchenanteilen findet invasiv vertikales Wachstum statt (Abb. **9.12 c**).

Diagnostik: s. S. 231 ff.
Histopathologisch ist das LMM durch spindelförmige maligne Melanozyten mit pleomorphen, hyperchromatischen Kernen charakterisiert.

Therapie: s. S. 233 ff.

Prognose: Wegen des langen horizontalen Wachstums relativ gut (vgl. auch S. 237).

Akrolentiginöses malignes Melanom (ALM)

Epidemiologie und Ätiologie: Bei ca. 4 % der Melanome handelt es sich um ein ALM, das im Bereich der Phalangen, Handinnenflächen, Fußsohlen und Schleimhäute vorkommt. Das mittlere Erkrankungsalter liegt bei 63 Jahren. Bei Afrikanern und Asiaten ist das ALM der am häufigsten vorkommende Melanomtyp.
Klinik: Makroskopisch ähnelt das ALM dem LMM, ist jedoch viel aggressiver.

Diagnostik: s. S. 231 ff.
Histopathologie: s. LMM.

Therapie: s. S. 233 ff.

Prognose: Sie ist abhängig von Tumordicke und Eindringtiefe. Prinzipiell ist das ALM prognostisch günstiger zu beurteilen als das NM. Wegen ihrer häufig unzugänglichen Lokalisation werden diese Tumoren aber meist erst in einem späten Stadium diagnostiziert (vgl. auch S. 237).

Lentigo-maligna-Melanom (LMM)

Epidemiologie und Ätiologie: Etwa 9 % der Melanome sind Lentigo-maligna-Melanome. Das LMM entwickelt sich auf dem Boden einer Melanosis praeblastomatosa Dubreuilh (Lentigo maligna). Diese kann Jahre bis Jahrzehnte als Präkanzerose bestehen, bevor sie in die maligne Wachstumsform übergeht. Das mittlere Alter des LMM-Patienten liegt bei 68 Jahren.

Klinik: Die **bevorzugte Lokalisation** sind die sonnenexponierten Areale der Haut (Gesicht, Hals, Hände, Arme und Unterschenkel).
Makroskopisch stellt sich das LMM als planer, meist relativ großer Herd von 2–6 cm Durchmesser dar. Die Farbe variiert von hell- bis dunkelbraun und schwarz, von weiß-grau bis blau-grau. In den grau-weißen Arealen findet vermutlich eine immunologische Regression des Tumors statt, die bis zur vollständigen Abheilung einiger Areale führen kann. Dazwischen finden sich dunkelbraune bis schwarze Knötchen, in denen invasives, vertikales Wachstum stattfindet (Abb. **9.12 c**).

Diagnostik: s. S. 231 ff.
Histopathologisch sind die malignen Melanozyten meist spindelförmig mit pleomorphen und hyperchromatischen Kernen. Sie liegen im Bereich der dunkel pigmentierten, planen Areale des Tumors in Zellnestern entlang der dermoepidermalen Grenze. Die restliche Epidermis ist nicht, wie beim SSM, von malignen Melanozyten durchsetzt. In den knotigen Arealen allerdings dehnen sich die malignen Zellen vertikal in beide Richtungen aus. Im tumorangrenzenden Corium findet sich ein gemischtzelliges Infiltrat mit dermalen Melanophagen und regelmäßig eine deutliche aktinische Elastose.

Therapie: s. S. 233 ff.

Prognose: Die Prognose ist wegen des langen horizontalen Wachstums relativ gut (vgl. auch S. 237).

Akrolentiginöses malignes Melanom (ALM)

▶ **Synonym:** Akral lokalisiertes malignes Melanom

Epidemiologie und Ätiologie: Ca. 4 % der Melanome entwickeln sich primär im Bereich der Phalangen, der Handinnenflächen und Fußsohlen oder im Bereich der Schleimhäute und Übergangsschleimhäute (z. B. Mund-, Genital-, Anal- und Darmschleimhaut). Diese Melanome zählen zur Gruppe der akrolentiginösen Melanome. Das mittlere Erkrankungsalter liegt bei 63 Jahren. Bei dunkelhäutigen und orientalischen Völkern ist dies der häufigste Melanomtyp.

Klinik: Makroskopisch ähnelt das ALM dem LMM, ist jedoch viel aggressiver. Es finden sich plane, zum Teil unscharf begrenzte Makulae in den Farbschattierungen hellbraun bis schwarz. In den dunklen Arealen können bereits knotige Veränderungen auftreten, die je nach Lokalisation durch mechanische Belastung zu Blutungen neigen. Sie können im Bereich des Nagelbettes zunächst als subunguale Verfärbung imponieren oder durch eine Nagelwachstumsstörung auffallen.

Diagnostik: s. S. 231 ff.
Histopathologie: Auch mikroskopisch ist das ALM dem LMM verwandt (s. o.).

Therapie: s. S. 233 ff.

Prognose: Die Prognose des ALM ist abhängig von Tumordicke und Eindringtiefe. Prinzipiell ist das ALM prognostisch günstiger zu beurteilen als das NM, da das vertikale Wachstum erst später einsetzt (vgl. auch S. 237). Wegen ihrer häufig unzugänglichen Lokalisation werden diese Tumoren aber meist erst in einem späten Stadium diagnostiziert. Im Bereich der Phalangen und Schleimhäute ist eine radikalchirurgische Therapie nur bedingt durchführbar. Die schlechteste Prognose haben die anorektalen Melanome mit einer Fünf-Jahres-Überlebensrate < 10 %.

Sonderformen

5% der Melanome sind Sonderformen. Dazu gehören:

- **Amelanotisches malignes Melanom (AMM):**
  Mitunter fehlt malignen Melanomen vom primär nodulären Typ (NM) die Fähigkeit, Pigment zu bilden. Diese seltenen Melanome werden als „amelanotische" maligne Melanome bezeichnet. Das AMM ist allein aufgrund des klinischen Befundes nicht zu diagnostizieren. Es handelt sich klinisch häufig um vollkommen **pigmentfreie**, erosive Tumoren, bevorzugt an den Extremitäten. Auch die Metastasen des AMM sind melaninfrei. Letztlich kann die Diagnose erst histopathologisch gestellt werden.
- Selten kommt das **Aderhautmelanom** im Bereich des hinteren Augenabschnittes vor.
- **Melanome** auf großen **kongenitalen Nävi**
- **Melanome** der sichtbaren **Schleimhäute**
- **unklassifizierbare** maligne **Melanome.**

Sonderformen

- **Amelanotisches malignes Melanom (AMM):**
  Seltenes malignes Melanom, dessen Melanozyten **kein Melaninpigment** synthetisieren. Die Diagnose kann nur histopathologisch gestellt werden.
- **Aderhautmelanom** (selten, am hinteren Augenabschnitt)
- **Melanome** auf großen **kongenitalen Nävi**
- **Melanome** der sichtbaren **Schleimhäute**
- **unklassifizierbare** maligne **Melanome.**

Diagnostik

Der Verdacht auf ein malignes Melanom liegt vor, wenn ein Pigmenttumor **neu auftritt, wächst,** sich **farblich verändert** oder der Pigmenttumor klinisch oder dermatoskopisch nach der **ABCD-Regel** auffällig ist:

A – Asymmetrie
B – Begrenzung unregelmäßig
C – Colorit sehr dunkel oder unregelmäßig innerhalb des Herdes
D – Durchmesser größer als 5 mm

Die Verdachtsdiagnose sollte durch **Auflichtmikroskopie** (Tab. **9.5**) und **sonographische Dickenschätzung** bestätigt werden. In vielen Fällen, insbesondere im fortgeschrittenen Tumorstadium, ist die Diagnose aufgrund des klinischen Bildes schnell und eindeutig zu stellen.

Diagnostik

Ein Pigmenttumor ist suspekt, wenn er **neu auftritt, wächst,** sich **farblich verändert** oder nach der **ABCD-Regel** auffällig ist.

Die Verdachtsdiagnose sollte **auflichtmikroskopisch** (Tab. **9.5**) und **sonographisch** bestätigt werden.

9.5 Verdachtskriterien in der Auflichtmikroskopie

▶ Pigmentnetzwerk	▪ scharf gezeichnet ▪ irregulär ▪ in der Peripherie abrupt abreißend
▶ diffuse Pigmentierung	▪ irregulär ▪ inhomogen ▪ z. T. Depigmentierung
▶ braune und schwarze Globuli und Punkte verschiedener Größe und unregelmäßig verteilt	
▶ radiäre Pigmentzeichnung	
▶ Pseudopodien	
▶ grau-blauer oder weißlicher Schleier über dem Tumor	

9.5

▶ **Merke:** Aus Hautveränderungen, bei denen differenzialdiagnostisch ein Melanom in Betracht kommt, sollte nie eine Probeexzision entnommen werden; dadurch könnte einer vorzeitigen Metastasierung Vorschub geleistet werden. Bei unklaren Fällen hat sich die Exzisionsbiopsie mit der intraoperativen Kryostatschnellschnittdiagnose bewährt; sie ermöglicht gegebenenfalls eine sofortige Erweiterung des Eingriffs.

◀ Merke

Es soll eine Exzisionsbiopsie mit mindestens 1 cm Sicherheitsabstand nach allen Seiten durchgeführt und zur Diagnosesicherung eine Kryostat- und Paraffinschnittuntersuchung erfolgen.

Bei Verdachtsdiagnose wird eine Exzision mit mindestens 1 cm Sicherheitsabstand nach allen Seiten durchgeführt (0,5 cm ausreichend bei MM in situ). Durch die histopathologische Aufarbeitung wird die Diagnose gesichert. Meist führen Kryostat- und Paraffinschnittuntersuchung zu identischen Ergebnissen. Cave: Mitunter liefert die Kryostatschnitttechnik falsche Ergebnisse, dies sind meist falsch-positive Ergebnisse im Fall eines benignen juvenilen Melanoms (Spitz-Tumor), eines Naevus coeruleus oder NZN; in unklaren Fällen sollte deshalb der Eingriff erst nach Vorliegen der Paraffinschnittuntersuchung erweitert werden.

Differenzialdiagnose

s. Tab. **9.6** und Abb. **9.14**.

Differenzialdiagnose

Differenzialdiagnostisch kommen alle pigmentierten benignen und malignen Hautveränderungen in Frage. Ein AMM kann klinisch einem Spinaliom, mesenchymalen Tumoren und Hautmetastasen eines Karzinoms gleichen (Tab. **9.6**, Abb. **9.14**).

9.6

9.6 Differenzialdiagnose des malignen Melanoms

▶ ***pigmentierte nävoide und melanozytische Veränderungen***	▪ pigmentierter Nävuszellnävus ▪ Naevus papillomatosus et pigmentosus ▪ benignes juveniles Melanom ▪ Lentigo maligna ▪ Naevus coeruleus
▶ ***vaskuläre Veränderungen***	▪ thrombosiertes Hämangiom ▪ Angiokeratom ▪ Granuloma pyogenicum ▪ Glomustumor ▪ subunguales Hämatom
▶ ***dermale Veränderungen***	▪ pigmentiertes Histiozytom ▪ pigmentiertes Dermatofibrom
▶ ***sonstige***	▪ pigmentierte seborrhoische Keratose ▪ pigmentiertes Basaliom ▪ Keratoakanthom ▪ Melanoakanthom ▪ DD der AMM: Spinaliom; mesenchymale Tumoren, Hautmetastasen von Karzinomen

▶ Merke

▶ **Merke:** Die Vielfalt der gut- und bösartigen Pigmenttumoren der Haut lässt sich nur durch viel Praxis erfassen.

9.13 Tumoreindringtiefen der Melanome (nach Clark I–IV)

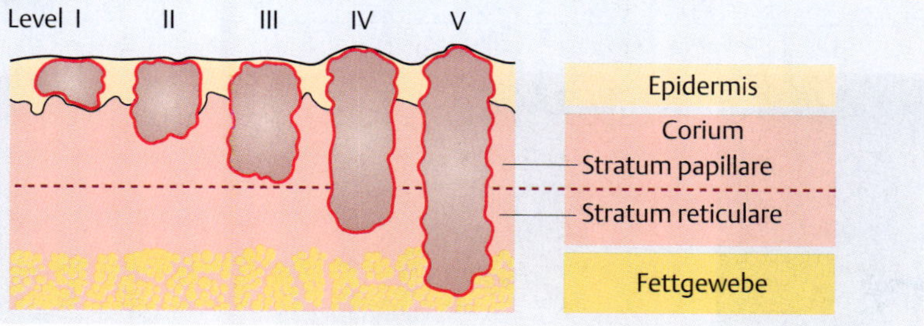

Damit wird die Invasionstiefe des Melanoms in das Corium mit seinen verschiedenen Gefäßflechten und in das Unterhautfettgewebe bezeichnet. Die enormen Dickenunterschiede des Coriums an verschiedenen Körperstellen können auf diese Weise besser berücksichtigt werden als bei der Angabe der vertikalen Tumordicke in mm.

9.13

9.7 Tumoreindringtiefe nach Clark (vgl. Abb. **9.13**)

Level I:	Tumorzellen ausschließlich in der Epidermis (mm in situ)
Level II:	Tumorzellen durch Basalmembran bis in das Stratum papillare
Level III:	Tumorzellen im oberen Corium (gesamtes Stratum papillare) bis zur Grenzzone vom Stratum reticulare
Level IV:	Tumorzellen im mittleren und unteren Corium
Level V:	Tumorzellen im subkutanen Fettgewebe

9.7

9.8 Tumordicke des Primärtumors nach Breslow

pT	Primärtumor	
pTX	Primärtumor unbekannt	
pT0	Melanoma in situ (Clark Level I)	
pT1	Tumordicke ≤ 0,75 mm	bei fehlender Angabe zur Tumordicke: Invasionslevel II
pT2	Tumordicke 0,76 – 1,5 mm	bei fehlender Angabe zur Tumordicke: Invasionslevel III
pT3 a	Tumordicke 1,51 – 3,0 mm und/oder Clark Level IV	
pT3 b	Tumordicke 3,01 – 4,0 mm und/oder Clark Level IV	
pT4 a	Tumordicke > 4,0 mm und/oder Clark Level V	
pT4 b	Satellitenmetastasen in einem Abstand von 2 cm vom Primärtumor	

9.8

Therapie

Therapie

▶ **Merke:** Die sofortige und vollständige Entfernung des Primärtumors ist der erste und wichtigste Schritt der Behandlung.

◀ Merke

Eindringtiefe (Abb. **9.13**, Tab. **9.7**), Tumordicke (Tab. **9.8**), die Ergebnisse aus eingehender körperlicher Untersuchung (einschl. Röntgendiagnostik, Sonographie, Computertomographie und Lymphographie zum Ausschluss von Metastasen in Lymphknoten, Lunge, Leber, Herz, Gehirn und Knochen) bestimmen die Stadieneinteilung und sind damit für die Prognose und die weitere Therapie entscheidend. Die klinische Stadieneinteilung (Tab. **9.9**) erfolgt nach den TNM-Regeln des UICC (Union Internationale Centre Cancer).

Eindringtiefe (Abb. **9.13**, Tab. **9.7**), Tumordicke (Tab. **9.8**) und eingehende körperliche Untersuchung bestimmen die Stadieneinteilung und damit die weitere Therapie.

Bildtafel 2: Differenzialdiagnose pigmentierter Hauttumoren

9.14 Bildtafel 2

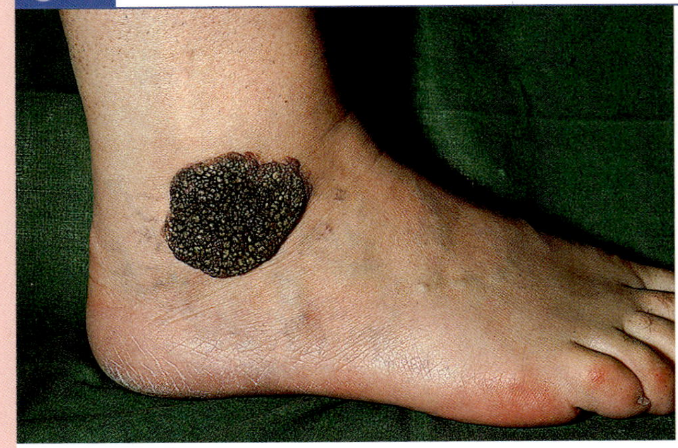

a Exophytischer, ruhiger und harmloser **Naevus pigmentosus** et papulosus (s. S. 199).

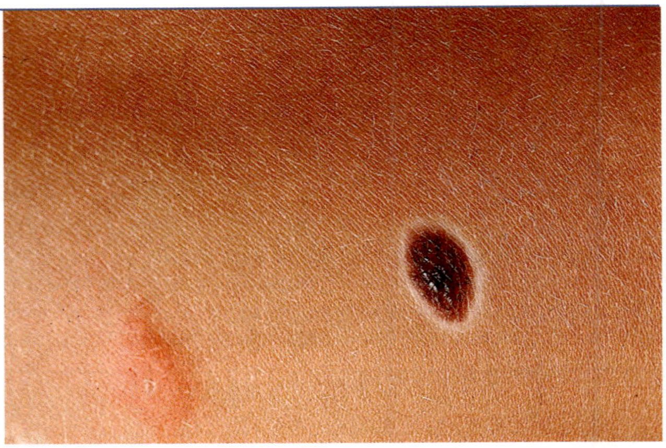

b **„Sutton-Naevus"** mit depigmentiertem Randsaum (s. S. 200).

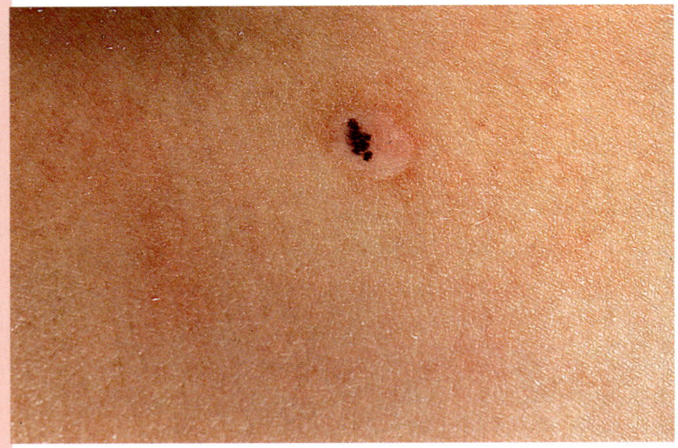

c Geringe **Restpigmentierung nach unvollständiger Naevusexzision**, oft fälschlicherweise als **„Pseudomelanom"** bezeichnet.

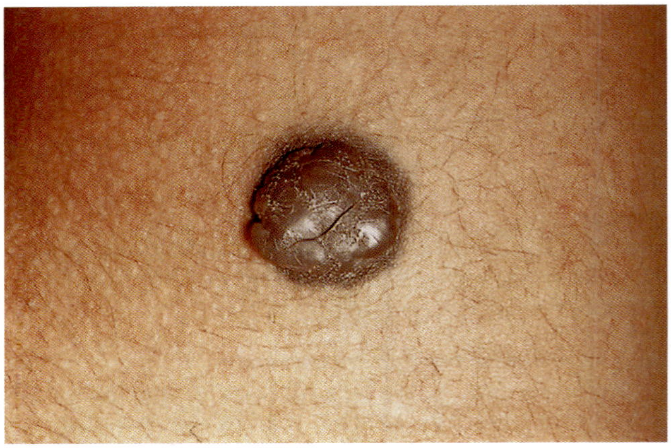

d **Blauer Naevus**, der sich so vergrößert hat, dass er aus der unteren Dermis papulös hervortritt und eine histiozytäre, derbe Narbenreaktion bewirkt (s. S. 198).

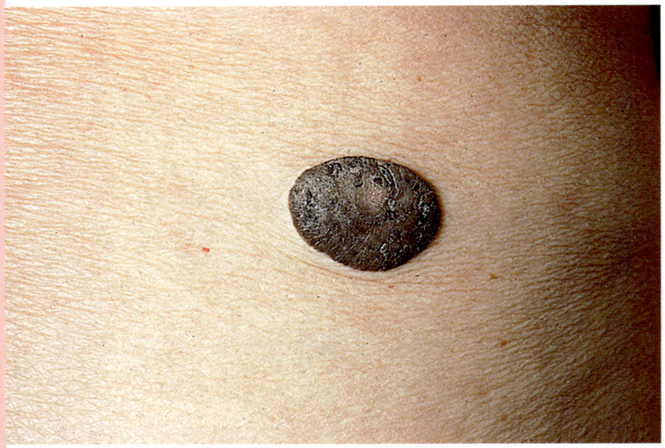

e Exophytische **seborrhoische Keratose** mit Strukturierung der Oberfläche durch Talgretentionszysten und kleine Verletzungen bedingt (s. S. 193).

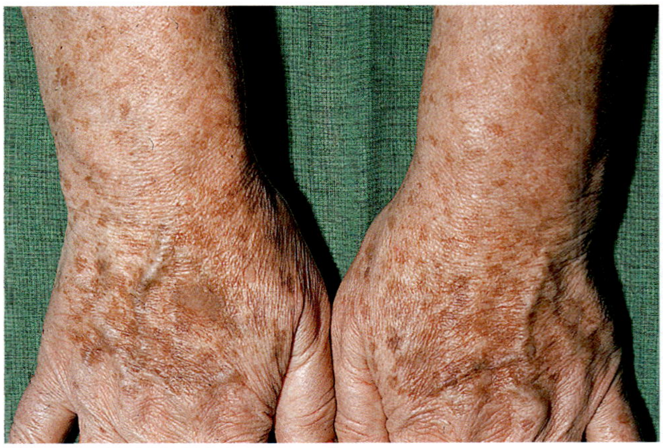

f **Lentigo senilis** am Handrücken mit scharf begrenzter brauner Verfärbung im Niveau der Haut. Die Oberflächenzeichnung ist etwas verdeutlicht. Solche Veränderungen treten regelmäßig im Laufe des Lebens als endophytische seborrhoische Warzen (Alterswarzen) auf und sind von der Lentigo maligna abzugrenzen (s. S. 193).

Fortsetzung ►

9.14 Bildtafel 2 (Fortsetzung)

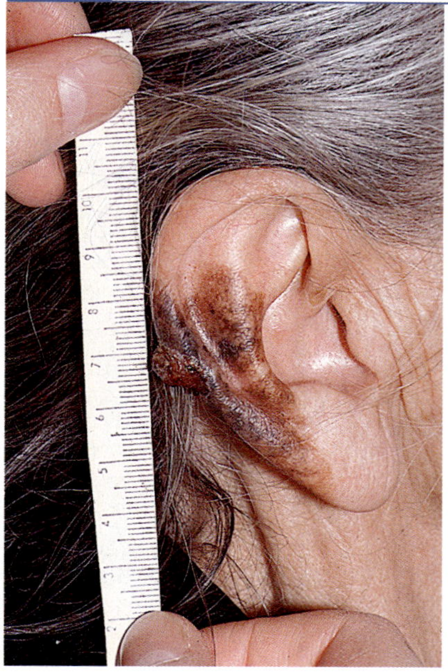

g Lentigo maligna mit realisiertem Melanomknoten am Ohr einer 82-jährigen Frau, die ihr Leben lang in der Landwirtschaft tätig war (Sonnenexposition).

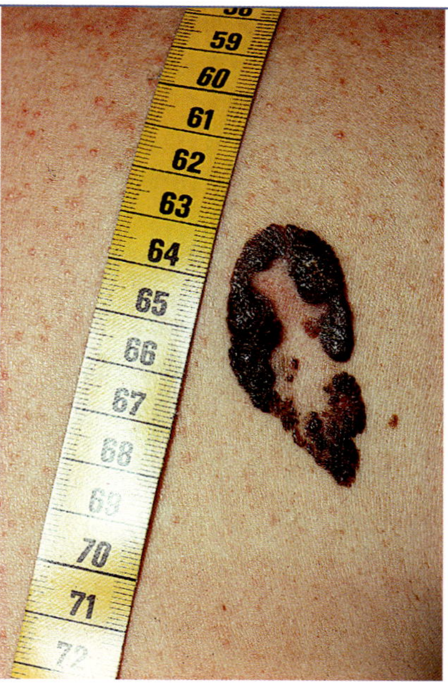

h Oberflächlich spreitendes Melanom (SSM) mit zentraler Rückbildung bis zur narbigen Abheilung und randständiger Entwicklung der knotigen Tumoren.

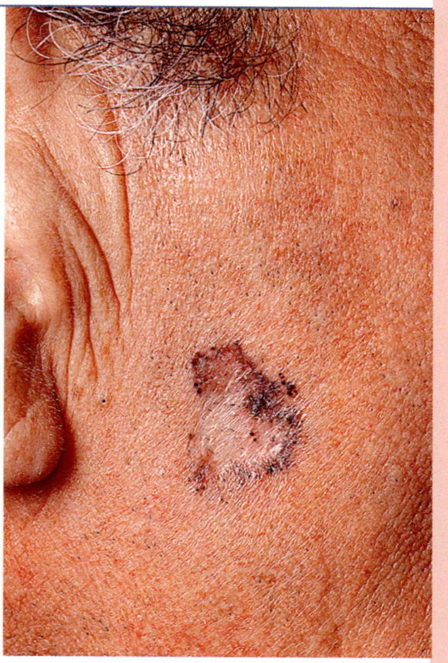

i Zikatrisierendes, am Rande pigmentierendes **Basaliom** bei einem 70-jährigen Mann.

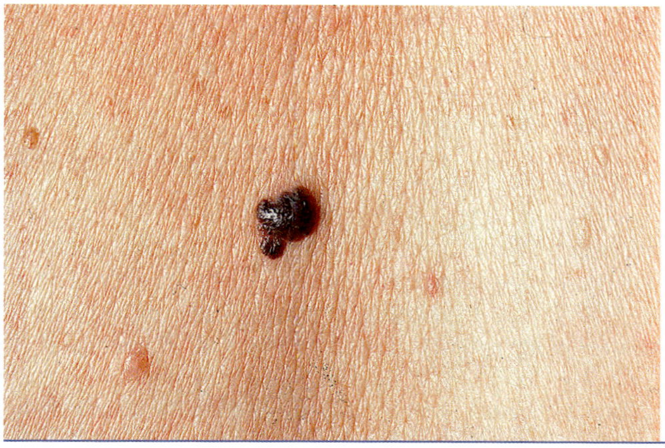

j Primär noduläres Melanom.

Behandlung des Primärtumors

Liegt lediglich der **Verdacht** auf ein malignes Melanom vor, sollte der Tumor mit **kleinem Sicherheitsabstand** exzidiert, eine intraoperative Schnellschnittdiagnose durchgeführt und in Abhängigkeit davon die endgültige Exzisionsweite festgelegt werden.

Primär dünne maligne Melanome (Breslow-Dicke ≤ 1 mm) werden mit einem **Sicherheitsabstand** von **1 cm** nach allen Seiten exzidiert. Die Exzision ist bis zur Muskelfaszie durchzuführen.

Melanome mit einer Breslowdicke von > 1 mm bis < 4 mm sollten mit 2 cm Sicherheitsabstand, dickere Melanome mit 3 cm Sicherheitsabstand entfernt werden

Behandlung des Primärtumors

Primär dünne maligne Melanome (Tumordicke ≤ 1 mm) sollen mit **1 cm Sicherheitsabstand** exzidiert werden.

Melanome mit einer Breslowdicke von > 1 mm bis < 4 mm sollten mit 2 cm, dickere Melanome mit 3 cm Sicherheitsabstand entfernt werden.

9.9

9.9 Stadieneinteilung beim Melanom

NX	regionäre Lymphknoten nicht bekannt			
N0	keine regionären Lymphknoten			
N1	Metastasen ≤ 3 cm in regionären Lymphknoten			
N2	Metastasen ≤ 3 cm in regionären Lymphknoten und/oder In-Transit-Metastasen*			
N2 a	Metastasen > 3 cm in regionären Lymphknoten			
N2 b	In-Transit-Metastasen*			
N2 c	Metastasen > 3 cm in regionären Lymphknoten und In-Transit-Metastasen*			
M	***Fernmetastasen***			
M1 (a)	Befall von Haut, Subkutis oder Lymphknoten jenseits der regionären Lymphstationen			
M1 (b)	viszerale Metastasen			
klinische Stadieneinteilung				10-Jahres-Überlebensrate
Stadium Ia	pT1 (≤ 0,75 mm)	N0	M0	97%
Stadium Ib	pT2 (0,76 – 1,5 mm)	N0	M0	90%
Stadium IIa	pT3 (1,51 – 4,0 mm)	N0	M0	67%
Stadium IIb	pT4 a (> 4 mm)	N0	M0	43%
Stadium IIIa	pT4 a, pT4 b	N1	M0	28%
Stadium IIIb	jedes pT	N1, N2	M0	19%
Stadium IV	jedes pT	N1, N2	M1	3%

* In-Transit-Metastasen sind Metastasen der Haut, in einem Abstand von > 2 cm vom Primärtumor vor der regionären Lymphknotenstation.

Atypische Pigmentnävi sollten in toto entfernt, eine evtl. erforderliche Nachexzision innerhalb von 4 Wochen durchgeführt werden.

Bei Patienten mit atypischen Pigmentnävi, bei denen ein Melanom nicht mit Sicherheit ausgeschlossen werden kann, sollte zunächst eine operative Entfernung in toto erfolgen. Eine Nachexzision mit dem je nach Tumordicke notwendigen Sicherheitsabstand sollte möglichst innerhalb von 4 Wochen durchgeführt werden.
Das zweizeitige Vorgehen wird auch notwendig bei malignen Melanomen, die unter der Verkennung der Diagnose zunächst mit einem zu geringen Sicherheitsabstand entfernt wurden.

Behandlung nach Tumorstadien (s. Tab. **9.9**)

Stad. Ia–Ib: Nach Entfernung des Primärtumors werden die Patienten 10 Jahre lang in regelmäßigen Abständen klinisch kontrolliert. Jährlich zusätzlich Lymphknoten- und Abdomensonographie sowie Röntgenthorax, diese Kontrollen werden bis zur 10-jährigen Rezidivfreiheit durchgeführt.

Stad. IIa–IIIa: Bei Befall des **Sentinel-Lymphknoten** sollte sich der Exzision des Tumors eine **elektive Lymphadenektomie** und eine **adjuvante Immuntherapie** anschließen.

Behandlung nach Tumorstadien (s. Tab. 9.9)

Stadien Ia–Ib: Melanompatienten ohne nachgewiesene Metastasen, deren Primärtumor mit ausreichendem Sicherheitsabstand entfernt wurde, werden bis 10 Jahre lang in 3- bis 6-monatlichen Intervallen klinisch kontrolliert. Jährlich wird eine Lymphknotensonographie, Abdomensonographie und Röntgendiagnostik (Thorax) durchgeführt. Diese Kontrollen werden auch bei den Patienten anderer Stadien, gegebenenfalls in kürzeren Intervallen, durchgeführt bis zur 10-jährigen Rezidivfreiheit.

Stadien IIa–IIIa: Ob neben der Tumorexzision eine **elektive Lymphadenektomie** (= radikale Exzision regionärer Lymphknoten ohne den klinischen Nachweis der Metastasierung) durchgeführt werden sollte, wird von der prognostischen Aussage des so genannten **Sentinel-Lymphknoten** (= Schildwächter- oder Wachposten-Lymphknoten, erste Lymphknotenstation im Umfeld des Tumors) abhängig gemacht. Um diesen zu ermitteln, wird um den Primärtumor bzw. um die

Exzisionsregion – nach radioaktiver Markierung und Patentblaudarstellung – das dränierte Abflussgebiet festgelegt und der, bzw. bei mehreren Abflüssen die, nächstliegenden Lymphknoten exstirpiert. Bei Befall mit Melanomzellen sollte eine elektive Lymphadenektomie durchgeführt werden.
Die adjuvante Chemotherapie (z. B. DTIC = Dacarbazin) sollte nur bei Patienten mit dicken malignen Melanomen (pT4) oder – wenn zusätzliche Risikofaktoren vorliegen – auch bei Melanomen mittlerer Dicke (pT3) durchgeführt werden.

Stadien IIIa–IIIb (Stadien der regionären Metastasierung): Bei Lokalrezidiven im Narbenbereich (Stad. IIIa) wird eine Nachexzision durchgeführt. Bei Satelliten und In-Transit-Metastasen (Stad. IIIa; subkutane Metastasen, lokalisiert zwischen Primärtumor und der ersten Lymphknotenstation) an den Extremitäten ist zusätzlich zur chirurgischen Entfernung der Metastasen die hypertherme Perfusionstherapie zu erwägen.
Bei Befall der regionären Lymphknoten (Stad. IIIb) ist die radikale Lymphadenektomie der dränierenden Lymphknotenstationen indiziert.
Weiterhin sollte eine **adjuvante Chemo- bzw. Immuntherapie** durchgeführt werden.

Stad. IIIa–IIIb (Stadien der regionären Metastasierung): In diesen Stradien wird eine Exzision der Metastasen bzw. eine radikale Lymphadenektomie evtl. mit hyperthermer Perfusionstherapie durchgeführt.

Im Anschluss daran **adjuvante Chemo- und Immuntherapie.**

Stadium IV (Stadium der Fernmetastasierung): In diesem Stadium sollten alle Möglichkeiten ausgeschöpft werden, um die Tumormassen zu reduzieren. Die **chirurgischen, chemo- und strahlentherapeutischen Maßnahmen** haben ausschließlich palliativen Charakter. Bei der Auswahl der Maßnahmen muss zwischen der Belastung für den Patienten und dem zu erwartenden Ergebnis abgewogen werden.
Solitäre Metastasen in Lunge, Leber und ZNS sind möglichst operativ zu entfernen; bei disseminierter Metastasierung in die Weichteile, Lunge und Leber führt die Chemotherapie zur teilweisen oder mitunter vollständigen Tumorremission und wirkt lebensverlängernd.
Die Strahlenbehandlung ist insbesondere bei Knochen- und disseminierter Hirnmetastasierung indiziert.

Stad. IV (Stadium der Fernmetastasierung): Hier sollten alle Möglichkeiten zur Reduktion der Tumormassen ausgeschöpft werden. Die **chirurgischen, chemo- und strahlentherapeutischen Maßnahmen** haben ausschließlich palliativen Charakter.

Prognose

Zur Prognosebeurteilung teilt man die Melanomerkrankungen in 4 Stadien ein (Tab. **9.9**). Die 10-Jahres-Überlebensrate in den verschiedenen Stadien schwankt statistisch zwischen 3 % und 97 %. Die individuelle Prognose für den einzelnen Patienten in den Stadien Ia–IIb (ohne nachweisbare Metastasierung) ist abhängig von **Tumordicke** und **Eindringtiefe des Primärtumors**.
Die **Tumoreindringtiefe nach Clark** (Abb. **9.13**, Tab. **9.7**) setzt die Prognose und damit das individuelle Risiko in Beziehung zur **Eindringtiefe des Tumors** in die verschiedenen Hautschichten (gilt für alle Regionen).
Die **Tumordicke nach Breslow** (Tab. **9.8**) setzt die Prognose und das individuelle Risiko in Beziehung zur **absoluten vertikalen Tumorausdehnung**. Die Korrelation zwischen Tumordicke und Tumoreindringtiefe verändert sich in den einzelnen Körperregionen, da sich die Dicke der Hautschichten unterscheidet.

Prognose

Die Melanomerkrankungen werden in 4 Stadien eingeteilt. Die 10-Jahres-Überlebensrate in den verschiedenen Stadien schwankt zwischen 3 % und 97 %. Die Kriterien für die Einteilung in Stadien sind:

- Lokalisation
- histologische Art des Melanoms
- Tumordicke
- Tumoreindringtiefe
- Lymphknotenmetastasen
- Fernmetastasen.

Ein weiteres prognostisches Kriterium ist die **Lokalisation des Primärtumors.** Melanome im Bereich der Extremitäten haben eine bessere Prognose als Melanome im Bereich des Rumpfes oder des Kopfes, da hier die Metastasierung nach vielen Seiten erfolgen kann.

Ein weiteres prognostisches Kriterium ist die **Lokalisation des Primärtumors.**

Eine besondere prognostische Rolle kommt dem **Sentinel-Lymphknoten** (Wachposten-Lymphknoten, s. S. 236) zu. Unabhängig von der Tumordicke wird bei negativem Sentinel-Lymphknoten die 5-Jahres-Überlebensrate besser sein als bei positiven Sentinel-Lymphknoten.

Dem **Sentinel-Lymphknoten** kommt eine besondere prognostische Bedeutung zu.

▶ Klinischer Fall

▶ **Klinischer Fall.** Im Frühjahr 1996 bemerkte der damals 33-jährige Patient das Wachstum eines zuvor bestehenden Nävus im Bereich des rechten Schulterblattes. Die Erstvorstellung bei einem Dermatologen fand vor allem wegen der „unreinen" Haut, in zweiter Linie wegen des wachsenden „Muttermals" im Dezember 1996 statt. Klinisch fand sich ein längsovaler, 3,5 × 2 cm messender, gyrierter, braun-schwarzer Herd mit peripher gelagertem, kranial konfluierendem Tumorknoten. Das Zentrum des Tumors war nicht pigmentiert und frei von knotigen Veränderungen. Dort erschien die Haut teilweise grau-rot und atrophisch oder völlig unauffällig (Abb. **9.12 b**, S. 229).
Die klinische Diagnose war eindeutig. Es handelte sich um ein malignes Melanom, wahrscheinlich vom SSM-Typ. Der Tumor wurde am Tag nach der Erstvorstellung in Vollnarkose mit einem Sicherheitsabstand von > 2 cm bis zur Muskelfaszie exzidiert. Der Wundverschluss erfolgte zunächst mit einem synthetischen Hautersatz. Nach Erhalt der Histopathologie wurde eine Nachexzision von weiteren 2 cm mit Exzision der Sentinel-Lymphknoten durchgeführt. Der Defekt wurde mit einem Vollhauttransplantat aus der Oberschenkelregion gedeckt. Histopathologisch handelte es sich um ein SSM, Clark-Level IV, max. Tumordicke 1,85 mm mit reichlich spindelförmigen Melanozyten. In den depigmentierten Arealen und in der Tumorumgebung fand sich eine ausgeprägte lymphohistiozytäre Reaktion. Der Tumor war auch histologisch weit im Gesunden (Erstexzisat > 2 cm) entfernt. Die nachfolgende eingehende Durchuntersuchung (klinische Untersuchung, Röntgendiagnostik, Lymphographie, Sonographie, Computertomographie) ergab keinen Anhalt für Filiae. Es handelte sich somit um ein SSM, Stadium IIa. Die histopathologische Aufarbeitung der Sentinel-Lymphknoten war ohne pathologischen Befund. Somit bestand eine bessere Prognose.
Sechs Monate nach Exzision fiel klinisch ein vergrößerter Lymphknoten in der rechten Axilla auf. Es wurde eine radikale Lymphknotenresektion in der rechten Axilla durchgeführt. Drei der resezierten Lymphknoten waren positiv. Der Patient lehnte zu diesem Zeitpunkt eine Zytostatikatherapie oder Immuntherapie mit Interferon ab. Ende 1997 traten multiple subkutane Melanommetastasen im Bereich des rechten Oberarmes, des Halses und periumbilikal auf; sie wurden großzügig reseziert. Im Mai 1998 fiel sonographisch eine Raumforderung im rechten Leberlappen auf. Radiologisch wurde der Verdacht auf Metastasen im Bereich beider Lungenhili geäußert. Nach 7 Zyklen zytostatischer Therapie (BHD-Schema: BCNU, Hydroxyurea, DTIC) waren die Metastasen in Leber und Lunge vollkommen eingeschmolzen. Im Juni 1999 im CT Nachweis von Lymphknotenmetastasen parailiakal und im rechten Leberlappen sowie Auftreten einer monströsen subkutanen Metastase im Bereich der rechten Wange. Nach 5 Zyklen zytostatischer Therapie mit Mafosfamid, Dacarbazin und Interferon-α wurde wieder eine Teilremission der Tumorknoten erreicht. Im Dezember 1999 traten großflächig subkutane Metastasen im Bereich der unteren Extremitäten auf. Im Januar 2000 verstarb der Patient in allgemeiner Tumorkachexie.

9.4 Mesenchymale maligne Tumoren der Haut

9.4.1 Fibrosarkom

9.4 Mesenchymale maligne Tumoren der Haut

9.4.1 Fibrosarkom

▶ Definition

▶ **Definition:** Primär in der Dermis aus Bindegewebszellen entstehender, rasch metastasierender, maligner Tumor der Haut.

Epidemiologie: Das Fibrosarkom ist ein sehr seltener Tumor, der meist bei Männern jenseits des 40. Lebensjahres auftritt.

Klinik: Bevorzugt an der unteren Extremität treten derbe, subkutane Knoten auf (Abb. **9.15**). Metastasierung erfolgt rasch in Lunge und Leber.

Epidemiologie: Das Fibrosarkom ist ein sehr seltener Tumor. Er kann in jeder Altersgruppe – auch kongenital – vorkommen, jedoch sind am häufigsten Männer jenseits des 40. Lebensjahres betroffen.

Klinik: Das Fibrosarkom tritt am gesamten Integument, bevorzugt jedoch an den unteren Extremitäten auf. Die schmerzlosen, subkutanen, rot-braunen bis bläulichen, derben Knoten oder plattenartigen Indurationen nehmen sehr schnell an Größe zu und neigen zur Ulzeration (Abb. **9.15**). Sie entstehen sowohl in gesunder Haut als auch in chronisch-degenerativen Hautveränderungen wie Bestrahlungsnarben (Radioderm) oder Lupus vulgaris. Das Fibrosarkom metastasiert rasch, bevorzugt in Lunge und Leber.

9.15 Knotiges Fibrosarkom

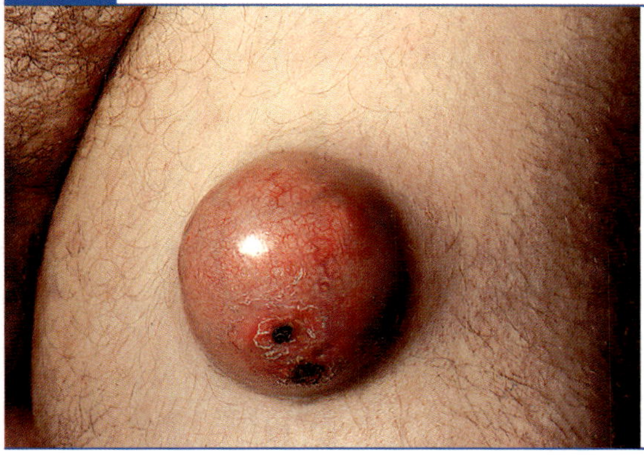

Knotiges Fibrosarkom am Gesäß (7 cm Durchmesser), welches trotz Operation zu multiplen parafokalen Metastasen und zu Fernmetastasen führte.

Diagnostik: Die Diagnose wird histopathologisch gesichert.
Histopathologie: Der Tumor setzt sich aus atypischen, spindel- bis rundzelligen Fibroblasten mit zahlreichen Mitosen zusammen. Die Zellen sind häufig faszikulär oder „fischgrätenartig" angeordnet. Das dazwischenliegende Stroma ist mehr oder minder faserreich und neigt zu muzinöser Degeneration („Myxosarkom").

Therapie: Die Therapie besteht aus großzügiger chirurgischer Entfernung im Gesunden mit anschließender Chemotherapie und/oder Radiotherapie.

Prognose: Die Prognose ist ungünstig.

9.4.2 Dermatofibrosarkom

▶ **Definition:** Semimaligner Tumor, der lokal aggressiv wächst, häufig rezidiviert und selten metastasiert.

Epidemiologie: Das Dermatofibrosarkom ist sehr selten. Es kommt in jedem Lebensalter vor, bevorzugt jedoch bei 20- bis 40-jährigen Patienten. Frauen sind etwas häufiger betroffen als Männer.

Klinik: Klinisch ist das Dermatofibrosarkom zwischen einem Dermatofibrom und einem Fibrosarkom einzuordnen. Es tritt meist am Stamm, bevorzugt in der Schulterregion als ein schmerzloser, subkutaner, hautfarbener bis rötlicher Tumor auf, der sich aus mehreren derben Knoten buckelig zusammensetzt. Diese erinnern im Initialstadium makroskopisch an ein Spontankeloid. Eine Metastasierung ist sehr selten und erfolgt wahrscheinlich nur, wenn der Tumor in ein echtes Fibrosarkom übergeht.

Diagnostik: Die Diagnose wird histopathologisch gesichert.
Histopathologie: Der Tumor setzt sich aus spindelförmigen, wellig und „wirbelartig" angeordneten Fibroblasten mit nur vereinzelten Zellatypien und Mitosen zusammen. Im Gegensatz zum Dermatofibrom reichen die Veränderungen bis tief in das subkutane Fettgewebe hinein. Das dazwischenliegende Stroma ist unterschiedlich zellreich, die Epidermis sekundär (durch vertikale Ausdehnung des Tumors) atrophisiert. Übergang in ein echtes Fibrosarkom ist möglich.

Therapie: Wegen der hohen Rezidivneigung ist eine großzügige chirurgische Entfernung im Gesunden erforderlich.

Prognose: Wegen der großen lokalen Rezidivneigung vorsichtig zu beurteilen.

9.15

Diagnostik: Histopathologische Diagnose.
Histopathologie: Der Tumor setzt sich aus „fischgrätenartig" angeordneten, atypischen Fibroblasten zusammen.

Therapie: Chirurgische Entfernung, Chemo- und/oder Radiotherapie.

Prognose: Ungünstig.

9.4.2 Dermatofibrosarkom

◀ Definition

Epidemiologie: Kommt sehr selten, meist bei 20- bis 40-jährigen Patienten und häufiger bei Frauen vor.

Klinik: Meist am Stamm, bevorzugt in der Schulterregion vorkommender Tumor, der sich aus hautfarbenen bis rötlichen subkutanen Knoten zusammensetzt und der sehr selten metastasiert.

Diagnostik: Histopathologische Diagnose.
Histopathologie: Der Tumor setzt sich aus „wirbelartig" angeordneten atypischen Fibroblasten zusammen.

Therapie: Großzügige chirurgische Entfernung.

Prognose: Die Rezidivneigung ist ausgeprägt.

9.4.3 Hämangiosarkom

9.4.3 Hämangiosarkom

▶ **Synonym:** Angiosarkom

▶ Definition

▶ **Definition:** Seltener, im höheren Lebensalter vorkommender Gefäßtumor mit später Metastasierungstendenz.

Epidemiologie: Sehr seltener Tumor ohne Geschlechtsbevorzugung.

Epidemiologie: Das Hämangiosarkom kommt sehr selten vor; es besteht keine Geschlechtsbevorzugung.

Klinik: Meist im Gesicht, am Kopf oder der weiblichen Brust tritt ein blau-roter Tumor auf, der spät hämatogen metastasiert.

Klinik: Das Hämangiosarkom tritt am gesamten Integument auf; bevorzugt betroffen sind Gesicht und Kopf sowie die weibliche Brust. Makroskopisch findet sich zunächst ein planes, blau-rotes, einem Hämatom gleichendes Infiltrat, das in einen blau-roten Tumor übergeht. Bei Fortschreiten der Erkrankung kann es zu Lymphstauungen mit Lymphödem oder zu geschwürigem Zerfall des Tumors kommen. Das Hämangiosarkom metastasiert spät hämatogen, vor allem in die Lunge. In seltenen Fällen entsteht ein Hämangiosarkom auf dem Boden eines kongenitalen Hämangioms.

Diagnostik: Histopathologische Diagnose.
Histopathologie: Der Tumor besteht aus atypischen Endothelwucherungen mit dazwischenliegenden sarkomatösen Stromazellen.

Diagnostik: Histopathologische Diagnose.
Histopathologie: Das Angiosarkom setzt sich aus zwei Elementen zusammen:
- aus unregelmäßigen, vaskulären, untereinander anastomosierenden Hohlräumen, die von atypischen Endothelzellen umkleidet sind und
- aus dazwischenliegenden undifferenzierten, spindelförmigen Sarkomzellen, die in soliden Strängen angeordnet sind.

Therapie: Chirurgische Entfernung oder Radiotherapie mit anschließender Polychemotherapie.

Therapie: Wenn möglich, erfolgt die Exzision in toto. Wenn Lokalisation (Gesicht, Kopf) und Ausdehnung des Tumors dies nicht zulassen, wird eine fraktionierte Radiotherapie durchgeführt, gegebenenfalls mit anschließender Polychemotherapie.

Prognose: Infaust.

Prognose: Nach Metastasierung ist die Prognose infaust.

9.4.4 Lymphangiosarkom

9.4.4 Lymphangiosarkom

▶ **Synonyme:** (Hämangio-) Lymphosarkom, malignes Endotheliom bei chronisch elefantiatischem Lymphstau, Stewart-Treves-Syndrom

▶ Definition

▶ **Definition:** Maligner, großflächiger Tumor, der auf dem Boden eines chronischen Lymphödems entsteht.

Epidemiologie: Sehr seltener, bevorzugt bei älteren Frauen auftretender Tumor.

Epidemiologie: Das Lymphangiosarkom kommt sehr selten vor; bevorzugt betroffen sind Frauen in höherem Lebensalter.

Ätiologie und Klinik: Auf dem Boden eines chronischen Lymphödems entstehen multiple, blau-rote, schmerzhafte Knoten (Abb. **9.16**). Häufigste Ursache ist ein Lymphödem des Armes bei vorangegangener Mastektomie mit axillärer Lymphknotenausräumung.

Ätiologie und Klinik: Auf dem Boden eines chronischen Lymphödems mit elefantiatischem Lymphstau der oberen oder unteren Extremität entstehen multiple, sich großflächig ausdehnende, blau-rote Erytheme, die sich zunehmend in zum Teil schmerzhafte, bis haselnussgroße Tumoren verwandeln. Diese Tumoren können konfluieren und sich über die gesamte betroffene Extremität ausdehnen (Abb. **9.16**). Häufigste Ursache für das Entstehen eines Lymphangiosarkoms ist ein chronisches Lymphödem des Armes, bei vorangegangener Mastektomie mit axillärer Lymphknotenausräumung nach Mammakarzinom. Im Schnitt 10 Jahre nach Mammaamputation entwickeln 0,5% der Patientinnen ein Lymphangiosarkom.
Weniger häufig kommt der Tumor auf dem Boden eines kongenitalen oder eines postoperativen Lymphödems der unteren Extremität vor.

9.16 Angiosarkom

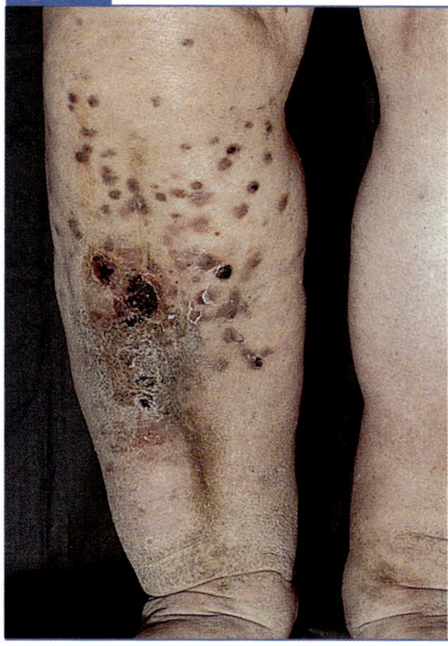

Angiosarkom des rechten Beines mit multiplen kutanen und subkutanen Knoten bei einem angeborenen Lymphödem (Stewart-Treves-Syndrom).

9.16

Diagnostik: Die Diagnose wird histopathologisch gestellt.
Histopathologie: Es findet sich eine Proliferation atypischer endothelialer und perivaskulärer Zellen mit Ausbildung von lymphangiektatischen Gefäßen. Dazwischen liegen solide Komplexe mit pleomorphen und spindelförmigen sarkomatösen Zellen.

Diagnostik: Histopathologische Diagnose.
Histopathologie: Der Tumor besteht aus atypischen endothelialen und perivaskulären Zellen, die lymphangiektatische Gefäße bilden.

Therapie: Die frühzeitige Amputation der betroffenen Extremität mit anschließender Röntgen- und Chemotherapie ist erforderlich.

Prognose: Die Prognose ist infaust.

Therapie: Frühzeitige Amputation der betroffenen Extremität mit anschließender Radio- und Chemotherapie.
Prognose: Infaust.

9.4.5 Kaposi-Sarkom

Das Kaposi-Sarkom, das früher eine dermatologische Rarität darstellte, hat seit 1981 einen dramatischen Bedeutungswandel erfahren.
Bis zu diesem Zeitpunkt trat die sehr seltene Erkrankung mit einer Morbidität von 0,02 – 0,05 pro 100 000 vor allem in Schwarzafrika auf. In Europa erkrankten fast ausschließlich Südosteuropäer, hauptsächlich Männer jenseits des 50. Lebensjahres.
Seit den fünfziger Jahren wurde in Zentralafrika neben der bis dahin bekannten, relativ benignen, langsam progredienten Form eine aggressive Variante des Kaposi-Sarkoms beobachtet. Diese kommt endemisch bei jungen Afrikanern vor und führt rasch zu viszeralem Befall und zum Tode.
1981 wurde erstmals gehäuftes Auftreten von Kaposi-Sarkomen bei jungen New Yorker Homosexuellen beschrieben. Das Krankheitsbild unterschied sich jedoch vom „klassischen" Kaposi-Sarkom sowohl durch die Lokalisation der Hautveränderungen wie insbesondere auch durch den aggressiven klinischen Verlauf. Ähnlichkeiten zur in Zentralafrika vorkommenden Form waren unverkennbar. Wie sich herausstellte, handelte es sich dabei um eine Begleiterkrankung des „erworbenen Immundefektsyndroms" (AIDS: acquired immunodeficiency syndrome).
Inwieweit die zentralafrikanische Form des Kaposi-Sarkoms in einem Zusammenhang mit dem möglicherweise schon seit langem in Afrika endemischen HI-Virus steht, ist noch ungeklärt.

9.4.5 Kaposi-Sarkom

Das früher sehr seltene Kaposi-Sarkom hat einen dramatischen Bedeutungswandel erfahren.
Der Tumor wurde 1981 erstmals gehäuft bei New Yorker Homosexuellen beschrieben und unterschied sich klinisch vom „klassischen" Kaposi-Sarkom durch einen besonders aggressiven Verlauf. Ähnlichkeiten mit einer in Zentralafrika vorkommenden Form sind unverkennbar. Bald stellte sich heraus, dass es sich um eine Begleiterkrankung bei AIDS handelte.

Man muss heute zwischen zwei klinisch **unterschiedlichen Formen** unterscheiden:
- das disseminierte Kaposi-Sarkom bei AIDS (DKS)
- das „klassische" idiopathische Kaposi-Sarkom.

Disseminiertes Kaposi-Sarkom bei AIDS (DKS)

▶ **Definition**

Epidemiologie: Wegen der Verbreitung des AIDS muss mit einer erheblichen Zunahme von DKS-Erkrankungen gerechnet werden.

Etwa 30% der AIDS-Patienten erkranken an einem DKS.

Ätiologie und Pathogenese: Die HIV-Infektion scheint Voraussetzung zur Entstehung des DKS zu sein. Wahrscheinlich kann durch die Immundefizienz die auslösende Noxe des DKS in den Körper eindringen.

Klinik: Das DKS kann sich in jeder Phase einer HIV-Infektion entwickeln.

Häufig entstehen bereits **primär multifokal** in Haut, Mund- und Genitalschleimhaut braun-rote bis bläuliche, indurierte Plaques. Diese können konfluieren und in derbe, schmerzhafte Knoten übergehen, die teilweise ulzerieren (Abb. **7.65 a, b**, S. 189).
Das DKS geht rasch in die disseminierte Form mit Befall des gesamten Integumentes, der Schleimhäute und inneren Organe über.

Diagnostik: Histopathologie.
Histopathologie: Im Vordergrund steht die Fibroblastenproliferation um Wucherungen aus endothelialen Zellen mit Ausbildung von gefäßartigen Spalträumen.

Differenzialdiagnose: Infrage kommen: Hämangiom, Angiokeratom, Glomustumor, Angiosarkom, Lymphangiosarkom, großknotige Lues II und disseminierte Form der Sarkoidose.

Therapie: s. HIV-Infektion, S. 190.

Man muss heute zwischen zwei klinisch **völlig unterschiedlichen Formen** des Kaposi-Sarkoms unterscheiden:
- das disseminierte Kaposi-Sarkom bei AIDS (DKS), das mittlerweile sehr viel häufiger ist als
- das „klassische" idiopathische Kaposi-Sarkom, wie es von Kaposi 1872 erstmals beschrieben wurde.

Disseminiertes Kaposi-Sarkom bei AIDS (DKS)

▶ **Definition:** Maligne, häufig bereits primär multifokal auftretende, vaskuläre Neoplasie der Haut bei HIV-Infizierten, die in ein systemisches Stadium mit Befall innerer Organe übergehen kann.

Epidemiologie: Wegen des Zusammenhangs des DKS mit dem AIDS muss angesichts zunehmender Verbreitung des AIDS mit einer erheblichen Zunahme von DKS-Erkrankungen gerechnet werden.
Nach heutigem Wissensstand erkranken etwa 30% der an AIDS Erkrankten an einem DKS, vor allem homosexuelle Männer.

Ätiologie und Pathogenese: Die HIV-Infektion scheint Voraussetzung zur Entstehung des DKS, nicht aber direkter Auslöser zu sein, da nur etwa 30% der AIDS-Patienten an einem Kaposi-Sarkom erkranken. Wahrscheinlich kann auf der Basis der Immundefizienz durch das HIV-Virus eine Noxe in Kombination mit hohen Androgenspiegeln zum Entstehen des Tumors führen. Infrage kommen rezidivierende Herpesinfektionen (HHV8). Weibliche Sexualhormone scheinen das Wachstum des Kaposi-Sarkoms zu verhindern.

Klinik: Das DKS kann in jeder Phase einer sich auf ein AIDS hin entwickelnden HIV-Infektion entstehen. Die Erkrankung kann auch ohne Vorliegen eines Lymphadenopathiesyndroms (LAS) oder eines „AIDS-related complex" (ARC), geschweige denn des Vollbildes von AIDS auftreten und somit die erste klinische Manifestation der HIV-Infektion darstellen (s. S. 184).
Das DKS zeigt einen wesentlich aggressiveren Krankheitsverlauf als die „klassische" Form des Kaposi-Sarkoms. Häufig entsteht es bereits **primär multifokal** in Haut, Mund- und Genitalschleimhaut. Es handelt sich makroskopisch um multiple, braun-rote bis bläuliche, zum Teil indurierte Plaques. Diese können von Stecknadelkopf- bis zu Handtellergröße anwachsen, konfluieren und in derbe, schmerzhafte Knoten übergehen (Abb. **7.65 a, b**, S. 189), die ulzerieren können. Da der Lymphabfluss gestört ist, ist das befallene Areal häufig elefantiatisch aufgetrieben. Nach einem zunächst lokalisierten Verlauf geht das DKS (sollten keine therapeutischen Konsequenzen ergriffen werden) rasch in die disseminierte Form mit Befall des gesamten Integumentes, der Schleimhäute, des Gastrointestinums, der Leber, Niere, Lunge und Lymphknoten über.

Diagnostik: Die Histopathologie sichert die Verdachtsdiagnose.
Histopathologie: Um Wucherungen von endothelialen Zellen mit Ausbildung von gefäßartigen Spalträumen findet sich eine unterschiedlich stark ausgeprägte Fibroblastenproliferation; in der Tumorumgebung liegen frische und ältere Hämorrhagien mit Hämosiderinablagerungen sowie eine plasmazelluläre Stromareaktion.

Differenzialdiagnose: Infrage kommen alle solitär und multipel vorkommenden, benignen und malignen Gefäßtumoren wie Hämangiom, zirkumskripte und diffuse Angiokeratome, Glomustumor, Angiosarkom, Lymphangiosarkom, großknotige Lues II sowie die disseminierte Form der Sarkoidose.

Therapie: s. HIV-Infektion, S. 190.
Drei Gruppen von Medikamenten (Reverse-Transkriptase-Inhibitoren, nicht nukleosidische Reverse-Transkriptase-Inhibitoren, Protease-Inhibitoren) berechtigen zum Optimismus in der AIDS-Therapie.

Prognose: Die Prognose ist wegen der Grunderkrankung schlecht; Anämie und interkurrente Infektionen können innerhalb kurzer Zeit zum Tode führen. Die Überlebensrate verbessert sich jedoch ständig durch die neuen o.g. Medikamentengruppen.

Prognose: Wegen der Grunderkrankung schlecht.

„Klassisches" idiopathisches Kaposi-Sarkom

▶ **Definition:** Seltene, maligne, primär solitär auftretende vaskuläre Neoplasie der Haut, die langsam progredient ist und zu einem späten Zeitpunkt in ein systemisches Stadium mit Befall innerer Organe übergehen kann.

Epidemiologie: Das klassische Kaposi-Sarkom ist eine sehr seltene Erkrankung mit einer Morbidität von 0,02–0,05 pro 100 000 (2–5 Erkrankungen auf 10 Millionen Menschen). In Europa erkranken fast ausschließlich Menschen süd- oder osteuropäischer Herkunft (Türkei, Italien, Polen). Männer erkranken etwa 10-mal häufiger als Frauen. Betroffen sind hauptsächlich Patienten jenseits des 50. Lebensjahres.

Epidemiologie: Das klassische Kaposi-Sarkom kommt mit einer Morbidität von 0,02–0,05/100 000 sehr selten vor. In Europa erkranken vor allem Männer südosteuropäischer Herkunft, jenseits des 50. Lebensjahres.

Ätiologie und Pathogenese: Die Ätiologie des klassischen Kaposi-Sarkoms ist unbekannt; rassisch-genetische Faktoren wurden vielfach diskutiert, eindeutige Beweise für die genetische Hypothese gibt es nicht. Wie beim DKS scheint auch hier ein immunologischer Faktor von Bedeutung zu sein; dafür spricht, dass das idiopathische Kaposi-Sarkom bei Patienten mit systemischem Lupus erythematodes (fragliche Immundefizienz) und bei Patienten mit immunsuppressiver Therapie vorkommt.

Ätiologie und Pathogenese: Die Ätiologie ist unbekannt; rassisch-genetische Faktoren und Immundefizienz werden diskutiert.

Klinik: Der einzelne Herd des Kaposi-Sarkoms unterscheidet sich weder makroskopisch noch mikroskopisch vom DKS. Gravierende Unterschiede bestehen jedoch im klinischen Verlauf und hinsichtlich der Prognose. Bevorzugt im Bereich der unteren Extremität treten zunächst lokalisiert solitäre braun-rote bis bläuliche Plaques auf; diese können an Größe zunehmen und in derbe schmerzhafte Knötchen übergehen. Eine spontane Remission ist in diesem Stadium möglich. Meist bleibt die Erkrankung jedoch über Jahre stationär und geht nach 5–10 Jahren in die disseminierte Form mit lymphogener Ausbreitung in innere Organe über.

Klinik: Makroskopisch handelt es sich um meist solitär auftretende, braun-rote bis bläuliche Plaques, meist im Bereich der unteren Extremität, die in derbe Knötchen übergehen können. Die Erkrankung kann spontan remittieren, bleibt jedoch häufig über Jahre stationär und geht erst sehr spät in die disseminierte Form über.

Diagnostik: s. DKS.

Diagnostik: s. DKS.

Differenzialdiagnose: s. DKS.

Differenzialdiagnose: s. DKS.

Therapie: Solitäre Herde werden exzidiert, kryotherapeutisch oder mit Laserstrahlen behandelt. Multiple Herde werden entweder mit schnellen Elektronen oder mit fraktionierter Röntgenweichteilbestrahlung (Gesamtdosis 20–30 Gy) behandelt. Bei disseminiertem oder systemischem Befall, bei dem eine Rückbildung der neoplastischen Veränderungen mit lokalen Maßnahmen nicht zu erwarten ist, ist eine Mono- oder Polychemotherapie indiziert.

Therapie: Solitäre Herde werden exzidiert, kryotherapeutisch oder mit Laserstrahlen behandelt. Bei disseminiertem bzw. systemischem Befall ist die Röntgen- bzw. Chemotherapie indiziert.

Prognose: Langsame Progression.

Prognose: Langsame Progression.

9.4.6 Kutane Metastasen

X 23.05.05

▶ **Definition:** Sekundär in der Haut abgesiedelte Tochtergeschwülste aus malignen Veränderungen anderer Organe, die entweder per continuitatem oder auf hämatogenem oder lymphogenem Weg entstehen.

Epidemiologie: Ca. 3–5% der Patienten mit metastasierenden Malignomen entwickeln kutane Metastasen. Da Mamma- und Uteruskarzinome sehr häufig Hautmetastasen bilden, überwiegt die Zahl der weiblichen Patienten. Bei Männern führen Bronchial-, Magen- und Dickdarmkarzinom am häufigsten zu kutanen Metastasen.

Epidemiologie: 3–5% der Patienten mit metastasierenden Malignomen entwickeln Hautmetastasen. Die Anzahl der weiblichen Patienten überwiegt.

Klinik: Hautmetastasen entstehen per continuitatem, lymphogen oder hämatogen. Meist handelt es sich um kutan oder subkutan liegende, hautfarbene bis rötliche Knoten.

Klinik: Hautmetastasen entstehen entweder per continuitatem, lymphogen oder hämatogen. Das makroskopische Bild und die jeweilige Ausdehnung können sehr unterschiedlich sein. Häufig treten jedoch einer oder multiple hautfarbene bis rötliche, derbe Knoten von unterschiedlicher Größe auf. Sie liegen kutan oder subkutan in verschiedenen Ebenen und sind mitunter nicht sichtbar, sondern nur palpabel. Ebenso können sie exophytisch und ulzerierend oder plattenartig als derbe Infiltration wachsen.

Plattenartiges Wachstum findet man v. a. beim Mammakarzinom; es kann großflächige, panzerartige Metastasen im Bereich der Brust-, Rücken- und Oberarmhaut bilden (Abb. **9.17**).

Plattenartiges Wachstum findet man besonders beim Mammakarzinom, das bevorzugt in die Haut der Brust-, Rücken- und Oberarmregion metastasiert. Dort bildet es eine fast panzerartige großflächige Induration der Haut (Cancer en cuirasse, Abb. **9.17**).

9.17

Merkwürdige Hautveränd. nach Tumor-OP → Konj?

9.17 Lymphangiosis carcinomatosa

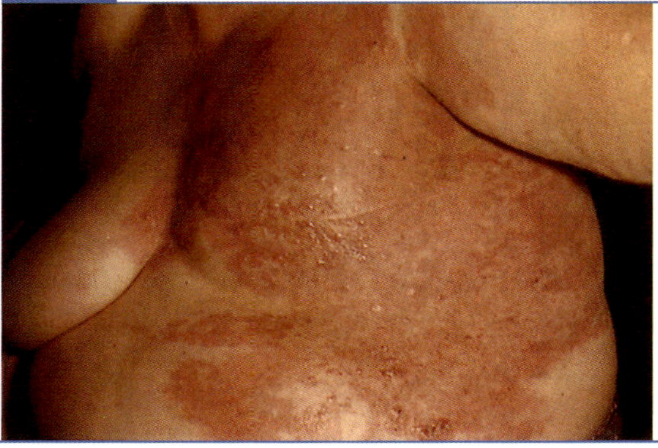

Im Sinne eines „Cancer en cuirasse" 3 Jahre nach der Operation des Mammakarzinoms mit sehr starkem Juckreiz und starker Entzündungsreaktion an den progressiven Rändern („Erysipelas carcinomatosum").

X DD: Erysipel → fehlendes Fieber

▶ **Merke**

▶ **Merke:** Tumoren, die bevorzugt Hautmetastasen bilden, sind mit absteigender Häufigkeit Mamma-, Magen-, Uterus-, Lungen-, Darm- und Nierenkarzinome.

Häufig befallen sind die
- Bauchwand (Primärtumor in Lunge, Magen, Niere, Ovarien)
- Rückenhaut (Primärtumor in Lunge, Brust)
- Extremitäten, Gesicht, Nacken, Kopfhaut (Primärtumor in Niere und Oropharyngealregion).

Hautmetastasen können überall am gesunden Integument auftreten. Häufig befallen sind jedoch die
- Bauchwand (Metastasen von Primärtumoren in Lunge, Magen, Niere, Ovarien)
- Rückenhaut (Metastasen von Primärtumoren in Lunge und Brust)
- Extremitäten, Gesicht, Nacken, Kopfhaut (Metastasen von oropharyngealen oder Nierenkarzinomen).

Diagnostik: Klinik und Histopathologie.
Histopathologie: Kutane Metastasen mit den histopathologischen Merkmalen eines

Diagnostik: Anamnese, klinisches Bild und Histopathologie ergeben die Diagnose.

Histopathologie: Das histopathologische Bild der kutanen Metastase lässt in der Regel Rückschlüsse auf histopathologischen Charakter oder gar Sitz des Primärtumors zu.

- **Adenokarzinoms** stammen aus Kolon, Lunge, Brust, Niere, Ovar oder Magen

- **Adenokarzinom:** Der Primärtumor sitzt meist in Kolon, Lunge, Brust, Niere, Ovar oder Magen. Muzingefüllte Siegelzellen finden sich vor allem in den Metastasen eines Magenkarzinoms, seltener eines Nieren- oder Lungenkarzinoms.

- **Plattenepithelkarzinome** stammen aus Mundhöhle, Ösophagus, Lunge, Zervix, Penis oder Haut

- **Plattenepithelkarzinom:** Hautmetastasen mit den histopathologischen Charakteristika eines Plattenepithelkarzinoms stammen meist aus Karzinomen der Mundhöhle, Ösophagus, Lunge, Zervix, Penis oder auch aus Spinaliomen der Haut.

- **undifferenzierte Metastasen** stammen von Lungen- oder Mammakarzinomen ab.

- **Undifferenzierte Hautmetastasen** haben ihren Ursprung in einem Lungen- oder Mammakarzinom.

Sind kutane Metastasen lichtmikroskopisch nicht eindeutig zuzuordnen, kann durch Be-

Sind die kutanen Metastasen lichtmikroskopisch nicht eindeutig einzuordnen, besteht die Möglichkeit durch Bestimmung der Zytokeratine (u. a. Tumormarker) den Primärtumor weiter einzugrenzen. Durch Auftragen fluoreszenzmarkierter, gegen definierte Zytokeratine gerichteter Antikörper auf das histopathologische Präparat erhält man ein spezielles Zytokeratinmuster, das auf einzelne Organe hinweist.

stimmung des Zytokeratinmusters der Primärtumor weiter eingegrenzt werden.

Besonderheiten: Erysipelas carcinomatosum: Lymphogene Metastasierung oder Metastasierung per continuitatem eines Mammakarzinoms (seltener eines Magenkarzinoms) kann zu einem flächigen Erythem der Haut führen. Das klinische Bild erinnert an ein Erysipel; im Unterschied hierzu besteht jedoch keine Temperaturerhöhung.
Histopathologisch findet man Tumorzellen in den Lymphgefäßen des oberen und mittleren Coriums.

Besonderheiten: Das **Erysipelas carcinomatosum** ist eine flächige kutane Metastasierung eines Mammakarzinoms. Klinisch ergibt sich das Bild eines Erysipels ohne Überwärmung. Histopathologisch finden sich Karzinomzellen in den kutanen Lymphgefäßen.

Therapie: Die Therapie richtet sich nach der Behandlung des Primärtumors; solitäre Hautmetastasen werden exzidiert mit anschließender Röntgen- und Chemotherapie.

Therapie: Die Therapie richtet sich nach der Behandlung des Primärtumors.

9.5 Paraneoplastische Syndrome der Haut

Kutane Paraneoplasien sind Hautveränderungen, die mit **malignen Tumoren anderer Organe** vergesellschaftet sind; dabei handelt es sich weder um genetische Anomalien, die als (obligate oder fakultative) Präkanzerosen anzusehen sind und auf deren Boden Malignome entstehen können, noch um metastatische Veränderungen. Paraneoplastische Syndrome sind nicht direkt dem Tumor zugehörig und keine Geschwulstsymptome. Sie sind vielmehr als **immunologische Reaktion auf Tumorantigene** zu verstehen, die vom Körper als fremd (non-self) erkannt werden. Zwischen der Dermatose und dem Tumor besteht eine enge pathogenetische Beziehung. Die operative, radiologische oder chemotherapeutische Behandlung des Tumors führt zum Abklingen der Hautveränderungen. In wenigen Fällen ist das paraneoplastische Syndrom streng mit einer bestimmten Tumorart oder dem Befall bestimmter Organe assoziiert. Mit der Paraneoplasie assoziierte Malignome können sowohl Tumoren aller viszeralen Organe, als auch lymphoproliferative Neoplasien sein. Mitunter findet sich der Primärtumor am Hautorgan selbst. In wenigen Fällen entsteht das paraneoplastische Syndrom vor Auftreten des assoziierten Malignoms (so genannte **„monitorische" Paraneoplasie**). Meist entwickeln sich die Hautveränderungen gleichzeitig oder später als der Tumor.
Man unterscheidet kutane Paraneoplasien, die streng – nahezu 100%ig – mit einem Malignom assoziiert sind **(obligate Paraneoplasie** [Abb. **9.18**]) und solche, die mit unterschiedlicher Häufigkeit mit einem Malignom vergesellschaftet sind **(fakultative Paraneoplasie).**

9.5 Paraneoplastische Syndrome der Haut

Kutane Paraneoplasien sind Hautveränderungen, die mit **malignen Tumoren anderer Organe** vergesellschaftet sind.
Sie sind als **immunologische Reaktion auf Tumorantigene** zu verstehen, die vom Körper als fremd erkannt werden.

Man unterscheidet Symptome, die streng **(obligate Paraneoplasie** [Abb. **9.18**]) und solche, die mit unterschiedlicher Häufigkeit **(fakultative Paraneoplasie)** mit einem Malignom assoziiert sind.

9.5.1 Obligate kutane paraneoplastische Syndrome

Acanthosis nigricans maligna

▶ **Definition:** In nahezu 100% der Fälle mit einer viszeralen Neoplasie (fast ausschließlich Adenokarzinome, speziell des Magens) assoziierte Hautveränderung mit Hyperpigmentierung und Papillomatose in den großen Körperfalten.

◀ **Definition**

Klinik: Symmetrische, gelb-braun-schwarz pigmentierte, papuloverruköse Hyperplasie der Epidermis (Abb. **9.19**). Im fortgeschrittenen Stadium ist die Haut „baumrindenartig" lichenifiziert. Auf der pigmentierten Hautveränderung sitzen zahlreiche weiche Fibrome. Prädilektionsstellen sind die Intertrigines (Axillen, Inguinal- und Genitoanalbereich); mit fortschreitender Erkrankung werden auch Hals und Streckseiten der Extremitäten befallen. Oft tritt zudem eine papillomatöse Verdickung der Mundschleimhaut auf.

Klinik: Symmetrische, gelb-braun-schwarz pigmentierte verruköse Hyperplasie der Epidermis mit zahlreichen Fibromen im Bereich der Intertrigines (Abb. **9.19**). Oft tritt zudem eine papillomatöse Verdickung der Mundschleimhaut auf.

9.18

9.18 Die obligaten kutanen Paraneoplasien

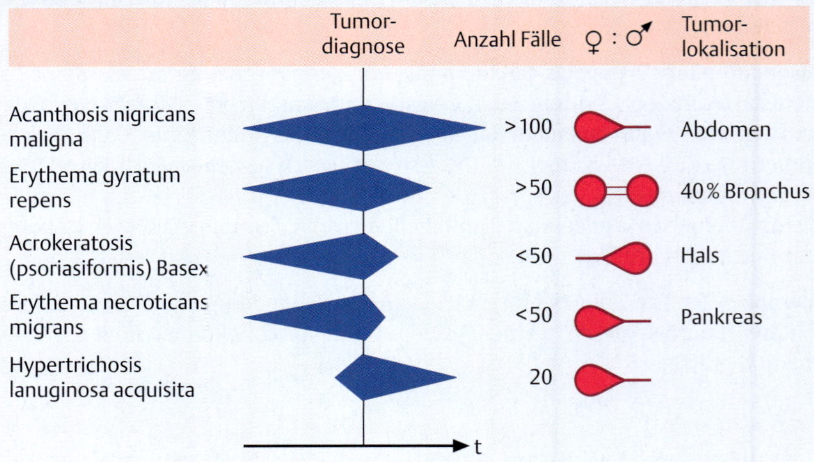

Es wird das Auftreten der Paraneoplasien zeitlich in Beziehung zur Erstdiagnose des Tumors (TU), die Häufigkeit (in Beziehung zur Anzahl der publizierten Fälle), die Geschlechtsverteilung und das Prädilektionsorgan des Tumors dargestellt.

9.19

9.19 Acanthosis nigricans maligna

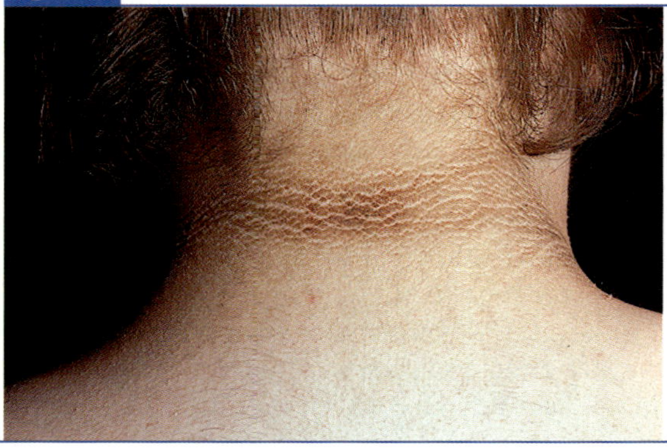

Hier im Nacken mit schmutzig-brauner Hyperkeratose bei einer Patientin mit einem Magenkarzinom.

Differenzialdiagnose: Die **Pseudo**akanthosis nigricans kommt konstitutionell bei übergewichtigen Patienten und bei Diabetikern mit dunkler Komplexion vor.

Differenzialdiagnose: Die **Pseudo**akanthosis nigricans kommt konstitutionell bei übergewichtigen Patienten und bei Diabetikern mit dunkler Komplexion vor. Sie ist im Gegensatz zur Acanthosis nigricans maligna keine Paraneoplasie. Im klinischen Bild fehlt die verrukös-papulöse Veränderung; es finden sich nur weiche Fibrome auf hyperpigmentierter Haut der Intertrigines.

Therapie: Therapie des auslösenden Tumors. Hauterscheinungen werden symptomatisch behandelt.

Therapie: Bei allen paraneoplastischen Syndromen muss der jeweils auslösende Tumor therapiert werden. Die Therapie der Hauterscheinungen ist lediglich symptomatisch.

Acrokeratosis (psoriasiformis) Basex

Epidemiologie und Ätiologie: Betrifft mehr Männer als Frauen. Teilweise monitorische Paraneoplasie, d. h. häufig treten erste kutane Symptome vor der Entwicklung des Malignoms auf.
Klinik: Hyperkeratotische, erythematosquamöse Herde im Bereich der Akren.

Der Primärtumor findet sich meist im Nasen-Rachen-Raum.

Acrokeratosis (psoriasiformis) Basex

Epidemiologie und Ätiologie: Männer sind häufiger betroffen als Frauen. Die Acrokeratosis Basex ist eine teilweise monitorische Paraneoplasie, d. h. häufig treten erste kutane Symptome vor der Entwicklung des Malignoms auf.

Klinik: Im Bereich der Akren (Nase, Ohren, Hände, Ellenbogen, Füße und Knie) entstehen unscharf begrenzte, hyperkeratotische, erythematosquamöse Herde von bis zu mehreren Zentimetern Durchmesser.
Der Primärtumor findet sich vor allem im Nasen-Rachen-Raum (Tonsillen, Kehlkopf, Zunge, Rachen).

Erythema gyratum repens Gammel

Epidemiologie und Ätiologie: Es besteht keine Geschlechtsbevorzugung. Das Erythema gyratum repens ist häufig das Erstsymptom eines Malignoms (monitorische Paraneoplasie).

Klinik: Im Bereich des Stammes und der proximalen Extremität treten streifenförmige oder anulär angeordnete Erytheme auf, die randständig eine halskrausenartige (Collerette-) Schuppung haben. Die sich wiederholenden Erytheme und Schuppungen sind zum Teil parallel angeordnet, sodass eine „zebraartige" Streifung der Haut entsteht.
Der Primärtumor kann jeglicher Herkunft sein; meist sind es jedoch Karzinome (Mamma-, Magen-, Ösophagus-, Lungen-, Prostata-, Genitalkarzinome). Selten werden andere assoziierte Neoplasien wie ein Melanom oder ein Plasmozytom gefunden.

Erythema gyratum repens Gammel

Epidemiologie und Ätiologie: Keine Geschlechtsbevorzugung. Häufig Erstsymptom eines Malignoms.

Klinik: Im Bereich des Stammes und der proximalen Extremitäten finden sich streifenförmige Erytheme mit randständiger, halskrausenartiger (Collerette-) Schuppung.

Der Primärtumor kann jeglicher Herkunft sein.

Erythema necroticans migrans

▶ **Synonyme:** Staphylodermia superficialis circinata, Glukagonom-Syndrom, nekrolytisch migratorisches Erythem.

Epidemiologie und Ätiologie: Frauen erkranken häufiger als Männer. Das Erythema necroticans migrans ist eine sehr seltene monitorische Paraneoplasie. Primärtumor ist ein Inselzell- oder α-Zellkarzinom des Pankreas.

Klinik: Die Erkrankung ist charakterisiert durch meist an der unteren Extremität und in der Inguinalregion vorkommende, bizarr konfigurierte, anuläre oder serpiginöse, nach peripher wachsende Erytheme. Zentral können sich Blasen bilden, die sekundär nekrotisieren und eintrocknen.

Diagnostik: Es besteht ein Diabetes mellitus mit erhöhten Plasmaglukagonwerten.

Erythema necroticans migrans

Epidemiologie und Ätiologie: Frauen erkranken häufiger als Männer. Sehr seltene monitorische Paraneoplasie. Primärtumor ist ein Inselzell- oder α-Zellkarzinom des Pankreas.

Klinik: Im Bereich der unteren Extremität und inguinal vorkommende anuläre, nach peripher wachsende Erytheme, die sekundär nekrotisieren können.

Diagnostik: Diabetes mellitus mit erhöhten Plasmaglukagonwerten.

Hypertrichosis lanuginosa acquisita

Epidemiologie und Ätiologie: Frauen sind häufiger betroffen als Männer. Assoziierte Neoplasien sind Karzinome verschiedener Organe (Magen-, Darm-, Zervix-, Bronchial-, Gallenblasen- und Blasenkarzinom).

Klinik: Die Hypertrichosis lanuginosa acquisita ist ein Spätsymptom. Klinisch äußert sie sich in plötzlichem, meist im Gesicht beginnendem, exzessivem Wachstum lanugoartiger Haare, das sich über das gesamte Integument ausbreitet.

Hypertrichosis lanuginosa acquisita

Epidemiologie und Ätiologie: Betrifft mehr Frauen als Männer. Es besteht keine Assoziation zu Tumoren bestimmter Organe.

Klinik: Plötzliches, exzessives Wachstum lanugoartiger Haare im Bereich des gesamten Integuments.

9.5.2 Fakultative kutane paraneoplastische Syndrome (Tab. **9.10**)

9.5.2 Fakultative kutane paraneoplastische Syndrome (Tab. 9.10)

9.10

9.10 Fakultative kutane paraneoplastische Syndrome

Hautveränderung	*assoziierter maligner Tumor*	*Häufigkeit Koinzidenz*
Dermatomyositis	Karzinome: Lunge, Brust, Ovarien, Magen	häufig
bullöses Pemphigoid	Karzinome	häufig
Cutis verticis gyrata	Karzinome	häufig
Bloom-Syndrom	Leukosen	häufig
Livedo reticularis	Gammopathien, Lymphome	häufig
Kälteurtikaria	Gammopathien, Lymphome	häufig
Erythrodermien	Maligne Lymphome, Leukosen	selten
Pruritus sine materia	Karzinome, Lymphome	selten
Zoster generalisatus	Karzinome, Lymphome	selten
Pemphigus vulgaris	Karzinome, Lymphome	selten
Erythema anulare centrifugum	Karzinome, Lymphome	selten
Mucinosis follicularis	Mycosis fungoides, Lymphome	selten
Skleromyxödem	Plasmozytom	selten
Pyoderma gangraenosum	Plasmozytom, Gammopathie,	selten
subkorneale Pustulose	Leukosen, Plasmozytom	selten
Pseudosklerodermie	Plasmozytom, Lymphome, Bronchialkarzinom	selten
Thrombophlebitis migrans	Karzinome: gastrointestinal, urogenital, Pankreas	selten
eruptive seborrhoische Warzen (Leser-Trélat-Syndrom)	Adenokarzinome	selten

9.6 Pseudokanzerosen

▶ Definition

9.6 Pseudokanzerosen

▶ **Definition:** Als Pseudokanzerosen werden wallartig gewucherte Epithelhyperplasien bezeichnet, die chronisch progredient verlaufen und mit Entzündung einhergehen. Sie sehen sowohl klinisch wie histopathologisch Spinaliomen sehr ähnlich und können in speziellen Fällen auch in ein Spinaliom übergehen.

9.6.1 Keratoakanthom

▶ Definition

9.6.1 Keratoakanthom

▶ **Definition:** Schnell wachsender, benigner, epithelialer Tumor mit der Fähigkeit zur Spontanremission. Nicht metastasierende Form des Spinalioms.

Epidemiologie: Meist sind männliche Patienten jenseits des 60. Lebensjahres betroffen.

Klinik: Das Keratoakanthom kommt bevorzugt an lichtexponierten Arealen der Haut vor. Es handelt sich um einen schnell wachsenden solitären, halbkugeligen Tumor mit keratotischem Zentrum (Abb. **9.20**).

Epidemiologie: Betroffen sind Patienten jenseits des 60. Lebensjahres. Männer erkranken häufiger als Frauen.

Klinik: Meist handelt es sich um einen sehr schnell (wenige Wochen) und halbkugelig wachsenden, solitären Tumor, dessen keratotisches Zentrum häufig eingedellt oder gar ulzeriert ist (Abb. **9.20**). Wie das Basaliom ist er besetzt mit zahlreichen Teleangiektasien. Beim Keratoakanthom finden sich jedoch keine randständigen, perlschnurartigen, basaliomatösen Knötchen. Betroffen sind in der Regel die lichtexponierten Areale der Haut, wie Gesicht, Nacken, Hände und Unterarme. Bei multipel vorkommenden Keratoakanthomen dürfte, obwohl häufig nicht eindeutig nachweisbar, eine jahrelange Exposition gegenüber Kanzerogenen vorausgegangen sein.

9.20 **Keratoakanthom**

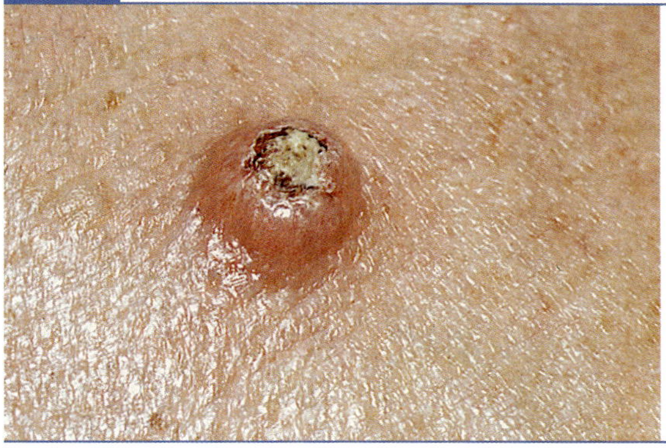

Typisches Keratoakanthom mit Randwall (Lippenbildung) und zentralem keratotischen Pfropf an der Schulter eines 58-jährigen Patienten. Das Element ist innerhalb von 4 Wochen neu aufgetreten.

9.20

Diagnostik: Die Diagnose wird histopathologisch gestellt.
Histopathologie: Histopathologisch ähnelt das KA in einzelnen Arealen einem Spinaliom. Nur wenn im histologischen Schnitt der gesamte Tumor erfasst ist, kann das Keratoakanthom eindeutig von einem hochdifferenzierten Spinaliom unterschieden werden.
Ein zentraler, unregelmäßig geformter Krater mit großem Hornpfropf ist umkleidet und teilweise lippenförmig überdeckt von einer papillomatösen Stachelzellproliferation. Die zum Teil atypischen Spindelzellen neigen wie beim Spinaliom zur Ausbildung von Hornperlen. Mitosen sind weniger häufig als beim Spinaliom. Das Corium ist durchsetzt von einem gemischtzelligen, entzündlichen Infiltrat.

Diagnostik: Histopathologische Diagnose.
Histopathologie: Atypische Spindelzellen mit Bildung von Hornperlen. Mitosen sind weniger häufig als beim Spinaliom; insgesamt liegt eine einem hochdifferenzierten Spinaliom sehr ähnliche Histologie vor.

Differenzialdiagnose: Spinaliom, Basaliom, hypertrophe aktinische Keratose, initiales Molluscum contagiosum.

Therapie: Die Exzision ist Therapie der Wahl. Spontanremission, auch angestoßen durch eine subtotale Exzision oder Kürettage, ist möglich; leider auch gelegentliche Rezidive.

Prognose: Die Prognose ist gut.

Therapie: Wegen hoher Rezidivneigung ist die Exzision die Therapie der Wahl. Spontanremission ist oft auch nach Teilexzision möglich.
Prognose: Gut.

9.6.2 Pseudokarzinomatöse Hyperplasie

9.6.2 Pseudokarzinomatöse Hyperplasie

▶ **Definition:** Flächige, hyperplastische Wucherung, die histopathologisch einem Spinaliom ähnelt.

◀ **Definition**

Ätiologie und Pathogenese: Ätiologie und Pathogenese der pseudokarzinomatösen Hyperplasie sind unbekannt. Gegen das Vorliegen eines hochdifferenzierten Plattenepithelkarzinoms spricht der jahrelange Verlauf und die fehlende Fähigkeit zu metastasieren. Man nimmt eine vegetierende Pyodermie (eventuell Mischinfektion) an, die sekundär zur Epithelproliferation führt.

Ätiologie und Pathogenese: Wahrscheinlich handelt es sich um eine vegetierende Pyodermie mit sekundärer Epithelproliferation.

Klinik: Es sind nur ältere Menschen betroffen. Die Erkrankung ist gekennzeichnet durch eine großflächige, zerklüftete und keratotische Wucherung (Abb. **9.21**), die mit einem äußerst unangenehmen Geruch mikrobieller Durchsetzung einhergeht. Fast immer geht sie von den Außenbezirken von Unterschenkelulzera aus.

Klinik: Es handelt sich um eine großflächige, übel riechende Wucherung (Abb. **9.21**), die meist von Unterschenkelulzera älterer Patienten ausgeht.

Diagnostik und Differenzialdiagnose: Da differenzialdiagnostisch in erster Linie ein Spinaliom in Betracht kommt, ist zunächst ein solcher Prozess auszuschließen. Hierzu sollten mehrere Biopsien aus lateralen und zentralen Bereichen des Tumors entnommen werden.

Diagnostik und Differenzialdiagnose: Ausschluss eines Spinalioms durch Mehrfachbiopsien.

Histopathologie: Die pseudokarzinomatöse Hyperplasie erinnert histopathologisch an ein hochdifferenziertes Plattenepithelkarzinom. Es findet sich eine massive Epithelproliferation mit Ausbildung von Hornperlen; die in das Corium

Histopathologie: Die pseudokarzinomatöse Hyperplasie ähnelt der eines hochdifferenzierten Plattenepithelkarzinoms. Es finden

9.21

9.21 **Pseudokarzinomatöse Hyperplasie**

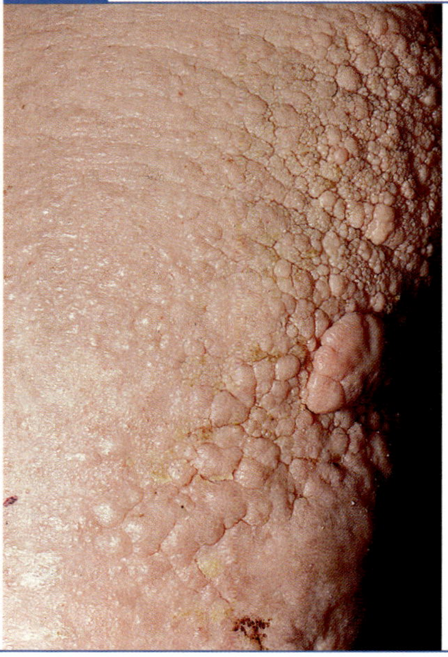

Flächig hyperplastische Wucherung am Unterschenkel mit chronischer Stauung.

sich eine massive Epithelproliferation mit Ausbildung von Hornperlen, jedoch keine atypischen Keratinozyten, keine Mitosen und kein invasives Wachstum.

einwachsenden Epithelzapfen bleiben jedoch überall deutlich durch eine Basalzellschicht umscheidet.
Im Gegensatz zum Spinaliom findet man keine eindeutig atypischen Keratinozyten oder Mitosen.

Therapie: Unter antibiotischer Lokal- oder Systembehandlung wird der Tumor chirurgisch abgetragen.

Therapie: Nach Sicherung der Diagnose wird der Tumor unter antibiotischer Lokal- und/oder Systembehandlung chirurgisch abgetragen und gegebenenfalls plastisch gedeckt. Bei ausgedehnten oder therapieresistenten Fällen ist eine parenterale Zytostatikatherapie indiziert.

Prognose: Gut, aber extrem chronisch.

Prognose: Gutartig, aber meist chronischer Verlauf.

9.6.3 Bowenoide Papulose des Genitales

9.6.3 Bowenoide Papulose des Genitales

▶ **Synonyme:** Bowenoide Genitalpapeln, pigmentierte Papeln des Penis (PPP)

▶ **Definition**

▶ **Definition:** Im Bereich der Vulva oder des Penis vorkommende papulöse Veränderungen, die histopathologisch einem Morbus Bowen gleichen, jedoch nicht sicher in ein Bowen-Karzinom übergehen können (Ursache: Human-papillomavirus der Gruppe 16).

Ätiologie: Die bowenoide Papulose wird durch humanpathogene Papillomviren (HPV 16) ausgelöst. Diese sind in den Veränderungen nachweisbar. Bisher ist kein invasives Wachstum beobachtet worden.

Ätiologie: Humanpathogene Papillomviren der Gruppe HPV 16 werden für die Entstehung der bowenoiden Papulose verantwortlich gemacht. Bisher ist bei der bowenoiden Papulose kein invasives Wachstum im Sinne eines Bowenkarzinoms nachgewiesen worden, obwohl bekannt ist, dass die humanpathogenen Papillomviren vom Typ HPV 16 eine besonders onkogene Potenz haben. So werden mit bowenoider Papulose hochgradig assoziierte Zervixkarzinome und andere invasiv wachsende Genitaltumoren gefunden, bei denen humanpathogene Papillomviren, insbesondere HPV 16 und HPV 18, nachgewiesen werden.

Klinik: Es treten multiple, rot-braune, bis linsengroße, papulöse Herde im Bereich des Genitales bei 20- bis 40-jährigen Patienten auf.

Klinik: Bei 20- bis 40-jährigen Patienten treten im Bereich der Glans, des Präputiums oder des Penisschafts sowie seltener im Bereich der Vulva multiple rotbraune, bis linsengroße, leicht papulöse Herde auf. Die Veränderungen sind nicht schmerzhaft; es besteht kein Juckreiz.

Diagnostik: Klinisches Bild und Histopathologie sichern die Diagnose.
Histopathologie: Das histopathologische Bild entspricht einem Morbus Bowen mit intradermalen, atypischen Zellen und Dyskeratosen.

Differenzialdiagnose: Differenzialdiagnostisch werden PPP – da lichtmikroskopisch identisch dem Morbus Bowen – durch das klinische Bild (multiple Papeln) und durch den Nachweis von humanpathogenen Papillomviren der Gruppe HPV 16 in den Effloreszenzen abgegrenzt.

Therapie: Von der früher durchgeführten invasiven chirurgischen Therapie wurde wegen der guten Prognose der bowenoiden Papulose Abstand genommen. Statt dessen wendet man lokale Zytostatika oder Kryotherapie an. Erste Erfolge mit parafokaler virustatischer Therapie (Interferone) sind evident.

Prognose: Chronisch rezidivierend, meist gutartig verbleibend.

Diagnostik: Klinisches Bild und Histopathologie.
Histopathologie: Ähnlich der des Morbus Bowen mit intradermalen, atypischen, dyskeratotischen Zellen.
Differenzialdiagnose: PPP.

Therapie: Konservatives Vorgehen ist indiziert. In Frage kommen lokale Zytostatika und Kryotherapie.

Prognose: Chronisch rezidivierend, gutartig.

10 Maligne Lymphome und ähnliche Erkrankungen

10 Maligne Lymphome und ähnliche Erkrankungen

10.1 Allgemeines

10.1 Allgemeines

▶ **Definition:** Lymphome sind Neoplasien des Immunsystems; im engeren Sinne bezeichnen sie Entartungen von Lymphozyten. Wegen des gleichen klinischen Erscheinungsbildes werden oft auch noch Neoplasien der monozytär-histiozytären und der myeloischen Zellreihe hinzugezählt. Neben den lymphatischen Geweben kann auch die Haut primärer Manifestationsort sein.

◀ **Definition**

Epidemiologie: Lymphome sind nicht häufig, zusammen mit den Leukämien und dem Morbus Hodgkin beträgt die Inzidenz etwa 15 pro 100 000 Einwohner und Jahr.

Epidemiologie: Lymphome sind selten.

Klassifikation: Die Klassifikation der Lymphome ist ohne Anwendung immunhistochemischer Verfahren (monoklonale Antikörper) nicht mehr möglich. In den letzten Jahren gewannen molekulargenetische Techniken eine zunehmende Bedeutung für die Diagnostik und die Klassifikation der Lymphome. Die alte Einteilung in Retikulosarkom, Lymphadenosen, Retikulo- und Lymphosarkomatosen wurde abgelöst durch neuere Klassifikationssysteme, in denen der Malignitätsgrad der Lymphome als wesentliches Einteilungskriterium verwendet wird. In Tab. **10.1** sind die häufiger auftretenden kutanen Lymphome sowie deren Dignität dargestellt.

Klassifikation: Neuere Klassifikationssysteme verwenden den Malignitätsgrad der Lymphome als wesentliches Einteilungskriterium.
Zur Einteilung kutaner Lymphome s. Tab. **10.1**.

10.1 Kutane Lymphome

niedrige Malignität	*hohe Malignität*
T-Zell Lymphome	
▪ Mycosis fungoides – Sézary-Syndrom – pleomorphes T-Zell-Lymphom (kleinzellig) – lymphomatoide Papulose – CD30-positives-T-Zell-Lymphom – chronisch lymphatische Leukämie (T-CLL) – Pagetoide Retikulose	▪ pleomorphes T-Zell-Lymphom (großzellig) – CD30-negatives großzelliges Lymphom – ATLL (adult T-cell-lymphoma/ leucemia) – akute lymphatische Leukämie (T-ALL)
B-Zell-Lymphome	
▪ Immunozytom – Keimzentrumslymphom (Kopf und Stamm) – Plasmozytom – chronisch lymphatische Leukämie (B-CLL)	▪ großzelliges B-Zell-Lymphom – Keimzentrumslymphom der unteren Extremität – akute lymphatische Leukämie (B-ALL)

10.1

10.2 Niedrigmaligne primäre Lymphome der Haut

10.2.1 Mycosis fungoides

10.2 Niedrigmaligne primäre Lymphome der Haut

10.2.1 Mycosis fungoides

▶ **Synonym:** Granuloma fungoides

▶ Definition

▶ **Definition:** Chronisch verlaufendes, kutanes T-Zell-Lymphom, das in fortgeschrittenen Stadien Lymphknoten und innere Organe befällt und zum Tode führt.

Epidemiologie: Betrifft vor allem Männer im mittleren und höheren Lebensalter.

Epidemiologie: Mehr als ein Drittel aller kutanen Lymphome sind eine Mycosis fungoides. Die Erkrankung tritt bevorzugt bei Männern im mittleren und höheren Lebensalter auf.

Ätiologie und Pathogenese: Nicht bekannt.

Ätiologie und Pathogenese: Die Ursache der Mycosis fungoides konnte bislang nicht geklärt werden. Es ist umstritten, ob die Erkrankung durch maligne Transformation einzelner Zellen aus chronischen Entzündungsherden der Haut entsteht, oder ob primär Tumorzellen vorliegen, die zunächst eine Begleitentzündung verursachen. Bei einzelnen Patienten finden sich Hinweise für eine genetische Prädisposition. Umweltfaktoren wie eine erhöhte Exposition durch Radioaktivität oder Karzinogene wurden als Auslöser angeschuldigt, ein Beweis für deren pathogenetische Rolle steht aber noch aus. In seltenen Fällen konnten in Mycosis-fungoides-Herden retrovirale DNA-Sequenzen von HTLV-1 nachgewiesen werden. Diesem Virus scheint in Mitteleuropa aber nur in Ausnahmefällen eine pathogenetische Bedeutung zuzukommen.

Klinik: Die Krankheit durchläuft typische Stadien:

Ekzemstadium: Ekzematöse, stark juckende, relativ therapierefraktäre Herde (Abb. **10.1a**).

Infiltratstadium: Stark juckende, plattenartige Infiltrate. Typischerweise Inseln gesunder Haut innerhalb der Lymphomherde (Abb. **10.1 b**).

Tumorstadium: Nachweis von schwammartigen, halbkugeligen (fungoiden) Tumoren bei extremem Juckreiz (Abb. **10.1 c**).

Generalisiertes Lymphomstadium: Zunächst unspezifische Lymphknotenschwellung (dermopathische Lymphadenopathie), dann Mycosis fungoides der Lymphknoten. Später Befall der inneren Organe (Leber, Milz).

Klinik: Die klassische Mycosis fungoides durchläuft an der Haut drei typische Stadien, bevor ein Lymphknotenbefall und die Generalisation mit Befall der inneren Organe eintritt.
Sie beginnt mit einem **ekzematösen (prämykosiden) Stadium** (Abb. **10.1a**). Man findet entzündlich gerötete, pityriasiform oder psoriasiform schuppende, scharf begrenzte Herde, die Juckreiz verursachen. In dieser Phase entspricht der klinische Befund einem nummulären oder lichenoiden Ekzem, einer Psoriasis oder einer großflächigen Parapsoriasis en plaque (s. S. 304). Als Maximalform kann in diesem Stadium eine Erythrodermie auftreten. Auffällig ist die Chronizität und die relative Therapieresistenz der Erkrankung.
In seltenen Fällen beginnt die Mycosis fungoides unter dem Bild einer Muzinosis follicularis (s. S. 336).
Bei Fortschreiten geht die Mycosis fungoides in das **Infiltrat(Plaque)stadium** (Abb. **10.1 b**) über. In ekzematösen Herden oder de novo entstehen infiltrierte Bezirke oder Plaques, die eine bräunlich-rote Eigenfarbe aufweisen. Typischerweise finden sich Inseln gesunder Haut (**nappes claires**) in den Mycosis-fungoides-Bezirken. Der Juckreiz ist in diesem Stadium stark ausgeprägt.
Bei weiterem Fortschreiten geht die Erkrankung in das **Tumorstadium** über (Abb. **10.1 c**). Innerhalb der Infiltrate bilden sich halbkugelige, teilweise exulzerierte Tumoren mit schwammartiger (fungoider) Konsistenz. Klinisch (und auch histopathologisch) besteht der Eindruck einer weiteren Entdifferenzierung der Lymphomzellen.
Sowohl im Infiltrat- als auch im Tumorstadium können die Lymphknoten betroffen sein. Diese sind zunächst unspezifisch geschwollen (**dermopathische Lymphadenopathie**), später auch von Lymphomzellen befallen.
Im späten Stadien kommt es zur **Organbeteiligung**, vor allem der Leber und Milz, aber auch der Lunge und des ZNS. Das Allgemeinbefinden ist deutlich beeinträchtigt, in der Regel besteht Fieber.

10.1 Mycosis fungoides

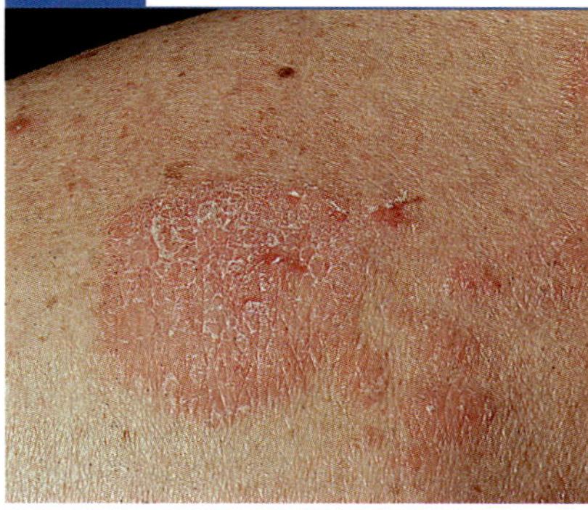

a Prämykosid – scharf begrenzter ekzematoider Herd, 6 Monate vor Diagnosestellung einer Mycosis fungoides **(Stadium I).**

Spricht auf kaum Therapie nicht an!

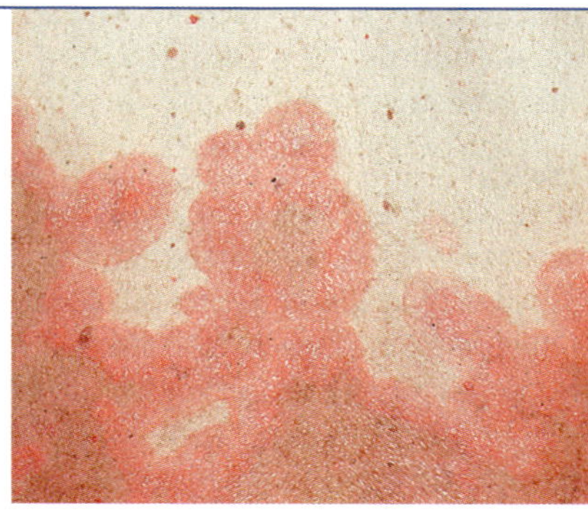

b Infiltrationsstadium einer Mycosis fungoides **(Stadium II).**

-> Reizung sensibler Nervenend. -> status quo?
- schließt gesunde Flächen ein

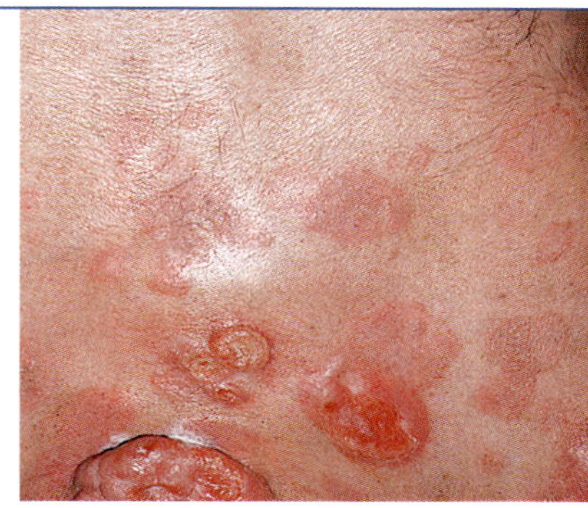

c Fungoide Herde im Tumorstadium einer Mycosis fungoides **(Stadium III).**

- Verdickte
- geschwürige Exulceration

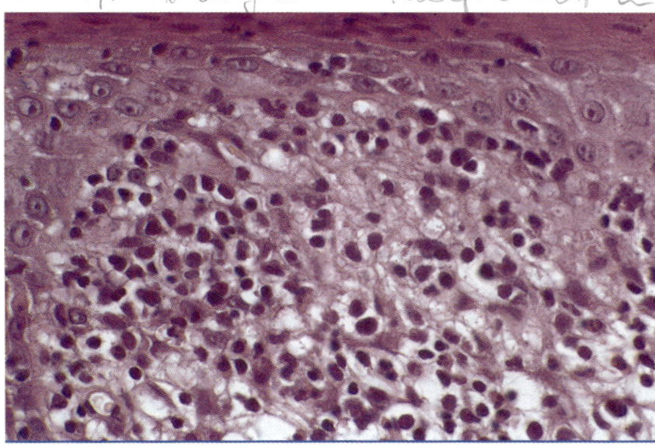

d Ansammlung von Lymphomzellen in der Epidermis (Pautrier-Mikroabszess).

Diagnostik: Im ekzematösen (prämykosiden) Stadium ist die Diagnosestellung sehr schwierig, da weder klinisch noch histopathologisch sichere Zeichen der Mycosis fungoides vorliegen. Die relative Therapieresistenz weist, auch nach multiplen, negativen Hautbiopsien, auf die Diagnose hin.
Im Infiltrat- und Tumorstadium kann die Diagnose aufgrund des klassischen histopathologischen Bildes sicher gestellt werden.

Diagnostik: Die Diagnose wird histopathologisch gestellt, wobei das Bild im ekzematösen Stadium uncharakteristisch ist.

Histopathologie: Im **prämykosiden Stadium** finden sich lediglich entzündliche Infiltrate, wie sie bei ekzematösen Reaktionen gefunden werden. Intraepidermale Ansammlungen von atypischen Lymphozyten können aber eine histopathologische Diagnose auch in frühen Läsionen erlauben.
Im **Infiltratstadium** findet sich im oberen Corium ein bandförmiges, vorwiegend lymphozytäres Infiltrat. Häufig sind atypische Helfer-T-Lymphozyten (CD 4^+-Phänotyp), selten auch zytotoxische T-Lymphozyten (CD 8^+), die einen hyperchromatischen, hirschgeweihartig gelappten (zerebriformen) Kern aufweisen, nachweisbar. Diese Lymphomzellen werden auch **Mykosis-** oder **Lutznerzellen** genannt. Charakteristisch ist ein **Epidermotropismus** mit Exozytose der Infiltratzellen in die Epidermis. Dort bilden sie pathognomonische **Pautrier-Mikroabszesse** (Abb. **10.1d**).
Durch molekulargenetische Untersuchungen kann häufig ab dem Plaquestadium, seltener auch schon im ekzematösen Stadium gezeigt werden, dass die Infiltratzellen klonalen Ursprungs sind (**T-Zell-Rezeptor-Rearrangement**). Im peripheren Blut können in diesem Stadium nicht selten Lymphomzellen (klonale T-Zellen) nachgewiesen werden.
Im **Tumorstadium** ist das Bild monomorpher. Die Anzahl der atypischen Zellen steigt deutlich an, lymphozytäre Blasten können hinzukommen.

Histopathologie: Im **prämykosiden Stadium** finden sich lediglich entzündliche Infiltrate.

Im **Infiltratstadium** zeigt sich ein bandförmiges Infiltrat im oberen Corium, die Lymphomzellen werden **Mykosis-(Lutzner-) Zellen** genannt.
Durch monoklonale Infiltratzellen **(Epidermotropismus)** kommt es zurAusbildung von charakteristischen **Pautrier-Mikroabszessen** in der Epidermis (Abb. **10.1d**).

Im **Tumorstadium** ist das Bild monomorpher.

Differenzialdiagnose: Prämykosid: Ekzem, Psoriasis. Infiltrat- und Tumorstadium: Pseudolymphome, nodöse Arzneimittelreaktionen.

Differenzialdiagnose: Differenzialdiagnostisch kommen im prämykosiden Stadium ein Ekzem, eine Psoriasis und besonders eine Parapsoriasis en plaque infrage. Im Infiltrat- und Tumorstadium sind klinisch die nodöse Arzneimittelreaktion, Pseudolymphome und andere maligne Lymphome abzugrenzen, die histopathologisch jedoch sicher ausgeschlossen werden können.

Therapie: Lokaltherapie: Kortikoide, Photochemotherapie (PUVA). Systemische Therapie: effektiv sind auch Interferon-α, Retinoide und Methotrexat. In späten Stadien kann eine Polychemotherapie durchgeführt werden.

Therapie: Die Therapie der Mycosis fungoides sollte phasenadaptiert durchgeführt werden. Beschränkt sich die Erkrankung auf die Haut, werden lokale Kortikoide in Kombination mit PUVA-Bestrahlungen eingesetzt. Bei Ineffektivität können zusätzlich Interferon-α (3 × 3 – 9 MU/Woche) oder Acitretin (z. B. Neotigason) gegeben werden. Eine Monotherapie mit Methotrexat (10 – 20 mg/Woche) ist in vielen Fällen wirksam. Eine topische Lokaltherapie mit Nitrosoharnstoffen (Hydroxyurea oder Carmustin [BCNU]) wird vor allem in Frankreich und den USA durchgeführt. Solitäre Tumorknoten sprechen gut auf eine Strahlentherapie an (Dermopan-Bestrahlung oder schnelle Elektronenbestrahlung). In späten Stadien sollte eine Kombinationsbehandlung mit Kortikoiden und Chlorambucil (Knospe- oder Winkelmann-Schema) oder eine Polychemotherapie durchgeführt werden. In einigen Zentren wird auch die extrakorporale Photopherese erfolgreich eingesetzt.

Prognose und Verlauf: Der Verlauf der Mycosis fungoides ist unberechenbar.

Prognose und Verlauf: Der Verlauf der Mycosis fungoides ist unberechenbar. Oft verbleibt die Erkrankung über Jahre oder Jahrzehnte im prämykosiden Stadium. Nach Eintritt in das Tumorstadium führt die Krankheit in der Regel innerhalb einiger Jahre zum Tode. Rückbildungen und auch Heilungen, insbesondere bei früher und adäquater Therapie, sind möglich. Es mehren sich die Hinweise, dass auch durch aggressive Therapiemaßnahmen der Gesamtverlauf der Krankheit nicht wesentlich beeinflusst wird.
Früher wurden foudroyant verlaufende kutane Lymphome **als Mycosis fungoides d'emblée** bezeichnet, heute können diese Fälle aufgrund immunhistopathologischer Befunde primär als hochmaligne Lymphome klassifiziert werden.

▶ **Klinischer Fall**

▶ **Klinischer Fall.** Bei einem 73-jährigen Patienten bestanden seit etwa 10 Jahren juckende Hautveränderungen, die vom Hausarzt unter der Diagnose Ekzem und später Psoriasis mit Lokalsteroiden behandelt wurden. Diese Therapie führte immer wieder zu Remissionen. Der Patient wurde zur Abklärung vorgestellt (Abb. **10.2**).
Am gesamten Integument fanden sich scharf begrenzte, bis handflächengroße, teilweise gyrierte Herde. Die Oberfläche wies eine feine Schuppung auf; deutlich war bei vielen Herden ein dermales Infiltrat zu palpieren, einige Elemente waren tumorös umgewandelt und exulzeriert. Der Patient klagte über einen ausgeprägten Juckreiz. Die klinische Diagnose Mycosis fungoides konnte histopathologisch bestätigt werden. Unter systemischer PUVA-Behandlung sowie Röntgenbestrahlung der Tumoren (7 × Gy, Dermopan Stufe IV) kam es nach Wochen zur fast vollständigen Rückbildung der Hauterscheinungen, die mit intermittierenden Behandlungszyklen über 5 Jahre erhalten werden konnte.

10.2

10.2 Mycosis fungoides im Stadium III

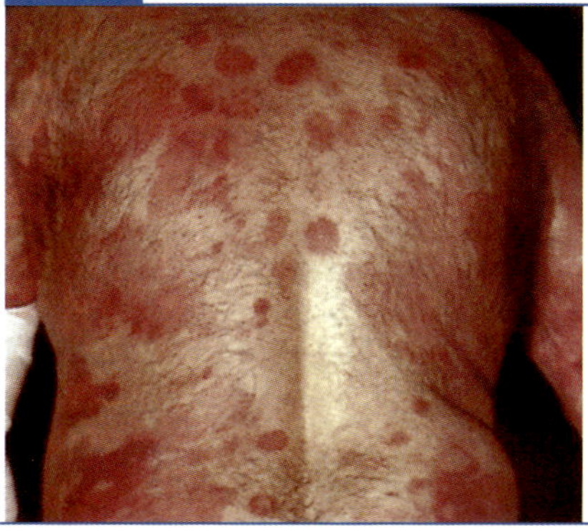

Nebeneinander von Infiltraten und Tumoren (73-jähriger Patient).

10.2.2 Sézary-Syndrom

10.2.2 Sézary-Syndrom

▶ **Synonym:** T-Zell-Erythrodermie

▶ **Definition:** Erythrodermatisch verlaufendes kutanes T-Zell-Lymphom mit zirkulierenden atypischen T-Zellen (Sézary-Zellen).

◀ Definition

Epidemiologie: Die Erkrankung ist weitaus seltener als die Mycosis fungoides, der Erkrankungsbeginn liegt selten vor dem 50. Lebensjahr; Männer sind häufiger als Frauen betroffen.

Epidemiologie: Selten; betrifft vor allem Männer im höheren Lebensalter.

Ätiologie: Ungeklärt. In Einzelfällen sind retrovirale DNA- Sequenzen in den Tumorzellen gefunden worden.

Ätiologie: Nicht bekannt.

Klinik: Das Sézary-Syndrom beginnt mit uncharakteristischen, ekzematösen Veränderungen, die sich in eine Erythrodermie mit ausgeprägter Hautinfiltration weiterentwickeln. Die befallene Haut neigt zu Hyperpigmentierung **(Melanoerythrodermie).** Die Erkrankung führt zu einem ausgeprägten Juckreiz. An Handflächen und Fußsohlen findet man als paraneoplastisches Zeichen ausgeprägte Hyperkeratosen sowie Nagelveränderungen. Die oberflächlichen Lymphknoten sind dermopathisch (unspezifisch) oder tumorös geschwollen. Im peripheren Blut sind atypische T-Zellen (Sézary- oder Lutzner-Zellen) nachweisbar, die Krankheit wird deshalb als leukämische Verlaufsform der Mycosis fungoides angesehen.

Klinik: Stark juckende Erythrodermie mit Nachweis von atypischen T-Zellen (Sézary-Zellen) im peripheren Blut.

Diagnostik: Der Nachweis von mehr als 5% Sézary-Zellen im Differenzialblutbild von Erythrodermiepatienten ist diagnostisch entscheidend. Ungeklärt ist, ob die Alterserythrodermie ohne Nachweis von atypischen T-Lymphozyten in der Haut oder im peripheren Blut eine Vorstufe des Sézary-Syndroms darstellt.

Diagnostik: Der Nachweis von mehr als 5% Sézary-Zellen im Differenzialblutbild von Erythrodermiepatienten ist diagnostisch entscheidend.

Histopathologie: Das histopathologische Bild entspricht der Mycosis fungoides (s. S. 255).

Histopathologie: Entspricht der Mycosis fungoides.

Differenzialdiagnose: Eine Erythrodermie stellt die Maximalform unterschiedlicher Dermatosen dar. Differenzialdiagnostisch kommen neben einem Sézary-Syndrom Arzneimittelreaktionen, Ekzeme, Psoriasis, Pityriasis rubra pilaris, Lichen ruber und die Alterserythrodermie in Betracht.

Differenzialdiagnose: Erythrodermie anderer Genese (z. B. Ekzeme, Psoriasis, Lichen ruber).

Therapie: Sie entspricht der bei Mycosis fungoides (s. S. 256). Durch die extrakorporale Photopherese lassen sich die Symptome angehen, jedoch scheint sich die Überlebenszeit nicht zu verlängern.

Therapie: s. bei Mycosis fungoides, S. 256.

Prognose: Die Prognose ist schlechter als die der Mycosis fungoides; letaler Verlauf innerhalb weniger Jahre.

Prognose: Letaler Verlauf innerhalb weniger Jahre.

10.2.3 Pleomorphes kleinzelliges T-Zell-Lymphom der Haut

10.2.3 Pleomorphes kleinzelliges T-Zell-Lymphom der Haut

▶ **Definition:** Niedrigmalignes Lymphom, das sich klinisch und histopathologisch von der Mycosis fungoides durch eine meist fehlende epidermale Beteiligung unterscheidet.

◀ Definition

Epidemiologie: Dieses Lymphom kann in jedem Lebensalter auftreten. In letzter Zeit wird es häufiger diagnostiziert.

Epidemiologie: Kann jedes Lebensalter betreffen.

Klinik: Es finden sich Plaques oder disseminierte Papeln und Knoten. Im Gegensatz zur Mycosis fungoides ist eine epidermale Beteiligung und damit ein ekzematöser Aspekt selten.

Klinik: Plaques oder Knötchen, ohne epidermale Mitbeteiligung.

Diagnostik: Histopathologische Diagnose.

Diagnostik: Die Diagnose wird in der Regel histopathologisch gestellt.

Histopathologie: Dermales Infiltrat aus kleinzelligen, pleomorphen T-Helfer-Zellen.

Histopathologie: Es findet sich ein dermales Infiltrat pleomorpher Lymphozyten, meist vom T-Helferzellphänotyp. Im Gegensatz zur Mycosis fungoides ist ein Epidermotropismus der Tumorzellen nicht nachweisbar.

Differenzialdiagnose: Pseudolymphome.

Differenzialdiagnose: Eine eindeutige Abgrenzung von Pseudolymphomen ist, auch bei Anwendung molekulargenetischer Methoden, oftmals nicht möglich. Ein primär extrakutanes Lymphom sollte durch Staginguntersuchungen ausgeschlossen werden.

Therapie: Wie Mycosis fungoides.

Therapie: Pleomorphe T-Zell-Lymphome können wie andere niedrigmaligne T-Zell-Lymphome behandelt werden (s.o.).

10.2.4 Großzelliges CD30-positives kutanes T-Zell-Lymphom

10.2.4 Großzelliges CD30-positives kutanes T-Zell-Lymphom

▶ Definition

▶ **Definition:** Die Erkrankung ist gekennzeichnet durch das rasche Auftreten von meist solitären Tumoren, die das Aktivierungsantigen CD30 exprimieren. Der Verlauf dieser Tumoren ist relativ gutartig, spontane Rückbildungen werden beobachtet.

Epidemiologie: Seltenes Lymphom des höheren Lebensalters.

Epidemiologie: Dieses seltene Lymphom kann jedes Lebensaltern betreffen, wird jedoch meist bei älteren Menschen beobachtet.

Ätiologie: Unbekannt.

Ätiologie: Die Ätiologie ist unbekannt.

Klinik: Meist solitäre Knoten, die exulzerieren, aber auch spontan abheilen können.

Klinik: Relativ rasch entstehen solitäre Knoten oder größere Tumoren ohne bevorzugte Lokalisation. Sehr häufig exulzerieren die Tumorknoten, aber auch eine spontane Regression ist möglich. Ein großflächiger Hautbefall ist ebenso wie eine Generalisation untypisch.

Diagnostik: Die Diagnose wird histopathologisch gestellt.

Diagnostik: Die Diagnose wird primär histopathologisch gestellt und immunhistopathologisch gesichert.

Histopathologie: Großzellige, pleomorphe Lymphoblasten (CD30-positiv).

Histopathologie: Es finden sich Infiltrate aus großzelligen, pleomorphen oder anaplastischen Lymphoblasten, die eine starke Expression des Aktivierungsantigens CD30 aufweisen. Ein Epidermotropismus fehlt in der Regel.

Differenzialdiagnose: Andere CD30-positive Lymphome.

Differenzialdiagnose: Andere CD30-positive Lymphome, sowie die lymphomatoide Papulose sollten ausgeschlossen werden.

Therapie: Exzision oder Bestrahlung der Knoten.

Therapie: Solitäre Knoten können exzidiert oder bestrahlt werden. Eine aggressive Chemotherapie ist nicht indiziert.

10.2.5 Immunozytom

10.2.5 Immunozytom

▶ Definition

▶ **Definition:** Niedrigmalignes **B-Zell-Lymphom**, hervorgerufen durch diffus proliferierende lymphoplasmozytoide Zellen und Plasmazellen. Diese produzieren zwar Immunglobuline, sezernieren sie im Gegensatz zu **Plasmozytomen** aber nur selten ins Blut.

Epidemiologie: Seltenes Lymphom des mittleren Lebensalters.

Epidemiologie: Das Immunozytom ist ein seltenes Lymphom, das vor allem im mittleren Erwachsenenalter auftritt.

Ätiologie: Unbekannt.

Ätiologie: Die Ätiologie ist unbekannt.

Klinik: Solitäre oder multiple Plaques oder Knoten. Eine Paraproteinämie ist ungewöhnlich.

Klinik: Es finden sich rasch entstandene solitäre oder multiple braun-rote Plaques oder Knoten, die keine Beschwerden verursachen. Gelegentlich werden gleichzeitig Lymphknoten oder Milz befallen. Immunglobuline (meist Leichtketten) sind nur selten im Serum nachweisbar.

Diagnostik: Die Diagnose wird histopathologisch gestellt.

Histopathologie: Im mittleren und tiefen Corium finden sich massive Infiltrate aus kleinen Lymphozyten, lymphoplasmozytoiden Zellen und Plasmazellen, die B-Zell-Oberflächenmarker exprimieren. Im Zytoplasma dieser Zellen sind Immunglobuline nachweisbar. In der molekulargenetischen Diagnostik lässt sich ein klonales Immunglobulin-Gen-Rearrangement nachweisen.

Differenzialdiagnose: Differenzialdiagnostisch kommen andere kutane Lymphome, vor allem die Mycosis fungoides und Pseudolymphome in Betracht.

Therapie: Kleinere Herde können exzidiert werden, ansonsten ist eine Röntgenbestrahlung wirksam.

Prognose: Die Prognose ist günstig, jedoch ist eine weitere Entartung zu einem hochmalignen Lymphom möglich.

Diagnostik: Histopathologische Diagnose.

Histopathologie: Dermales Infiltrat von lymphoplasmoiden B-Zellen, in denen Immunglobuline nachweisbar sind.

Differenzialdiagnose: Andere kutane Lymphome und Pseudolymphome.

Therapie: Exzision oder Röntgenbestrahlung.

Prognose: Günstig.

10.2.6 Lymphomatoide Papulose

10.2.6 Lymphomatoide Papulose

▶ **Definition:** Chronische, schubartig verlaufende Dermatose, die durch entzündlich gerötete Papeln und Knötchen gekennzeichnet ist. Die Histopathologie bietet das Bild eines hochmalignen Lymphoms.

◀ **Definition**

Epidemiologie: Seltene Erkrankung des mittleren Erwachsenenalters.

Ätiologie: Die Ursache dieser oft multiplen Transformation von Lymphozyten ist ungeklärt.

Klinik: Ohne jegliche Allgemeinerscheinungen treten schubartig rote Knötchen, besonders am Stamm und im Glutäalgebiet auf. Die asymptomatischen Effloreszenzen können sich hämorrhagisch nekrotisch umwandeln und heilen nach 3–4 Wochen unter Narbenbildung ab. Typisch ist ein Verlauf über viele Jahre, wobei bei 10–20% der Patienten ein malignes Lymphom entsteht. Hierbei wurde gehäuft ein Übergang zum Morbus Hodgkin und zur Mycosis fungoides gefunden. Die lymphomatoide Papulose wird deshalb von vielen Autoren nicht mehr unter den Pseudolymphomen, sondern als Prälymphom unter den niedrigmalignen Lymphomen eingereiht.

Diagnostik: Die Diagnose wird durch das typische klinische Bild und die Histopathologie gestellt.

Histopathologie: Es findet sich ein dichtes, polymorphes dermales Infiltrat mit atypischen T-Lymphozyten. Diese sind entweder groß und exprimieren das Aktivierungsantigen CD30 (Ki-1) (Typ A der lymphomatoiden Papulose), oder kleiner und zerebriform und meist CD30-negativ wie bei der Mycosis fungoides (Typ B der lymphomatoiden Papulose). Hämorrhagien und Nekrosen sind sekundäre Veränderungen. Mit molekulargenetischen Methoden kann eine monoklonale Proliferation transformierter T-Lymphozyten nachgewiesen werden, wobei herdspezifische, unterschiedliche Klone auftreten können. Die Rückbildung nach einigen Wochen bedeutet möglicherweise eine Selbstheilung durch Ausschaltung dieser Klone.

Differenzialdiagnose: Differenzialdiagnostisch kommen die Pityriasis lichenoides acuta und auch eine Lues II in Betracht. In Infiltraten des Morbus Hodgkin und kutanen T-Zell-Lymphomen können ebenfalls CD30-positive Zellen auftreten, so dass beide Erkrankungen ausgeschlossen werden müssen.

Therapie: Eine sicher wirksame Therapie ist nicht bekannt. Versucht werden kann die Gabe von Antibiotika, Kortikoiden, Methotrexat oder eine Lichttherapie.

Epidemiologie: Seltene Erkrankung des mittleren Erwachsenenalters.
Ätiologie: Unbekannt.

Klinik: Es besteht ein polymorphes Bild durch schubartig auftretende, spontan abheilende Papeln ohne Allgemeinsymptome. Entartung zum malignen Lymphom ist möglich.

Diagnostik: Klinik und Histopathologie.

Histopathologie: Das Infiltrat besteht aus polymorphen, bizarren, lymphoiden Zellen.

Differenzialdiagnose: Pityriasis lichenoides acuta, Lues II.

Therapie: Keine sicher wirksame Therapie bekannt.

10.2.7 Kutanes Keimzentrumslymphom

10.2.7 Kutanes Keimzentrumslymphom

▶ Definition

▶ **Definition:** Relativ gutartig verlaufende B-Zell-Lymphome, bei denen die Abgrenzung zu Pseudolymphomen oftmals schwierig ist.

Epidemiologie: Selten.

Epidemiologie: Primäre kutane B-Zell-Lymphome sind selten, wobei die Keimzentrumslymphome noch am häufigsten vorkommen.

Klinik: Meist solitäre Knoten.

Klinik: Das klinische Bild ist gekennzeichnet durch solitäre oder auch gruppiert stehende Papeln oder Knoten.

Diagnostik: Histopathologische Diagnose.

Diagnostik: Die Diagnose wird histopathologisch gestellt.

Histopathologie: Dermal lokalisierte klonale B-lymphozytäre Zellen.

Histopathologie: In den Infiltraten, die die Epidermis nicht betreffen, finden sich Keimzentrumszellen (Zentrozyten und Zentroblasten), die B-Zellmarker exprimieren. Molekulargenetisch lässt sich ein klonales Rearrangement des Immunglobulingens nachweisen.

Differenzialdiagnose: Pseudolymphome.

Differenzialdiagnose: Differenzialdiagnostisch sollten vor allem Pseudolymphome (Borrelieninfektion) ausgeschlossen werden.

Therapie: Exzision, Interferon-α, Chemotherapie und PUVA sind möglich.

Therapie: Die Therapie sollte stadiengerecht angepasst sein und kann die Exzision, Strahlentherapie, die intraläsionale Injektion von Interferon-α sowie die systemische Chemotherapie umfassen. Auch wenn die PUVA-Bestrahlung bei den Keimzentrumslymphomen nicht so effektiv wie bei kutanen T-Zell-Lymphomen ist, sollte diese Therapieform versucht werden.

Prognose: Treten die Herde an Kopf oder Stamm auf, günstige Prognose.

Prognose: Die Prognose ist sehr günstig, wenn die Herde an Kopf und Stamm auftreten. Eine deutlich schlechtere Prognose weist das **Keimzentrumslymphom der unteren Extremitäten** auf.

10.3 Hochmaligne Lymphome der Haut

10.3 Hochmaligne Lymphome der Haut

▶ Definition

▶ **Definition:** Die **hochmalignen Non-Hodgkin-Lymphome (NHL)** sind durch das Auftreten von Frühformen lymphatischer Zellen in Infiltraten gekennzeichnet. Die genaue Klassifizierung erfolgt aufgrund histologischer, histochemischer, immunhistologischer und molekulargenetischer Befunde.

In diese Gruppe fallen die großzellig pleomorphen T-Zell-Lymphome, das CD30-negative großzellige Lymphom und die ATLL (adult T-cell lymphoma/leucemia), das Keimzentrumslymphom der unteren Extremitäten und die kutan beginnende myelozytäre Leukämie.

Früher wurden diese Lymphome als Retikulosarkom bezeichnet. Bessere Klassifikationsmöglichkeiten erlauben heute eine Unterteilung in das **großzellig pleomorphe T-Zell-Lymphom**, das **CD30-negative großzellige Lymphom** und die **ATLL (adult T-cell lymphoma/leucemia)**. Das **Keimzentrumslymphom der unteren Extremitäten** (B-Zell-Lymphom) und die kutan beginnende **myelozytäre Leukämie** haben ebenfalls einen rasch progredienten Verlauf. Die Erstmanifestaton der hochmalignen NHL kann primär an der Haut sein, jedoch ist auch eine metastatische Hautbeteiligung nach Befall innerer Organe häufig.

Epidemiologie: Hochmaligne Lymphome treten im mittleren und höheren Lebensalter auf. Gehäuftes Auftreten der NHL bei immunsupprimierten Patienten (z. B. AIDS).

Epidemiologie: Etwa 20% aller kutanen Lymphome sind hochmaligne. Sie treten vor allem im mittleren und höheren Lebensalter auf. Die ATLL stellt in Mitteleuropa eine Rarität dar. Dieses Lymphom tritt endemisch in der Karibik, im Südosten der USA und in Japan auf. Foudroyant verlaufende NHL werden zunehmend bei immunsupprimierten Patienen und besonders im Spätstadium der HIV-Infektion gefunden.

Ätiologie: Unbekannt. Bei der ATLL scheint das **Retrovirus HTLV-1** der Auslöser zu sein.

Ätiologie: Die Ätiologie der NHL ist nicht bekannt. Die Entstehung der ATLL wird auf eine Infektion durch das **Retrovirus HTLV-1** zurückgeführt, welches eine maligne Transformation der T-Helfer-Lymphozyten bewirkt.

10.3 Hauterscheinungen bei hochmalignem Non-Hodgkin-Lymphom

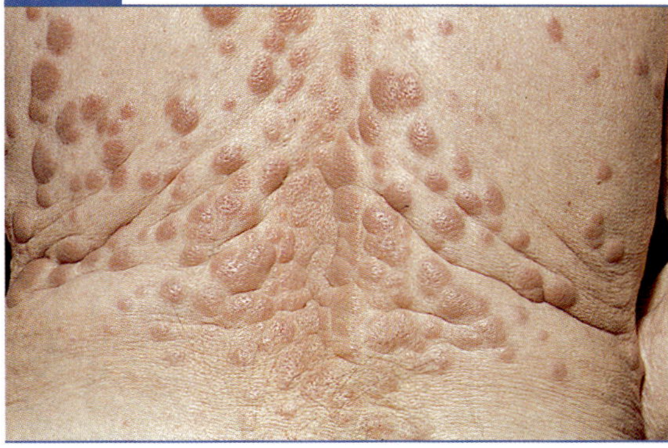

Plattenartige Infiltrate und tumoröse Knoten.

Klinik: Es entwickeln sich relativ rasch plattenartige Infiltrate oder tumoröse Knoten von roter bis brauner Farbe, die solitär wie auch disseminiert auftreten können (Abb. **10.3**). Lymphknoten und Milz sind meist mitbeteiligt. Der Befall innerer Organe wie Leber und Lunge und bei HIV-Patienten des ZNS ist häufig.

Klinik: Es entwickeln sich rasch wachsende, plattenartige Infiltrate und Tumoren bei gleichzeitigem Befall von Lymphknoten und Milz (Abb. **10.3**).

Diagnostik: Die Diagnosestellung erfolgt histopathologisch. Die Diagnose eines ATLL wird neben dem klinischen und histopathologischen Befund durch den Nachweis von HTLV-1 DNA-Sequenzen und Antikörpern gegen dieses Virus gestellt. Im peripheren Blut lassen sich zirkulierende Tumorzellen nachweisen.

Diagnostik: Die Diagnosestellung erfolgt histopathologisch.

Histopathologie: Dichtes, mitosereiches Infiltrat von atypischen Frühformen lymphatischer Zellen (Blasten). Die Entartung ist oft derartig ausgeprägt, dass auch durch Oberflächenmarkerbestimmung der Nachweis der Ursprungszelle nicht mehr möglich ist.

Histopathologie: Dermales Infiltrat aus monomorphen atypischen Frühformen lymphatischer Zellen.

Differenzialdiagnose: Hautmetastasen können histopathologisch abgegrenzt werden.

Differenzialdiagnose: Hautmetastasen.

Therapie: Therapieversuche mit Röntgenbestrahlung und Polychemotherapie.

Prognose: Der Verlauf ist foudroyant, die meisten Patienten sterben schon im Jahr nach der Diagnosestellung.

Therapie: Strahlentherapie und Polychemotherapie.
Prognose: In der Regel letaler Verlauf innerhalb von 12 Monaten.

10.4 Leukosen der Haut

10.4.1 Allgemeines

Leukosen oder Leukämien sind durch eine systemische, diffuse und autonome Proliferation weißer Blutzellen gekennzeichnet. Meist kommt es zur Ausschwemmung dieser malignen Zellen ins Blut. Die Ursprungszellen der lymphatischen Leukämie mit der akuten und chronischen Form und den Lymphadenosen stammen aus der lymphozytären Zelllinie, bei den myeloischen Leukämien oder den Myelosen ist das myeloisch-hämatopoetische Zellsystem betroffen. Im Rahmen dieses Buchabschnittes sollen nur die spezifischen Hauterscheinungen sowie unspezifische Veränderungen dieser Erkrankungen, die Leukämide, behandelt werden.

10.4 Leukosen der Haut

10.4.1 Allgemeines

Leukosen oder Leukämien sind durch eine systemische diffuse und autonome Proliferation weißer Blutkörperchen gekennzeichnet. Im Folgenden sollen spezifische Hauterscheinungen und unspezifische Veränderungen, die Leukämide, behandelt werden.

10.4.2 Lymphadenosis cutis circumscripta

▶ **Definition:** Spezifische leukämische Infiltrate an Haut oder Schleimhäuten, die bei der **chronisch lymphatischen Leukämie** (B-CLL, T-CLL) und selten auch bei der **akuten lymphatischen Leukämie** (ALL) auftreten.

10.4.2 Lymphadenosis cutis circumscripta

◀ Definition

Epidemiologie: Bei etwa 30% der CLL werden spezifische Hautveränderungen beobachtet.

Epidemiologie: Spezifische Hauterscheinungen bei ca. 30% der CLL.

10.4

10.4 Facies leontina

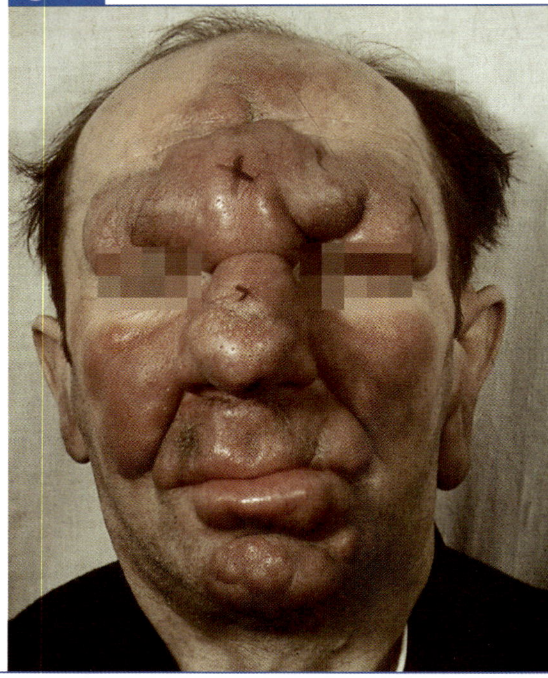

Ausgeprägte Vergröberung der Gesichtszüge bei diffuser leukämischer Infiltration.

Löwengesicht

DD: z.B. Rosacea

Klinik: Es entstehen asymptomatische, symmetrische knotige Infiltrate, vor allem im Gesicht. Entwicklung einer **Facies leontina** möglich (Abb. **10.4**). Der Befall von Tonsillen, Zahnfleisch und Gaumen ist häufig.

Klinik: Es entstehen symmetrisch knotige Infiltrate von hautfarbener bis braunroter Farbe, die meist im Gesicht lokalisiert sind und keine Beschwerden verursachen. Juckreiz ist selten. Eine Vergröberung der Gesichtszüge bei einer diffusen leukämischen Infiltration wird als **Facies leontina** bezeichnet (Abb. **10.4**). Der Befall der Schleimhäute ist häufig; im Mund sind meist die Tonsillen, das Zahnfleisch (Makrulie) und der Gaumen betroffen.

Als Maximalform wird eine lymphatisch-leukämische Erythrodermie beobachtet.

Maximalform der Lymphadenosis cutis circumscripta ist die (seltene) lymphatisch-leukämische Erythrodermie mit generalisierter spezifischer Infiltration der Haut.

Diagnostik: Die Diagnose wird histopathologisch gestellt.

Diagnostik: Unter Diaphanoskopie sieht man meist ein lupoides Infiltrat. Die Diagnose wird histopathologisch gestellt.

Histopathologie: Man findet ein monomorphes lymphozytäres Infiltrat im Corium.

Histopathologie: Es findet sich eine Infiltration des Coriums durch ein monomorphes Infiltrat atypischer Lymphozyten. Keimzentren oder follikuläre Strukturen entstehen nicht. Im Gegensatz zu B-Zell-Leukämien kann bei T-Zell-Leukämien eine epidermale Beteiligung auftreten.

Differenzialdiagnose: Andere kutane Lymphome, Pseudolymphome und Granulomatosen.

Differenzialdiagnose: Als klinische Differenzialdiagnose kommen andere kutane Lymphome und Pseudolymphome in Betracht; ferner Granulomatosen wie die Sarkoidose und das eosinophile Granulom des Gesichtes.

Therapie: Polychemotherapie und Strahlentherapie. -> erst Endstadium -> vorher?
NHK: -> Konstitutionsmittel (Homöopathie)
-> sehr gute Erfolge

Therapie: Die Behandlung erfolgt im Rahmen der Grundkrankheit mit einer Polychemotherapie. Die spezifischen Hautveränderungen sprechen sehr gut auf eine Strahlentherapie an.

10.4.3 Hautveränderungen bei akuten Leukosen

Nekrotisierende spezifische Infiltrate der Tonsillen, des Zahnfleisches und der Anogenitalregion.

Bei den akuten Leukosen findet man regelmäßig Haut- und Schleimhautveränderungen. Häufig sind spezifische Infiltrate der Tonsillen und des Zahnfleisches. Es besteht eine Neigung zur Nekrotisierung. Seltener treten diese Veränderungen auch in der Anogenitalgegend und am übrigen Integument auf. Die Therapie besteht in einer Polychemotherapie, die Hautveränderungen sprechen auf eine Strahlentherapie an. Bakteriell superinfizierte Infiltrate werden antibiotisch behandelt.

10.4.4 Hautveränderungen bei der Monozytenleukämie

▶ **Synonym:** Myelosis circumscripta monocytotica

Epidemiologie: Monozytenleukämien sind selten, die Erkrankung tritt vor allem im höheren Lebensalter auf.

Klinik: Die spezifischen Hautveränderungen der Monozytenleukämie gehen öfter den leukämischen Blutbildveränderungen voraus. Es findet sich ein polymorphes makulopapulöses, teilweise schuppiges, livid-rotes bis bräunliches Exanthem oder ein nodöser Hautbefall (Abb. **10.5**). Hierbei entstehen eruptiv multiple blaurote Knoten ohne bevorzugten Sitz. Diese Hautveränderungen wurden früher als **Retikulosarkomatose Gottron** bezeichnet. Der Befall der Mundschleimhaut mit Gingivahyperplasie ist möglich.

10.4.4 Hautveränderungen bei der Monozytenleukämie

Epidemiologie: Seltene Erkrankung des höheren Lebensalters.

Klinik: Spezifische Hautveränderungen können den leukämischen Blutbildveränderungen vorausgehen. Diese bestehen in einem polymorphen, makulopapulösen, teilweise schuppigen Exanthem oder in nodösem Hautbefall (Abb. **10.5**) mit multiplen blauroten Knoten. Mundschleimhautbefall ist möglich.

10.5 Spezifische Hautveränderung bei Monozytenleukämie

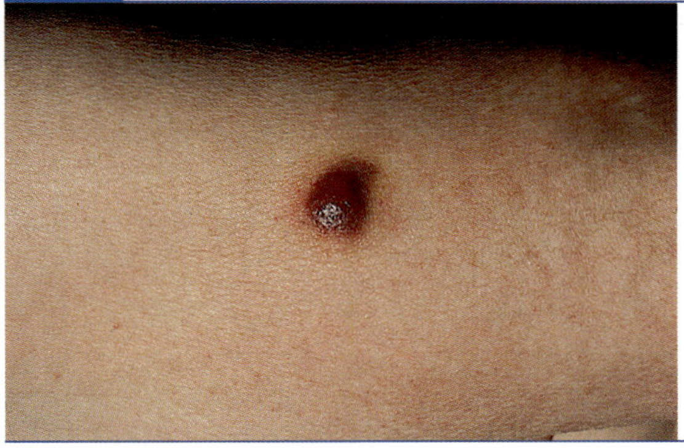

Hämorrhagischer Tumorknoten bei einer 82-jährigen Patientin mit Monozytenleukämie.

10.5

Diagnostik: Die Diagnose erfolgt immunhistopathologisch.

Histopathologie: Es findet sich ein monomorphes, diffuses, auch perivaskuläres und periadnexielles Infiltrat aus atypischen Zellen.

Differenzialdiagnose: Differenzialdiagnostisch kommen andere hochmaligne NHL in Betracht.

Therapie: Die Grunderkrankung wird polychemotherapeutisch behandelt. Die Hautveränderungen sprechen auf eine Strahlentherapie an. Der Effekt dieser Maßnahmen ist jedoch nur temporär.

Prognose: Die Krankheit hat einen foudroyanten Verlauf und führt in wenigen Monaten zum Tode.

Diagnostik: Immunhistopathologische Diagnose.
Histopathologie: Monomorphes monozytäres Infiltrat des Coriums ohne Beteiligung der Epidermis.
Differenzialdiagnose: Andere kutane Lymphome.

Therapie: Polychemotherapie und Strahlentherapie sind temporär wirksam.

Prognose: Die Krankheit führt innerhalb von Monaten zum Tode.

10.4.5 Leukämide

Epidemiologie: Unspezifische Hauterscheinungen sind bei etwa 50% der Leukosepatienten zu beobachten.

Klinik: Der Pruritus sine materia wie auch die Prurigo leucaemica kann bei allen Leukämieformen auftreten. Generalisierte, unspezifische Erythrodermien finden sich häufig bei den chronisch lymphatischen Leukämien, die Unterscheidung von spezifischen Erythrodermieformen ist nur histopathologisch möglich. Die Erythrodermie kann dem Leukosenachweis längere Zeit vorausgehen.
Die lymphombedingte Immunsuppression kann zu einem generalisierten Zoster oder anderen Infektionen führen, ebenso beobachtet man manchmal einen **malignen Herpes simplex**, der im Mund unter dem Bild eines **Aphthoid Pospischill-Feyrter** auftritt. Die akuten Leukosen führen zu einer massiven Infiltration des Knochenmarkes, die daraus folgende Panzytopenie äußert sich am auffälligsten in Hämatomen und purpuriformen Blutungen (Zahnfleischblutungen).

10.4.5 Leukämide

Epidemiologie: Unspezifische Hauterscheinungen finden sich bei 50% aller Leukosen.

Klinik: Häufig sind Pruritus und Prurigo. Unspezifische Erythrodermien finden sich oft bei der CLL.

Akute Leukosen verursachen Gerinnungsstörungen mit Hautblutungen, außerdem Immunschwäche mit gehäuften Infekten.

Bei Kryoglobulinämie finden sich Livedo, Kälteurtikaria und Raynaud-Phänomene.

Die bei **Plasmozytomen** und Leukämien zu beobachtende **Kryoglobulinämie** kann eine **Livedo reticularis**, eine **Kälteurtikaria** und **Raynaud-Phänomene** auslösen. Als Auslöser eines **Pyoderma gangraenosum** kommen sowohl Plasmozytome wie Leukosen infrage. Ein atypisches **Sweet-Syndrom** (akute febrile neutrophile Dermatose) wird gehäuft bei der akuten myeloischen Leukämie, aber auch bei anderen Leukämieformen beobachtet.

Therapie: Die Behandlung der Grundkrankheit steht im Vordergrund.

Therapie: Die Behandlung der Grundkrankheit steht im Vordergrund. Die unspezifischen Hautveränderungen werden entsprechend der ausgelösten Dermatose therapiert. Falls eine Leukose als Grundkrankheit nicht bekannt ist, sollte diese bei den genannten Leukämiden ausgeschlossen werden.

10.5 Pseudolymphome

10.5.1 Allgemeines

10.5 Pseudolymphome

10.5.1 Allgemeines

Kutane Pseudolymphome sind gutartige, rückbildungsfähige, lymphoproliferative Prozesse, die klinisch und oft auch histopathologisch einem malignen Lymphom gleichen. Als Ursache dieser Veränderungen kommen Insektenstiche, Arzneimittelallergien oder abnorme Reaktionen auf Licht oder Fremdkörper infrage.

10.5.2 Lymphozytom

10.5.2 Lymphozytom

▶ **Synonym:** Lymphadenosis benigna cutis

▶ **Definition**

▶ **Definition:** Singulärer, rückbildungsfähiger, reaktiv hyperplastischer, lymphoretikulärer Herd, der nach **Zeckenstichen** entstehen kann.

Epidemiologie: Betrifft Kinder und Jugendliche sowie meist weibliche Erwachsene.

Epidemiologie: Das Lymphozytom tritt bei Kindern und Jugendlichen auf, bei Erwachsenen wird es häufiger bei Frauen beobachtet.

Ätiologie: Infektion mit Borrelia burgdorferi.

Ätiologie: Eine Infektion durch **Borrelia burgdorferi** oder andere Borrelientypen ist in den meisten Fällen Auslöser des Lymphozytoms.

Klinik: Scharf begrenzte livid-rote Infiltrate an Ohrläppchen, Mamille und Skrotum (Abb. **10.6**).

Klinik: In der Regel finden sich am Ohrläppchen (Abb. **10.6**), der Mamillengegend, der Axille oder am Skrotum ein recht scharf begrenztes, relativ weiches, blaurotes, tumoröses Infiltrat; gelegentlich geht von diesem Herd Juckreiz aus, Allgemeinsymptome fehlen. Die regionären Lymphknoten sind zuweilen geschwollen, im Blutbild kann eine Lymphozytose bestehen. Ein örtlicher Zusammenhang mit vorausgegangenen Zeckenstichen kann aber nur in den seltensten Fällen nachgewiesen werden.

10.6

10.6 Lymphozytom

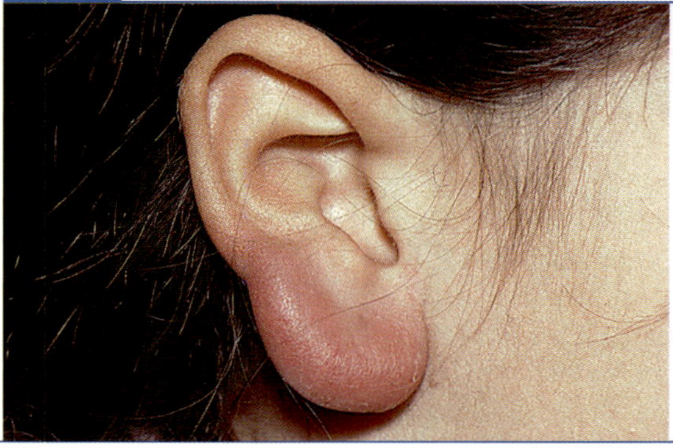

Deutlich begrenztes, rotbläuliches, tumoröses Infiltrat am Ohrläppchen bei einem 14-jährigen Mädchen.

Diagnostik: Die klinische Verdachtsdiagnose sollte histopathologisch bestätigt werden.

Diagnostik: Klinisches Bild und Histopathologie.

Histopathologie: Charakteristisch sind noduläre, teilweise auch diffuse lymphoide Infiltrate im oberen und mittleren Corium mit Abnahme der Infiltratdichte zur Subkutis hin und oft Ausbildung von Keimzentren (**B-Zell-Pseudo-Lymphom).**

Histopathologie: Lymphofollikuläre Infiltrate von B-Lymphozyten.

Differenzialdiagnose: Ein echtes Lymphom, eine Sarkoidose, ein eosinophiles Granulom und an der Brust ein Morbus Paget sind histopathologisch auszuschließen. Die Abgrenzung von B-Zell-Pseudolymphomen anderer Genese ist durch Bestimmung der Antikörpertiter gegen Borrelien sowie dem molekulargenetischen Nachweis von Borrelien-DNA durch eine PCR-Untersuchung möglich.

Differenzialdiagnose: Lymphom, Sarkoidose, Morbus Paget der Mamille, eosinophiles Granulom (Gesicht).

Therapie: Therapeutisch orale Gabe von Amoxicillin (3 g/die) oder Doxycyclin (200 mg/die) für mindestens 14 Tage.

Therapie: Amoxicillin oder Doxycyclin.

10.5.3 Lymphocytic infiltration of the skin (Jessner-Kanof)

10.5.3 Lymphocytic infiltration of the skin (Jessner-Kanof)

▶ **Definition:** Rückbildungsfähige, figurierte lymphozytäre Infiltrate besonders in lichtexponierten Arealen.

◀ **Definition**

Epidemiologie: Nicht seltene Erkrankung im mittleren Erwachsenenalter, die vor allem bei Männern auftritt.

Epidemiologie: Betrifft bevorzugt Männer im mittleren Alter.

Ätiologie: Die Ursache der Erkrankung ist unbekannt. Sie ist auch noch nicht generell als eigene Entität anerkannt.

Ätiologie: Ungeklärt.

Klinik: Insbesondere in den lichtexponierten Arealen des Gesichtes, des Nackens und des oberen Thorax finden sich scharf begrenzte rote bis rotbraune Infiltrate, die oft aus einer Papel entstehen und sich unter zentraler Abheilung peripher ausbreiten (Abb. **10.7**). Zuweilen ist die Oberfläche schuppig belegt. Juckreiz ist die Ausnahme. Nach Monaten erfolgt eine spontane Abheilung ohne Narbenbildung; ein schubartiges Auftreten in weiteren Arealen ist jedoch nicht selten. Hyperästhesien oder follikuläre Keratosen wie beim diskoiden Lupus erythematodes lassen sich nicht nachweisen.

Klinik: Asymptomatische, oft figurierte Infiltrate in lichtexponierten Herden. Die Einzelherde heilen spontan ab, schubartig treten jedoch neue Läsionen auf (Abb. **10.7**).

Diagnostik: Die Diagnose erfolgt histopathologisch.

Diagnostik: Histopathologische Diagnose.

Histopathologie: Es finden sich mäßig dichte oberflächliche und tiefe perivaskuläre Infiltrate, die überwiegend aus T-Lymphozyten bestehen (T-Zell-Pseudolymphom).

Histopathologie: Perivaskuläre Infiltrate aus T-Helferzellen.

Differenzialdiagnose: Differenzialdiagnostisch sollte primär eine Mykose sowie ein diskoider Lupus erythematodes ausgeschlossen werden. Klinisch ähnliche

Differenzialdiagnose: Mykose, diskoider LE, polymorphe Lichtdermatose, Arzneimittelreaktionen, Borreliose.

10.7 Anulär lymphozytäres Infiltrat

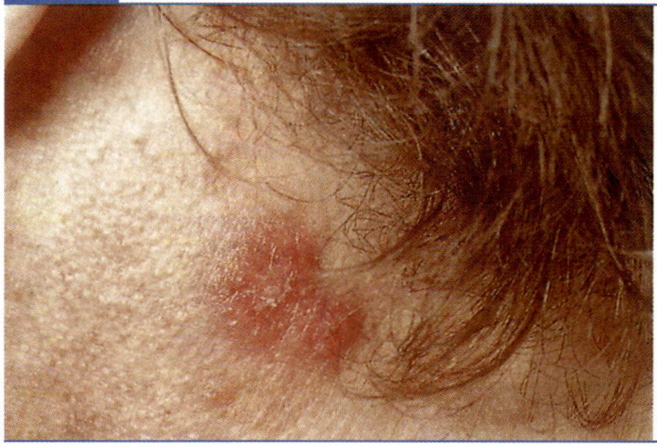

Lymphocytic infiltration of the skin bei einem 40-jährigen Mann.

10.7

Bilder können auch durch eine polymorphe Lichtdermatose, Arzneimittelreaktionen und Borrelieninfekte hervorgerufen werden.

Therapie: Unbefriedigend. Versuch mit Lokalsteroiden möglich, evtl. Chloroquin.

Therapie: Die Therapie ist oft unbefriedigend. Wirksam sind lokale und systemische Steroide. Versucht werden kann auch eine Chloroquin-(Resochin-)Therapie.

10.5.4 Aktinisches Retikuloid

10.5.4 Aktinisches Retikuloid

▶ **Synonym:** Chronisch aktinische Dermatitis

▶ **Definition**

▶ **Definition:** Chronische ekzematoide Lichtreaktion, die an ein Lymphom erinnert. Vorausgegangen sind in der Regel Photoallergien und eine persistierende Lichtreaktion.

Epidemiologie: Selten, betrifft meist ältere Männer.

Epidemiologie: Die Krankheit ist selten und betrifft Männer des mittleren und höheren Alters.

Ätiologie: Nicht sicher bekannt.

Ätiologie: Die Ursache ist unbekannt. Man nimmt an, dass es in Folge einer photoallergischen Dermatitis zu einer persistierenden Lichtreaktion kommt, die in ein aktinisches Retikuloid übergeht.

Klinik: Man findet lichenoide, ekzematöse Herde an den lichtexponierten Stellen mit starkem Juckreiz (Abb. **10.8**) und eine ausgeprägte Lichtempfindlichkeit.

Klinik: An lichtexponierten Stellen des Gesichts und des Nackens entsteht ein zunehmend lichenoides, chronisches Ekzem mit Hautverdickung, Rötung, Schuppung und starkem Juckreiz (Abb. **10.8**). In seltenen Fällen mündet die Erkrankung in eine Erythrodermie. Es besteht eine ausgeprägte Lichtempfindlichkeit gegenüber UVA, UVB und sichtbarem Licht.

Diagnostik: Klinisches Bild und Histopathologie.

Diagnostik: Die Diagnose ergibt sich aus den klinischen und histopathologischen Befunden.

Histopathologie: Ein buntes, dermales Infiltrat zeigt atypische Lymphozyten, Eosinophile und Plasmazellen.

Histopathologie: Im Corium findet sich ein dichtes, buntes Infiltrat aus Lymphozyten (überwiegend Suppressor-T-Lymphozyten, CD8-positiv), Plasmazellen und Eosinophilen. Vereinzelt lassen sich atypische Lymphozyten mit Mitosen nachweisen. Das Bild ist jedoch uncharakteristisch; typische, die Diagnose beweisende Veränderungen gibt es nicht.

10.8

10.8 Aktinisches Retikuloid

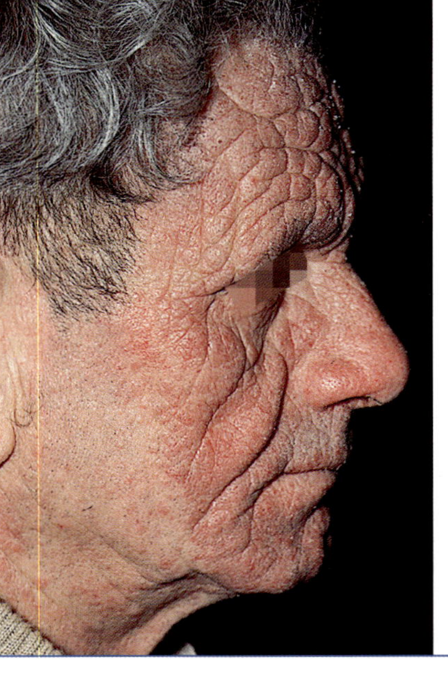

Ausgeprägte chronische, lichenoide Hautverdickung bei einem 59-jährigen Patienten mit multiplen Photoallergien (Gärtner).

Differenzialdiagnose: Differenzialdiagnostisch kommt ein chronisch photoallergisches Ekzem und bei großflächigem Befall auch eine Mycosis fungoides in Betracht.

Differenzialdiagnose: Photoallergisches Ekzem, Mycosis fungoides.

Therapie: Die absolute Vermeidung von Lichtprovokationen und Lichtschutz sind zwingende Vorraussetzung für eine erfolgreiche Therapie. Paradoxerweise ist jedoch eine Lichttherapie mit niedrig dosierter PUVA oft wirksam. Die Lokaltherapie mit Steroiden kann hilfreich sein, eine immunsuppressive Therapie mit Kortikoiden, Azathioprin, Methotrexat oder Cyclosporin A sollte schweren Fällen vorbehalten bleiben. Beta-Carotin (z. B. Carotaben) und Chloroquin (z. B. Resochin) sind nur in Einzelfällen wirksam.

Therapie: Lichtschutz. Lokal: Kortikoide. Systemisch: Versuch mit Chloroquin, evtl. Kortikoide.

Prognose: Jahrelange Persistenz; eine spontane Rückbildung und auch eine Normalisierung der Lichtempfindlichkeit sind jedoch möglich.

Prognose: Persistenz über Jahre, spontane Rückbildung möglich.

10.6 Morbus Hodgkin

X Wucherung in Lymphsystem

10.6 Morbus Hodgkin

▶ **Synonym:** Lymphogranulomatose

▶ **Definition:** Chronisch progrediente, granulomatöse Systemerkrankung des lymphoretikulären Gewebes mit oft infauster Prognose. Der Nachweis von Hodgkin- und Sternberg-Zellen ist für diese Erkrankung pathognomonisch.

◀ **Definition**

Epidemiologie: Der Morbus Hodgkin tritt mit zwei Erkrankungsgipfeln im jüngeren Erwachsenenalter sowie jenseits des 50. Lebensjahres, vor allem bei Männern, auf. Bei HIV-Patienten scheint die Erkrankung gehäuft vorzukommen.

Epidemiologie: Erkrankungsgipfel im frühen Erwachsenenalter und jenseits des 50. Lebensjahres. Betroffen sind v. a. Männer.

Ätiologie und Pathogenese: Die Ursache der Erkrankung ist nicht bekannt. Die pathogenetische Rolle des Epstein-Barr-Virus, das in etwa 40% der Hodgkin-Lymphome nachweisbar ist, konnte bislang noch nicht geklärt werden.

Ätiologie und Pathogenese: Ungeklärt, insbesondere die pathogenetische Rolle einer Epstein-Barr-Virusinfektion.

Klinik: Die Hauptmanifestationsorte des Morbus Hodgkin sind Lymphknoten und Milz. Bis zu 5% der Erkrankten weisen spezifische Hauterscheinungen mit Nachweis von Hodgkin-Zellen in der Dermis auf. Bevorzugt an der Kopfhaut und am Rumpf entstehen unscharf begrenzte, livid-rote oder bräunliche Plaques oder Knoten. In Spätstadien der Erkrankung werden auch diffuse plattenartige Hautinfiltrate, insbesondere über Lymphknotenregionen beobachtet. Eine Exulzeration der Herde ist möglich (**Ulcus lymphogranulomatosum**).
Häufig kommt es zu ulzerierenden Tonsillitiden als Folge spezifischer Infiltrate im lymphatischen Rachenring. Ein Befall der Mundschleimhaut und des Zahnfleisches wird im Gegensatz zu Leukosen nicht beobachtet.

Klinik: Die Hauptmanifestationsorte des Morbus Hodgkin sind Lymphknoten und Milz. Spezifische Hauterscheinungen werden bei bis zu 5% der Erkrankten beobachtet. Häufig findet man spezifische knotige oder plattenartige, oft exulzerierte Infiltrate (**Ulcus lymphogranulomatosum)** und ulzerierende Tonsillitiden (lymphatischer Rachenring). Das Zahnfleisch ist nicht befallen.

Bei 30–50% der Hodgkin-Patienten kommt es zu **unspezifischen paraneoplastischen Hautveränderungen:** Sehr häufig sind der Pruritus sine materia oder diffuse Hyperpigmentierungen der Haut. Die **Prurigo lymphogranulomatotica** mit ihrem starken Juckreiz stellt eine weitere sehr therapierefraktäre paraneoplastische Dermatose dar. Ein Zoster generalisatus ist Folge einer krankheitsbedingten Immunsuppression. Seltener werden ichthyosiforme Hautveränderungen, eine Vaskulitis, bullöse Eruptionen, ein Pemphigoid oder ein Erythema nodosum beobachtet. → am Schienbein! (druckschmerzhaft)

Weitaus häufiger sind die **unspezifischen Hauterscheinungen:** Pruritus, Hyperpigmentierungen, **Prurigo lymphogranulomatotica** und Zoster generalisatus.

Diagnostik: Die Diagnose wird histopathologisch gestellt.
Histopathologie: Der Morbus Hodgkin wird aufgrund des histopathologischen Befundes der befallenen Lymphknoten in vier Typen eingeteilt. Diese typischen histologischen Kriterien finden sich jedoch nicht in dermalen Infiltraten.
Die Diagnose erfordert den Nachweis der mehrkernigen **Sternberg-Riesenzellen** oder deren einkernigen Vorläuferzellen, den **Hodgkin-Zellen;** zusätzlich findet sich ein gemischtzelliges, reaktives Begleitinfiltrat, das dominieren kann. Da die Hodgkin-Zellen CD30-positiv sind, ist eine Abgrenzung der lymphomatoiden Papulose oder CD30-positiver Lymphome oft problematisch.

- Gürtelrose (Zoster generalisatis!) mögl.

Diagnostik: Histopathologische Diagnose.
Histopathologie: Das Hodgkin-Infiltrat zeigt ein buntes Zellbild, pathognomonisch ist der Nachweis von **Hodgkin-** und **Sternberg-Zellen.**

- wellenförmiger Fieberverlauf
- 30% Alkoholschmerz
- Juckreiz (Ursache in Haut)
- kl. Knötchen an Extremitäten

keine Stomatitis ulcerosa!

Therapie: Bei spezifischen Hautveränderungen: Polychemotherapie und evtl. Strahlentherapie. Unspezifische Hautveränderungen werden wie die entsprechenden Dermatosen behandelt.

Therapie: Spezifische Infiltrate werden aggressiv mit einer Polychemotherapie oder einer Strahlenbehandlung angegangen. Die unspezifischen Hautveränderungen werden wie die entsprechenden Dermatosen therapiert. Der häufig auftretende Pruritus ist oft therapierefraktär. Antihistaminika sowie eine Lichttherapie können effektiv sein.

10.7 Histiozytosen

10.7.1 Allgemeines

10.7 Histiozytosen

10.7.1 Allgemeines

Histiozytosen sind durch monozytär-histiozytäre Infiltrate gekennzeichnet. Morphologisch erscheinen diese Infiltratzellen als Xanthomzellen, Epitheloidzellen, Fremdkörperriesenzellen oder Langerhanszellen.
Eine allgemein anerkannte Klassifikation der Histiozytosen gibt es bislang noch nicht. Sie werden in die **Non-Langerhanszell-Histiozytosen**, zu denen das **juvenile Xanthogranulom**, die **benigne zephalische Histiozytose**, das **Xanthoma disseminatum**, die **multizentrische Retikulohistiozytose**, das **generalisierte eruptive Histiozytom** und weitere noch seltener auftretende Formen gezählt werden und die **Langerhanszell-Histiozytosen** mit ihren Unterformen unterteilt.

10.7.2 Juveniles Xanthogranulom

10.7.2 Juveniles Xanthogranulom

▶ **Synonyme:** Juveniles Riesenzellgranulom, Nävoxanthoendotheliom

▶ **Definition**

▶ **Definition:** Benigne Histiozytose des frühen Kindesalters, bei der gelbe Knoten bevorzugt im Gesicht auftreten, die sich innerhalb einiger Jahre spontan zurückbilden.

Epidemiologie: Die Erkrankung ist nicht selten und betrifft Säuglinge und Kleinkinder.

Epidemiologie: Die Erkrankung ist nicht selten und tritt bei Säuglingen und Kleinkindern, vor allem im ersten Lebensjahr auf.

Ätiologie: Unbekannt.

Ätiologie: Die Ätiologie ist unbekannt.

Klinik: Gelb glänzende Tumoren im Gesicht und an den Streckseiten der Extremitäten, die sich nach Monaten bis Jahren spontan zurückbilden (Abb. **10.9**).

Klinik: Am Kopf und den Streckseiten der Extremitäten finden sich gelbe, kutan gelegene Papeln oder halbkugelige Tumoren. Diese treten solitär oder zu mehreren ohne Regelmäßigkeit der Anordnung auf (Abb. **10.9**). In seltenen Fällen sind Schleimhäute, Augen und innere Organe betroffen. Ohne Therapie bilden sich die asymptomatischen Herde innerhalb von Jahren unter Rücklassung einer Hyperpigmentierung zurück.

Diagnostik: Klinisch.

Diagnostik: Die Diagnose wird klinisch gestellt, eine histopathologische Bestätigung ist nur selten nötig.

10.9

10.9 Juveniles Xanthogranulom

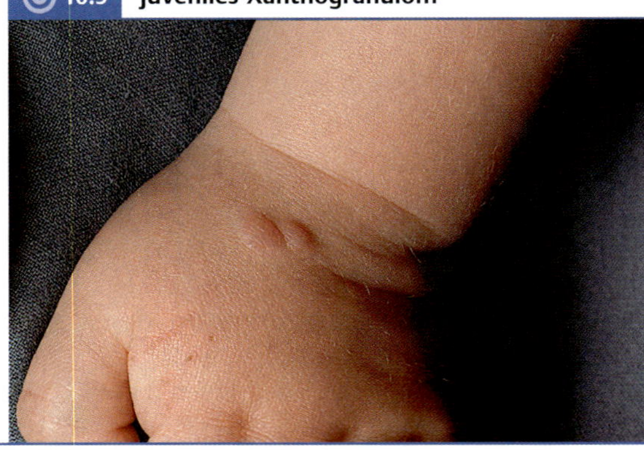

Zwei kutan gelegene Papeln am Handgelenk bei einem 18 Monate alten Mädchen.

Histopathologie: Es finden sich dermale granulomatöse Infiltrate aus Histiozyten, Schaumzellen, typischen Touton-Riesenzellen, Fremdkörperriesenzellen, Lymphozyten und Eosinophilen. Langerhanszellen sind nicht beteiligt, eine Beziehung zur Langerhanszell-Histiozytose besteht nicht.

Histopathologie: Histiozytäre granulomatöse Infiltrate.

Differenzialdiagnose: Ein exanthematischer Befall im Gesicht kann eine Langerhanszell-Histiozytose imitieren, die histologisch ausgeschlossen werden kann. Mastozytosen können durch fehlende urtikarielle Reaktionen nach physikalischen Reizen ausgeschlossen werden.

Differenzialdiagnose: Mastozytose, Langerhanszell-Histiozytose

Therapie: Keine, allenfalls ist die Exzision störender Knoten zu erwägen. Bei exanthematischem Befall kann eine Kortikoidbehandlung versucht werden.

Therapie: Nicht nötig.

10.7.3 Langerhanszell-Histiozytosen

▶ **Synonym:** Histiozytosis X

▶ **Definition:** Durch Infiltrate und Granulome aus Langerhanszellen gekennzeichnete Erkrankung.

◀ **Definition**

Epidemiologie: Die Langerhanszell-Histiozytosen sind selten. Sie treten bevorzugt im Kindesalter auf.

Epidemiologie: Selten, betrift vor allem Kinder.

Ätiologie: Die Ätiologie ist unbekannt. Es ist bislang noch nicht geklärt, ob die Langerhanszell-Histiozytosen einen reaktiven Prozess oder eine maligne Proliferation darstellen.

Ätiologie: Nicht bekannt.

Klinik: Es handelt sich um primäre Systemerkrankungen, wobei in der Hälfte der Fälle Hauterscheinungen vorliegen. Nach Verlaufsform und Manifestationsalter werden drei Erscheinungsformen unterschieden, wobei Übergänge dieser Formen möglich sind.

- Das **Abt-Letterer-Siwe-Syndrom** tritt gewöhnlich als akute Erkrankung im ersten Lebensjahr auf. An der Haut findet man gelbbraune, leicht schuppende Papeln, die zum Teil nekrotisch zerfallen und dann sekundär superinfiziert werden. Das schubartige Neuauftreten von Effloreszenzen führt zu einem polymorphen Bild. Die Erkrankung ist primär generalisiert, sie führt zu septischem Fieber und Blutbildveränderungen. Häufig bestehen Lymphadenopathien, eine Hepatosplenomegalie und auch Knochenveränderungen. Die Erkrankung schreitet rasch voran und führt oft innerhalb eines Jahres zum Tode.
- Die **Hand-Schüller-Christian-Krankheit** ist die chronische Verlaufsform der Langerhanszell-Histiozytose. Die Erkrankung beginnt im Kindesalter, selten auch im Erwachsenenalter. Die Hautveränderungen sind vielgestaltig, es finden sich braunrote Flecken und gelbbraune schuppende Papeln, die krustig belegt und oft auch superinfiziert sind. Prädilektionsorte sind der Kopf, die seborrhoischen Areale des Rumpfes und die Anogenitalregion. An den Schleimhäuten kann es zu schmerzhaften Ulzerationen kommen. Durch Granulombildung in den Knochen kommt es zu Defekten, die im Bereich der Schädelkalotte zu einem Landkartenschädel führen. Bei Befall der Sella kommt es zum **Diabetes insipidus;** Granulome in der Orbita führen zum Exophthalmus. Der Verlauf ist in der Regel chronisch progredient und führt in vielen Fällen zum Tode. Die Prognose ist um so besser, je später die Erkrankung auftritt.
- Das **eosinophile Granulom der Knochen** ist eine relativ gutartige Verlaufsform der Langerhanszell-Histiozytose. Sie wird als Spielart der Hand-Schüller-Christian-Krankheit aufgefasst, bei der Knochendefekte im Vordergrund stehen. Diese führen oft zu Spontanfrakturen. Die Hautveränderungen entsprechen der Hand-Schüller-Christian-Krankheit, sind jedoch diskreter aus-

Klinik: Einteilung in drei Unterformen:

- **Abt-Letterer-Siwe-Syndrom:** Polymorphes Bild mit superinfizierten, teilweise nekrotischen Papeln. Septisches Fieber, Lymphadenopathie, Hepatosplenomegalie. Oft letaler Verlauf innerhalb von einem Jahr.
- **Hand-Schüller-Christian-Krankheit:** Polymorphes Bild mit Flecken und zum Teil superinfizierten Papeln an Kopf, Rumpf und Anogenitalgegend. Knochenbefall (Landkartenschädel), oft mit Destruktion der Sella und Diabetes insipidus, Exophthalmus. Chronisch progredienter Verlauf, oft letal.
- **Eosionophiles Granulom der Knochen:** Hautveränderungen wie bei der Hand-Schüller-Christian-Krankheit, aber diskreter. Obligater Knochenbefall mit häufigen Spontanfrakturen. Relativ gutartige Verlaufsform der Histiozytose.

geprägt. Die Erkrankung schreitet nur langsam fort, zuweilen kommt es zu Spontanheilungen. Eine Beziehung zum eosinophilen Granulom des Gesichtes (Granuloma faciei) besteht nicht.

Diagnostik: Histopathologische Diagnose.

Diagnostik: Die Diagnose wird histopathologisch gesichert.

Histopathologie: Infiltrate von **proliferierenden Histiozyten** (Langerhanszellen).

Histopathologie: Es findet sich eine Proliferation von Histiozyten im Corium mit den **Oberflächenmarkern von Langerhanszellen (CD1 a)**. Elektronenmikroskopisch lassen sich Langerhans- oder **Birbeck-Granula** in diesen Zellen nachweisen. Durch molekulargenetische Untersuchungen konnte gezeigt werden, dass bei den Langerhanszell-Histiozytosen eine klonale Proliferation der Tumorzellen vorliegt.

Differenzialdiagnose: Seborrhoisches Ekzem, Morbus Darier.

Differenzialdiagnose: Bei allen Erkrankungsformen der Langerhanszell-Histiozytosen kommen differenzialdiagnostisch ein seborrhoisches Ekzem sowie ein Morbus Darier in Betracht.

Therapie: Antiseptika, Kortikoide. Polychemotherapie sowie Strahlentherapie der Knochenveränderungen.

Therapie: Die akuten Formen der Langerhanszell-Histiozytosen werden meist in Therapiestudien behandelt, in denen Kortikoide und Zytostatika (Etoposid, Vinblastin, Mercaptopurin und Methotrexat), aber auch Interferon-α und Cyclosporin A verabreicht werden. Chronische kutane Verlaufsformen können mit einer Lichttherapie (PUVA) oder mit Thalidomid behandelt werden. Lokaltherapeutisch kommen Antiseptika und Kortikoide zum Einsatz. Knochenveränderungen sprechen auf eine Strahlentherapie an.

10.8 Mastozytosen

10.8 Mastozytosen

▶ **Synonyme:** Mastzellen-Nävus, Mastozytom, Urticaria pigmentosa

▶ **Definition**

▶ **Definition:** Umschriebene Mastzellanhäufung in der Haut, die als pigmentierte Flecken oder Infiltrate imponieren und nach Reiben urtikariell anschwellen.

Epidemiologie: Betrifft Kinder und jüngere Erwachsene.

Epidemiologie: Die Mastozytosen sind nicht selten und treten vor allem als Mastozytom im Säuglings- und Kleinkindalter auf; im Jugend- und frühen Erwachsenenalter sieht man exanthematische, kleinfleckige Mastozytosen.

Ätiologie: Unbekannt.

Ätiologie: Die Ätiologie ist unbekannt

Klinik: Infiltrate von Linsen- bis Münzgröße, die nach physikalischen Reizen urtikariell anschwellen **(Darier-Zeichen).** Eine stärkere Pigmentierung der Flecken ist möglich.

Klinik: Solitäre oder multiple Mastozytome stellen vor allem bei Kleinkindern die häufigste Manifestation einer Mastozytose dar. Bevorzugt am Stamm finden sich scharf begrenzte bis zu münzgroße, schmutziggelbe bis bräunlich pigmentierte Flecken oder tumoröse Infiltrate. Ein Reiben an den Herden führt zur Freisetzung von Histamin aus den Mastzellen und dadurch zu einem apfelsinenschalenartigen urtikariellen Anschwellen der Flecken und zu starkem Juckreiz (**Darier-Zeichen**).

Die **exanthematische Mastozytose** (Abb. **10.10**) imponiert beim Erwachsenen als **Urticaria pigmentosa**.
Systemische Mastozytosen befallen neben der Haut auch Knochen und innere Organe.

Bei der **exanthematischen Mastozytose** (Abb. **10.10**), die im Erwachsenenalter unter dem Bild einer **Urticaria pigmentosa** auftritt, finden sich am gesamten Integument multiple pigmentierte Flecken, Papeln oder kleine Knoten. Es sind Einzelfälle von Erythrodermien als Maximalvariante der Mastozytose beschrieben. Bei der **seltenen bullösen Mastozytose** kommt es zur Blasenbildung in den Herden, es werden große Mengen Histamin freigesetzt, die sehr oft systemische Reaktionen auslösen. **Systemische Mastozytosen** werden vor allem bei Erwachsenen beobachtet, hierbei finden sich Infiltrate in inneren Organen und Knochen. Hinweise für diese klinische Erscheinungsform sind Diarrhöen, Kreislaufstörungen und Magengeschwüre. Es gibt auch Hinweise dafür, dass schwere allergische (anaphylaktische) Reaktionen insbesondere bei Patienten auftreten, bei denen eine (okkulte) systemische Mastozytose besteht. Die Entartung von Mastozytosen zu Mastzellretikulosen und Mastzellleukämien ist sehr selten.

10.10 Ausgeprägte exanthematische Mastozytose

10.10

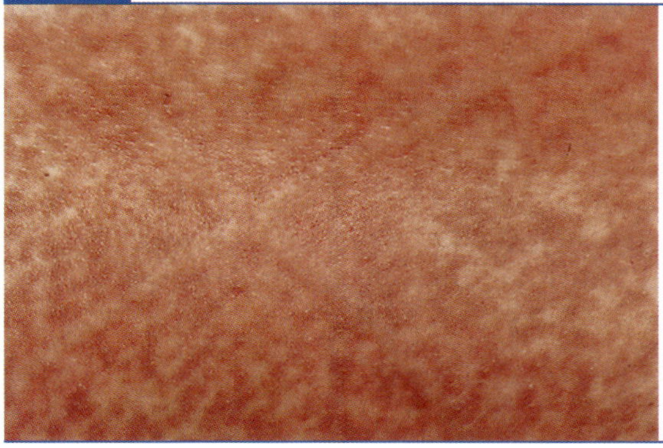

Zentrale urtikarielle Anschwellung nach Reiben der Herde **(Darier-Zeichen)** bei einer 39-jährigen Patientin.

Diagnostik: Die typischen Veränderungen der Herde nach physikalischen Reizen legen die Diagnose einer Mastozytose nahe, die histopathologisch gesichert werden sollte.

Diagnostik: Das positive Darier-Zeichen lässt die Diagnose vermuten, die histopathologisch bestätigt wird.

Histopathologie: Diffus im oberen Corium finden sich Mastzellinfiltrate, die anhand ihrer histamin- und heparinhaltigen Granula nachgewiesen werden, zuweilen besteht eine perivaskuläre Akzentuierung dieser Zellen im mittleren Corium. Auf eine schonende Biopsietechnik zur Vermeidung der Histaminfreisetzung muss geachtet werden.

Histopathologie: Mastzellinfiltrate im Corium.

Differenzialdiagnose: Differenzialdiagnostisch kommen Xanthome, Histiozytome, Lymphome, Arzneimittelexantheme und Insektenstichreaktionen infrage. Bei ausgeprägtem kutanem Befall und bei entsprechenden klinischen Symptomen ist auch an eine systemische Mastozytose zu denken. Ein erhöhter Tryptasespiegel im Serum weist auf eine systemische Erkrankung hin. Bislang ist aber noch nicht geklärt, ob diese serologische Untersuchung eine Knochenmarkbiopsie ersetzen kann.

Differenzialdiagnose: Xanthome, Histiozytome, Lymphome, Arzneimittelexantheme, Insektenstiche.

Therapie: Mastzellstabilisatoren (Ketotifen) und Antihistaminika unterdrücken die Histamineffekte Flush und Pruritus. Gastrointestinale Erscheinungen sprechen gut auf Cromoglicinsäure (z. B. Colimune) an. Eine Urticaria pigmentosa kann durch eine Photochemotherapie (PUVA) gebessert werden. Die Patienten müssen vor Histaminliberatoren (Kodein, Morphin, Azetylsalizylsäure) sowie vor physikalischen Reizen (heiße und kalte Bäder) gewarnt werden.

Therapie: Antihistaminika, UVA- (PUVA-) Bestrahlung.

Prognose: Fast alle der im Säuglingsalter entstandenen Mastozytome bilden sich nach einigen Jahren spontan zurück. Bei Erkrankungsbeginn im späteren Lebensalter ist die Prognose, besonders im Hinblick auf Persistenz und Systembeteiligung, vorsichtiger zu stellen.

Prognose: Im Säuglinsalter entstandene Mastozytome bilden sich spontan zurück; bei späterem Erkrankungsbeginn ist die Prognose fraglich (Persistenz, Systembeteiligung).

11 Granulomatöse Erkrankungen

11 Granulomatöse Erkrankungen

11.1 Allgemeines

11.1 Allgemeines

Die Einordnung der granulomatösen Erkrankungen beruht auf dem einheitlichen histopathologischen Substrat, dem Granulom. Weiterhin ist diesen Krankheiten die unklare Ätiologie, der chronische Verlauf und der braun- oder blaurötliche Aspekt der bestehenden Hauteffloreszenzen gemeinsam; wobei man letzteren am besten unter Glasspateldruck prüft.

11.2 Sarkoidose

11.2 Sarkoidose

▶ **Synonyme:** Boeck-Sarkoid, Morbus Besnier-Boeck-Schaumann

▶ **Definition:** Nicht verkäsende, granulomatöse Systemerkrankung unklarer Ätiologie und Pathogenese, die meist im mittleren Lebensalter auftritt und vor allem mediastinale und periphere Lymphknoten, Lunge und Haut betrifft.

◀ **Definition**

Epidemiologie: Die Sarkoidose ist eine relativ häufige, weltweit verbreitete Erkrankung, die meist im mittleren Lebensalter auftritt und beide Geschlechter gleichermaßen befällt; Frauen werden jedoch häufiger von Hautsarkoidose betroffen. Es besteht eine gesicherte familiäre Belastung und eine Assoziation mit HLA-B 7 und DR 5.

Epidemiologie: Relativ häufige Erkrankung des mittleren Lebensalters mit gleicher Geschlechtsverteilung, Frauen sind jedoch häufiger von Hautsarkoidose betroffen.

Ätiologie: Die Ätiologie ist unklar. Übergänge zu Tuberkulose werden beschrieben. Eine infektiöse Genese bleibt unbestätigt, momentan glaubt man eher an eine **immunologische Störung** mit zellulärer Hyporeaktivität gegenüber vielen Antigenen (Ausnahme Kveim-Reaktion) und normaler bis gesteigerter humoraler Immunität.

Ätiologie: Sie ist unklar. Man vermutet eine **immunologische Störung.**

Verlauf und Klinik: Zunächst muss man die Sarkoidose nach akuten, subakuten und chronischen Verläufen unterteilen. Die akute bzw. subakute Form fängt ziemlich plötzlich mit Fieber, schmerzhaften Gelenken und Müdigkeit an. Häufig entwickelt sich ein Erythema nodosum. Die chronische Sarkoidose kann unerkannt abheilen, aber auch durch Entwicklung einer irreversiblen Lungenfibrose zum tödlichen Ausgang führen.
In allen Stadien kommen Hauterscheinungen vor; im Frühstadium tritt meist ein Erythema nodosum auf. Zum weiteren Organbefall s. Abb. **11.1**.

Verlauf und Klinik: Man unterscheidet eine akute von einer subakuten und chronischen Verlaufsform. Im Frühstadium tritt häufig ein Erythema nodosum auf.
Zum Organbefall s. Abb. **11.1**.

Allgemeinerscheinungen: Am Anfang bestehen unspezifische Symptome wie Müdigkeit, Gewichtsverlust und Abgeschlagenheit. Häufig erfolgt die Diagnosestellung erst durch das Auftreten eines Erythema nodosum oder des Löfgren-Syndroms (s. u.).

Allgemeinerscheinungen: Anfänglich entwickeln sich nur indifferente Symptome.

Hauterscheinungen: Bei 40–50% der Patienten mit Sarkoidose bestehen Hauteffloreszenzen mit einer ausgesprochenen Polymorphie, die nur selten Juckreiz verursachen. Typisch ist immer der lupoide Aspekt bei Diaskopie (Glasspateldruck) mit grau-gelblicher Eigenfarbe (apfelgeleefarbig) und das negative Sondenphänomen (vgl. auch S. 155).

Hauterscheinungen: Sie treten in 40–50% der Fälle auf und sind vielgestaltig. Unter Glasspateldruck erscheinen sie lupoid; das Sondenphänomen ist negativ (vgl. auch S. 155).

- **Erythema nodosum** (Abb. **11.2 a**): Es findet sich bei 30% der Patienten mit Sarkoidose und tritt hauptsächlich im akuten und subakuten Stadium auf. Von einem **Löfgren-Syndrom** (= akute Sarkoidose) spricht man, wenn die Trias: Erythema nodosum, bihiläre Lymphadenopathie (unbedingt radiologisch danach fahnden, Abb. **11.2 b**) und Arthritis besteht. Das Krankheitsbild ist häufig mit einer Hyp- oder Anergie vergesellschaftet und betrifft bevorzugt junge Frauen (vgl. auch S. 64).

- **Erythema nodosum** (Abb. **11.2 a**): Es findet sich bei 30% der Patienten mit Sarkoidose. Von einem **Löfgren-Syndrom** spricht man bei der Trias: Erythema nodosum, bihiläre Lymphadenopathie (Abb. **11.2 b**) und Arthritis.

11.1

11.1 Lokalisation und Häufigkeit des Organbefalls der Sarkoidose

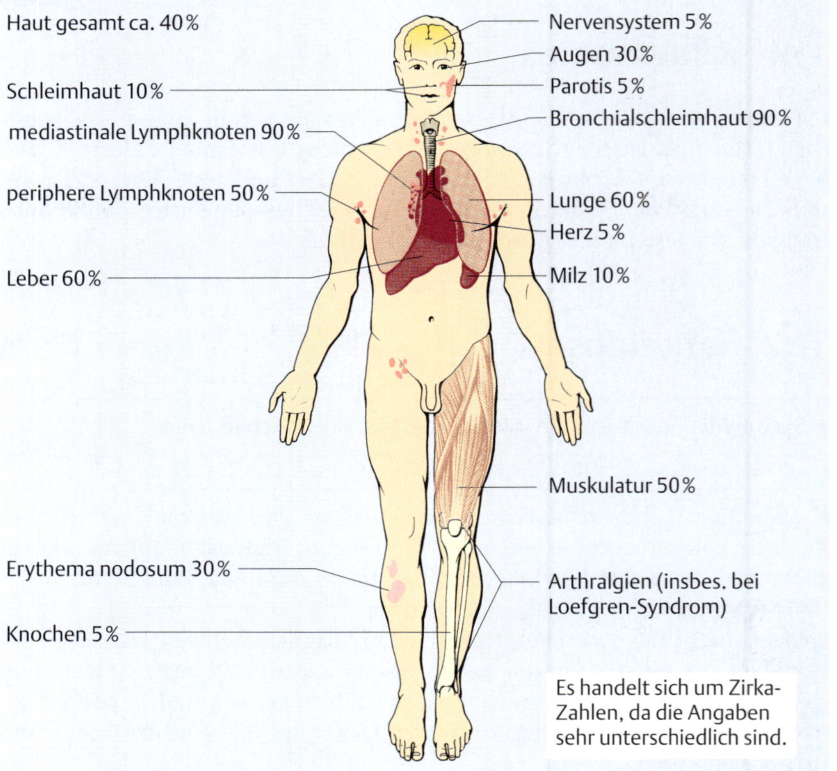

- Das **Angiolupoid Brocq-Pautrier** zeigt sich mit angiomartigen Herden an den Brillenauflagestellen.
- Die **kleinknotig-disseminierte Form** entsteht hauptsächlich an den Extremitätenstreckseiten, im Gesicht und am Stamm (Abb. **11.2 c**).
- Die **zirzinäre Form** (Abb. **11.2 d**) besteht aus gyrierten Herden im Gesicht und im Nacken.
- Die **großknotige Form** tritt meist als **Lupus pernio** im Nasen- und Wangenbereich auf. Fast immer ist auch eine Organbeteiligung vorhanden.
- Die **subkutan-knotige Form** (Abb. **11.2 e**) tastet man als subkutane Knoten.
- Die **Narbensarkoidose** zeigt sich als livide und knotige Auftreibung in einer Narbe.
- Die **anuläre** und **zirzinäre Hautsarkoidose** zeigt ein zentrifugales Wachstum mit zentraler Abheilung (Abb. **11.2 d**).

Schleimhautveränderungen: Sie finden sich v. a. im Augen- und Hals-Nasen-Ohren-Bereich.

- **Angiolupoid Brocq-Pautrier:** Auf den Brillenauflagestellen entwickeln sich angiomartige Effloreszenzen mit Teleangiektasien. Die Farbe geht ins Bräunliche und nimmt unter Glasspateldruck einen typischen lupoiden Aspekt an. In der Regel sind Frauen betroffen.
- **Kleinknotig-disseminierte Form** (benignes Miliarlupoid; Abb. **11.2 c**): Diese Form ist gekennzeichnet durch multiple, livid-rote, mittelderbe, papulöse oder kleinknotige, nicht konfluierende, aber häufig gruppierte Effloreszenzen an den Streckseiten der Extremitäten, im Gesicht und gelegentlich auch am Rumpf.
- **Zirzinäre Form** (Abb. **11.2 d**): Sie besteht aus gyrierten Herden, die sich vor allem im Gesichts- und Nackenbereich finden und kann oft nur histopathologisch von der Necrobiosis lipoidica (s. S. 281) differenziert werden.
- **Großknotige Form:** Sie ist eine relativ häufige Erscheinungsform des **Lupus pernio** und tritt im Rahmen einer chronischen Sarkoidose als eine flächenhafte, livide Infiltration der Nase, Ohren und Wangen auf und ist oft mit Knochenzysten assoziiert. Treten die Erscheinungen in ähnlicher Weise an Extremitäten und Rumpf auf, weist dies auf eine Beteiligung innerer Organe hin.
- **Subkutan-knotige Form** (Abb. **11.2 e**): In der Subkutis finden sich tastbare sarkoide Granulome. Die überliegende Haut ist leicht livide oder unverändert.
- **Narbensarkoidose:** Sie ist ganz typisch bei Sarkoidose und äußert sich durch eine entzündliche Infiltration und livide Verfärbung einer bestehenden Narbe. Zur Sicherung der Diagnose ist die Histopathologie notwendig.
- Bei der **anulären** und **zirzinären Hautsarkoidose** (Abb. **11.2 d**) besteht ein zentrifugales Wachstum mit zentraler Abheilung. Betroffen sind meistens die Stirn, das Gesicht und der Schulterbereich. Der Verlauf ist meist chronisch.

Schleimhauterscheinungen: Diese finden sich vor allem an Konjunktiven, Tonsillen, Nasen- und Kehlkopfschleimhaut, welche glasige Knötchen, Knoten oder Plaques aufweisen.

11.2 Sarkoidose

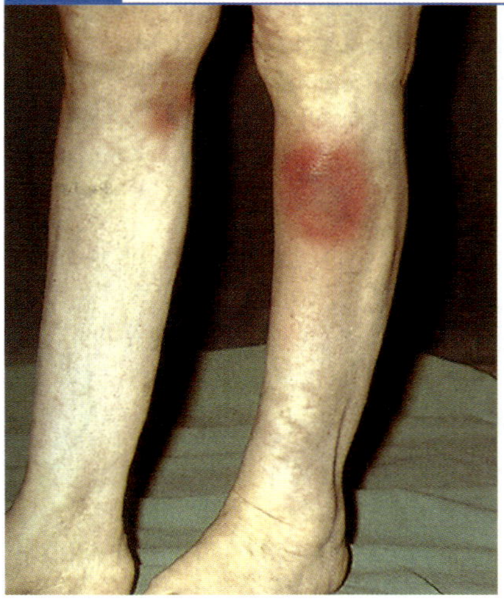

a Erythema nodosum bei einer 73-jährigen Frau mit alter Tuberkulose.

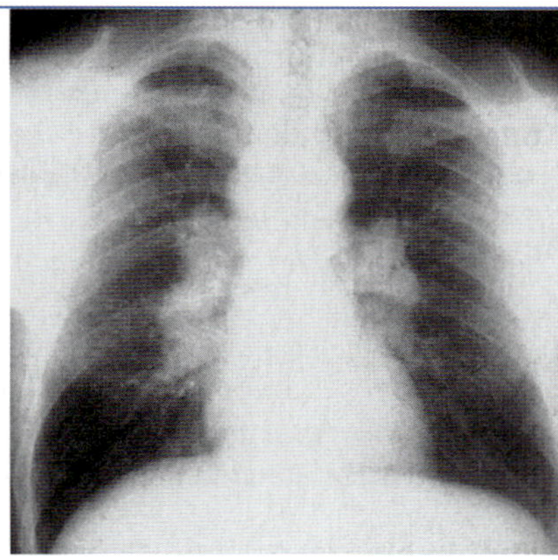

b Löfgren-Syndrom mit symmetrischer Lymphknotenschwellung des Lungenhilus (Stadium I) bei Sarkoidose (Röntgenaufnahme).

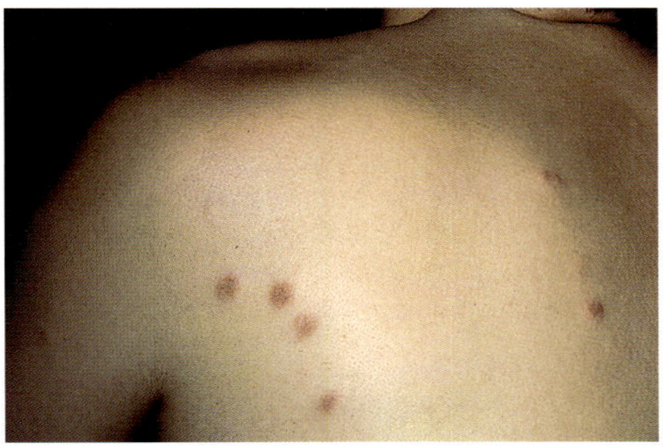

c Disseminierte, kleinknotige Form der Hautsarkoidose am Rücken eines sonst gesunden 35-jährigen Mannes.

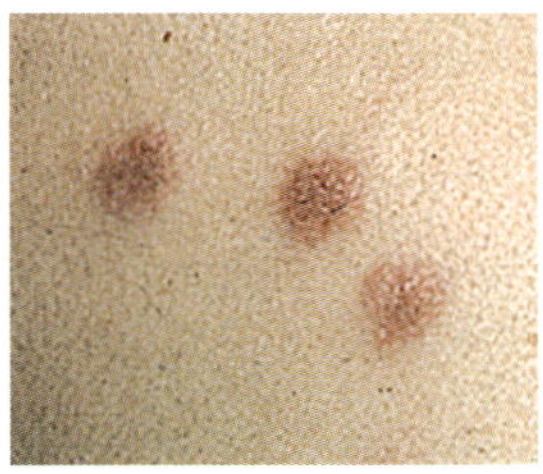

Detailbild.

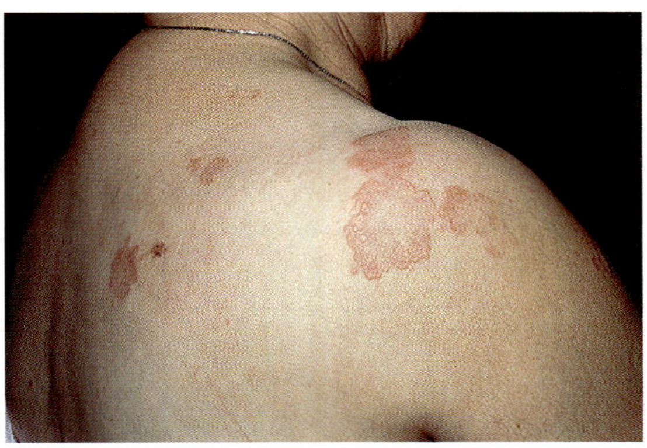

d Anuläre und zirzinäre Hautsarkoidose im Schulterbereich einer 68-jährigen Frau.

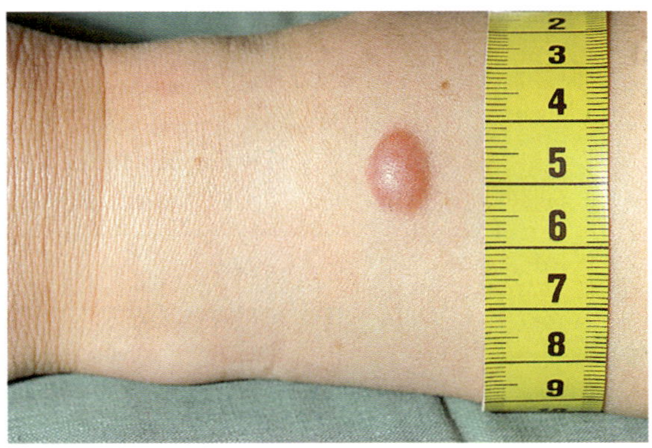

e Subkutan-knotige Form der Hautsarkoidose am Unterarm eines 42-jährigen Mannes.

Erst später entstehen
- **Lungenbeteiligung** (evtl. bis zu Fibrose)
- **Ostitis multiplex cystoides Jüngling**
- **Augenbeteiligung** (möglicherweise als Heerfordt-Syndrom)
- **Lymphknoten-, Leber-** und **Milzschwellung**
- sowie Befall des zentralen **Nervensystems.**

Lungen: Die bihiläre Adenopathie kann über eine Marmorierung (fleckige Granulombildung) der Lungen zu einer Lungenfibrose führen (vgl. Tab. **11.2**).
Knochen: Es finden sich zystische Aufhellungen, insbesondere an den Handknochen, als so genannte **Ostitis multiplex cystoides Jüngling.**
Augen: Wichtig sind Iridozyklitis, unspezifische Konjunktivitis, Uveitis und Retina-Ödem. Als **Heerfordt-Syndrom** wird die bilaterale Uveitis mit doppelseitiger Parotisschwellung, Beteiligung der übrigen Speichel- und Tränendrüsen, mit Fieber, Nervenparesen und evtl. auch Hautbeteiligung bezeichnet.
Leber und Milz: Eine Hepato-und Splenomegalie ist häufig.
Lymphknoten: Indolente, derbe, nicht verwachsene, in der Regel mäßige Vergrößerungen peripherer Lymphknoten treten in 30–70% der Fälle auf.
Zentrales Nervensystem: Polyneuritiden und sarkoide Infiltration des ZNS und der Meningen können eine breite Symptomatik hervorrufen.

Diagnostik: Die Diagnose erfolgt aus dem klinischen Bild, der Histopathologie, der tuberkuloiden Anergie.
Der früher durchgeführte **Kveim-Test** wurde wegen der fehlenden Standardisierung aufgegeben.

Diagnostik: Bei dieser Erkrankung kann der Dermatologe oft eine bis dahin unerkannte Systemerkrankung aufdecken. Aus dem klinischen Bild, der Histopathologie und den negativen Reaktionen auf die Recall-Antigene (Multitest Mérieux) gelingt die Diagnosesicherung. Die Höhe des Angiotensin-Converting-Enzyms (ACE) erlaubt Rückschlüsse auf die Aktivität der Erkrankung.
Der früher durchgeführte **Kveim-Test,** der wegen fehlender Standardisierung aufgegeben wurde, beruhte auf einer Granulombildung nach intrakutaner Injektion von Extrakten aus Sarkoidose-Granulomen und ist in 85% der Sarkoidosefälle positiv.

Zur radiologischen Stadieneinteilung und speziellen Diagnostik s. Tab. **11.1** bzw. **11.2**.

Zur Stadieneinteilung der Sarkoidose im Röntgenbild s. Tab. **11.2**; zur speziellen Diagnostik s. Tab. **11.1**.

Histopathologie: Bindegewebig eingescheidete **Epitheloidzellgranulome** mit Langhans-Riesenzellen ohne zentrale Nekrobiose sind die typischen Merkmale.

Histopathologie: Typisch ist das sarkoide Granulom im Corium und der Subkutis, das aus bindegewebig eingescheideten **Epitheloidzellinseln** besteht. Zudem finden sich auch Langhans-Riesenzellen und solche mit vielfachen Einschlüssen (Asteroide, Schaumann-Körper). Eine zentrale Nekrobiose fehlt (Sondenphänomen daher negativ). Ein intakter Bindegewebsstreifen trennt das Granulom von der Epidermis.

Differenzialdiagnose: s.Tab. **11.3**.

Differenzialdiagnose: Mögliche Differenzialdiagnosen fasst Tab. **11.3** zusammen.

11.1

11.1 Spezielle diagnostische Befunde bei Sarkoidose

- BKS beschleunigt
- Serumelektrophorese, γ- und α_2-Globulinerhöhung
- Hyperkalzämie und -kalzurie
- Leberenzyme – erhöht bei Leberbeteiligung
- Angiotensin-converting-enzyme – erhöht bei starker Lungenbeteiligung
- Röntgen-Thorax – mediastinale Lymphknoten, Lungenbeteiligung
- Röntgen der Hände – Ostitis multiplex cystoides

11.2

11.2 Stadien des Krankheitsverlaufes im Thorax-Röntgenbild

Stadium 0	normales Lungenparenchym
Stadium I	mediastinale Lymphknoten und Strukturveränderungen des Lungenparenchyms
Stadium II	manifeste Lungenparenchymveränderungen, insbesondere in den Mittelfeldern
Stadium III	Fibrosestadium mit doppelseitigen Vernarbungen und Pleuraschwielen

11.3 Differenzialdiagnosen der Sarkoidose

Erkrankung	Abgrenzung mittels:
Lupus vulgaris	▪ Tuberkulintest ▪ Histopathologie ▪ Sondenversuch (s. S. 155)
Lues II	▪ Serologie
Lepra	▪ Anamnese ▪ Anästhesie der Läsionen
Leishmaniosis	▪ Anamnese ▪ Histopathologie
Pseudolymphome	▪ Anamnese
örtliche granulomatöse Gewebsreaktion (z. B. Akanthoma fissuratum)	▪ Lokalisation

11.3

Therapie: Man sollte drei Prinzipien berücksichtigen:
- Es ist nur eine morbostatische Behandlung möglich!
- Es besteht eine hohe Tendenz zur Spontanheilung!
- Die Sarkoidose ist eine Systemerkrankung und erfordert eine interdisziplinäre Zusammenarbeit.

Therapie: Wichtig ist die interdisziplinäre Zusammenarbeit. Dennoch ist bei dieser zur Spontanheilung tendierenden Erkrankung nur eine morbostatische Behandlung möglich.

- **Systemische Therapie:** Als antientzündliche systemische Therapie sind **ACTH** und **Glukokortikoide** empfehlenswert, wo nötig, in Kombination mit Tuberkulostatika (falls Aktivierungsgefahr einer Begleittuberkulose besteht). Kortikoide sind indiziert sowohl in der arthritischen Initialphase der akuten Verlaufsform als auch als Langzeittherapie in den Stadien II und III der chronischen Lungensarkoidose. Im Falle strikter Kortikoid-Kontraindikation kann man auch auf eine antiproliferative Behandlung mit Azathioprin oder Methotrexat zurückgreifen. Nichtsteroidale Antiphlogistika sind nicht wirksam. Hauterscheinungen sprechen zum Teil auch auf Chloroquin an.
- **Lokaltherapie:** Die besten Erfolge erzielt man mit einer intraläsionalen Injektion von Triamcinolonacetonid-Kristallsuspension oder mit glukokortikoidhaltigen Folienverbänden. Bei kleineren Herden kommt auch eine Exzision infrage. Photochemotherapie und UVB zeigen sich zum Teil ebenfalls hilfreich, Radiotherapie dagegen nur in ausgewählten Fällen.

- **Systemische Therapie:** Für schwere Formen oder als Übergangsbehandlung sind vor allem **Glukokortikoide** oder **ACTH**, manchmal sogar Zytostatika wie Azathioprin oder Methotrexat notwendig.
- **Lokaltherapie:** Für die externe Therapie stehen die Glukokortikoide als intraläsionale Injektion oder unter Folienverbänden an erster Stelle.

Prognose: Die Prognose ist in der Regel günstig, wird aber bestimmt von Lungenbefall, Lungenfibrose und Cor pulmonale. Die Mortalität liegt bei 3 – 6%. Die akute und subakute Form haben eine wesentlich bessere Prognose (Spontanheilung in > 95%); bei der chronischen Form liegt diese Quote z. T. < 50% bei Typ III. Die Erkrankung ist sehr rezidivfreudig und belastet die Patienten psychisch (Gesichtsherde) und physisch oft stark, was wiederum richtungweisend ist für die Behandlung. Eine Restitutio ad integrum ist möglich, oft bleiben aber Atrophien und Narben zurück. Passagere Rückbildungen in einer Schwangerschaft sind möglich.

Prognose: Quoad vitam ist die Prognose meistens günstig (Ausnahme: Lungenfibrose). Quoad sanationem ist sie weniger gut wegen der Rezidivfreudigkeit und der oft atrophischen Abheilung.

11.3 Granuloma anulare

11.3 Granuloma anulare

▶ **Definition:** Gutartige, chronische, vorwiegend bei Jugendlichen an den Akren auftretende, umschriebene Erkrankung mit Bildung derber, sich zentrifugal ausbreitender Papeln, die häufig ringförmig (anulus = kleiner Ring) angeordnet sind.

◀ **Definition**

Epidemiologie: Das Granuloma anulare ist relativ selten. Meistens erkranken Kinder (40% im 1. Lebensjahrzehnt) und Jugendliche. Es besteht eine deutliche Gynäkotropie.

Epidemiologie: Relativ selten mit Bevorzugung von Kindern und Jugendlichen. Gynäkotropie.

Ätiologie: Die Ätiologie ist ungeklärt.

Ätiologie: Die Ätiologie ist ungeklärt. Man weiß, dass kein Zusammenhang mit Tuberkulose oder mit rheumatischen Erkrankungen besteht. Ein Diabetes mellitus sollte ausgeschlossen werden.

Klinik: Prädilektionsstellen sind Hände, Finger, Füße und Zehen. Es finden sich derbe, juckreizfreie, hautfarbene bis gering gerötete Papeln, die meist anuläre Figuren bilden (Abb. **11.3**).

Klinik: Die Dorsalseiten von Händen (Abb. **11.3**), Fingern, Füßen und Zehen gelten als Prädilektionsstellen, aber auch Unterarme und Ellenbogen, Unterschenkel und seltener Gesicht, Gesäß und Körperstamm können befallen sein. Es handelt sich um umschriebene, derbe, hautfarbene bis gering gerötete Papeln, die keine Beschwerden verursachen, sich peripherwärts ausbreiten und zentral ohne Narbenbildung abheilen können. So entstehen anuläre und polyzyklische Figuren mit alabasterfarbigem Randwall. In immer neuen Schüben können weitere Papeln hinzutreten.

11.3

11.3 Granuloma anulare

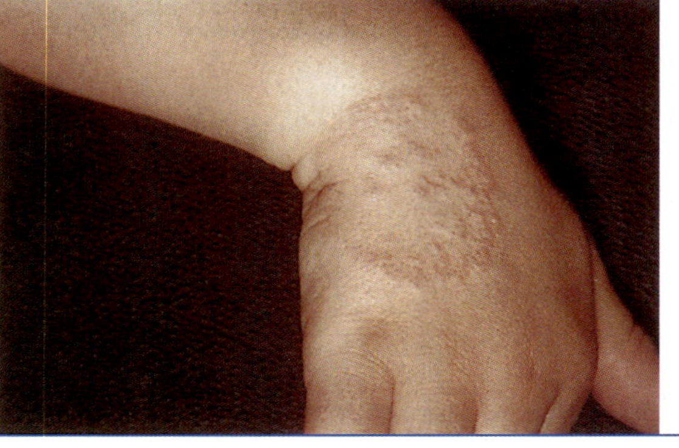

Typischer Knötchensaum am rechten Handrücken eines 11-jährigen Mädchens.

Sonderformen:
- **Subkutane Knotenform:** Derbe Knoten mit unveränderter Oberfläche. Besonders bei Kindern an Beinen, Gesäß und Kopf.
- **Disseminierte Form:** Die Ringbildung steht hier nicht im Vordergrund. Es kommt zur disseminierten Eruption von sich aggregierenden Papeln und Knötchen. Meist sind Erwachsene betroffen.

Sonderformen:
- **Subkutane Knotenform:** Derbe, manchmal schwer gegenüber Rheumaknoten abgrenzbare Knoten mit unveränderter Oberfläche. Sie bestehen vor allem bei Kindern an den Beinen, am Gesäß, an den Handinnenflächen und am Kopf.
- **Disseminierte Form** (Granuloma anulare disseminatum): Die Ringbildung steht hier nicht im Vordergrund. Es kommt zu einer disseminierten Eruption von sich aggregierenden Papeln und Knötchen. Man stellt gelegentlich eine beschleunigte Blutsenkung oder eine Eosinophilie fest. Betroffen sind hauptsächlich Erwachsene, wobei mehrfach eine Beziehung zu Diabetes mellitus und eine Provokation durch Sonnenlicht beobachtet wird. HIV-infizierte Patienten scheinen bevorzugt befallen.

Diagnostik: Das klinische Bild ist meist eindeutig; sonst hilft die Biopsie.

Diagnostik: Das klinische Bild erlaubt oft eine einfache Diagnosestellung; sonst hilft die Biopsie.

Histopathologie: Epitheloidzellige Granulome im oberen Corium mit oder ohne zentrale Nekrobiosezonen.

Histopathologie: Unter der kaum veränderten Epidermis findet man im Corium nekrobiotische Bezirke mit mehr oder weniger vollständiger Kollagenfaserdegeneration, sauren Mukopolysacchariden und reichlich Glykogen. Diese Bezirke sind umgeben von epitheloidzelligen Granulomen und lymphozytären Infiltraten.

Differenzialdiagnose: Necrobiosis lipoidica, Noduli rheumatosi, Lichen ruber anularis und anuläre Sarkoidose sollten abgegrenzt werden.

Differenzialdiagnose: Schwierig ist manchmal die Differenzialdiagnose zu Necrobiosis lipoidica, Noduli rheumatosi, Lichen ruber anularis und anulärer Sarkoidose. Bei Einzelherden an der Hand kommt auch ein Schwimmbadgranulom oder ein Fremdkörpergranulom (Kakteenstachel-Verletzungen) infrage.

Therapie: Die wichtigste Behandlung besteht in der intraläsionalen Injektion von **Glukokortikoiden** als Kristallsuspension oder unter Folienverband. Oft erfolgt nach der Biopsie eine spontane Rückbildung.

Therapie: Glukokortikoide sind die Therapie der Wahl, insbesondere als Folienverband oder als intraläsionale Injektion. Recht häufig erfolgt nach Biopsie oder Kryotherapie eine spontane Rückbildung. Nur bei der disseminierten Form kommt eine systemische Behandlung mit INH, Etretinat, Dapson oder PUVA infrage.

Prognose: Gut, daher empfiehlt sich eine therapeutische Zurückhaltung.

Prognose: Die Prognose ist gut. Da eine spontane Rückbildung häufig ist, empfiehlt sich therapeutische Zurückhaltung.

11.4 Melkersson-Rosenthal-Syndrom

11.4 Melkersson-Rosenthal-Syndrom

► **Definition:** Symptomenkomplex unklarer Genese, gekennzeichnet durch Lingua plicata, rezidivierende periphere Fazialisparesen und Cheilitis granulomatosa.

◄ Definition

Epidemiologie: Es handelt sich um ein seltenes, relativ wenig bekanntes und oft inkomplett auftretendes Syndrom. Die ersten Krankheitszeichen treten meist bei jungen Erwachsenen auf, beide Geschlechter sind gleich häufig betroffen. Eine familiäre Häufung ist bekannt.

Epidemiologie: Beginnt meist im jungen Erwachsenenalter. Es besteht eine familiäre Häufung.

Ätiologie: Die Ätiologie ist unklar. Vermutlich handelt es sich um ein polyätiologisches Geschehen mit genetischen, vegetativ-dysregulativen sowie entzündlichen, möglicherweise auch infektallergischen Komponenten.

Ätiologie: Unklare Ätiologie – vermutlich Polyätiologie.

Klinik: Es besteht eine Symptomentrias:
Die **Cheilitis granulomatosa** ist das häufigste und meist auch das erste Symptom und imponiert als rezidivierende, später immer länger persistente Schwellung der Lippen (insbesondere der Oberlippe). Diese sind rüsselförmig, oft asymmetrisch verdickt und gerötet (Abb. **11.4 a**). Anfänglich bilden sich die Schwellungen nach Tagen bis Wochen zurück; später bleiben sie als Makrocheilie stehen. Der Patient spürt ein Spannungsgefühl oder Parästhesien. Oft treten begleitend leichtes Fieber und allgemeines Krankheitsgefühl auf.
Zweites Symptom ist eine rezidivierende meist einseitige **Fazialisparese** vom peripheren Typ, die gelegentlich auch als erstes Symptom auftreten kann. In 10% der Fälle wird der Nervus trigeminus mitbetroffen. Sogar zentralnervöse und psychische Symptome werden beobachtet.
Die **Lingua plicata** (Faltenzunge Abb. **11.4 b**) mit Infiltration und Starre der Zunge, rascher Ermüdung, Geschmacks- und Empfindungsstörungen stellt das dritte Leitsymptom dar. Weitere durch Granulome bedingte Schwellungen betreffen

Klinik: Es besteht eine Symptomentrias mit

- **Cheilitis granulomatosa** als rezidivierende, oft asymmetrisch immer länger persistente Schwellung der Lippen mit Spannungsgefühl (Abb. **11.4 a**)
- rezidivierende periphere, meist unilaterale **Fazialisparese**
- **Lingua plicata** (Faltenzunge Abb. **11.4 b**) mit Funktionsstörungen.

11.4 Cheilitis granulomatosa (a) und Lingua plicata (b)

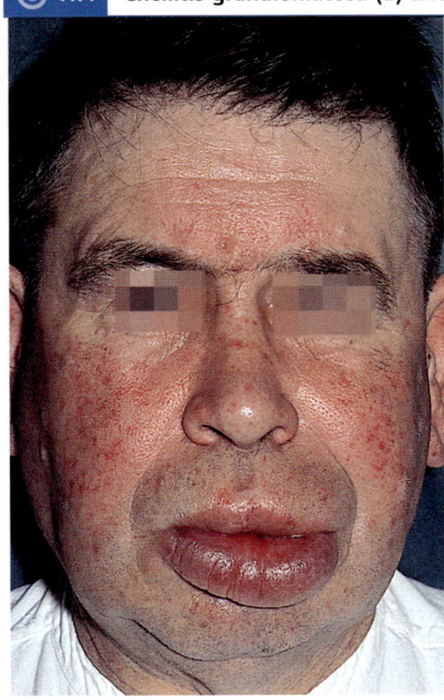

a Diffus entzündliche, asymmetrische Schwellung der Lippe (hier vorwiegend der Unterlippe) mit peripherer Fazialisparese links im Rahmen eines Melkersson-Rosenthal-Syndroms.

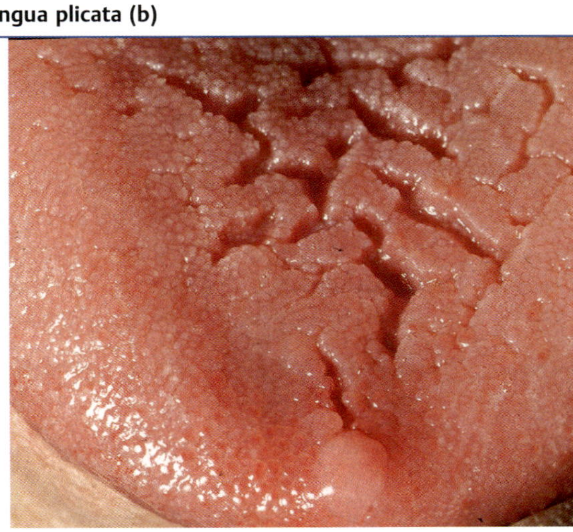

b Die Lingua plicata oder Lingua scrotalis ist gekennzeichnet durch tiefe multiple Furchung.

gelegentlich die Wangen (Pareiitis granulomatosa), die Augenlider (Blepharitis granulomatosa), die Stirn (Metopitis granulomatosa), eine oder beide Gesichtshälften (Prosopitis granulomatosa) oder den Gaumen (Uranitis granulomatosa). Für die Diagnose oligosymptomatischer Formen ist die Kenntnis weiterer **neurovegetativer Randsymptome** wichtig, z. B. migräneähnliche Kopfschmerzen, Geschmacksstörungen, Hyperakusis oder einseitiges Gesichtsschwitzen.

Außerdem sind häufig **neurovegetative Randsymptome** richtungweisend.

Diagnostik: Wenn kein Vollbild vorliegt, wird die Diagnose häufig verfehlt. Zur Diagnosestellung führen vor allem die Rezidivneigung und die Chronizität der Symptome. Ergänzend zu werten sind die neurovegetativen „Randsymptome".

Diagnostik: Vor allem die Rezidivneigung und die Chronizität der Symptome führt zur Diagnose.

Histopathologie: Die Cheilitis granulomatosa zeigt sich durch epitheloidzellige Granulome der Submukosa in einer ödematösen Umgebung. Anfangs und zwischen den Schüben finden sich häufig nur spärliche, später perivaskuläre Infiltrate.

Histopathologie: Zunehmende perivaskuläre Infiltrate entwickeln sich zu epitheloidzelligen Granulomen.

Differenzialdiagnose: Die Differenzialdiagnose der Makrocheilie umfasst vor allem die Infektionen (z. B. Herpes rezidivans und Erysipel), Allergien (z. B. Quinckeödem), das hereditäre Angioödem (HES), Tumoren (z. B. Sarkome), Traumata (z. B. Hämatom) und Sarkoidose.

Differenzialdiagnose: Abzugrenzen sind insbesondere das rezidivierende Erysipel und der rezidivierende Herpes simplex.

Therapie: Die Therapie ist symptomatisch. In schweren Fällen, und nur wenn noch keine persistente Makrocheilie besteht, empfiehlt sich die systemische Gabe von 40–60 mg Prednisolon mit langsamer Reduktion der Dosierung nach 3 Wochen. Auch nichtsteroidale Antiphlogistika und Azetylsalizylsäure sind wirksam. Die intraläsionale Injektion von Triamcinolon als Kristallsuspension wirkt vor allem zum Abfangen eines Schubes. Bei einer stabilen und hochgradigen Makrocheilie bleibt nur die operative Reduktion (Keilexzision).

Therapie: Systemisch: Prednisolon, Diclofenac oder Azetylsalizylsäure. Lokal: Intraläsionale Kortikoidinjektion. Bei einer stabilen hochgradigen Makrocheilie bleibt nur die Operation.

Prognose: Der Verlauf ist chronisch und erstreckt sich schubweise über Jahre bis Jahrzehnte. Die Heilungsperspektiven sind schlecht.

Prognose: Die Heilungschancen sind bei chronisch, schubweisem Verlauf meist schlecht.

11.5 Granuloma faciale eosinophilicum

11.5 Granuloma faciale eosinophilicum

▶ **Synonym:** Eosinophiles Granulom des Gesichtes

▶ **Definition**

▶ **Definition:** Chronisch-entzündliche, umschriebene, granulomatöse, meist plattenförmige Gesichtsherde bei älteren Erwachsenen mit unbekannter Ätiologie.

Epidemiologie: Sehr seltene Veränderung, die vorwiegend Männer zwischen dem 40. und 50. Lebensjahr betrifft, und sich über viele Jahre erstreckt.

Epidemiologie: Sehr selten, betrifft meist Männer zwischen dem 40. und 50. Lebensjahr.
Ätiologie: Unklar, vermutlich reaktive Granulomatose.

Ätiologie: Unklare Ätiologie. Wahrscheinlich handelt es sich um eine reaktive Granulomatose.

Klinik: Betroffen sind vor allem Wangen, Schläfen, aber auch Nase, Stirn, Kinn und behaarter Kopf, gelegentlich sogar Handrücken und Unterarme. Es finden sich flach erhabene, mäßig derbe, scharf begrenzte, oft multipel auftretende Läsionen, anfänglich eher rot, später mehr bräunlich. Meistens entsteht eine orangenschalenähnliche Oberfläche (eingezogene Follikelostien). Bei Glasspateldruck zeigt sich eine gelblich-braune Eigenfarbe.

Klinik: Hauptsächlich an Wangen und Schläfen finden sich flach erhabene, rote bis bräunliche Läsionen mit orangenschalenähnlicher Oberfläche.

Diagnostik: Das klinische Bild ist charakteristisch.

Diagnostik: Typisches klinisches Bild.

Histopathologie: Die Leitkriterien sind ein hauptsächlich eosinophiles, dermales Infiltrat (leukozytäre Phase), wobei eine Zone unterhalb der Epidermis und um die Haarfollikel herum verschont bleibt. Daraus entwickeln sich zunächst perivaskulär, später mehr diffus angeordnete fibrotische Granulome mit Speicherung von Hämosiderin, Melanin und Lipiden (fibrotische Phase).

Histopathologie: Aus einer leukozytären Phase entwickelt sich eine fibrotische Phase mit Speicherung von Hämosiderin, Melanin und Lipiden.

Differenzialdiagnose: Die Abgrenzung ist hauptsächlich bei Sarkoidose, Lupus vulgaris und Pseudolymphomen („lymphocytic infiltration of the skin") ein Problem, ab und zu auch bei Lupus erythematodes, fixem Arzneimittelexanthem und Erythema elevatum et diutinum. Das eosinophile Granulom des Gesichtes ist von der Histiozytosis X durch das Fehlen von Histiozyten und Birbeck-Granula (elektronenmikroskopisch) abgrenzbar.

Differenzialdiagnose: Vor allem gegenüber Sarkoidose, „Lymphocytic Infiltration", Lupus vulgaris und Pseudolymphom sollte differenziert werden.

Therapie: Die Behandlung ist wenig erfolgversprechend. Kortikoide sollten nur unter Folienverbänden oder als Kristallsuspension intraläsional angewandt werden. Kleinere Herde kann man auch exzidieren. In manchen Fällen hilft eine systemische Therapie mit Chloroquin (Resochin) oder DADPS (s. S. 299).

Therapie: Lokale Glukokortikoide mit Okklusivverband oder intraläsional und Exzision kleinerer Herde.

Prognose: Die Prognose ist günstig, spontane Abheilung jedoch selten.

Prognose: Günstig.

11.6 Necrobiosis lipoidica (diabeticorum)

–> bei Diabetes

11.6 Necrobiosis lipoidica (diabeticorum)

▶ **Synonym:** Dermatitis atrophicans lipoides diabetica

▶ **Definition:** Sklerodermiformer Prozess mit papulösem Rand, der hauptsächlich bei Patienten mit Diabetes mellitus, Prädiabetes und Hypertonie auftritt und histopathologisch eine zentralnekrobiotische, granulomatöse Entzündung mit Lipidablagerungen in der Dermis aufweist.

◀ **Definition**

Epidemiologie: Diese relativ häufige Krankheit kann in jedem Alter auftreten, bevorzugt jedoch das mittlere Lebensalter. Frauen sind häufiger befallen. Nur bei 3 von 1000 Diabetikern findet sich eine Necrobiosis lipoidica, aber 50–70% der Necrobiosis-lipoidica-Patienten haben einen Diabetes mellitus.

Epidemiologie: Relativ häufige Krankheit, die das weibliche Geschlecht bevorzugt.

Ätiologie: Die Ätiologie ist unbekannt. Da die Erkrankung häufig mit einem Diabetes mellitus oder Prädiabetes vergesellschaftet ist, hat man versucht, sie unter dem Überbegriff „Mikroangiopathie" zu subsumieren. Für Necrobiosis lipoidica bei Nicht-Diabetikern ist damit aber keine Erklärung erbracht.

Ätiologie: Die Ätiologie ist unklar. Die diabetische Mikroangiopathie spielt eine Rolle.

Klinik: Prädilektionsstellen sind die Unterschenkelstreckseiten (Schienbein), die Fußgelenkgegend und die Fußrücken. In nur 15% sind auch andere Körperteile, manchmal sogar der Kopf, befallen.
Aus papulösen oder makulösen gelb-bräunlichen Elementen, die meist symmetrisch auftreten, entwickeln sich unregelmäßige, aber scharf begrenzte, plattenartig indurierte Herde mit Atrophie der Epidermis und Teleangiektasien sowie einem rötlichen bis livid-roten Rand (Abb. **11.5**). Bei Glasspateldruck zeigt sich am Rand ein lupoider Aspekt. Nicht selten entstehen schlecht heilende Ulzerationen im Zentrum.

–> Ulcus cruris-ähnlich –> Prüfung Puls gut tastbar (DD)

Klinik: Die Schienbeinregion ist am häufigsten befallen. Es finden sich symmetrische, sklerodermiforme Herde mit zentralen Teleangiektasien und rötlichem bis livid-rotem Rand (Abb. **11.5**).

11.5 Necrobiosis lipoidica

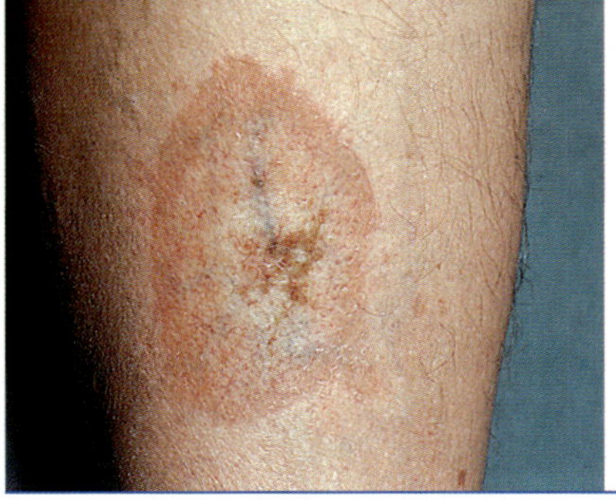

Plattenartige, scharf begrenzte Infiltrationen und zentrale Atrophie (Teleangiektasien) mit scholligen Fetteinlagerungen am Unterschenkel einer 48-jährigen Patientin mit Diabetes mellitus.

11.5

Diagnostik: Klinisches Bild und Histopathologie sichern die Diagnose.

Diagnostik: Das klinische Bild und der Befall der Prädilektionsstellen führen zur Diagnose, die histopathologisch gesichert wird.

Histopathologie: Als Folge einer Angiopathie entwickelt sich eine Nekrobiose kollagenen Gewebes mit Ablagerung von Lipoiden.

Histopathologie: Die Epidermis ist atrophisch verstrichen. In der Dermis finden sich unscharf begrenzte kollagene Degenerationszonen mit Lipoideinlagerungen. Am Rande kommt es zur Bildung von entzündlichen Infiltraten, epitheloidzelligen Granulomen und Fibrose. Die Gefäße zeigen Endothelverdickung und häufig Verschlüsse.

Differenzialdiagnose: Hauptsächlich das Granuloma anulare sorgt für differenzialdiagnostische Probleme.

Differenzialdiagnose: Differenzialdiagnostisch kommen Granuloma anulare, Sclerodermia circumscripta, Sarkoidose und rheumatische Hautmanifestationen in Betracht.

Therapie: Behandlung der Grunderkrankung und lokale Kortikoide.

Therapie: Eine befriedigende Therapie ist nicht bekannt. Zunächst sollte die bestehende Grunderkrankung behandelt werden (Diabetes mellitus, Hypertonie) obwohl die optimale Einstellung die Ausdehnung nicht bremsen kann. Gute Erfolge gibt es mit lokalen Glukokortikoiden als intrafokale Injektion oder unter Folienverband. Außerdem werden Kompressionsverbände empfohlen.

Prognose: Chronischer Verlauf mit Abheilung unter Narbenbildung; bei $^1/_3$ entwickeln sich Ulzera.

Prognose: Bei 20% besteht Spontanrückbildung mit Narben, aber meist ist der Verlauf chronisch und führt in einem Drittel der Fälle zu Ulzerationen.

Granulomatosis disciformis chronica et progressiva (Mischer)

Vermutlich **Sonderform** einer Necrobiosis lipoidica ohne Diabetes mellitus, wobei sich histopathologisch tiefer gelegene und mehr epitheloidzellige Herde (als nekrobiotische Veränderungen mit Lipoidablagerungen) finden lassen.

Granulomatosis disciformis chronica et progressiva (Mischer)

Wahrscheinlich handelt es sich um eine **Sonderform der Necrobiosis lipoidica** bei Nicht-Diabetikern mit Sitz oder Ausgangspunkt im tiefen Corium. Klinisch entsprechen die Herde einer Necrobiosis lipoidica, aber histopathologisch finden sich kaum Nekrobiose und Lipoidablagerungen, dafür mehr epitheloidzellige, granulomatöse Herde in tieferer Lage.

11.7 Lichen nitidus

11.7 Lichen nitidus

▶ **Synonym:** Granuloma nitidum

▶ **Definition**

▶ **Definition:** Chronische, ätiologisch unklare, durch epitheloidzellige Granulome ohne Nekrose in den Papillenspitzen gekennzeichnete Hauterkrankung, die sich als multiple, stecknadelkopfgroße, lichenoide Papeln manifestieren.

Epidemiologie: Seltene Dermatose.

Epidemiologie: Seltene, nicht geschlechtsgebundene Dermatose, die in jedem Alter auftreten kann.

Ätiologie: Eigenständige Krankheit unklarer Genese.

Klinik: Vor allem am Penis und den Unterarmbeugeseiten auftretende glänzende, glasstecknadelkopfgroße, juckreizfreie Papeln in dichter Aussaat (Abb. **11.6**).

Ätiologie: Die Ätiologie ist unklar; vieles spricht für eine eigenständige Krankheit.

Klinik: Prädilektionsstellen sind Penisschaft und Unterarmbeugeseiten, gelegentlich auch der Stamm. Generalisierte Formen sind sehr selten.
Es finden sich rötliche, glänzende (nitidus = glänzend), bis glasstecknadelkopfgroße, nur ganz leicht erhabene, zum Teil zentral eingedellte dicht stehende Papeln, die nicht jucken (Abb. **11.6**). Mit der Lupe ist oft ein zentrales braunes Pünktchen (Granulom) zu sehen.

Diagnostik: Typisches klinisches Bild und Histopathologie.

Diagnostik: Die charakteristischen Effloreszenzen, der chronische Verlauf sowie die typische Histopathologie ermöglichen die Diagnose.

Histopathologie: Epitheloide Granulome in der oberen Dermis ohne Nekrose.

Histopathologie: Typisches Bild mit epitheloidzelligen, in den Papillenspitzen gelegenen Granulomen ohne Nekrose, die seitlich durch eine akanthotische Epidermis umfasst werden. Zentral ist die Epidermis dagegen atrophisch.

11.6 Lichen nitidus

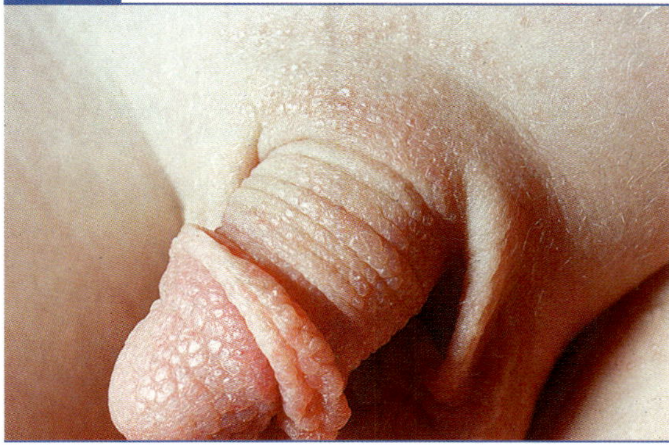

Glänzende, glasstecknadelkopfgroße rötliche Papeln im Genitalbereich bei einem sonst gesunden 3-jährigen Jungen.

11.6

Differenzialdiagnose: Differenzialdiagnostisch kommen Lichen ruber planus (Pruritus, Schleimhautbeteiligung), Lichen scrophulosorum (Tuberkulintest), Miliaria rubra cristallina (kürzerer Verlauf), Lichen trichophyticus (Pilznachweis) und Pityriasis rubra pilaris (pityriasiform schilfernd) sowie manchmal auch plane Warzen und Mollusca contagiosa in Betracht.

Differenzialdiagnose: Lichen ruber planus, Lichen scrophulosorum, Miliaria rubra cristallina, Lichen trichophyticus und Pityriasis rubra pilaris.

Therapie: Lokale Kortikosteroide helfen bei dieser therapieresistenten Erkrankung am besten.

Therapie: Lokale Kortikosteroide, die jedoch wenig erfolgversprechend sind.

Prognose: Der Verlauf ist chronisch mit spontaner, narbenfreier Abheilung nach Monaten bis Jahren.

Prognose: Chronischer Verlauf mit spontaner Heilung.

11.8 Noduli rheumatosi

11.8 Noduli rheumatosi

▶ **Synonyme:** Rheumaknoten, Rheumatismus nodosus

Ätiologie: Die Ätiologie ist unklar.

Ätiologie: Unklar.

Klinik: Man unterscheidet „rheumatische Knötchen" und „rheumatoide Knoten". **Rheumatische Knötchen** treten hauptsächlich bei Kindern im Rahmen einer **akuten Polyarthritis** – bei über 30% der Fälle von rheumatischem Fieber – als subkutane, multiple Knötchen über Knochenvorsprüngen und Gelenken auf. **Rheumatoide Knoten** sind indolente, subkutane Knoten, die sich in geringer Zahl hauptsächlich im Ulnarbereich in der Nähe des Ellenbogens bei Erwachsenen mit **chronischer Polyarthritis** finden.

Diagnostik: Die Diagnose wird histopathologisch gesichert.
Histopathologie: Es findet sich bei beiden eine fibrinoide Nekrose.

Klinik: Man unterscheidet „rheumatische Knötchen" und „rheumatoide Knoten". **Rheumatische Knötchen** treten meist bei Kindern, multipel und subkutan über Knochenvorsprüngen und Gelenken bei **akuter Polyarthritis** auf.
Rheumatoide Knoten sind indolente, subkutane Knoten, die sich v. a. bei Erwachsenen mit **chronischer Polyarthritis** finden.
Diagnostik: Histopathologische Diagnose.
Histopathologie: Fibrinoide Nekrose.

Differenzialdiagnose: Sie umfasst Heberden-Knoten, juxtaartikuläre Knoten (Lues), Gichttophi, Xanthome, Kalzinose, Acrodermatitis chronica atrophicans und Granuloma anulare.

Differenzialdiagnose: Andere subkutane Knoten bildende Dermatosen.

Therapie: Das Grundleiden soll behandelt werden. Bei Bedarf kann man die Knoten eventuell exzidieren; sonst ist die intraläsionale Glukokortikoidinjektion die effektivste Therapie.

Therapie: Die Behandlung des Grundleidens und intraläsionale Glukokortikoidinjektionen sind neben der Exzision am effektivsten.

Prognose: Rheumaknoten bilden sich nach unterschiedlich langer Zeit zurück, während rheumatoide Knoten in der Regel bestehen bleiben, spontan perforieren oder bei Belastung ulzerieren können.

Prognose: Rheumaknoten bilden sich nach unterschiedlich langer Zeit zurück, rheumatoide Knoten persistieren meist.

12 Blasen bildende Erkrankungen

12.1 Allgemeines

Unter dem Begriff „Blasen bildende Erkrankungen" werden chronisch verlaufende Hautkrankheiten unterschiedlicher Genese zusammengefasst, deren Primäreffloreszenzen Blasen sind. Es handelt sich einerseits um Genodermatosen (s. S. 359) und andererseits um **immunologisch** bedingte Dermatosen:

- Pemphigus-Gruppe
- Pemphigoid-Gruppe
- Herpes gestationis
- Dermatitis herpetiformis Duhring
- lineare IgA-Dermatose
- Pemphigus chronicus benignus familiaris

Die **Nikolski-Phänomene** weisen Neigung zur Blasenbildung nach:
Nikolski I: Blasen lassen sich durch Schiebedruck auf gesunder Haut auslösen.
Nikolski II: Stehende Blasen lassen sich durch seitlichen Druck verschieben.

12 Blasen bildende Erkrankungen

12.1 Allgemeines

Hierbei handelt sich um chronisch verlaufende Hautkrankheiten unterschiedlicher Genese, deren Primäreffloreszenzen Blasen sind. Unterschieden werden Genodermatosen (s. S. 359) und **immunologisch** bedingte Dermatosen; letztere werden in diesem Kapitel besprochen.

12.2 Pemphigus-Gruppe

▶ **Definition:** Erworbene chronische Dermatosen, die durch akantholytische Blasenbildung auf gesunder Haut, abgerundete Keratinozyten („Pemphiguszellen") im Blasenlumen und Autoantikörper gegen die Oberflächen von Plattenepithelzellen („Pemphigus-Antikörper") gekennzeichnet sind.

Akantholytische Blasen entstehen intraepidermal durch Auseinanderweichen der Keratinozyten (s. Abb. **12.2**). Die so getrennten Zellen runden sich und können am Blasengrund zytologisch nachgewiesen werden (positiver Tzanck-Test); sie heißen **Pemphiguszellen.** Ursache der Akantholyse sind Autoantikörper gegen die Desmogleine 1 und 3 (wichtige Transmembranproteine der Desmosomen, aus der Familie der Cadherine), durch die sich die Zell-Zell-Kontakte lösen und die Bildung neuer Kontakte gehemmt wird.
Die Pemphigus-Gruppe umfasst folgende Krankheiten:

- Pemphigus vulgaris
- Pemphigus vegetans
- Pemphigus foliaceus
- Brasilianischer Pemphigus foliaceus
- paraneoplastischer Pemphigus
- Pemphigus erythematosus.

12.2 Pemphigus-Gruppe

◀ Definition

Akantholytische Blasen entstehen intraepidermal durch Auseinanderweichen der Keratinozyten (s. Abb. **12.2**). **Pemphiguszellen** sind Keratinozyten im Blasenlumen.

Zur Pemphigus-Gruppe zählen:

- Pemphigus vulgaris
- Pemphigus vegetans
- Pemphigus foliaceus
- Brasilianischer Pemphigus foliaceus
- paraneoplastischer Pemphigus
- Pemphigus erythematosus.

12.2.1 Pemphigus vulgaris

▶ **Definition:** In gesunder Haut und Schleimhaut entstehen Blasen durch Akantholyse in den unteren Epidermisschichten. „Pemphigus-Antikörper" (Autoantikörper [IgG] speziell gegen Desmoglein 3) sind im Serum und abgelagert in den Interzellularräumen der betroffenen Hautareale nachweisbar.

Epidemiologie: Der Pemphigus vulgaris ist selten. Bevorzugt erkranken Menschen im mittleren und höheren Lebensalter, seltenst auch Kinder. Beide Geschlechter sind gleichermaßen betroffen.

Ätiologie und Pathogenese: Die „Pemphigus-Antikörper" sind gegen das gleiche Antigen in Desmosomen von Plattenepithelzellen gerichtet. Es ist ein Protein der Cadherin-Familie, Desmoglein 3. Cadherine sind kalziumbindende, trans-

12.2.1 Pemphigus vulgaris

◀ Definition

Epidemiologie: Der Pemphigus vulgaris ist selten.

Ätiologie und Pathogenese: Die „Pemphigus-Antikörper" sind gegen das Desmoglein 3 (ein Cadherin in den Desmosomen) ge-

12.1 **Pemphigus vulgaris**

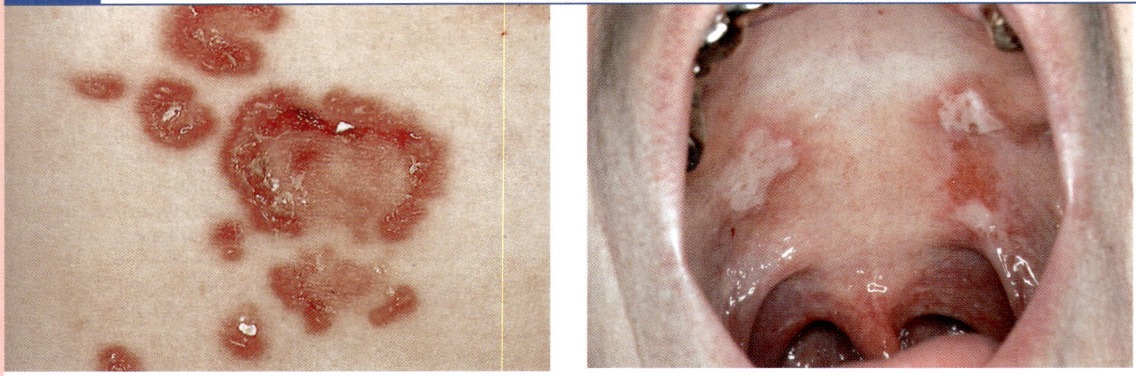

a Blasen und Erosionen auf gesunder Haut. **b** Weißliche Beläge und Erosionen an der oralen Schleimhaut.

richtet und haben eine wesentliche pathogenetische Bedeutung **(Autoimmunerkrankung!).**

membranöse Zelladhäsionsmoleküle. Die „Pemphigus-Antikörper" (IgG-Autoantikörper) haben – wie Tierexperimente zeigen – eine wesentliche pathogenetische Bedeutung **(Autoimmunerkrankung!).** Klinisch spricht dafür, dass ihr Titerverlauf der Schwere der Krankheit parallel geht und Pemphigus vulgaris überzufällig häufig mit anderen Autoimmunerkrankungen (Myasthenie, perniziöse Anämie) kombiniert ist. Es wird diskutiert, dass die Fixation von „Pemphigus-Antikörpern" an der Zelloberfläche proteolytische Fermente aktiviert, was Akantholyse und Blasenbildung induziert. Bei genetischer Disposition für autoimmunologische Krankheiten können Medikamente (z.B. Propranolol, Penicillamin, Captopril), aber auch Viren, Ernährungsfaktoren und UV-Bestrahlung einen Pemphigus vulgaris induzieren.

Klinik: Es treten in gesunder Haut **schlaffe Blasen** mit klarem Inhalt auf, die rasch platzen, Erosionen ergeben und verkrusten. Sie dehnen sich exzentrisch aus und konfluieren (Abb. **12.1**).

Klinik: Die ersten Zeichen des Pemphigus vulgaris sind unscheinbar. An beliebigen Hautstellen, oft am Kopf, am Nabel, an der Brust oder am ganzen Integument treten **schlaffe Blasen** mit klarem Inhalt auf. Sie platzen rasch, ergeben Erosionen und verkrusten. Der Blasenrand schiebt sich exzentrisch weiter. Durch Konfluenz der Herde entstehen großflächige Läsionen, die teils erodiert, teils schuppig-krustig belegt sind, aber auch noch intakte Blasen zeigen (Abb. **12.1**). Die Reepithelialisierung beginnt im Zentrum und erfolgt ohne Narbenbildung. Eine reaktive Hyperpigmentierung bleibt jedoch noch lange an Stellen abgeheilter Blasen bestehen.

Durch **seitlich schiebenden Druck** sind auf **gesunder Haut Blasen auslösbar (Nikolski-Phänomen I positiv)**.

Da während akuter Phasen an **normaler Haut** durch **seitlich schiebenden Druck Blasen auslösbar** sind **(Nikolski-Phänomen I positiv)**, werden oft die druckexponierten Intertrigines und die Glutäalregion bevorzugt und sehr hartnäckig befallen. Teils entstehen dort sekundär Vegetationen.

Bei der Hälfte der Patienten beginnt die Krankheit in der Mundschleimhaut.

Bei mehr als der Hälfte der Patienten beginnt die Krankheit an den Mundschleimhäuten und bleibt zuweilen lange Zeit darauf beschränkt. Die Blasen platzen dort noch rascher, und es entstehen leicht blutende, schmerzhafte Erosionen. Bisweilen werden auch die Genitalschleimhäute befallen. Bei ausgedehntem Befall bestehen Krankheitsgefühl, Appetitlosigkeit und oft auch Fieber.

Diagnostik: Das **klinische Bild,** und ein **positives Nikolski-Phänomen** lassen an einen Pemphigus vulgaris denken.
Histopathologie und der Nachweis von **„Pemphigus-Antikörpern"** gegen Desmoglein 3 im Serum sind beweisend.

Diagnostik: Blasen an der Mundschleimhaut und/oder später am Körper mit Pemphiguszellen im Blasenlumen und ein **positives Nikolski-Phänomen** lassen an einen Pemphigus vulgaris denken.
Der histopathologische Befund und der Nachweis von **„Pemphigus-Antikörpern"** (IgG-Autoantikörper gegen Desmoglein 3) im Serum bestätigen die Verdachtsdiagnose. Andere Parameter sind diagnostisch nicht richtungweisend und erst in fortgeschrittenen Stadien pathologisch: BKS, Blutbild (Entzündungsparameter bei Superinfektion), Serumproteine, Elektrolyte (Verluste!).

Histopathologie: Es herrschen suprabasal lokalisierte, akantholytische Blasen vor, in

Histopathologie: Es herrschen suprabasal lokalisierte, akantholytische Blasen vor, d.h. Blasen entstanden durch Verlust des Zell-Zell-Kontaktes und Insudation von Serum. Die basalen Keratinozyten bleiben auf der Basallamina erhalten. Im

12.2 Histopathologische und immunhistopathologische Befunde bei Pemphigus vulgaris, bullösem Pemphigoid und Dermatitis herpetiformis Duhring

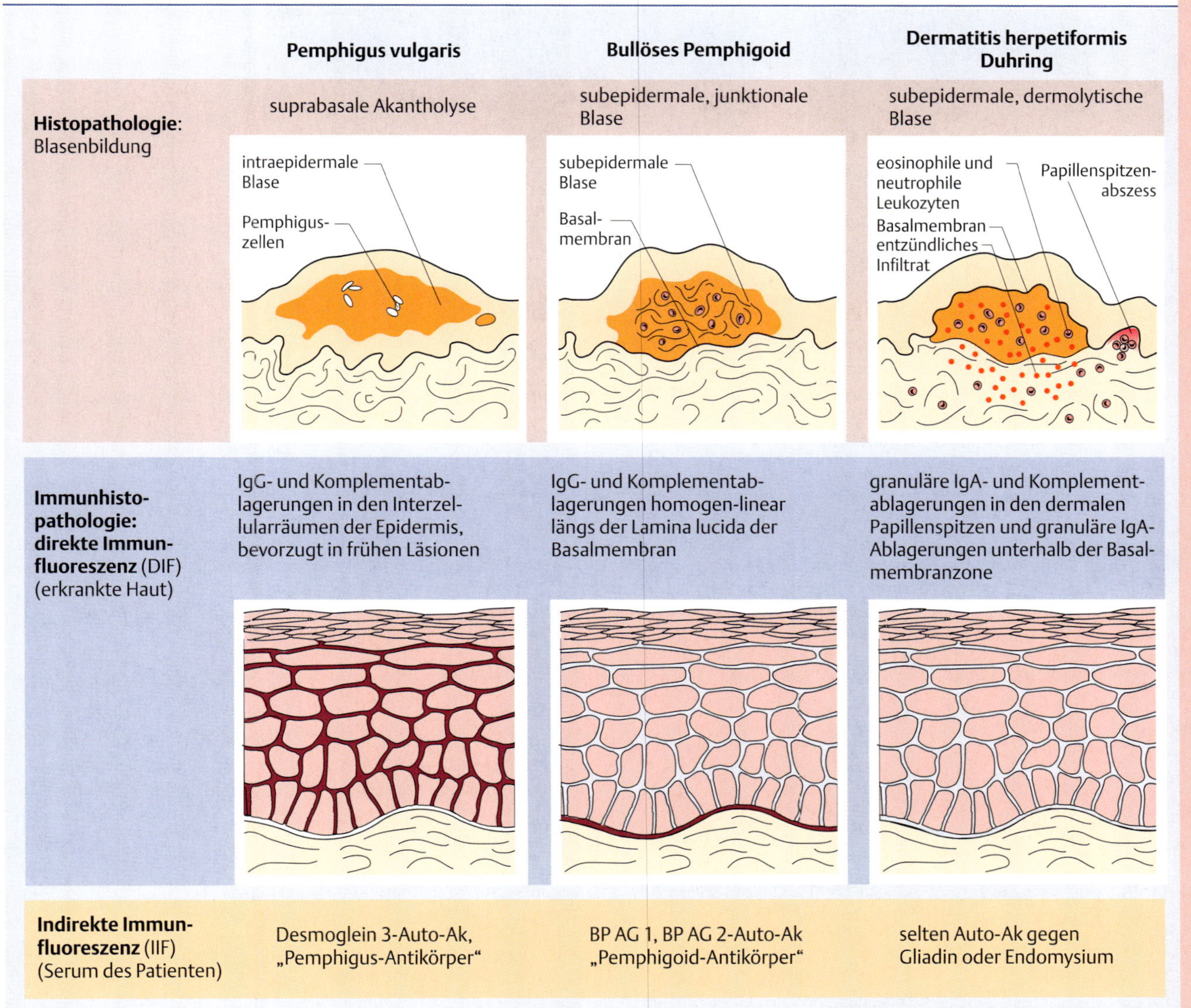

Blasenlumen finden sich Pemphiguszellen und Leukozyten. Die Dermis ist von Leukozyten infiltriert. Der **Tzanck-Test** (Nachweis einer Akantholyse im Blasengrundausstrich) ist in der Exfoliativzytologie positiv (s. Abb. **12.2** und **12.3**).
Immunhistopathologisch lassen sich in den Interzellularräumen der gesamten Epidermis bevorzugt in frühen Läsionen IgG- und Komplementablagerungen nachweisen.

Differenzialdiagnose: Abzugrenzen sind die übrigen bullösen Dermatosen (Tab. **12.1**).

Therapie: Mittel der Wahl ist die systemische Therapie mit Glukokortikoiden. Zu Beginn der Therapie haben sich hohe Dosen (~ 150 mg Prednison/die) bewährt, die nach Remission reduziert werden. Danach sucht man die niedrigst mögliche Erhaltungsdosis zu finden, die zur Aufrechterhaltung der Remission ausreicht. Liegt die Glukokortikoiddosis unter der so genannten Cushing-Schwelle, wird diese Dosis langfristig verordnet. Liegt sie höher und sind somit schwere Nebenwirkungen zu erwarten, beginnt man in der Remissionsphase eine zusätzliche immunsuppressive Therapie, z. B. mit Azathioprin (Imurek 100–200 mg/die). Danach kann gewöhnlich die Glukokortikoid-Erhaltungsdosis deutlich reduziert

deren Lumen sich Pemphiguszellen und Leukozyten finden (Abb. **12.2** und **12.3**).

Differenzialdiagnose: s. Tab. **12.1**.

Therapie: Mittel der Wahl ist die systemische Therapie mit Glukokortikoiden und Immunsuppressiva (z. B. Azathioprin), evtl. Zytostatika oder Plasmapherese.

12.3 Tzanck-Test

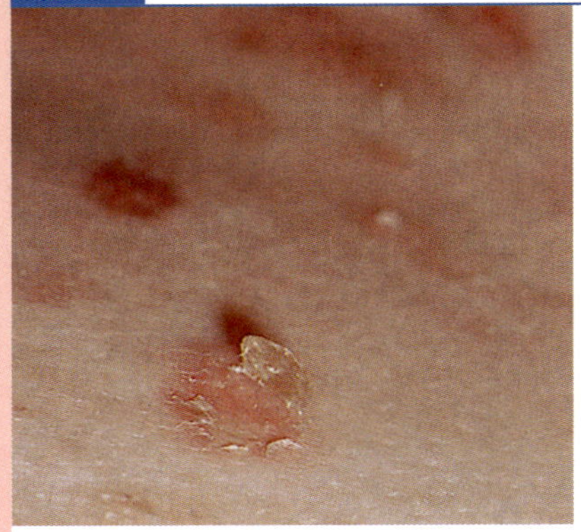

a Bei Verdacht auf Pemphiguskrankheiten wird nach Abschieben der oberen Epidermisschichten (Nikolski I) vom Blasengrund mit dem Messerrücken oder Spachtel Material gewonnen und auf Objektträger ausgestrichen.

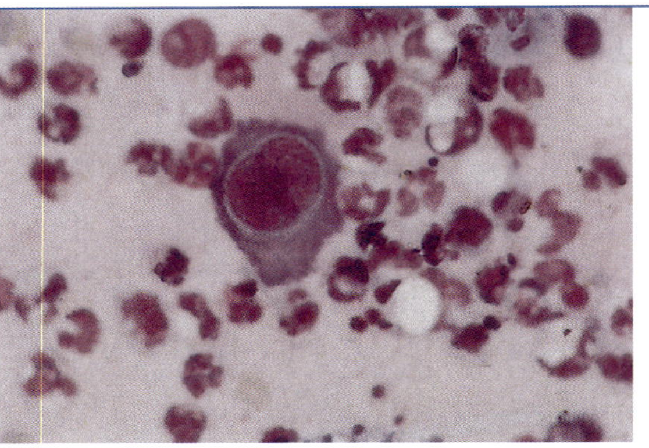

b Im Ausstrichpräparat zeigen sich akantholytische, ballonierte Keratinozyten (Tzanck-Zellen; Bildmitte) und Granulozyten (May-Grünwald Giemsa, × 1000).

12.1 Differenzialdiagnose von Pemphigus vulgaris, bullösem Pemphigoid und Dermatitis herpetiformis Duhring

	Pemphigus vulgaris	*Bullöses Pemphigoid*	*Dermatitis herpetiformis Duhring*
Geschlechtsverteilung	Frauen und Männer gleich	Frauen etwas häufiger	meist Männer
Erkrankungsalter	30–60 Jahre	meist älter als 60	20–50 Jahre
Hautbefall	schlaffe Blasen vorwiegend auf normaler Haut und Erosionen	polymorphes Bild mit prallen, meist großen Blasen auf erythematöser Haut und Erosionen	gruppierte Bläschen auf erythematöser und urtikarieller Haut, Erosionen und Krusten
Schleimhautbefall	meistens	selten	praktisch nie
Vernarbung	nein	nein	ja
Tzanck-Test (s. S. 287)	positiv (Pemphiguszellen)	negativ	negativ
Antigene	Desmoglein 3	BP AG 1 BP AG 2	Gliadin Endomysium
Nikolski-Phänomen I (s. S. 285)	positiv	negativ (positiv nur in Herden)	negativ
Nikolski-Phänomen II (s. S. 285)	positiv	positiv	negativ
subjektive Beschwerden	Erosionen sind schmerzhaft	Erosionen sind schmerzhaft	brennende und juckende Empfindungen
Therapie	Kortikosteroide, Azathioprin, Plasmapherese	Tumorsuche! Kortikosteroide, Azathioprin	Sulfone, Sulfonamide, jodfreie Diät (bei ausgeprägter Enteropathie auch glutenfreie Diät)

werden. Bei schweren Verlaufsformen kommen auch Cyclophosphamid, Methotrexat, Cyclosporin A und Plasmapherese in Betracht.

Nebenwirkungen der immunsuppressiven Therapie wie Leukopenie, Nephrotoxizität und Infektanfälligkeit sind zu beachten. Die Therapie richtet sich nach dem klinischen Verlauf und dem Titerverlauf der „Pemphigus-Antikörper", die eng korreliert sind (s. o.).

Zusätzliche Externa fördern die Reepithelialisierung und verhindern sekundäre Infektionen.

Die zusätzlich externe Therapie (u. a. Antiseptika, Metallfolien) soll die Beschwerden lindern, die Reepithelialisierung der Erosionen fördern und sekundäre Infektionen verhindern.

Prognose: Der Verlauf kann akut bis chronisch mit intermittierenden Remissionen sein. Unbehandelt und vor dem Einsatz von Glukokortikoiden verlief die Erkrankung meist in 1–3 Jahren letal. Glukokortikoide und Immunsuppressiva verbesserten die Prognose entscheidend. Die Todesursachen sind jetzt vorwiegend die Folgen der langfristigen Glukokortikoid- und immunsuppressiven Therapie.

Prognose: Der Verlauf ist akut bis chronisch. Die Progredienz kann zum Tode führen. Glukokortikoide und Immunsuppressiva verbesserten die Prognose jedoch entscheidend.

12.2.2 Pemphigus vegetans

12.2.2 Pemphigus vegetans

▶ **Definition:** Der Pemphigus vegetans ist eine Sonderform des Pemphigus vulgaris, die gekennzeichnet ist durch Blasen mit Erosionen und nachfolgenden papillomatösen Vegetationen.

◀ **Definition**

Epidemiologie: Viel seltener als Pemphigus vulgaris.

Epidemiologie: Sehr seltene Erkrankung.

Ätiologie und Pathogenese: Eventuell ist diese Verlaufsform die Folge einer speziellen Immunitätslage des Patienten (vgl. auch Pemphigus vulgaris, S. 285).

Ätiologie und Pathogenese: s. Pemphigus vulgaris, S. 285.

Klinik: Die schlaffen, rasch erodierten Blasen heilen nicht ab, sondern bilden am Blasengrund papillomatöse Wucherungen aus, die **Vegetationen** genannt werden. Beim Eintrocknen können die Läsionen einen warzenartigen Aspekt annehmen. Prädilektionsstellen für die Vegetationen sind die Intertrigines, wo Mazeration und bakterielle Besiedelung fördernd wirken. Am übrigen Integument kommen meist wenige pemphigustypische Blasen vor.

Klinik: Die Blasen erodieren rasch, und in den Erosionen entstehen papillomatöse Wucherungen **(= Vegetationen).**

Diagnostik: Zur Abgrenzung von anderen vegetierenden Dermatosen sind die „Pemphigus-Antikörper" im Serum sowie die akantholytischen Blasen im Initialstadium mit erst nachfolgender Akanthose und Papillomatose diagnostisch entscheidend.

Diagnostik: Pemphigus-Antikörper im Serum und Histopathologie sind entscheidend.

Histopathologie: Die Epidermis zeigt suprabasale, durch Akantholyse entstandene Blasen, zugleich besteht eine ausgeprägte Akanthose und Papillomatose. Meist sind in den Reteleisten multiple Mikroabszesse, angefüllt mit Neutrophilen und Eosinophilen vorhanden.

Histopathologie: Suprabasale, akantholytische Blasen sowie Akanthose und Papillomatose.

Differenzialdiagnose: Differenzialdiagnostisch ist an vegetierende Pyodermien (Staphylokokken!), Condylomata lata bei Lues II (TPHA!) und Acanthosis nigricans (Histopathologie!) zu denken.

Differenzialdiagnose: vegetierende Pyodermien, Condylomata lata bei Lues II und Acanthosis nigricans.

Therapie: Die systemische Therapie entspricht der bei Pemphigus vulgaris (s. S. 287).
Als lokale Maßnahmen kommen bei geringer Ausdehnung auch Glukokortikoide mit antimikrobiellem Zusatz und die chirurgische Abtragung in Betracht.

Therapie: Systemische Therapie wie bei Pemphigus vulgaris. Lokal bei geringer Ausdehnung Glukokortikoid-Cremes.

Prognose: Der Verlauf erfolgt in Schüben, zuweilen kann ein generalisierter Pemphigus vulgaris auftreten. Die Vegetationen sind häufig sehr therapieresistent.

Prognose: s. Pemphigus vulgaris, S. 288.

12.2.3 Pemphigus foliaceus

12.2.3 Pemphigus foliaceus

▶ **Definition:** Die Erkrankung ist durch akantholytische Blasen im Stratum granulosum, Autoantikörper im Serum gegen Desmoglein 1 in Desmosomen und Ablagerung von IgG und Komplement im Stratum granulosum im Bereich der betroffenen Areale gekennzeichnet.

◀ **Definition**

Epidemiologie: Die Erkrankung ist sehr selten. Am meisten betroffen sind Menschen zwischen dem 30. und 60. Lebensjahr.

Epidemiologie: Sehr seltene Erkrankung.

Ätiologie und Pathogenese: Es handelt sich um eine Autoimmunerkrankung; die **Autoantikörper** im Serum von Patienten mit Pemphigus foliaceus reagieren in der direkten und indirekten Immunfluoreszenz wie „Pemphigus-Antikörper". Sie sind jedoch gegen ein anderes Cadherin, nämlich gegen Desmoglein 1 ge-

Ätiologie und Pathogenese: Autoimmunologisch bedingte Erkrankung, deren **Autoantikörper** i. S. in der direkten (DIF) und indirekten Immunfluoreszenz (IIF) wie Pemphigus-Antikörper reagieren. Beim Pemphigus foliaceus sind die Antikörper aber gegen Desmoglein 1 in den Desmosomen gerichtet.

richtet. Für beide Antikörper ist die Bezeichnung „Pemphigus-Antikörper" üblich. Für die pathogenetische Bedeutung der Desmoglein-1-Antikörper sprechen die gleichen Beobachtungen und Versuchsergebnisse wie bei Pemphigus vulgaris (s. S. 285).

Klinik: Flache, **schlaffe, rasch platzende Blasen** (meist am Kopf oder oberen Rumpf), die klebrig-krustige, erosive Läsionen ergeben. Typisch ist ein **unangenehmer Fötor. Schleimhäute** sind nur **selten** befallen.

Klinik: Die ersten Läsionen sind flache, **schlaffe, rasch aufplatzende Blasen,** die meist am behaarten Kopf, im Gesicht und am oberen Rumpf lokalisiert sind. Die rasch zerstörten Blasen hinterlassen flache, nässende Erosionen, die schuppig-krustig belegt sind. Sie dehnen sich exzentrisch aus. So kann sich eine sekundäre Erythrodermie entwickeln. Das gesamte Integument ist dann gerötet und von klebrigen, blätterteigartigen Schuppenkrusten bedeckt. Bakterielle Sekretzersetzung ergibt einen charakteristischen, **unangenehmen Fötor.** Manchmal besteht Juckreiz oder Brennen. Durch Reibung entstehen immer neue Läsionen (Nikolski-Phänomen I positiv) und Licht wirkt verschlechternd.
Die **Schleimhäute** sind **selten** und nur gering befallen.

Diagnostik: Serologische, immun- und histopathologische Befunde sichern die Diagnose (Abb. **12.4**). Typisch sind **Autoantikörper** („Pemphigus-Antikörper").

Diagnostik: Serologische, immun- und histopathologische Befunde sichern die Diagnose (Abb. **12.4**).
Typisch sind **Autoantikörper** im Serum und abgelagert in den Interzellularräumen der Epidermis („Pemphigus-Antikörper" gegen Desmoglein 1). Zytologische Untersuchungen (Tzanck-Test, s. Abb. **12.3**) zeigen Pemphiguszellen im Blaseninhalt. Weitere pathologische Laborparameter wie BKS-Beschleunigung, Blutbildveränderung und Dysproteinämie finden sich erst im fortgeschrittenen Stadium und bei Superinfektionen.

Histopathologie: Akantholytische Blasenbildung im Stratum granulosum.

Histopathologie: Akantholytische Blasenbildung im Stratum granulosum, häufig auch Akanthose und Papillomatose. In der Dermis findet man ein leukozytäres Infiltrat, das reich an Eosinophilen ist.

12.4

12.4 Akantholytische Blasenbildung im Stratum granulosum bei Pemphigus foliaceus

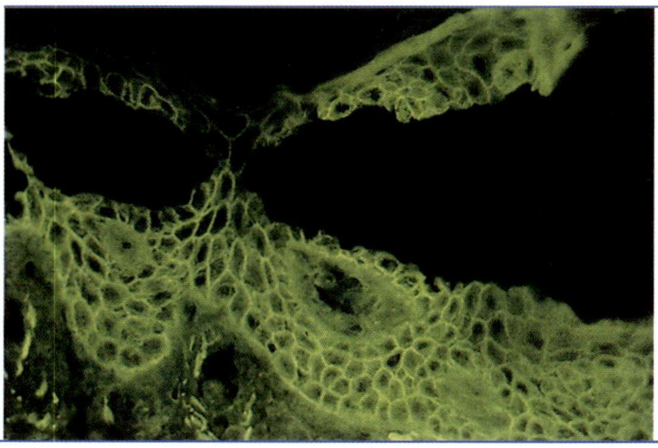

Die **Immunhistopathologie** zeigt an den Zellgrenzen antikörperdekorierte Keratinozyten, die Kontakte verlieren. C3 d-Darstellung (× 250).

Differenzialdiagnose: Diskoider LE, seborrhoisches Ekzem, generalisiertes Ekzem, Psoriasis vulgaris.

Differenzialdiagnose: Die aufgelagerten Schuppenkrusten und die Prädilektionsstellen lassen auch an einen diskoiden Lupus erythematodes und an ein seborrhoisches Ekzem denken. Bei erythrodermatischen Ausprägungen müssen ein generalisiertes Ekzem, eine Psoriasis vulgaris oder Prämykoside abgegrenzt werden.

Therapie: Systemische Therapie mit Glukokortikoiden und/oder Immunsuppressiva.

Therapie: Wie beim Pemphigus vulgaris werden vornehmlich Glukokortikoide und Immunsuppressiva (Azathioprin) eingesetzt. Bakterielle Sekundärinfektionen sind systemisch und/oder lokal zu behandeln. Lokal haben sich Desinfizienzien (z. B. $KMnO_4$) und Metallfolien bewährt.

12.2.4 Brasilianischer Pemphigus foliaceus

12.2.4 Brasilianischer Pemphigus foliaceus

▶ **Synonym:** Fogo selvagem („wildes Feuer")

▶ **Definition:** Die Erkrankung ist dem Pemphigus foliaceus sehr nahe verwandt, jedoch ist sie endemisch im zentralen Südamerika.

◀ **Definition**

Epidemiologie: Der brasilianische Pemphigus foliaceus betrifft bevorzugt junge Frauen (65% unter 50 Jahren) und tritt genetisch disponiert familiär gehäuft auf.

Epidemiologie: Bevorzugt junge Frauen, familiäre Häufung.

Ätiologie und Pathogenese: Autoimmunologisches Geschehen wie bei Pemphigus foliaceus (s. S. 289). Das endemische Auftreten weist noch auf ein zusätzliches infektiöses, von Insekten übertragenes Agens (z. B. Virus) hin.

Ätiologie und Pathogene: Autoimmunologisches Geschehen kombiniert mit Infektion (z. B. Virus).

Klinik: Das klinische Bild ist dem Pemphigus foliaceus sehr ähnlich. Neben den Blasen können Erythrodermien und Papillomatosen in den Vordergrund treten. Die Schleimhäute bleiben unbeteiligt. Subjektiv klagen die Patienten über Schmerzen, die wie Feuer brennen („wildes Feuer").

Klinik: Ähnlich dem Pemphigus foliaceus (s. S. 290). Die Patienten klagen über Schmerzen die wie Feuer brennen.

Diagnostik: Es sind „Pemphigus-Antikörper" nachweisbar, die gegen dasselbe Antigen (Desmoglein 1) gerichtet sind wie beim Pemphigus foliaceus. Anamnestisch wichtig ist der Aufenthalt im Epidemiegebiet.

Diagnostik: Nachweis von „Pemphigus-Antikörpern".

Histopathologie: s. Pemphigus foliaceus S. 290.

Histopathologie: s. Pemphigus foliaceus S. 290.

Therapie: Systemisch Glukokortikoide für Jahre in einer Dosierung, die sich nach dem klinischen Bild richtet. Zusätzlich systemische und lokale Therapiemaßnahmen entsprechend der Sekundärinfektion.

Therapie: Systemisch Glukokortikoide und antiinfektiöse Therapie.

Prognose: Vor Einführung der Glukokortikoide chronischer Verlauf, der nach 10–30 Jahren zum Tode führte. Die heute durchgeführte, oft mehrjährige systemische Glukokortikoidtherapie führt in ca. 50% der Fälle zu einer Heilung.

Prognose: Unter Glukokortikoidtherapie in ca. 50% Heilung.

12.2.5 Pemphigus erythematosus

12.2.5 Pemphigus erythematosus

▶ **Synonyme:** Pemphigus seborrhoicus, Senear-Usher-Syndrom

▶ **Definition:** Die Erkrankung ist durch erythemato-squamöse Plaques und akantholytische Blasen in den seborrhoischen Arealen gekennzeichnet. Immunologisch betrachtet, handelt es sich quasi um eine Kombination von Pemphigus foliaceus (s. S. 289) mit Lupus erythematodes (s. S. 75), da im Serum ANA und „Pemphigus-Antikörper" vorhanden sind und deshalb Immunglobulin-Ablagerungen entlang der Basalmembranzone (wie bei LE) und zwischen den Keratinozyten (wie bei Pemphigus foliaceus) nachzuweisen sind. Nicht immer sind alle Parameter nachweisbar.

◀ **Definition**

Epidemiologie: Die Erkrankung ist sehr selten. Besonders Erwachsene im mittleren Lebensalter sind betroffen.

Epidemiologie: Sehr selten.

Ätiologie: Autoimmunologisch, evtl. provoziert UV-Licht.

Ätiologie: Autoimmunologisch.

Klinik: In den seborrhoischen Arealen (Gesicht, behaarter Kopf, Brust- und Rückenmitte) bestehen symmetrische, **seborrhoid** schuppende, mit Schuppenkrusten belegte, **erythematöse Herde** zusammen mit **Blasen,** die rasch platzen (Abb. **12.5**). Typisch sind der flüchtige Verlauf und das wechselnde Aussehen der Hauteffloreszenzen. Die **Schleimhäute** sind **nicht befallen.** Häufig besteht Juckreiz.

Klinik: Am Kopf und am oberen Rumpf sind **erythematöse Herde mit Schuppen,** Krusten und **Blasen** vorhanden, die häufig jucken (Abb. **12.5**). Die **Schleimhäute** sind **nicht** befallen.

12.5 Pemphigus erythematosus

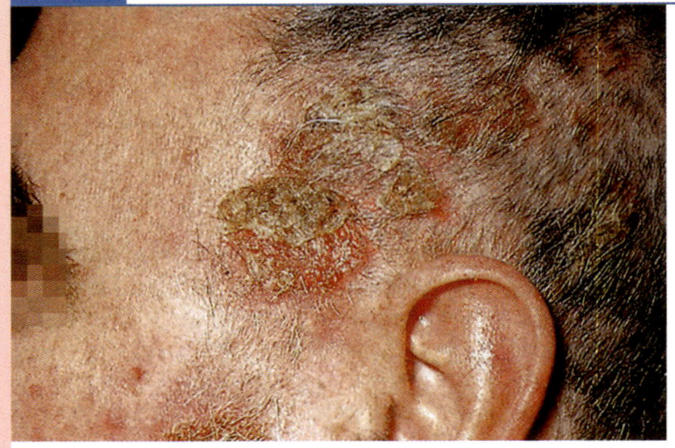

a Auf gerötetem Grund besteht eine seborrhoide Schuppung mit Bläschen im Randbereich.

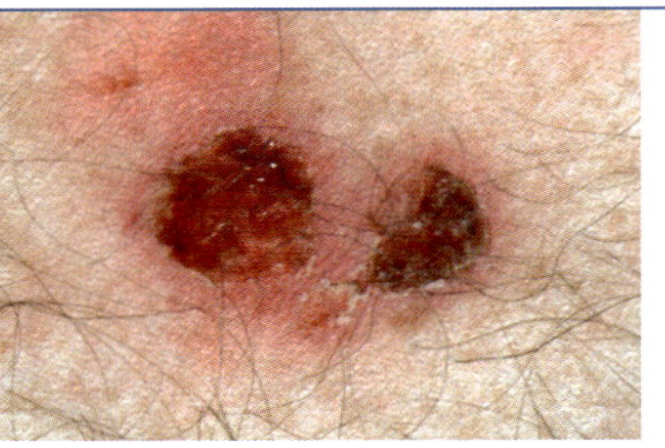

b Schuppende, blasige Effloreszenzen auf geröteten Herden (Detailbild).

Diagnostik: Die Diagnose kann histopathologisch, immunhistopathologisch und serologisch gestellt werden.
LE-Band, Pemphigus-Muster, ANA und „Pemphigus-Antikörper" gegen Desmoglein 1 sind nachweisbar.

Diagnostik: Die Diagnose wird histopathologisch, immunhistopathologisch sowie serologisch gestellt.
Immunhistopathologisch zeigt die direkte Immunfluoreszenz in den Herden manchmal bandförmige Ablagerungen von IgG-Antikörpern in der subepidermalen Basalmembranzone wie beim LE (s. S. 76); zusätzlich finden sich in den Interzellularräumen der Epidermis abgelagerte IgG-Antikörper („Pemphigus-Antikörper").
Im **Serum** werden „Pemphigus-Antikörper" (gegen Desmoglein 1) und manchmal auch ANA nachgewiesen. „Pemphigoid-Antikörper" sind nicht vorhanden (s. S. 293).

Histopathologie: s. Pemphigus foliaceus, S. 290.

Histopathologie: Das histopathologische Bild entspricht dem Pemphigus foliaceus (s. S. 290).

Differenzialdiagnose: Seborrhoisches Ekzem, LE oder Pemphigus vulgaris.

Differenzialdiagnose: Differenzialdiagnostisch kommen in erster Linie seborrhoisches Ekzem, Lupus erythematodes oder Pemphigus vulgaris in Betracht, die sich jedoch durch o. g. diagnostische Maßnahmen abgrenzen lassen.

Therapie: Glukokortikoide lokal oder systemisch je nach klinischer Ausprägung.

Therapie: Wenige Einzelherde werden lokal mit Glukokortikoid-Creme, schwere Verläufe systemisch mit Glukokortikoiden oder Immunsuppressiva behandelt.

Prognose: Oft lokalisierter Verlauf.

Prognose: Der Verlauf ist weniger schwer als beim Pemphigus vulgaris. Die Erkrankung kann lokalisiert bleiben und in Schüben verlaufen, sie kann aber auch generalisieren und das Bild eines Pemphigus foliaceus ergeben.

▶ **Klinischer Fall**

▶ **Klinischer Fall.** Die 52 Jahre alte Patientin hat seit 9 Monaten rezidivierend schmerzhafte Erosionen an den Mundschleimhäuten. Unterschiedliche Lokaltherapeutika sprachen wenig an. Seit 4 Monaten treten zunehmend am Nabel, in der Leistenregion und am Rücken auf gesunder Haut schlaffe Blasen auf, die rasch platzen und verkrusten. Die bei der Krankenhausaufnahme durchgeführte histopathologische Untersuchung ergab eine akantholytische Blasenbildung in den unteren Epidermisschichten. In der direkten Immunfluoreszenz waren in den Interzellularräumen der Epidermis IgG- und Komplementablagerungen erkennbar. Die „Pemphigus-Antikörper" hatten im Serum einen Titer von 1 : 320 und waren gegen Desmoglein 3 gerichtet. Diese histopathologischen und immunhistologischen Befunde bestätigten die klinische Verdachtsdiagnose eines **Pemphigus vulgaris**. Eine systemische Therapie mit anfangs 100 mg Decortin/die führte zur Remission, die mit Azathioprin 100 mg und Decortin 8 mg/die mehrere Monate stabil blieb.

12.2.6 Paraneoplastischer Pemphigus

12.2.6 Paraneoplastischer Pemphigus

▶ **Definition:** Pemphiguskrankheit mit polymorphem klinischen Bild, in Assoziation mit Lymphomen, Leukämien, Thymomen und selten auch anderen Tumoren. Die Autoantikörper sind gegen verschiedene Plaqueproteine der Desmosomen (u.a. Desmoplakin I, II; bullöses Pemphigoid-Antigen 1) gerichtet.

◀ **Definition**

Klinik: Typisch ist ein **polymorphes klinisches Bild** mit Erythemen, Blasen, kokardenartigen Effloreszenzen und Erosionen am gesamten Integument und mit ausgedehntem Befall der Schleimhäute (Mund, Oropharynx, Larynx, Ösophagus, Trachea, Bronchien).

Klinik: Typisch ist ein **polymorphes klinisches Bild** mit Erythemen, Blasen, kokardenartigen Effloreszenzen und Erosionen am gesamten Integument und ein ausgedehnter Befall der Schleimhäute.

Diagnostik: Immunhistopathologische, serologische und histopathologische Befunde sichern die Diagnose.
Die direkte Immunfluoreszenz (DIF) entspricht der bei Pemphigus vulgaris (s.S.285). Im Serum (IIF) finden sich vor allem Autoantikörper gegen **Desmoplakin I, II** und **bullöses Pemphigoid-Antigen 1** (Hauptbestandteile der Desmosomen und Hemidesmosomen).

Diagnostik: Histo-, immunhistopathologische und serologische Befunde sichern die Diagnose.
Im Serum (IIF) finden sich Autoantikörper gegen **Desmoplakin I, II** und **bullöses Pemphigoid-Antigen 1**.

Histopathologie: Suprabasale akantholytische Blasen, disseminierte Dyskeratosen der Keratinozyten und ein entzündliches Infiltrat in der Dermis.

Differenzialdiagnose: Die Abgrenzung von anderen Pemphigusformen erfolgt durch den Nachweis der Desmoplakin- und bullösen Pemphigoid 1-Antikörper.

Differenzialdiagnose: andere Pemphigusformen.

Therapie: Oft schlechtes Ansprechen auf die üblichen Therapien des Pemphigus. Malignomsuche und -therapie!

Therapie: Malignomsuche und -therapie!

Prognose: Leichte bis schwere Verläufe sind möglich. Oft heilt der paraneoplastische Pemphigus ab, wenn das Malignom therapiert wurde.

Prognose: Häufig Abheilung nach Malignomtherapie.

12.3 Pemphigoid-Gruppe

12.3 Pemphigoid-Gruppe

▶ **Definition:** Bei den Erkrankungen dieser Gruppe entstehen die Blasen epidermolytisch, d.h. durch Abheben der gesamten Epidermis von der Dermis. Es entstehen so subepidermale Blasen. Da keine intraepidermale Akantholyse vorkommt, fehlen die Pemphiguszellen (Tzanck-Test negativ).

◀ **Definition**

Die Pemphigoid-Gruppe umfasst:
- Bullöses Pemphigoid
- vernarbendes Schleimhautpemphigoid
- Herpes gestationis.

Zu dieser Gruppe zählen:
- Bullöses Pemphigoid
- vernarbendes Schleimhautpemphigoid
- Herpes gestationis.

12.3.1 Bullöses Pemphigoid

12.3.1 Bullöses Pemphigoid

▶ **Synonyme:** Parapemphigus, Alterspemphigoid

▶ **Definition:** Die Erkrankung ist gekennzeichnet durch prall gespannte Blasen, die subepidermal auf gesunder Haut oder auf erythematösen Plaques entstehen. Typisch sind Autoantikörper gegen Proteine der Hemidesmosomen, **Bullöses Pemphigoid-Antigen 1 und 2 (BP AG 1 und AG 2)**.

◀ **Definition**

Epidemiologie: Am häufigsten betroffen sind Patienten nach dem 60. Lebensjahr.

Epidemiologie: Meist ältere Menschen.

Ätiologie und Pathogenese: Es handelt sich um eine **Autoimmunerkrankung**, bei der die Autoantikörper im Serum gegen **BP AG 1 und AG 2** gerichtet sind.

Ätiologie und Pathogenese: Es handelt sich um eine **Autoimmunerkrankung**, bei der die Autoantikörper im Serum gegen **BP AG 1 und AG 2** gerichtet sind. BP AG 1 ist ein 230 KDa-Protein der Plaques der Hemidesmosomen. BP AG 2 (180 KDa) ist ein ungewöhnliches Transmembranprotein der hemidesmosomalen Plaques mit kollagenartigen Teilabschnitten, daher auch Kollagen XVII genannt. Die Antigen-Antikörper-Reaktion entlang der Basalmembran (Hemidesmosomen) führt zur Aktivierung der Komplementkaskade und durch Freisetzung von Enzymen zur Blasenbildung. Für einen Immunmechanismus spricht ferner die Assoziation mit anderen immunologischen Erkrankungen (z. B. Dermatomyositis, systemischem Lupus erythematodes, Colitis ulcerosa).

Das bullöse Pemphigoid tritt häufig als **Paraneoplasie** auf.

Da das bullöse Pemphigoid auch als **Paraneoplasie** auftritt, wird derzeit diskutiert, dass die Autoantikörperbildung primär durch das als „fremd" erkannte Karzinom induziert wird. Durch Kreuzreaktion dieser Antikörper mit den Hemidesmosomen der Haut würden dann die Blasen entstehen.
Auch Medikamente, wie z. B. Penicillin, Diazepam und Furosemid, können ein bullöses Pemphigoid induzieren, eventuell auch UV-Licht.

Klinik: Pralle Blasen auf gesunder Haut oder auf Erythemen treten bevorzugt in den Falten, am Abdomen und an den Oberschenkelinnenseiten auf (Abb. **12.6**). Die Mundschleimhaut ist selten befallen.

Klinik: Die charakteristischen Effloreszenzen sind **erbs- bis haselnussgroße pralle Blasen,** die generalisiert, bevorzugt jedoch in den Falten, am oberen Abdomen und an den Oberschenkelinnenseiten auftreten. Manchmal bleibt die Erkrankung einige Zeit lokalisiert. Die Blasen entstehen auf völlig gesunder Haut und/oder auf elevierten Erythemen. Die Mundschleimhaut ist selten befallen (nur 20%), die übrigen Schleimhäute sehr selten.
Ausgedehnte Erytheme können auch ohne Blasen vorhanden sein (Abb. **12.6**). Der Blaseninhalt ist meist klar oder hämorrhagisch, da bei der subepidermalen Blasenbildung die Kapillaren des oberflächlichen Plexus angerissen werden können (s. Abb. **12.2**).

12.6

12.6 Bullöses Pemphigoid

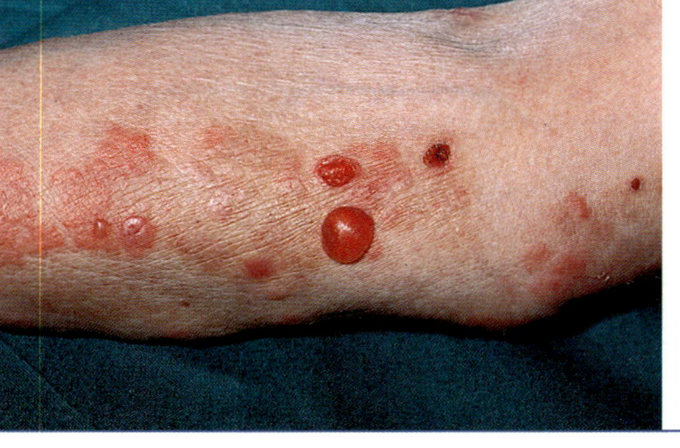

Pralle Blasen unterschiedlicher Größen und Erytheme.

Die Blasendecke ist wesentlich widerstandsfähiger als bei Pemphigus-Krankheiten.

Da die Blasendecke aus der gesamten Epidermis besteht, sind die Blasen wesentlich widerstandsfähiger als bei Pemphigus-Krankheiten. Wenn sie platzen, entstehen flache Erosionen, die blutig-krustig belegt sind. Sie heilen von den Rändern ausgehend narbenlos ab. Durch die verkrusteten Erosionen bestehen gelegentlich Juckreiz oder Schmerzen.

Sonderform: lokalisiert (Unterschenkel und Kopf).

Als Sonderform ist das lokalisierte bullöse Pemphigoid zu betrachten, das symmetrisch an den Unterschenkeln und am Kopf auftritt.

Diagnostik: Das klinische Bild lässt an die Diagnose denken, die histo-, immunhistopathologisch und serologisch gesichert wird.

Diagnostik: Gespannte, pralle Blasen auf gesunder Haut und elevierten Erythemen lassen bei älteren Patienten an ein bullöses Pemphigoid denken. Gesichert wird die Diagnose durch die histo- und immunhistopathologische Untersuchung sowie serologisch.

Histopathologie: Subepidermale Blasenbildung mit dermalem Infiltrat (Abb. **12.2**).

Histopathologie: Anfangs entwickelt sich eine **subepidermale** Spalte, die gesamte unveränderte Epidermis wird als Blasendecke abgehoben. Der Blaseninhalt besteht manchmal nur aus Serum, manchmal sind reichlich eosinophile und neutrophile Granulozyten vorhanden. In der oberen Dermis findet sich ein Infiltrat aus Lymphozyten, Histiozyten, eosinophilen und neutrophilen Leukozyten (Abb. **12.2**). Elektronenmikroskopisch ist die Spaltbildung innerhalb der Lamina lucida der Basalmembran lokalisiert.

Immunhistopathologisch können entlang der meist nicht verbreiterten Basalmembran abgelagerte IgG 4, IgG 2 und Komplement nachgewiesen werden (Abb. **12.2**).

Typisch sind im **Serum** der Patienten vorhandene **Autoantikörper**, die gegen Antigene der Hemidesmosomen gerichtet sind („Basalmembran-Antikörper", „Pemphigoid-Antikörper"). Autoantikörper gegen BP AG 1 sind in ca. 70%, gegen BP AG 2 in ca. 55% nachweisbar. Diese Antikörpertiter korrelieren nicht mit der Krankheitsaktivität. Alle übrigen Laborparameter sind unauffällig. Erst später treten unspezifisch erhöhte BKS, Proteinmangel, Leukozytose und Anämie auf.

Der Tzanck-Test ist negativ. Das Nikolski-I-Phänomen kann, vorwiegend in Blasenrandgebieten, positiv sein. Das Nikolski-II-Phänomen ist positiv, d. h. vorhandene Blasen lassen sich durch seitlichen Druck verschieben (s. S. 285).

Immunhistopathologie: Entlang der Basalmembran sind IgG und Komplement abgelagert (Abb. **12.2**).

Serologie: Typisch sind **Autoantikörper** im **Serum** gegen BP AG 1 und AG 2 (Basalmembranbestandteile; „Pemphigoid-Antikörper").

Differenzialdiagnose: Differenzialdiagnostisch sind Pemphigus vulgaris, Morbus Duhring und eine diabetische bullöse Dermatose (Diabetes mellitus, keine entsprechenden immunhistologischen Befunde!) abzugrenzen (s. Tab. **12.1**, S. 288).

Differenzialdiagnose: Pemphigus vulgaris, Morbus Duhring und diabetische bullöse Dermatose (s. Tab. **12.1**).

Therapie: Eine Tumorsuche ist in jedem Falle angezeigt. Systemisch werden Glukokortikoide verabreicht; anfangs in mittleren Dosen (40–50 mg Prednisolon/die), später entsprechend dem Verlauf. Meist reichen jedoch niedrige Dosen aus. Gelegentlich werden auch Langzeit-Sulfonamide gegeben. Nur in therapieresistenten Fällen wird man zusätzlich Immunsuppressiva (Azathioprin) oder Zytostatika (Methotrexat) verordnen. Lokal erfolgt die Behandlung desinfizierend, z. B. Pinseln mit antiseptischen Lösungen.

Therapie: Tumorsuche! Therapie mit systemischen Glukokortikoiden und lokale Behandlung mit Desinfizienzien.

Prognose: Die Erkrankung verläuft chronisch, meist in Schüben. Wenn ein Malignom bekannt und therapiert ist, sistiert das Pemphigoid häufig, und rezidiviert bei Tumorprogression. Die Letalität beträgt ohne Therapie 30%. Glukokortikoide und Immunsuppressiva verbessern die Prognose entscheidend.

Prognose: Chronischer, meist schubweiser Verlauf. Die Prognose ist vom evtl. Vorliegen eines Tumors abhängig.

◀ **Klinischer Fall**

▶ **Klinischer Fall.** Die 64-jährige Patientin leidet seit einem Jahr an mäßig juckenden großflächigen Erythemen, in denen immer wieder pralle, teils hämorrhagische Blasen auftreten. Die histopathologische Untersuchung zeigte subepidermale Blasen mit einem leukozytären Infiltrat in der Dermis. Die direkte Immunfluoreszenz ließ an der Basalmembranzone abgelagertes Immunoglobulin und Komplement erkennen. Im Serum waren „Basalmembran-Antikörper" (Titer 1:128) vorhanden. Bei der Durchuntersuchung fand sich ein lobuläres Mammakarzinom, das vollständig reseziert werden konnte. Unter oraler Therapie mit Kortikosteroiden sistierte das bullöse Pemphigoid 2 Monate nach der Operation.

12.3.2 Vernarbendes Schleimhautpemphigoid

12.3.2 Vernarbendes Schleimhautpemphigoid

▶ **Synonym:** Benignes Schleimhautpemphigoid

◀ **Definition**

▶ **Definition:** Chronische bullöse Dermatose, die bevorzugt an den Schleimhäuten auftritt, selten aber auch die Haut befällt und zu starken Vernarbungen führt.

Epidemiologie: Sehr seltene Erkrankung, meist sind ältere Menschen betroffen.

Epidemiologie: Sehr seltene Erkrankung.

Ätiologie und Pathogenese: Wahrscheinlich handelt es sich um eine vernarbende Variante des bullösen Pemphigoids (s. S. 294). Die Autoantikörper sind gegen BP AG 2 (s. o. Kollagen XVII) oder Laminin 5 (beides Proteine der Hemidesmosomen) gerichtet. Die Erkrankung tritt auch als Paraneoplasie auf.

Ätiologie und Pathogenese: s. bullöses Pemphigoid S. 294. Es finden sich Autoantikörper gegen BP AG 2 oder Laminin 5.

Klinik: Bevorzugt an der **Mundschleimhaut** und an den **Konjunktiven** treten kleine Blasen auf, die rasch platzen und mit starker narbiger Schrumpfung abheilen; dies führt zu Synechien.

Klinik: Am häufigsten sind die Mundschleimhaut und die Konjunktiven betroffen, aber auch Nasen-, Rachen-, Genital- und Analschleimhäute können befallen sein. Eine Hautbeteiligung ist selten.
In den **Augen** beginnt das bullöse Schleimhautpemphigoid mit kleinen Blasen an den bulbären Konjunktiven, die rasch platzen, eine chronische Konjunktivitis unterhalten und unter starker narbiger Schrumpfung abheilen. Dies führt zu narbigen Synechien zwischen bulbären und palpebralen Konjunktiven. Die Augenbeweglichkeit wird reduziert. Ektropien bedingen nach längerer Persistenz sekundäre Hornhautveränderungen mit Pannusbildung und Ulzerationen, die zur Erblindung führen können. Die Verlegung der Tränenausführungsgänge durch Narben führt zur Austrocknung der Konjunktiven mit Panophthalmie, was letztlich zum Verlust des Auges führen kann.
An den **Mundschleimhäuten** treten, bevorzugt an Wangen und Gingiva, rezidivierend Blasen auf, die rasch platzen und zu stark schmerzenden Erosionen führen, welche unter narbiger Schrumpfung abheilen. Die gleichen narbigen Synechien entstehen auch an anderen Schleimhäuten.

Seltener sind weitere Schleimhäute und nur gelegentlich auch die Haut betroffen.

Eine **Hautbeteiligung** tritt in 10–30% auf und ist in den meisten Fällen auf wenige Areale beschränkt (v.a. Gesicht, behaarter Kopf, Nabelregion und Mons pubis). Generalisierte Blasenschübe sind extrem selten.

Diagnostik: Klinisches Bild, Histo- und Immunhistopathologie sichern die Diagnose.

Diagnostik: Klinisches Bild, Histo- und Immunhistopathologie sichern die Diagnose.

Histopathologie: s. Pemphigoid S. 294.

Histopathologie: Charakteristisch ist die subepidermale Blasenbildung, wobei die gesamte Epidermis das Blasendach bildet. Anfangs herrscht im Corium ein Infiltrat aus Eosinophilen, Lymphozyten und Plasmazellen vor, später kommt eine fibroblastische Aktivität mit Vaskularisation und narbiger Schrumpfung hinzu.

Immunhistopathologie: s. Pemphigoid S. 294. Zirkulierende Antikörper gegen Hemidesmosomen (BP AG 2, Laminin 5) sind nur manchmal nachweisbar.

Immunhistopathologisch lassen sich mittels direkter Immunfluoreszenz in der Basalmembranzone (wie auch beim bullösen Pemphigoid) lineare Ablagerungen von IgG, IgA und Komplement nachweisen. Jedoch sind zirkulierende Basalmembran-Antikörper in der indirekten Immunfluoreszenz nicht immer nachweisbar. Meist sind sie gegen BP AG 2, seltener gegen Laminin 5 gerichtet.

Therapie: Keine Standardtherapie.

Therapie: Auf Sulfone, Retinoide und Cyclosporin A spricht die Erkrankung manchmal an. Auch ein Versuch mit Glukokortikoiden (systemisch oder intraläsional) ist gerechtfertigt, insgesamt jedoch schlechtes Ansprechen. Synechien werden operativ angegangen.

Prognose: Schubweiser Verlauf. Komplikationen durch narbige Stenosen und nachlassendes Sehvermögen.

Prognose: Der Verlauf ist schubweise über Jahre. Große Probleme bereiten die narbigen Stenosen und das nachlassende Sehvermögen. In 20% der Fälle tritt Erblindung ein.

12.3.3 Herpes gestationis

12.3.3 Herpes gestationis

▶ **Definition**

▶ **Definition:** Polymorphe, papulovesikulöse Variante des bullösen Pemphigoides in der Schwangerschaft, die starken Juckreiz verursacht. Das wichtige Autoantigen ist das BP AG 2 (s. S. 293 f).

Epidemiologie: Sehr seltene Erkrankung.

Epidemiologie: Die Erkrankung ist sehr selten. Es tritt etwa ein Fall pro 3000–10 000 Schwangerschaften auf.

Ätiologie und Pathogenese: Wahrscheinlich immunologisch bedingte Erkrankung mit hormoneller und genetischer Abhängigkeit.

Ätiologie und Pathogenese: Die passive Übertragung auf das Neugeborene und die immunologischen Befunde weisen auf die immunologische Genese hin. Gestagen- und östrogenhaltige Kontrazeptiva provozieren nur in belasteten Fällen einen Herpes gestationis. Es besteht eine genetische Disposition (MHC-II-Moleküle).

Klinik: Im letzten Schwangerschaftstrimenon treten **ödematöse, polyzyklische Plaques** auf, in denen **verschieden große Blasen** entstehen, die gelegentlich herpetiform an-

Klinik: Nach der 20. Schwangeschaftswoche, manchmal allerdings erst nach der Entbindung, treten bevorzugt in der Periumbilikalregion und an den Extremitäten, später auch am gesamten Integument **ödematöse, polyzyklische Plaques** auf, in denen **kleinere** und **größere Blasen** entstehen und stark jucken. Häufig

sind die kleinen Blasen gruppiert herpetiform aneordnet. Das gleichzeitige Vorhandesein von ödematösen Plaques, Erythemen, Blasen verschiedener Größe und Krusten gibt der Dermatose ein **polymorphes Aussehen** (Abb. **12.7**). Die Schleimhäute sind selten betroffen. Das Allgemeinbefinden ist wenig beeinträchtigt.
Dieselben Effloreszenzen können auch beim Neugeborenen auftreten. Sie heilen jedoch in wenigen Wochen spontan ab.

geordnet sind (Abb. **12.7**). Es besteht starker Juckreiz.

Das Neugeborene kann dieselben Effloreszenzen haben.

12.7 Herpes gestationis

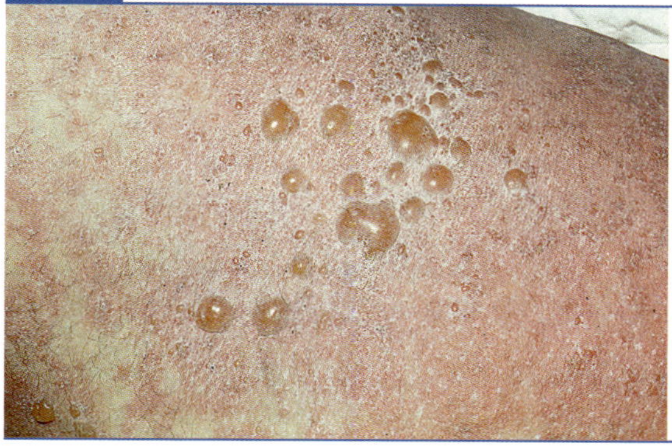

Auf erythematösen Plaques stehen herpetiform gruppierte Blasen unterschiedlicher Größe.

12.7

Diagnostik: Die Diagnose beruht auf dem Auftreten während der Gravidität, dem polymorph-bullösen klinischen Bild, dem starken Pruritus, den histo- und immunhistopathologischen und serologischen Befunden (BP AG 2-Autoantikörper).

Histopathologie: Es liegt eine subepidermale Blasenbildung mit auffälliger Nekrose der Basalzellen und ein entzündliches Infiltrat im Corium vor.
Immunhistopathologisch lassen sich mittels direkter Immunfluoreszenz (DIF) lineare Komplementablagerungen (C 3) und in einigen Fällen auch Immunglobulinablagerungen (meist IgG und IgA) längs der Basalmembran nachweisen.
Im **Serum** (IIF) finden sich in der Regel BP AG 2-Autoantikörper, die früher „Herpes-gestationis-Faktor“ genannt wurden und meist auch eine starke Bluteosinophilie.
Nikolski I und II sind häufig positiv.

Diagnostik: Auftreten während der Gravidität, polymorph-bullöses Bild, starker Pruritus und histo- und immunhistopathologische Befunde sichern die Diagnose.
Histopathologie: Subepidermale Blasenbildung mit Nekrose der Basalzellen und mit entzündlichem Infiltrat im Corium. Lineare Ig- und C-Ablagerungen entlang der Basalmembranzone.

Im **Serum** (IIF) Nachweis von BP AG 2-Autoantikörpern. Meist starke Bluteosinophilie. Nikolski I und II sind häufig positiv.

Differenzialdiagnose: Differenzialdiagnostisch sind eine Dermatitis herpetiformis Duhring, ein PUPP und ein Erythema exsudativum multiforme abzugrenzen, was mittels histo- und immunhistopathologischen Untersuchungen sowie der Anamnese gelingt.

Differenzialdiagnose: Dermatitis herpetiformis Duhring, PUPP und Erythema exsudativum multiforme sind abzugrenzen.

Therapie: Leichte Fälle behandelt man nur lokal mit glukokortikoidhaltigen Cremes oder austrocknend mit Desinfizienzien. Bei ausgedehntem Befall sind systemisch Glukokortikoide in individueller Dosierung indiziert; Sulfone sind nicht wirksam. Es sollten nichthormonelle Kontrazeptiva verordnet werden.
Die Hauterscheinungen beim Neugeborenen sind passager und nicht therapiebedürftig.

Therapie: Glukokortikoidhaltige Externa, in schweren Fällen auch systemisch.

12.4 Dermatitis herpetiformis Duhring

12.4 Dermatitis herpetiformis Duhring

▶ **Synonym:** Morbus Duhring

▶ **Definition:** Polymorphe, oft chronisch-rezidivierend verlaufende Dermatose, die mit brennenden und schmerzhaften Empfindungen einhergeht. Charakteristisch sind subepidermale Spannungsblasen, Ansammlungen von Granulozyten und granuläre IgA-Ablagerungen in den dermalen Papillenspitzen. Die meisten Patienten haben zugleich eine meist unbemerkte Enteropathie.

◀ Definition

Epidemiologie: Seltene Erkrankung, bevorzugt Männer.

Ätiologie: Die Ätiologie ist unklar. Manifestationsfördernd wirken Jod und glutenhaltige Nahrungsmittel. Es bestehen Assoziationen mit HLA-DR3/DQ2/A1 und B8.

Klinik: Anfangs treten uncharakteristische erythematöse Plaques mit **brennendem** bis **schmerzhaftem Juckreiz** auf, daraus entstehen Gruppen von kleinen Bläschen. Prädilektionsstellen sind Streckseiten der Arme, Schultergürtel, Abdomen und Glutäal- und Oberschenkelregion (Abb. **12.8**, s. auch Abb. **12.9 c** und **d**, S. 300). Typisch ist eine **synchrone Polymorphie** der Effloreszenzen. Schleimhautbefall liegt praktisch nie vor (s. Tab. **12.1**, S. 288).

Es besteht eine **Jodempfindlichkeit**.

90% der Patienten haben zugleich eine **glutensensitive Enteropathie**.

Epidemiologie: Die Dermatose ist selten. Sie betrifft alle Altersgruppen, bevorzugt jedoch Männer im mittleren Lebensalter.

Ätiologie: Die Ätiologie ist unklar. Wahrscheinlich handelt es sich um ein polyätiologisches Krankheitsbild bei genetischer Prädisposition. Manifestationsfördernd sind Fokalinfekte, Jod und andere Halogene und insbesondere Gluten. Genetisch ist die Dermatitis herpetiformis Duhring in 80% mit den Histokompatibilitätsantigenen HLA DR3, HLA DQ2, HLA A1 und HLA B8 assoziiert.

Klinik: Anfangs treten uncharakteristische Erytheme und ödematöse Plaques mit **brennendem** bis **schmerzhaftem Juckreiz** auf. Darauf entstehen kleine Bläschen, die oft in Gruppen herpetiform angeordnet sind, oder auch große Blasen. Die Blasen dehnen sich exzentrisch aus und verkrusten rasch (Abb. **12.8**, s. auch Abb. **12.9 c** und **d**, S. 300). Diese **synchrone Polymorphie** mit Erythemen, urtikariellen Plaques, Blasen, Bläschen und Krusten ist sehr charakteristisch. Hinzu kommen Kratzeffekte mit Impetiginisierung. Typische Lokalisationen sind Streckseiten der Arme, Schultergürtel, Abdomen sowie die Glutäal-, Sakral- und Oberschenkelregion, mit oft symmetrischem Befall. Dieses Verteilungsmuster weist auf die Erkrankung hin. Die Schleimhäute sind praktisch nie befallen (s. Tab. **12.1**, S. 288).
Die Patienten sind **jodempfindlich**. Lokale und systemische Applikation von Jod oder anderen Halogeniden kann zu Exazerbationen führen.
Bei etwa **90%** der Patienten tritt zugleich eine **glutensensitive Enteropathie** auf, die einer milden Form der idiopathischen Steatorrhö gleicht. Sie beruht auf Antikörpern gegen Gliadin, evtl. sekundär auch auf Antikörpern gegen Endomysium-Komponenten und Retikulin. Meist bleibt die Enteropathie subklinisch. Das Verhältnis zwischen Dermatitis herpetiformis Duhring und der Enteropathie ist derzeit jedoch noch unklar.

12.8

12.8 Dermatitis herpetiformis Duhring

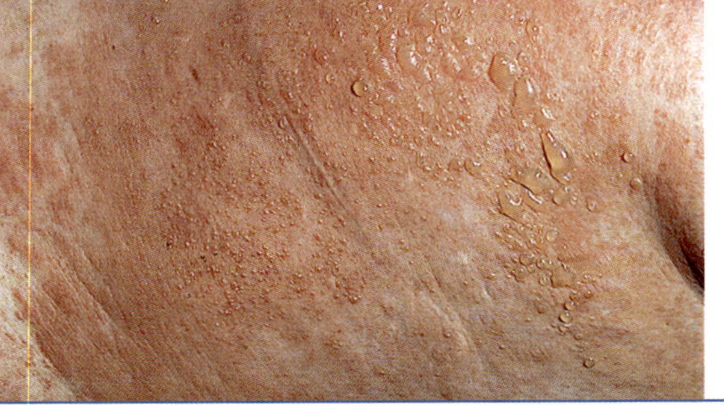

Kleine Bläschen stehen gruppiert in erythematöser Umgebung.

Diagnostik: Klinisches Bild, Histo- und Immunhistopathologie sichern die Diagnose (s. auch Tab. **12.1**, S. 288).

Histopathologie: Subepidermale Blasenbildung mit massenhaft Eosinophilen und Neutrophilen im Blasenlumen und leukozytären Mikroabszessen in den Papillenspitzen.

Immunhistopathologie: In der DIF finden sich charakteristische granuläre IgA-Ablagerungen in den Papillenspitzen und in der Basalmembranzone.

Diagnostik: Die klinische Diagnose beruht auf dem polymorphen Exanthem mit Prädilektion der Extremitäten-Streckseiten, der Schulter und Glutäalregion und den typischen brennenden bis schmerzenden Empfindungen. Bestätigt wird die Diagnose histo- und immunhistopathologisch (s. auch Tab. **12.1**, S. 288).

Histopathologie: Die Blasenbildung erfolgt **subepidermal**. Im Blasenlumen finden sich massenhaft eosinophile und neutrophile Leukozyten. Die basalen Zellen der Epidermis (im Blasendach) sind oft nekrotisch. Die Blasen gehen aus Papillenabszessen hervor. Das sind Mikroabszesse aus eosinophilen und neutrophilen Leukozyten in den Spitzen der dermalen Papillen. Besonders in den Blasenrandbereichen und in den Erythemen sind diese zahlreich zu finden. Im Corium besteht ein buntes, entzündliches Infiltrat. Elektronenmikroskopische Befunde zeigen, dass die Blasen unterhalb der Lamina densa entstehen, d. h. dermolytisch (s. Abb. **12.2**, S. 287).
Immunhistopathologisch lassen sich in der direkten Immunfluoreszenzmikroskopie bei fast allen Patienten in gesunder und betroffener Haut granuläre IgA- und Komplement-Ablagerungen (C 3) in den Papillenspitzen und entlang der Basalmembranzone nachweisen.

Die indirekte Immunfluoreszenz zeigt manchmal IgA-Autoantikörper im Serum, die gegen Gliadin oder Endomysium (oft bei Patienten mit Enteropathie) gerichtet sind.
Oft finden sich eine Bluteosinophilie, erniedrigte IgM- und erhöhte IgA-Werte.

In der IIF finden sich evtl. Autoantikörper i. S. gegen Gliadin, bei Enteropathie oft auch gegen Endomysium (s. Abb. **12.2**).
Oft Bluteosinophilie und erhöhte IgA-Spiegel.

Differenzialdiagnose: Histo- und immunhistopathologische Befunde erlauben die klinisch oft schwierige Abgrenzung vom bullösen Pemphigoid, von prurigoformen, chronischen Ekzemen und Erythema exsudativum multiforme.

Differenzialdiagnose: Bullöses Pemphigoid, Ekzeme und Erythema exsudativum multiforme.

Therapie: Mittel der Wahl sind Sulfone, z. B. Diaminodiphenylsulfon (DADPS), initial sind 150 – 200 mg/die nötig, zur Stabilisierung reichen meist 50 – 100 mg/die aus. Der Wirkungsmechanismus dieses Präparates ist ungeklärt. Auf hämatologische Nebenwirkungen (Met-Hb, Hämolyse) ist regelmäßig zu achten; vor Therapiebeginn muss die Glucose-6-Phosphatdehydrogenase bestimmt werden. Wirksam sind auch Sulfonamide (z. B. Sulfapyridin). Im akuten Schub oder bei Sulfon-/Sulfonamidunverträglichkeit kommen Glukokortikoide in Betracht, die aber nur mäßig wirksam sind. Eine glutenfreie Diät bessert die Enteropathie und in manchen Fällen, jedoch nicht immer, auch die Hauterscheinungen. Sie ist jedoch sehr aufwendig und teuer und deshalb nur bei Enteropathie angezeigt. Eine jodarme Diät ist immer erforderlich. Antihistaminika sind bei starkem Juckreiz angezeigt. Extern können Glukokortikoide, Lotio alba oder Teerpräparationen versucht werden.

Therapie: Sulfone und Sulfonamide. Jod- und glutenarme Diät, sofern vom Verlauf her indiziert.

Prognose: Nach Fokussanierung heilt die Dermatitis herpetiformis Duhring manchmal ab. Sie kann aber auch chronisch-rezidivierend über Jahre und Jahrzehnte verlaufen, wobei in den meisten Fällen die Krankheitsintensität nachlässt. Der Allgemeinzustand bleibt unbeeinflusst.

Prognose: Nach Fokussanierung manchmal Abheilung, chronisch-rezidivierende Verläufe sind möglich.

12.5 Lineare IgA-Dermatose

12.5 Lineare IgA-Dermatose

▶ **Synonyme:** IgA-Pemphigoid, chronisch bullöse Dermatose des Kindesalters

▶ **Definition:** Die Dermatose ist charakterisiert durch lineare IgA-Ablagerungen entlang der Basalmembranzone. Das Autoantigen ist Ladinin, ein Protein der Verankerungsfilamente (s. Abb. **1.5**, S. 7). Das klinische Bild ist polymorph mit Erythemen und Blasen.

◀ **Definition**

Epidemiologie: Die Erkrankung ist viel seltener als die Dermatitis herpetiformis Duhring. Bevorzugt betroffen sind Frauen und Kinder.

Epidemiologie: Sehr selten, bevorzugt Frauen und Kinder.

Ätiologie: s. Dermatitis herpetiformis Duhring, S. 298.

Ätiologie: s. Dermatitis herpetiformis Duhring, S. 298.

Klinik: Das klinische Bild entspricht einem Mischbild aus Dermatitis herpetiformis Duhring und bullösem Pemphigoid oder ähnelt vorwiegend einer der beiden Dermatosen. Prädilektionsstellen gibt es nicht. Eine glutensensitive Enteropathie kommt nicht vor, und die Jodempfindlichkeit ist wesentlich geringer. Diese klinischen Beobachtungen sowie die fehlende Assoziation mit den Histokompatibilitätsantigenen HLA B8 und HLA DR3 unterstützen die Eigenständigkeit dieses Krankheitsbildes.

Klinik: Klinisch entspricht die lineare IgA-Dermatose einem Mischbild von Dermatitis herpetiformis Duhring und bullösem Pemphigoid ohne Prädilektionsstellen. Eine Enteropathie kommt nicht vor.

Diagnostik: Die Diagnose wird immunhistopathologisch durch den Nachweis von **linearen IgA- und Komplementablagerungen** längs der Basalmembranzone (gegen Ladinin) gestellt. Im Serum sind manchmal Autoantikörper vom IgA-Typ gegen Ladinin nachweisbar.

Diagnostik: Pathognomonisch sind **lineare IgA-Ablagerungen** längs der Basalmembranzone (gegen Ladinin).

Therapie: Die lineare IgA-Dermatose spricht auch auf Sulfone und Sulfapyridine an.

Therapie: Sulfone und Sulfonamide.

Prognose: Die Krankheit verläuft chronisch über Jahre.

Prognose: Chronischer Verlauf.

12.6 Bildtafel 3: Blasen bildende Erkrankungen

Zur differenzialdiagnostischen Unterscheidung Blasen bildender Erkrankungen sind die Wichtigsten im Folgenden dargestellt:

12.9 Bildtafel 3

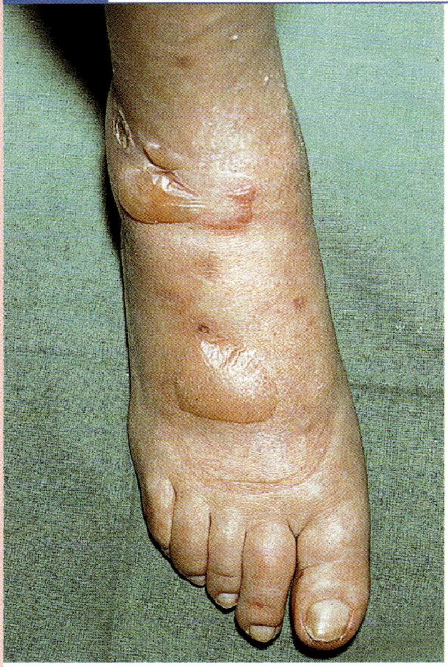

a Pemphigus vulgaris mit großen, schlaffen Blasen klaren Inhaltes (s. S. 285).

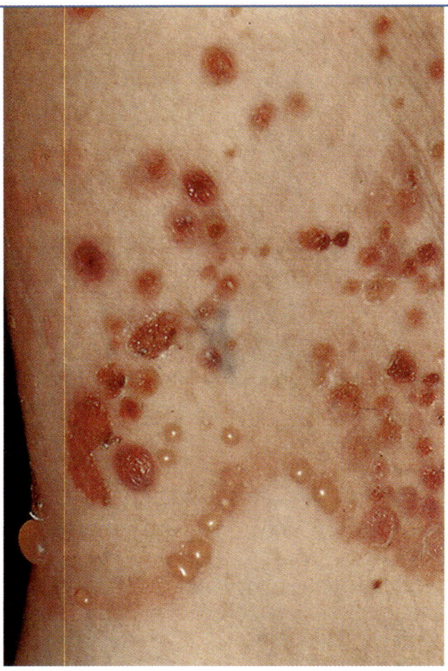

b Bullöses Pemphigoid mit prallen, randständigen Blasen auf geröteter Haut. Die zentralen Blasen sind teilweise eingetrocknet oder hämorrhagisch durchtränkt (s. S. 293).

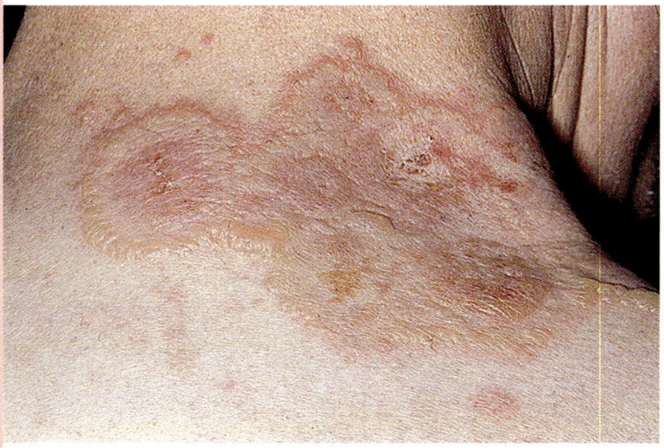

c Dermatitis herpetiformis Duhring im subakuten Stadium mit gruppierten, teils konfluierenden Bläschen, sekundärer Exulzeration und hämorrhagischer Verkrustung (s. S. 297).

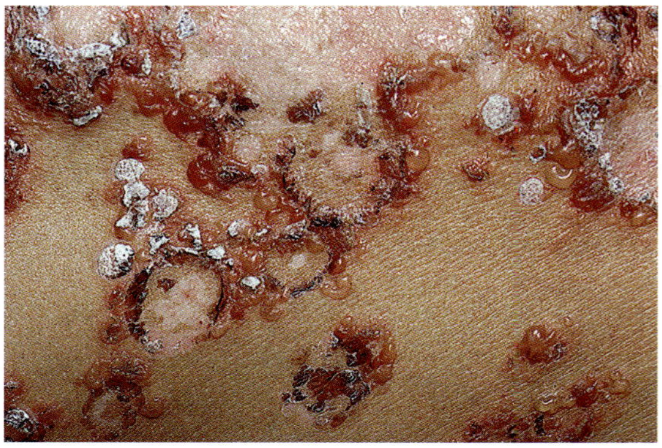

d Dermatitis herpetiformis Duhring mit starkem Brennen. Die akuten, stark entzündlichen Herde zeigen randständig eine urtikarielle Schwellung mit beginnender Blasenbildung (s. S. 297).

Fortsetzung ►

12.9 **Bildtafel 3 (Fortsetzung)**

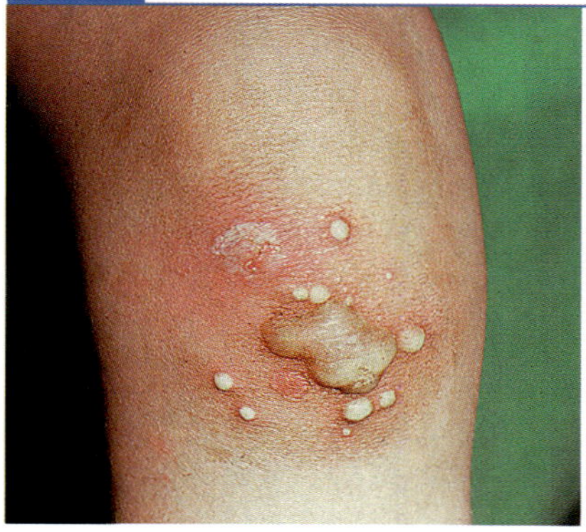

e Impetigo bullosa mit gruppiert stehenden, randständig fortschreitenden Pusteln, deren Eiter Leukozyten und Streptokokken enthält (s. S. 137).

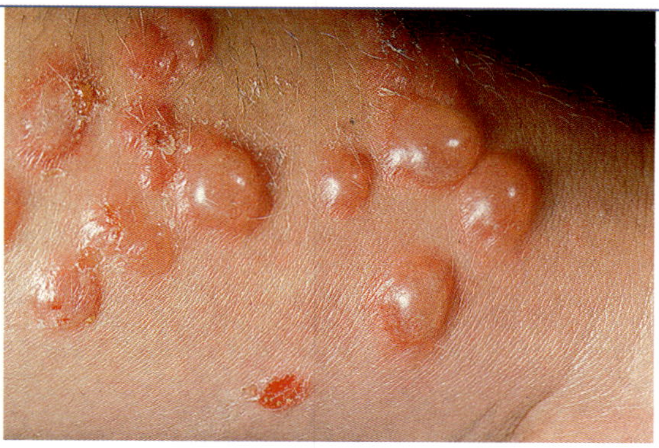

f Bullöse Insektenstichreaktionen in gruppierter Anordnung mit starkem, schmerzhaftem Juckreiz. Solche treten am 2. und 3. Tag nach den Insektenstichen auf, werden zerkratzt und persistieren oft als juckende Papeln noch wochenlang.

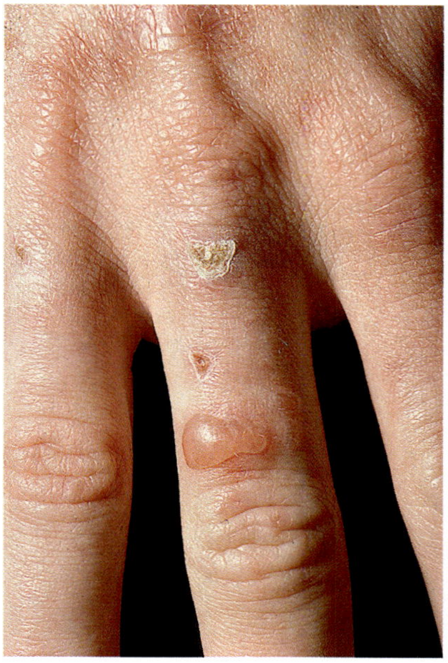

g Prallstehende Blase bei einer **Porphyria cutanea tarda** am Fingerrücken zusammen mit Krusten und Narben (s. S. 351).

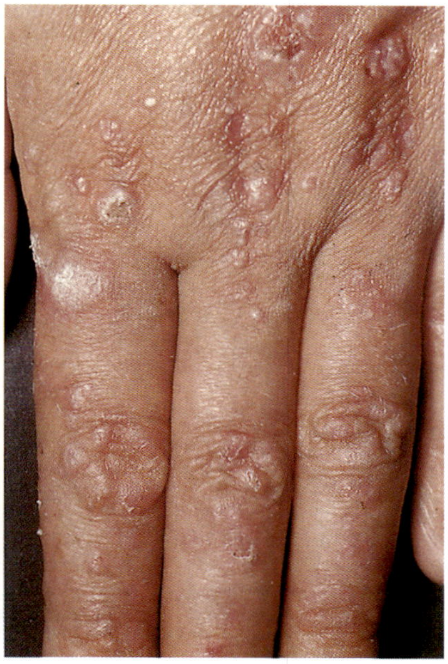

h Narben, Milien und Blasenbildungen am Handrücken einer Patientin mit der autosomal dominant vererbten **Epidermolysis bullosa dystrophica** Pasini (s. S. 360).

12.7 Pemphigus chronicus benignus familiaris

▶ **Synonyme:** Dyskeratosis bullosa hereditaria, Morbus Hailey-Hailey

▶ Definition

▶ **Definition:** Autosomal-dominant vererbte Dermatose mit variabler Genpenetranz. Charakterisiert ist sie durch das rezidivierende Auftreten von gruppierten Erosionen, selten Bläschen in umschriebenen Arealen, vornehmlich in den Körperfalten.

Epidemiologie: Sehr selten.

Ätiologie: Es handelt sich um eine genetisch bedingte Erkrankung.

Klinik: Nach der Pubertät treten in den **großen Körperfalten** in erythematischer Umgebung Blasen auf, die erodieren und zu Vegetationen neigen (Abb. **12.10**). Es besteht gewöhnlich Juckreiz.

Epidemiologie: Sehr seltene Erkrankung.

Ätiologie: Die Erkrankung ist genetisch bedingt durch Mutationen im Gen einer ATPase (ATP2 C1). Traumen, Wärme, Feuchtigkeit und Mikroben können Schübe induzieren. Sie hat nichts mit den Erkrankungen der Pemphigus-Gruppe (s. S. 285) und nichts mit den hereditären Epidermolysen (s. S. 359) zu tun.

Klinik: Nach der Pubertät kommt es in den **großen Körperfalten** (Axillen und Leisten) sowie am seitlichen Hals in erythematöser Umgebung zu kleinen Blasen, die oft konfluieren. Nach Platzen der Blasendecken entstehen nässende Areale, die zu Vegetationen neigen und verkrusten (Abb. **12.10**). Die Begrenzung dieser Plaques ist scharf. Die Läsionen dehnen sich in der Peripherie aus und heilen gleichzeitig zentral ab, wodurch ein polymorphes Bild entsteht. Es besteht gewöhnlich Juckreiz. Das Allgemeinbefinden ist nicht gestört.

12.10

12.10 Pemphigus chronicus benignus familiaris

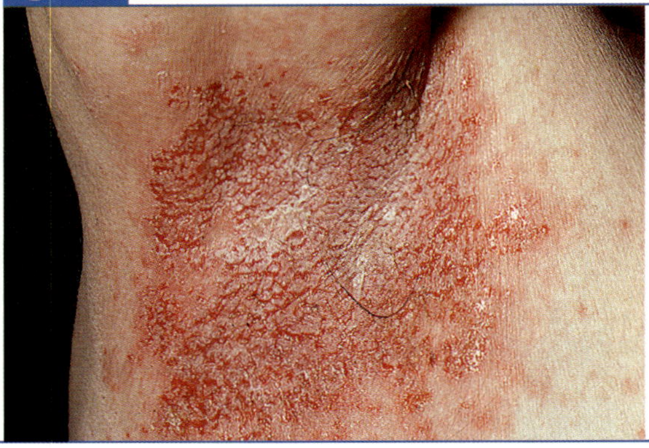

Erythematöse Herde mit Bläschen und Schuppenkrusten in den großen Körperfalten.

Diagnostik: Schubweise Blaseneruptionen in den Intertrigines erlauben die Verdachtsdiagnose, die histopathologisch bestätigt wird.

Histopathologie: Suprabasale Akantholyse und Dyskeratosen.

Diagnostik: Die Familienanamnese, der schubhafte Verlauf, die Prädilektionsstellen und das klinische Bild mit Erosionen lassen an einen Pemphigus chronicus benignus familiaris denken. Die Diagnose wird histopathologisch bestätigt.

Histopathologie: Vorherrschend sind eine ausgeprägte suprabasale Akantholyse und Dyskeratosen der akantholytischen Zellen. Daher sind Pemphiguszellen im Blasengrundausstrich nachweisbar. Leukozyten fehlen. „Pemphigus-Antikörper" sind im Serum nicht nachweisbar.

Differenzialdiagnose: Intertrigo, Pemphigus vegetans.

Differenzialdiagnose: Die Erkrankung ist von einer Intertrigo (bakteriell oder mykotisch superinfiziert) und vom Pemphigus vegetans abzugrenzen.

Therapie: Krankheitsinduzierende Faktoren meiden! Meist ist eine kombinierte Lokaltherapie mit Glukokortikoiden und Antibiotika ausreichend.

Therapie: Krankheitsinduzierende Faktoren (z. B. mikrobielle Infektionen, Traumen, Hitze und Sonne) müssen gemieden werden. Meist ist eine kombinierte Lokaltherapie mit Glukokortikoiden und Antibiotika ausreichend. Nur bei schweren Verläufen werden diese Präparate systemisch verabreicht. Gute Dauererfolge bringen auch die Exzision mit Hauttransplantation und die CO_2-Laser-Abtragung.

Prognose: Die Erkrankung verläuft in Schüben.

Prognose: Die Erkrankung verläuft über viele Jahre in Schüben mit vollständigen Remissionen.

13 Exanthematische Hautkrankheiten

13.1 Allgemeines

▶ **Definition:** Exanthematische Hautkrankheiten sind durch ein Exanthem der Haut und meist auch der einsehbaren Schleimhäute charakterisiert. Das Exanthem zeichnet sich durch eine Vielzahl einzeln ausgestreuter Elemente aus, die die Körperoberfläche übersäen.

Sind die Elemente alle gleich gestaltet, spricht man von einem **monomorphen** Exanthem im Gegensatz zum **polymorphen** Exanthem, das durch ein Nebeneinander unterschiedlicher Elemente, die unterschiedliche Entwicklungsstufen erreicht haben, gekennzeichnet ist. Exantheme können „stamm-" oder „streckseitenbetont" angeordnet sein, oder auch exogene Einflüsse wiedergeben und abzeichnen. Sie treten oft bei Infektionskrankheiten (s. S. 113 ff) und im Rahmen von Allergien (s. S. 33 ff) auf, können aber auch Ausdruck eigenständiger exanthematischer Hautkrankheiten sein, die im Folgenden besprochen werden.

13 Exanthematische Hautkrankheiten

13.1 Allgemeines

◀ Definition

Je nach Gestalt der Exantheme werden **monomorphe** von **polymorphen** Exanthemen unterschieden. Sie treten oft bei Infektionskrankheiten (s. S. 113 ff) oder Allergien (s. S. 33 ff) auf, können aber auch Ausdruck eigenständiger Hautkrankheiten sein (s. u.).

13.2 Parapsoriasis-Gruppe

Unter diesem Namen fasst man eine heterogene Gruppe von Krankheiten zusammen, die gewisse Ähnlichkeiten mit der Psoriasis aufweisen: scharf begrenzte, kaum juckende, entzündliche Papeln mit diskreter Parakeratose. Dazu gehören die Pityriasis lichenoides mit einer chronischen und einer akuten Erscheinungsform und die Parapsoriasis en plaques mit einer kleinfleckigen und einer großflächigen Form.

13.2 Parapsoriasis-Gruppe

In dieser Gruppe werden Krankheiten zusammengefasst, die gewisse Ähnlichkeiten mit der Psoriasis aufweisen und scharf begrenzte, kaum juckende, entzündliche Papeln mit diskreter Parakeratose aufweisen.

13.2.1 Pityriasis lichenoides

▶ **Definition:** Chronische, in seltenen Fällen akute, selbst limitierende exanthematische Dermatose mit kleinfleckigen Papeln, lymphozytärer Vaskulitis und psoriasiformer Reaktion der Epidermis.

13.2.1 Pityriasis lichenoides

◀ Definition

Epidemiologie: Seltene Erkrankung der Jugendlichen und Erwachsenen.

Epidemiologie: Seltene Erkrankung.

Ätiologie: Die Ätiologie ist nicht bekannt, möglicherweise liegt eine parainfektiöse, lymphozytäre Vaskulitis vor.

Ätiologie: Nicht bekannt.

Klinik: Die **Pityriasis lichenoides chronica** ist gekennzeichnet durch ein über Wochen bis Monate, oft in Schüben ablaufendes Exanthem mit einer Vielzahl von linsengroßen, ovalen oder runden, scharf begrenzten, wenig juckenden, entzündlichen Papeln mit rötlicher bis brauner Farbe (Abb. **13.1**). Diese sind bedeckt von einem parakeratotischen Schuppendeckel, der von der Seite her angehoben werden kann (Hobelspan-Phänomen).
Bei der **Pityriasis lichenoides acuta varioliformis** (Mucha-Habermann, s. Abb. **13.12 j**, S. 319) ist der Verlauf akut und einzelne oder eine große Zahl der papulösen Elemente zeigen hämorrhagische Nekrosen, die schmerzen.
In den meisten Fällen treten chronische und akute Elemente nebeneinander auf.

Klinik: Chronisch oder **akut**, selbst limitierend und schubweise tritt ein Exanthem mit scharf begrenzten, linsengroßen Papeln auf mit parakeratotischem Schuppendeckel (Abb. **13.1**, Abb. **13.12 j**, s. S. 319).

Die akuten Elemente zeigen oft hämorrhagische Nekrosen.

Diagnostik: Verlauf, klinisches Bild und Histopathologie sind dazu nötig.

Histopathologie: Im oberen Corium findet sich eine lymphozytäre Vaskulitis um die Gefäße herum in kleinknotiger Anordnung. Die Epidermis darüber ist akanthotisch verdickt und zeigt eine umschriebene Hyperparakeratose. Bei den akuten Elementen kommt eine Nekrose der Epidermis und gelegentlich der obers-

Diagnostik: Verlauf, klinisches Bild und Histopathologie.
Histopathologie: Im oberen Corium findet sich eine lymphozytäre Vaskulitis in kleinknotiger Anordnung mit akanthotischer Epidermis und Hyperparakeratose.

13.1

13.1 **Parapsoriasis guttata**

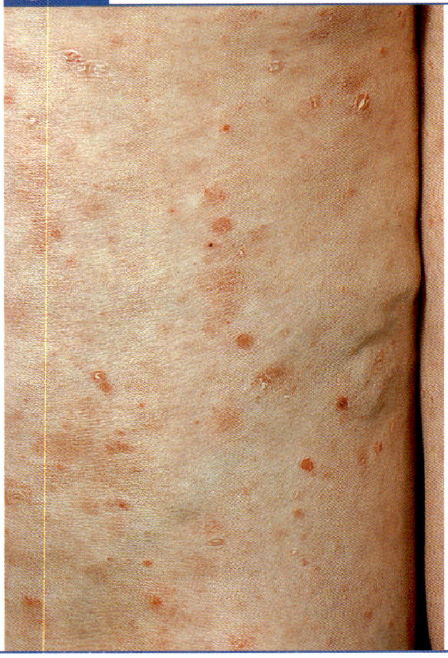

Unter dem Bild der Pityriasis lichenoides mit positivem Hobelspan-Phänomen (s. S. 110) rechts oben.

ten Coriumanteile im Zentrum der Papeln hinzu, die oft hämorrhagisch durchsetzt ist.

Differenzialdiagnose: Die Psoriasis guttata und Lues II sowie Vaskulitis, Arzneimittelexantheme und Windpocken sind abzugrenzen.

Differenzialdiagnose: Bei der chronischen Form sind die Psoriasis guttata und ein psoriasiformes Syphilid im Rahmen der Lues II abzugrenzen; bei der akuten Form eine allergische Vaskulitis, papulöse Arzneimittelexantheme und Windpocken.

Therapie: Antibiotische Behandlung oder systemische PUVA-Therapie, blande Lokalbehandlung.

Therapie: Die Behandlung ist systemisch zu führen, kombiniert mit einer desinfizierenden oder antientzündlichen Lokalbehandlung. Liegt ein Infekt zugrunde steht die antibiotische Therapie im Vordergrund. Symptomatisch können Steroide und auch eine systemische PUVA-Therapie helfen.

13.2.2 Parapsoriasis en plaques (Brocq)

13.2.2 Parapsoriasis en plaques (Brocq)

▶ **Definition**

▶ **Definition:** Diskrete, exanthematische und stammbetonte, entzündliche Erkrankung der Haut mit chronisch-rezidivierendem Verlauf und runden bis ovalen, kleinfleckig bis großflächigen, scharf begrenzten, makulösen Herden mit kleieförmiger Schuppung.

Epidemiologie: Häufigste Erkrankung der Parapsoriasis-Gruppe.

Epidemiologie: Es handelt sich um die häufigste Erkrankung der Parapsoriasis-Gruppe; Manifestation bei Jugendlichen und Erwachsenen aller Altersgruppen.

Ätiologie: Nicht bekannt; die großflächige Form kann in ein kutanes T-Zell-Lymphom übergehen.

Klinik: Exanthematische Erkrankung mit **kleinfleckigen** bis ovalen, stammbetonten und an den Spaltlinien ausgerichteten pityriasiformen Elementen (Abb. **13.2**).
Bei der **großflächigen Form** konfluieren solche Elemente zu bizarren Gebilden.

Ätiologie: Die Ätiologie ist nicht bekannt. Die großflächige Form kann in ein kutanes T-Zell-Lymphom übergehen (Mycosis fungoides, prämykotisches Stadium).

Klinik: Die Parapsoriasis en plaques stellt eine exanthematische Erkrankung dar mit **kleinfleckigen**, runden und meist ovalen Herden, die stammbetont an den Spaltlinien der Haut ausgerichtet sind, an den Extremitäten vorwiegend die Beugeseiten befallen und wenig jucken. Die Elemente sind scharf begrenzt, flach oder nur angedeutet papulös, von hellroter bis leicht gelb-brauner Färbung und zeigen eine leicht gefältelte, an Atrophie erinnernde Oberfläche, die auf Kratzen und bei älteren Elementen auch spontan eine feine kleieförmige Schuppung zeigt (Abb. **13.2**). Bei der **großflächigen Form** können bizarre zusammenfließende Felder, wiederum vorwiegend am Stamm, auftreten, die makulöse und leicht papulöse, also stärker infiltrierte Bereiche haben und in der Regel jucken.

◎ 13.2 Parapsoriasis en plaques

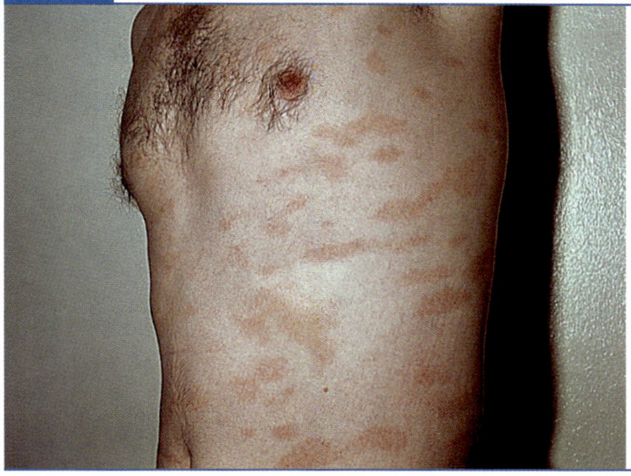

Typische ovale Herde an den Flanken des Körpers.

◎ 13.2

Die Parapsoriasis en plaques, vor allem die kleinfleckige Form, zeigt eine deutliche Besserung im Sommer und eine Verschlechterung im Winter.

V. a. die kleinfleckige Form zeigt eine deutliche Besserung im Sommer.

Diagnostik: Verlauf, klinisches Bild und Histopathologie sichern die Diagnose.

Diagnostik: Verlauf, klinisches Bild und Histopathologie.

Histopathologie: Diskret und uncharakteristisch findet sich ein lymphozytäres Infiltrat in der oberen Dermis mit gelegentlicher Exozytose der Lymphozyten in die Epidermis. Die Epidermis selbst ist kaum verändert und zeigt nur eine geringe Parakeratose. Bei der großflächigen Form können histopathologisch die ersten Zeichen eines kutanen T-Zell-Lymphoms auftreten mit dichten lymphozytären Infiltraten (T_4-Helferzellen) und Zellatypien sowie mit vereinzelten Pautrier-Mikroabszessen in der basalen Epidermis.

Histopathologie: Diskretes, lymphozytäres Infiltrat im oberen Corium mit nur geringgradigen Epidermisveränderungen.
Bei der großflächigen Form treten atypische T-Lymphozyten und Pautrier-Mikroabszesse auf.

Differenzialdiagnose: Oberflächliche Hautmykosen, vor allem die Pityriasis versicolor und seborrhoische Ekzeme mit stammbetonten Ausbreitungen sowie die Pityriasis rosea sind zu erwägen.

Differenzialdiagnose: Pityriasis versicolor, seborrhoische Ekzeme und Pityriasis rosea.

Therapie: Die kleinfleckige und die großflächige Form sprechen auf Sonnenbestrahlung, SUP-Behandlung (s. S. 393) und auf die systemische PUVA-Therapie an, während eine lokale Behandlung nur bei Juckreiz notwendig ist.

Therapie: Abheilung nach UV-Bestrahlung.

Prognose: Die kleinfleckige Form ist chronisch-rezidivierend und immer harmlos. Sie macht kaum Beschwerden und ist selbst limitierend.
Die großflächige Form verläuft ebenfalls chronisch-rezidivierend und in vielen Fällen mit Juckreiz, welcher der Therapie zugänglich ist. 10–45 % der großflächigen Fälle von Parapsoriasis en plaques, und darunter besonders diejenigen Fälle mit poikilodermatischen und atrophisierenden Stellen sowie mit starkem Juckreiz, entwickeln sich chronisch-progressiv in ein kutanes T-Zell-Lymphom (Mycosis fungoides). Sie bedürfen der engmaschigen Kontrolle und der intensiven Behandlung (s. S. 254).
In seltenen Fällen treten klein- oder großflächige Formen der Parapsoriasis en plaques im Verlauf eines Morbus Hodgkin, einer systemischen Amyloidose oder eines Plasmozytoms, begleitend oder monitorisch als Paraneoplasie auf.

Prognose: Die kleinfleckige Form ist harmlos und chronisch-rezidivierend, selbst limitierend.
Die großflächige Form verläuft auch chronisch-rezidivierend. In 10–45 % der Fälle stellt sie sich als frühes Stadium eines kutanen T-Zell-Lymphoms (Mycosis fungoides) dar.

13.3 Lichen ruber

13.3 Lichen ruber

▶ **Synonym:** Knötchenflechte

▶ **Definition:** Chronische, rezidivierende, entzündliche Erkrankung der Haut und der hautnahen Schleimhäute, nicht ansteckend und nicht erblich, mit Juckreiz und großer morphologischer Vielfalt.

◀ **Definition**

Epidemiologie: Betrifft vorwiegend Erwachsene, Männer mehr als Frauen.

Epidemiologie: Der Lichen ruber ist eine der häufigsten Hautkrankheiten unbekannter Ursache, er befällt vorwiegend Erwachsene und die Männer häufiger als die Frauen.

Ätiologie: Nicht bekannt.

Ätiologie: Nicht bekannt. Möglicherweise liegt eine virusbedingte Autoimmunreaktion vor.

Klinik: Die Einzelmorphe ist eine entzündliche, polygonale und scharf begrenzte Papel. Nach Aufhellung ist die **Wickham-Streifung** sichtbar (Abb. **13.4**).
Pigmentierung ohne vorangehenden Lichen ruber entspricht einer „Ashy-Dermatose".

Klinik: Die häufigste Form des Lichen ruber stellt der **Lichen ruber planus** dar. Die Einzelmorphe ist eine gerötete, scharf und polygonal begrenzte, flache oder zentral eingedellte, manchmal ringförmige Papel. Punktfein bis linsengroß stehen sie oft in Gruppen (Abb. **13.4**), konfluieren zu größeren, unregelmäßigen Platten (Plaques) und sogar zu netzförmigen Feldern. Auf diesen Elementen sieht man eine feine weißliche Streifung (**Wickham-Streifung**), die nicht abwischbar ist. Es handelt sich um die durchscheinende Verdickung des Stratum granulosum (Hypergranulose), welche oft erst nach Aufhellung der darübergelegenen Hornschicht durch Öl oder Wasser darzustellen ist. Tritt eine solche ohne akute und juckende Phase des Lichen ruber auf, so spricht man von einer „Ashy-Dermatose" wegen der alleinigen aschgrauen Pigmentierung ohne Juckreiz.

Juckreiz tritt am Anfang auf, zurück bleibt eine posteruptive Pigmentierung.

Schubweise und akut mit starkem Juckreiz auftretend, persistieren die Papeln monate- und jahrelang. Noch deutlich länger ist eine posteruptive Pigmentierung sichtbar.

Posteruptiv können auch Depigmentierungen bleiben.

Bei rassisch stark pigmentierter Haut kann der Lichen ruber auch zu einer Pigmentinkontinenz mit persistenter Depigmentierung führen.

Der Lichen ruber befällt **bevorzugt** die **Beugestellen** (Abb. **13.4 a**).

Prädilektionsstellen des Lichen ruber planus sind die **Beugestellen** am Handgelenk, die Vorderarm-Innenseiten, der untere Rücken, die Kniebeugen und die Unterschenkel (Abb. **13.4 a**). An den Handflächen, Fußsohlen und am Nagelfalz imponieren die Lichen-ruber-Papeln oft als „warzenartige" Knötchen. Die Nägel können dadurch im Wachstum gestört sein.

Der Lichen ruber ist oft durch exogene Einflüsse provozierbar und lokalisierbar (**isomorpher Reizeffekt** [Köbner-Phänomen]).

Durch äußere Einflüsse (Verletzung, Kratzen, Druck etc.) der Haut lässt sich ein **isomorpher Reizeffekt** (Köbner-Phänomen), mit eruptiven Elementen entlang der traumatisierten Stellen, hervorrufen.
Selten tritt der Lichen ruber exanthematisch oder gar als Erythrodermie auf, möglicherweise infolge vorhergehender Exantheme anderer Ursache als isomorpher Effekt.

Der **Lichen ruber mucosae** zeigt die Wickham-Streifung sehr deutlich (Abb. **13.4b**).

Neben dem häufigsten und klassischen Lichen ruber planus findet sich oft beim selben Patienten ein **Lichen ruber mucosae**. Hierbei sind Mundschleimhaut, Zunge, Lippen, die Genitalschleimhäute (bei beiden Geschlechtern) und der Analtrichter – in dieser Reihenfolge der Häufigkeit – befallen. Der Lichen ruber mucosae juckt selten, ist durch die streifige oder netzartige Zeichnung gekennzeichnet (Abb. **13.4 b**, Wickham-Streifen) und weist, vor allem am Genitale, gelegentlich erosive und schmerzhafte Stellen auf.

Als **Sonderformen** imponieren:
- **Lichen ruber verrucosus** am Unterschenkel (Abb. **13.5 a**)
- **Lichen ruber acuminatus** an den behaarten Stellen (Abb. **13.5 b**). Maximalvariante ist das Graham-Little-Lasseur-Syndrom.

Als **Sonderformen** kommen vor:
- **Lichen ruber verrucosus:** vor allem an den Unterschenkeln mit großen, knotigen Herden, welche jahrelang persistieren, zu Narben führen und sich sehr therapieresistent verhalten (Abb. **13.5 a**).
- **Lichen ruber acuminatus:** Multiple, punktförmige Lichen-ruber-Elemente an den Haarfollikeln, oft exanthematisch auftretend mit wenig Juckreiz (Abb. **13.5 b**). Als Maximalvariante gilt das seltene Graham-Little-Lasseur-Syndrom mit Lichen ruber acuminatus, follikulärem Befall der Axillar- und Genitalbehaarung sowie der Kopfhaut. Es kommt zum Verlust der Haare dieser Regionen, wobei an der Kopfhaut ein narbiger Status pseudopeladicus als narbige Alopezie zurückbleibt.

Diagnostik: Histopathologische Diagnose.
Histopathologie: Ballonierende Degeneration der Basalzellschicht, Akanthose und Hypergranulose der Epidermis sowie ein bandförmiges Rundzell-Infiltrat in der oberen Dermis sind die Charakteristika.

Diagnostik: Die Diagnosestellung erfolgt histopathologisch.
Histopathologie: Der Schwerpunkt des entzündlichen Geschehens spielt sich an der dermoepidermalen Grenze ab mit einer ballonierenden Degeneration der Basalzellen und einer Inkontinenz der Basalmembran. Melanosomen und epidermale Proteine (gepackt in sog. zytoide Körperchen) erreichen die Dermis und werden dort phagozytiert oder gelagert (posteruptive Pigmentierung). Die obere

13.3 Prädilektionsstellen bei Lichen ruber planus

13.3

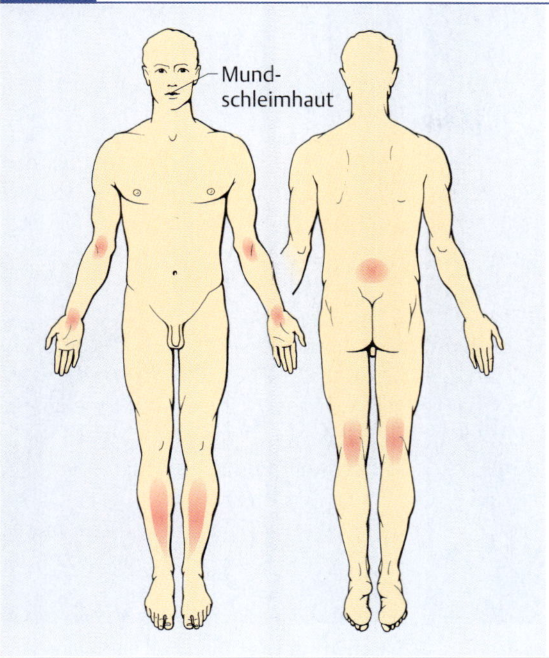

13.4 Lichen ruber

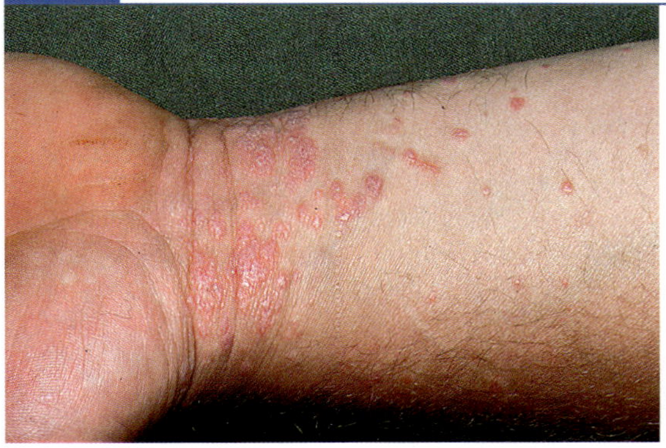

a Lichen ruber planus mit in Gruppen stehenden, scharf begrenzten, flachen Papeln, die eine Wickham-Streifung erkennen lassen (typische Prädilektionsstelle: Handgelenkbeugeseite).

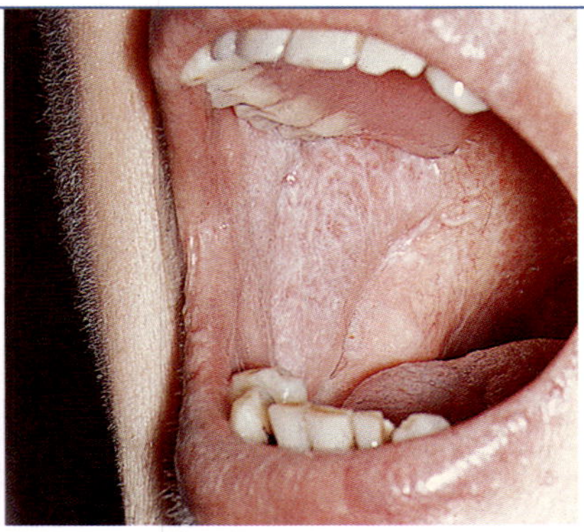

b Lichen ruber mucosae mit typischer netzförmiger Zeichnung der mittleren und hinteren Wangenschleimhaut (s. auch Abb. **13.6**).

Dermis ist bandförmig eingenommen von einem dichten, lymphohistiozytären Infiltrat, welches die Epidermis erreicht und vorwölbt (entzündliche Papel). Die Epidermis selbst erfährt neben der basalen Degeneration auch einen Proliferationsreiz, der zur Hyperpigmentierung und vor allem zur Hyperepidermopoese mit der besonderen, herdförmig oder streifig angeordneten Verdickung des Stratum granulosum (Wickham-Streifen) und zu einer uncharakteristischen und nicht immer deutlich ausgeprägten Hyperkeratose führt.
Das besondere histopathologische Bild unterhält die Vermutung einer lokalen, möglicherweise virusbedingten Autoimmunreaktion.

Differenzialdiagnose: Die Differenzialdiagnose des Lichen ruber und seiner Sonderformen ist in Tab. **13.1** gegeben, diejenige des Lichen ruber mucosae in Abb. **13.6**.

Differenzialdiagnose: s. Tab. **13.1** und Abb. **13.6**.

13.5

13.5 Sonderformen des Lichen ruber

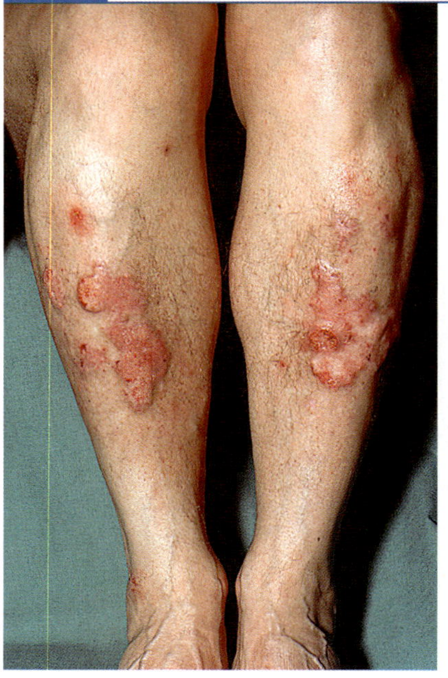

a Lichen ruber verrucosus an beiden Unterschenkeln mit großen, knotigen, z. T. vernarbten Herden.

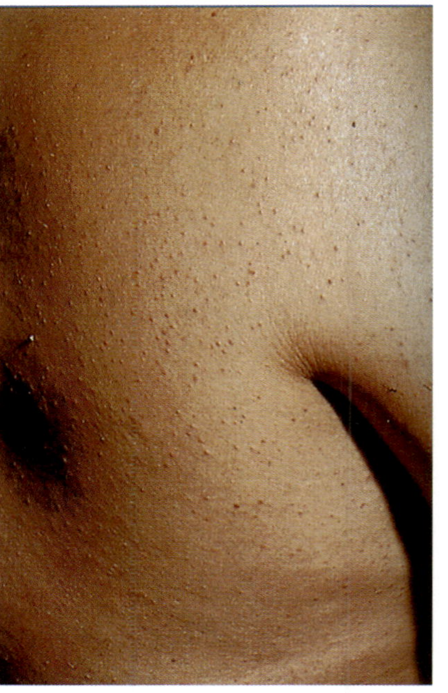

b Lichen ruber acuminatus mit multiplen punktfförmigen Papeln.

13.1

13.1 Differenzialdiagnose der Lichen-ruber-Spielarten

Verdacht auf	***differenzialdiagnostische Überlegungen***
▪ ***Lichen ruber planus***	– ***lichenoide Arzneimittelexantheme*** (Schwermetalle, Antimalariamittel, Aminophenazon, Chlorothiazid u. a.m.) – akute „Graft-versus-host"-Reaktion der Haut (GVHR) – papulöse Lues II – Lichen amyloidosus
▪ ***Lichen ruber acuminatus***	– Lichen nitidus – follikuläre Verhornungsstörungen
▪ ***Lichen ruber verrucosus***	– Tuberculosis verrucosa cutis
▪ ***Lichen ruber mucosae***	– Leukoplakia nicotinica – Balanitis scleroticans – Craurosis vulvae

Therapie: Lokal mit Steroiden (offen, unter Okklusivverbänden oder auch intrafokal).

Therapie: Die Therapie des Lichen ruber ist symptomatisch. Im Vordergrund steht die **Lokaltherapie** mit stark wirksamen Steroiden, welche messbar erfolgreich zur Entzündungshemmung und Juckreizverminderung führen. Die Anwendung ist offen, unter Okklusivverbänden oder mittels intrafokaler Injektion. An den Schleimhäuten sollte eine lokale Steroidbehandlung nur bei deutlichen subjektiven Beschwerden erfolgen. Geeignet sind Haftsalben, Lutschtabletten (möglichst nicht schlucken, sondern am Ort zergehen lassen) oder intrafokale Injektionen.

In schweren (z. B. exanthematischen) Fällen kommt eine **systemische Behandlung** mit Steroiden, ACTH, Retinoiden (z. B. Neotigason) und PUVA-Therapie infrage.

Die **systemische Therapie** ist schweren (z. B. exanthematischen) Fällen – und auch dann nur als Initialbehandlung – vorbehalten: mit oralen Steroiden über Tage bis Wochen, mit ACTH-Injektionen (z. B. Synacthen) in begrenzter Zahl oder mit dem Retinoid Neotigason in einer Dosis von 25 – 75 mg/die für einige Wochen. Die Retinoidbehandlung kann auch mit einer systemischen PUVA-Therapie kombiniert werden.

13.6 Differenzialdiagnose an der Mundschleimhaut

13.6

Lichen ruber mucosae oris	Leukoplakia nicotinica
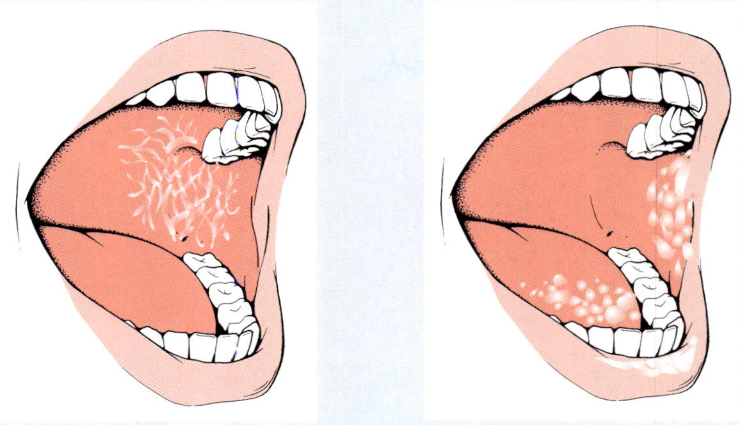	
• **streifige Zeichnung** (Wickham-Streifen) Schwerpunkt im hinteren Wangendrittel und an der Gingiva	• **flächig-gefelderte Zeichnung** im vorderen Wangenbereich und an der Unterlippe
• Oberfläche glatt, wenig verletzlich, geringe subjektive Symptome	• Oberfläche rau, verletzlich
• lange Persistenz	• oft Rückbildung schon 2 – 3 Wochen nach Ausschaltung der Noxe (Rauchen!)

13.4 Pityriasis rosea

▶ **Synonym:** Schuppenröschen

▶ **Definition:** Akut-entzündliche und selbstheilende Dermatose mit multiplen, ovalen, erythrosquamösen Herden, vorwiegend am Stamm.

Epidemiologie: Es handelt sich um eine reine Hauterkrankung mittlerer Häufigkeit mit einer Morbidität von ca. 1 %. Frauen sind häufiger befallen als Männer. Das Manifestationsalter liegt zwischen 10 und 35 Jahren, selten können auch jüngere Kinder und alte Leute befallen sein. Die Pityriasis rosea ist eine einmalige Erkrankung, Rückfälle treten höchstens bei 2 % der Patienten auf.

Ätiologie: Die Ursache ist nicht bekannt. Virale oder immunologische Mechanismen konnten nie bestätigt werden. Es besteht keine Erblichkeit.

Klinik: Die Pityriasis rosea beginnt in der Regel (bis 90 % der Fälle) mit einer einzigen, gut münzengroßen **Mutterplatte** (Primär-Medaillon, Plaque mère, Herald patch), die fast immer am Stamm, selten an den proximalen Extremitäten zu finden ist und kaum Symptome macht. Rötung und kleieförmige Schuppung, im Zentrum beginnend und am Rand als Saum stehend, sind die Charakteristika. In 5 % der Fälle treten begleitend geringe Allgemeinsymptome (wie Kopfschmerzen, Abgeschlagenheit, Nervosität) auf.
Nach einigen Tagen bis zwei Wochen kommt es zu einem Exanthem mit multiplen, kleinfleckigen, ovalären, geröteten Herden, die sich am Stamm **entlang der Spaltlinien** der Haut ausrichten (Abb. **13.7**) und neben dem Stamm auch die proximalen Extremitäten befallen. Hände, Füße und Gesicht bleiben fast immer frei (Abb. **13.8**). Die einzelnen Elemente werden im Laufe der nächsten

13.4 Pityriasis rosea

◀ Definition

Epidemiologie: Die Morbidität beträgt ca. 1 %, das Manifestationsalter liegt zwischen 10 und 35 Jahren.
Es handelt sich um eine einmalige Erkrankung; Rückfälle sind sehr selten.

Ätiologie: Nicht bekannt.

Klinik: Die Pityriasis rosea beginnt mit einer münzgroßen **Mutterplatte**, die nach Tagen bis Wochen von einem, evtl. mehreren exanthematischen Schüben von runden bis ovalären Herden am Stamm und an den proximalen Extremitäten gefolgt wird (Abb. **13.7**).

Diese Herde sind entsprechend der **Spaltlinien** der Haut ausgerichtet. Sowohl Mutterplatte wie die einzelnen Herde des Exanthems zeigen eine scharf begrenzte Rötung mit einer kleieförmigen, randständig betonten **Schuppung** (sog. Collerette, Abb. **13.8**)

13.7

13.7 **Verteilung der Exantheme bei Pityriasis rosea**

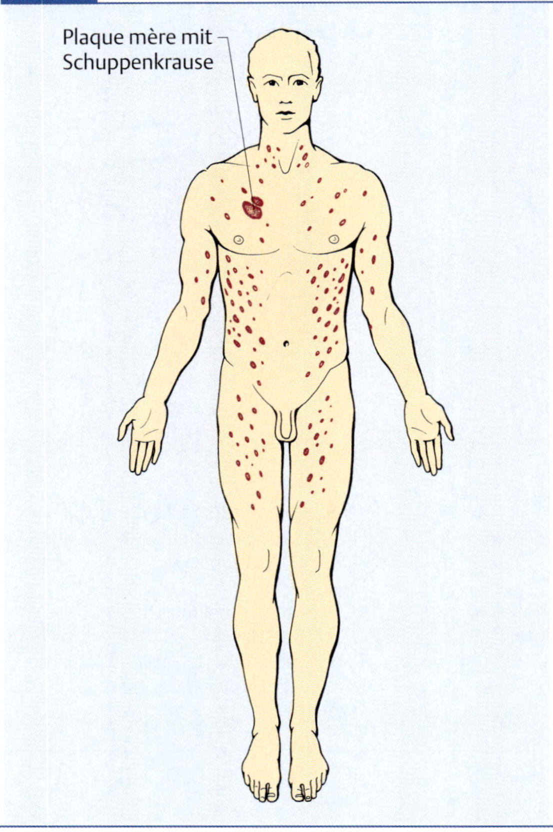

Darstellung der exanthematischen Verteilung entlang den Spaltlinien der Haut mit Ausprägung der Mutterplatte bei Pityriasis rosea.

13.8

13.8 **Pityriasis rosea**

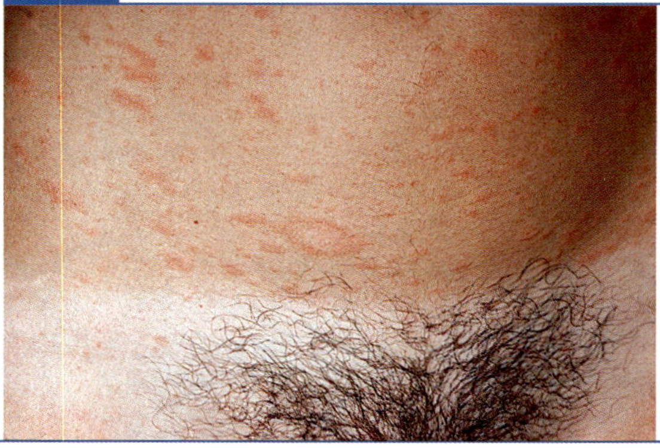

Typische Mutterplatte am Bauch bei einer 23-jährigen Frau mit eine Woche später hinzugekommenem Exanthem.

und **Juckreiz**. Die Haut ist irritierbar.
Die Pityriasis rosea heilt spontan und narbenfrei nach 6–8 Wochen ab.

Tage größer, tragen eine kleieförmige **Schuppung**, die wiederum zentral aufbricht und mit einem randständigen Saum stehen bleibt (sog. Collerette). **Juckreiz** tritt in einzelnen Fällen ausgesprochen stark auf. Ein zweiter und auch ein dritter exanthematischer Schub kann nachfolgen. Die Krankheit heilt spontan und narbenfrei nach 6–8 Wochen ab. In seltenen Fällen treten auch gerötete, scharf begrenzte Elemente an der Mundschleimhaut auf. Allgemeinsymptome treten in der Regel nicht auf, auch keine Lymphknotenschwellung.

Diagnostik: Klinisches Bild.

Diagnostik: Die Diagnose kann in der Regel aus dem Verlauf, der typischen Morphologie und deren Verteilung gestellt werden.

Differenzialdiagnose: Diese muss entsprechend der Tab. **13.2** aktiv betrieben werden.

Differenzialdiagnose: Eine Vielzahl von anderen Krankheiten können eine Pityriasis rosea imitieren (Tab. **13.2**) und müssen aktiv ausgeschlossen werden.

13.2 Differenzialdiagnose der Pityriasis rosea

ähnliche Krankheitsbilder machen	*Abgrenzung durch*
▪ nummuläres Ekzem, seborrhoisches Ekzem mit Generalisierung	Morphologie und Verteilung
▪ Arzneimittelexanthem	Anamnese, Testung
▪ Lues II	Erregernachweis, Serologie
▪ Parapsoriasis en plaques	Verlauf, Histopathologie
▪ Pityriasis versicolor	Erregernachweis

13.2

Therapie: Die Pityriasis rosea bedarf eigentlich keiner Behandlung, sie läuft und klingt spontan ab. Behandelt werden muss der oft sehr starke und quälende Juckreiz, wobei berücksichtigt werden muss, dass die Haut besonders reizbar ist. Irritationen durch intensive Waschungen, Detergenzien oder mechanische Möglichkeiten (Bürsten, Wechselbäder etc.) sind zu vermeiden, da sie den Juckreiz steigern. Die Juckreiz stillende Therapie ist lokal mit Ölbädern, nachfettenden Cremes und möglicherweise einige Tage mit milden steroidhaltigen Externa zu führen. Antihistaminika nützen wenig.

Therapie: Der Spontanverlauf kann durch eine Therapie kaum beeinflusst oder bei zu intensiver Maßnahme höchstens verzögert werden. Zur Juckreizstillung sind Ölbäder und eine milde Lokalbehandlung angezeigt.

Prognose: Gutartige, selbst heilende, nicht ansteckende Erkrankung mit geringer Rückfallquote. Körperliche und geistige Leistungsfähigkeit werden nicht beeinträchtigt. Die spontane Abheilung kann durch zu intensive Lokalbehandlung verzögert werden.

Prognose: Gutartige, selbst heilende Erkrankung mit geringer Rückfallquote. Die geistige und körperliche Leistungsfähigkeit sind nicht eingeschränkt.

13.5 Morbus Reiter

13.5 Morbus Reiter

▶ **Synonyme:** Reiter-Syndrom, Reiter-Trias

▶ **Definition:** Postinfektiöse Erkrankung mit Urethritis, Konjunktivitis, Arthritis und Hautveränderungen.

◀ **Definition**

Epidemiologie: Seltene Erkrankung, tritt in über 90% bei Männern auf.

Ätiologie und Pathogenese: Es handelt sich um eine postinfektiöse Erkrankung, deren Pathogenese nicht bekannt ist. Als Auslösung kommen enterale Infekte (Shigellen) und venerische Infektionen (Gonorrhö, Chlamydien) infrage, doch werden Fälle von Morbus Reiter auch nach anderen Infektionen beschrieben.

Epidemiologie: Selten, vorwiegend bei Männern.

Ätiologie und Pathogenese: Postinfektiöse Erkrankung mit unbekannter Pathogenese. Auslösung nach Shigellen-Enteritis, Gonorrhö, Chlamydien-Infektion und anderen.

Klinik: 1–4 Wochen nach einem Infekt (Darminfekt oder Urogenitalinfekt) kommt es zu einem akuten Krankheitsgeschehen mit **Fieberattacken**, Abgeschlagenheit und Bettlägrigkeit, das Wochen bis Monate andauert.
In 30–40% der Fälle kommt es zu einem chronisch-schubweisen Geschehen, teilweise über Jahre.
Gleichzeitig mit den Fieberattacken tritt eine leichte, schleimige bis trübe, in der Regel sterile **Urethritis** auf, die häufig von einer milden Prostatitis begleitet ist. An den Augen kommt es zu einer bilateralen serösen, selten eitrigen **Konjunktivitis**, die nur in wenigen Fällen von einer Iridozyklitis begleitet wird. Von besonderer Bedeutung ist die sehr schmerzhafte und zur Immobilisierung führende **akute Arthritis** mit Rötung, Schwellung und Ergüssen der Knie- und Fußgelenke sowie der Iliosakralgelenke. An der Haut treten vielgestaltige, meist gruppierte **pustulöse Exantheme** besonders an Handflächen und Fußsohlen auf, die sich auch periungual und subungual manifestieren können. Die Pusteln sind steril, platzen auf und gehen in psoriasiformen **Hyperkeratosen** über (Abb. **13.9 a**). Gelegentlich ist die Plantarfaszie sehr schmerzhaft (Fasziitis). An den Schleimhäuten beobachtet man oft eine Exfoliatio areata linguae und die nahezu pathognomonische polyzyklische, erosive und sterile **Balanitis circinata** (Abb. **13.9 b**). Über die Häufigkeit der Symptome gibt Tab. **13.3** Aufschluss.

Klinik: 1–4 Wochen nach einem Infekt entwickelt sich ein akutes **fieberhaftes Krankheitsbild,** das Wochen bis Monate andauert.

Schubweises Geschehen über Jahre ist möglich.
Unspezifische **Urethritis** mit Prostatitis, bilaterale **Konjunktivitis**, eine akut entzündliche, sehr schmerzhafte **Polyarthritis** (Knie, Füße, Iliosakralgelenke), gruppierte **pustulöse Exantheme** mit Bevorzugung der Handflächen und Fußsohlen, gefolgt von psoriasiformen **Keratosen** (Abb. **13.9 a**) sowie Schleimhautveränderungen (**Balanitis circinata**, Abb. **13.9 b**) stellen das klinische Vollbild dar (Tab. **13.3**).

13.9 Morbus Reiter

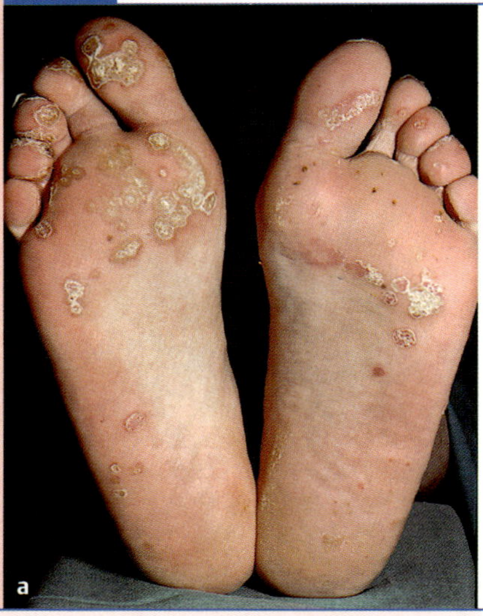

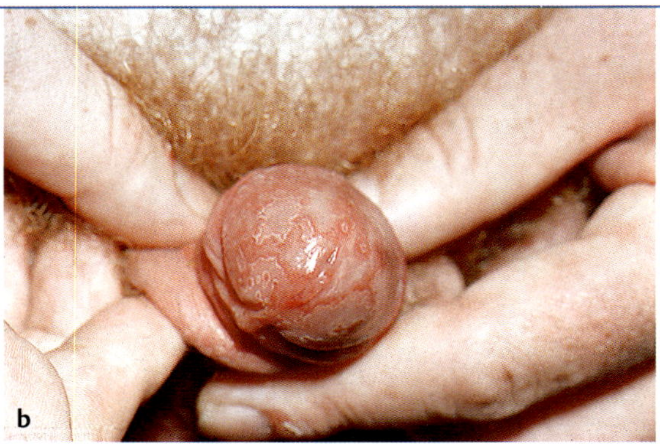

a Umschriebene, meist schmerzhafte **Plantarkeratosen**.
b Balanitis circinata.

13.3

13.3 Symptome des Morbus Reiter

▪ ***Urethritis***	95–100%
▪ Prostatitis	50–80%
▪ ***Konjunktivitis***	50–90%
▪ Iridozyklitis	10–20%
▪ ***Polyarthritis***	30–50%
▪ Fasciitis plantaris	20%
▪ ***Hautveränderungen***	30–50%
▪ Balanitis circinata	20–50%

Diagnostik: Die anamnestische und klinische Diagnose ist beim Vollbild leicht. Schwierigkeiten machen die mono- oder oligosymptomatischen Formen, bei denen erst der Verlauf Aufschluss gibt.
Besondere Befunde: Entzündungszeichen bei negativer Rheumaserologie. In 75% der Fälle HLA-B 27 positiv.

Differenzialdiagnose: Krankheiten des rheumatischen Formenkreises, postinfektiöse vaskulitische Krankheitsbilder, Psoriasis.

Therapie: Initial 40–80 mg Prednisolon systemisch/die, evtl. kombiniert mit Antirheumatika. Keratolytische und desinfizierende Lokalbehandlung.

Prognose: Die Hälfte bis zwei Drittel der Fälle heilen nach dem akuten Geschehen ohne Defekte ab. In chronisch-rezidivierenden Fällen können Gelenkveränderungen zurückbleiben.

Diagnostik: Die Diagnosestellung als androtrope, postinfektiöse Erkrankung ist bei typischer Symptomatik relativ einfach. Schwieriger ist sie bei mono- oder oligosymptomatischen Formen, bei denen erst der Verlauf Aufschluss gibt.
Besondere Befunde: Es zeigt sich eine Leukozytose und eine erhöhte BKS, die regelmäßig zusammen mit den anderen Entzündungszeichen auftreten. Die Rheumaserologie ist negativ. In 75% der Morbus-Reiter-Fälle ist HLA-B 27 positiv.

Differenzialdiagnose: Die negative Serologie, der akute Verlauf mit in der Regel vollständiger Rückbildung erlaubt die Abgrenzung zu Krankheiten des rheumatischen Formenkreises, die Morphologie an der Haut dient zur Abgrenzung von postinfektiösen vaskulitischen Krankheitsbildern und der Psoriasis.

Therapie: Die Behandlung ist mit systemischen Steroidgaben (Beginn mit 40–80 mg Prednisolon täglich) einzuleiten. Bei starken Gelenkschmerzen kann nicht auf Antirheumatika verzichtet werden. Die Lokalbehandlung dient der Keratolyse und der Desinfektion.

Prognose: Die Hälfte bis zwei Drittel der Fälle heilen nach einem akuten, über Wochen bis Monate laufenden einmaligen Geschehen ab und hinterlassen in der Regel keine Defekte. Die übrigen Fälle können chronisch-rezidivierend, mit schwächeren Schüben über Jahre fortdauern, zu Gelenkveränderungen führen und damit zu einer Einschränkung der Belastbarkeit.

▶ **Klinischer Fall.** Bei einem 28-jährigen Patienten traten, nachdem er mehrere Wochen eine geringe seröse Urethritis anterior ohne Beschwerden beobachtete, als akutes Geschehen eine Balanitis circinata (Abb. **13.9 b**) und eine akute Arthritis auf. Diese betraf zunächst flüchtig mehrere Gelenke der Extremitäten mit nachfolgender Konzentration auf beide Knie und das linke Sprunggelenk. Die Arthritis war so schmerzhaft, dass eine Inaktivierung des Patienten und Bettlägrigkeit eintraten. Mehrere Tage später erschienen an den Handflächen und Fußsohlen sowie vereinzelt auch am Unterschenkel zunächst pustulöse, nach Tagen schuppende, tropfenförmig umschriebene entzündliche Herde (Abb. **13.9 a**), die auf Druck schmerzten. Es handelte sich um einen typischen Morbus Reiter im Anschluss an eine Chlamydienurethritis, wobei sowohl Chlamydien im Urethralsekret als auch eine Erhöhung der Chlamydienantikörper im Serum nachgewiesen werden konnten. Die Initialbehandlung wurde mit täglich 60 mg Urbason (langsames Ausschleichen) und 200 mg Tetracyclin geführt und brachte zunächst eine Abheilung der Chlamydienurethritis und nach zwei Monaten ein Abklingen der schmerzhaften Symptome des Morbus Reiter. Erfreulicherweise traten keine nachfolgenden Schübe auf.

◀ **Klinischer Fall**

13.6 Morbus Behçet

sehr selten

13.6 Morbus Behçet

▶ **Synonym:** Behçet-Erkrankung

▶ **Definition:** Seltene, chronisch-rezidivierende, fieberhafte Erkrankung mit Aphthose, Hypopyon-Iritis und Polyarthritis.

◀ **Definition**

Epidemiologie: Seltene Erkrankung, die bei Männern doppelt so häufig wie bei Frauen auftritt.

Epidemiologie: Seltene, androtrope Erkrankung.

Ätiologie und Pathogenese: Die Ursache ist nicht bekannt. Bei der Manifestation dieser nekrotisierenden Immunkomplex-Vaskulitis spielt sehr wahrscheinlich die Hyperchemotaxis der Granulozyten eine Rolle.

Ätiologie und Pathogenese: Unbekannt, möglicherweise spielt eine Hyperchemotaxis der Granulozyten eine Rolle.

Klinik: Gleichzeitig, nacheinander oder alternierend treten die Kardinal- und Nebensymptome auf. Daraus resultiert ein chronisch-schubweises Geschehen, begleitet von Allgemeinsymptomen, Fieber, Müdigkeit und Muskelschmerzen.
Die **Kardinalsymptome** sind **Stomatitis aphthosa** mit in der Regel multiplen, schmerzhaften Aphthen in der Mundhöhle und im Nasen-Rachen-Raum. Gleichzeitig treten **genital** an Haut und Schleimhaut schmerzhafte Aphthen und Ulzerationen auf, die eine schlechte Heilungstendenz zeigen. Seltener finden sich zudem aphthöse Läsionen entlang des gesamten Verdauungstraktes mit der Gefahr der Darmblutung und Perforation. Am Auge tritt einseitig, selten symmetrisch, eine sterile **Hypopyon-Iritis** (Eiter mit Spiegelbildung in der vorderen Augenkammer) auf, mit unspezifischer Entzündung der vorderen Augenabschnitte. An den Gelenken imponiert eine chronisch-rezidivierende **Polyarthritis** mit Rötung, Schwellung und vorübergehender Inaktivierung der betroffenen Gelenke.
An der Haut können **sterile Pustulationen,** ein **Erythema nodosum** und eine Thrombophlebitis migrans als Begleitsymptome auftreten, während das Nervensystem, peripher wie auch zentral, nekrotisierende Herde mit entsprechenden Ausfällen aufweisen kann.

Klinik: Chronische, schubweise Erkrankung mit einer Vielzahl von Symptomen, die gleichzeitig oder nacheinander auftreten.

Kardinalsymptome sind die **Stomatitis aphthosa** mit schmerzhaften, schlecht heilenden Aphthen im Mund-Nasen-Bereich und **genital**, eine **Hypopyon-Iritis** und eine chronisch-rezidivierende **Polyarthritis**.

KK: Perforation
-> d. Hypopyon abheilen lassen

Nebensymptome an der Haut sind **pustulöse Exantheme**, **Erythema nodosum**, Thrombophlebitis migrans sowie herdförmige Reizungen oder Ausfälle des Nervensystems.

Diagnostik: Die Diagnose ist bei Vorliegen des kompletten klinischen Bildes (Tab. **13.4**) leicht zu stellen. Ist das klinische Bild unvollständig kann sie durch Vorliegen von 1 – 2 Kardinal- und entsprechenden Nebensymptomen bestimmt werden.

Diagnostik: Anamnestisch und klinisch kann beim Vollbild kaum Zweifel bestehen (Tab. **13.4**). Bei oligosymptomatischen Formen kann die Diagnose in der Regel bei Vorliegen von 1 – 2 Kardinalsymptomen und einigen Nebensymptomen gestellt werden.

13.4

13.4 Symptome des Morbus Behçet

▪ Stomatitis aphthosa	90–100%
▪ genitale Aphthen (Ulzera)	60–90%
▪ Augenveränderungen (Iritis, Konjuktivitis)	30–90%
▪ Hautveränderungen, unspezifisch	59–90%
▪ Polyarthritis	20–60%
▪ neurologische Läsionen	10–30%
▪ Thrombophlebitis	10–30%

Die **Behçet-Reaktion** ist eine unspezifische Stichkanalreaktion mit steriler Pustulation.

Behçet-Reaktion: An der Haut von Patienten mit Morbus Behçet lässt sich eine unspezifische pathologische Stichkanalreaktion auslösen (auch nach intradermaler Injektion einer Kochsalzquaddel), mit Entwicklung einer sterilen Pustulation nach einigen Tagen. Histopathologisch entspricht sie einem polymorphkernigen, zum Teil zerfallenden leukozytären Infiltrat.
Sie ist pathognomonisch, jedoch nur im akuten Krankheitszustand auslösbar. Experimentell kann man in diesen Fällen eine Hyperchemotaxis der Granulozyten nachweisen neben allgemeinen Entzündungszeichen im peripheren Blut. Die Erkrankung ist gehäuft mit HLA-B5 assoziiert.

Therapie: Symptomatische und systemische Kortikosteroidtherapie, gelegentlich zusätzlich Immunsuppressiva. Mit Colchicin kann die Hyperchemotaxis der Granulozyten gedrosselt werden. Lokale Desinfektion und Schmerzlinderung.

Therapie: Die Therapie ist symptomatisch und systemisch antientzündlich mit Kortikosteroiden zu führen. Gelegentlich kann durch eine begleitende Behandlung mit Immunsuppressiva das Krankheitsgeschehen gedrosselt werden. Mit Colchicin ($3 \times 0{,}5$ mg/die, Colchicum Dispert) versucht man im akuten Geschehen die Hyperchemotaxis der Granulozyten zu reduzieren. Die Lokalbehandlung dient der Desinfektion und der Schmerzlinderung.

Prognose: Chronisch-rezidivierender Verlauf, perforierende Ulzerationen im Darm können zu akuten Komplikationen führen.

Prognose: Chronisch-rezidivierende Allgemeinerkrankung, die in einzelnen Fällen auslaufen kann, in anderen durch akute Komplikationen (Blutung, Perforation) bedrohlich wird.

13.7 Polymorphe Lichtdermatose (PLD)

13.7 Polymorphe Lichtdermatose (PLD)

▶ **Definition**

▶ **Definition:** Lichtprovoziertes, papulöses, vesikulöses oder lichenoides Exanthem unbekannter Genese, das narbenfrei abheilt.

Epidemiologie: Stark zunehmend, betrifft vorwiegend Frauen.

Epidemiologie: Die Erkrankung hat in den letzten 15 Jahren sehr stark zugenommen. Sie betrifft vorwiegend Frauen im Erwachsenenalter, seltener Männer und Jugendliche. Familiäre Häufung kommt vor.

Ätiologie und Pathogenese: Die Ätiologie ist unbekannt, die Pathogenese zeigt eine allergische Spättypreaktion. Ein Allergen ist nicht bekannt. Die Auslösung erfolgt durch UVA-Bestrahlung.

Ätiologie und Pathogenese: Die Ätiologie ist unbekannt, die Pathogenese zeigt eine histomorphologische Reaktion in Anlehnung an eine Spättypreaktion, die durch UVA-Bestrahlung ausgelöst wird. Ein Allergen ist nicht bekannt. Bei betroffenen Patienten können isomorphe Elemente durch wiederholte UVA-Bestrahlungen (5–30 Joule/cm^2) ausgelöst werden.

Klinik: Die Hauterscheinungen treten im Frühjahr und Sommer, oft erstmals im Urlaub auf. Mehrere Schübe im Jahr erfahren eine Abschwächung (Härtung) mit erneutem schweren Schub im nächsten Frühling.

Klinik: Die Hauterscheinungen treten im **Frühjahr oder Sommer** auf, oft erstmals während des Urlaubs in einer sonnenreichen Gegend. Das Ausmaß der Symptome ist abhängig von der Intensität der Bestrahlung und tritt in der Regel am 3.–5. Tag auf. Die polymorphe Lichtdermatose tritt im Laufe des Jahres in **mehreren Schüben**, in der Regel mit zunehmender Abschwächung auf. Die Dermatose heilt im Winter ohne Residuen ab und erscheint im Frühling wieder mit unverminderter Stärke, also auch in heimischen Bereichen, und schwächt sich nur in wenigen Fällen nach Jahren und Jahrzehnten ab.

Befallen sind die freigetragenen Körperstellen (Hals, Brust, Arme), während Gesicht und Hände meist frei sind (Lichtgewöhnung).

An den freigetragenen Körperstellen, insbesondere an Hals, Brust, Armen und gelegentlich auch an den Beinen, kommt es Stunden bis Tage nach der Sonnenexposition zu einem quälenden **Juckreiz** mit Aufschießen von **papulösen, pruriginösen, vesikulösen oder lichenoiden Elementen** (Abb. **13.10**). Meist ist das

13.10 Polymorphe Lichtdermatose

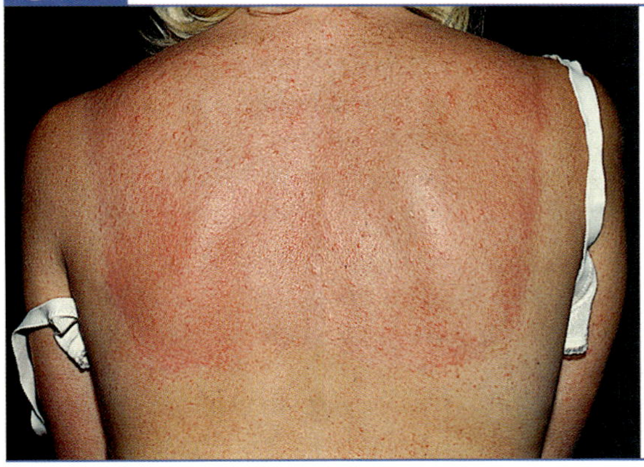

An den frei getragenen Stellen des Oberkörpers bei einer 25-jährigen Frau zeigen sich vorwiegend papulöse, stark juckende Elemente.

13.10

morphologische Bild bei einem Patienten relativ uniform, während es von Patient zu Patient stark variiert. Die Elemente persistieren Tage bis Wochen und werden durch neue Sonnenexposition verstärkt. Gesicht und Handrücken werden in der Regel verschont (Härtung durch Gewöhnung).

Papulöse, pruriginöse, vesikulöse oder lichenoide Elemente treten auf und persistieren Tage bis Wochen (Abb. **13.10**).

Diagnostik: Anamnese und klinisches Bild sind typisch.
Histopathologie: Es findet sich ein uncharakteristisches, lymphozytäres Infiltrat um die Gefäße des oberen Coriums mit mehr oder weniger spongiotischer Auflockerung der Epidermis.

Diagnostik: Klinisches Bild.
Histopathologie: Es findet sich ein lymphozytäres Infiltrat mit Spongiose der Epidermis.

Therapie: Die Therapie ist symptomatisch und besteht im Vermeiden der UVA-Bestrahlung und im konsequenten Lichtschutz gegen UVA und UVB. Sie kann auch geführt werden mit Resochin (125 mg/die), beginnend 5 Tage vor, bis zum Ende der gefährlichen Sonnenexposition (Urlaub). In Anlehnung an die Lichtgewöhnung im Laufe des Jahres und an die Abhärtung von Gesicht und Handrücken kann 4–6 Wochen vor der gefährdenden Exposition eine Abhärtung durch Lichtgewöhnung eingeleitet werden mit langsam ansteigenden Ganzkörperbestrahlungen (UVA oder in schweren Fällen systemische PUVA-Therapie).

Therapie: Die Vermeidung von UVA-Bestrahlung und konsequenter Lichtschutz stehen im Vordergrund. Symptomatisch 125 mg Resochin täglich während der gefährlichen Sonnenexposition oder Abhärtung durch Lichtgewöhnung 4–6 Wochen vor Sonnenexposition (UVA oder PUVA).

Prognose: Die polymorphe Lichtdermatose ist eine gutartige, wenn auch juckende und einen Urlaub verderbende Dermatose. Sie heilt narbenfrei ab.

Prognose: Gutartig mit narbenfreier Abheilung.

13.8 Prurigo-Gruppe

Heterogene Gruppe von exanthemischen Hautkrankheiten mit stark **juckenden Knötchen**, die akut, subakut oder chronisch verlaufen können. Die Ätiologie ist unklar und wahrscheinlich vielfältig, die Pathogenese in den meisten Fällen nicht zu klären. Prurigo-Erkrankungen sind häufig.
Bei **Pruritus** besteht eine Missempfindung an der Haut, die zum Kratzen zwingt. Er kann z. B. bei einem Diabetes mellitus oder einer Niereninsuffizienz auftreten.

13.8 Prurigo-Gruppe

Heterogene Gruppe exanthematischer Hauterkrankungen mit Juckreiz.

13.8.1 Prurigo acuta

13.8.1 Prurigo acuta

▶ **Synonyme:** Strophulus infantum, Prurigo simplex, Urticaria papulosa

▶ **Definition:** Akute, juckende Hauterkrankung im Kindesalter ohne Allgemeinsymptome.

◀ **Definition**

Epidemiologie: Häufig bei Kindern, im Sommer und Herbst.

Epidemiologie: Die Erkrankung tritt meist zwischen dem 2. und 10. Lebensjahr auf, vorwiegend im Sommer und Herbst mit Tendenz zur Selbstlimitierung.

Ätiologie und Pathogenese: Wahrscheinlich als allergische Reaktion (kindliche Form der Urtikaria) auf Infekte oder Parasiten.

Ätiologie und Pathogenese: Es handelt sich wahrscheinlich um ein allergisches Geschehen, welches der Urtikaria nahesteht (kindliche Urtikariaform). Blande Infekte, Verdauungsstörungen und intestinale Parasitosen können die Ursache darstellen. Oft werden auch epidermal Parasitosen als Ursache oder als Differenzialdiagnose angesprochen.

Klinik und Diagnostik: Exanthematisch treten in Schüben und meist selbstlimitierend entzündliche, teils urtikarielle Papeln mit einem zentralen Bläschen auf. Starker Juckreiz.

Klinik und Diagnostik: Exanthemisch mit Betonung der Flanken und Extremitäten treten akut juckende, entzündlich gerötete urtikarielle Papeln mit einem zentralen Bläschen auf. Diese Elemente jucken so stark, dass sie zwanghaft zerkratzt werden. Erst beim Auftreten von Blutungen hört der Juckreiz auf. Die Krankheit kann in Schüben ablaufen und ist in der Regel selbstlimitierend. Allgemeinsymptome sind in der Regel nicht vorhanden.

Histopathologie: Epidermale Seropapel mit Lymphozyteninfiltrat im Corium.

Histopathologie: Eine frische Seropapel findet sich intraepidermal mit einem unspezifischen lymphozytären Infiltrat im Corium, gelegentlich durchsetzt von eosinophilen Leukozyten. Narbige Abheilung nur infolge von tiefen Kratzeffekten.

Differenzialdiagnose: Urtikaria, epidermaler Parasitenbefall, Varizellen.

Differenzialdiagnose: Differenzialdiagnostisch sind eine Urtikaria, ein massiver epidermaler Parasitenbefall, im Frühstadium Varizellen abzugrenzen.

Therapie: Darmentleerung und Teepause. Antipruriginöse Lokalbehandlung.

Therapie: Darmentleerung und Teepause sowie eine lokale antipruriginöse Behandlung.

Prognose: Gutartig und selbstlimitierend.

Prognose: Der Verlauf ist gutartig und selbstlimitierend.

13.8.2 Prurigo simplex subacuta

13.8.2 Prurigo simplex subacuta

▶ **Synonyme:** Strophulus adultorum, Urticaria papulosa chronica

▶ **Definition**

▶ **Definition:** Schubweise, über Wochen bis Monate verlaufende Dermatose mit exanthemischem Befall von stark juckenden Seropapeln ohne einheitliche Ursache.

Epidemiologie: Mittelhäufig, bei Frauen im Erwachsenenalter. Psychosomatische Überlagerung.

Epidemiologie: Mittelhäufig, bevorzugt tritt die Krankheit bei Frauen zwischen dem 20. und 50. Lebensjahr auf. Eine psychosomatische Überlagerung wird oft beobachtet.

Ätiologie und Pathogenese: Vielseitig und unklar.

Klinik: Exanthematische, mückenstichartige Seropapeln mit Übergang in akanthotische Papeln bei schubweisem Verlauf über Wochen bis Monate. Starker Juckreiz ohne Allgemeinsymptome (Abb. **13.11**).

Ätiologie und Pathogenese: Beide sind vielfältig und unklar.

Klinik: Am Stamm und an den proximalen Extremitäten finden sich mückenstichartige, bis linsengroße, hellrote Papeln mit zentralen Bläschen und äußerst starkem Juckreiz (Abb. **13.11**). Gelegentlich ist auch das Gesicht und die behaarte Kopfhaut mitbefallen. Der Juckreiz der Primäreffloreszenzen lässt erst durch Zerkratzen nach, wodurch sekundäre, oft superinfizierte und narbig abheilende Elemente entstehen; manchmal sind auch streifige Kratzspuren zu sehen. Allgemeinsymptome sind in der Regel nicht vorhanden außer einer psychosomatischen Überlagerung, die bis zum Zoonosenwahn führen kann.

Diagnostik: Symptomatische Prurigo bei Diabetes, Lebererkrankungen und malignen Tumoren. Auch während der Schwangerschaft und bei Fokalinfekten möglich.

Diagnostik: Die Prurigo simplex subacuta ist oft als symptomatische Reaktion bei einer Grunderkrankung zu verstehen. Sie kann bei Diabetes mellitus, bei Leberstoffwechselstörungen und bei malignen Tumoren auftreten mit dem Verdacht auf eine metabolische Ursache. Auch in der Schwangerschaft und bei Menstruationsstörungen kann eine Prurigo auftreten mit dem Verdacht auf eine hormonelle Ursache. Bei Fokalinfekten, Magen-Darm-Störungen und intestinalen Parasitosen wird eine infektallergische Ursache diskutiert.

Histopathologie: Seropapel mit Übergang in akanthotische Papel.

Histopathologie: Histopathologisch findet sich eine epidermale Seropapel, bei fortgeschrittenen Elementen eine Akanthose und ein unspezifisches lymphohistiozytäres Infiltrat.

13.11 Prurigo subacuta

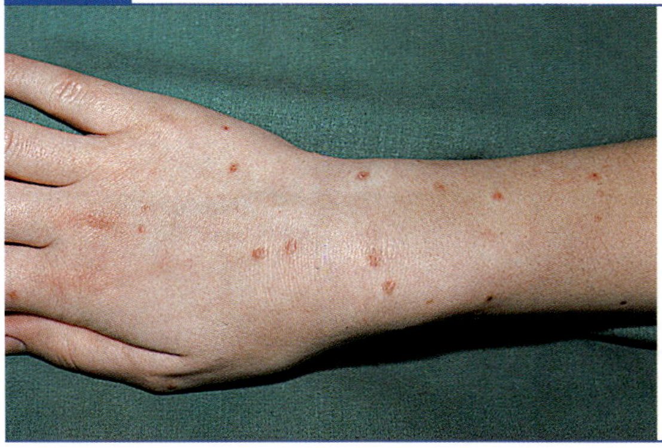

Noch unzerkratzte, entzündliche Elemente am Vorderarm.

13.11

Differenzialdiagnose: Differenzialdiagnostisch muss im Rahmen einer psychosomatisch überlagerten Akne eine pruriginöse Reaktion als Acne necrotica in Betracht gezogen werden. Auch eine Neurodermitis atopica mit pruriginösen Elementen, die dem Krankheitsbild vorübergehend eine besondere Note geben kann, ist auszuschließen.

Differenzialdiagnose: Differenzialdiagnostisch sind eine pruriginös zerkratzte Akne und eine pruriginöse Neurodermitis atopica auszuschließen.

Therapie: Primäres Ziel ist das Erkennen und Beheben möglicher Ursachen. Ist dies nicht möglich, kommt eine Entleerung des Darms (Purgation) mit einer 2- bis 3-tägigen Teepause zur Sanierung der Darmverhältnisse infrage. Die Lokalbehandlung sollte mit Antipruriginosa, kurzfristig mit Steroidcremes oder -lotiones geführt werden. Eine zu stark austrocknende Behandlung ist zu vermeiden, da sonst zusätzlich diffuser Juckreiz entsteht. In hartnäckigen Fällen ist eine unspezifische Behandlung mit oralen Tetrazyklinen, gefolgt von oralen Antimykotika und einer Normalisierung der Darmflora möglich. Die psychosomatische Mitbetreuung ist frühzeitig und intensiv anzustreben.

Therapie: Behandlung und Behebung der Grundkrankheit. Symptomatisch mit Purgation und Teepause. Lokale Therapie mit Antipruriginosa, kurzfristig auch Steroide. In hartnäckigen Fällen erfolgt eine unspezifische Behandlung mit oralen Tetrazyklinen, Antimykotika und Darmregulanzien. Psychosomatische Mitbehandlung ist anzustreben.

Prognose: Der Verlauf ist chronisch-rezidivierend über viele Monate, gutartig. Nur in seltenen Fällen ist die Erkrankung als Prurigo paraneoplastica einzustufen.

Prognose: Chronisch-rezidivierend, sonst gutartig.

Prurigo nodularis Hyde

Es handelt sich um eine sehr seltene, primär noduläre Prurigo der Extremitäten mit akanthotischen, stark juckenden Knoten, die über Jahre persistieren oder langsam voranschreiten. Zur symptomatischen Therapie werden einzelne Knoten exzidiert, mit Triamcinolon-Kristallsuspension infiltriert oder durch Kryotherapie angegangen.

Prurigo nodularis Hyde

Sehr seltene, primär noduläre Prurigo der Extremitäten mit starkem Juckreiz, die jahrelang persistiert. Symptomatische Therapie: Exzision einzelner Knoten, Kryotherapie oder Steroide intrafokal.

Diagnose f. Festlegung d. Therapie -> Stuhluntersuchung!
-> ggf. Darmsanierung
-> Hinweise auf Würmer etc.
-> Hinweise f. allergische Reaktion

Therapie: - Dermatodoron (Weleda)
- Sassapsor (Fa. Bürger)
- Bohnenschalentee (-> Entschlackt Stoffwechsel, senkt Zuckerspiegel)
- Kleiebäder
- Bäder mit adstringierend. Zusätzen
Hom.: - Psorinum C200, Hauptmittel: [illegible], [illegible], Kalium jodatum D6 (nicht unter D8 langfristig)

nach [illegible]:
- Thuja
- Sulfur C30 (nicht akut)
Konstitutionsmittel:
- Silicea
- Graphit

13.9 Bildtafel 4: Differenzialdiagnose exanthemischer Hautkrankheiten

13.12 Bildtafel 4

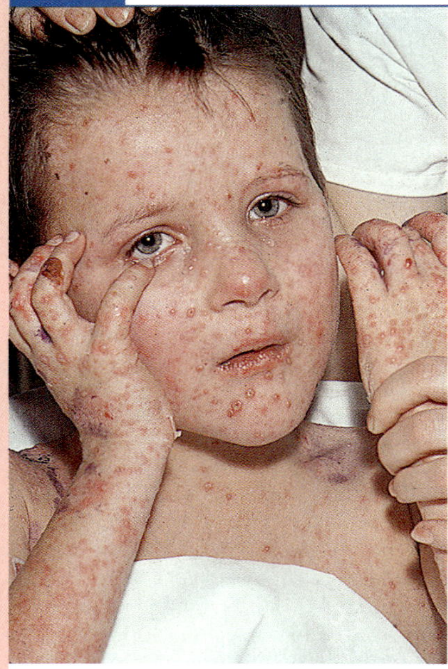

a Varizellenexanthem am 3. Tag der Eruption mit entzündlichen Papeln, Pusteln und genabelten Pusteln nebeneinander (mit Begleitkonjunktivitis) (s. S. 118).

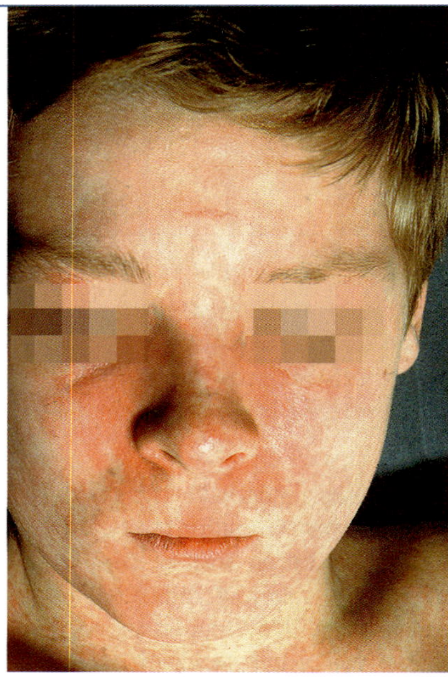

b Masernexanthem mit zentrofazial konfluierenden, diskreten, nicht juckenden makulösen Elementen (s. S. 121).

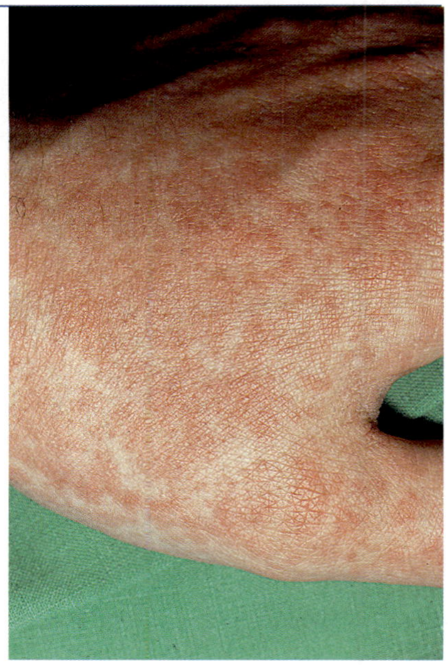

c Scharlachexanthem mit geröteten, makulösen und leicht papulösen Elementen am Handrücken (s. S. 151).

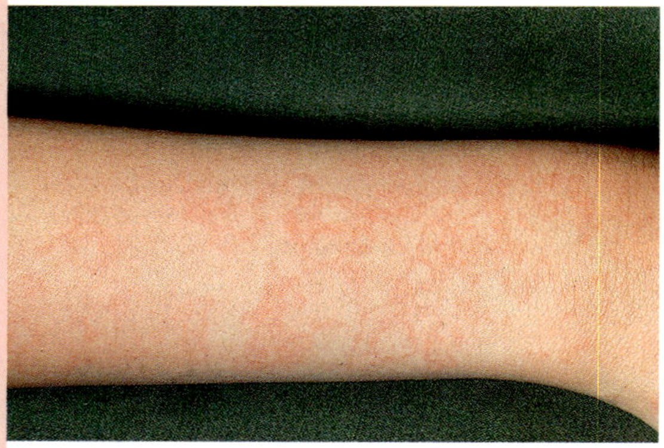

d Ringelröteln (Erythema infectiosum) mit diskreten, nicht juckenden Herden am Vorderarm ohne spürbare Infiltrationen (s. S. 122).

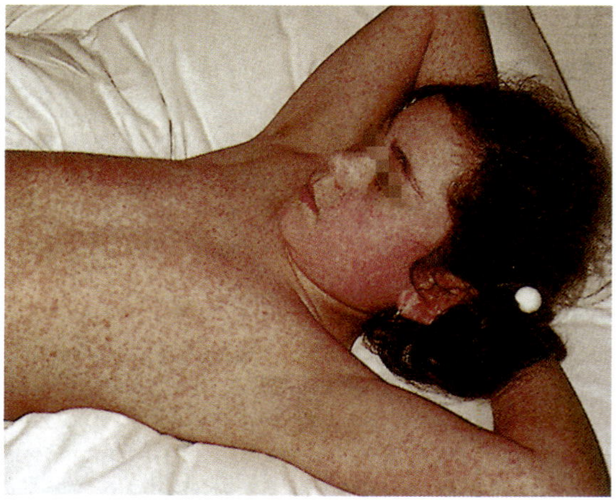

e Rötelnexanthem mit runden und ovalen, kleinen bis mittelgroßen, einzeln stehenden, gering erhabenen Effloreszenzen.

Fortsetzung ►

13.12 Bildtafel 4 (Fortsetzung)

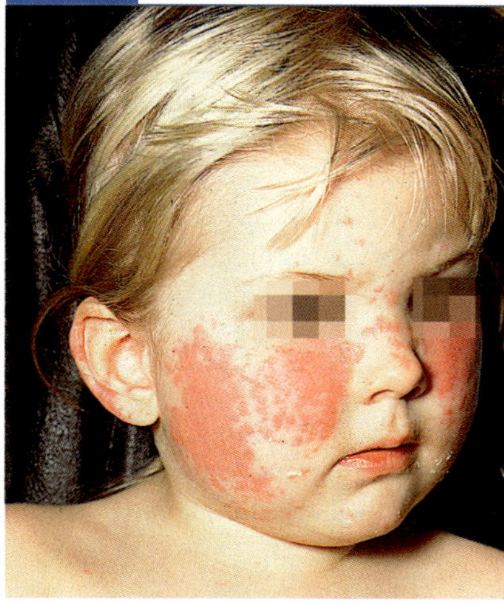

f Akropapulöses, juckendes **Exanthem** bei einem 6-jährigen Mädchen mit Befall der Wangen, wenig auch der Streckseiten der Extremitäten. Eine Virushepatitis liegt nicht vor (s. S. 124).

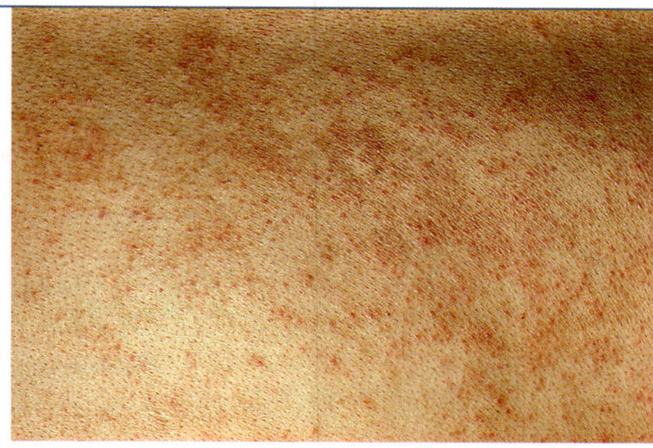

g Arzneimittelexanthem vom makulopapulösen Typ mit juckenden Herden, die im Laufe der Zeit immer ekzemähnlicher werden. Es handelt sich um eine zellvermittelte Typ-IV-Reaktion nach systemischer Allergenzufuhr (s. S. 66).

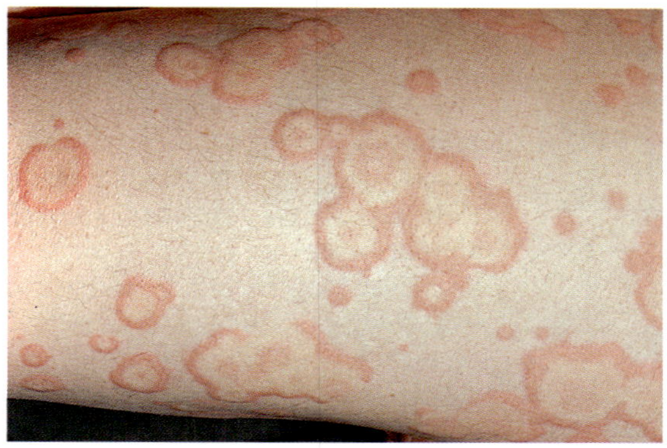

h Erythema exsudativum multiforme mit exanthematischer Ausbreitung und akraler Betonung. Die anulären, kokardenförmigen Herde zeigen einen infiltrierten Rand und verursachen schmerzhaften Juckreiz (s. S. 66).

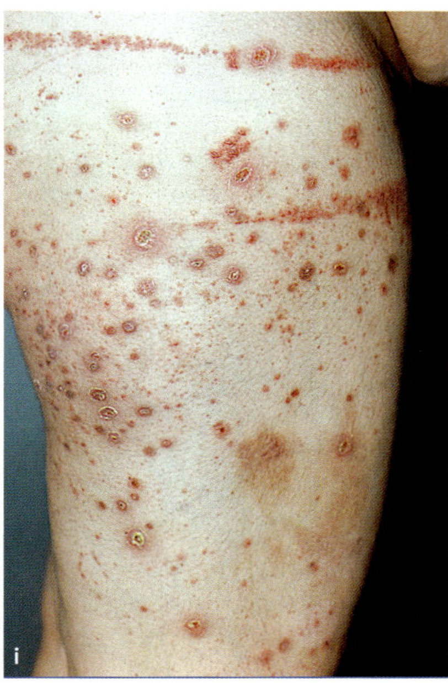

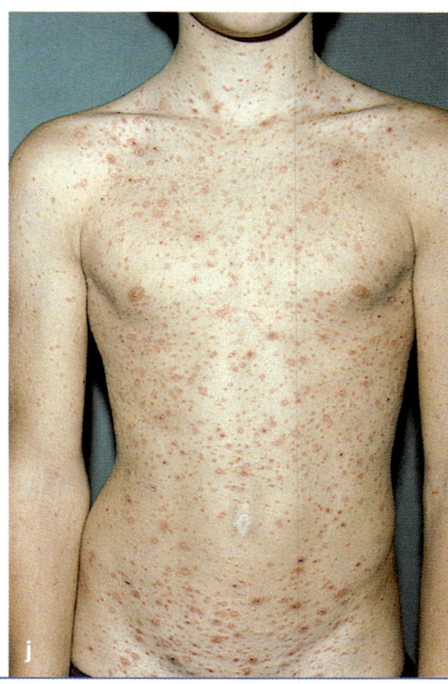

i Exanthematische **Vasculitis allergica** mit papulösen, teils hämorrhagisch durchtränkten Herden mit akraler Betonung. Die „Drucklokalisation" ist deutlich erkennbar. Mehr Schmerzen als Juckreiz (s. S. 44).
j Stammbetonte, exanthematische Anordnung von Makeln und Schuppen tragenden Papeln: **Pityriasis lichenoides acuta varioliformis** (s. S. 303).

▶ **Merke.** Exantheme können infektiös, parainfektiös (infektallergisch), allergisch oder auch unbekannter Genese sein.

◀ **Merke**

13.10 Pruriginöse und urtikarielle Papeln und Plaques in der Schwangerschaft

13.10 Pruriginöse und urtikarielle Papeln und Plaques in der Schwangerschaft

▶ **Synonym:** Pruritic urticarial papules and plaques of pregnancy (PUPP oder PPPP)

▶ Definition

▶ **Definition:** Stark juckende, am Abdomen beginnende Hautkrankheit der zweiten Schwangerschaftshälfte mit urtikariellen Papeln und Plaques. Sie heilt nach der Entbindung ab.

Epidemiologie: 0,2 – 1 % der Schwangeren sind betroffen.
Ätiologie und Pathogenese: Schwangerschaftsdermatose, die nach der Geburt abheilt. Die Pathogenese ist nicht bekannt.

Epidemiologie: 0,2 – 1 % der Schwangeren sind betroffen.

Ätiologie und Pathogenese: Es handelt sich um eine typische Schwangerschaftsdermatose der zweiten Schwangerschaftshälfte, die nach der Geburt spontan abheilt. Die Pathogenese ist nicht bekannt.

Klinik: Exanthematisch und stammbetont treten urtikarielle, papulöse und plaqueförmige Elemente in der 2. Schwangerschaftshälfte auf und klingen nach der Geburt ab. Es besteht starker Juckreiz.

Klinik: Urtikarielle, papulöse und plaqueförmige Elemente treten zunächst einzeln am Abdomen, dann exanthematisch am Stamm und den proximalen Extremitäten auf. Oft geht eine unspezifische Juckreizphase voraus. Die einzelnen Elemente jucken sehr stark, werden aber selten zerkratzt und klingen nach einigen Tagen wieder ab, während ständig neue Elemente aufschießen. Die Krankheit kann, mehr oder weniger ausgeprägt, die ganze 2. Schwangerschaftshälfte begleiten und klingt nach der Geburt ab. Der Zusammenhang mit Schwangerschaftsstreifen ist fraglich.
Systemische Begleitsymptome bestehen nicht. Die Schwangerschaft verläuft ungestört.

Diagnostik und Differenzialdiagnose: Die Diagnose ist klinisch zu stellen.
Histopathologie: Lymphohistiozytäre Infiltrate der oberen Dermis ohne richtungweisende Immunhistologie.
Differenzialdiagnostisch sind der Schwangerschaftsjuckreiz, der Herpes gestationes (s. S. 296), eine polymorphe Lichtdermatose (s. S. 314), ein Erythema exsudativum multiforme und ein akuter Schub einer Neurodermitis atopica abzugrenzen.

Diagnostik und Differenzialdiagnose: Die Diagnose ist klinisch zu stellen.

Histopathologie: Unspezifische, perivaskuläre lymphohistiozytäre Infiltrate in der oberen Dermis mit diskreter epidermaler Spongiose und gelegentlich Eosinophilie. Immunhistologisch finden sich keine richtungweisenden Befunde.
Abgegrenzt werden müssen der reine Schwangerschaftsjuckreiz, sofern er nicht ein Frühstadium der PUPP darstellt, und der Herpes gestationes (Blasenbildung, immunpathologische Befunde; s. S. 296). Aufgrund der Anamnese (Lichtexposition) und der Verteilung kann eine polymorphe Lichtdermatose in der Schwangerschaft abgegrenzt werden (s. S. 314). Aufgrund der Morphologie und der Verteilung können auch ein Erythema exsudativum multiforme während der Schwangerschaft und ein akuter Schub einer Neurodermitis atopica unterschieden werden.

Therapie: Lokalbehandlung mit Schüttelmixturen oder steroidhaltigen Cremes.

Therapie: Die Behandlung sollte lokal mit Schüttelmixturen und schwach resorbierenden Steroiden in Cremegrundlage durchgeführt werden. Der Okklusionseffekt durch Salben ist zu vermeiden. Nur in schweren und sehr hartnäckigen Fällen ist eine kurzfristige systemische Steroidgabe angezeigt (20 – 40 mg täglich, rasches Ausschleichen).

Prognose: Gutartige Erkrankung der zweiten Schwangerschaftshälfte ohne Beeinträchtigung der Schwangerschaft. Rezidive sind möglich.

Prognose: Die PUPP kann chronisch rezidivierend die ganze Zeit der zweiten Schwangerschaftshälfte begleiten, ist gutartig, beeinflusst die Schwangerschaft nicht und klingt nach der Geburt ab. Rezidive bei der nächsten Schwangerschaft sind zu erwarten.

14 Umschriebene Dermatosen

14 Umschriebene Dermatosen

14.1 Lichen Vidal

14.1 Lichen Vidal

▶ **Synonyme:** Lichen chronicus, Neurodermitis circumscripta

▶ **Definition:** Umschriebenes, meist solitär auftretendes, chronisch-persistentes Ekzem mit Lichenifikation und starkem Juckreiz.

◀ **Definition**

Epidemiologie: Häufige, harmlose Hauterkrankung mit Bevorzugung des weiblichen Geschlechts im mittleren Lebensalter. Eine überdurchschnittliche Korrelation mit dem Formenkreis der Atopie wird, obschon oft diskutiert, nicht beobachtet.

Epidemiologie: Häufige, harmlose und umschriebene Hauterkrankung mit Bevorzugung des weiblichen Geschlechtes.

Ätiologie und Pathogenese: Die Ätiologie und die initiale Pathogenese sind nicht bekannt. Für den Unterhalt bzw. eine Verschlechterung der Erkrankung wie auch für Rezidive spielen jedoch psychische Belastungen eine wesentliche Rolle (psychosomatischer Bezug!). Das morphologische Substrat der Vermehrung epidermal gelegener Nervenendigungen kann die Chronizität des sehr starken Juckreizes zu deuten helfen.

Ätiologie und Pathogenese: Nicht bekannt.

Klinik: Meist solitär und umschrieben, selten an mehreren Körperstellen tritt ein sehr starker, durch Kratzen **kaum stillbarer Juckreiz** auf, dem eine umschriebene Lichenifikation folgt. Die Morphologie derselben zeigt im Zentrum eine flächige, sehr starke **Lichenifikation** mit Verdickung der Haut (Hautfalte bei Abheben deutlich verdickt), Vergröberung des Oberflächenreliefs und mehr oder weniger parakeratotischer Schuppung. Die Lichenifikation ist am Rand in einzelne lichenoide Papeln aufgelöst. Das ganze umschriebene Element zeigt eine diskrete braune **Hyperpigmentierung**, welche in der Regel die Lichenifikation überschreitet (Abb. **14.1**). Die einzelnen Herde sind münzen- bis handtellergroß und zeigen eine Bevorzugung der Körpermitte (Nacken, Kreuz, Damm, Genitale) sowie der Unterschenkel und der Vorderarm-Beugeseiten. Der Lichen Vidal ist eine chronische und zu lokalen Rezidiven neigende Erkrankung, die viele Jahre persistieren kann. Eine Korrelation zu psychischen Belastungen kann oft beobachtet werden mit deutlichen Verschlechterungen oder Rezidiven.

Klinik: Solitär oder mit mehreren Lokalisationen treten umschriebene, stark **juckende lichenoide Veränderungen** auf. Das Zentrum zeigt eine lichenoide Platte, die am Rand in einzelne Papeln aufgelöst ist und eine diskrete braune Pigmentierung zeigt (Abb. **14.1**).
Lokalisation: Bevorzugt in der Körpermitte, Beugestellen der Arme und Unterschenkel.
Korrelation zu psychischen Belastungen deutlich.

Besonderheiten: Der Lichen Vidal kann stellenweise oder im gesamten zu **verrukösen** Elementen neigen, die im Wechsel mit Kratzeffekten imponieren **(Lichen Vidal verrucosus).** Andererseits gibt es Erscheinungsformen, die nur durch den **charakteristischen Juckreiz** und die Chronizität imponieren. Gelegentlich kommt im Laufe der Zeit die Hyperpigmentierung hinzu, während die Lichenifikation ausbleibt **(Lichen invisibilis).**

Besonderheiten: Der Lichen Vidal kann verrukös verändert sein **(Lichen Vidal verrucosus)** oder ohne lichenoide Veränderungen als **Lichen invisibilis** auftreten.

Diagnostik: Die Diagnose kann durch die charakteristischen Merkmale Juckreiz, Chronizität und dreigegliederte Morphologie gestellt werden.

Diagnostik: Juckreiz, Chronizität und dreigeteilte Morphologie sind charakteristisch.

14.1 Lichen Vidal

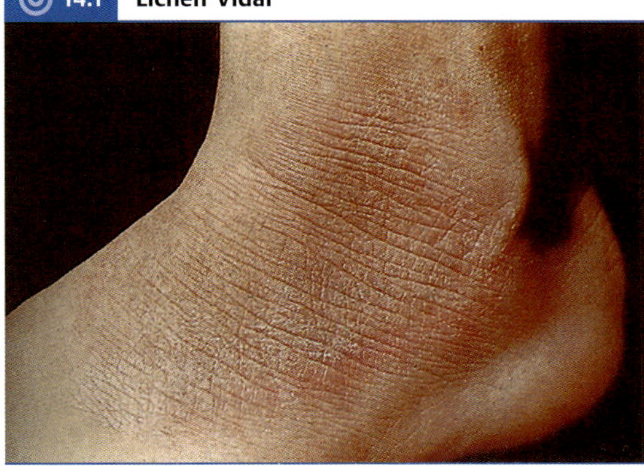

Lichenoide, verdickte Platte, randständige papulöse Auflösung und Hyperpigmentierung am linken Fuß bei Lichen Vidal.

14.1

Histopathologie: Mächtige Akanthose der Epidermis mit Parakeratose und unspezifischem lymphohistiozytären Infiltrat. Epidermale Nervenendigungen vermehrt.

Histopathologie: Eine mächtige, plumpe Akanthose der Epidermis imponiert ebenso wie eine Hyperkeratose mit parakeratotischen Einschlüssen. Im Corium findet sich ein mehr oder weniger stark ausgeprägtes, lymphohistiozytäres Infiltrat. Mit Spezialfärbungen kann man eine Zunahme der Nervenendigungen in der Epidermis feststellen als mögliches Korrelat des chronischen Juckreizes.

Differenzialdiagnose: Umschriebene Psoriasis, lichenoide Ablagerungskrankheiten, Lichen ruber und lichenoide Hauttuberkulose kommen differenzialdiagnostisch infrage.

Differenzialdiagnose: Die wesentliche Differenzialdiagnose besteht zur umschriebenen Psoriasis, die aus der Anamnese und der Morphologie, oft nur unter Zuhilfenahme der Histopathologie gelöst werden kann. Weiterhin müssen differenzialdiagnostisch ausgeschlossen werden: Ablagerungskrankheiten (Lichen amyloidosus, Lichen myxomatosus), der Lichen ruber planus und lichenoide Formen der Hauttuberkulose. Dabei hilft vor allem die Histopathologie mit Spezialfärbungen.

Therapie: Lokale Steroidbehandlung, unter Okklusivverband oder intrafokal.

Therapie: Die Therapie erfolgt lokal mit antientzündlichen Substanzen und Keratolytika. In der Regel helfen nur lokale Kortikosteroide, vorteilhafterweise unter Okklusivverband. In vielen Fällen ist die intrafokale Anwendung von Glukokortikoid-Kristallsuspension in mehreren Sitzungen notwendig. Die Anwendung von lokalen Teerpräparaten in mehreren Zyklen kann antiakanthotisch wirken. Eine systemische Behandlung erübrigt sich.

Prognose: Gut, allerdings Neigung zur Chronizität.

Prognose: Die Prognose ist gut; wegen des chronischen Verlaufs ist der Lichen Vidal aber oft äußerst quälend und beeinträchtigt die Lebensqualität des Trägers deutlich.

▶ **Klinischer Fall**

▶ **Klinischer Fall.** Eine 35-jährige Geschäftsfrau leidet seit 4 Jahren an einem quälenden Juckreiz des linken Fußrückens, sodass sie dem Kratzen, oft „bis aufs Blut“, nicht widerstehen kann. Seit einem Jahr ist aus dem Lichen invisibilis ein typischer Lichen Vidal mit dicker Haut, Pigmentsaum und unvermindertem Juckreiz entstanden (Abb. **14.1**). Letzterer wird besonders quälend, wenn geschäftliche Anstrengungssituationen die ganze Konzentration verlangen oder wenn im privaten Bereich Probleme anstehen. Erst nach Erkennen der psychosomatischen Zusammenhänge, verbunden mit mehreren tropfenweisen intrafokalen Instillationen von Triamcinolon-Kristallsuspension mit einem Anästhetikum, kommt es zur Besserung von Juckreiz und Lichenifikation.

14.2 Zirkumskripte Sklerodermie

14.2 Zirkumskripte Sklerodermie

▶ **Synonyme:** Morphaea, lokalisierte Sklerodermie

▶ **Definition**

▶ **Definition:** Episodische Erkrankung, bei der es an umschriebener Stelle zu einem entzündlich-ödematösen Erythem und nachfolgend zu einer plaqueartigen Sklerose der Haut mit Atrophisierung kommt.

Epidemiologie: Selten, meist sind Frauen betroffen.

Epidemiologie: Die zirkumskripte Sklerodermie ist relativ selten. Bevorzugt erkranken Erwachsene (20–40 Jahre), meist Frauen. Aber auch Kinder sind im Gegensatz zur progressiven systemischen Sklerodermie betroffen.

Ätiologie: Die Ätiologie ist unbekannt.

Ätiologie: Die Ätiologie ist unbekannt. Es handelt sich möglicherweise um eine vaskuläre Dysfunktion, eine Borrelien-Infektion oder um eine immunologische Erkrankung.

Klinik: Anfangs bestehen fleckige Erytheme, die sich, vom Zentrum ausgehend, in Sklerosen umwandeln. Das Resterythem bleibt als sog. **Lila cring** zunächst bestehen (Abb. **14.2**). Im weiteren Verlauf können die Haut-Adnexe atrophisieren.

Klinik: Anfangs besteht ein fleckförmiges, sich zentrifugal ausdehnendes Erythem, das zunehmend teigig derb wird. Kurz darauf folgt eine im Zentrum beginnende Umwandlung in eine harte, weißlich glänzende Platte. Das Resterythem bleibt als charakteristischer, fliederfarbener Ring anfänglich noch bestehen (**Lilac ring**; Abb. **14.2**). Nach längerem Persistieren kommt es oft zur Atrophie der Haarfollikel und zu De- und Hyperpigmentierungen. Ein spontaner Stillstand der Erkrankung bis hin zur völligen Rückbildung ist möglich, oft bleibt die Sklerose aber bestehen.

14.2 Umschriebene Sklerodermie (Morphaea) der Brust

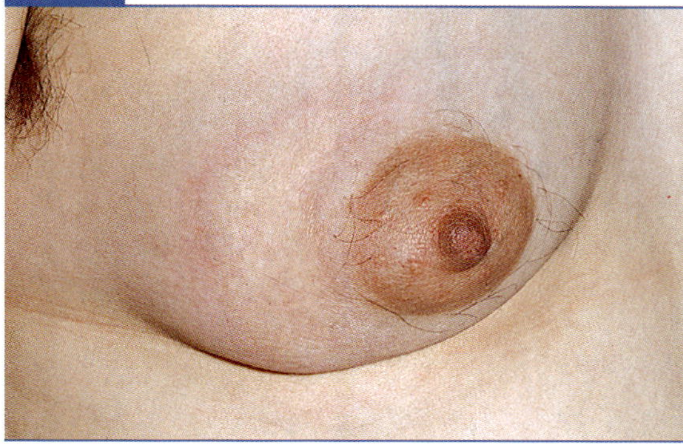

Zentrale, weißlich-glänzende Sklerose und lilafarbener Infiltratsaum („Lilac ring").

→ Mamma-Ca ausschließen

14.2

Nach dem klinischen Bild sind **verschiedene Formen** zu unterscheiden:

- Herdförmige zirkumskripte Sklerodermie. Es bestehen nur ein Herd oder wenige, vorwiegend große Herde am Stamm.
- Disseminierte zirkumskripte Sklerodermie. Viele Herde sind über das gesamte Integument verteilt.
- Bandförmige zirkumskripte Sklerodermie. Bandförmig, bevorzugt in der Längsrichtung, sind Extremitäten oder seitliche Stirnregion betroffen (en coup de sabre = säbelhiebartig).

Es kommen verschiedene **klinische Formen** vor:

- Herdförmige zirkumskripte Sklerodermie
- Disseminierte zirkumskripte Sklerodermie
- Bandförmige zirkumskripte Sklerodermie (en coup de sabre).

Diagnostik:
Laborbefunde: Die Untersuchungen des Serums auf antinukleäre Antikörper (ANA) sind negativ. Der Nachweis von ANA deutet auf eine **systemische** Sklerodermie hin.

Diagnostik:
Laborbefunde: Die Untersuchung des Serums auf ANA ist negativ.

Histopathologie: Das entzündliche Stadium ist gekennzeichnet durch ein lymphozytäres Infiltrat in der Dermis und eine ödematöse Verquellung der Kollagenfasern. Im folgenden sklerotischen Stadium verbreitert sich das dermale Bindegewebe, die Kollagenfaserbündel werden homogenisiert und die Adnexe atrophisieren.

Histopathologie: Anfangs bestehen ein lymphozytäres, dermales Infiltrat und eine Verquellung der Kollagenfasern, später eine Verbreiterung und Homogenisierung der Dermis.

Therapie: Im entzündlichen Stadium ist Penicillin 3 ME/die für 2 Wochen angezeigt oder Cephtriaxon (z.B. Rocephin) angezeigt.
Lokal können kortikoidhaltige oder heparinhaltige Cremes versucht werden. Bei bandförmigem Befall sind zusätzlich physikalische Maßnahmen notwendig.

Therapie: Penicillin, Glukokortikoide.

Prognose: Der Krankheitsverlauf ist sehr unterschiedlich. In der Regel heilt die Erkrankung nach einigen Jahren spontan ab. In älteren Herden können schlecht heilende Ulzera entstehen. Sklerosen in Gelenknähe behindern manchmal die Beweglichkeit.

Prognose: Sehr variabler Verlauf, in der Regel Abheilung nach einigen Jahren.

14.3 Lichen sclerosus et atrophicans

→ führt zu Verlötung u. Haarschwund
→ Präkancerose

14.3 Lichen sclerosus et atrophicans

▶ **Definition:** Chronisch-progrediente, lichenoide, scharf begrenzte Papeln der Haut und der Genitalschleimhäute unbekannter Ursache mit Neigung zu Konfluenz und Atrophie.

◀ Definition

Epidemiologie: Relativ seltene, umschriebene Hauterkrankung, die meist im mittleren Erwachsenenalter auftritt (selten in der Kindheit) und bevorzugt Frauen der weißen Rasse betrifft.

Epidemiologie: Seltene, umschriebene Hautveränderungen des mittleren Erwachsenenalters, Frauen bevorzugt.

Ätiologie: Die Ätiologie ist unbekannt.

Ätiologie: Unbekannt.

Klinik: Als Primäreffloreszenzen treten solitäre oder gruppierte, scharf begrenzte, elfenbeinweiße hyperkeratotische Papeln auf, die sich chronisch-progredient ausdehnen und mit Nachbarpapeln konfluieren können (Abb. **14.3**). Am Anfang kann manchmal eine kurze und diskrete Entzündungsphase beobachtet werden.

Klinik: Scharf begrenzte, solitäre und gruppierte Papeln mit elfenbeinweißer, hyperkeratotischer Oberfläche der Haut oder Genitalschleimhäute (Abb. **14.3**).

Der Lichen sclerosus führt zur **Atrophie** und **Verletzungsanfälligkeit**.

Der Lichen sclerosus et atrophicans juckt schubweise und führt zu einer **Atrophie** der Haut und Schleimhäute mit Schrumpfungsprozessen und **Verletzungsanfälligkeit**.
Prädilektionsstellen der **Haut** sind oberer Rücken und Kreuzbereich, wobei auch bullöse und hämorrhagische Elemente auftreten können.

Der Lichen am weiblichen und männlichen Genitale führt zur juckenden Atrophie (Craurosis vulvae aut penis).
Erosive Elemente sind fakultative Präkanzerosen.

An den **Genitalschleimhäuten** der Frau führt die Erkrankung zu einem atrophischen Schwund der Schamlippen mit starkem Juckreiz (Craurosis vulvae). Am männlichen Genitale führen die Veränderungen zu einer Induration und Schrumpfung des Präputiums, des Frenulums (mit häufigen Einrissen) sowie zu einer Verengung der Urethralöffnung (Craurosis penis).
Chronisch-erosive Entzündungen in Lichenherden der Schleimhäute stellen fakultative Präkanzerosen dar.

Diagnostik: Klinik und Histopathologie.
Histopathologie: Epidermisatrophie mit reaktiver Hyperkeratose und diskreter Kolliquationsnekrose der oberen Dermis.

Diagnostik: Klinische Diagnose, die histopathologisch gesichert wird.
Histopathologie: Atrophie der Epidermis mit reaktiver Hyperkeratose. Ein lymphozytäres Infiltrat der Dermis umgibt eine diskrete Kolliquationsnekrose der oberen Dermis, wobei vor allem die elastischen Fasern frühzeitig zerstört werden.

Differenzialdiagnose: Leukoplakien, Lichen ruber atrophicans, Lichen Vidal.

Differenzialdiagnose: Leukoplakien, Lichen ruber planus atrophicans und Lichen Vidal sind abzugrenzen.

Therapie: Die Lokalbehandlung wird mit Reinigung, lokalen Steroiden zur Entzündungshemmung und Testosteronpropionat 2%ig in Fettsalbe durchgeführt.

Therapie: Die Lokalbehandlung im Genitalbereich dient der Reinigung und der Juckreizstillung durch lokale Kortikosteroidanwendungen oder Testosteronpropionat 2%ig in einer Fettsalbe. Intraläsionale Triamcinoloninjektionen können akute Juckreizphasen unterbrechen. Die Behandlung der Hautherde beschränkt sich auf eine fettende Pflege.

Chronisch-erosive Elemente gelten als Präkanzerosen und sind zu exzidieren.

Chronisch-erosive Elemente sind wegen der Gefahr der Präkanzerose zu exzidieren. Beim Mann ist in fortgeschrittenen Stadien in der Regel die Zirkumzision mit Frenulum-Plastik angezeigt.

Prognose: Chronisch-progredientes, juckendes Krankheitsbild, mit Ausnahme der präkanzerösen Potenz erosiver Elemente allerdings gutartig.

Prognose: Es handelt sich um ein chronisch-progredientes, oft mit schubweisen Juckreizattacken einhergehendes Krankheitsbild, das mit Ausnahme der präkanzerösen Potenz gutartig ist und nur die lokale Befindlichkeit beeinträchtigt.

▶ **Klinischer Fall**

▶ **Klinischer Fall.** Bei einer 47-jährigen Frau tritt schleichend eine Schrumpfung der großen und kleinen Schamlippen mit Verhärtung, Trockenheit, Juckreiz und Verletzlichkeit beim Geschlechtsverkehr auf. Ein Jahr danach entwickeln sich zudem umschriebene, scharf begrenzte weißliche und atrophische Hautbezirke an beiden Seiten des Halses und im Kreuzbereich. Diese Elemente zeigen plattenartige, feine Hyperkeratosen. Auf Reiben entstehen kleine Einblutungen und Blutkrusten (Abb. **14.3**). Die Diagnose eines multilokulären Lichen sclerosus et atrophicus mit Craurosis vulvae kann klinisch gestellt und histopathologisch gesichert werden. Unter der Lokalbehandlung mit Testosteronpropionat 2% in Nerisona Fettsalbe bessert sich der Juckreiz und die Verletzlichkeit lässt nach. Die anderen Lokalisationen lassen sich therapeutisch, auch mit intrafokaler Steroidanwendung, nicht beeinflussen.

14.3

14.3 Multilokulärer Lichen sclerosus et atrophicans

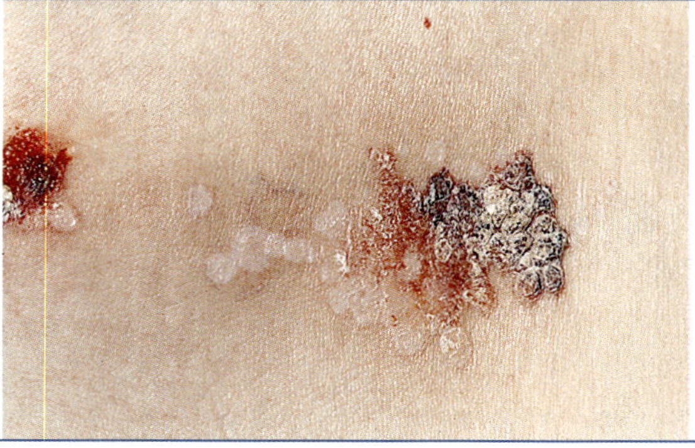

Gruppierte, scharf begrenzte Papeln, deren Oberfläche eine elfenbeinfarbene Hyperkeratose aufweist. Ein Teil der Elemente ist bullös abgehoben und hämorrhagisch unterlaufen (Prädilektionsstelle sakral).

15 Ablagerungskrankheiten

15.1 Metallablagerungen

15.1.1 Argyrose

▶ **Synonym:** Argyrie

▶ **Definition:** Umschriebene oder universelle Silbereinlagerungen in der Haut.

Ätiologie: Die lokalisierte Argyrose ist zurückzuführen auf die lokale Applikation von silbersalzhaltigen Externa, z. B. in Form von Nasentropfen oder Silbernitrat-Präparationen. Auch Ohrschmuck aus Silber und Akupunkturnadeln können zu einer lokalen Argyrose führen. Die universelle Argyrie entwickelte sich nach der langfristigen Benutzung von silbersalzhaltigen Medikamenten, u. a. nach der Verwendung von Adsorgan wegen chronischer Gastritis oder Magenulzera oder nach industrieller Exposition (Silber verarbeitende Industrie).

Klinik: Man unterscheidet zwischen einer umschriebenen und einer universellen Form. Es kommt zunächst zu einer graubraunen, später zu einer grauen bis grau-schwärzlichen Verfärbung der Schleimhaut (Konjunktiven oder Mundschleimhaut) oder der Haut. Die Hyperpigmentierung manifestiert sich am stärksten an den lichtexponierten Arealen, Stirn, Nase und an den Händen.

Diagnostik: Das typische klinische Bild führt, in Verbindung mit der Histopathologie, zur Diagnose.
Histopathologie: Lichtmikroskopisch und elektronenmikroskopisch sind Silberpartikel an der Basalmembran und den elastischen Fasern nachweisbar.

Therapie: Wenig erfolgversprechend, dekorative Kosmetik.

Prognose: Die Pigmentierung ist permanent.

15 Ablagerungskrankheiten

15.1 Metallablagerungen

15.1.1 Argyrose

◀ **Definition**

Ätiologie: Silbersalzhaltige Medikation (sowohl extern als auch intern) oder industrielle Exposition können eine Argyrose verursachen.

Klinik: Verfärbungen in allen möglichen Grautönen zeigen sich hauptsächlich an lichtexponierten Bereichen.

Diagnostik: Klinisches Bild und Histopathologie.

Histopathologie: Mikroskopisch ist die Ablagerung von Silberpartikeln nachweisbar.

Therapie: Keine.

Prognose: Permanente Einfärbung.

15.1.2 Hydrargyrose

▶ **Definition:** Grau-schwärzliche Pigmentierung der Haut nach langfristiger Benutzung von Quecksilberderivaten.

Ätiologie: Die bekanntesten Auslöser sind Hautbleichcremes (gegen Sommersprossen) und Augensalben.

Klinik: Die Pigmentierung äußert sich vor allem im Gesicht und an den Händen, besonders in den Handlinien.

Diagnostik: Das typische klinische Bild führt, in Verbindung mit der Histopathologie, zur Diagnose.

Histopathologie: Man findet Quecksilbergranula an den elastischen Fasern.

Therapie: Penicillamin fördert die Quecksilbersalzausscheidung.

15.1.2 Hydrargyrose

◀ **Definition**

Ätiologie: Vor allem Bleichcremes und Augensalben.

Klinik: Grauschwarze Pigmentierung an Händen und Gesicht.

Diagnostik: Klinisches Bild und Histopathologie.

Histopathologie: Quecksilbergranula eingelagert.
Therapie: Versuch mit Penicillamin.

15.1.3 Hämochromatosen

▶ **Synonyme:** Bronzediabetes, Siderose

▶ **Definition:** Eisenüberladungs-Syndrom, das gekennzeichnet wird durch schiefergraue Hyperpigmentierung der Haut, Diabetes mellitus (Bronzediabetes) und Leberzirrhose. Häufig besteht ein Hypogonadismus.

15.1.3 Hämochromatosen

◀ **Definition**

Epidemiologie: Selten. Die primäre Hämochromatose ist autosomal-rezessiv vererbt, die sekundäre entsteht als Begleiterkrankung.

Epidemiologie: Man unterscheidet die primäre und die sekundäre Hämochromatose. Frauen und Männer werden befallen, aber es besteht eine starke Androtopie. Meist beginnt das Leiden zwischen dem 40. und 60. Lebensjahr. Die primäre Hämochromatose wird autosomal-rezessiv vererbt; die sekundäre ist nicht erblich und entsteht als Folge anderer Erkrankungen (z. B. chronisch ineffektive Erythropoese, multiple Bluttransfusionen).

Ätiologie und Pathogenese: Aus unklarer Ursache kommt es zur verstärkten Resorption und Ablagerung von Eisen.

Ätiologie und Pathogenese: Die Ätiologie ist unklar. Durch den genetischen Defekt erfolgt eine erhöhte Resorption von Eisen aus dem Darm. Bei den sekundären Formen werden die Leberzellen durch Alkohol und eisenhaltige Getränke geschädigt.

Klinik: Meist geht eine grau-braune bis bronzefarbige Einfärbung der Beugen und der lichtexponierten Hautbereiche voraus mit Haarausfall und Koilonychie.

Es folgen eine Hepatosplenomegalie, Pankreasschädigung mit Diabetes mellitus, Hypogonadismus und Polyarthropathie.

Klinik: Die Hautsymptomatik kann den anderen Erscheinungen viele Jahre vorausgehen, aber auch erst später zum Ausdruck kommen. Vor allem die lichtexponierten Bereiche und die Beugen sind grau-braun bis bronzefarbig verfärbt. Sogar die Schleimhäute können befallen sein. Weitere dermatologische Symptome sind Haarausfall (75 %), Koilonychie (50 %) und eine atrophisch wirkende, ichthyosiform schuppende Haut.
Die Eisenüberladung führt zur Organbeteiligung mit Hepatosplenomegalie, Diabetes mellitus (Bronzediabetes) durch Pankreasschädigung, Hypogonadismus mit Libidoverlust, Herzkrankheiten und schließlich seronegativer Polyarthropathie.

Diagnostik: Hyperpigmentierung mit Diabetes mellitus und Leberzirrhose sind eine verdächtige Trias. Die Leberbiopsie sichert die Diagnose.

Diagnostik: Verdächtig ist die Kombination von Hyperpigmentierung, Diabetes mellitus und Leberzirrhose. Typisch sind Hypersiderinämie und gesättigtes Plasmatransferrin. Insbesondere die Leberbiopsie, weniger die Hautbiopsie (Axillen), führt zur Diagnosesicherung.

Histopathologie: Typisch ist die Melaninhyperpigmentierung der Basalzellschicht und Eisenablagerungen in der Dermis.

Histopathologie: Typisch ist die Melaninvermehrung in der Basalzellschicht, das Auftreten von Melanophagen in der oberen Dermis sowie Eisenablagerung in der tieferen Dermis. In anderen Organen zeigen sich ebenfalls Eisendepots mit Begleitfibrose.

Differenzialdiagnose: Andere Speicherkrankheiten und der Morbus Addison sollten ausgeschlossen werden.

Therapie: Aderlässe, eisenarme Diät und Desferoxamin (Chelatbildner).

Differenzialdiagnose: Ausgeschlossen werden sollten andere Pigmentstörungen, wie z. B. Argyrose, Hydrargyrose, Arsenmelanose und Morbus Addison.

Therapie: Aderlässe (zu Beginn bis zu 500 ml wöchentlich), eisenarme Diät, Desferoxamin (Chelatbildner) unter Kontrolle des Ferritins sind therapeutisch und prophylaktisch hilfreich.

15.2 Kalzinosen

15.2 Kalzinosen

▶ **Definition**

▶ **Definition:** Bei den Kalzinosen kommt es zur Präzipitation von unlöslichen Kalziumsalzen in Geweben. Auch die Haut kann davon betroffen sein.

Ätiologie: Meist unklare Genese. Zu möglichen Ursachen und deren Einteilung s. Tab. **15.1**.

Ätiologie: Mögliche Ursachen sind lokale Schädigungen oder Systemerkrankungen mit erhöhter Kalzämie. Meist bleibt die Genese unklar. Die Einteilung richtet sich nach der Ätiologie (Tab. **15.1**).

Klinik: Man tastet harte, weiße Papeln, Knoten oder Plaques.

Klinik: Man findet einzelne oder mehrere, eventuell disseminierte, harte, weiße Papeln, Knoten oder Plaques, gelegentlich mit Begleitentzündung und therapieresistenten Ulzerationen.

Diagnostik: Tastbefund und Inspektion.

Diagnostik: Die Diagnose einer Kalkablagerung lässt sich häufig schon aufgrund des Tastbefundes und der Inspektion stellen. Noch einfacher wird es, wenn sich kalkiger Inhalt entleert.

Therapie: Falls möglich, ist das Grundleiden zu behandeln, sonst bleibt nur der operative Weg als symptomatische Behandlung.

Therapie: Sie gestaltet sich sehr unterschiedlich. Bei der dystrophischen Kalzinose mit lokaler Schädigung steht die operative Maßnahme im Vordergrund. Bei den sonstigen dystrophischen Kalzinosen sowie bei der metastatischen Kalzinose muss das Grundleiden behandelt werden. Das Auftreten einer stärkeren Entzündung verlangt den Einsatz von Glukokortikoiden.

15.1 Einteilung der Kalzinosen

I. dystrophische Kalzinosen	▶ an einen lokalen Prozess gekoppelt ▪ kongenital: Fibrodysplasia ossificans ▪ traumatisch: Narbe ▪ degenerativ: bei venöser Stase ▪ neoplastisch: Epithelioma calcificans Malherbe ▶ mit allgemeinen Störungen verbunden oder im Rahmen von Systemerkrankungen ▪ Dermatomyositis ▪ systemischer Lupus erythematodes (SLE) ▪ CREST-Syndrom ▪ Ehlers-Danlos-Syndrom ▪ Pseudoxanthoma elasticum ▪ Acrodermatitis atrophicans
II. idiopathische Kalzinose	▪ Calcinosis metabolica universalis ▪ Calcinosis metabolica circumscripta ▪ Calculus cutaneus ▪ Kalkknötchen an den Ohrrändern ▪ Calcinosis tumoralis
III. metastatische Kalzinose (Störungen im Kalzium- und/ oder Phosphorstoffwechsel)	▶ mit Hyperkalzämie ▪ Hyperparathyreoidismus ▪ Sarkoidose ▪ destruierende Knochenerkrankungen ▪ medikamentös (Vitamin D- oder AT10-Überdosierung) ▪ Milch-Alkali-Syndrom ▶ mit Normokalzämie ▪ chronische Nierenerkrankungen ▪ Pseudohypoparathyreoidismus

15.1

Prognose: Die Prognose der Kalzinose ist ungünstig. Spontane Rückbildung ist äußerst selten.
Allgemein betrachtet, können die Konsequenzen schwerwiegend sein. Die Calcinosis (metabolica) universalis verläuft meistens chronisch-progredient. Die Patienten versterben häufig an den Folgen einer Sekundärinfektion. Bei der metastatischen Kalzinose wird die Prognose durch das Grundleiden bestimmt.

Prognose: Langsame Progression; einzelne Kalkherde verschwinden nicht.

15.3 Hyalinosen

Insgesamt seltene Erkrankungen. Am wichtigsten ist die Lipoidproteinose. Nur diese wird hier besprochen.

15.3 Hyalinosen

15.3.1 Lipoidproteinose

15.3.1 Lipoidproteinose

▶ **Synonyme:** Urbach-Wiethe-Syndrom, Hyalinosis cutis et mucosae

▶ **Definition:** Autosomal-rezessive Erkrankung mit Ablagerung von Lipiden und Typ-IV-Kollagen in der Haut und den Schleimhäuten mit Beginn in der Kindheit.

◀ Definition

Epidemiologie: Seltene Erkrankung ohne Geschlechtsprädisposition.

Epidemiologie: Seltene Erkrankung.

Ätiologie: Die Ätiologie ist unbekannt.

Ätiologie: Unbekannt.

Klinik: Heiserkeit seit früher Kindheit ist das hervorstechendste Kennzeichen. Die Zunge wird größer und gröber; die Lippen werden dicker. In der Mundhöhle entstehen gelb-bräunliche Noduli; an der Haut, insbesondere im Gesicht, sind die Knötchen eher gelblich-weiß und lösen häufig an behaarten Regionen Haarausfall aus. Am Stamm konfluieren sie zu morphaeaartigen Plaques. Auch an-

Klinik: Heiserkeit, Makroglossie, Makrocheilie und gelbliche Knötchen bis Plaques an Haut und Schleimhaut sind typisch. Eventuell Organbefall.

dere Organe können befallen werden. Typisch sind intrakranielle Verkalkungen, die epileptiforme Anfälle auslösen können.

Diagnostik: Klinisches Bild und Histopathologie sichern die Diagnose.

Diagnostik: Die Heiserkeit seit früher Kindheit, die typischen Papeln und Plaques sowie die Histopathologie sichern die Diagnose.

Histopathologie: Lipoide in Hyalinablagerungen.

Histopathologie: Im Corium sieht man Hyalin-PAS-positive amorphe Massen mit extrazellulären Lipoiden.

Differenzialdiagnose: Lichen myxoedematosus, Hyalinosis cutis bei Protoporphyria erythropoetica.

Differenzialdiagnose: Differenzialdiagnostisch sind der Lichen myxoedematosus (Histopathologie) und die Hyalinosis cutis bei Protoporphyria erythropoetica (keine Schleimhautbeteiligung) abzugrenzen.

Therapie: Exzision einzelner Herde oder Dermabrasio.

Therapie: Eine kausale Therapie ist nicht möglich; somit bleibt nur die Exzision von störenden Herden sowie eine Dermabrasio.

Prognose: Progredient bis zum Erwachsenenalter.

Prognose: Die Krankheit ist progredient bis zum frühen Erwachsenenalter. Eine Rückbildung erfolgt nicht. Problematisch ist die Larynxbeteiligung, insbesondere wenn eine Tracheotomie notwendig wird.

15.4 Purinstoffwechselstörungen

15.4.1 Gicht

15.4 Purinstoffwechselstörungen

15.4.1 Gicht

▶ **Synonyme:** Podagra, Arthritis urica

▶ **Definition**

▶ **Definition:** Diese heterogene Gruppe wird charakterisiert durch Hyperurikämie und rezidivierende akute Arthralgien mit Uratablagerungen in und um die Gelenke, eventuell auch in der Haut.

Epidemiologie: Hauptsächlich Männer nach dem 40. Lebensjahr werden betroffen. Die Familienanamnese ist häufig positiv.

Epidemiologie: Betroffen werden vor allem Männer (95%) nach dem 40. Lebensjahr. 40% der Patienten haben eine positive Familienanamnese. Meist findet sich eine polygene Vererbung, obwohl auch manches für einen unregelmäßig dominanten Erbgang spricht.

Ätiologie: Die **primäre Gicht** wird hauptsächlich durch verminderte renale Purinausscheidung ausgelöst.

Die **sekundäre Gicht** entsteht im Rahmen anderer Erkrankungen oder wird medikamentös verursacht.

Ätiologie: Man unterscheidet primäre und sekundäre Gicht. Die **primäre Gicht** ist zurückzuführen auf die verminderte renale Purin-Ausscheidung. Weniger als 10% der Patienten haben eine erhöhte Purinbiosynthese.
Die **sekundäre Gicht** lässt sich auf einen erhöhten Substratanfall als Komplikation bei Polyzythämie, Leukämien, chronischer Niereninsuffizienz, perniziöser Anämie und bei der Einnahme verschiedener Medikamente zurückführen.

Klinik: Man unterscheidet die akute und die chronische Gicht.

Akute Gicht äußert sich als akute Arthralgie meist am Großzehengrundgelenk mit den klassischen Entzündungssymptomen.

Chronische Gicht dagegen ist gekennzeichnet durch destruierende Gelenkveränderungen und subkutane Gichttophi, insbesondere am Ohr.

Klinik: Das typische klinische Bild ist schon seit der frühen Medizingeschichte (Hippokrates) bekannt. Man unterscheidet die akute und die chronische Gicht.
Akute Gicht: Nach einer zunächst asymptomatischen hyperurikämischen Phase entwickelt sich, meist nach Diätfehlern oder nach kleinen Verletzungen, eine akute Arthralgie, in 80% der Fälle am Großzehengrundgelenk (Sprunggelenk und Fußwurzel: 10%; Kniegelenk: 5%). Es zeigen sich die klassischen Entzündungssymptome: rubor, calor, dolor, tumor und functio laesa. Bei Abklingen wird der befallene Bereich häufig violettfarben und schuppt ab.
Bei der **chronischen Gicht** entstehen aus rezidivierenden akuten Attacken destruierende, persistente Gelenkveränderungen. In etwa 50% der Fälle lagert sich Natriumurat in der Subkutis ab. Die weißlich-gelblichen, verschieblichen, meist schmerzlosen Knötchen nennt man Tophi oder Gichtknötchen. Sie finden sich bevorzugt am freien Helixrand sowie in der Umgebung erkrankter Gelenke. Eine Nierenbeteiligung mit Entwicklung einer Gichtnephropathie oder Nephrolithiasis ist möglich.

Diagnostik: Hyperurikämie, Arthralgieattacken, Besserung durch Colchicin und Tophi sind typisch.

Diagnostik: Hinweisend sind die Hyperurikämie, Arthralgieattacken (insbesondere bei Ansprechen auf Colchicin) und Tophi.

Histopathologie: Nach Fixierung in absolutem Alkohol sieht man Natriumurat als büschelweise angeordnete, nadelartige Kristalle in der Dermis und Hypodermis umgeben von einem Fremdkörpergranulom.

Histopathologie: Natriumuratkristalle, umgeben von einer Fremdkörperreaktion.

Differenzialdiagnose: Bei Gelenkschmerzen kommen alle anderen Erkrankungen, die mit Arthralgien einhergehen, infrage. Was die Hauterscheinungen betrifft, sollte man insbesondere an Chondrodermatitis nodularis helicis, Kalkknötchen der Ohrränder und Basaliome denken.
Bei Tophi in Gelenknähe sind weiterhin abzugrenzen: Xanthome, rheumatische und rheumatoide Knoten, die Calcinosis cutis und Heberden-Knötchen.

Differenzialdiagnose: Bei Gelenkschmerzen: alle anderen Arthropathien. Bei Tophi am Ohr: Chondrodermatitis nodularis helicis, Kalkknötchen, Basaliom.

Bei Tophi in Gelenknähe: Xanthome, rheumatische Knoten, Calcinosis cutis und Heberden-Knötchen.

Therapie: Kausal behandelt man durch purinarme Diät, Probenecid (z.B. Benemid) und Allopurinol. Im akuten Fall sind nichtsteroidale Antiphlogistika (z.B. Indometacin), Analgetika und Colchicin indiziert. Störende und kleinere Tophi können kürettiert oder exzidiert werden.

Therapie: Präventiv mit Diät, Probenecid und Allopurinol. Symptomatisch: Antiphlogistika, Analgetika und Colchicin.

Prognose: Insbesondere durch die neueren Medikamente hat die Gicht einen Großteil ihres Schreckens verloren. Allerdings muss man bei Gichtpatienten häufig auch mit anderen Stoffwechselstörungen rechnen.

Prognose: Relativ gut. Andere Stoffwechselstörungen sollten berücksichtigt werden.

15.4.2 Lesch-Nyhan-Syndrom

Sehr seltenes, X-chromosomal-rezessiv vererbtes, durch vollständiges Fehlen des Enzyms Hypoxanthin-Guanin-Phosphoribosyl-Transferase bedingtes Automutilationssyndrom (Autophagie), wobei die geistig retardierten Kinder massive Bissverletzungen aufweisen. Eine wirksame Therapie dieser Form der Hyperurikämie ist nicht bekannt.

15.4.2 Lesch-Nyhan-Syndrom

X-chromosomal-rezessiv vererbte Form der Hyperurikämie. Führt zur geistigen Retardierung mit Autophagie.

15.5 Tätowierungen

Man unterscheidet zwischen Schmutz- und Schmucktätowierungen. Beide entstehen durch das Eindringen oder Einbringen von gefärbten Partikeln in das Bindegewebe der Haut.
Schmutztätowierungen sind in der Regel Folgen von Unfällen mit Feuerwerkskörpern, von Pulverschmauchverletzungen oder von Straßenunfällen (Abb. **15.1 a**). Das Eindringen von Metallsplittern in die Haut löst eine bräunliche Verfärbung (Siderose) aus. Bei Bergleuten entstehen häufig Kohlestaubtätowierungen durch Einbringung von Kohlepartikeln. Innerhalb der ersten 72 Stunden können Schmutzpartikel durch Ausbürsten relativ einfach und ohne große kos-

15.5 Tätowierungen

Man unterscheidet Schmutz- und Schmucktätowierungen.

Schmutztätowierungen entstehen durch das Eindringen von gefärbten und färbenden Partikeln bei Unfällen (Abb. **15.1 a**). Schnelles Eingreifen durch Ausbürsten innerhalb 72 Stunden (Abb. **15.1 b**) lässt die Notwendigkeit von späteren Stanzexzisionen größtenteils vermeiden.

15.1 Schmutztätowierung

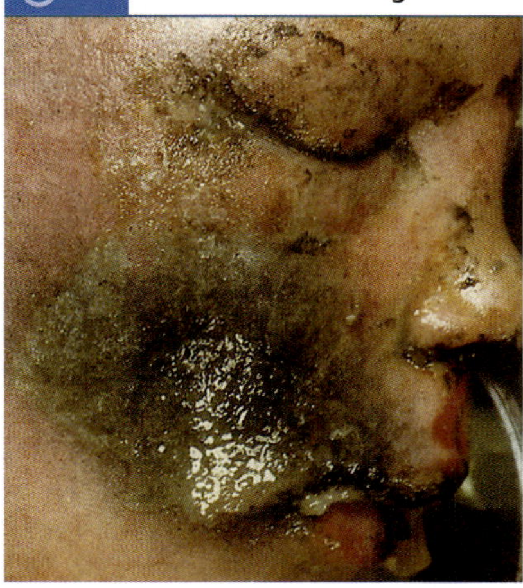

a Schmutztätowierung.

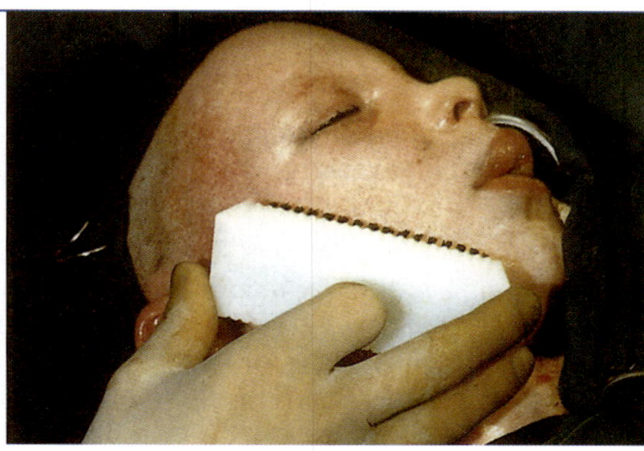

b Entfernung des Materials mit einer starren Bürste.

metische Beeinträchtigung entfernt werden (Abb. **15.1 b**). Später bleibt fast nur die Möglichkeit der Stanzexzision oder der Lasertherapie.

Bei **Schmucktätowierungen** werden unterschiedliche Farbpartikel durch Nadelstiche in die Dermis eingebracht.

Schmucktätowierungen werden nur auf Wunsch des Patienten wegen der Angst vor einer sozialen Stigmatisierung entfernt. Sie werden zumeist in der Jugend oder während der Militärdienstzeit, sowohl von Laien als auch von Profis, durch das Einbringen von verschiedenen Farbpartikeln durch Nadelstiche in die Dermis gesetzt.

Sowohl operative, chemische als auch physikalische Behandlungsmöglichkeiten können zur Entfernung eingesetzt werden.

Zur Entfernung kommen sowohl Exzision (eventuell Serienexzisionen), Stanzexzision, Schleifung, Spalthautabtragung, chemische Ätzung als auch Lasertherapie in Betracht. Eine narbenlose Entfernung ist nicht möglich.

15.6 Störungen im Fettstoffwechsel

15.6.1 Xanthomatosen

15.6 Störungen im Fettstoffwechsel

15.6.1 Xanthomatosen

▶ Definition

▶ **Definition:** Xanthome (xanthos = gelb, oma = Tumor) und Xanthelasmen sind Neubildungen als Folge einer Speicherung von Plasmalipoproteinen durch Perizyten und Makrophagen in der Haut. Erhöhte Plasmalipoproteinkonzentrationen im Serum sind häufig vorhanden, aber keine „conditio sine qua non".

Epidemiologie: Relativ häufig. Zum Teil werden sie vererbt.

Epidemiologie: Relativ häufig. Zum Teil werden die primären Hyperlipoproteinämien vererbt. Dabei kommen autosomal-dominante und rezessive Erbgänge vor.

Ätiologie und Pathogenese: Xanthelasmen und Xanthome entwickeln sich aus einer örtlichen Störung oder bei Hyperlipoproteinämien.

Ätiologie und Pathogenese: Xanthelasmen und Xanthome können im Rahmen von primären oder sekundären Hyperlipoproteinämien entstehen. Sie können allerdings auch lokalisiert als Ausdruck einer umschriebenen Störung auftreten.

Klinik und Klassifikation:

- **Xanthelasmen:** Meist bilaterale, gelbe, flache Plaques, vor allem am Oberlid (Abb. **15.2 a**). Meist stellen sie eine örtliche Stoffwechselstörung dar.
- **Xanthoma planum:** Scharf begrenzte, flache Lipideinlagerungen, hauptsächlich am Rumpf. Hier gilt: örtliche Störung oder Paraneoplasie.
- **Xanthoma eruptivum:** Multiple, plötzlich aufschießende, von einem roten Hof umgebene Papeln zeigen sich im Rahmen einer Hypertriglyzeridämie (Abb. **15.2 b**).
- **Xanthoma tuberosum:** Knotige Effloreszenzen in unterschiedlicher Größe, Farbe und Form an den Extremitätenstreckseiten bei Hypercholesterinämie.
- **Xanthoma tendinosum et articulare:** Als Begleitung einer Hypercholesterinämie entwickeln sich gelbliche, feste Knoten an Sehnen, Ligamenten, Faszien und am Periost, hauptsächlich an den Fingern und an der Achillessehne (Abb. **15.2 c**).

Klinik und Klassifikation:

- **Xanthelasmen:** Meist bilaterale und symmetrische, strohgelbliche bis elfenbeinfarbige, beetartig konfluierte weiche Papeln und Plaques an den Augenlidern, hauptsächlich am Oberlid und am inneren Augenwinkel (Abb. **15.2 a**). Oft besteht kein Hinweis für eine Hyperlipidämie, und die Xanthelasmen sind Ausdruck einer örtlichen Fettstoffwechselstörung.
- **Xanthoma planum:** Gelbliche oder orangefarbige, flache, manchmal kaum palpable Lipideinlagerungen. Die Prädilektionsstelle ist der Rumpf. Gehäuftes Auftreten bei Lymphomen, Leukämie und beim multiplen Myelom lassen an eine Paraneoplasie denken. Plane Xanthome können aber auch wie das Xanthelasma palpebrarum eine örtliche Stoffwechselstörung darstellen.
- **Xanthoma eruptivum:** Symmetrische, gelbliche, von einem roten Hof umgebene Papeln (Abb. **15.2 b**), die sich akut entwickeln und bevorzugt Gesäß, Rücken und Extremitätenstreckseiten befallen. Die entzündliche Umgebung und sogar die Xanthome selbst können sich unter Hinterlassung einer diskreten Pigmentierung zurückbilden. Das Auftreten dieser Erscheinungen weist auf erhöhte Konzentrationen von Chylomikronen oder VLDL hin, also auf eine Hypertriglyzeridämie vom Typ I, III, IV oder V. In Kombination mit tuberösen Xanthomen spricht man von tuberoeruptiven Xanthomen.
- **Xanthoma tuberosum**: Knotige Elemente mit einer großen Variationsbreite in Form (flach bis lobulär), Größe (0,5 – 5 cm Durchmesser) und Farbe (gelblich, rötlich bis bräunlich). Sie entwickeln sich langsam an den Extremitätenstreckseiten und typischerweise bei einer Hypercholesterinämie oder LDL-Vermehrung beim Typ II und III der Hyperlipidämien.
- **Xanthoma tendinosum et articulare:** Langsam wachsende, feste Knoten insbesondere an der Achillessehne (Abb. **15.2 c**) und an den Fingerstreckseiten. Fast alle Sehnen, auch an Palmae und Plantae, können befallen werden, ebenso wie auch Ligamente, Faszien und das Periost. Röntgenologisch stellt man keine Verkalkung fest. Im Serum finden sich eine schwere Hypercholesterin-

15.2 Xanthomatosen

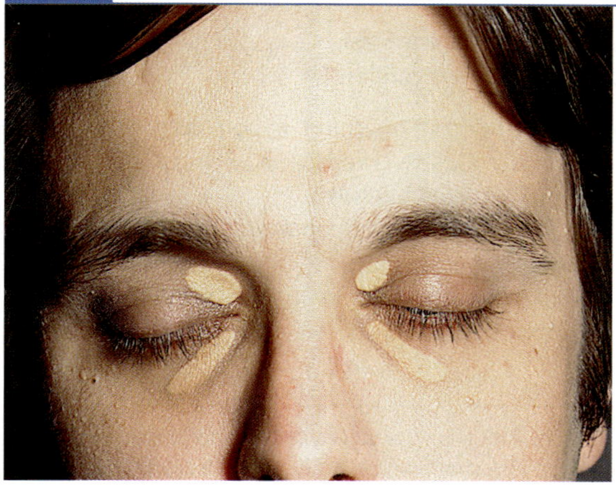

a Xanthelasma palpebrarum bei einer 32-jährigen Frau.

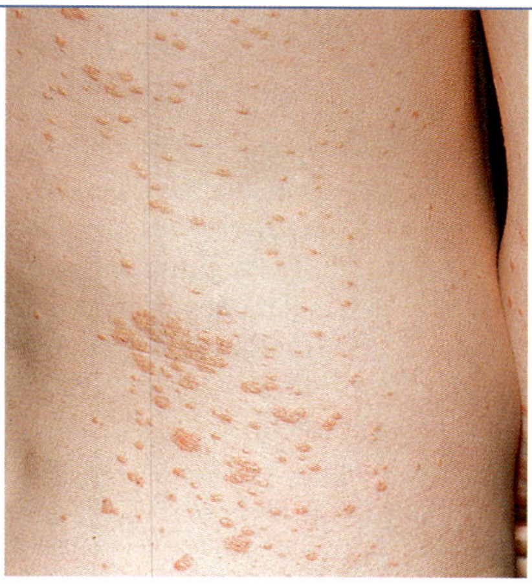

b Multiple eruptive Xanthome am Stamm eines 28-jährigen Mannes mit Hypertriglyzeridämie.

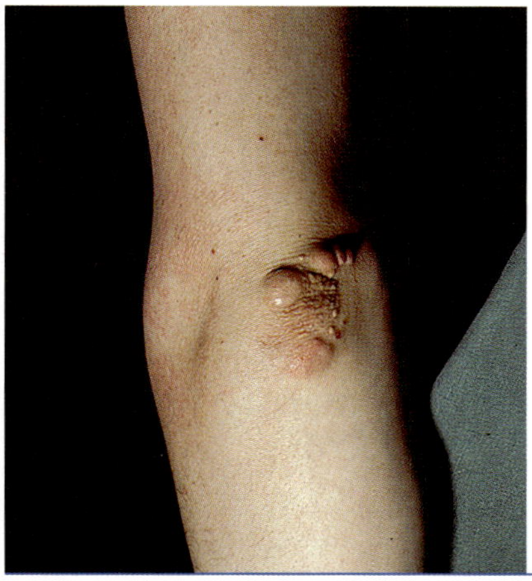

c Tuberöse Xanthome über den Ellenbogensehnen bei einem 30-jährigen Mann mit Hypercholesterinämie vom Typ II.

ämie und ein erhöhter LDL-Spiegel beim Typ II und III der Hyperlipoproteinämien.

- **Xanthochromia palmaris striata aut papulosa:** Gelbliche, zum Teil streifige Effloreszenzen an den Handinnenflächen verdicken sich und werden gelegentlich papulös. Sie treten auf bei Typ-III-Hyperlipoproteinämie und VLDL-Erhöhung.

Diagnostik: Das klinische Bild ist typisch und ist zu ergänzen durch Untersuchungen: Serumlipide, Blutzucker, Schilddrüsenwerte, Harnsäure und Serumeiweißelektrophorese.

Histopathologie: Man findet mächtige perivaskuläre Infiltrate aus lymphozytären und histiozytoiden Zellen, die Lipidmaterial aufnehmen und sich in Schaumzellen und Schaumriesenzellen (Touton-Zellen) umwandeln. Die Lipoide bestehen aus Cholesterinkristallen, Phospholipoiden, Fettsäuren und anderen Fetten. In älteren Xanthomen kommt es zu einer zunehmenden Fibrosierung. Bei eruptiven Xanthomen besteht eine entzündliche Umgebungsreaktion.

Differenzialdiagnose: Xanthelasmata palpebrarum müssen von Syringomen (gutartige Fehlbildungen der Schweißdrüsenausführungsgänge, die klinisch als kleine, multiple glasige oder leicht rötliche Papeln imponieren) und Milien, Xanthome von anderen juxta-artikulären Tumoren und Histiozytosen abgegrenzt werden.

Therapie: Treten die Xanthome und Xanthelasmen als Begleitung einer Hyperlipoproteinämie auf, muss diese behandelt werden (Diät und Lipidsenker). Bei

- **Xanthochromia palmaris striata aut papulosa:** Flache bis papulöse, gelbliche Veränderungen an den Palmae.

Diagnostik: Das typische klinische Bild und die Serumlipidbestimmungen ergeben die Diagnose.

Histopathologie: In mächtigen perivaskulären Infiltraten findet man typischerweise Schaumzellen und Touton-Riesenzellen. Jüngere Xanthome weisen eher Entzündung, ältere eher Fibrose auf.

Differenzialdiagnose: Xanthelasmata palpebrarum müssen von Syringomen und Milien, Xanthome von anderen juxta-artikulären Tumoren und Histiozytosen abgegrenzt werden.

Therapie: Besteht eine begleitende Hyperlipoproteinämie, muss diese behandelt werden (Diät und Lipidsenker); bei den sekundären Formen primär Behandlung der Grunderkrankung.

den sekundären Hyperlipoproteinämien sollte zunächst die Grunderkrankung behandelt werden.
Bei störenden Xanthelasmen oder Xanthomen führt nur die Exzision oder die diathermische Entfernung zu einer befriedigenden Besserung.

Prognose: Die Hauterscheinungen können unter Diät verschwinden, was die Prognose der Hyperlipoproteinämien nicht beeinflusst.

Sekundäre Hyperlipoproteinämien erfordern eine Therapie der Grunderkrankung.

Bei einer örtlichen Störung ist eine Rückbildung ausgeschlossen.

Prognose: Primäre familiäre Hyperlipoproteinämien haben eine sehr unterschiedliche Prognose, die durch die Gefäßveränderung bestimmt wird. Die Hauterscheinungen können unter Diät verschwinden.
Die Prognose der sekundären erworbenen Hyperlipoproteinämien wird im Wesentlichen durch die Grunderkrankung bestimmt.
Xanthome aufgrund einer örtlichen Störung haben eine gute Prognose. Allerdings ist Spontanrückbildung ausgeschlossen, die weitere Ausdehnung leider nicht.

▶ **Klinischer Fall**

▶ **Klinischer Fall.** Bei einem 49-jährigen Patienten, der wegen Claudicatio intermittens in die Sprechstunde kam, stellte man eine Hyperlipoproteinämie Typ III nach Fredrickson fest. Seine Großmutter war an einem Herzinfarkt verstorben. Klinisch ließ sich ein lehrbuchmäßiger Arcus lipoides corneae und bilaterale Xanthelasmen an beiden Oberlidern diagnostizieren. Eine Operation der Verschlussstelle an der Bifurcatio wurde geplant. Präoperativ stellte man noch einen latenten Diabetes mellitus fest. Die operative Behandlung der Xanthelasmen wurde nicht gewünscht. Es wurde empfohlen, eine lipidsenkende Diät einzuhalten, außerdem wurde ein Lipidsenker verschrieben.

15.6.2 Systemische Lipidablagerungskrankheiten mit normalem Serumlipoidspiegel

Hierzu zählen z. B. das Refsum-Syndrom, der Morbus Fabry, Morbus Gaucher und die disseminierte Lipogranulomatose, nur zwei werden hier angesprochen.

15.6.2 Systemische Lipidablagerungskrankheiten mit normalem Serumlipoidspiegel

Zu dieser Gruppe gehören das Refsum-Syndrom, das Angiokeratoma corporis diffusum (Morbus Fabry), die Tangier-Krankheit, die Gaucher-Krankheit, die Sphingomyelinose (Niemann-Pick-Krankheit) und die disseminierte Lipogranulomatose. Diese Krankheiten sind sehr selten, nur zwei werden hier angesprochen.

Refsum-Syndrom

Refsum-Syndrom

▶ **Synonyme:** Heredopathia atactica polyneuritiformis, Phytansäurethesaurismose.

Ein Defekt der Phytansäure-α-Hydroxylase verursacht Phytansäureablagerung und äußert sich an der Haut als Ichthyosis.

Wichtige **Symptome** sind Nachtblindheit, Katarakt, Polyneuritis, Ataxie und ichthyosiforme Dermatose.
Therapie: Chlorophyllfreie Diät.

Durch einen Defekt der Phytansäure-α-Hydroxylase wird Phytansäure (Stoffwechselprodukt von Phytol, ein im Chlorophyll z. B. von grünen Gemüsen enthaltener Alkohol) in mehreren Geweben, auch in der Haut, abgelagert.
Wichtigste **Symptome** sind Nachtblindheit, Katarakt, Polyneuritis (insbesondere distal), zerebrale Ataxie und eine ichthyosiforme Dermatose, zum Teil mit Palmar- und Plantarkeratomen. Von der Ichthyosis vulgaris kann sie durch den Phytansäurenachweis im Serum und durch Lipidanalyse der Haut abgegrenzt werden (s. S. 353). Die **Therapie** besteht aus einer chlorophyllfreien Diät.

Angiokeratoma corporis diffusum Fabry

Angiokeratoma corporis diffusum Fabry

▶ **Synonym:** Thesaurismosis hereditaria lipoidica.

Ein Defekt der α-Galaktosidase-A mit Trihexosylceramidablagerung verursacht an der Haut multiple Angiome bzw. Angiokeratome.

Neben linsengroßen, dunkelroten Flecken oder Knötchen findet sich häufig eine kardiovaskuläre, renale oder ophthalmologische Beteiligung.

Ein X-chromosomal vererbter Defekt der α-Galaktosidase-A verursacht hauptsächlich bei Männern eine Anreicherung von Trihexosylceramid in den kleinen Gefäßen der Viszera und der Haut.
Kardiovaskuläre, renale, ophthalmologische und dermatologische Symptome stehen im Vordergrund. An der Haut finden sich zahlreiche, bis zu linsengroße, dunkelrote bis schwarze Flecken oder Knötchen. Zum Teil tastet man eine keratotische Oberfläche. Diese „Angiokeratome“ werden aus erweiterten kleinen Gefäßen in der oberen Dermis gebildet und sind von einer dünnen Epidermis mit oder ohne Hyperkeratose bedeckt.

Die **Prognose** ist infolge renaler und vaskulärer Zwischenfälle schlecht.

Die **Prognose** ist infolge Urämie und vaskulärer Zwischenfälle schlecht.

15.7 Amyloidosen

15.7 Amyloidosen

▶ **Definition:** Zelluläre Stoffwechselstörung mit extrazellulärer Ablagerung von Amyloid (einem Glykoprotein mit fibrillärer Ultrastruktur) im Interstitium verschiedener Organe.

◀ **Definition**

Ätiologie und Pathogenese: Die Ätiopathogenese ist unbekannt. Allerdings scheint die Amyloidbildung ein aktives Geschehen auf zellulärer Ebene darzustellen, das durch verschiedene Ursachen lokal oder systemisch ausgelöst werden kann.

Ätiologie und Pathogenese: Unbekannt. Chronisch-entzündliche Prozesse können auslösend wirken.

Einteilung: Die Einteilung der Amyloidosen zeigt Tab. **15.2**.

Einteilung: s. Tab. **15.2**.

15.2 Einteilung der Amyloidosen

▶ ***systemische Amyloidose*** (ohne Geschlechtsbevorzugung)	▪ hereditäre Amyloidose – ohne klinisch relevante Amyloidablagerung ▪ idiopathische Amyloidose – klassische primäre systemische Amyloidose: mit Hauterscheinungen in 30 %
▶ ***lokalisierte Amyloidose*** (seltenere Form, Frauen bevorzugt)	▪ Lichen amyloidosus ▪ makulöse Amyloidose ▪ Amyloidosis cutis nodularis atrophicans ▪ Amyloidtumoren der Haut
▶ ***sekundäre Amyloidose*** (Begleitamyloidose)	▪ tritt in Verbindung mit chronisch-infektiösen und nicht infektiösen Erkrankungen auf (z. B. bei malignen Tumoren, Plasmozytom)

15.2

Klinik:

▪ **Systemische Amyloidose**

Sie ist durch eine ausgesprochene Polymorphie gekennzeichnet. Typisch sind kleine, zu Knoten und sogar zu Plaques auswachsende, weißlich-gelbliche Papeln, vor allem periorbital, im Kopfbereich (Folge: Alopezie) und in den Intertrigines. Dazu finden sich petechiale bis flächenhafte Einblutungen. Die Mundschleimhaut kann befallen sein mit glasigen Knötchen, verhärteten Plaques, Einblutungen und Makroglossie; bei Larynxbefall auch Schluckbeschwerden und Heiserkeit. Bezüglich der Organmanifestationen verweisen wir auf Lehrbücher der Inneren Medizin.

Klinik:

▪ **Systemische Amyloidose**

Polymorphes Bild, typisch sind weiß-gelbliche Papeln bis Plaques mit häufigem Einbluten; eventuell auch Schleimhautbeteiligung.

▪ **Lokalisierte Amyloidosen**

Der Lichen amyloidosus betrifft hauptsächlich die Unterschenkelstreckseiten in Form von stark juckenden, hyperkeratotischen, hautfarbenen bis gelblich-bräunlichen, dicht stehenden Papeln.

Die **makulöse Hautamyloidose** imponiert als braune, oft konfluierende Verfärbung zwischen den Schulterblättern.

Bei der **Amyloidosis cutis nodularis atrophicans** Gottron finden sich bräunlich-rote Knoten, die teilweise ein anetodermatisches (= atrophisches) Zentrum zeigen.

Die **Amyloidtumoren** der Haut kann man von den vorgenannten Formen unterscheiden; sie befallen hauptsächlich das Gesicht und weisen keine Atrophie auf (Abb. **15.3**).

▪ **Lokalisierte Amyloidosen**

Lichen amyloidosus: stark juckende, dicht stehende Papeln an den Unterschenkelstreckseiten.

Makulöse Hautamyloidose: braune Maculae zwischen den Scapulae.

Amyloidosis cutis nodularis atrophicans: Knoten mit zentraler Atrophie.

Amyloidtumoren: rotbraune Gesichtstumoren (Abb. **15.3**).

Diagnostik: Bei den systemischen Amyloidosen führt die Rektumbiopsie mit Amyloidnachweis eher als eine Haut- oder Mundschleimhautbiopsie zur Diagnosestellung. Bei den lokalisierten Amyloidosen kann per definitionem nur eine Hautbiopsie die Diagnose bestätigen.

Diagnostik: Systemische Form: Rektumbiopsie. Lokalisierte Form: Hautbiopsie.

Histopathologie: Das Amyloid ist periretikulär (um Retikulinfasern und Basalmembran) oder perikollagen (um Kollagenfasern) gelagert. Die Organzellen selbst enthalten kein Amyloid. Der Amyloidnachweis gelingt am besten mit

Histopathologie: Das Amyloid liegt extrazellulär; es zeigt sich mit Kongorot oder im

15.3 Amyloidtumor

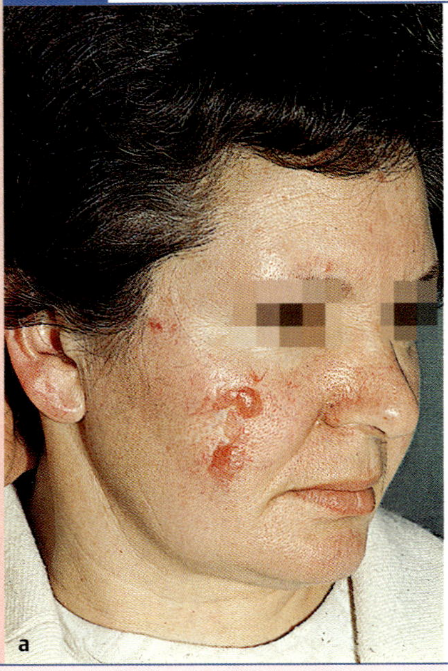

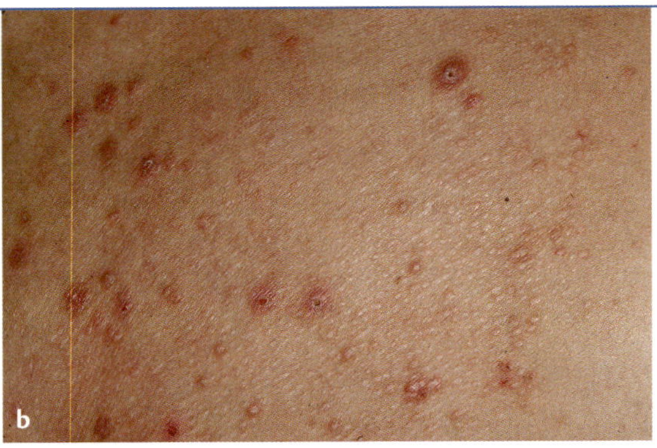

a Rotbrauner umschriebener Tumor im Gesicht einer 44-jährigen Frau.
b Lichen amyloidosus (Detail).

Polarisationsmikroskop in periretikulärer oder perikollagener Anordnung.

der Kongorotfärbung und durch Untersuchung von Doppelbrechung im Polarisationsmikroskop.

Differenzialdiagnose: Systemische Formen: Hyalinosis cutis et mucosae, Lichen myxoedematosus und tuberöse Xanthome.

Lokalisierte Formen bzw. Lichen amyloidosus: Lichen ruber.

Differenzialdiagnose: Zur Differenzialdiagnose der systemischen Formen gehören Hyalinosis cutis et mucosae; Lichen myxoedematosus sowie bei knotigen Effloreszenzen tuberöse Xanthome.
Der Lichen amyloidosus sollte von Lichen-ruber-Formen sowie vom Lichen simplex chronicus abgegrenzt werden. Die makulöse Hautamyloidose lässt an Lichen Vidal denken sowie an postinflammatorische Hyperpigmentierungen. Bei der Amyloidosis cutis nodularis atrophicans kommen differenzialdiagnostisch Amyloidtumoren sowie andere mit zentraler Atrophie einhergehende Dermatosen in Betracht.

Therapie: Systemische Formen: Azathioprin, Melphalan oder D-Penicillamin.

Lokalisierte Formen: lokale Glukokortikoide. Operation der knotigen Elemente.

Therapie: Bei systemischen Amyloidosen empfiehlt sich ein Versuch mit D-Penicillamin und Immunsuppressiva wie Azathioprin oder Melphalan. Bei Vorliegen einer Grundkrankheit muss diese vordringlich behandelt werden.
Wegen des teilweise starken Juckreizes bei den lokalisierten Formen sind Glukokortikoide lokal und intrafokal angezeigt. Operative Maßnahmen kommen vor allem bei den nodulären und knotigen Formen infrage.

Prognose: Chronisch-progredient; bei der systemischen Amyloidose durch die Organbeteiligung infaust.

Prognose: Nur bei den sekundären systemischen Formen besteht die Möglichkeit einer Rückbildung. sofern die zugrunde liegende Erkrankung behoben werden kann. Sonst ist die Prognose der systemischen Amyloidose durch die Beteiligung weiterer Organe infaust.
Die lokalisierten Formen sind therapieresistent, aber gutartig.

15.8 Muzinosen

15.8 Muzinosen

x → schilddrüse untersuchung!!!

▶ **Definition**

▶ **Definition:** Bei Myxodermien oder Muzinosen finden sich Ablagerungen von gallertigem Material im Gewebe durch Störungen im Mukopolysaccharidstoffwechsel. Die schleimartige Substanz besteht aus Glykosaminoglykanen mit neutralen (z. B. Hexosamine) und sauren (z. B. Hyaluronsäure) Mukopolysacchariden; die ein unterschiedliches färberisches Verhalten zeigen.

Folgende Muzinosen sind an der Haut von Bedeutung:
- diffuses Myxödem
- Myxoedema circumscriptum praetibiale symmetricum
- Mucinosis follicularis
- Mucinosis erythematosa reticularis
- Lichen myxoedematosus
- Skleromyxödem (Arndt-Gottron).

Von Bedeutung sind:
- diffuses Myxödem
- Myxoedema circumscriptum praetibiale symmetricum
- Mucinosis follicularis
- Mucinosis erythematosa reticularis
- Lichen myxoedematosus
- Skleromyxödem (Arndt-Gottron).

▶ **Merke:** Wird bei Muzinoseverdacht eine histopathologische Gewebeuntersuchung notwendig, muss das Gewebe in absolutem Alkohol mit 1 % Formalin und nicht mit dem gewöhnlichen Formalin fixiert werden.

◀ Merke

15.8.1 Diffuses Myxödem

15.8.1 Diffuses Myxödem

▶ **Synonyme:** Echtes Myxödem, diffuse Myxodermie bei Hypothyreose

▶ **Definition:** Infolge einer Hypothyreose sammeln sich disseminiert und diffus saure Mukopolysaccharide und Flüssigkeit in der Haut an.

◀ Definition

Epidemiologie: Sehr seltene Erkrankung.

Epidemiologie: Sehr selten.

Ätiologie: Begleiterscheinung einer Hypothyreose.

Ätiologie: Begleiterscheinung einer Hypothyreose.

Klinik: Die Haut ist sebostatisch, hyperkeratotisch, fahl und ödematös geschwollen. Charakteristisch ist die Unmöglichkeit der Dellenbildung durch Fingerdruck, wie das bei anderen Ödemen der Fall ist. Am auffälligsten sind diese Veränderungen an den Extremitäten und im Gesicht. Die Nasolabialfalten sowie Palmae und Plantae sind gelblich verfärbt.

Klinik: Fahle, trockene, ödematöse, zum Teil gelbliche und nicht eindrückbare Haut, hauptsächlich im Gesicht und an den Extremitäten.

Diagnostik: Die typische Klinik mit dem charakteristischen Gesichtsausdruck bei nachgewiesener Hypothyreose führt zur Diagnose.

Diagnostik: Hypothyreose mit Ödembildung ohne Eindrückbarkeit führt zur Diagnose.

Differenzialdiagnose: Manchmal wird ein Myxödem mit einer Sklerodermie verwechselt.

Differenzialdiagnose: Sklerodermie.

Therapie: Substitutionstherapie der Hypothyreose.

Therapie: Substitutionstherapie der Hypothyreose.

Prognose: Unter Durchführung einer Substitutionsbehandlung bilden sich die Hauterscheinungen zurück.

Prognose: Rückbildung des Myxödems unter Substitutionsbehandlung.

15.8.2 Myxoedema circumscriptum praetibiale symmetricum

15.8.2 Myxoedema circumscriptum praetibiale symmetricum

▶ **Synonyme:** Prätibiales Myxödem, Myxodermia circumscripta symmetrica praetibialis, zirkumskriptes prätibiales Myxödem

▶ **Definition:** Nach Thyreoidektomie oder bei Hyperthyreose auftretende prätibiale Einlagerung von sauren Mukopolysacchariden.

◀ Definition

Epidemiologie: Nicht so seltene Erkrankung mit deutlicher Bevorzugung des weiblichen Geschlechts.

Epidemiologie: Nicht selten; Gynäkotropie.

Ätiologie und Pathogenese: Typisch ist das Auftreten nach Thyreoidektomie oder bei Hyperthyreose (Morbus Basedow). Man diskutiert vor allem das LATS (long acting thyroid stimulator) als auslösenden Faktor (Autoimmunkrankheit?).

Ätiologie und Pathogenese: Hyperthyreose und Thyreoidektomie liegen dem Myxödem meist zugrunde.

15.4 Myxoedema circumscriptum praetibiale

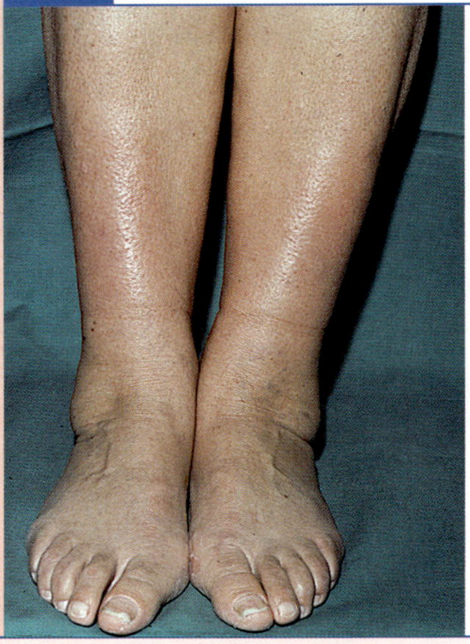

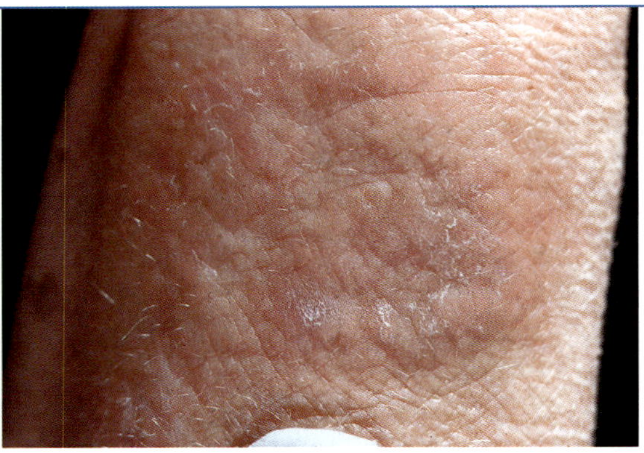

Detailbild.

Klinischer Befund an den Unterschenkeln einer 66-jährigen Patientin, deren Hyperthyreose durch Thyreoidektomie behandelt wurde.

Klinik: Kennzeichnend sind gelbliche bis lividrote, apfelsinenschalenartige Unterschenkelödeme mit Hypertrichose (Abb. **15.4**).

Klinik: An den Unterschenkelstreckseiten, eventuell bis zum Fußrücken, entwickeln sich gelbliche bis livid-rote, kissenartige, apfelsinenschalenartige Ödeme mit Hypertrichose (Abb. **15.4**). Begleitsymptome wie Exophthalmus und Trommelschlägelfinger dürfen nicht übersehen werden.

Diagnostik: Typische Anamnese, Klinik und Schilddrüsendiagnostik führen zur Diagnose.

Diagnostik: Das klinische Aussehen, die Schilddrüsendiagnostik und die Vorgeschichte eines behandelten Morbus Basedow führen zur Diagnose.

Histopathologie: Es findet sich eine dermale Einlagerung von sauren und neutralen Mukopolysacchariden.

Histopathologie: Muzine finden sich hauptsächlich im mittleren und unteren Drittel der Dermis. Histochemisch handelt es sich um saure und neutrale Mukopolysaccharide. Das Kollagen wirkt reduziert und auseinandergedrückt. Sperrarterien in der Dermis sind vermehrt.

Differenzialdiagnose: Unterschenkelödeme anderer Ursache, Necrobiosis lipoidica.

Differenzialdiagnose: Differenzialdiagnostisch kommen andere Unterschenkelödeme und die Necrobiosis lipoidica in Betracht.

Therapie: Behandlung der Hyperthyreose. Dazu evtl. Glukokortikoide (intraläsional oder als Folienverband) oder Hyaluronidase (intraläsional). Kompression!

Therapie: In erster Linie muss die Grundkrankheit behandelt werden. Zusätzlich können ggf. Glukokortikoide (intraläsional oder als Folienverband) oder Hyaluronidase (intraläsional) verabreicht werden. Auch längerfristige Kompressionen sind erfolgversprechend.

Prognose: Nur teilweise erfolgt eine behandlungsbedingte Rückbildung.

Prognose: Nur in einem Teil der Fälle bilden sich die Hauterscheinungen unter entsprechender Behandlung zurück.

15.8.3 Mucinosis follicularis

15.8.3 Mucinosis follicularis

▶ **Synonyme:** Alopecia mucinosa, Mucophanerosis intrafollicularis et seboglandularis

▶ **Definition**

▶ **Definition:** Idiopathisch oder symptomatisch auftretende intraepitheliale Muzineinlagerungen in Talgdrüsen und Follikelwand.

Epidemiologie: Nicht selten.

Epidemiologie: Die Erkrankung ist nicht selten.

Ätiologie und Pathogenese: Wahrscheinlich handelt es sich um eine sekundäre Muzinbildung nach Zellschädigung.

Ätiologie und Pathogenese: Die Ätiologie ist unbekannt. Wahrscheinlich werden die mukoiden Substanzen sekundär im Anschluss an Zellschädigungen im Talgdrüsenapparat und den äußeren Haarwurzelscheiden gebildet und abgelagert.

Klinik: Man unterscheidet die **akute-subakute, benigne Form** mit teigig infiltrierten, alopezischen, zum Teil papulösen Herden von der **chronisch-benignen Form** mit multiplen, polymorphen, keratotischen Herden an den Extremitäten und am Stamm. Eine chronische Form bei malignen Lymphomen entspricht einer follikulär betonten Mycosis fungoides. Sie tritt häufiger auf als die idiopathische Form, weshalb eine Mucinosis follicularis auch als eine **Paraneoplasie** zu deuten ist.

Klinik: Man unterscheidet die **akute-subakute benigne Form** mit teigig infiltrierten, alopezischen, zum Teil papulösen Herden von der **chronisch-benignen Form** mit multiplen, polymorphen, keratotischen Herden an Extremitäten und Stamm. Die chronische Form bei malignen Lymphomen entspricht einer follikulär betonten Mycosis fungoides.

Diagnostik: Eine Blickdiagnose ist nur selten möglich. Erst die histopathologische Untersuchung bringt Sicherheit.

Diagnostik: Histopathologisch.

Histopathologie: Man findet eine Zelldegeneration in der äußeren Haarwurzelscheide und in den Talgdrüsen mit Bildung von zystischen Räumen angefüllt mit Muzin. Außerdem sieht man unterschiedlich ausgeprägte lymphohistiozytäre Infiltrate, die bei der symptomatischen Mucinosis follicularis einen Rückschluss auf die Grunderkrankung erlauben.

Histopathologie: Lymphohistiozytäre perifollikuläre Infiltrate mit Atrophie der Haarfollikel und Muzinablagerung.

Differenzialdiagnose: Differenzialdiagnostisch sind zu erwähnen: Alopecia areata, Tinea capitis, Tinea barbae, seborrhoisches Ekzem, Lichen simplex chronicus und Lichen ruber acuminatus.

Differenzialdiagnostisch kommen in Betracht: Alopecia areata und Tinea capitis et barbae.

Therapie: Enttäuschend. Glukokortikoide helfen am besten bei systemischer Anwendung. Sonst kommen auch Dapsone, PUVA und Röntgenweichstrahlentherapie in Betracht. Bei der symptomatischen Form steht die Behandlung der Grunderkrankung im Vordergrund.

Therapie: Enttäuschend. Systemische Glukokortikoide helfen am besten.
Bei der symptomatischen Form Grundkrankheit behandeln.

Prognose: Auch hier wird differenziert zwischen idiopathisch und symptomatisch. Die akut-idiopathische Form heilt nach Wochen bis Monaten ohne bleibende Alopezie ab.
Die chronisch-idiopathische Form kann sich über das ganze Integument ausdehnen und mehrere Jahre persistieren. Es muss sogar damit gerechnet werden, dass sich später noch ein malignes Lymphom entwickelt. Bei der symptomatischen Form besteht keine Rückbildungstendenz. Die Prognose ist allein von der Grundkrankheit abhängig.

Prognose: Sie ist von der Form abhängig und geht von Abheilung innerhalb Wochen bis zur infausten Konsequenz eines malignen Lymphoms.

15.8.4 Mucinosis erythematosa reticularis

15.8.4 Mucinosis erythematosa reticularis

▶ **Synonyme:** Retikuläre erythematöse Muzinose, REM-Syndrom, plaqueartige kutane Muzinose

▶ **Definition:** Im oberen Thoraxbereich sieht man netzförmige Erytheme als Ausdruck einer Ablagerung von mukoiden Substanzen im Bindegewebe.

◀ **Definition**

Epidemiologie: Betroffen sind hauptsächlich Frauen im mittleren Lebensalter. Wahrscheinlich kommt das REM-Syndrom häufiger vor als gedacht, wird aber oft übersehen.

Epidemiologie: Betroffen sind Frauen im mittleren Lebensalter.

Ätiologie und Pathogenese: Man vermutet ein entzündliches Geschehen, in dessen Verlauf mukoide Substanzen abgelagert werden.

Ätiologie und Pathogenese: Nach einem entzündlichen Prozess entstehen mukoide Ablagerungen.

Klinik: Im zentralen Brust- und Rückenbereich bilden sich erythematöse Infiltrate, die netzförmig zusammenfließen. Nur selten wird auch die abdominelle Haut befallen. Mit Ausnahme eines milden Juckreizes, bestehen keine Symptome. Häufig verschlechtern sich Lokalbefund und Juckreiz nach Sonnenbestrahlung.

Klinik: Im zentralen Brust- und Rückenbereich bilden sich erythematöse, evtl. netzförmig zusammenfließende Infiltrate. Sonneneinwirkung bewirkt eine Verschlechterung.

Diagnostik: Das klinische Bild führt in Verbindung mit der Histopathologie zur Diagnose.

Diagnostik: Klinisches Bild und Histopathologie.

Histopathologie: Die Epidermis ist normal. Dermal findet sich eine Gefäßerweiterung mit einem vorwiegend lymphozytären perivaskulären und perifollikulä-

Histopathologie: Typisch sind ein perivaskuläres und perifollikuläres lymphozytäres

Infiltrat und alcianblaue Niederschläge zwischen den Kollagenfasern.

ren Infiltrat. Wichtig für die Diagnose ist das Vorhandensein von alcianblauen Niederschlägen zwischen den Kollagenfasern.

Differenzialdiagnose: Seborrhoisches Ekzem und Lupus erythematodes sind abzugrenzen.

Differenzialdiagnose: Die wichtigste Differenzialdiagnose stellt das seborrhoische Ekzem dar. Außerdem sollte das REM-Syndrom vom Lupus erythematodes abgegrenzt werden.

Therapie: Eine spontane Rückbildung ist möglich. Sonst helfen nur Antimalariamittel.

Therapie: Synthetische Antimalariamittel (Chloroquinphosphat, Hydroxychloroquin und Mepacrin) sind in vielen Fällen hilfreich. Eine spontane Rückbildung ist nicht ausgeschlossen. Antihistaminika und Glukokortikoide sind wirkungslos.

Prognose: Chronischer Verlauf.

Prognose: Das REM-Syndrom ist chronisch, verschwindet aber in manchen Fällen spontan.

15.8.5 Lichen myxoedematosus

15.8.5 Lichen myxoedematosus

▶ **Synonyme:** Mucinosis papulosa seu lichenoides, Myxodermia papulosa

Ätiologie: Unbekannt.

Ätiologie: Die Ätiologie ist unbekannt.

Klinik: Sehr selten. Umschriebene papulöse oder plaqueartig besetzte Felder mit weicher Infiltration.

Klinik: Diese sehr seltene Erkrankung tritt unabhängig von einer Schilddrüsenerkrankung auf und äußert sich vor allem an den Armen, am Rumpf und an den Oberschenkeln. Man unterscheidet eine diskrete papulöse, eine lokalisierte, eine generalisierte Form mit Plaques und eine eruptive Form mit urtikariellen Plaques und Noduli. Das Skleromyxödem (Arndt-Gottron) wird häufig als eine Form des Lichen myxoedematosus im Sinne einer generalisierten, lichenoiden papulösen Eruption betrachtet. Fakultativ sind Leberfunktionsstörungen und Plasmazellinfiltration des Knochenmarks assoziiert.

Diagnostik: Klinisches Bild und IgG-Paraproteinämie.

Diagnostik: Typisch sind die Papeln in verdickter, aber verschieblicher Haut und die IgG-Paraproteinämie.

Histopathologie: Fibromuzinose.

Histopathologie: Es zeigt sich eine Fibromuzinose.

Therapie: Unbefriedigend.

Therapie: Für die externe Behandlung benützt man intraläsionale Injektionen von Hyaluronidase oder Glukokortikoid-Kristallsuspension. Zur internen Therapie wurden Glukokortikoide und Immunsuppressiva zum Teil mit gutem Erfolg versucht. Insgesamt aber sind die Ergebnisse enttäuschend.

Prognose: Chronisch progredienter Verlauf.

Prognose: Chronisch-progredienter Verlauf. Es muss insbesondere auf die Gefahr kardialer und zerebraler Insulte hingewiesen werden.

15.8.6 Skleromyxödem

15.8.6 Skleromyxödem

▶ **Synonym:** Arndt-Gottron-Syndrom

▶ **Definition**

▶ **Definition:** Sehr seltene, hauptsächlich bei Frauen auftretende Dermatose mit einer flächenhaften Pachydermie der Haut sowie darauf stehenden disseminierten Papeln. Beides wird hervorgerufen durch Einlagerung mukoider Substanzen und gesteigerte fibroblastische Aktivität im Rahmen eines Plasmozytoms. Es wird häufig als eine besondere Form des Lichen myxoedematosus gesehen.

Ätiologie und Pathogenese: Massive kutane Manifestation eines Plasmozytoms (IgG oder IgM), die der hämatologischen Manifestation oft vorausgeht.

Klinik und Diagnostik: Symptomentrias:
- sklerodermieartige diffuse Verdickung

Ätiologie und Pathogenese: Das Skleromyxödem Arndt-Gottron ist eine massive kutane Manifestation eines Plasmozytoms (IgG oder IgM), die der hämatologischen Manifestation oft vorausgeht.

Klinik und Diagnostik: Klinisch imponiert folgende **Symptomentrias:**
- sklerodermieartiges Bild vom Typ der diffusen Sklerodermie mit mimischer Starre

15.5 Skleromyxödem Arndt-Gottron

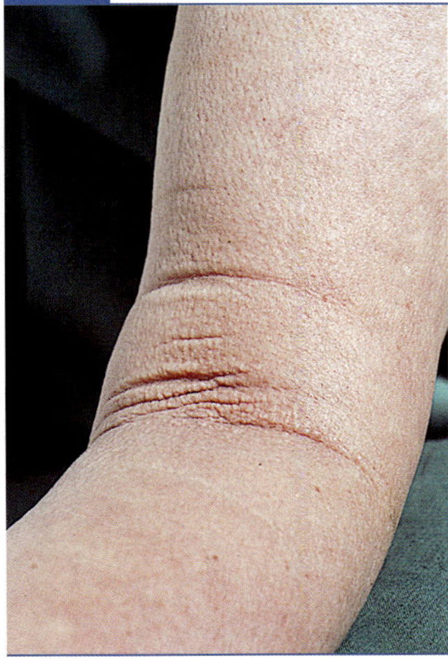

Flächige Pachydermie und darauf stehender papulöser Besatz bei einer 46-jährigen Patientin mit einem Plasmozytom (IgG).

- elefantenhautartige, hyperpigmentierte, dicke und in groben Falten abhebbare Haut (Pachydermie)
- multiple, dichtstehende, lichenoide, derbe hautfarbene, oft juckende Papeln, die manchmal auch linear angeordnet sind und hauptsächlich im Gesicht und am Nacken auftreten (Abb. **15.5**).

Therapie und Prognose: Sie werden beide von der Grundkrankheit bestimmt.

– übermäßige Einlagerung v. IgG od. IgA

15.5

- Pachydermie mit grobem Faltenbild
- Aussaat multipler Papeln (Abb. **15.5**).

Therapie und Prognose: Sie werden von der Grundkrankheit bestimmt.

16 Erbkrankheiten der Haut

16.1 Neurofibromatosis generalisata

16 Erbkrankheiten der Haut

16.1 Neurofibromatosis generalisata

▶ **Synonym:** Morbus von Recklinghausen

– Ausbildung Neurofibrome

▶ **Definition:** Erblich neuroektodermale Systemerkrankung (Phakomatose) mit einer Trias von Hautsymptomen: Neurofibrome, Café-au-lait-Flecken und kleinfleckige Hyperpigmentierungen der Axillen.

◀ **Definition**

Erbgang und Epidemiologie: Die autosomal-dominante Erbkrankheit zeigt deutliche intra- und interfamiliäre Expressivitätsschwankungen. Die Häufigkeit beträgt 1 : 3000 mit einer hohen Rate von Neumutationen. Es besteht eine Heterogenie mit 5 erblichen und 2 sporadischen Typen (Tab. **16.1**). Der Typ I ist der häufigste und wird hier angesprochen. Sein Gendefekt liegt auf Chromosom 17q 11 – 2 (Genprodukt: Neurofibromin).

Erbgang und Epidemiologie: Autosomal-dominante Erbkrankheit mit Expressivitätsschwankung und Heterogenie (Tab. **16.1**).

16.1 Heterogenie bei der Neurofibromatosis generalisata von Recklinghausen (nach V. M. Riccardi)

▶ ***autosomal-dominant***	
▪ klassische kutane Lokalisation der Trias, 85 – 90 %	Typ I
▪ Haut gering befallen, bilaterale Akustikus-Neurinome „Akustikus-Typ“	Typ II
▪ gemischter kutaner und zentraler Befall	Typen III, IV, V
▶ ***sporadisch***	
▪ segmentäre kutane Form (somatische Mutation)	Typ V
▪ generalisierte, spätmanifeste Fälle	Typ VII

16.1

Diagnose:
+ 5 Cafe au lait-Flecke
>2,5 cm
+ Pigmentierungen
Axel
= Neurofibromatosis

Ätiologie: Erbkrankheit, der wahrscheinlich eine genetische und somatische Hypermutabilität zugrunde liegt.

Ätiologie: Erbkrankheit mit Hypermutabilität.

Klinik: Seit früher Kindheit, mit einer Verstärkung in der Adoleszenz, treten multiple kutane und subkutane **Neurofibrome**, als kleine, weiche, indolente Knötchen in der Haut (Abb. **16.1 a**) oder als gestielte Exophyten auf. Sie sind in der Regel schmerzfrei und gelegentlich bräunlich eingefärbt. Vereinzelt kommen auch derbe Fibrome und andere Nävi vor. Neurofibrome können, zumeist vereinzelt, sehr groß werden, wammenartig entstellend wirken und als lokale Dermatochalasis herunterhängen (z. B. am Oberlid als Paragraphen-Neurofibrome). Kleine Neurofibrome treten fast regelmäßig am vorderen Auge (Iris) als **Lisch-Knötchen** auf.

Am Stamm und an den proximalen Extremitäten kommen ovale, scharf begrenzte Pigmentflecken als **Café-au-lait-Flecken** (Abb. **16.1 b**) frühkindlich zur Ausprägung. Oft sind sie das erste und jahrelang das einzige Symptom. Finden sich mehr als 5 Café-au-lait-Flecken größer als 2,5 cm, so kann allein damit die Diagnose gestellt werden. Daneben treten häufig, meist während der Adoleszenz, multiple **kleinfleckige Hyperpigmentierungen** besonders der Axillen auf (Abb. **16.1 b**).

Neurofibrome können an Nerven, am Rückenmark und im zentralen Nervensystem auftreten und entsprechend Ausfälle sowie **epileptische Anfälle** verursachen. Skelettveränderungen, vor allem an der Wirbelsäule (z. B. Kyphoskoliose), Störungen innerer Organe und Debilität finden sich häufig.

Bei der Neurofibromatosis von Recklinghausen kommt es selten zu einer sarkomatösen Entartung großer Neurofibrome und relativ häufig zu malignen Tumo-

Klinik: Seit der Kindheit treten multiple **Neurofibrome** der Haut (Abb. **16.1 a**) auf, die vereinzelt sehr groß werden und wammenartig entstellend wirken können.

-> gefährlichste Variante = Plexiformes fibr.
-> innerer Stoffwechsel
-> Gleichgewicht

Scharf begrenzte, ovale Pigmentflecken treten als **Café-au-lait-Flecken** frühkindlich auf und sind oft das einzige Symptom. Mindestens 5 solcher Flecken, größer als 2,5 cm, erlauben die Diagnose. Daneben treten kleinfleckige Hyperpigmentierungen der Axillen auf (Abb. **16.1 b**).

Neurofibrome können am Nervensystem, am Skelett und in inneren Organen auftreten. Bei ZNS-Befall treten **epileptische Anfälle** auf.

kk: -> Entartung in Neurofibrosarkome mögl.

16.1 Neurofibromatosis von Recklinghausen

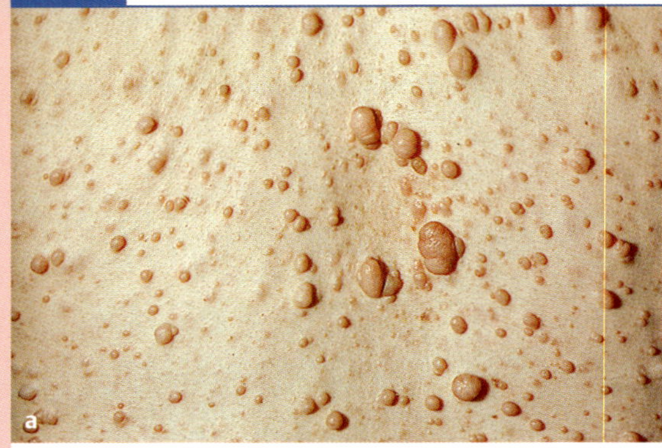

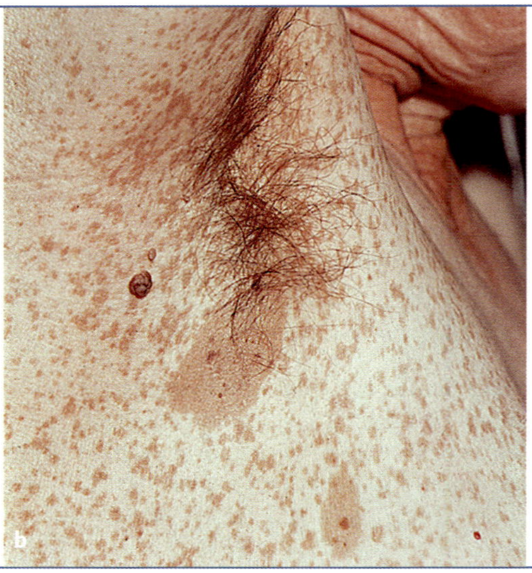

a Multiple kleine und mittelgroße, weiche Neurofibrome der Rückenhaut.
b Zwei Café-au-lait-Flecken und kleinfleckige Hyperpigmentierung der Axilla.

Maligne Entartung der Neurofibrome ist selten, häufiger tritt bei diesen Patienten eine Hämoblastose auf.
Diagnostik: Die klinische Trias, multiple Neurofibrome, mehr als 5 Café-au-lait-Flecken und kleinfleckige Hyperpigmentierungen der Axillen, sichert die Diagnose.

Therapie: Exzision der störenden Neurofibrome.
Prognose: Chronisch progredient, determiniert durch die maligne Entartung und die epileptischen Anfälle.

ren des lymphatischen oder hämatopoetischen Systems (maligne Entartung in 10 bis 25% der Fälle).

Diagnostik: Durch die klinische Trias der Haut, wobei multiple Neurofibrome (histopathologisch gesichert) sowie mindestens 5 Café-au-lait-Flecken größer als 2,5 cm die Diagnose sichern. Zusätzlich finden sich kleinfleckige Hyperpigmentierungen in den Axillen.

Therapie: Symptomatisch durch Exzision der störenden Neurofibrome.

Prognose: Die Krankheit ist chronisch progredient und determiniert durch die Möglichkeit der malignen Entartung (Neurofibrosarkome, Lymphome, Hämoblastosen) und die epileptischen Anfälle.

16.2 Tuberöse Hirnsklerose

16.2 Tuberöse Hirnsklerose

▶ **Synonyme:** Morbus Bourneville-Pringle, Adenoma sebaceum

▶ **Definition**

▶ **Definition:** Erbliche, neuroektodermale Erkrankung (Phakomatose) mit der Trias: Epilepsie, Schwachsinn und Hautveränderungen (Adenoma sebaceum) sowie mit weißen, blattförmigen Flecken.

Erbgang und Epidemiologie: Autosomal-dominant mit frühkindlicher Manifestation und Expressivitätsschwankung. Die Häufigkeit beträgt 7:100 000.

Erbgang und Epidemiologie: Autosomal-dominante Erbkrankheit mit frühkindlicher Manifestation sowie inter- und intrafamiliärer Expressivitätsschwankung. Die Häufigkeit beträgt 7:100 000. Mutationen des TSC-Gens 1, Hamartin (Chromosom 9) oder des TSC-Gens 2, Tuberin (Chromosom 16); 60% Neumutationen.

Ätiologie: Neuroektodermales Erbleiden.

Ätiologie: Neuroektodermales Erbleiden.

Klinik: Die Haut ist immer betroffen mit weißen, blattförmigen Flecken (Abb. **16.2**), dem zentrofazialen Adenoma sebaceum und bindegewebigen Nävi (Abb. **16.3**, Tab. **16.2**).

Klinik: Die Haut ist zu 100% betroffen und zeigt in der Regel auch die frühesten charakteristischen Symptome (Tab. **16.2**). Die weißen, ovalen und mit einem gezähnten Rand als blattförmige Flecken charakterisierten Veränderungen treten vereinzelt am Stamm und an den proximalen Extremitäten auf (Abb. **16.2**). Diese Flecken sind bei hellhäutigen Kindern sehr diskret und müssen gesucht werden; sie persistieren. Im Laufe der Kindheit und der Adoleszenz kommt es zur Ausprägung des Adenoma sebaceum mit multiplen, zentrofazial angereicherten, schmutzig-braunen bis roten Knötchen ohne subjektive Symptome. Es handelt sich um Angiofibrome oder gefäßreiche Bindegewebsnävi (Abb. **16.3**).

16.2 **Tuberöse Hirnsklerose**

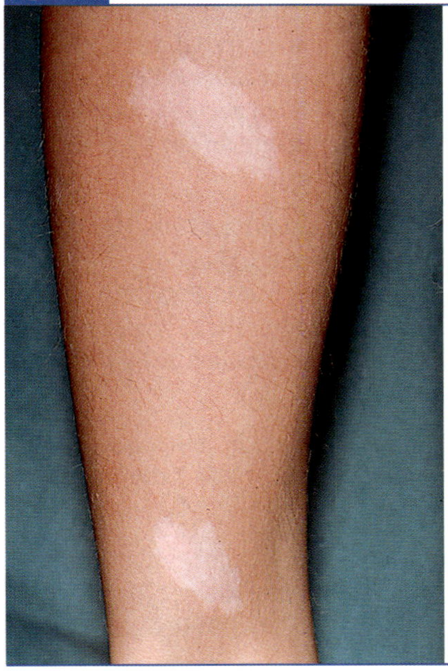

Zwei ovale, blattförmige weiße Flecken mit gezähntem Rand am Bein eines Kindes mit tuberöser Hirnsklerose.

16.2

16.3 **Prädilektionsschema von Adenoma sebaceum**

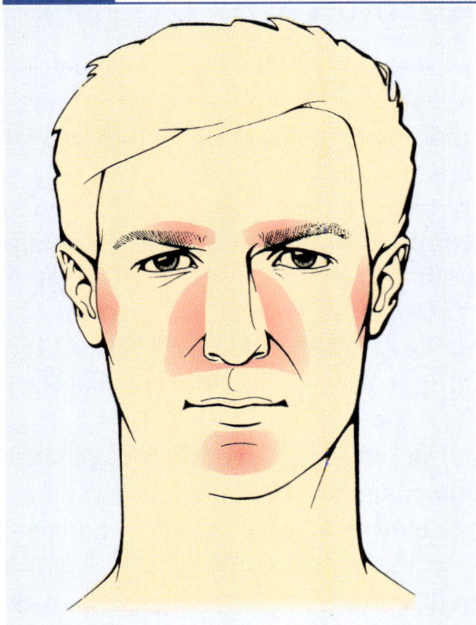

16.3

16.2 **Hautsymptome der tuberösen Hirnsklerose**

Häufigkeit der Manifestation bei	***Kinder (5-jährig)***	***Erwachsene (35-jährig)***
Frühsymptome		
▪ Adenoma sebaceum	~ 50 %	~ 100 %
▪ weiße blattförmige Flecken	80–90 %	50–80 %
Spätsymptome		
▪ Bindegewebsnävi inkl. Fibrome	20–30 %	~ 60 %
▪ Koenen-Tumoren	< 10 %	~ 20 %
▪ andere (Naevi spili, Angiome, Chagrinlederhaut, Teleangiektasien)	< 10 %	~ 30 %

16.2

Die zentralnervösen Symptome mit epileptiformen Anfällen und Entwicklungsrückständen sind entscheidend.
Die Fibrome an Herz und Nieren können gelegentlich entarten.

Im Laufe des Lebens kommen in unterschiedlicher Häufigkeit Bindegewebsnävi vor allem im Kreuz, Fibrome am Nagelfalz (Koenen-Tumoren) und andere Nävi hinzu. Die Symptome am zentralen Nervensystem mit epileptiformen Anfällen und Schwachsinn sind frühe und die Entwicklung in fast allen Fällen entscheidende Veränderungen. Fibrome und Angiofibrome können auch am Zahnfleisch, im Auge und an inneren Organen auftreten. Am Herzen und an der Niere kommt es gelegentlich zur malignen Entartung (Fibrosarkome).

Diagnostik und Differenzialdiagnose: Sowohl die weißen, blattförmigen Flecken in Mehrzahl (DD: Pityriasis versicolor alba) wie auch das Adenoma sebaceum (DD: zentrofaziale Epitheliome, atypische Akne) sind pathognomonisch.

Diagnostik und Differenzialdiagnose: Die weißen, blattförmigen Flecken, in Mehrzahl auftretend, sind pathognomonisch (Differenzialdiagnose: Pityriasis versicolor alba), zumal wenn sie mit unklaren Anfällen und Entwicklungsstörungen einhergehen. Das zentrofaziale Adenoma sebaceum tritt später auf und ist ebenfalls pathognomonisch (Differenzialdiagnose: zentrofaziale Epitheliome, atypische Akne).

Therapie: Die antiepileptische Therapie ist vordringlich. Das Adenoma sebaceum kann geschliffen, bindegewebige Tumoren exzidiert werden.
Prognose: Die Prognose wird durch die zentralnervösen Symptome und gelegentlich auftretende Fibrosarkome bestimmt.

Therapie: Die antiepileptische Behandlung steht im Vordergrund. Das Adenoma sebaceum im Gesicht kann durch Schleifung verbessert (Wiederholung möglich), Koenen-Tumoren können exzidiert werden.

Prognose: Die Hautveränderungen haben großen Wert in der Frühdiagnostik, sie beeinflussen die Prognose nicht. Diese wird von der Schwere der zentralnervösen Symptome frühzeitig bestimmt und in 5 – 10% der Fälle durch Auftreten von Fibrosarkomen an Herz oder Niere.

16.3 Xeroderma pigmentosum (XP)

16.3 Xeroderma pigmentosum (XP)

▶ **Definition**

▶ **Definition:** Heterogene Gruppe von sehr seltenen, autosomal-rezessiven Erbkrankheiten mit Pigmentanomalien und multiplen Tumoren auf lichtexponierter Haut. Die DNS-Reparatur in den Zellkernen ist vermindert oder fehlt.

Erbgang und Epidemiologie: 2 – 4 pro 1 Million, Genfrequenz 1 : 200, autosomal-rezessiv.

Erbgang und Epidemiologie: 2 – 4 Patienten pro 1 Million Menschen zeigen die manifeste Erkrankung dieser autosomalen und rezessiven Erbkrankheit. Männer und Frauen sind gleich häufig befallen; Xeroderma pigmentosum kommt bei allen Rassen und auf allen Kontinenten vor. Die Genfrequenz beträgt 1 : 200, die heterozygoten Träger sind klinisch gesund und können biochemisch nicht erfasst werden.

Man kennt bis heute **7 Gruppen** (A–G), die sich durch Manifestationsalter, Häufigkeit, Schwere der Erkrankung und Art der lichtinduzierten Tumoren unterscheiden.

Der **Varianten-Typ (V)** ist durch einen mittelschweren Krankheitsverlauf gekennzeichnet (Tab. **16.3**).

Man kennt bis jetzt **7 Gruppen** von XP (A–G), bei welchen die Exzisionsreparatur vermindert oder defekt ist. Sie unterscheiden sich durch das Manifestationsalter, die Häufigkeit, die Schwere der Erkrankung und die Art der lichtinduzierten Tumoren.
Dazu kommt der **Varianten-Typ (V)**, bei welchem die Postreplikationsreparatur vermindert ist. Diese Patienten entsprechen mittelschweren Fällen mit Krankheitsmanifestationen im frühen Erwachsenenalter (Tab. **16.3**). Die für jede Gruppe spezifischen, defekten Genprodukte und Genloki sind bekannt.

Ätiologie und Pathogenese: Man findet eine Reduktion oder Fehlen der **Exzisionsreparatur** von lichtinduzierten Thymindimeren bei den Komplementationsgruppen A–G (Tab. **16.3**).

Ätiologie und Pathogenese: Die Sonnenbestrahlung (UVB) führt zu einer Vielzahl molekularbiologischer Veränderungen an der DNS lichtexponierter Zellen, wobei vorwiegend benachbarte Thymin-Moleküle dimerisieren. Dadurch wird der DNS-Strang funktionell inaktiviert. Die Zelle verfügt über 3 fehlerfreie Erholungsmechanismen, diese Schäden zu beheben. Bei den XP-Komplementationsgruppen A–G ist der **Exzisionsmechanismus** (auf zellulärer Ebene messbar als „unscheduled DNA synthesis", UDS) vermindert oder defekt, weshalb Thymindimere persistieren und durch fehlerhafte Notfallmechanismen eliminiert werden. Die so eingeführten Fehler stellen Punktmutationen dar, die Ausgangspunkte von somatischen Mutationen sind.

Beim Varianten-Typ ist die fehlerfreie **Postreplikationsreparatur** vermindert.

Beim Varianten-Typ ist die fehlerfreie **Postreplikationsreparatur** vermindert, weshalb ähnliche Abläufe eingeleitet werden. Es ist nicht klar, warum einzelne Gruppen besondere Tumorinzidenzen haben (z. B. XP-D 100% Melanome).

16.3 Heterogenität von Xeroderma pigmentosum

Komplementations-gruppen	*Fälle*	*UDS*	*Hautsymptome*	*vorherrschende Hauttumoren*	*neurologische Symptome*
A	158	5%	schwer, früh	SCC	++ (DC-Sy.)
B	1	10%	+ Cockayne-Sy.		+
C	85	10–47%	mittel – schwer	SCC + BCC	–
D	49	15–60%	mittel	LMM	–
E	13	40–70%	mild, spät	BCC	–
F	16	10%	mittel		+
G	5	2%	mittel		+
Varianten (V)	128	100%	mild, spät	BCC	–

SCC = Spinaliom, BCC = Basaliom, LMM = Lentigo-maligna-Melanom, UDS = unscheduled DNA synthesis, DC-Sy. = De-Sanctis-Cocchione-Syndrom

Klinik: Alle Patienten weisen eine Lichtempfindlichkeit mit lange persistenter Rötung der Haut auf und zeigen eine Lichtscheu. Nach wenigen Lichtexpositionen und nach einer Latenzzeit von Monaten bis einigen Jahren treten chronische Lichtschäden multipel an den exponierten Hautstellen auf: Pigmentverschiebungen, trockene Haut mit epidermaler Atrophie, aktinische Elastose des Bindegewebes, multiple **Präkanzerosen** und **maligne Hauttumoren** (Basaliome, Spinaliome, Melanome) (Abb. **16.4**). Latenzzeit, Schwere der Hautveränderungen sowie Zahl und Art der Tumoren hängen vom Komplementationstyp ab und vom Ausmaß der exogenen Belastung.
Pigmentverschiebungen, Atrophien und Neoplasien treten auch an den Augenlidern und im vorderen Augenabschnitt auf. Neurologische Symptome kommen bei ca. 15% aller XP-Patienten vor, vor allem beim Komplementationstyp A. Solche Fälle mit schweren zerebellären Ataxien sind als De-Sanctis-Cacchione-Syndrom (DC-Syndrom) bekannt.

Klinik: Alle Patienten weisen eine Lichtempfindlichkeit und persistente Rötung als Sofortsymptom auf.
Spätveränderungen wie Pigmentverschiebungen, Epidermisatrophie, aktinische Elastose, multiple **Präkanzerosen** und **maligne Hauttumoren** treten nach Monaten bis Jahren auf (Abb. **16.4**).

Auch die vorderen Augenabschnitte können mitbefallen sein.
15% zeigen neurologische Störungen.

Diagnostik und Differenzialdiagnose: Die Diagnose und die Differenzialdiagnose des Komplementationstyps können klinisch nur vermutet werden. Gesichert werden sie durch die Messung der Exzisionsreparatur an Lymphozyten oder kultivierten Fibroblasten. Letztere werden in Cokultivierungsversuchen auch für die Bestimmung des Komplementationstyps verwendet.

Diagnostik und Differenzialdiagnose: Unterscheidung der XP-Typen vergleiche Tab. **16.3**, beachte die unterschiedliche Tumorinzidenz.

16.4 Xeroderma pigmentosum Typ C

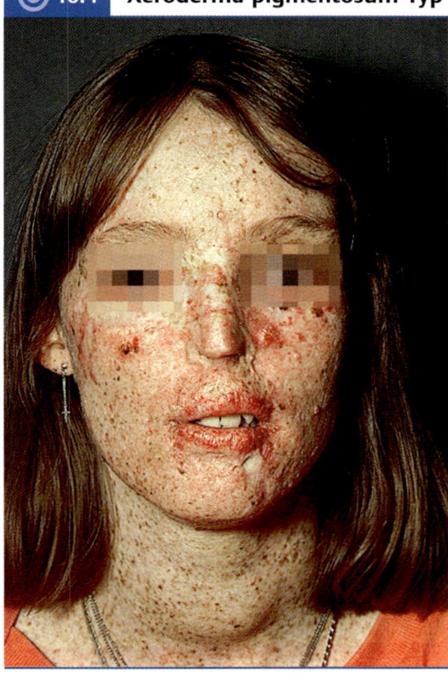

Pigmentverschiebungen im Gesicht und am Hals, multiple Basaliome, melanotische Präkanzerosen und Operationsnarben von früheren Exzisionen. Cheilitis actinica der Unter- und Oberlippe.

16.4

→ Ursache bek. gibt es nicht!

Abgrenzung zu Poikilodermien, Porphyrien und seltenen Syndromen.

Klinisch und molekularbiologisch ist die Differenzialdiagnose zur Gruppe der Poikilodermien, zu anderen seltenen Syndromen mit Lichtempfindlichkeit (Cockayne-Syndrom, Bloom-Syndrom) und den Porphyrien möglich. Der Typ D ist gelegentlich vergesellschaftet mit Trichothiodystrophie (s. S. 450).

Therapie: Es existiert keine kausale Therapie. Die Entfernung der manifesten Tumoren ist wichtig! Lichtschutz und Vermeiden von Lichtexposition!

Therapie: Eine kausale Therapie gibt es nicht. Lichtschutz und Vermeidung jeglicher Sonnenexposition sind notwendig. Die lichtveränderte Haut muss in drei- bis sechsmonatigen Abständen kontrolliert werden, Präkanzerosen sind zu kürettieren, realisierte Tumoren operativ zu entfernen. Onkoprotektion mit 0,5 mg/kg KG Acitretin oral täglich.

Prognose: Die Lebensqualität ist reduziert, die Lebenserwartung abhängig von den Tumoren.

Prognose: Die Lebensqualität der Patienten mit XP ist reduziert, die Lebenserwartung durch die Tumoren und deren Entfernung determiniert.
Die genetische Beratung von Familien mit einem XP-Patienten ist dringend notwendig. Eine pränatale Diagnostik bei den Gruppen A–G ist möglich.

16.4 Vergreisungssyndrome

16.4 Vergreisungssyndrome

▶ **Synonym:** Progerie-Syndrome

▶ **Definition**

▶ **Definition:** Inhomogene Gruppe von sehr seltenen, autosomal-rezessiv vererbten Krankheiten mit vorzeitiger Alterung der Haut und von inneren Organen.

Epidemiologie: Alle drei Formen der Vergreisungssyndrome sind äußerst selten, die Vererbung ist autosomal-rezessiv.

Epidemiologie: Alle drei familiär vorkommenden Formen (Akrogerie, Progerie und Werner-Syndrom) sind sehr selten und werden autosomal-rezessiv vererbt. Daneben kommen einige solitäre Formen besonderer Art vor.

Ätiologie und Pathogenese: Vergreisungssyndrome zeigen eine Störung der molekularen Abläufe des zellulären Alterns.

Ätiologie und Pathogenese: Es handelt sich bei den Vergreisungssyndromen um Störungen der molekularen Abläufe des zellulären Alterns, was an kultivierten Fibroblasten modellhaft studiert werden kann. Eine Reduktion der Zellteilungen an kultivierten Fibroblasten ist eindrücklich nachweisbar, wie auch ein vorzeitiges Zusammenbrechen von zellulären Stoffwechselabläufen.

Klinik: Man unterscheidet (Tab. **16.4**):
Die **Akrogerie** zeigt eine regionale, akral beginnende Voralterung der Haut mit Vogelgesicht ohne andere Veränderungen.

Die **Progerie** ist eine schwere, frühkindlich beginnende generalisierte Vergreisung der Haut und aller Organe mit vorzeitigem Tod an Arteriosklerose.

Das **Werner-Syndrom** zeigt nach normaler Kindheit einen Wachstumsstopp mit 16–18 Jahren und eine „Karikatur" des vorzeitigen Alterns mit Befall innerer Organe.

Klinik: Man unterscheidet (Tab. **16.4**):
Die **Akrogerie** (Gottron) mit regionaler, akral beginnender und langsam zentripetal fortschreitender, atrophisch vorgealterter Haut und Gesichtsveränderungen im Sinne eines Vogelgesichtes. Innere Organe sind nicht betroffen, die Lebenserwartung ist normal.
Die **Progerie** (Hutchinson-Gilford), bei welcher frühkindlich eine generalisierte atrophisierende Vergreisung der Haut auftritt, ist mit einem unproportionierten Zwergwuchs, Entwicklungsstörungen aller Organe, krächzender Stimme, Haarverlust und Lipoatrophie im Gesicht vergesellschaftet. Die Geschlechtsreife wird nicht erreicht, die Patienten sterben vorher an Arteriosklerose oder Herzinfarkt.
Das **Werner-Syndrom** (Progeria adultorum) zeigt nach normaler Kindheit einen vorzeitigen Wachstumsstopp mit 16–18 Jahren und stellt eine bizarre Mischung oder eine „Karikatur" des Alterns dar. Im dritten Lebensjahrzehnt tritt eine atrophisch-sklerodermieartige Vergreisung der Haut und des Unterhautgewebes an den Extremitäten und im Gesicht auf mit zentripetaler Progression. Gleichzeitig ergrauen die Haare, und es tritt eine vorzeitige Glatzenbildung auf. Bilaterale Katarakte und eine krächzende Stimme gehören ebenfalls zu den Symptomen dieses Krankheitsbildes. Die Geschlechtsreife wird zwar erreicht, findet aber ein vorzeitiges Ende durch Hodenatrophie oder vorgezogene Menopause mit 30–35 Jahren. Etwa die Hälfte aller Patienten erkrankt in diesem Alter an einem Diabetes mellitus. Die Lebenserwartung ist reduziert, die Patienten versterben in der Regel an den Folgen der vorzeitigen Arteriosklerose. 10% der Patienten entwickeln bösartige Tumoren, meist Sarkome. Das Gen für das Werner-Syndrom liegt auf Chromosom 8p12-p21 und kodiert für eine DNS-Helicase.

16.4 Organbefall und Differenzialdiagnose bei Vergreisungssyndromen

	Akrogerie	*Progerie*	*Werner-Syndrom*
Hautatrophie	+ (akral)	++	+ (akral)
Minderwuchs	–	++	+
Lebenserwartung vermindert	–	++	+
Arteriosklerose	–	++	++
Diabetes mellitus	–	+ (~ 50%)	+ (~ 50%)
Hypogenitalismus	–	+	++
besondere Merkmale	–	–	Katarakte Tumoren (10%)

Differenzialdiagnose: Differenzialdiagnostisch muss die Abgrenzung der Vergreisungssyndrome von den Krankheiten der Sklerodermie-Gruppe und von den Poikilodermien sowie vom Xeroderma pigmentosum erfolgen. Zur Unterscheidung und Charakterisierung der verschiedenen Formen der Vergreisungssyndrome dient Tab. **16.4**.

Differenzialdiagnose: Die Vergreisungssyndrome müssen von den Sklerodermien, Poikilodermien und vom Xeroderma pigmentosum abgegrenzt werden.

Therapie: Eine Therapie ist nicht möglich.

Therapie: Nicht möglich.

Prognose: Sie ist determiniert durch die Veränderungen am kardiovaskulären System mit vorzeitigem Ableben durch Gefäßverschlüsse, Blutungen oder durch Herzinfarkt.

Prognose: Abhängig von den Veränderungen am kardiovaskulären System, Herzinfarkt, Arteriosklerose.

16.5 Die Porphyrinkrankheiten

▶ **Synonym:** Porphyrien

16.5.1 Allgemeines

Porphyrien sind **Stoffwechselkrankheiten**, bei denen die **Porphyrin- und Hämbiosynthese** im **Knochenmark** und in der **Leber gestört** ist. Bei den Porphyrinen handelt es sich um Tetrapyrrole, die durch Oxidation physiologischer Zwischenprodukte bei der Hämsynthese entstehen. Es handelt sich um eine vielstufige Synthese durch eine Kette von Enzymen. Hereditäre, durch Fehlfunktion eines oder mehrerer Enzyme charakterisierte Störungen können ebenso wie toxische Beeinflussung (Hormone, Medikamente, Gifte) zu einer Störung der Hämsynthese und zu einer Anhäufung bestimmter Zwischenprodukte führen, die unter normalen Umständen nur in Spuren gebildet und über die Niere und im Stuhl ausgeschieden werden (Abb. **16.5**). Obwohl die chemische Struktur aller Porphyrine ähnlich ist, variieren die Symptome je nach Löslichkeit, Lokalisation, Ablagerung und Konzentration dieser Stoffe in Zellen und Zellorganellen. Dabei können rötliche Verfärbungen auftreten. Porphyrine absorbieren in oxidiertem Zustand Licht im UVA- und im sichtbaren Bereich und wirken phototoxisch, wenn sie in hohen Konzentrationen in der Haut erscheinen. Die meisten Porphyrinkrankheiten zeigen deshalb **lichtabhängige Sofort- und Spätschäden** an den lichtexponierten Stellen der Haut und der Schleimhäute. In Gegenwart von Sauerstoff bilden bestrahlte Porphyrine Peroxide, welche die Zellmembranen und die Zellorganellen schädigen und so zur Hämolyse, zu Blasenbildungen und zu Nekrosen führen können.
Die Einteilung der Porphyrinkrankheiten zeigt Tab. **16.5**:

Porphyrien sind **Stoffwechselkrankheiten**, bei denen die **Hämbiosynthese** im **Knochenmark und in der Leber gestört ist**. Es treten je nach Defekt unterschiedliche Anhäufungen bestimmter Zwischenprodukte der Porphyrinsynthese in pathologischen Konzentrationen auf (Abb. **16.5**). Je nach Löslichkeit und Konzentration derselben variieren die Symptome. Porphyrine führen zu einer **Lichtempfindlichkeit** (UVA und sichtbares Licht), welche ein klinisches Leitsymptom darstellt.

Zur Einteilung der Porphyrinkrankheiten s. Tab. **16.5**.

LS:
- burgunderroter Urin (färbt sich bei Kontakt mit O_2) → wenn angeboren ⇒ rosarote Windel = erstes auffälliges Zeichen
- Lichtexp. Stelle (Licht)

16.5

→ schwere Entzündungen an lichtexponierten Stellen
→ bis zu Nekrosen
siehe Abb. 16.6

16.5 Einteilung der Porphyrinkrankheiten

▶ ***erythropoetische Porphyrien*** (Anhäufung von Porphyrinen durch Störung der Hämsynthese im Knochenmark)	▪ erythropoetische Protoporphyrie (EPP) ▪ Porphyria erythropoetica congenita (CEP)
▶ ***hepatische Porphyrien*** (defekte Hämsynthese in der Leber)	▪ Porphyria cutanea tarda (PCT) ▪ Porphyria variegata ▪ hereditäre Koproporphyrie ▪ intermittierende Porphyrie (Porphyria acuta intermittens)

16.5 Schematische Darstellung des Porphyrinstoffwechsels bei normalen Menschen und bei Porphyrinkrankheiten

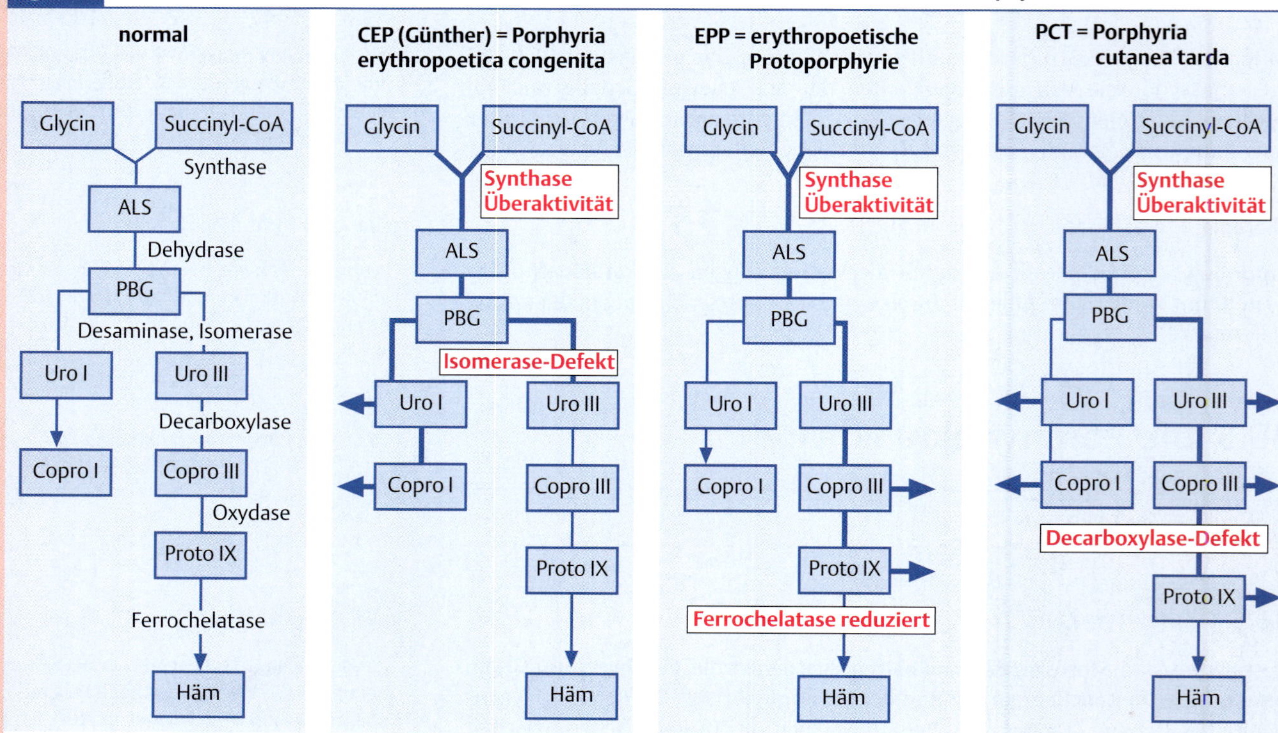

ALS Aminolävulinsäure PBG Porphobilinogen Uro Uroporphyrine
Copro Coproporphyrine Proto Protoporphyrine

Die Porphyria acuta intermittens zeigt neben starken kolikartigen Schmerzen mit Leukozytose auch neurologische oder psychische Symptome.

16.5.2 Erythropoetische Protoporphyrie (EPP)

Die letzten drei in der Tabelle genannten Porphyrien sind sehr selten und zeigen wenig phototoxische Symptome an der Haut. Die Porphyria acuta intermittens zeigt neben starken kolikartigen Schmerzen mit Leukozytose auch neurologische oder psychische Symptome.

16.5.2 Erythropoetische Protoporphyrie (EPP)

▶ **Synonym:** Protoporphyrinämische Lichtdermatose

▶ Definition

▶ **Definition:** Seltene, familiäre, lichtempfindliche Hauterkrankung mit akuten urtikariellen und chronischen pachydermieartigen Veränderungen aufgrund eines angeborenen Defektes der Ferrochelatase mit massiver Anreicherung von Protoporphyrin in den Erythrozyten.

Epidemiologie: Seltene, in allen Rassen vorkommende Erkrankung. Man nimmt eine Morbidität von 1 Patient auf 10 000 Menschen an. Der Erbgang ist unregelmäßig autosomal-dominant, Männer sind etwa doppelt so häufig betroffen wie Frauen.

Epidemiologie: Unregelmäßig autosomal-dominante Erkrankung, Morbidität 1 Patient auf 10 000 Menschen.

Ätiologie und Pathogenese: Es handelt sich um einen angeborenen Enzymdefekt der Ferrochelatase (Haem-Lyase, Chromosom 18q21.3), so dass es in den jungen Erythrozyten zu einer bis zu 100fachen Erhöhung des Protoporphyrins kommt (Abb. **16.5**). Diese Erythrozyten unterliegen bei ihrer Passage durch lichtexponierte Haut der Photohämolyse, Protoporphyrine treten ins perivaskuläre Gewebe aus und führen dort unter Bestrahlung zu massiven Zellschäden, welche die klinischen Symptome auslösen.

Ätiologie und Pathogenese: Es handelt sich um einen angeborenen Enzymdefekt der Ferrochelatase, wodurch die jungen Erythrozyten Protoporphyrin in großen Mengen anreichern (Abb. **16.5**).

Klinik: Schon in früher Kindheit treten bei kurzer **Sonnenexposition**, bevorzugt an Handrücken und im Gesicht, hier besonders über der Nase, an den Wangen und am Kinn, brennende und juckende Rötungen auf (Abb. **16.6 a**). In abortiven Fällen besteht nur ein brennender Juckreiz. Stunden später erscheint entweder ein urtikarielles, flüchtiges, oder aber ein derbes, tagelang anhaltendes Infiltrat. Die Haut erscheint orangenschalenartig aufgetrieben, oft kommen Einblutungen hinzu, selten treten Bläschen auf. Da die Hautveränderungen jucken, werden sie oft zerkratzt, und es bleiben windpockenartige, manchmal auch flächige, oft diskrete Narben zurück. Bei wiederholten Sonnenexpositionen verstärken sich die Symptome, was hässliche und flächige Narben sowie im Laufe der Jahre eine zunehmende Vergröberung und Verdickung der Haut **(Pachydermie)** zur Folge hat. Diese beruht auf der perivaskulären Einlagerung von Lipoproteinen im kutanen Bindegewebe (Abb. **16.6 b**).
Selten kommt es auch zu Ablagerungen von übermäßigen Protoporphyrinen in der Leber, was Leberzellschäden bedingt und gelegentlich zu protoporphyrinhaltigen Gallensteinen.

Klinik: Nach **Sonnenexposition** treten an den bestrahlten Stellen (Gesicht, Handrücken) brennende und juckende Rötungen auf, die tagelang persistieren und gelegentlich hämorrhagisch einbluten (Abb. **16.6 a**). Narben können zurückbleiben. Bei wiederholten Expositionen kommt es zur **Pachydermie** durch Einlagerung von Lipoproteinen (Abb. **16.6 b**).

16.6 Erythropoetische Protoporphyrinämie (EPP)

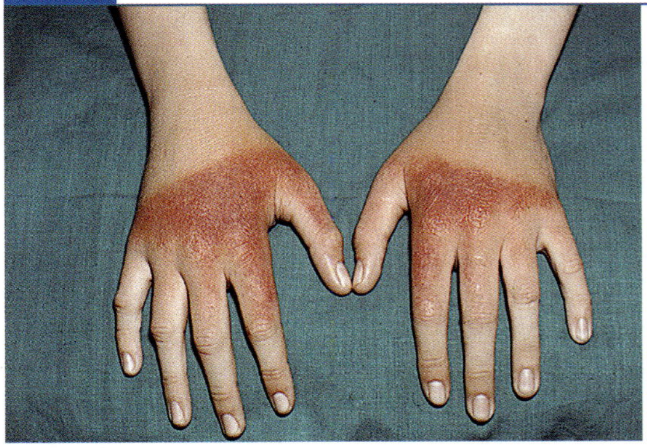

a Persistentes Erythem der lichtexponierten Handrücken mit deutlicher Abzeichnung des kleidungsgeschützten Vorderarms.

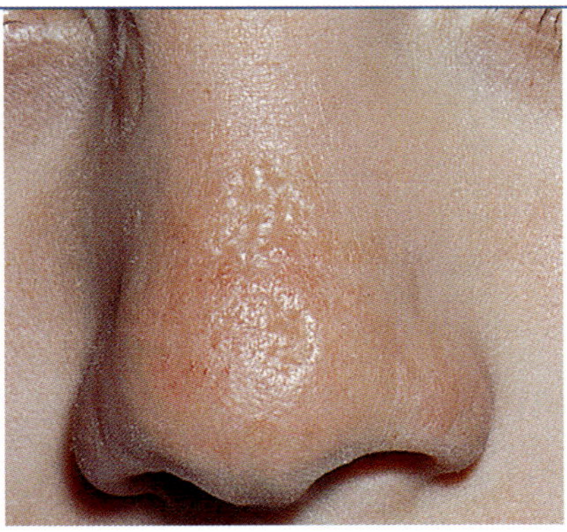

b Pachydermie des exponierten Nasenrückens mit Einlagerung pathologischer Glykoproteine.

Diagnostik: Die erythropoetische Protoporphyrinämie kann aufgrund der klinischen Symptome von den anderen Porphyrinkrankheiten abgegrenzt werden. Die Diagnose kann durch die **Protoporphyrin-Fluoreszenz** in einer Erythrozytensuspension bewiesen werden. Dabei wird mithilfe eines Fluoreszenzmikroskopes (Anregung bei 405 nm, mit Sperrfilter bei 500 nm) untersucht. Etwa 10% der Erythrozyten (es handelt sich um jugendliche Erythrozyten), fluoreszieren für wenige Sekunden rötlich, um dann der Photohämolyse anheimzufallen. Das Präparat muss deshalb immer wieder verschoben werden.

Diagnostik: Die klinische Verdachtsdiagnose kann durch die **Protoporphyrin-Fluoreszenz** in einer Erythrozyten-Suspension bewiesen werden.

Die Protoporphyrine sind auch im Stuhl erhöht, die Urinporphyrine werden in normalen Mengen ausgeschieden.

Differenzialdiagnose: Erythropoetische Porphyrie und Bleivergiftungen zeigen auch Fluorozyten, aber keine Photohämolyse.

Differenzialdiagnose: „Fluorozyten" sind auch bei der erythropoetischen Porphyrie zu beobachten und selten bei Bleivergiftungen. Sie zeigen aber nur bei der erythropoetischen Protoporphyrinämie Photohämolyse. Die Lichturtikaria (sehr selten) zeigt keine Störung des Porphyrinstoffwechsels.

Therapie: Äußerer Lichtschutz und β-Karotin oral (25 – 200 mg/die).

Therapie: Neben dem konstanten Lichtschutz und der Vermeidung von direkten Sonnenexpositionen durch zweckmäßige Bekleidung hat sich β-Karotin als oraler Lichtschutz (Radikalfänger) bewährt. Die Dosis muss individuell zwischen 25 – 200 mg/die gefunden werden. Nebenwirkungen dieser Behandlung sind, mit Ausnahme einer leichten Gelbfärbung der Haut, nicht bekannt.

Prognose: Gut, besonders bei wirksamem Lichtschutz.

Prognose: Die Prognose ist gut. Die Lebensqualität ist durch die Vermeidung der Sonnenexpositionen individuell unterschiedlich beeinträchtigt. Dies kann durch die β-Karotinbehandlung nur teilweise behoben werden. Die Patienten leiden nicht selten unter psychsozialen Problemen.

16.5.3 Porphyria erythropoetica congenita (CEP)

16.5.3 Porphyria erythropoetica congenita (CEP)

▶ **Synonym:** Morbus Günther

▶ **Definition**

▶ **Definition:** Sehr seltene, schwere Porphyrinkrankheit mit Lichtempfindlichkeit, Mutilationen der mehrfach befallenen Stellen, vorab der Akren, mit Narbenkarzinomen. Komplikationen entstehen durch die Splenomegalie und eine hämolytische Anämie.

Epidemiologie und Erbgang: Sehr seltene, autosomal-rezessive Stoffwechselerkrankung (200 Patienten bekannt).

Epidemiologie und Erbgang: Sehr seltene, schwere Stoffwechselerkrankung (ca. 200 Patienten sind beschrieben). Der Erbgang ist autosomal-rezessiv, die Eltern der Erkrankten sind oft blutsverwandt.

Ätiologie: Isomerase-Defekt (s. Abb. **16.5**).

Ätiologie: Der Gendefekt liegt auf Chromosom 10q25 (Isomerase-Defekt, s. Abb. **16.5**).

Klinik: Rot gefärbte Windeln können als erstes Symptom beobachtet werden. An den lichtexponierten Stellen kommt es im ganzen Leben zu hämorrhagischen Blasen mit narbiger Abheilung. Bei Wiederholung kommt es zu Mutilationen, narbigen Alopezien und später zu Narbenkarzinomen. Auffällige Hypertrichose der lichtexponierten Stellen der Arme und im Gesicht.

Klinik: Als erstes Zeichen der Erkrankung findet man durch Urin rosarot gefärbte Windeln. Schon in der frühen Kindheit treten nach Lichtexposition Rötungen der Haut auf, gefolgt von hämorrhagischen Bläschen und Blasen, die zu schlecht heilenden, oft superinfizierten Erosionen und Ulzerationen führen. Diese haben, vor allem durch Wiederholung der Lichtexposition an den Akren (besonders an Fingern, Nase und Ohrmuscheln), Mutilationen zur Folge, die teilweise sklerodermieartig, derb und gestrafft imponieren, teilweise hyper- oder hypopigmentiert sind. Am behaarten Kopf treten oft fleckförmige bis flächige, narbige Alopezien auf. Besonders auffällig ist die Hypertrichose der lichtexponierten Hautflächen an Handrücken und Vorderarmen, besonders aber an den Wangen und den seitlichen Stirnpartien. Die Kranken leiden zusätzlich häufig an einer Splenomegalie und einer hämolytischen Anämie (Milzexstirpation oft notwendig). Als Spätveränderungen treten an den oft exponierten und mutilierten Stellen Narbenkarzinome auf (Nase, Unterlippe, Ohren).

Diagnostik und Differenzialdiagnose: Diese wird in Abb. **16.5** dargestellt. In seltenen Fällen kann nur die biochemische Analyse (Porphyrinstoffwechsel) eine Abgrenzung zu Xeroderma pigmentosum und zu Poikilodermien erbringen.

Diagnostik und Differenzialdiagnose: Die Abgrenzung von den anderen Porphyrinkrankheiten ist in Abb. **16.5** dargestellt. Neben dem Urin zeigen auch Haut und Zähne (Erythrodonie) eine rötliche Verfärbung, die unter Woodlicht kräftiger rot erscheint.
Auch die Knochen und die Schnittfläche der meisten Organe zeigen im Woodlicht eine Rotfluoreszenz. Biochemisch sind die Gesamt-Porphyrine in den Erythrozyten stark vermehrt. Dies betrifft ungefähr zu gleichen Teilen die Kopro- und die Protoporphyrine. Eine massive Porphyrinausscheidung im Urin wird regelmäßig gefunden, wie auch eine solche im Stuhl. 60 – 90 % aller Porphyrine

gehören der Isomeren-Reihe I an (normalerweise III). Die histopathologische Untersuchung der Haut ergibt keine richtungweisenden Veränderungen, die Blasen liegen subepidermal. In seltenen Fällen kann nur die biochemische Analyse (Porphyrinstoffwechsel) eine Abgrenzung zu Xeroderma pigmentosum und zu Poikilodermien erbringen.

Therapie: Strenger Lichtschutz und Meiden jeglicher Sonnenexposition ist unabdingbar. Bei einigen, nicht so schwer betroffenen Patienten, kann ein oraler Lichtschutz durch β-Karotin (50–200 mg/die) erwirkt werden, wenn die Behandlung hiermit schon in der Kindheit beginnt.

Therapie: Strenger Lichtschutz, gelegentlich kann β-Karotin (50–200 mg/die) einen gewissen Schutz bieten.

Prognose: Die Lebensqualität ist deutlich eingeschränkt, die Lebenserwartung ist determiniert durch die hämolytische Anämie und die sekundär auftretenden Narbenkarzinome.

Prognose: Eingeschränkte Lebensqualität und Lebenserwartung.

16.5.4 Porphyria cutanea tarda (PCT)

hepatische Porphyrie
wichtig für Praxis !!!

▶ **Definition:** Häufigste Porphyrinkrankheit, die im Erwachsenenalter auftritt und in der Regel auf einen Leberschaden hinweist.

→ typischer Leberschaden
⇒ Lebertherapie!! → wenn Leber sich erholt, geht auch Hautreaktion zurück

Epidemiologie: Sie ist die häufigste Porphyrie überhaupt und tritt zwischen dem 40. und 70. Lebensjahr bei ca. 1 % der Bevölkerung auf. Man unterscheidet eine seltene, erbliche (autosomal-dominante) Form von einer häufigen, erworbenen oder symptomatischen Erkrankung.

Epidemiologie: Die Krankheit tritt bei 1 % der Bevölkerung zwischen dem 40. und 70. Lebensjahr auf.

Ätiologie und Pathogenese: Der **erblichen Form** liegt ein Enzymdefekt der Uroporphyrin-III-Decarboxylase (Chromosom 1p34) zugrunde. Bei den **erworbenen Formen** kommt es offenbar im Rahmen der **Leberzellstörung** ebenfalls zu einer Insuffizienz dieses Enzyms, was zu einer massiven Vermehrung der Porphyrinausscheidung im Urin, aber auch im Stuhl führt (Abb. **16.5**). Der frische Urin zeigt oft eine Rotfluoreszenz im Woodlicht. Dieselbe rötliche Fluoreszenz zeigen auch Leberbiopsien.
PCT-artige Erkrankungen werden auch unter Östrogentherapie und bei Hämodialyse-Patienten beobachtet. Epidemisch trat eine PCT bei Vergiftungen durch Weizen, der mit Hexachlorbenzol präpariert wurde und bei Arbeitern, die mehrfach chlorierten Phenolen exponiert waren, auf.

Ätiologie und Pathogenese: Erblicher oder in den meisten Fällen durch **Leberschaden** erworbener Defekt der Uroporphyrin-III-Decarboxylase. Der Urin zeigt eine Rotfluoreszenz im Woodlicht.

→ meist durch Alkohol-Leberschäden

Gleichartige Veränderungen treten gelegentlich unter Östrogentherapie und bei Patienten mit Hämodialyse auf.

Klinik: Bevorzugt befallen sind Handrücken, Unterarmstreckseiten, Gesicht und Nacken. Die Patienten klagen über eine **erhöhte Verletzbarkeit** der Haut, die zu **Blasen** und schlecht heilenden Wunden führt. Nach Lichtexpositionen erscheinen Bläschen und Blasen in wenig geröteter Umgebung. Nach Einreißen der Blasendecke kommt es zu **Erosionen** und **Ulzerationen**, die ebenso wie die Bagatellverletzungen unter Hinterlassung von Narben und Milien abheilen (Abb. **16.7**, s. auch Abb. **12.9 g**, S. 301). Weitere Symptome sind fleckige **Hyperpigmentierungen** und eine regelmäßige **Hypertrichose** mit besonderer Betonung der seitlichen Periorbitalregion. Bei chronischem Verlauf können sklerodermieartige Hautveränderungen an Stirn und Kopfhaut auftreten. Die Lichtempfindlichkeit ist nicht immer stark ausgeprägt und wird deshalb vom Patienten oft nicht bemerkt. Sie kann wechseln. Bei den meisten Patienten findet man einen Leberschaden unterschiedlichen Ausmaßes bis hin zur Leberzirrhose. Die Ursache (z. B. Alkohol, Hepatitis, Lebergifte) ist vielfältig.

Klinik: Es handelt sich in der Regel um eine Auswirkung einer Leberschädigung (zumeist alkoholischer Genese). An Handrücken, Unterarmen und im Gesicht tritt eine **erhöhte Verletzbarkeit** und **Lichtempfindlichkeit** der Haut auf, die zu **Blasen** führt (Abb. **16.7**, s. auch Abb. **12.9 g**, S. 301) welche unter Hinterlassung von Narben und Milien abheilen. Zudem entsteht eine **Hypertrichose**.

Therapie: Legalon! Tagesdosis 420 mg
Kapseln 140 mg
Tabl. 70 mg
2. Symbioselenkung
3. ½ Stunde nach Essen feucht-heiße Packung auf Leber in Rückenlage → verbessert Durchblutung

Diagnostik: Die Diagnose der PCT kann anhand des klinischen Bildes, der Erfassung des Leberschadens und durch die Bestimmung der vermehrten Porphyrinausscheidung im Urin gesichert werden.

Diagnostik: Klinisches Bild, Porphyrinausscheidung i. U. und nachgewiesener Leberschaden sichern die Diagnose.

Differenzialdiagnose: Die Differenzialdiagnostik ist in Abb. **16.5** angegeben.

Differenzialdiagnose: Abb. **16.5**.

Therapie: Eine Voraussetzung zur Therapie ist die Meidung aller lebertoxischen Einflüsse, Genussmittel, Medikamente etc. Auch eine Prophylaxe der Lichtexposition ist notwendig.

unterstützend Aderlässe f. Blutneubildung 1–2 mal wöchentlich 500 ml (über mehrere Wochen)

Therapie: In erster Linie Vermeidung jeder weiteren Leberschädigung und der Lichtexposition.

→ Gabe v. B-Vitamine (1, 6, 12) (alles parallel)

16.7

16.7 **Porphyria cutanea tarda (PCT)**

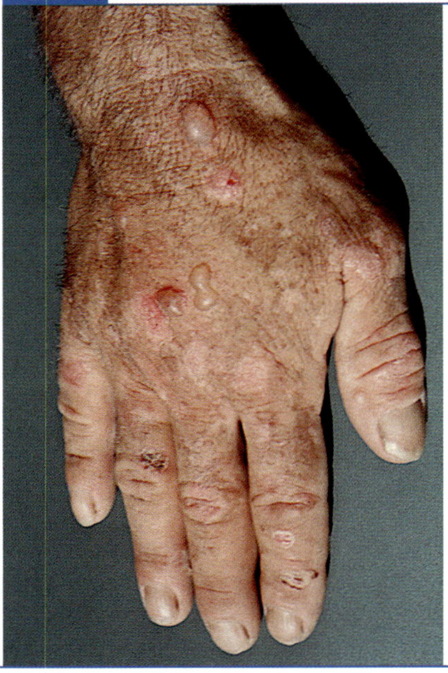

Blasen, Krusten, Narben und Narbenmilien an den lichtexponierten Handrücken eines Patienten mit chronischem Leberleiden.

Die **Aderlassbehandlung** führt ebenso wie die niederdosierte Behandlung mit Chloroquin zu einer vorübergehenden Normalisierung der Klinik und der biochemischen Befunde.

Die pathologische Stoffwechsellage kann durch eine **Aderlasstherapie** wirksam beeinflusst werden. 1- bis 2-mal wöchentlich werden Aderlässe von 500 ml durchgeführt und über Wochen, möglicherweise in größeren Abständen, vorgenommen. Kontrollparameter sind Serumeisenkonzentration, Hämoglobin und die Porphyrinausscheidung im Urin, die sich in der Regel nach einigen Wochen normalisiert. Die Wirkungsweise der Behandlung ist ungeklärt (Enzyminduktion?). Eine medikamentöse Therapie mit Chloroquin (z. B. Resochin) in der Dosierung von 2 × 125 mg/Woche für die Dauer von 9 – 12 Monaten kann ebenfalls zu einer Normalisierung der biochemischen Befunde und zu einer Abheilung der Haut bei der Porphyria cutanea tarda führen. Man nimmt an, dass Chloroquin durch Komplexbildung eine verstärkte Ausscheidung der pathologischen Porphyrine im Urin bewirkt, eine Maßnahme, die durch die Alkalisierung des Urins mit Natriumbikarbonat oder Uralyt U ebenfalls angestrebt wird.

Prognose: Sie wird durch das Ausmaß des Leberleidens bestimmt.

Prognose: Ausmaß und Verlauf des Leberschadens bestimmen die Prognose.

▶ **Klinischer Fall**

▶ **Klinischer Fall.** Ein 46-jähriger Heizungsmonteur, welcher vor 6 Jahren eine infektiöse Hepatitis A durchmachte, empfand seit einem Jahr eine gesteigerte Verletzbarkeit seiner Finger und Hände, wenn er unvorsichtig anstieß oder fest zupackte. Schürfungen entstanden auf schrägen und tangentialen Druck sehr viel eher als auf senkrechte Belastung. Daneben bemerkte er auch, dass die Haut nach einer geringen Sonnenexposition leichter rot wurde und länger brannte. Dies registrierte er vor allem an Stirn, Nacken und Handrücken. Seit einigen Wochen traten auch spontan kleine bis mittlere pralle Blasen am Handrücken und an den Fingerstreckseiten auf, die in gesunder Haut standen und nach Wochen narbig abheilten (Abb. **16.7**). Der klinische Verdacht auf eine Porphyria cutanea tarda wurde durch die zehnfach verstärkte Ausscheidung von Uroporphyrinen im Urin bewiesen. Die Leberfunktionsstörung führte neben einer Fettleber auch zu einem latenten Diabetes mellitus und besserte sich auf Alkoholkarenz und Diät deutlich. Unter Lichtschutz und einer kontinuierlichen Aderlasstherapie heilten die vorhandenen Hautveränderungen narbig ab; neue Veränderungen traten nicht mehr auf.

16.6 Ichthyosen

-> keine Heilung mögl.

16.6 Ichthyosen

▶ **Definition:** Ichthyosen (Ichthys = Fisch) sind diffuse Verhornungsstörungen, die mit vermehrter Schuppung einhergehen. Es gibt die wichtige Gruppe der hereditären Ichthyosen und symptomatische Formen. Nach klinischen und molekulargenetischen Kriterien sind sie voneinander abzugrenzen (s. Tab. **16.6**, S. 358).

◀ **Definition**

Therapie: Harnstoffhaltige Salbe, kochsalzhaltige Salbe, auch Eigenurin möglich

16.6.1 Hereditäre Ichthyosen

16.6.1 Hereditäre Ichthyosen

Ichthyosis vulgaris (ADI)

Ichthyosis vulgaris (ADI)

▶ **Synonym:** Autosomal-dominante Ichthyosis vulgaris (ADI)

Epidemiologie und Erbgang: Mit einer geschätzten Morbiditätsrate von 1 : 1000 häufigste hereditäre Ichthyose. Keine Geschlechtsbevorzugung.
Der Erbgang ist autosomal-dominant (Genlocus 1q21). Es besteht eine intrafamiliäre Variabilität des klinischen Bildes.

Epidemiologie und Erbgang: Häufigste Ichthyose (1 : 1000).
Autosomal-dominanter Erbgang, klinische Variabilität.

Klinik: Die Verhornungsstörung wird im 1.–2. Lebensjahr manifest, verläuft leicht progredient bis zur Pubertät und bleibt dann im Wesentlichen unverändert.
Betroffen sind vor allem die Streckseiten der Extremitäten, weniger der Stamm, der Hals und die seitlichen Gesichtspartien. Die Gelenkbeugen bleiben frei (Abb. **16.8a**). Die Haut ist trocken, schuppt entweder feinpulverig und pityriasiform oder zeigt polygonale, zentral fest haftende Hornplättchen (Abb. **16.8b**).
Die Haut der Palmae und Plantae ist häufig verdickt, das Handlinienmuster charakteristisch vergröbert (Ichthyosishand, Abb. **16.8c**). Die Haut der Handflächen fühlt sich jedoch überraschend weich an. Häufig finden sich außerdem follikuläre Hyperkeratosen (Schultern, Glutäen, proximale Extremitäten Abb. **16.8d**).
Hohe Luftfeuchtigkeit und warme Umgebungstemperatur beeinflussen den Hautzustand günstig.
Assoziierte Symptome wie Augen-, Ohr-, Skelett- und Zahnanomalien, endokrine, neurologische und psychiatrische Symptome sind beschrieben; wahrscheinlich aber handelt es sich in der Mehrzahl der Fälle um ein zufälliges Zusammentreffen. Überdurchschnittlich häufig (20%) findet sich gleichzeitig eine atopische Dermatitis!

Klinik: Manifestation im 1.–2. Lebensjahr.

Extremitäten bevorzugt, Gelenkbeugen bleiben frei; verstärkte Handfurchung (Ichthyosishand), follikuläre Keratosen. Vergleiche Abb. **16.8a–c**.

Häufig sind follikuläre Hyperkeratosen (Abb. **16.8d**).

Besserung der Hautsymptome im Sommer.

Tetraplegie, Oligophrenie } Lähmungsalter + Extr. als kompl. mögl.

Diagnostik: Das klinische Bild, die Familienanamnese und die Histopathologie ergeben die Diagnose.

Diagnostik: Klinisches Bild und Histopathologie.

Histopathologie: Retentionshyperkeratose mit verschmälertem oder vollständig fehlendem Stratum granulosum. Follikulär betonte Verhornung.

Histopathologie: Retentionshyperkeratose, verschmälertes Stratum granulosum.

Therapie: s. S. 357.

Therapie: s. S. 357.

X-chromosomale rezessive Ichthyose (XRI)

X-chromosomale rezessive Ichthyose (XRI)

▶ **Synonym:** Steroidsulfatasemangel-Syndrom

Epidemiologie und Erbgang: Zweithäufigste hereditäre Ichthyose (1 : 6000), an der klinisch nur männliche Individuen erkranken. Der Erbgang ist X-chromosomal-rezessiv. Die verantwortliche Mutation betrifft das Steroidsulfatase-Gen (STS) auf Xp 22.32. Die weiblichen Konduktorinnen zeigen gelegentlich tief sitzende Hornhauttrübungen und diskrete Schuppung an den Extremitäten. Gehäufte Aborte durch eine Plazentaschwäche der Konduktorinnen wurden beschrieben.

Epidemiologie und Erbgang: Zweithäufigste hereditäre (X-chromosomal-rezessiv) Ichthyose, nur männliche Individuen erkranken; Mutation des Steroidsulfatasegens.

wenn Ichthyose im Erwachsenenalter erst ausgelöst werden -> muß nach malignen Prozessen im Körper gesucht werden (Tumore, Plasmozytom, Infektionsk. -> Lepra, Syphilis, TBC) Abklärung!

16.8

16.8 Ichthyosis vulgaris

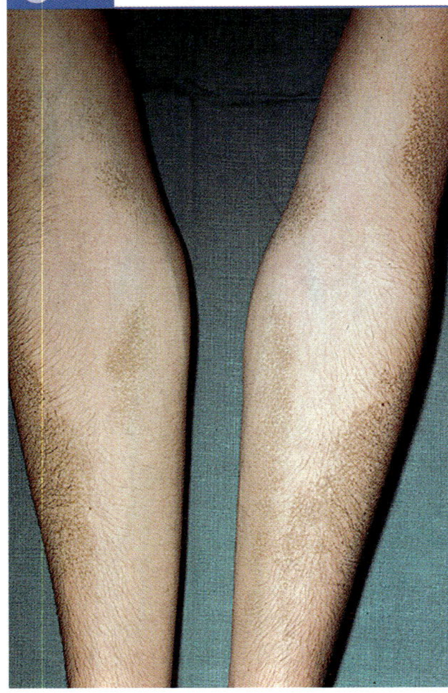

a Feinlamelläre, bräunliche Schuppung unter Aussparung der Ellenbeugen.

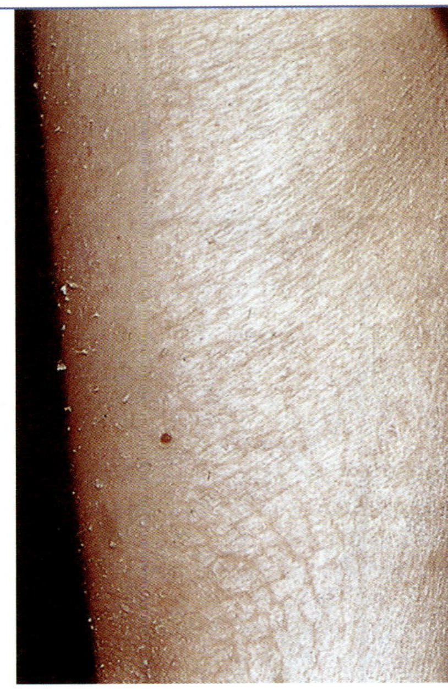

b Kleieförmige und gefelderte Schuppung des Oberarms.

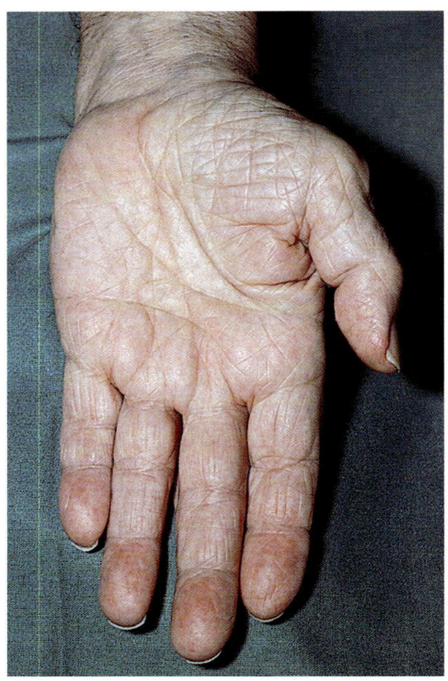

c Vergröbertes Handlinienmuster **(Ichthyosishand).**

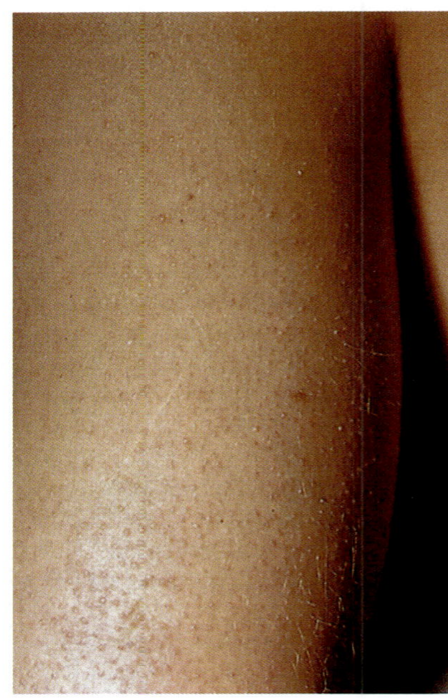

d Follikuläre Hyperkeratosen (Oberarm); häufig auch an Schultern, Glutäen und proximalen Extremitäten.

Klinik: Manifestation in den ersten Lebensmonaten. Besserung im Sommer.

Klinik: Die Krankheit manifestiert sich in den ersten Lebensmonaten, gelegentlich schon bei Geburt, verläuft bis zur Pubertät progredient und später unter jahreszeitlichen Schwankungen (Besserung im Sommer) im Wesentlichen unverändert.

Handlinien normal, Beugen beteiligt, follikuläre Keratosen fehlen.

Bevorzugt betroffen sind der Stamm, die großen Beugen und Unterschenkelstreckseiten. Palmae und Plantae bleiben frei, das Handlinienmuster ist normal. Follikuläre Keratosen fehlen.

16.9 X-chromosomal-rezessive Ichthyose

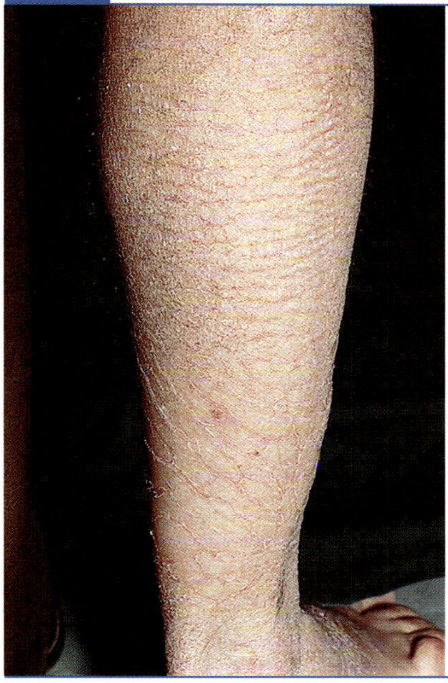

Grobfeldrige Schuppung des rechten Unterschenkels.

16.9

Die Schuppen sind im Vergleich zur dominanten Ichthyose gröber und rhomboid (Abb. **16.9**). Insgesamt ist der Befall schwerer. Fakultatives Symptom sind punkt- oder kommaförmige Hornhauttrübungen. Hypogonadismus und Kryptorchismus können assoziiert sein.

Zum klinischen Bild s. Abb. **16.9**.

Diagnostik: Das klinische Bild und die Familienanamnese führen zur Diagnose, die durch den Nachweis eines Steroidsulfatase- bzw. Arylsulfatase-C-Mangels gesichert werden kann. Dies kann direkt in Leukozyten und Fibroblasten geschehen, oder indirekt mithilfe der Lipidelektrophorese (beschleunigte Wanderungsgeschwindigkeit der Beta-Lipoproteine). Mittels der PCR ist eine molekulargenetische Identifikation möglich.

Diagnostik: Der Nachweis eines Steroidsulfatasemangels ist diagnostisch beweisend.

Histopathologie: Retentionshyperkeratose mit überwiegend zwei- bis dreireihigem Stratum granulosum.

Histopathologie: Retentionshyperkeratose, Str. granulosum normal.

Therapie: s. S. 357

Therapie: s. S. 357

Epidermolytische Ichthyose Typ Brocq

Epidermolytische Ichthyose Typ Brocq

▶ **Synonyme:** Erythrodermia congenitalis ichthyosiformis bullosa

Epidemiologie und Erbgang: Die Häufigkeit wird auf 1 : 300 000 bis 1 : 1 000 000 geschätzt.
Der Erbgang ist autosomal-dominant. Zahlreiche sporadische Fälle weisen auf eine hohe Spontanmutationsrate hin. Mutationen sind in den Genen der Keratine 1 und 10 (Chromosom 12 bzw. 17) nachgewiesen (s. S. 4).

Epidemiologie und Erbgang: selten.

Autosomal-dominanter Erbgang, Mutationen in den Genen der Keratine 1 und 10. Hohe Spontanmutationsrate.

Klinik: Manifestation bei Geburt mit blasigen Epidermisablösungen auf intensiv gerötetem Grund (Bild des **„verbrühten Kindes“**). Im weiteren Verlauf bestimmen schubartig auftretende Blasen und Erosionen das klinische Bild. Narben resultieren nicht. Im Laufe der Jahre gehen die Rötung und Bereitschaft zur Blasenbildung zurück. Die Haut wird zunehmend trocken und hyperkeratotisch (Abb. **16.10 a**). Die Hornbildungen können kammartig und streifig sein und einen stacheligen Aspekt annehmen, insbesondere im Stamm- und Beugenbereich (Abb. **16.10 b**). Häufig bestehen ausgeprägte Palmoplantarkeratosen und Neigung zu Hautinfektionen. Die Tendenz zur mechanisch ausgelösten Blasenbildung bleibt lebenslang erhalten.

Klinik: Erstmanifestation bei Geburt mit Blasen auf gerötetem Grund (**„verbrühtes Kind“**), später ausgeprägte Hyperkeratosen. Stamm und Beugen bevorzugt (Abb. **16.10**), Palmoplantarkeratosen, Neigung zu Blasenbildung.

16.10

16.10 **Epidermolytische Ichthyose**

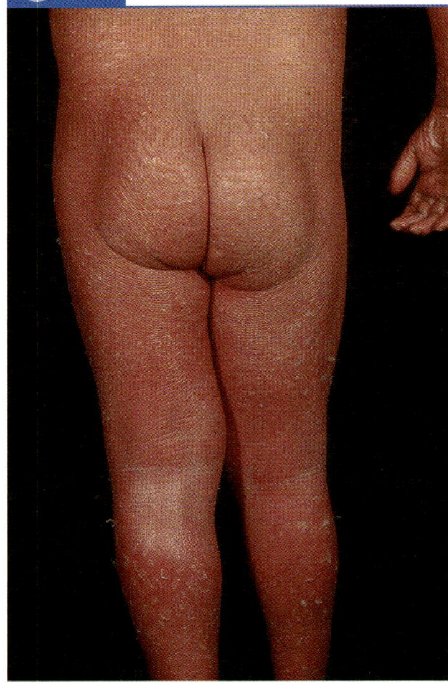

a Erythrodermie mit lamellärer Schuppung.

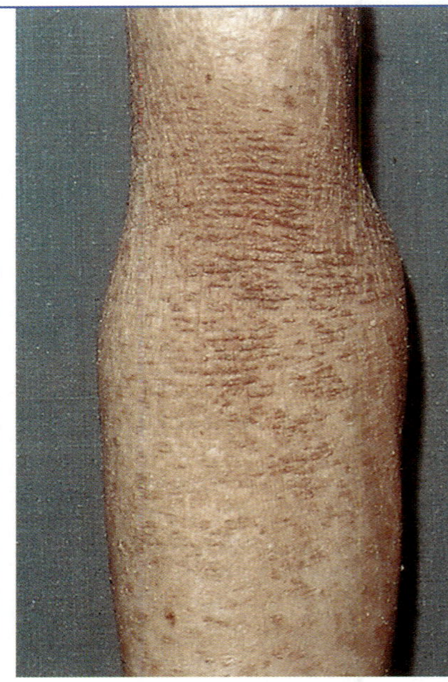

b Stachelige Hyperkeratosen in der rechten Ellenbeuge.

Histopathologie: Granuläre Degeneration (Akanthokeratolyse) im Str. spinosum ist ein histopathologisches Leitsymptom.

Histopathologie: Typisch ist die konstant nachweisbare granuläre Degeneration (Akanthokeratolyse) in den oberen Zellschichten der Epidermis. Die epidermale Zellproliferation ist gesteigert. Elektronenmikroskopisch findet man eine charakteristische Verklumpung der Keratinfilamente. Mittels PCR sind die Mutationen nachzuweisen.

Therapie: s. S. 357.

Therapie: s. S. 357.

Ichthyosis bullosa (Siemens)

Nichterythrodermische bullöse Ichthyose; Keratin-2e-Mutation.

Sehr seltene, mild verlaufende kongenitale bullöse Ichthyose ohne Erythrodermie. Der Erbgang ist autosomal dominant. Als Gendefekt konnte eine Mutation im Keratin 2e-Gen (Chromosom 12) identifiziert werden (s. S. 4).

Lamelläre Ichthyosen

Erbgang: Heterogen autosomal-rezessive Ichthyosen, Mutationen im Transglutaminase 1-Gen nachgewiesen.

Erbgang: Wahrscheinlich handelt es sich um eine heterogene Gruppe autosomal-rezessiver Ichthyosen. Bisher sind Mutationen im Gen der Transglutaminase 1 (TGM 1) auf Chromosom 14q11 bekannt. Transglutaminasen sind an der Quervernetzung von Polypeptidketten des sog. cornified envelope (d. h. der speziellen Zellenmembran der Hornzellen) während der terminalen Differenzierung beteiligt (s. S. 3).
Eine sehr seltene autosomal-dominant vererbte lamelläre Ichthyose (ADLI) wurde beschrieben.

Klinik: Bei Geburt ist das Neugeborene von einer Hülle umgeben (sog. Kollodiumbaby, Abb. **16.11 a**). Starke, grobfeldrige Schuppenbildung am ganzen Körper ohne Erythem (Abb. **16.11 b**).

Klinik: Die Ichthyose erscheint bei Geburt. Das Neugeborene ist von einer pergamentartigen Hülle umgeben (sog. **Kollodium-Baby,** Abb. **16.11 a**), die sich in den folgenden Wochen ablöst. Manchmal folgt ein erythrodermatisches Stadium. Die Schuppung entwickelt sich danach groblamellär, rund-oval oder rhombisch gefeldert und hat ein schmutzig graubraunes Kolorit (Abb. **16.11 b**). Das ganze Integument ist befallen. Chronische Hautentzündungen können zu eingeschränkter mimischer Beweglichkeit, einem unvollständigen Lidschluss und Ektropium führen.

16.11 **Lamelläre Ichthyose (rezessiver Typ)**

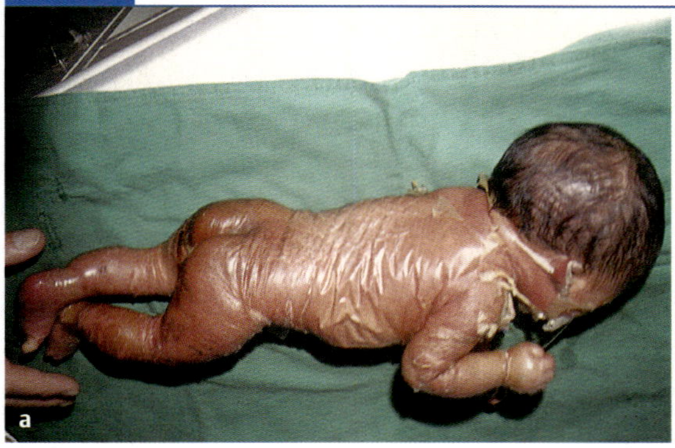

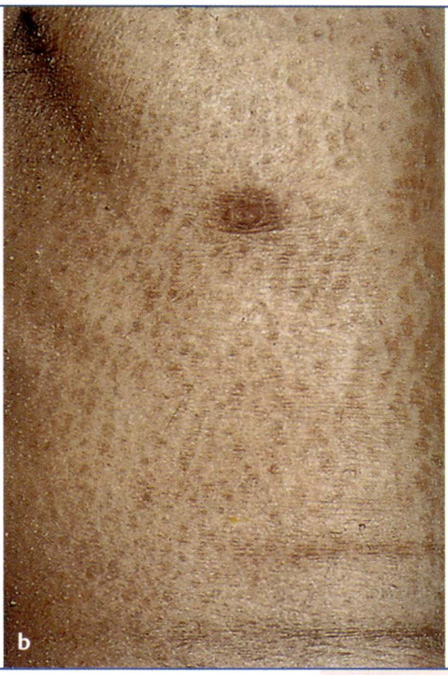

a Baby in einer pergamentartigen Umhüllung (Kollodiumbaby).
b Schmutzig-braune, groblamelläre Schuppung.

Histopathologie: Die histopathologischen Veränderungen sind wenig charakteristisch: Proliferationshyperkeratose und Akanthose.

Therapie: s. u.

Histopathologie: Hyperkeratose und Akanthose, wenig charakteristisch.

Therapie: s. u.

Netherton-Syndrom

Erbgang: Autosomal-rezessiv vererbtes Syndrom, dem eine Mutation eines Serin-Proteasen-Inhibitors (Chr. 5 q23) zugrunde liegt.

Klinik: Die Dermatose ist gekennzeichnet durch erythematöse, langsam peripher fortschreitende, gyrierte und mit einer gedoppelten Schuppenleiste besetzte Herde. Bei Geburt kann eine erythrodermatische lamelläre Ichthyose bestehen, die allmählich in die lokalisierte, gyrierte Form übergeht. Zum Syndrom gehören noch Haarschaftanomalien (Trichorrhexis invaginata, „Bambushaar", s. auch Abb. **22.10**, S. 450) und atopische Diathese verbunden mit Immundefekten (IgE erhöht), was Infektneigungen und Gedeihstörungen bedingt.

Therapie: s. u.
Eine Zusammenfassung der wichtigsten hereditären Ichthyosen zeigt Tab. **16.6**.

Netherton-Syndrom

Erbgang: Autosomal-rezessiv.

Klinik: Erythematöse, langsam peripher fortschreitende, gyrierte und mit einer gedoppelten Schuppenleiste besetzte Herde.

Therapie: s. u.
Eine Zusammenfassung der wichtigsten hereditären Ichthyosen zeigt Tab. **16.6**.

Therapie der hereditären Ichthyosen

Grundlage der Behandlung bildet die regelmäßige und intensiv rückfettende Hautpflege. In leichteren Fällen (Ichthyosis vulgaris, X-chromosomale Ichthyose) reichen lokale Maßnahmen meist aus. Diese zielen auf Keratolyse und Hydratisierung der Hornschicht. Dazu eignen sich vor allem harnstoff- (z. B. Urea 10,0, Aqua dest. 30,0, Ungt. Cordes ad 100,0) und milchsäurehaltige Salben. Kochsalzsalben (z. B. Natr. chlorat. 10,0, Aqua dest. q. s. ad solut., Ol. oliv. 30,0 Lanolin ad 100,0) sind für die Hautdurchfeuchtung ebenfalls gut geeignet, können allerdings lokale Reizungen hervorrufen. Salizylsäurehaltige Externa (5 – 10 %) in größeren Mengen bergen die Gefahr der perkutanen Intoxikation und sollten nur umschrieben (z. B. auf Handteller und Fußsohlen) angewendet werden. Öl- oder Kochsalzbäder (3 %) sowie Höhensonne, Sauna oder Aufenthalte an der Nordsee (Klimatherapie) können die Lokalbehandlung wirkungsvoll unterstützen.

Therapie der hereditären Ichthyosen

Rückfettende Hautpflege, Keratolyse vor allem mit harnstoffhaltigen Salben. Ölbäder.

16.6 Die wichtigsten hereditären Ichthyosen

Diagnose	*Manifestation*	*klinische Besonderheiten*	*fakultative Begleitsymptome*	*histopathologischer Typ*	*Gen/ Genlokus*	*Erbgang*
Ichthyosis vulgaris (ADI)	1. Lebensjahr oder später, häufigste Form	milde Schuppung, Beugefalten frei, Keratosis follicularis, vergröbertes Handfurchenmuster, Abortivfälle häufig	Atopie	Retentionshyperkeratose	1q21	autosomal-dominant
X-chromosomale Ichthyose (XRI)	Geburt oder 1. Lebensjahr, nur Männer befallen	mäßige Schuppung, Beugen beteiligt, Palmae und Plantae o.B., keine Keratosis follicularis, Steroidsulfatasemangel	Hornhauttrübungen, Kryptorchismus	Retentionshyperkeratose	Steroidsulfatase Xp22.32	X-chromosomal-rezessiv
epidermolytische Ichthyose Typ Brocq	Geburt („verbrühtes Kind")	starke Schuppung, Beugenbetonung, Blasen, Palmoplantarkeratosen	–	granuläre Degeneration im Str. spinosum	Keratin 1/ 12q13 Keratin 10/ 17q21-q22	autosomal-dominant
lamelläre Ichthyosen	Geburt	groblamelläre (quaderartige) Schuppung ohne Erythem, Ektropium	–	Hyperkeratose, Parakeratose, Stratum granulosum verbreitert	u. a. Transglutaminase 1/ 14q11.2	autosomal-rezessiv

In schweren Fällen werden orale Retinoide (Neotigason, cave Teratogenität!) eingesetzt.

In schwereren Fällen sind zusätzlich orale Retinoide, insbesondere Neotigason angezeigt, wobei die Indikation bei Kindern wegen dessen Wirkung auf das Skelettsystem (Hyperostosen, Dysplasien) zurückhaltend und bei gebärfähigen Frauen wegen der teratogenen Wirkung nur bei gesichertem Konzeptionsschutz zu stellen ist. Die interne Gabe von Kortikosteroiden kann vor allem in der Neugeborenenphase (Kollodium-Baby, Blasenschübe) und bei starker Ekzematisierung notwendig werden.

Genetische Familienberatung, und evtl. pränatale Diagnostik sind angezeigt.

Einen wichtigen Platz hat die genetische Beratung der Familie (ggf. unter Einschluss der pränatalen Diagnostik) sowie die rechtzeitige Berufsberatung des Ichthyosepatienten, dem von einer Tätigkeit in feuchtem Milieu und vom Kontakt mit hauttoxischen und entfettenden Substanzen grundsätzlich abgeraten werden muss.

16.6.2 Symptomatische Ichthyosen

Bei Erstmanifestation einer Ichthyose im Alter sollte insbesondere an ein paraneoplastisches Geschehen gedacht werden (Tab. **16.7**).

16.6.2 Symptomatische Ichthyosen

Ichthyosiforme Hautzustände können auch erworben und Ausdruck verschiedener Grundkrankheiten sein (Tab. **16.7**). Grundsätzlich sollte bei jeder spätmanifestierenden Ichthyose insbesondere nach malignen Prozessen gefahndet werden.

16.7

16.7 Symptomatische Ichthyosen

▶ paraneoplastisch	maligne Lymphome (Morbus Hodgkin, Mycosis fungoides, Plasmozytom) und viszerale Karzinome (z. B. Bronchialkarzinom, Mammakarzinom).
▶ infektiös	Lepra, Lues, Tuberkulose, Typhus, HIV-Infektion
▶ Vitaminmangel	A-Hypovitaminose, Pellagra, Morbus Crohn
▶ medikamentös	Nikotinsäure, Allopurinol
▶ sonstige	Altershaut, Down-Syndrom, Hypothyreose, Graft-versus-host-Reaktion, Langzeitdialyse, trophische Störungen (Nervenläsionen, Syringomyelie)

▶ **Klinischer Fall.** Ein 76-jähriger Patient stellte sich wegen hartnäckig juckender Unterschenkel vor. Die Untersuchung ergab eine sehr trockene, entzündlich gerötete Haut und feine Hornschichteinrisse im Sinne eines Eczéma craquelé.
Bei näherer Inspektion fiel eine ichthyosiforme Schuppung am ganzen Körper auf. Die Extremitäten waren bevorzugt betroffen, die Beugen waren frei. Auf näheres Befragen gab der Patient an, dass er schon immer trockene Haut gehabt habe, ein „Erbstück" von seiner Mutter. Die Handflächen zeigten eine verstärkte Furchung. Der Patient gab weiter an, dass sich der Hautzustand im Sommer immer wesentlich bessere. Unter einer Behandlung mit Ölbädern und rückfettenden Wasser-in-Öl-Emulsionen klangen die Veränderungen rasch ab. Diagnose: Austrocknungsekzem (Eczéma craquelé) bei autosomal-dominanter Ichthyosis vulgaris (ADI).

◀ **Klinischer Fall**

16.7 Hereditäre Epidermolysen

Allgemeines

Die erblichen Epidermolysen sind sehr selten (ca. 1 : 100 000). Sie stellen eine heterogene Krankheitsgruppe dar, die gekennzeichnet ist durch die lokalisierte oder generalisierte Neigung der Haut und Schleimhäute, auf geringfügige Traumen mit Blasen zu reagieren. Bisher sind mehr als 20 Formen bekannt, die nach der Lokalisation der Spaltebene klassifiziert werden. Danach lassen sich drei wichtige Untergruppen voneinander abgrenzen (Tab. **16.8**):

16.7 Hereditäre Epidermolysen

Allgemeines

Gruppe seltener Genodermatosen mit gesteigerter Bereitschaft zur Blasenbildung
Es lassen sich drei Untergruppen voneinander abgrenzen (Tab. **16.8**).

16.8 Einteilung der hereditären Epidermolysen

	Lokalisation der Spaltebene
I. Epidermolysis bullosa simplex (EBS) ▪ EBS generalisata (Typ Köbner, s. S. 359) ▪ EBS localisata (Typ Weber Cockayne, s. S. 359)	in der Basalschicht der Epidermis
II. Epidermolysis bullosa junctionalis (EBJ) ▪ EBJ gravis (Typ Herlitz, s. S. 360)	in der Lamina lucida
III. Epidermolysis bullosa dystrophicans (EBD) ▪ EBD generalisata mutilans (Typ Hallopeau-Siemens, s. S. 360)	in der obersten Dermis

16.8

Molekulargenetisch konnten bei fast allen Typen der drei Gruppen die Mutationen nachgewiesen werden. In diesem Kapitel werden die wichtigsten hereditären Epidermolysen kurz aufgeführt:

Die Mutationen der Gruppen sind nachgewiesen.
Die wichtigsten hereditären Epidermolysen werden kurz aufgeführt:

I. Epidermolysis bullosa simplex (EBS)

Die EBS-Gruppe umfasst meist mild verlaufende Formen, die keine Narben bilden. Die Mutationen sind in den Genen der Keratine 5 und 14 lokalisiert, welche in den basalen Keratinozyten prominent sind. Die Kontinuitätstrennung erfolgt somit durch Zytolyse innerhalb der basalen Keratinozyten, daher entstehen keine Narben.

I. Epidermolysis bullosa simplex (EBS)

Epidermolytische Blasen, ohne Narbenbildung.

EBS generalisata (Typ Köbner)

Milde Epidermolyse mit regelmäßig autosomal-dominantem Erbgang. Manifestation bei Geburt oder in früher Kindheit. Prädilektionsstellen sind Hände, Füße (Abb. **16.12 a**) und die großen Gelenke. Warme Umgebungstemperatur fördert die Manifestation bis zur Generalisation. Keine assoziierten Symptome.

EBS generalisata (Typ Köbner)

Autosomal-dominanter Erbgang.
Generalisierte milde Epidermolyse.

EBS localisata (Typ Weber Cockayne)

Milde Epidermolyse mit autosomal-dominantem Erbgang. Nach mechanischer Belastung entstehen – meist nur im Sommer – an Palmae und Plantae Blasen. Die Blasenbildung beginnt typischerweise erst im frühen Jugendalter.

EBS localisata (Typ Weber Cockayne)

Autosomal-dominanter Erbgang.
Akral betonte Blasenbildung.

II. Epidermolysis bullosa junctionalis (EBJ)

EBJ gravis (Typ Herlitz)

Sehr schwer verlaufende Epidermolyse mit autosomal-rezessivem Erbgang. Mehrjährige Überlebenszeiten sind die Ausnahme (Abb. **16.12 b**).

Mutation im Laminin 5-Gen.

II. Epidermolysis bullosa junctionalis (EBJ)

EBJ gravis (Typ Herlitz)

Diese sehr schwere Epidermolysetyp mit autosomal-rezessivem Erbgang ist durch großflächige, schlecht heilende Erosionen (Abb. **16.12 b**) schon bei Geburt, Befall der Schleimhäute, Nageldystrophien und Zahnschmelzdefekte gekennzeichnet. Die betroffenen Kinder überleben nur selten die ersten Lebensjahre. Elektronenmikroskopisch entwickelt sich die Blase zwischen den Basalzellen und der Basalmembran in der Lamina lucida, da die Mutationen im Gen für Laminin 5, einem Protein der Verankerungsfilamente, lokalisieren (s. S. 7).

III. Epidermolysis bullosa dystrophica (EBD)
Epidermolysis generalisata mutilans (Typ Hallopeau-Siemens)

Häufigste vernarbende Epidermolyse (autosomal-rezessiver Erbgang) mit Schleimhautbefall (Strikturen), Nageldystrophien und Zahnschmelzdefekten. Es gibt schwere (generalisierte) und leichtere (lokalisierte) Verlaufsformen (Abb. **16.12 c**, s. auch Abb. **12.9 h**, S. 301).

Die Lebenserwartung ist herabgesetzt.

III. Epidermolysis bullosa dystrophica (EBD)

Epidermolysis generalisata mutilans (Typ Hallopeau-Siemens)

Dieser autosomal-rezessiv vererbte Typ gehört mit einer geschätzten Inzidenz von 1 : 200 000 zu den häufigeren Epidermolysen, insbesondere in Regionen mit hoher Blutsverwandtschaft. Es handelt sich um eine schwer verlaufende, generalisierte Form, die gekennzeichnet ist durch frühe Blasenschübe, ausgedehnte Erosionen, Atrophien, Milien und Narbenbildung, wobei Finger und Zehen zu Synechien verschmelzen und in Beugekontraktur erstarren können (Abb. **16.12 c**, s. auch Abb. **12.9 h**, S. 301). Immer finden sich Nageldystrophien. Die Schleimhäute sind regelmäßig betroffen, gefürchtet sind narbige Stenosen (Kehlkopf, Ösophagus).
Häufig zeigen die Kinder einen Wachstums- und Entwicklungsrückstand und Zahnanomalien (Schmelzdefekte). Die Narbenfelder sind fakultative Präkanzerosen und disponieren zu Plattenepithelkarzinomen. Die Lebenserwartung ist durch zahlreiche weitere Komplikationen (Sekundärinfektionen, Amyloidose, Sepsis, Blutungen aus Erosionen) herabgesetzt.
Ultrastrukturell ist diese Epidermolyse durch abnorme oder völlig fehlende Verankerungsfibrillen (anchoring fibrils) charakterisiert. Molekulargenetisch durch Mutationen im Kollagen-VII-Gen (COL 7 A 1). Typ VII-Kollagen stellt die Hauptkomponente der Verankerungsfibrillen der Dermis dar (s. S. 7), daher Blasenbildung in der obersten Dermis.

Diagnostik hereditärer Epidermolysen

Diagnostik: Differenzialdiagnose exakt nur mithilfe der Elektronenmikroskopie oder Immunhistologie möglich (Tab. **16.9**).

Diagnostik hereditärer Epidermolysen

Die Abgrenzung der hereditären Epidermolysen untereinander ist klinisch nicht möglich. Die Diagnose erfolgt immunhistochemisch durch Antikörper gegen Moleküle, die die Mutationen betreffen (Keratine 5, 14; Laminin 5; Kollagen

16.12 Hereditäre Epidermolysen

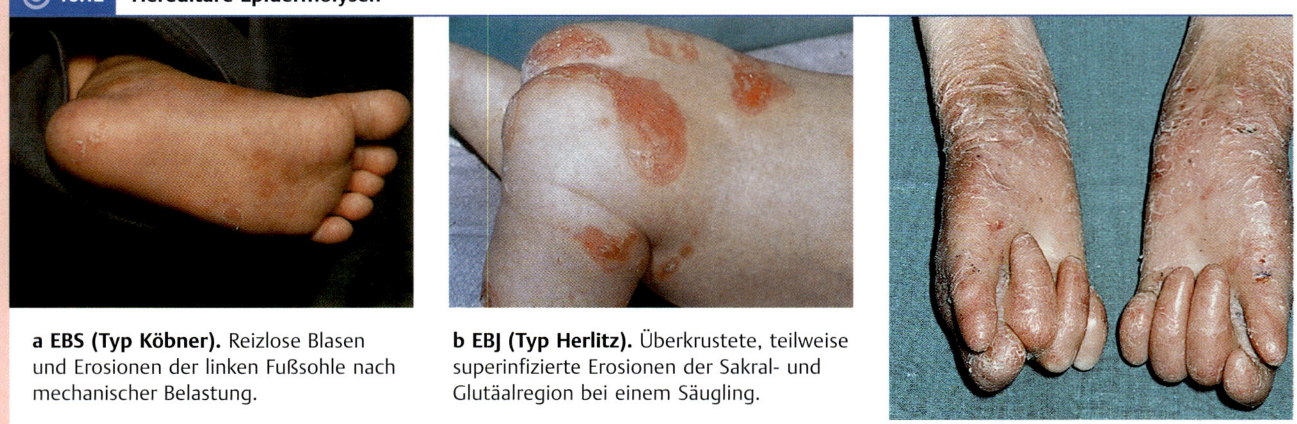

a EBS (Typ Köbner). Reizlose Blasen und Erosionen der linken Fußsohle nach mechanischer Belastung.

b EBJ (Typ Herlitz). Überkrustete, teilweise superinfizierte Erosionen der Sakral- und Glutäalregion bei einem Säugling.

c EBD (Typ Hallopeau-Siemens). Schwerer Befall mit fortgeschrittenen Synechien und Mutilationen der Hände.

16.9 Differenzialdiagnosen der häufigsten hereditären Epidermolysen

Typ	*Prädilektionsstellen*	*Blasen*	*Narben*	*Milien*	*Nageldystrophien*	*Verlauf*	*Erbgang*	*Mutationen (Auswahl)*
I. Köbner	Palmae und Plantae, große Gelenke	epidermolytisch	–	–	–	leicht, temperaturabhängig	autosomal-dominant	Keratine 5, 14
II. Herlitz	Kopf, Gesicht, Stamm, Glutäen	junktiolytisch	–	–	+	schwer, oft im 1. Lebensjahr letal	autosomal-rezessiv	Laminin 5
III. Hallopeau-Siemens	Hände, Füße, große Gelenke oder generalisiert	dermolytisch	+	+	+	schwer, Mutilationen, Strikturen, Synechien	autosomal-rezessiv	Kollagen VII

VII u. a.), ultrastrukturell durch Lokalisation der Spaltebene oder – jetzt meist – molekulargenetisch durch Identifikation der Mutationen (Tab. **16.9**).

Therapie hereditärer Epidermolysen

Die therapeutischen Möglichkeiten sind zwangsläufig auf **symptomatische Maßnahmen** beschränkt. Grundsätzlich angezeigt ist die Vermeidung von Trauma und Hitze, regelmäßige Hautpflege (häufiges Einfetten), frühzeitige Eröffnung der Blasen und desinfizierende Lokalbehandlung, außerdem eine rechtzeitige Berufsberatung. Bei schweren Fällen (Typ Herlitz, Typ Hallopeau-Siemens) können vorübergehend hohe Dosen von Kortikoiden verbunden mit lokaler und/oder systemischer Antibiotikabehandlung hilfreich sein. Vitamin E (bis 1200 mg/die) ist ohne gesicherte Wirkung, ebenso Chloroquin und Dapsone (DADPS). Gute Effekte werden von der Klimatherapie berichtet (Meerbäder, Sonne). Bei EBD wurde Phenytoin, dessen Wirkungsmechanismus auf einer Hemmung von Kollagenasen beruht, eingesetzt. Dadurch soll der enzymatische Abbau der Verankerungsfibrillen reduziert werden.

Therapie hereditärer Epidermolysen

Die therapeutischen Möglichkeiten beschränken sich auf **symptomatische Maßnahmen.** Sorgfältige Hautpflege und Vermeiden von Traumen sind unerlässlich. Im Blasenschub Kortikosteroide, lokal und systemisch. Bei schweren Verläufen Behandlungsversuch mit Phenytoin (Kollagenasehemmer) möglich.

Eine **chirurgische Behandlung** kann bei den stenosierenden und mutilierenden Epidermolysen (Hallopeau-Siemens-Typ) notwendig werden, insbesondere zur Lösung der Synechien (keine Intubationsnarkose!). Die vorsichtige Bougierung von Ösophagusstenosen ist möglich, in schweren Fällen muss eine Witzel-Fistel angelegt werden.

Bei **operativen Eingriffen** (z. B. zur Lösung der narbigen Synechien) sind Intubationsnarkosen kontraindiziert.

Besonders wichtig ist die **Aufklärung** der Eltern über Prognose und erblichen Hintergrund des Leidens sowie eine angemessene Familienberatung. Eine pränatale Diagnostik kann erfolgen. Dabei ermöglichen elektronenmikroskopische und/oder immunhistologische Untersuchungen die Diagnose.
Die Kenntnis der Mutationen ist die Basis für künftige somatische Gentherapien (Korrektur des Gendefektes in der Haut).

Genetische **Familienberatung** und ggf. pränatale Diagnostik.

16.8 Palmoplantarkeratosen (PPK)

16.8 Palmoplantarkeratosen (PPK)

Allgemeines

Flächenhafte oder umschriebene Verhornungsstörungen der Handteller und Fußsohlen, die überwiegend erblich bedingt sind. Den hereditären Palmoplantarkeratosen werden die symptomatischen gegenübergestellt. Sie können isoliert auftreten (PPK im engeren Sinne) oder als Begleitsymptom einer ektodermalen Entwicklungsstörung mit generalisierter Verhornungsstörung (PPK im weiteren Sinne). Zahlreiche Genotypen sind bisher beschrieben worden, von denen nur die wichtigsten erwähnt werden:

Allgemeines

Flächenhafte oder umschriebene Verhornungsstörungen der Handteller und Fußsohlen sind in erster Linie genetisch determiniert, können aber auch symptomatisch (erworben) sein. Die wichtigsten sind:

Hereditäre Palmoplantarkeratosen

Keratosis palmoplantaris diffusa (Vörner-Unna-Thost)

Relativ häufige, regelmäßig autosomal-dominant vererbte PPK mit gleichmäßiger, scharf begrenzter, wachsartiger Verdickung von Handtellern und Fußsohlen (Abb. **16.13 a**). Rhagadenbildungen und Hyperhidrose sind häufig. Die Verhor-

Hereditäre Palmoplantarkeratosen

Keratosis palmoplantaris diffusa (Vörner-Unna-Thost)

Autosomal-dominanter Erbgang. Gleichmäßige Verdickung von Handtellern und Fußsohlen (Abb. **16.13 a**).

16.13

16.13 Hereditäre Palmoplantarkeratosen

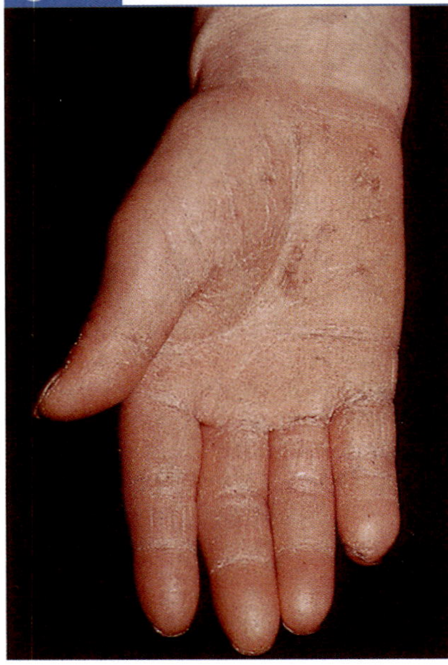

a **Kratosis palmoplantaris diffus circumscripta (Unna-Thost).** Flächenhafte Hyperkeratose, scharf begrenzt, angedeuteter erythematöser Randsaum.

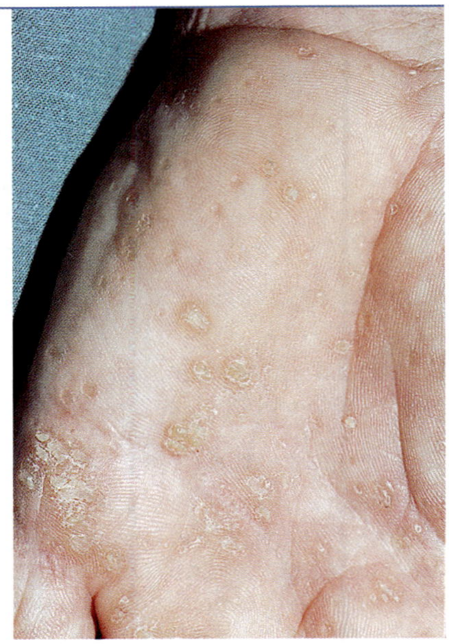

b **Keratosis palmoplantaris papulosa s. maculosa (Buschke-Fischer).** Isolierte und gruppierte verruköse Papeln z. T. nach Verlust der zentralen Hornperle der linken Palma.

nungsstörung setzt in früher Kindheit (1.–2. Lebensjahr) ein. Assoziierte Symptome fehlen. Mutationen wurden im Gen für Keratin 9 gefunden, das auf Palmae und Plantae beschränkt ist.

Keratosis palmoplantaris papulosa s. maculosa (Buschke-Fischer)

Autosomal-dominanter Erbgang. Hornige Papeln, die Warzen ähneln (Abb. **16.13 b**).

Keratosis palmoplantaris papulosa s. maculosa (Buschke-Fischer)

Autosomal-dominante PPK, die erst im 2. Lebensjahrzehnt manifest wird. Man findet gruppierte, derbe Papeln, die zentral gedellt sind oder eine Hornperle enthalten (Abb. **16.13 b**). Diese werden häufig als vulgäre Warzen oder Clavi verkannt.

Keratosis palmoplantaris transgrediens (Mal de Meleda)

Autosomal-rezessiver Erbgang. Über die Palmoplantargrenze hinausgehende, diffuse Keratosen mit Bewegungseinschränkung und starker Hyperhidrose.

Keratosis palmoplantaris transgrediens (Mal de Meleda)

Die auf der kroatischen Insel Meleda endemische PPK wird autosomal-rezessiv vererbt. Die Keratosen bleiben nicht auf Handteller und Fußsohlen beschränkt, sondern greifen auf Hand- und Fußrücken bzw. Ferse über. Die Finger können sklerodaktylieartig immobilisiert werden. Hyperhidrose, Rhagaden und subunguale Keratosen kommen hinzu.

Syndrome mit PPK

Syndrome mit PPK

Bei diesen Krankheitsbildern sind neben der Haut auch noch andere Organsysteme betroffen:

Pachyonychia-congenita-Syndrom (Jadassohn-Lewandowsky)

Autosomal-dominanter Erbgang. Pachyonychien, PPK und Leukokeratosen (häufig auch Zahnanomalien, Schwerhörigkeit u. a.).

Pachyonychia-congenita-Syndrom (Jadassohn-Lewandowsky)

Die Vererbung ist autosomal-dominant. Leitsymptom ist die massive Pachyonychie (Nagelverdickung). Hinzu kommen umschriebene PPK (inselförmig, diffus oder striär), follikuläre Keratosen (Stamm und Extremitäten) und Leukokeratosen (leukoplakieähnliche Beläge der Schleimhäute). Weitere assoziierte Symptome (Zahnanomalien, Korneadystrophie, Innenohrschwerhörigkeit u. a.) sind beschrieben. Mutationen in den Genen der Keratine 6 und 16 sind bekannt; da diese Keratine sehr verbreitet sind, erklären sich die vielfältigen Symptome.

Papillon-Lefèvre-Syndrom

Autosomal-rezessiv vererbte, wenig ausgeprägte PPK mit früh (1.–5. Lebensjahr) einsetzender Periodontopathie, die zu unaufhaltsamem Zahnverlust führt. Das Syndrom kann mit Debilität und körperlicher Retardierung einhergehen. Bekannte Gendefekte betreffen Cathepsin C.

Papillon-Lefèvre-Syndrom

Autosomal-rezessiver Erbgang. PPK mit Periodontopathie (evtl. auch geistiger und körperlicher Retardierung).

PPK als Teilmanifestation erblicher Verhornungsstörungen

Diese finden sich unter anderem bei den Ichthyosen, den Erythrokeratodermien, der hidrotischen Ektodermaldysplasie, beim Morbus Darier und der Pityriasis rubra pilaris.

PPK als Teilmanifestation erblicher Verhornungsstörungen

Diagnostik einer PPK

Familienanamnese, Manifestationsalter, klinisches Bild der Verhornungsstörung sowie assoziierte Symptome und insbesondere molekulargenetische Untersuchungen erlauben eine korrekte Diagnose.
Symptomatische (erworbene) **PPK** müssen ausgeschlossen werden. Diese können hormonellen (Hypothyreose, Klimakterium), infektiösen (Lues II, Verrucae vulgares, Mykosen), mechanischen (Klavi, Schwielen), paraneoplastischen (viszerale Karzinome), toxischen (Arsen, Gold), trophischen (Lymphödeme, Syringomyelie) Ursprungs sein oder bei Hautkrankheiten (Lichen ruber, Psoriasis palmoplantaris, tylotisches Ekzem u. a.) auftreten; sie manifestieren später als die hereditäre PPK.

Diagnostik einer PPK

Aufgrund klinischer Kriterien ist die korrekte Diagnose in den meisten Fällen möglich.

Symptomatische PPK müssen ausgeschlossen werden; sie manifestieren später als hereditäre PPK.

Therapie der PPK

Die Therapie ist nur symptomatisch möglich. Lokal sind salizylsäurehaltige Rezepturen (5–10%) angezeigt. Auch Vitamin-A-Säure- und harnstoffhaltige Externa sind geeignet, unterstützt durch tägliche Bäder mit Sapo kalinus oder Kochsalz (3%) und anschließender mechanischer Entfernung der Keratosen (Hornhauthobel).
Orale Retinoide (z. B. Neotigason) können in Einzelfällen zu dramatischen Besserungen führen, sollten jedoch wegen der unerwünschten Langzeitwirkungen nur intermittierend gegeben werden.

Therapie der PPK

Symptomatische Behandlung mit salizylsäurehaltigen Rezepturen; auch Vitamin-A-Säure- und harnstoffhaltige Externa.

In schweren Fällen intermittierend orale Retinoide.

16.9 Erythrokeratodermien

16.9 Erythrokeratodermien

▶ **Definition:** Diese Krankheitsgruppe ist durch stabile oder variable Erytheme gekennzeichnet, die von unterschiedlich stark ausgeprägten Keratosen überlagert werden.

◀ **Definition**

Erythrokeratodermia figurata variabilis (Mendes da Costa)

Erbgang: Der Erbgang ist autosomal-dominant mit Mutationen im Gen für Connexin 31, einem wichtigen Protein der sog. offenen Zellverbindungen (Gap junctions s. S. 4). Manifestation in früher Kindheit.

Klinik: Schubweise, zentrifugal wachsende, symmetrische und teilweise keratotisch umgewandelte Erytheme, die durch Konfluenz polyzyklische Herde bilden, vor allem im Gesicht, an den Glutäen und den proximalen Oberschenkeln. Wechselhafter Verlauf mit Progressionen und Regressionen. Keine assoziierten Symptome.

Therapie: Rückfettende Hautpflege, im Schub externe Kortikoide, evtl. in Kombination mit Vitamin-A-Säure lokal, in schweren Fällen Versuch mit aromatischem Retinoid (z. B. Neotigason).

Erythrokeratodermia figurata variabilis (Mendes da Costa)

Erbgang: Autosomal-dominant.

Klinik: Schubweise, zentrifugal wachsende, symmetrische, z. T. keratotische Erytheme.

Therapie: Rückfettende Hautpflege und Keratolyse.

Erythrokeratodermia symmetrica progressiva (Gottron)

Erbgang: Autosomal-dominant.

Klinik: Scharf begrenzte, langsam progrediente erythrokeratotische Herde in symmetrischer Anordnung.

Therapie: s. o.

Erythrokeratodermia symmetrica progressiva (Gottron)

Erbgang: Autosomal-dominanter Erbgang; der Gendefekt liegt im Loricrin, einem Protein des sog. „cornified envelopes" der speziellen Zellmembran der Hornzellen (s. S. 5).

Klinik: Scharf begrenzte, langsam progrediente erythrokeratotische Herde in symmetrischer Anordnung mit Bevorzugung des Gesichts, der Knie und Ellenbogen sowie der Akren. Der Stamm bleibt meist frei. Erstmanifestation gewöhnlich im Schulalter.

Therapie: Entspricht der bei Erythrokeratodermia figurata variabilis (s. o.).

16.10 Follikularkeratosen

Verhornungsstörungen der Haarfollikel.

16.10 Follikularkeratosen

Es handelt sich um eine große Gruppe von überwiegend seltenen, auf den Haarfollikel beschränkten Verhornungsstörungen, von denen lediglich die Keratosis follicularis und die Dyskeratosis follicularis (Darier) besprochen werden sollen.

16.10.1 Keratosis follicularis

16.10.1 Keratosis follicularis

▶ **Synonyme:** Lichen pilaris, Keratosis pilaris

Epidemiologie und Erbgang: Relativ häufige, auf die Follikelmündung beschränkte Verhornungsstörung. Wahrscheinlich autosomal-dominante Vererbung.

Epidemiologie und Erbgang: Relativ häufige, auf die Follikelmündung beschränkte Verhornungsstörung, die vor allem Mädchen im Pubertätsalter betrifft und die Extremitäten (Oberarmstreckseiten, Außenseite der Ober- und Unterschenkel) bevorzugt. Eine autosomal-dominante Vererbung ist wahrscheinlich.

Klinik: Hornige Follikelostien, vor allem an Extremitätenstreckseiten mit typischem Reibeisengefühl.

Klinik: Die nicht entzündlichen, hornigen Papeln erzeugen ein typisches Reibeisengefühl. Die Keratosis follicularis kann Teilmanifestation einer Ichthyosis vulgaris (ADI) sein. Der Verlauf ist langwierig, im Alter kommt es zur Rückbildung oder sogar Abheilung.

Diagnostik: Nachweis follikelassoziierter Hyperkeratosen.

Diagnostik: Der Nachweis follikelassoziierter Hyperkeratosen erlaubt die Diagnose.

Therapie: Salizylsäure- und harnstoffhaltige Salben.

Therapie: Therapeutisch können salizylsäure- und harnstoffhaltige Salben versucht werden.

16.10.2 Dyskeratosis follicularis (Darier)

16.10.2 Dyskeratosis follicularis (Darier) X alles unwichtig

▶ **Synonym:** Morbus Darier Störung v. Haarfollikeln

Fehlbildung v. Horn

▶ **Definition**

▶ **Definition:** Genetisch determinierte, überwiegend follikulär manifestierende Verhornungsstörung mit wechselhaftem Verlauf.

Erbgang: Autosomal-dominante Vererbung mit variabler Expressivität. Mutation im Gen einer ATPase.

Erbgang: Die Vererbung ist unregelmäßig autosomal-dominant mit variabler Expressivität. Hohe Spontanmutationsrate, betroffen ist eine Ca-abhängige ATPase, die Störungen der Differenzierung der Keratinozyten bedingt. Auch segmentäre Manifestation durch somatische Mutation möglich. Geringes Überwiegen des männlichen Geschlechts.

Klinik: Charakeristisch sind schmutzig-braune, dyskeratotische Papeln. Bevorzugung der **seborrhoischen Areale** (Abb. **16.14**), Neigung zu Mazeration, punktförmige Unterbrechung der Papillarleisten, dystrophische

Klinik: Die charakteristische Grundeffloreszenz ist eine stecknadelkopf- bis knapp linsengroße, von einer schmutzig-braunen Hornmasse besetzte Papel. Diese keratotischen Papeln können isoliert oder gruppiert stehen oder zu größeren Herden konfluieren. Auch das interfollikuläre Gewebe reagiert mit. Prädilektionsstellen sind die **seborrhoischen Areale** (vordere und hintere Schweiß-

16.14 Dyskeratosis follicularis (Darier)

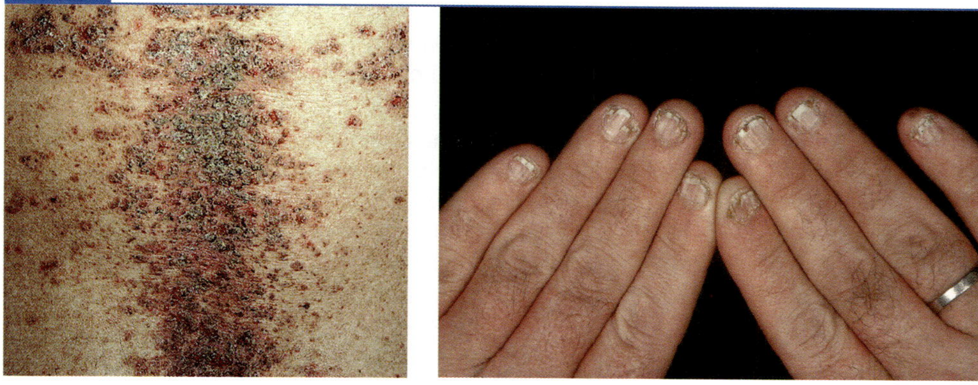

a Befall der vorderen Schweißrinne mit schmutzig-braunen follikulären Papeln.

b Nageldystrophien.

(wo normalerweise Haar sitzt)

rinne, Abb. **16.14**), der behaarte Kopf sowie die Genitoanalregion. Die befallenen Areale neigen insbesondere im Bereich der großen Beugen zu Mazeration und Superinfektion und können sich in übelriechende Vegetationen umwandeln. Starker Juckreiz ist möglich. Im Bereich der Papillarlinien der Handteller und Fußsohlen finden sich typische punktförmige, durch keratotische Inseln bedingte Unterbrechungen. Hand- und Fußrücken zeigen häufig braune, planen Warzen ähnliche Keratosen (Acrokeratosis verruciformis). Die Nägel sind längsgerillt und brüchig (Abb. **16.14 b**).

Nägel und leukoplakieähnliche Schleimhautveränderungen.
Die Nägel sind längsgerillt und brüchig (Abb. **16.14 b**).
Hand- und Fußrücken zeigen häufig braune, planen Warzen ähnliche Keratosen.

Im Bereich der Mundschleimhaut, besonders an Wange und Gaumen, finden sich weißliche, papulöse Herde. Das Krankheitsbild kann mit Intelligenzminderung und psychischen Auffälligkeiten einhergehen.
In den meisten Fällen setzen die Hauterscheinungen im Pubertätsalter ein. Der Verlauf ist wechselhaft mit Besserungen in der kalten Jahreszeit. Eine Provokation der Dermatose durch UV-Licht ist möglich.

In der kalten Jahreszeit Besserung des Hautbefundes.

Diagnostik: Die dyskeratotische, follikuläre Papel in talgdrüsenreichen Zonen und das charakteristische Papillarleistenmuster erlauben in vielen Fällen die klinische Diagnosestellung, die dann histopathologisch belegt werden kann.

Diagnostik: Dyskeratotische, follikuläre Papeln in talgdrüsenreichen Zonen und das charakteristische Papillarleistenmuster erlauben die Diagnose, die histopathologisch bestätigt wird.

Histopathologie: Lichtmikroskopisch findet sich neben Papillomatose, Akanthose und Hyperkeratose die charakteristische fokale akantholytische Dyskeratose, d. h. vorzeitige Einzelzellverhornung in Form sog. Corps ronds und Grains. Akantholytische Spaltbildung.

Histopathologie: Fokale akantholytische Dyskeratose.

Differenzialdiagnose: Nicht selten geschieht es, dass der Untersucher an die Diagnose einfach nicht denkt. Am ehesten werden dann chronische Ekzeme, insbesondere seborrhoische Ekzeme vermutet. Weiter kommen differenzialdiagnostisch die transitorische akantholytische Dermatose (Morbus Grover), der Pemphigus chronicus benignus familiaris (Morbus Hailey-Hailey) und bei segmentärem Befall die striären, verrukösen Nävi infrage.

Differenzialdiagnose: Nicht selten kommt es zur Verwechslung mit seborrhoischen Ekzemen.

Therapie: Im Schub sind externe Kortikosteroide, bei Superinfektion in Kombination mit Antibiotika und antiseptischen Bädern indiziert. Versuch mit Vitamin-A-Säure lokal. Eine ausgezeichnete Wirkung hat aromatisches Retinoid (z. B. Neotigason), das zu dramatischen Verbesserungen des Hautzustandes führt, jedoch wie bei allen hereditären Verhornungsstörungen nur morbostatisch wirkt.

Therapie: Im Schub externe Kortikosteroide, intermittierend Vitamin-A-Säure lokal oder aromatisches Retinoid (z. B. Neotigason).

16.11 Ehlers-Danlos-Syndrom

16.11 Ehlers-Danlos-Syndrom

▶ Definition

▶ **Definition:** Heterogene Gruppe von erblich bedingten Störungen des Bindegewebes mit Befall von Haut, Gelenken und Blutgefäßen.

Epidemiologie und Erbgang: Seltene Erbkrankheit mit Heterogenie (10 Typen, Tab. **16.10**), wobei die autosomal-dominant vererbten Typen I–III über 80% aller Fälle ausmachen.

Epidemiologie und Erbgang: Das Ehlers-Danlos-Syndrom ist selten. Man unterscheidet 10 genetisch, klinisch und molekularbiologisch unterschiedliche Typen, wobei die autosomal-dominant vererbten Typen I–III über 80% aller Fälle ausmachen (Tab. **16.10**). Die Typen IV–VII umfassen nur wenige bekannte und beschriebene Familien, sind also noch seltener, die Typen VIII–X entsprechen Einzelbeschreibungen.

Ätiologie und Pathogenese: Heterogene Gruppe erblicher Bindegewebsdefekte. Der molekulare Defekt ist bekannt (Tab. **16.10**).

Ätiologie und Pathogenese: Es handelt sich um eine heterogene Gruppe erblicher Bindegewebsdefekte, wobei der molekulare Defekt bekannt ist, ebenso wie die für jeden Typ spezifischen, defekten Genprodukte und Genloci (Tab. **16.10**).

Klinik: Durch gestörte und verminderte Kollagensynthese sind die bindegewebsreichen Strukturen der Haut, der Gelenke und der Blutgefäße unzureichend ausgebildet.

Folgende Symptome stechen hervor:

- **Cutis hyperelastica** (Abb. **16.15a**)
- **Überstreckbarkeit der Gelenke** (Abb. **16.15 b**)

Klinik: Durch die gestörte und verminderte Kollagensynthese sind die bindegewebsreichen Strukturen der Haut, der Gelenke und der Blutgefäße unzureichend ausgebildet. Es fehlt die Festigkeit, das Bindegewebe ist überdehnbar und zerreißt leicht, was vor allem bei den Blutgefäßen zu kleinen, aber auch zu massiven Blutungen führen kann.

Die Symptome an der Haut zeigen sich durch eine ausgeprägte **Cutis hyperelastica**, die über den Gelenken, seitlich am Hals und auch im Gesicht in dünnen Falten bis zu 4 und mehr Zentimetern abgezogen werden kann (Abb. **16.15a**). Nach Loslassen schnellt sie wieder in die Ausgangslage zurück (Gummihaut). Wundränder weichen enorm auseinander. Wunden zeigen eine verzögerte Wundheilung (Nähte müssen 3- bis 4-mal länger liegen gelassen werden); es resultieren atrophische, bizarre und minderwertige Narben, wobei molluskoide hypertrophische Narbenbereiche ohne Festigkeit dazukommen. Es besteht eine Neigung zu Infektionen.

Die Gelenke sind überstreckbar, oft in ungewollten Richtungen beweglich und entbehren der Festigkeit (Abb. **16.15 b**). Dadurch können ungewöhnliche Bewegungen ausgeführt werden (Schlangenmenschen). Die Gelenke neigen zu rezidivierenden Luxationen und zu Fehlstellungen.

16.15 Ehlers-Danlos-Syndrom

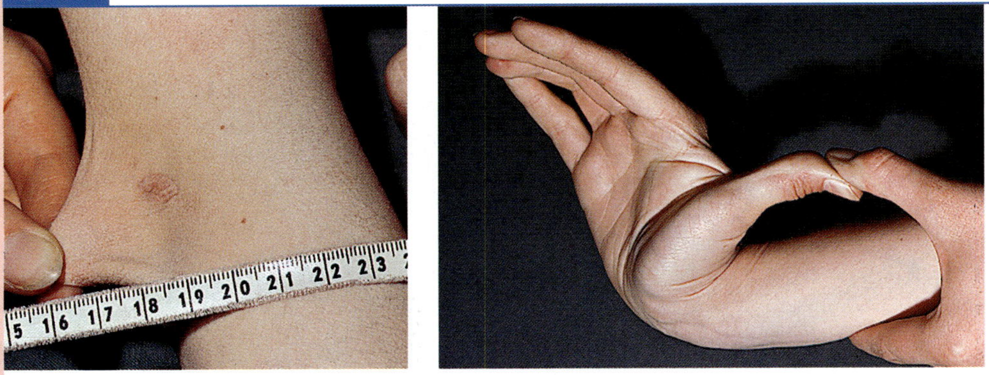

a Hyperelastische Haut am Ellbogen eines 8-jährigen Knaben mit **Ehlers-Danlos-Syndrom Typ II.** Die Haut ist 4 cm als Falte abhebbar. Im Ellbogenbereich besteht eine atrophische Narbe mit einem kleinen hypertrophischen Anteil (molluskoider Pseudotumor).

b Bizarre **Überstreckbarkeit** der Gelenke bei einer 27-jährigen Patientin mit **Ehlers-Danlos-Syndrom Typ VII.** Die Patientin hat nach der genetischen Beratung auf Schwangerschaften verzichtet und zwei Kinder adoptiert.

16.10 Heterogenität des Ehlers-Danlos-Syndroms

Typ	*Erbgang*	*klinische Symptomatik*			*Bemerkungen*
		Haut Hyperelastizität Verletzbarkeit Wundheilungsstörung	***Gelenke*** überstreckbar leicht verstauchbar Fehlstellung	***Gefäße*** brüchig Blutungsneigung	
I gravis	AD	+++	+++	+++	Frühgeburten durch Aufreißen fetaler Membranen
II mitis	AD	++	++	++	
III benignus	AD	++	++	–	–
IV	AD/AR	++	+	+++	Fehlen von Typ-III-Kollagen
V	X-R	++	–	–	Defekt der Lysinoxidase
VI okulärer Typ	AR	++	++	++	Fehlbildungen der Augen; Lysinhydroxylase-Störung
VII	AR	+	++	–	Anreicherung von Prokollagen in der Haut

A = autosomal D = dominant R = rezessiv X = X-chromosomal

Die **Brüchigkeit des perivaskulären Bindegewebes** zeigt sich an den kleinen Gefäßen als Ekchymosen und an den großen Gefäßen durch lebensgefährliche Massenblutungen. Zu solchen kann es provoziert durch Anstrengung, durch Unfälle und auch durch Schwangerschaft und Geburt kommen. Aber auch andere Bindegewebsstrukturen sind minderwertig, so dass es oft zu Hernien, Wirbelsäulenverkrümmungen und gelegentlich auch zu Rupturen des Darmes oder einem Pneumothorax kommen kann.
Das Mosaik der klinischen Manifestation ist abhängig vom biochemischen Defekt und spiegelt sich in der klinischen Symptomatik (Tab. **16.10**) wider.

- **Brüchigkeit der Gefäße** mit Ekchymosen und Massenblutungen.

Diagnostik: Die Diagnose kann aufgrund der klinischen Beschreibung erfolgen und wird durch die Familienuntersuchung ergänzt. Nur bei den Typen VI–VII kann der molekulare Defekt an kultivierten Fibroblasten aufgeklärt und diagnostisch genutzt werden.

Diagnostik: Aufgrund der Klinik mithilfe der Molekularbiologie.

Therapie: Eine Therapie ist weder symptomatisch noch molekularbiologisch möglich. Das Vermeiden von Verletzungen und größeren Belastungen der Gelenke ist ebenso Bestandteil von Aufklärung und Beratung wie der Hinweis auf die Gefahren von Schwangerschaft und Geburt bei den Typen I, II, IV und VI. Auftretende Wunden müssen besonders sorgfältig gepflegt werden. Operationen sollten nur im Notfall durchgeführt werden, da die Wundheilung 3- bis 4-mal langsamer als üblich erfolgt. Die Nähte müssen deshalb stabiler sein und länger liegen.

Therapie: Eine Therapie ist nicht möglich. Belastungen und Verletzungen sind zu vermeiden ebenso wie Schwangerschaften und Geburten bei den Typen I, II, IV und VI.

Prognose: Die Krankheit ist chronisch progredient, wobei Wunden der Haut und Luxationen der Gelenke die Lebensqualität beeinträchtigen, während Rupturen der großen Gefäße lebensbedrohlich sind.

Prognose: Die Krankheit ist chronisch progredient. Rupturen größerer Gefäße sind lebensbedrohlich.

16.12 Pseudoxanthoma elasticum

16.12 Pseudoxanthoma elasticum

▶ **Synonyme:** Elastorrhexis generalisata, Grönblad-Strandberg-Syndrom

▶ **Definition:** Heterogene Erbkrankheit des elastischen Bindegewebes mit Manifestation an der Haut, am Auge und am kardiovaskulären System.

◀ **Definition**

Epidemiologie und Erbgang: Sehr seltene heterogene Erbkrankheit, deren molekularer Defekt noch nicht bekannt ist.

Epidemiologie und Erbgang: Heterogene, sehr seltene, zumeist autosomal-dominante (2 Typen; es sind auch noch 2 autosomal-rezessive Varianten bekannt) Erbkrankheit, die ausschließlich das elastische Bindegewebe betrifft. Der molekulare Defekt ist nicht bekannt.

Klinik: Die generalisierte Störung des elastischen Bindegewebes manifestiert sich im frühen Erwachsenenalter an der Haut, den Augen und den Arterien vom elastischen Typ.

In den Beugestellen ist die **Haut** durch symmetrisch angeordnete, fleckige und plattenartige Elastikaschollen der oberen Dermis mit gelblicher Eigenfarbe charakterisiert. Diese werden beim Spannen der Haut besonders gut sichtbar (Abb. **16.16**).
Auch die Mundschleimhaut kann befallen sein.

Klinik: Es besteht eine generalisierte Störung des elastischen Bindegewebes, die sich im frühen Erwachsenenalter manifestiert und besonders Haut, Augen und Arterien vom elastischen Typ betrifft. Das minderwertige elastische Gewebe ist an der Haut sichtbar, während es am Auge und am Gefäßsystem zu funktionellen Einbußen und bei Rupturen zu lebensgefährlichen Verletzungen führt.
An der **Haut** finden sich symmetrisch angeordnet fleckige und plattenartige, unscharf begrenzte Felder, auf denen die Hautzeichnung durch papulöse, streifig angeordnete und meist konfluierende Einzelelemente von scholligen Einlagerungen in die obere Dermis mit gelblicher Eigenfarbe überdeutlich erscheint (Abb. **16.16**). Durch Spannen der Haut sind sie besonders gut sichtbar. Sie finden sich an den Beugestellen, vor allem seitlich am Hals, in den Ellenbeugen, um den Nabel und seitlich am Rumpf. Schollige, gelblich durchschimmernde Elastikaeinlagerungen sind auch an der Mundschleimhaut besonders beim Spannen zu sehen.

16.16

16.16 Pseudoxanthoma elasticum

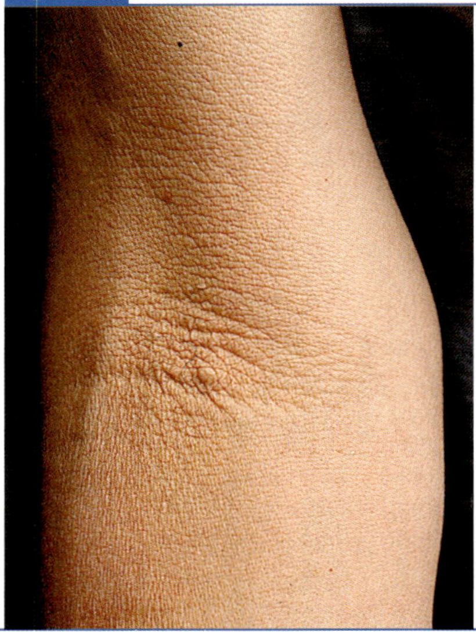

Unscharf begrenztes Feld in der Ellenbeuge einer 32-jährigen Patientin. Man achte auf die gelblichen Elastika-Schollen, die teils papulös, teils streifig, meist aber felderartig in der Haut liegen und die Beugefalten überdeutlich zeichnen.

Am **Augenhintergrund** finden sich **„angioid streaks"**, die zu Blutungen und zu Sehstörungen führen können.

An den Augen finden sich am **Augenhintergrund**, in der Umgebung der Papille, gefäßähnliche, gelblich bis schwärzliche Streifen, die manchmal verzweigt sind, gelegentlich pflastersteinartig zusammenfließen oder nur als Spritzer zu sehen sind. Sie finden sich beidseitig und können Ausgangspunkte für Blutungen sein **(angioid streaks).** Die Veränderungen führen zu Sehstörungen, die im 3–4 Lebensjahrzehnt bemerkt werden, progredient verlaufen und bei 60% der Patienten auftreten. Infolge von Retinablutungen kann es auch zur Erblindung kommen.

Die **Arterien vom elastischen Typ** sind befallen mit der Gefahr von Blutungen und vorzeitiger Arteriosklerose.

Die **kardiovaskulären Veränderungen** betreffen vor allem **Arterien vom elastischen Typ** und führen zur vorgezogenen Arteriosklerose, zur arteriellen Hypotonie und zu vermehrter und erhöhter Neigung von bedrohlichen Blutungen, die intestinal, pulmonal, zerebral, im Urogenitaltrakt und auch am Herzen auftreten können.

Diagnostik: Klinisches Bild und Histopathologie sichern die Diagnose.

Diagnostik: Die Hautveränderungen sind sehr typisch und können dank der Morphologie mit Fehlen von follikulären Elementen, der Lokalisation und aufgrund des Manifestationsalters von der aktinischen Elastose unterschieden werden. Die Diagnose sollte histopathologisch gesichert werden.

Histopathologie: Die Veränderungen betreffen das elastische Bindegewebe, das fokal schollig verquollen und in kurze Stücke zerfallen ist. Die so fragmentierte Elastika ist reich an Kalziumsalzen und liegt zwischen normal ausgebildeten Kollagenfasern. Die „angioid streaks" entsprechen scholligen Elastikafragmentierungen der Bruch-Membran und der Elastika der Retinalarterien.

Differenzialdiagnose: Abzugrenzen sind lokalisierte, schollige Elastikadegenerationen durch Säureeinwirkung oder im Bereich von Narben. Die Veränderungen am Auge und am kardiovaskulären System müssen gesucht werden.

Therapie: Eine wirksame Behandlungsmöglichkeit besteht nicht. Die Patienten bedürfen einer genetischen Beratung und haben schwere Anstrengungen wegen der Gefahr einer Massenblutung zu vermeiden. Dies gilt auch für Schwangerschaften.

Prognose: Die Krankheit ist chronisch, schubweise progredient und determiniert durch die Blutungsneigung am Auge und am kardiovaskulären System.

Histopathologie: Fokal und schollig ist das elastische Bindegewebe verquollen und fragmentiert. Es liegt zwischen normalen Kollagenfasern und ist mit Kalziumsalzen angereichert.

Differenzialdiagnose: Abzugrenzen sind die aktinische Elastose und elastotische Veränderungen im Bereich von Narben.

Therapie: Eine Behandlung ist nicht möglich. Genetische Beratung ist anzustreben.

Prognose: Chronisch progrediente Erbkrankheit mit der Gefahr von Massenblutungen.

17 Formenkreis der Atopien

17.1 Atopische Dermatitis

▶ **Synonyme:** Neurodermitis, endogenes Ekzem, atopisches Ekzem, Prurigo Besnier.

▶ **Definition:** Hauterkrankung bei genetischer Disposition, die bevorzugt im Kleinkindesalter auftritt und chronisch rezidivierende, typischerweise an den Beugeseiten lokalisierte Ekzeme mit quälendem Juckreiz zeigt. Der Verlauf ist wechselhaft und wird durch endogene Faktoren und Umweltfaktoren getriggert. Zusammen mit der Rhinitis allergica und dem allergischen Asthma bronchiale bildet die atopische Dermatitis den Formenkreis der Atopien (a-topos = am falschen Ort).

◀ **Definition**

Epidemiologie: An einer atopischen Dermatitis leiden 10–20% der Kinder in Industrieländern (häufiger in Großstädten und kleineren Familien). Das Krankheitsbild wurde im Jahre 2000 2–3-mal häufiger diagnostiziert als noch 30 Jahre früher. $^1/_3$ der betroffenen Kinder entwickelt zusätzlich ein allergisches Asthma bronchiale (durchschnittlich um das 5. Lebensjahr) oder eine allergische Rhinitis (durchschnittlich um das 10. Lebensjahr).

Epidemiologie: 10–20% aller Kinder in Industrieländern leiden an einer atopischen Dermatitis.

Erbgang: Die atopische Dermatitis wird multigen vererbt, häufiger von der Mutter als vom Vater. Sind beide Eltern betroffen, ist das Risiko für das Kind an einer atopischen Dermatitis zu erkranken auf 70% erhöht. Zwillingsstudien zeigen eine 85%ige Konkordanz für die atopische Dermatitis bei monozygoten Zwillingen und 21% bei dizygoten, was die Bedeutung der Gene für die atopische Dermatitis verdeutlicht.
Für den multifaktoriellen Erbgang sind Gene von Bedeutung, die für den erhöhten Gesamt-IgE-Wert, die spezifische IgE-Antwort und für entzündliche Mediatoren verantwortlich sind.

Erbgang: Die atopische Dermatitis ist eine erbliche Dispositionskrankheit.

Pathogenese: Immunologische, neurovegetative und hautkonstitutionelle Abweichungen wirken auf dem Boden einer erblichen Disposition zusammen.
Bei atopischer Dermatitis ist die **zelluläre Immunität** herabgesetzt. Der Neurodermitiker neigt zu bakteriellen und viralen Hautinfektionen (s. Komplikationen, S. 375) und zeigt eine reduzierte Antwort auf Kontaktallergene. Dagegen ist die T-Zellantwort in den entzündlichen Hautregionen ausgeprägt vorhanden, typischerweise wird sie von T-Helferzellen vom Typ 2 (Th2) bestimmt.

Pathogenese: Immunologische, neurovegetative und hautkonstitutionelle Abweichungen wirken auf dem Boden einer erblichen Disposition zusammen.

Das **Ungleichgewicht zwischen Th1/Th2-Antwort** charakterisiert die atopische Diathese. Ein Th1-Muster ist assoziiert mit Reaktionen vom verzögerten Typ (Tuberkulinreaktion, Kontaktekzem); ein Th2-Muster findet sich dagegen bei IgE-vermittelten Soforttypreaktionen (z. B. Rhinoconjunctivitis allergica). Die atopische Dermatitis nimmt hier einen Zwischenstatus ein und wird mit einem Zwei-Phasen-Modell erklärt. Durch ein Übergewicht der Th2-Zellen kommt es zu einer vermehrten Aktivierung von Th1-Zellen (Abb. **17.1**). Klinisch wird dieser „Switch" von der Th2- zur Th1-Immunantwort vom Wechsel des akuten papulovesikulösen Stadiums des Ekzems zur Ausbildung von Lichenifikation, epidermaler Hyperplasie und dermaler Fibrose begleitet.

Das **Ungleichgewicht zwischen Th1/Th2-Antwort** charakterisiert die atopische Diathese (Abb. **17.1**).

Auch der Wechsel von unreifen B-Lymphozyten zu Antigen präsentierenden Zellen wird von Zytokinen kontrolliert, die unter der Kontrolle von T-Zellen stehen. So wird die IgE-Produktion von Il-4 und Il-13 gefördert und von Interferon γ (IFN-γ) unterdrückt. Dies begründet eine weitere systemische immunologische Auffälligkeit bei Neurodermitis, nämlich die mitunter erhöhten IgE-Spiegel aufgrund einer **abnormen IgE-Regulation.**

Eine weitere systemische immunologische Auffälligkeit bei Neurodermitis sind die mitunter erhöhten IgE-Spiegel aufgrund einer **abnormen IgE-Regulation.**

Atopie ist aber nicht allein bedingt durch den intrinsischen Zytokin-Spiegel und dessen Einfluss auf die T-Zelldifferenzierung. So wurde bei Atopikern mit

Bei Atopikern mit hohem IgE-Spiegel wurde auch **IgE auf Antigen präsentierenden**

17.1

17.1 **Pathogenese der atopischen Dermatitis (modifiziert nach Leung)**

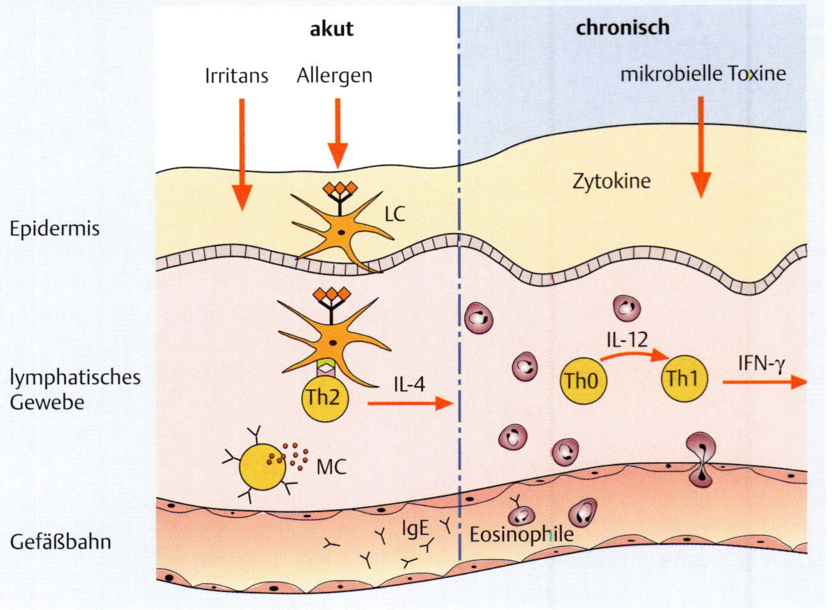

Akute Hautläsionen der atopischen Dermatitis bewirken eine erhöhte systemische T-Helfer-Zell- (Th2-) Antwort mit erhöhten IgE-Spiegeln und eine Eosinophilie. Mit zunehmender Infiltration mit Eosinophilen und Makrophagen in der chronischen atopischen Dermatitis steigt die Il-12 Expression und es entwickelt sich ein „Switch" zu einer T-Helfer-Typ 1- (Th1-) Zellantwort, die das entzündliche Milieu über IFN-γ bestimmen.
LC Langerhans Zelle, MC Mastzelle

Langerhanszellen gefunden, gebunden an den hochaffinen IgE-Rezeptors $Fc_{\varepsilon}R1$. Allergenkontakt mit der Haut führt zur Bildung von Allergen-IgE-Komplexen, die an $Fc_{\varepsilon}R1$ binden und zur Freisetzung von Entzündungsmediatoren führen.

hohem IgE-Spiegel **IgE auf Antigen präsentierenden Langerhanszellen** gefunden, gebunden an den hochaffinen IgE-Rezeptor ($Fc_{\varepsilon}R1$). Er wird exprimiert auf Antigen präsentierenden Zellen, Monozyten und dendritischen Zellen, aber auch auf Effektorzellen, Mastzellen und Basophilen. Allergenkontakt mit der Haut führt zur Bildung von Allergen-IgE-Komplexen, die an $Fc_{\varepsilon}R1$ auf der Oberfläche epidermaler Langerhanszellen binden und zur Zellaktivierung und Freisetzung von Entzündungsmediatoren (Histamin und gefäßaktive Mediatoren) führen. Der chronisch entzündliche Charakter der Neurodermitis und die Verschlechterung des Hautzustandes bei Neurodermitikern mit gleichzeitiger saisonaler Pollinosis oder ganzjähriger relevanter Hausstaubsensibilisierung ließe sich demnach mit wiederholter Antigenexposition erklären.

In den Ekzemherden und im peripheren Blut zeigt sich eine **Eosinophilie**.

In den Ekzemherden und im peripheren Blut zeigt sich eine **Eosinophilie**. Auch Eosinophile zählen zu den $Fc_{\varepsilon}R1$-exprimierenden Effektorzellen bei IgE-vermittelten allergischen Entzündungen. Daher wurde das **eosinophile kationische Protein** als Marker der Erkrankungsaktivität des atopischen Ekzems etabliert. Auffällig ist, dass Eosinophile in der atopischen Dermatitis eine verzögerte Apoptose aufweisen, was die Eosinophilie erklärt.

Es besteht ein Ungleichgewicht der **vegetativen Rezeptormechanismen** (endogene Blockade der β-Rezeptoren).

Auch Störungen des **vegetativen Nervensystems** sind bei der atopischen Dermatitis nachweisbar. Ein Beispiel hierfür ist der **weiße Dermographismus,** ein Phänomen, das sich neben anderen erythematösen Hautveränderungen häufiger bei Patienten mit atopischer Dermatitis findet: nach linearem kräftigem Bestreichen der Haut in den geröteten Herden bleibt für einige Minuten eine weiße Linie zurück. Diese Reaktion basiert – nach der Szentivanyi-Hypothese – auf einer veränderten Funktion der Adrenorezeptoren mit partieller Hemmung der β-Rezeptorenaktivität.

Charakteristisch sind **Störungen funktioneller Hauteigenschaften:** „trockene Haut" mit gesteigertem transepidermalem Wasserver-

Charakteristisch sind zudem **Störungen funktioneller Hauteigenschaften.**

Die **Juckreizschwelle** ist herabgesetzt, so dass Juckreiz leichter durch einen Histaminreiz oder unspezifische Reize wie Wolle ausgelöst wird. Menschen mit atopischer Dermatitis haben typischerweise „trockene Haut" (**Xerosis**) mit **ge-**

steigertem transepidermalem Wasserverlust und verminderter Talgproduktion (**Sebostase**). Der **Hautschutzmantel** wie auch die **Alkaliresistenz** ist bei gesteigerter Irritabilität der Haut **reduziert.** Die herabgesetzte Barrierefunktion wird unter anderem durch Änderungen der **Fettsäurezusammensetzung** der atopischen Haut erklärt; vor allem Linolensäure fehlt. Häufig zeigen die Patienten eine Besiedlung der Haut mit Staphylococcus aureus.
Die multifaktorielle Genese der atopischen Dermatitis fasst Abb. **17.2** zusammen.

lust, verminderte Talgproduktion **(Sebostase)** und Verminderung der **Alkaliresistenz.**

Zur multifaktoriellen Genese der atopischen Dermatitis s. Abb. **17.2**.

17.2 Multifaktorielle Genese der atopischen Dermatitis
(modifiziert nach Braun-Falco, Plewig und Wolff)

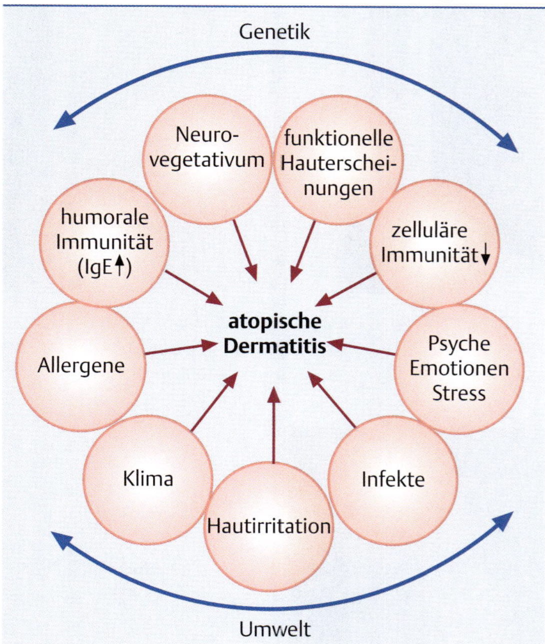

17.2

Klinik: Das klinische Bild ist sehr vielgestaltig und wechselt typischerweise im Leben eines Patienten (Tab. **17.1**). Im Säuglingsalter beginnt die Krankheit mit **Milchschorf,** der als gelb/bräunlich festhaftende Kruste am behaarten Kopf in der Farbe von „Milch die im Topf angebrannt ist" imponiert (Abb. **17.3 a**). Später entwickeln sich nässende juckende **Ekzeme** mit Papulovesikeln an den konvexen Körperpartien, Stirn, Kinn und Wangen und nummuläre Herde am Rumpf (≥ 3. Monat), die Effloreszenzen neigen zur Superinfektion. Im Kindesalter sind primär Beugen (Abb. **17.3 c**) oder Körperfalten und Handrücken betroffen (Abb. **17.3 b**). Das Bild ist geprägt von Kratzspuren und Exkoriationen, durchbrochen durch neue Ekzemschübe. Eine **Lichenifikation** der Ekzeme folgt im jugendlichen Alter mit stabilen flächigen Ekzemen mit dem typischen vergröberten Hautfaltenrelief (> 4 Jahre). Im Erwachsenenalter überwiegen nummuläre Ekzemherde und prurigoartige Läsionen, geprägt von **Papeln**, die zerkratzt werden (> 12 Jahre) oder auch alle Veränderungen nebeneinander.

Klinik: Das klinische Bild ist äußerst variabel (Tab. **17.1**). Die Erstmanifestation tritt als **Milchschorf** auf (Abb. **17.3 a**). Später entwickeln sich umschriebene juckende **Ekzeme,** v. a. in Gelenknähe (Beugeekzem, Abb. **17.3 c**), in Körperfalten oder am Handrücken (Abb. **17.3 b**).

Eine **Lichenifikation** der Ekzeme erfolgt im jugendlichen Alter. Im Erwachsenenalter überwiegen nummuläre Ekzemherde geprägt von Papeln.

17.1 Atopische Dermatitis: Phasen und vorherrschende Effloreszenzen

Phase	*Morphe*
≥ 3 Monate	***Ekzem,*** Papulovesikel (oft exsudativ und impetiginisiert)
2 – 12 Jahre	***Lichenifikation***, Erosionen, Pünktchennägel
≥ 13 Jahre	***Papel***, schuppende Plaques, Mikrovesikel, Erosionen, Lichenifikation

17.1

17.3

17.3 Atopische Dermatitis

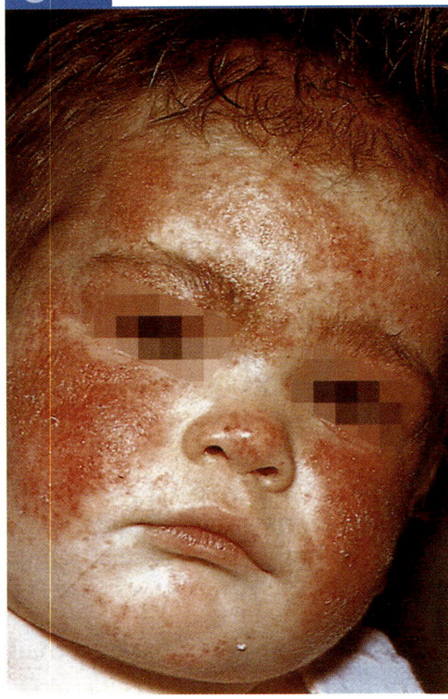

a Milchschorf (Crusta lactea): Schuppenkrusten auf erythematösem Grund mit Betonung der seitlichen Gesichtspartien.

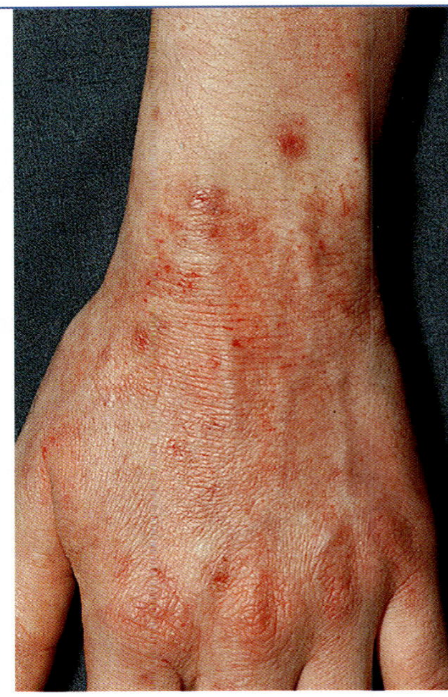

b Vergröberung des Hautfaltenareals (Lichenifikation) und Exkoriationen über dem linken Handgelenk und Handrücken.

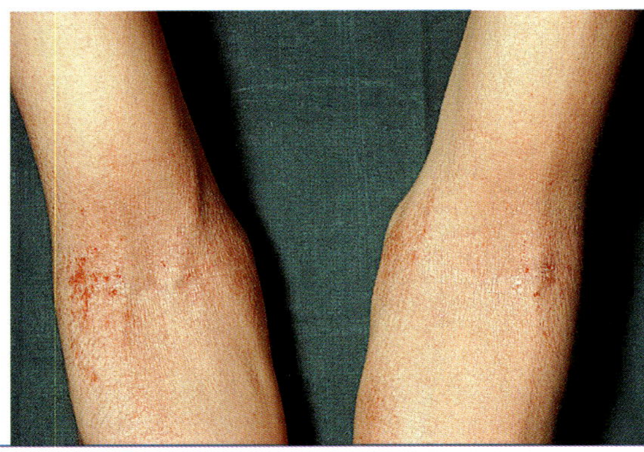

c Befall der Ellenbeugen, bevorzugte Lokalisation der atopischen Dermatitis (Beugenekzem).

Trockene Haut und **Juckreiz** wechselnder Intensität bestimmen das Bild.

Subjektiv steht für die Patienten die trockene Haut und der **Juckreiz** mit quälenden und den Schlaf störenden Juckreizattacken im Vordergrund der Beschwerdesymptomatik.

Der **chronisch rezidivierende Verlauf** ist unberechenbar.

Im Herbst zeigt sich häufig eine Verschlechterung.

Der **chronisch rezidivierende Verlauf** der atopischen Dermatitis ist unberechenbar.

Die Krankheitsschübe können jedoch auch eine deutliche Abhängigkeit von **Provokationsfaktoren** zeigen. Diesen ist z.B. die **Jahreszeit** zuzurechnen; im Herbst zeigt sich häufig eine Verschlechterung des Hautbildes. Auch relevante **Allergene** spielen eine Rolle als Triggerfaktoren, wenn z.B. gleichzeitig eine Nahrungsmittelallergie oder eine Pollinosis vorliegt. So können Ekzeme saisonal aerogen durch Pollen ausgelöst oder verschlechtert oder ganzjährig durch Hausstaubmilben, Haustierkot oder den Schimmelpilz Alternaria unterhalten werden. Scharfe Gewürze, Kaffee, Cola, Zitrusfrüchte und -säfte, Tomaten und Nahrungsmittel mit Konservierungsstoffen sind den unspezifischen Provokationsfaktoren zuzurechnen.

Häufiger sind jedoch berufliche oder häusliche **Irritanzien** für die Auslösung eines Ekzems verantwortlich. Entsprechend ist in der Berufsberatung eines Neurodermitikers Vorsicht bei Berufen mit der Notwendigkeit zu häufigem Hände-

waschen und -desinfizieren geboten (z.B. Krankenpflege, Berufe in der Nahrungsmittelverarbeitung, Friseur).
Neben den **Hauptkriterien** sind typische **Nebenkriterien** oder Minimalvarianten typisch (Tab. **17.2**).

Neben den **Hauptkriterien** sind **Nebenkriterien** oder Minimalvarianten typisch (Tab. **17.2**).

17.2 Diagnostische Kriterien der atopischen Dermatitis (nach Hanifin und Rajka)

Hauptkriterien	***Nebenkriterien***
▶ ***Pruritus*** (v.a. nächtlich)	▶ ***Trigger der atopischen Dermatitis*** ▪ kutane Irritationen (z.B. Wolle, schwitzen) ▪ Nahrungsmittelunverträglichkeit ▪ Umweltfaktoren ▪ emotionale Faktoren
▶ ***typische Morphe*** ▪ Ekzem ▪ Lichenifikation ▪ Papel ▶ ***typische Lokalistaion*** ▪ beim Kind: Gesicht und Extremitätenaußenseiten ▪ beim Jugendlichen: Beugen	▶ ***Besonderheiten des atopischen Gesichtes*** ▪ Gesichtsblässe ▪ Gesichts-, Perioral-, Lidekzem ▪ Konjunktivitis, gedoppelte Lidfalte, halonierte Augen ▪ Cheilitis ▪ periorale Fältchen ▪ anteriore Halsfalten
▶ ***Verlauf:*** chronisch undulierend, rezidivierend	▶ ***andere*** ▪ früher Beginn ▪ trockene Haut, Ichthyose ▪ Hyperlinearität der Handflächen ▪ Pityriasis alba ▪ Keratosis pilaris (Abb. **17.4b**) ▪ Hand-, Fuß-, Mamillenekzem ▪ weißer Dermographismus
▶ ***atopische Eigen- oder Familienanamnese*** ▪ allergische Rhinokonjunktivitis ▪ allergisches Asthma bronchiale ▪ atopische Dermatitis	▶ ***Komplikationen*** ▪ bakterielle und virale Hautinfektionen ▪ positive Hauttests (Typ I) ▪ erhöhtes Serum IgE

17.2

Weiterhin werden **Stigmata** der atopischen Dermatitis beschrieben, die bei Erkrankten häufiger zu finden sind als in der Normalbevölkerung; hierzu zählen: Hyperlinearität an Handflächen und Fußsohlen, Ekzematisierung der Finger- (Pulpitis sicca, Abb. **17.4 a**) und Zehenkuppen (atopische Winterfüße), zwei zusätzliche infraorbitale Falten (Denie-Morgan-Fältelung, Abb. **17.4 c**), Pityriasis alba als feine Schuppung in hypomelanotischen Flecken (atopisches Pseudoleukoderm), periorbitale Pigmentierung („orbital darkening"), Ausdünnung des lateralen Anteils der Augenbrauen (Hertoghe-Zeichen), tiefer Haaransatz (pelzmützenartiger Haaransatz) und Blässe der Gesichtshaut.

Zu den **Stigmata** der atopischen Dermatitis, die bei Erkrankten häufiger zu finden sind als in der Normalbevölkerung zählen z.B. die Pulpitis sicca (Abb. **17.4 a**), die Denie-Morgan-Fältelung (Abb. **17.4 c**) und das Hertoghe-Zeichen.

Komplikationen: Systemische Infektionskrankheiten oder Besiedlung der Haut mit Keimen wie Staphylococcus aureus, Streptokokken oder Pityrosporon-Hefen fördern die Entzündung der Haut. Virale herpetische Infektionen sind gefürchtet, da die Aussaat auf der ekzematösen Haut zu einem ausgedehnten oder generalisierten **Eczema herpeticatum** führen kann (Abb. **17.5**). Humane Papillomviren (Warzenviren) oder das Pockenvirus (Mollusca contagiosa) zeigen bei atopischer Dermatitis besonders ausgeprägte Formen.

Komplikationen: Es besteht eine Neigung zu bakterieller und viraler Superinfektion: **Eczema herpeticatum** (Abb. **17.5**), Eczema molluscatum.

Diagnostik: Die Diagnostik basiert auf der Kombination von klinischen Zeichen (Tab. **17.2**), Familienanamnese und allergologischer Abklärung.
Wegen der klinischen Vielfalt wurde versucht, die Diagnose zu standardisieren und 4 Hauptkriterien und mehrere Nebenkriterien erfasst (Tab. **17.2**); demnach wird die Diagnose bei Vorliegen von 3 Haupt- und 4 Nebenkriterien operational standardisiert gestellt.

Diagnostik: Klinisches Bild (Tab. **17.2**), Familienanamnese und allergologische Abklärung.

17.4

17.4 Nebenkriterien der atopischen Dermatitis

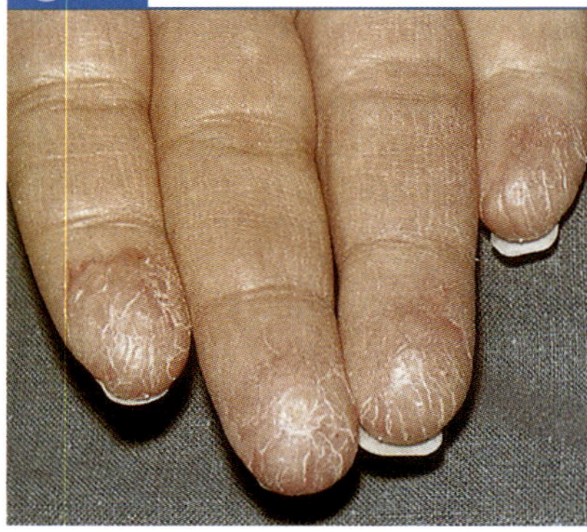

a Fingerkuppenekzem (Pulpitis sicca).

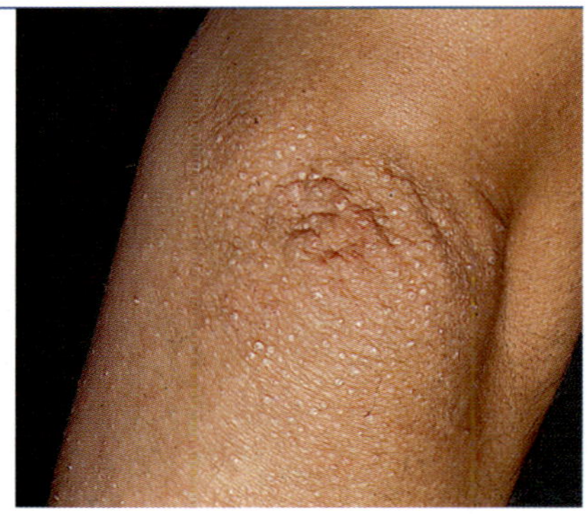

b Follikuläre Papeln über dem linken Ellbogen („Hühnerhautfleck“).

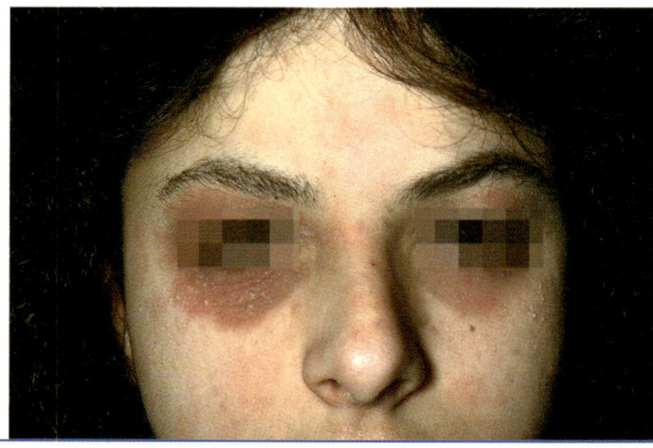

c Fältelung und trockene Schuppung der Orbitalregion.

17.5

17.5 Eczema herpeticatum

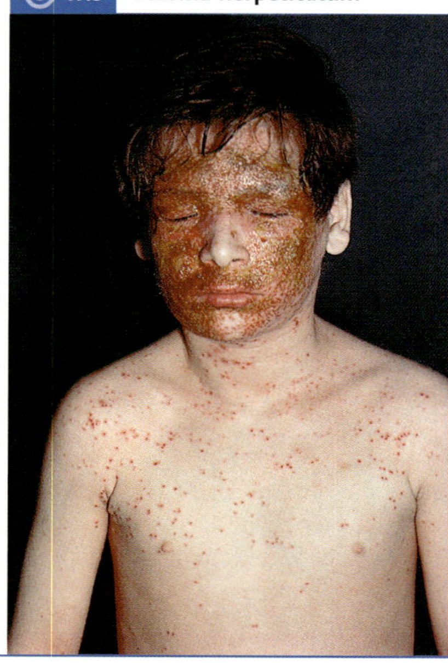

Das Serum-IgE ist in 80% der Fälle erhöht.

Nicht immer ist das Gesamt-IgE, zumeist jedoch das allergenspezifische IgE erhöht (insbesondere auf die Allergene der Hausstaubmilbe, Pollen und Haustiere). Eine Blut- und Gewebeeosinophilie kann vorliegen. Mit der Hauttestung an der Beugeseite des Unterarms kann allergenspezifisches IgE auf Mastzellen, im peripheren Blut mittels Radioallergosorbent-Test (RAST), nachgewiesen werden.

Um den Schweregrad der atopischen Dermatitis abzuschätzen, wurde ein Scoring System (SCORAD = SCORing Atopic Dermatitis) etabliert. Erfasst wird die betroffene Körperfläche, der Schweregrad der Ekzeme und subjektive Symptome (Juckreiz, Schlaflosigkeit). Die Maximalvariante stellt die atopische Erythrodermie dar.

Differenzialdiagnose: Im Säuglingsalter ist die seborrhoische Dermatitis die schwierigste Differenzialdiagnose. Sie beginnt vor dem 3. Lebensmonat in der Windelregion, hat fette Schuppen, findet sich häufig auch in den Achselhöhlen und juckt selten.
Die Skabies imponiert durch Gänge und bei Kindern typischerweise durch Befall der Handflächen und Fußsohlen.
Erhöhte IgE-Spiegel finden sich auch bei parasitären Infektionen, lymphoproliferativen Erkrankungen, dem Netherton-Syndrom (s. S. 357) und bei Immundefizienz-Syndromen wie dem Wiskott-Aldrich-Syndrom (X-chromosomal rezessiv, Thrombozytopenie und Plättchendysfunktion, atopische Dermatitis), der selektiven IgA-Defizienz oder Hyper-IgE-Syndromen. Metabolische Störungen (z. B. Phenylketonurie) oder defiziente Ernährung (Zinkmangel mit Acrodermatitis enteropathica, Histidindefizienz, Biotin-Mangel) zeigen sich unter dem Bild von Ekzemen.

Differenzialdiagnose: Seborrhoische Säuglingsdermatitis (sie zeigt fette Schuppen, bevorzugt die Mittellinie und die großen Körperfalten und juckt selten) und Skabies.

Therapie: Zur Prävention von Schüben der atopischen Dermatitis zählen **tägliche rückfettende Maßnahmen** (s. Prävention S. 378). Verschlechterungen des Hautzustandes werden behandelt mit nichtsteroidalen antientzündlichen Präparaten (z. B. Bufexamac), antipruriginösen Externa (z. B. Polidocanol), gerbstoffhaltigen Zubereitungen, Teerpäparaten und **im akuten Schub mit topischen Kortikosteroiden**, auch als feucht-semi-okklusive Verbände. Bei der Therapie mit topischen Kortikosteroiden sind Dauer und Lokalisation der Anwendung zu beachten (s. auch Tab. **26.2**, S. 480). Die Therapie mit topischen Kortikosteroiden darf nicht abrupt beendet werden (Ausschleichen über 1 – 2 Wochen). Starke Kortikosteroide werden nicht im Gesicht, an den Augenlidern, Brust, Beugen und behaartem Kopf angewandt.
Zu den Neuentwicklungen zählen topische immunsupprimierende Zubereitungen (z. B. Tacrolimus-Salbe).
Kinder profitieren mitunter von der oralen Gabe von **γ-Linolensäure.** Die Anwendung von Nachtkerzensamenöl zielt auf eine Vermehrung der γ-Linolensäure und ihrer Produkte Prostaglandin E1 und E2 ab (die Wirkung bei Erwachsenen ist nicht überzeugend).
Die **UV-Therapie** umfasst die Psoralen-UVA-(PUVA-)Therapie oder UVA-1 (langwelliges UVA) und UVB. Die Effekte der UV-Strahlung sind vielfältig (Induktion von Apoptose in T-Zellen; Reduktion der Langerhanszellen; antimikrobiell, antipruriginös, Aufbau einer Lichtschwiele).
Sedierende Antihistaminika zur Nacht lindern die nächtlichen Juckreizattacken (z. B. Tavegil, Repeltin).
Im Falle einer bakteriellen Superinfektion werden lokal **Antibiotika** (angepasst nach Antibiogramm) verabreicht.
In wenigen schweren Fällen wird eine kurzfristige systemische Therapie im Schub mit Steroiden zur Entzündungshemmung und Immunsuppression nötig. Cyclosporin, ein Zytokininhibitor, der vor allem die T-Lymphozyten beeinflusst und bei atopischer Dermatitis die γ-IFN Spiegel im Serum erhöht, ist ebenfalls eine Therapieoption für schwere Fälle. Azathioprin, ein Purinanalogon mit antiproliferativen und antiinflammatorischen Eigenschaften, stellt eine therapeutische Möglichkeit bei therapierefraktären Fällen dar.
Nicht wissenschaftlich überprüfte Therapiekonzepte basieren auf Akupuktur, Homöopathie, der Urin-/oder Eigenblutbehandlung und der Bioresonanztherapie, die im Einzelfall subjektiv helfen. In der traditionellen chinesischen Medizin werden Teezubereitungen aus verschiedenen chinesischen Kräutern verwandt, die auch natürliche Glukokortikoide enthalten. Diese Kräuterkombinationen sind obsolet, da sie zu einem toxischen Leberversagen und zur Kardiomyopathie geführt haben.

Therapie: Wichtig ist die Basistherapie als **tägliche rückfettende Hautpflege.** Im akuten Schub können kurzfristig **lokale Kortikoide** gegeben werden, die in ihrer Wirksamkeit unübertroffen und bei kritischem Einsatz risikolos sind.

Kinder profitieren mitunter von der oralen Gabe von **γ-Linolensäure.**

Prävention: Stillen kann den Ausbruch der Erkrankung hinauszögern. Ratsam sind eine **staubarme Wohnung** und der **Verzicht auf Haustiere.**

Allgemein unterstützende Maßnahmen betreffend Diät, Klima, Bade- und Waschverhalten, Kleidung, Wohn- und Psychohygiene, Berufsberatung sind wesentliche Voraussetzungen für einen Therapieerfolg.
Hauttests auf Nahrungsmittel- und Inhalationsallergene sind häufig positiv, aber nur selten (ca. 15%) klinisch relevant.

Prognose: Der Verlauf der atopischen Dermatitis ist unberechenbar; die Ekzemschübe werden jedoch in der Regel mit der Zeit milder. 60% der Kinder verlieren die atopische Dermatitis bis zum Erwachsenenalter.

Eine gesteigerte Hautempfindlichkeit bleibt lebenslang bestehen.

17.2 Respirationsallergien

17.2.1 Pollenallergie

▶ Definition

Prävention: Bei Kindern mit genetischer Dispositon zu atopischer Dermatitis kann **Stillen** den Ausbruch der Erkrankung zwar nicht verhindern, jedoch hinauszögern. Empfohlen wird eine Stillzeit von 4–6 Monaten (Beikost möglichst nicht vor dem 4. Lebensmonat); ist Stillen nicht oder nicht ausreichend möglich, sollte hydrolysierte hypoallergene Säuglingsnahrung verwendet werden. **Rauchen** der Mutter in der Schwangerschaft erhöht das Risiko des Kindes eine atopische Dermatitis zu entwickeln. Eine **staubarme trockene Wohnung** (Hausstaubmilbenbekämpfung) und der **Verzicht auf Haustiere** sind ratsam.
Eine Karenz bekannter **Nahrungsmittelallergene** nach Exposition unterdrückt die immunologische Restimulation. Zu den häufigsten Nahrungsmittelallergenen zählen Eier, Nüsse, Milch und Fisch. Sie spielen jedoch ein deutlich geringere Rolle als oft angenommen. Eine Nahrungsmittelelimination im Kindesalter ist nur nach Provokationstestung (doppel-blind, plazebokontrolliert) zu verantworten; im Erwachsenenalter ist die Bedeutung noch geringer. Als unspezifische Irritanzien gelten saure Früchte (z. B. Zitrusfrüchte), Tomaten und scharfe Gewürze. Relevante Aeroallergene können urtikarielle oder ekzematöse Hautveränderungen hervorrufen, insbesondere an den im Sommer nicht mit Textilien bedeckten Hautstellen, saisonal bei Pollinosis oder ganzjährig bei Sensibilisierung auf Hausstaubmilben oder Haustiere.
Bei **Höhenklimakuren** ist der Allergengehalt der Luft minimal bei hoher Lufttrockenheit und Globalstrahlung, was sich positiv auf die atopische Dermatitis auswirkt.
Rückfettende Maßnahmen unter Anwendung von **Moisturizern** (Feuchthaltefaktoren wie Harnstoff, Glycerin etc.) und Zusatz von **Badeölen mit Desinfizienzien** stellen die Hautbarriere wieder her und schützen so vor neuen Reizen durch Irritanzien.
Stressreiche Lebenssituationen und das soziale Umfeld fördern mitunter eine zusätzliche Somatisierung. Psychologische Techniken umfassen das Gespräch, die Selbsthypnose und kognitive Imagination, Verhaltenstherapie und Psycho- oder Familientherapie.

Prognose: Der Verlauf der atopischen Dermatitis ist unberechenbar; Zeiten mit in unregelmäßigen Abständen auftretenden Schüben wechseln mit Zeiten der Abheilung. So kann die Krankheit im Säuglingsalter beginnen, nach dem Milchschorf sistieren, sich erst nach der Pubertät verlieren oder bis ins Greisenalter fortbestehen. Die Ekzemschübe werden jedoch in der Regel mit der Zeit milder; im Erwachsenenalter können Handekzeme als alleiniger Ausdruck einer atopischen Dermatitis bestehen bleiben.
Bis nach der Pubertät verschwindet das Krankheitsbild bei 60% der Kinder. Jedoch können auch in diesen Fällen Faktoren wie das Ausüben eines „Feuchtberufs" zu einer lokalisierten Exazerbation führen und ein atopisches Handekzem unterhalten.
Eine gesteigerte Hautempfindlichkeit bleibt lebenslang bestehen.

17.2 Respirationsallergien

17.2.1 Pollenallergie

▶ **Synonyme:** Pollinose, Erkrankungen: Heuschnupfen, allergische Rhinokonjunktivitis, allergisches Asthma bronchiale

▶ **Definition:** Durch inhalative Allergene saisongebunden auftretende allergische Soforttypreaktion, die durch Pollen von Gräsern, Bäumen und Kräutern ausgelöst wird und an den Schleimhäuten von Auge, Nase, Rachen und Bronchien Entzündungen hervorruft.

Epidemiologie: Die allergische Rhinokonjunktivitis nimmt zu. Die Prävalenz in Deutschland liegt bei Erwachsenen zwischen 15 und 25%, bei Jugendlichen über 30%.

Epidemiologie: Die Prävalenz bei Jugendlichen beträgt >30%, bei Erwachsenen 15–25%.

Ätiologie: Auslösende Allergene sind die Pollen anemophiler (= windbestäubender) Pflanzen. Pollinoseverursacher sind im Frühjahr vor allem die Pollen von Erle, Hasel und Birke, im Sommer Gräser und Roggen (eine Roggenähre enthält 4,2 Mio. Pollen) und im Herbst Beifuß und Wegerich. Der Pollenflug richtet sich nach der Besonnung, den Niederschlägen und nach der Windverwehung (Flugstrecken über mehrere 100 km). Häufig sensibilisiert sind Menschen mit erblicher atopischer Disposition, bei denen zur Auslösung der Symptome bereits 5–50 Pollenkörner genügen (die tägliche Inhalation beträgt oft mehr als 5000 Pollen).

Ätiologie: Auslösende Allergene sind die Pollen windbestäubender Pflanzen. Wind, Regen, Temperatur, Luftfeuchtigkeit und Tageszeit bestimmen den Pollengehalt der Luft.

Für den Pollenallergiker sind **Kreuzreaktionen** zwischen Pollen und so genannten **pollenassoziierten Nahrungsmitteln** bedeutsam: Beifuß ist ein Kreuzallergen zu Sellerie und Gewürzen wie Anis und Currymischung (Sellerie-Beifuß-Gewürz-Syndrom); Frühblüher sind Kreuzallergene zu Nüssen und Stein- oder Kernobst. Diese Kreuzreaktionen beruhen zum Teil auf der botanischen Verwandtschaft und der strukturellen Ähnlichkeit zwischen Pollen und Früchten.

Kreuzreaktionen zwischen Pollen und sog. **pollenassoziierten Nahrungsmitteln** (z. B. Beifuß als Kreuzallergen zu Sellerie) sind möglich.

Für die Manifestation des Krankheitsbildes spielen zudem wiederholte virale Infektionen eine wichtige Rolle. Histamin, Kinine, eosinophiles chemotaktisches Protein und Eicosanoide sind für die Symptomatik verantwortlich. Luftschadstoffe werden als Kofaktoren bei IgE-vermittelten allergischen Erkrankungen angesehen.

Für die Manifestation des Krankheitsbildes spielen zudem wiederholte **virale Infektionen** eine wichtige Rolle.

Klinik: Zur Pollenflugzeit kommt es bei Sensibilisierten zu akut einsetzenden **Niesattacken,** Fließschnupfen im Wechsel mit verstopfter Nase, akuter **Bindehautentzündung** mit Juckreiz, Rötung, Schwellung und Augentränen, Juckreiz im Rachen und in den Gehörgängen und **Hustenreiz.**

Nächtliche Hustenattacken sind oft das erste Symptom für eine Mitreaktion der Bronchien, das in ein Pollenasthma münden kann. Diesen Weg beschreibt man als **„Etagenwechsel“,** wobei es sich nicht um einen Wechsel, sondern um eine Ausweitung auf ein zusätzliches betroffenes Organ handelt, sog. „allergischer Marsch“. Bei Kleinkindern kann es zu einer Tracheitis allergica, gekennzeichnet durch schwere paroxysmale Hustenattacken (Pseudokrupp) kommen. Bei jungen Mädchen findet sich gelegentlich eine Vulvovaginitis pollinotica.

Intestinale Beschwerden wie Meteorismus und Durchfälle nach Verschlucken von Pollen oder nach Honiggenuss kennzeichnen eine Allergenwirkung an der Intestinalschleimhaut, im Sinne einer **allergischen Gastroenteritis.**

Bei einer gleichzeitig bestehenden atopischen Dermatitis verschlechtert sich während der Pollenflugzeit der Hautzustand in den Beugen und periorbital (s. S. 372, IgE-Rezeptor auf Langerhanszellen).

Schulische und berufliche Leistungen, soziale Aktivitäten wie auch die Lebensqualität sind bei Allergikern reduziert.

Klinik: Die Symptomatik setzt akut ein mit **Niesattacken**, Fließschnupfen, **Bindehautentzündung** mit juckenden Augen und **Hustenreiz** zu Beginn des relevanten Pollenfluges und endet dann wieder.
Nächtliche Hustenattacken sind oft das erste Symptom für eine Mitreaktion der Bronchien, das in ein Pollenasthma münden kann. Diesen Weg beschreibt man als **„Etagenwechsel“.**

Komplikationen: Komplikationen sind chronische Entzündungen der Nasennebenhöhlen und Mittelohrergüsse (oft in der Kindheit). Bei einem Drittel der Patienten entwickelt sich nach 10 Jahren ein allergisches Asthma bronchiale.

Komplikationen: Bei 30% der Pollinotiker kommt es nach einigen Jahren zur Ausweitung des Krankheitsbildes auf die Bronchien.

Diagnostik: Die Basisdiagnostik der IgE-vermittelten Allergien stützt sich auf die Krankengeschichte (insbesondere auf die jahreszeitliche Abhängigkeit der Beschwerden), die typischen Hauttests, die Untersuchung von Nase, Rachen und Konjunktiven mit Bindehaut und auf die In-vitro-Diagnostik mit Labortests (Abb. **17.6**). Bei der Abklärung des allergischen Asthma bronchiale geht der Ursachenanalyse der Krankheitsnachweis voraus (Lungenfunktionsprüfungen, Peak-Flow-Verlaufsmessungen, Hyperreagibilitätstests der Atemwege).

Diagnostik: Grundstein und Basis der Allergiediagnostik ist die ausführliche Anamnese (Abb. **17.6**).

Die **Hauttestung** umfasst den **Prick-Test** an der Beugeseite des Unterarms mit kommerziellen Lösungen oder „nativen“ Allergenen (frischen Nahrungsmitteln) gegenüber einer Negativkontrolle (Kochsalz) und einer Positivkontrolle (histaminhaltige Lösung). Varianten sind der **Reibetest**, der **Scratchtest** und der **Intrakutantest** (s. S. 39).

Entscheidende Testmethode zum Nachweis der Sensibilisierung und zur Bestätigung der Diagnose ist der Hauttest, insbesondere der **Prick-Test.**

17.6

17.6 Die Bedeutung verschiedener Verfahren der Allergiediagnostik

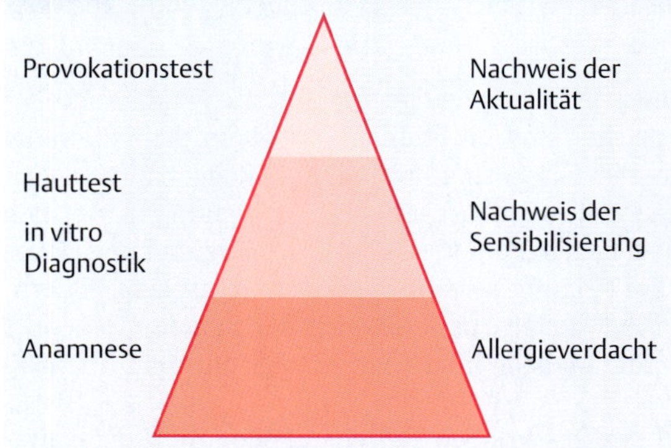

Die Basis der Diagnostik ist die Anamnese, aus der sich der Allergieverdacht entwickelt, der im Hauttest und in der In-vitro-Diagnostik überprüft wird. Die Krönung der allergologischen Diagnostik ist der plazebokontrollierte, verblindete Provokationstest.

Provokationstest und **RAST** (Abb. **17.7**) können in unklaren Fällen Anamnese und Hauttest ergänzen.

Bestehen Unklarheiten über die Relevanz eines Inhalationsallergens wird eine nasale oder bronchiale **Provokation** durchgeführt. Bei Nahrungsmittelallergien wird, nach einer Allergenkarenz, der doppelblinde plazebokontrollierte orale Provokationstest durchgeführt.
Die **In-vitro-Diagnostik** basiert auf der gezielten Bestimmung des spezifischen IgE in Relation zum Gesamt-IgE. Der **Radio-Allergo-Sorbent-Test (RAST)** erfasst das freie, im Blut zirkulierende IgE. Das Prinzip beruht auf dem Nachweis von IgE im Blut des Patienten, das spezifisch auf das Allergen ist (Proteine aus Nahrungsmittteln oder Inhalationsantigenen, Abb. **17.7**). Wegen des großen technischen und finanziellen Aufwands ist der RAST nicht als Screening-Test geeignet.
Sehr speziellen Fragestellungen vorbehalten sind der Histamin- oder der Leukotrienfreisetzungstest und die Bestimmung des eosinophilen kationischen Proteins.
Wesentlich ist die Wertung eines positiven Labor- oder Hauttestergebnisses. Bei positiven Testreaktionen wird unterschieden zwischen einer Sensibilisierung ohne klinische Relevanz (früher relevantes Allergen, prävalente Sensibilisierung, Reaginbildung bei atopischer Dermatitis) und mit klinisch relevanter Erkrankung.

17.7 Radio-Allergen-Sorbent-Test (RAST)

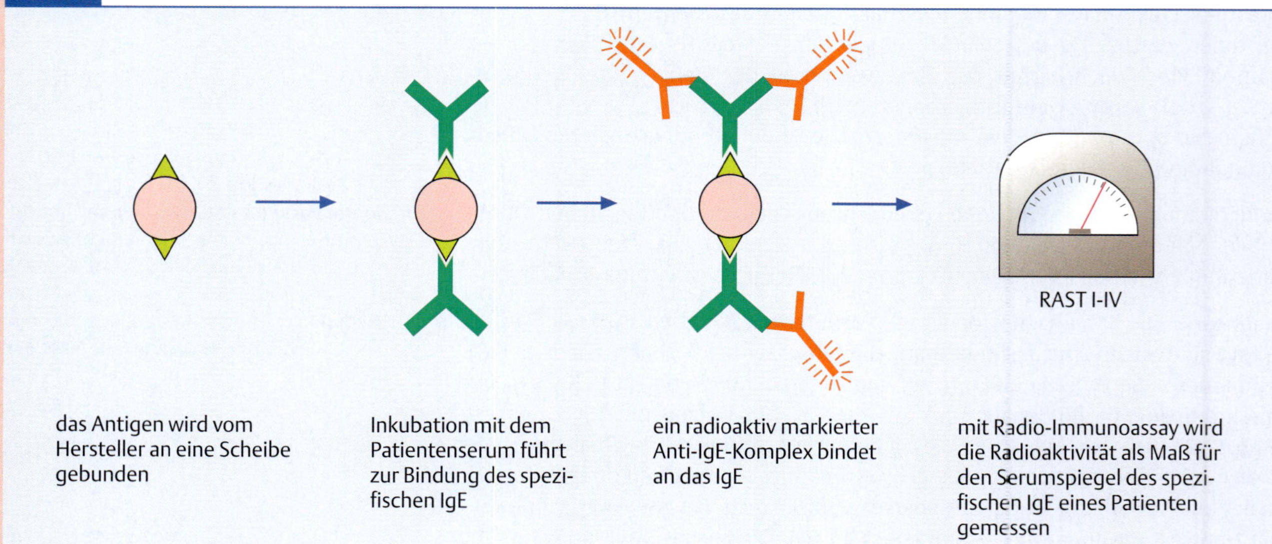

Der Test nutzt die Spezifität der Antigen-Antikörper-Reaktion für die klinische Diagnostik, um allergenspezifische IgE-Antikörper nachzuweisen.

Differenzialdiagnose: Abzugrenzen sind Formen der **Rhinosinusitis** (vasomotorische Rhinitis = hyperreflektorische Rhinopathie oder unspezifische nasale Hyperraktivität, Aspirinsensitivität). Die **hyperreflektorische Rhinopathie** ist durch wechselnde Nasenatmungsbehinderung, wässriges Nasenlaufen, Juck- und Niesreiz charakterisiert. Die Nasenschleimhaut reagiert verstärkt auf umweltbedingte physikalische, chemische und mechanische Reize (z.B. Rauch, Staub, Kälte, Gase, psychische und körperliche Anstrengungen). Nach Ausschluss einer allergischen Ursache wird die Diagnose hyperreflektorische Rhinopathie gestellt.

Nahrungsmittelunverträglichkeiten werden unterteilt in **Allergien** auf immunologischer Basis und in die sog. **„Intoleranzen"** (z.B. auf Glutamat, Sulfite, Tartrazin), bei denen eine immunologische Ursache fehlt. Da sich die Symptome der Intoleranzen nicht von denen der IgE-vermittelten Allergien unterscheiden, spricht man von **Pseudo-Allergien** (s. auch S. 33). Die Häufigkeit der Nahrungsmittelallergien in Europa wird auf 1% bei Erwachsenen, bei Kleinkindern auf 3–4% geschätzt. Intoleranzen werden mit einer Häufigkeit von 0,1% vermutet. Die Beschwerden können sich äußern als Kribbeln, Juckreiz, Brennen und Schwellung im Bereich der Mundschleimhaut (**orales Allergie-Syndrom**), Übelkeit, Erbrechen, Durchfälle, Bauchschmerzen, Quaddeln am Integument, Quincke-Ödeme, Rhinitis und Asthma bis hin zum anaphylaktischen Schock.

Allergene im Säuglingsalter können Kuhmilch, Hühnerei und Obst sein, dazu kommen häufig Erdnuss in den USA und Fisch in den mediterranen Ländern. Die meisten Kleinkinder verlieren die Allergie in den ersten Lebensjahren. Beim Erwachsenen bleibt die Nahrungsmittelallergie trotz Allergenkarenz meist lebenslang bestehen.

Therapie: Die Therapie zielt auf die Unterdrückung der Entzündungsreaktion und damit der Symptome ab. Sie besteht aus der **symptomatischen Pharmakotherapie, Karenzmaßnahmen** und aus der **Hyposensibilisierung** (s. S. 384) **als kausalem Therapieansatz** (Tab. **17.3**).

17.3 Therapeutische Möglichkeiten

▶ kausal	Allergenausschaltung bzw.- meidung
▶ kausal	spezifische Hyposensibilisierung
▶ symptomatisch	lokale und systemische „Antiallergika"

Die Pharmakotherapie stützt sich auf systemische und topische Antihistaminika (H1-Rezeptorantagonisten, z.B. Xusal, Aerius) und Dinatriumchromoglykat (DNCG-)Präparate.

Bei allergischem Asthma bronchiale setzt man **Stufenpläne** für eine angepasste Dauertherapie ein. Ziel ist eine normale Lungenfunktion und eine kontinuierliche Entzündungshemmung. Bei leichtem Asthma werden DNCG-Präparate allein oder zusammen mit inhalativen Kortikosteroiden gegeben. Ist dies nicht ausreichend werden β-2-Sympathomimetika eingesetzt. Bei schweren Asthmaformen werden orale Theophyllinpräparate, langwirksame β-2-Sympathomimetika und ggf. orale Kortikosteroide gegeben.

Daneben ist eine lungenfachärztliche Behandlung mit Asthmaschulung besonders wichtig.

Die prophylaktische Gabe eines Antihistaminikums bei Hausstaub/Gräserpollen-Sensibilisierung (und auch bei atopischer Dermatitis) senkt die Inzidenz eines allergischen Asthma bonchiale auf die Hälfte. Eine frühzeitige Hyposensibilisierung bei Pollinose kann das Asthma bronchiale reduzieren.

Differenzialdiagnose: Bei der **hyperreflektorischen Rhinopathie** reagiert die Nasenschleimhaut verstärkt auf umweltbedingte Reize; nach Ausschluss allergischer Ursachen lässt sich die Diagnose stellen.

Nahrungsmittelunverträglichkeiten werden unterteilt in **Allergien** auf immunologischer Basis und in die sog. **„Intoleranzen"** (z.B. auf Glutamat, Sulfite, Tartrazin), bei denen eine immunologische Ursache fehlt.

Therapie: Sie besteht aus Karenzmaßnahmen, der **symptomatischen Pharmakotherapie** und aus der **Hyposensibilisierung** (s. S. 384 und Tab. **17.3**).

17.3

Die medikamentöse Therapie erfolgt mit Antihistaminika, DNCG-Präparaten und inhalativen Kortikosteroiden; in Ausnahmefällen auch mit oralen Kortikoiden.

Wichtig ist zudem eine lungenfachärztliche Behandlung mit Asthmaschulung.

17.2.2 Allergie gegen andere Inhalationsallergene

Soforttypreaktionen an Atemwegen, Konjunktiven, Gastrointestinaltrakt sowie Haut können auch verursacht werden durch ganzjährig vorkommende Inhalationsallergene tierischen, pflanzlichen oder chemischen Ursprungs.

Im Sinne einer **Allergieprävention** sollen Interventionsmöglichkeiten genutzt werden (Tab. **17.4**).

17.2.2 Allergie gegen andere Inhalationsallergene

Auch nichtsaisonale Inhalationsallergene tierischen, pflanzlichen oder chemischen Ursprungs, die **ganzjährig** Beschwerden verursachen, können Auslöser von Soforttypreaktionen an den Atemwegen, den Augen und dem Gastrointestinaltrakt sein. Diese **Allergene** sind Proteine oder Glykoproteine mit einem Molekulargewicht zwischen 5000 und 70000 Dalton. In Ihrer molekularen Struktur sind sie aufgeklärt und können als **„rekombinante“** Allergene gentechnisch hergestellt werden.

Die tierischen Allergene stammen von Säugetieren (Haare, Epithelien, Speichel von Hund, Pferd, Katze), Vögeln (Gefiederstaub der Papageien), Insekten (Hausstaubmilben, Seidenraupe, rote Mückenlarve) und Weichtieren (Perlmuttstaub). Eine ausgeprägte **Tierhaarallergie** zwingt zum Meiden oder Abgeben des Haustiers.

Hausstaub ist ein nicht näher definiertes Konglomerat aus Partikeln von Tier- und Menschenschuppen, Schimmelpilzen, Milben und Fasern, die in ihrer Zusammensetzung wechseln. Die Allergene der Hausstaub-Allergie stammen von Spinnentieren (Arachniden), in Deutschland vor allem von Milben der Gattung Dermatophagoides (Hausstaubmilben) und der Pyroglyphiden (Vorratsmilben). Da die Hausstaubmilbe von Hautschuppen lebt findet sie sich vor allem in Staub der Betten und Matratzen und in Polstermöbeln. Das Hauptallergen der Hausstaubmilbe (Der p1), ist in den Kotbällchen enthalten. Mit immunchemischen Farbtests lässt sich die Konzentration der Milben pro g Bettstaub nachweisen.

Latexallergie: In medizinischen Berufen wurden zum Schutz vor viralen Infektionen (Hepatitis, HIV) seit Anfang der 80er Jahre vermehrt Latexhandschuhe eingesetzt. Entsprechend kam es zu einer Zunahme der Naturgummi-Latexallergie auf etwa 10% der Beschäftigten im Gesundheitswesen. Ebenfalls häufiger sensibilisiert sind Kinder mit mehrfachen Operationen. Latexallergiker zeigen eine Kontakturtikaria, Rhinitis und/oder Asthma, da das Allergen an Puderpartikeln der Handschuhe gebunden in die Atemluft aufgewirbelt wird (in den Krankenhäusern wurde auf ungepuderte Handschuhe umgestellt). Das Allergen ist wasserlöslich und kann zu schweren anaphylaktischen Reaktionen führen. Ersatzstoffe in Handschuhen sind Nitril oder Neopren. Im täglichen Leben ist Latex fast ubiquitär in allen gut dehnbaren Materialien vorhanden (z. B. Schnuller, Haushaltsgummis, Luftballons, Kondome, Latexmatratzen, Katheter); dagegen enthalten Latexwandfarben kein Latex.

Latexallergiker zeigen Kreuzallergien zu Nahrungsmitteln (s. S. 379) wie exotischen Früchten (z. B. Avokado, Banane, Kiwi), Kastanien, Kartoffeln, Tomaten, Buchweizen und zur Pflanze Ficus benjamini.

Für die Entstehung allergischer Erkrankungen sind neben genetischen Faktoren (z. B. Atopie) auch Umwelt- und Lebensstil von Bedeutung. Im Sinne einer **Allergieprävention** sollen Interventionsmöglichkeiten genutzt werden (Tab. **17.4**).

17.2.3 Hymenopteren-Allergie

Epidemiologie: Anaphylaktische Reaktionen kommen bei uns vorwiegend nach Bienen- und Wespenstichen vor. Systemische Reaktionen treten bei bis zu 5% der Bevölkerung auf.

Pathogenese: In der Regel handelt es sich um eine IgE-vermittelte Sofortreaktion.

Klinik: Die Symptome treten innerhalb von Minuten nach dem Stich auf und können Juckreiz, Urtikaria, Atembeschwerden, Kreis-

17.2.3 Hymenopteren-Allergie

Epidemiologie: Die Häufigkeit systemischer Überempfindlichkeitsreaktionen auf Insektenstiche beträgt 0,8 – 5%. Es ereignen sich 10 – 40 Todesfälle pro Jahr durch Insektenstiche. Lediglich gesteigerte Lokalreaktionen finden sich bei 2 – 19%. In unseren Breiten kommen fast nur Bienen (Apis meliphera) und Wespen (Vespula vulgaris und germanica) in Betracht, selten Hornissen (Vespa) und fast nie Hummeln (Bombus).

Pathogenese: Systemische Reaktionen nach Bienen- oder Wespenstichen sind in der Regel IgE-vermittelt (Typ-I-Allergie). Die Hauptallergene im Wespengift sind Phospholipasen, Hyaluronidasen und Antigen 5. Das wichtigste Bienengiftallergen ist Phospholipase A_2.

Klinik: Die Symptome setzen bereits Minuten nach dem Stichereignis ein und reichen von Hautveränderungen (Juckreiz, beginnend an Handflächen, Fußsohlen, Gerhörgang, Kopfhaut, Konjunktiven, Rachen und Genitalregion bis zur ge-

17.4 Allergieprävention

Ebenen der Prävention	*Definition*	*Beispiele*
▶ ***Primärprävention***	vor dem Auftreten von Krankheitszeichen	▪ Stillen über 4–6 Monate (mind. 4 Monate ohne Zufüttern) ▪ Passivrauch meiden
▶ ***Sekundärprävention***	bei bereits aufgetretenen Sensibilisierungen	▪ Hausstaub- und Schimmelpilzsanierung ▪ milbenabdichtende Matratzenüberzüge ▪ Verzicht auf Haustiere ▪ Berufsberatung
▶ ***Tertiärprävention***	bei Erkrankten um Chronifizierung und Folgeerscheinungen zu vermeiden.	▪ Aufklärung zum Erlernen des Krankheitsmanagements ▪ Umgang mit psychosozialen Problemen erlernen ▪ Eltern-Kind-Schulung ▪ Rehabilitation ▪ Selbsthilfegruppen/Telefonhotlines

neralisierte Urtikaria), über respiratorische (Giemen, Stridor), kardiovaskuläre (Blutdruckabfall) oder gastrointestinale (Erbrechen, Defäkation) Symptome bis hin zum Vollbild des anaphylaktischen Schocks (s. Tab. **4.5**, S. 43). Zumeist bleibt bei einem Bienenstich der Stachel in der Haut zurück, als Komplikation kann sich ein Erysipel entwickeln.

laufsymptome und Magen-Darm-Störungen bis zum Vollbild des anaphylaktischen Schocks umfassen (s. Tab. **4.5**, S. 43).

Diagnostik: Zur Diagnostik der Hymenopterenallergie gehört die Anamnese (Stich wann, wo, zeitliches Intervall zwischen Stich und Symptomen, welche Symptome, wie häufig Stiche zuvor), die Bestimmung spezifischer IgE-Antikörper gegen Bienen- bzw. Wespengift und Hautteste.
Hauttest und Serologie sollten frühestens 2 Wochen nach dem letzten Stichereignis durchgeführt werden um falsch negative Ergebnisse zu vermeiden. Der Hauttest wird mit kommerziell erhältlichem Bienen- und Wespengift mit Prick- und Intrakutantest in Form der Endpunkttitration in 10er-Potenzen durchgeführt (Ermittlung der Reaktionsschwelle). Die Bestimmung der spezifischen IgE-Antikörper erfolgt im Allgemeinen mittels Radio-Allergo-Sorbent-Test (RAST).

Diagnostik: Neben der Anamnese ist die Bestimmung spezifischer IgE-Antikörper im Blut (RAST) und die Hauttestung maßgeblich.

Therapie: Am Anfang stehen Expositionsprophylaxe und Aufklärung. Die Expositionsprophylaxe kann die Häufigkeit von Stichen senken (Barfußlaufen, kein Parfüm im Freien, Vorsicht beim Picknick im Freien, kein Obstpflücken).
Bei bekannter Hymenopteren-Allergie erhalten die Patienten ein Notfall-Set (Antihistaminikum, flüssiges Kortikosteroid, Adrenalinspray zur Inhalation) zur sofortigen Selbstbehandlung.
Die Akuttherapie einer anaphylaktischen Reaktion erfolgt abhängig vom Schweregrad nach Standardempfehlungen (s. Tab. **4.5**, S. 43).
Die einzig **sichere Therapie** ist jedoch die Bienen- oder Wespengift-**Hyposensibilisierung (SIT,** s. S. 384). Die Indikation zur SIT wird nach einem Punkteschema gestellt, das sich nach dem Schweregrad der Reaktion und den In-vitro- und Hauttestergebnissen richtet und zusätzlich das private und berufliche Expositionsrisiko berücksichtigt.
Das auslösende Gift wird in ansteigender Dosis und dann mit einer Enddosis von 100 μg, die mindestens einem Stich entspricht, über 3–5 Jahre als Dauerbehandlung gespritzt. Bis zum Erreichen der Erhaltungsdosis wird eine stationäre Schnellhyposensibilisierung durchgeführt, da insbesondere in der Steigerungsphase systemische anaphylaktische Reaktionen auftreten können. Diese Behandlung erreicht bei mehr als 95 % der Patienten einen Schutz, d. h. bei einem Folgestich kommt es nicht zu anaphylaktischen Reaktionen.

Therapie: Am Anfang stehen Expositionsprophylaxe und Aufklärung. Unentbehrlich ist die Notfallmedikation.

Einzig **sichere Therapie** ist die **Hyposensibilisierung** (SIT, s. S. 384).

Spezifische Immuntherapie (SIT)

▶ Definition

Indikationen: Allergie auf **Aeroallergene** und auf **Hymenopterengifte**.

Wirkprinzip: Das immunologische Gleichgewicht zwischen Th1- und Th2-Zellen wird wieder hergestellt.

Zeitpunkt: Bei saisonal auftretenden Allergenen wie Pollen wird meist präsaisonal, bei ganzjährig vorkommenden Allergenen und Hymenopterenallergie wird zu jeder Jahreszeit hyposensibilisiert (meist über 3 Jahre).

Durchführung: Die Injektionen erfolgen in steigender Allergenmenge (bis zur individuellen maximalen Erhaltungsdosis) tief subkutan an der Streckseite des Oberarms.

Eine Überwachung des Patienten für mind. 30 min ist obligat.

Kontraindikationen: Vor einer geplanten Hyposensibilisierung sind eine Reihe von Kontraindikationen zu beachten. Hierzu zählen u. a. maligne Tumoren, Autoimmunerkrankungen, zerebrale Krampfleiden, KHK und die Einnahme von Betablockern. Auch bei interkurrenten Infekten und schweren akuten oder chronischen Entzündungen ist die SIT kontraindiziert.

Spezifische Immuntherapie (SIT)

▶ **Definition:** Die Hyposensibilisierung oder spezifische Immuntherapie ist eine Impfung mit Allergenen, bei der es durch langsam gesteigerte, kontrollierte Zufuhr kleinster Allergenmengen im Laufe der Behandlung zu einer Verringerung der allergischen Reaktion kommt.

Indikation: Die SIT stellt die bisher einzige kausale Therapie bei Allergie auf **Aeroallergene** und die einzig sichere Therapie bei Allergie auf **Hymenopterengiften** dar.
Die Wirksamkeit der SIT wurde nachgewiesen für Pollen, Hausstaubmilben, Insektengifte, Tierepithelien (Katze) und auch für einige Schimmelpilze.

Wirkprinzip: Allergiesteuernde T-Lymphozyten werden durch funktionelle Ausschaltung (Anergie) und durch Induktion gegenregulatorischer T-Zellen gehemmt. Die regulatorischen T-Zellen produzieren Faktoren, die die IgE-Produktion und die allergische Immunantwort blockieren. Zur Zeit wird hierfür das immunologische Modell des Th2/Th1-Shifts favorisiert (s. S. 371). Die SIT soll zu vermehrtem Auftreten von spezifischen T-Zellen mit einem Th1-Zytokinsekretionsmuster (IFN-gamma, IL-12) führen und zu weniger Th2-Zellen (IL3, IL4, IL5). In der Folge entwickelt sich die allergische Entzündungsreaktion zurück und die Beschwerden werden reduziert.

Zeitpunkt: Bei saisonal auftretenden Allergenen wie Pollen wird meist präsaisonal, d. h. nach Ende der vorangegangenen und vor Beginn der neuen Pollenflugsaison hyposensibilisiert oder es wird während der Pollenflugsaison die Injektionsdosis stark reduziert und im Laufe der Wintermonate erneut gesteigert. Bei ganzjährig vorkommenden Allergenen und Hymenopterenallergie wird zu jeder Jahreszeit begonnen und ganzjährig hyposensibilisiert; meist über einen Zeitraum von 3 Jahren.

Durchführung: Die Injektionen erfolgen in steigender Allergenmenge (bis zur individuellen maximalen Erhaltungsdosis) tief subkutan an der Streckseite des Oberarms mehr als handbreit oberhalb des Ellenbogens mit einer Tuberkulinspritze (kurzgeschliffene Kanüle, Nr. 14 – 18). Die Injektionen müssen von allergologisch erfahrenen Ärzten durchgeführt werden.
Eine Hyposensibilisierung ist für den Patienten sicher, wenn die wichtigsten Vorsichtsmaßnahmen eingehalten werden. Nach der Injektion muss der Patient 30 min in der Praxis/Klinik bleiben, um früh auftretende Nebenwirkungen beobachten und ggf. behandeln zu können. Bei Vorliegen eines grippalen Infektes darf keine Hyposensibilisierung durchgeführt werden. Vergrößert sich durch das Warten auf die Gesundung der Abstand zwischen den Injektionen, so wird die Dosis reduziert und später wieder gesteigert.

Applikationsformen: Mittlerweile sind relevante Allergene charakterisiert und die Herstellung der Extrakte standardisiert. Standardisierte Allergenextrakte vergrößern den Therapieerfolg und senken die Nebenwirkungsrate.

Kontraindikationen: Vor einer geplanten Hyposensibilisierung sind eine Reihe von Kontraindikationen zu beachten. Da die SIT einen Eingriff in das Immunsystem darstellt ist sie bei Vorliegen maligner Tumoren oder Autoimmunerkrankungen kontraindiziert. Patienten mit Morbus Crohn, Colitis ulcerosa oder autoimmunen Schilddrüsenerkrankungen sollten keine SIT erhalten. Auch bei interkurrenten Infekten und schweren akuten (z. B. aktive Tuberkulose) oder chronischen Entzündungen (z. B. Osteomyelitis, eitrige Prozesse) darf keine SIT verabreicht werden. Ein zerebrales Krampfleiden, koronare Herzerkrankung und die Einnahme von Betablockern sind ebenfalls Kontraindikationen für eine Hyposensibilisierung. ACE-Hemmer stellen eine relative Kontraindikation dar. Bei zeitnah geplanter Schwangerschaft sollte eine Hyposensibilisierung erst nach dem Abstillen begonnen werden. Dringende Schutzimpfungen sind in das Intervall zwischen die Hyposensibilisierungen zu legen mit mindestens einer

Woche zeitlichem Abstand zur letzten und 3 Wochen bis zur nächsten Injektion. Bei Nebenwirkungen darf die Dosis nicht gesteigert werden.

◄ Klinischer Fall

► **Klinischer Fall.** Ein 12-jähriger Junge stellt sich in Begleitung seiner Mutter in der Sprechstunde Ende des Sommers vor. Er hat das erste Jahr einer präsaisonalen Hyposensibilisierung gegen Frühblüher hinter sich. In der Zeit von Februar bis Anfang Mai hatte er seit 3 Jahren unter laufender Nase, juckenden Augen und nächtlichen Atemnotattacken gelitten. Tagsüber lösten geringe Anstrengungen wie Treppensteigen im Schulhaus oder Fahrradfahren pfeifende Geräusche beim Atmen aus. Vom Schulsport sei er daher befreit worden. Dass er bei Fang- oder Ballspielen in der Pause und am Nachmittag nicht mitmachen konnte, hatte ihn sehr geärgert. Äpfel isst er nicht mehr, da sie ein unangenehmes Kribbeln an der Mundschleimhaut auslösen. Er hatte Antihistaminika eingenommen, die „nicht müde machen" sollen, fühlte sich aber aufgrund des durch Asthmaanfälle gestörten Nachtschlafs trotzdem nicht leistungsfähig in der Schule.
Er bemühte sich zwar, die Inhalationssprays mit Steroiden und Betamimetika regelmäßig zu verwenden, vergaß aber mitunter die Anwendung. Die Mutter machte sich Sorgen wegen möglicher Nebenwirkungen der wochenlangen Steroidinhalationen. Der Vater hatte Beugenekzeme in der Jugend, der Bruder der Mutter leidet unter einer allergischen Rhinokonjunktivitis. Eine Lungenfunktion zeigte keine Einschränkung der Atemfunktion außerhalb der Pollenflugsaison. Die Hauttestung außerhalb der Pollenflugsaison bestätigte die Sensibilisierung auf Frühblüher mit gleicher Verteilung der Schwere der Hauttestreaktion (2fach positiv) bei Erle, Hasel und Birke. Bei leicht erhöhtem Gesamt-IgE zeigte sich eine ähnliche Verteilung bei der Bestimmung des spezifischen IgE's auf Erle (CAP 3), Hasel (CAP 3) und Birke (CAP 4). Entsprechend wurde ein Hyposensibilisierungs-Depot-Präparat, das diese drei Allergenextrakte enthielt, eingesetzt und zunächst wöchentlich injiziert. Im Dezember des ersten Hyposensibilisierungsjahres musste eine Pause über 14 Tage eingelegt werden, da ein grippaler Infekt vorlag. Die Injektionen wurden gut vertragen, es kam lediglich im 2. Monat der Hyposensibilisierung zu einer etwa 5 cm großen Lokalreaktion, die leicht schmerzhaft war. Am Tag der Hyposensibilisierungsspritze trieb der Patient keinen Sport. Mitte Januar wurde die letzte Injektion des 1. Hyposensibilisierungsjahres verabreicht. In der darauf folgenden Pollenflugsaison waren Antihistaminika erstmals ausreichend, um die Symptomatik zu unterdrücken. An einigen Tagen mussten zusätzlich cromoglycinhaltige Augentropfen eingesetzt werden. Asthmaanfälle waren nicht aufgetreten. Das Ergebnis der Hauttestung zeigte sich unverändert, so dass die Rezeptur so beibehalten wurde und das 2. Jahr der präsaisonalen Hyposensibilisierung eingeleitet wird. Der Patient ist darüber aufgeklärt, dass die Reduktion des Medikamentenverbrauchs bereits nach dem 1. Jahr der Hyposensibilisierung ein gutes Zwischenergebnis darstellt. Die Hyposensibilisierung ist für 3 – 4 Jahre geplant.

18 Psoriasis

▶ **Synonym:** Schuppenflechte

◀ **Definition**

▶ **Definition:** Die Psoriasis ist eine gutartige, erbliche Dispositionskrankheit der Haut (auch der Schleimhäute, Gelenke und Nägel) mit scharf, aber oft unregelmäßig begrenzten, streckseitenbetonten, entzündlichen Papeln mit parakeratotischer silberglänzender Schuppung.

Epidemiologie und Erbgang: Die Psoriasis ist eine häufige Hauterkrankung, die – einschließlich ihrer besonderen Formen – Männer und Frauen gleichermaßen betrifft. Mit Ausnahme von Eskimos, Indianern und Schwarzafrikanern erkranken alle Rassen, am häufigsten die Europäer, bei denen die Morbidität 2–3% der Bevölkerung ausmacht. Es handelt sich um eine erbliche Dispositionskrankheit, wobei man eine polygene und multifaktorielle Vererbung mit Schwellenwerteffekt annimmt. Genotypisch determiniert ist außer der Disposition auch der Typ der Psoriasis, während die Lokalisation der Morphen und der Verlauf im Wesentlichen peristatisch bedingt sind. Mechanische, infektiöse und psychosomatische Auslösungen sind gut bekannt.

Epidemiologie und Erbgang: Die Psoriasis ist eine häufige, erbliche Dispositionskrankheit der Haut (multifaktorielle Vererbung mit Schwellenwerteffekt), die Männer und Frauen gleichermaßen betrifft. Die Morbidität bei Europäern beträgt 2–3% der Bevölkerung.

Man unterscheidet verschiedene **Psoriasis-Formen:**
- **Psoriasis vulgaris: Typ I:** 60–70% der Psoriatiker
  Typ II: 30–40% der Psoriatiker
- **Psoriasis arthropathica:** 5–7% der Psoriatiker
- **Psoriasis pustulosa:** 0,5–2,5% der Psoriatiker.

Formen:
- Psoriasis vulgaris
- Psoriasis arthropathica
- Psoriasis pustulosa.

Die **Psoriasis vulgaris** mit ihren unterschiedlichen Erscheinungsformen gliedert sich epidemiologisch in zwei morphologisch nicht oder nur schwer unterscheidbare Typen:

Typ I: Umfasst die schweren Fälle der Psoriasis mit frühem Manifestationsalter zwischen 10–25 Jahren. Die familiäre Belastung ist hoch. Eine Koppelung besteht mit HLA-B 57 und HLA-B 17. Eine besonders starke Koppelung bis zu 95% besteht zu HLA-Cw 6 und HLA-Dr 7. Diese Befunde legen nahe, dass die für diesen Psoriasis-Typ relevanten Gene ebenfalls auf dem kurzen Arm des Chromosoms 6 liegen.

Typ II: Umfasst vorwiegend relativ leichte Fälle der Psoriasis mit einer späten Manifestation zwischen 35–60 Jahren ohne familiäre Häufung. Eine Koppelung zu den genannten HLA-Typen besteht nicht oder nur in geringem Maße.

Bei der **Psoriasis arthropathica** und der **Psoriasis pustulosa** besteht eine erhöhte Korrelation mit HLA-B 27.

Epidemiologisch können von der **Psoriasis vulgaris** zwei Typen unterschieden werden:

Typ I: Schwere Fälle mit früher Manifestation (10–25 Jahre), familiäre Belastung und Koppelung zum HLA-System.

Typ II: Leichte und spät manifeste Fälle (35–60 Jahre) ohne familiäre Häufung und ohne Koppelung zum HLA-System.

Bei **Psoriasis arthropathica** und **pustulosa** besteht eine erhöhte Korrelation mit HLA-B 27.

Ätiologie und Pathogenese: Die Psoriasis als erbliche Dispositionskrankheit ist genetisch verankert **(Genotyp)**; ein Genprodukt, das zur Auslösung psoriatischer Veränderungen führt, ist noch nicht bekannt. Die Manifestation ist variabel und von exogenen Faktoren abhängig **(Phänotyp)**.

Mechanische, infektiöse und psychosomatische Auslöser sind gut bekannt. Die wichtigsten Faktoren, die zu einer Realisierung des Phänotyps führen, zeigt Abb. **18.1**. Daneben können beispielsweise auch Medikamente (z.B. β-Blocker, Chloroquin, Interferon) eine Verschlechterung der Psoriasis provozieren. Andererseits gibt es eine Reihe von Faktoren (z.B. klimatische Einflüsse, Sonnenbestrahlung), die zu einer Unterdrückung der Manifestation führen und therapeutisch genutzt werden können.

Unklar ist, ob die Pathogenese der psoriatischen Papel mit dermalen (Gefäße der Papillenspitzen) oder epidermalen Veränderungen beginnt.

An der Epidermis ist die Psoriasis durch eine massive **Hyperepidermopoese** gekennzeichnet, die keine Zelldysplasien aufweist und nicht zu malignen Entwicklungen Anlass gibt.

Ätiologie und Pathogenese: Der Genotyp der Psoriasis ist erblich verankert; ein psoriatisches Genprodukt ist nicht nachweisbar. Auslösende Faktoren führen zur Manifestation des Phänotyps, während andere Faktoren zu dessen Rückbildung führen (Abb. **18.1**).

Die Psoriasis zeigt eine massive **Hyperepidermopoese** ohne Zelldysplasien.

18.1

18.1 Provokationsfaktoren der Psoriasis vulgaris

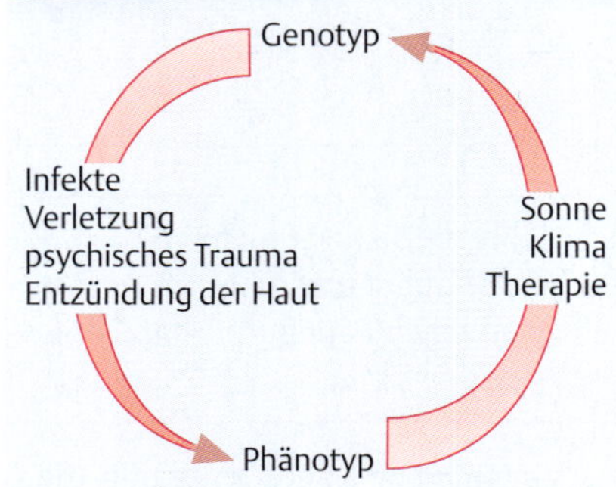

Schematische Darstellung der Provokation des genotypisch angelegten Leidens durch exogene Einflüsse und deren Umkehr durch andere exogene Einflüsse unter Einschluss der Therapie.

Die **mitotische Aktivität der Basalzellschicht** ist um das **10fache erhöht,** die Durchwanderungsgeschwindigkeit der Keratinozyten durch die Epidermis deutlich beschleunigt. Die Verhornung ist unvollständig **(Hyperparakeratose).**

Die **mitotische Aktivität der Basalzellschicht** ist um das **10fache erhöht** (normal 0,5 % Mitosen in der Basalzellschicht), was zu einer Aufquellung der Epidermis mit Keratinozyten **(Akanthose)** und einer Beschleunigung der Durchwanderungsgeschwindigkeit führt. Die Differenzierung ist gerafft und scheinbar auch essenziell gestört. Während ein Keratinozyt in der normalen Epidermis 2 Wochen zur Differenzierung benötigt und weitere 2 Wochen als Hornlamelle persistiert, durchläuft der psoriatische Keratinozyt die Differenzierung in 5–9 Tagen und verweilt als Hornlamelle nur wenige Tage. Die überstürzte und **gestörte Verhornung** äußert sich im Fehlen des Stratum granulosum und in einer **Hyperparakeratose.**
Bei der Initiation psoriatischer Veränderungen sowie bei akuten Verschlechterungen (Psoriasis pustulosa) werden immunologische Reaktionen (Keratinantikörper) mit Aktivierung des Komplementsystems und der Membranlipide (Arachidonsäure-Abkömmlinge) diskutiert, was zu massiven leukotaktischen Effekten führt. Auf solchen Abläufen basiert die starke leukozytäre Durchsetzung der frühen Infiltrate und die sterile Pustulation.
Sowohl die Ätiologie als auch die Pathogenese der Psoriasis bleibt an vielen Punkten aber noch unerschlossen.

Vieles zur Ätiologie und Pathogenese ist noch unklar.

Klinik: Die Einzelmorphe stellt eine **scharf begrenzte, entzündliche Papel** mit **parakeratotischer Schuppung** dar (Abb. **18.2 a**). Punktförmige, münzenförmige, großflächige, bizarre Veränderungen (Abb. **18.2 b**) sowie erythrodermatische Formen sind bekannt.

Klinik: Die klassische Hautveränderung der Psoriasis stellt eine **scharf begrenzte, entzündliche Papel** mit nicht fest haftender, **parakeratotischer Schuppung** dar (Abb. **18.2 a**). Die einzelnen Elemente können punktförmig klein, tropfenförmig exanthematisch (Psoriasis guttata), münzenförmig oder durch Zusammenfließen mehrerer Herde auch großflächig in bizarren Formen (Psoriasis geographica, Abb. **18.2 b**) auftreten. Bei der Maximalvariante ist die gesamte Hautoberfläche betroffen (Psoriasis erythrodermatica). In besonderen Fällen kann die Psoriasis-Morphe auch streifig, ringförmig (anulär) oder bogenförmig (gyriert) vorkommen und imponiert oft durch verschiedene Elemente nebeneinander. Gelegentlich findet man Familien, bei denen eine besondere morphologische Form und Ausprägung intrafamiliär konstant auftritt.
Prädilektionsstellen sind die Streckseiten der Extremitäten und der behaarte Kopf (Abb. **18.3 a**). Das klassische Verteilungsmuster kann sich aber auch geradezu umkehren und bevorzugt in den Falten, perianal und am Bauchnabel lokalisiert sein (**Psoriasis inversa,** Abb. **18.2 c** und Abb. **18.3 b**). Ganz selten treten psoriatische Elemente an der Schleimhaut (Zunge, Genitale) auf.
Die psoriatischen Elemente unterliegen einem steten, mehr oder weniger dynamischen Wandel in Gestalt, Häufigkeit und Ausprägung. Dieser Gestaltwandel mit Ausbreitung der psoriatischen Veränderungen und Regressionen kann kontinuierlich oder wellenförmig in Wochen bis Jahren ablaufen. Oft ist eine deutliche Korrelation mit den Jahreszeiten zu beobachten, **wobei 90 % der Psoriatiker im Sommer** (Einfluss von Sonnenlicht und Badegewohnheiten) **eine Verbesserung** oder gar eine befristete Abheilung erfahren, die sehr oft im Herbst oder Winter von einem Rückfall gefolgt wird. Es gibt auch Verläufe mit erscheinungsfreien Intervallen von mehreren Jahren.

Prädilektionsstellen sind die Streckseiten der Extremitäten und der behaarte Kopf (Abb. **18.3 a**). Selten kommt es zur Psoriasis inversa (Befall der Beugestellen und des Nabels; Abb. **18.2 c** und **18.3 b**).

Der Gestaltwandel der psoriatischen Veränderungen ist typisch und charakteristisch. Wellenförmige Verläufe sind häufig **mit Besserung oder Abheilung im Sommer** und Rückfällen im Winter. Erscheinungsfreie Intervalle können Monate bis Jahre dauern.

18.2 Psoriasis vulgaris

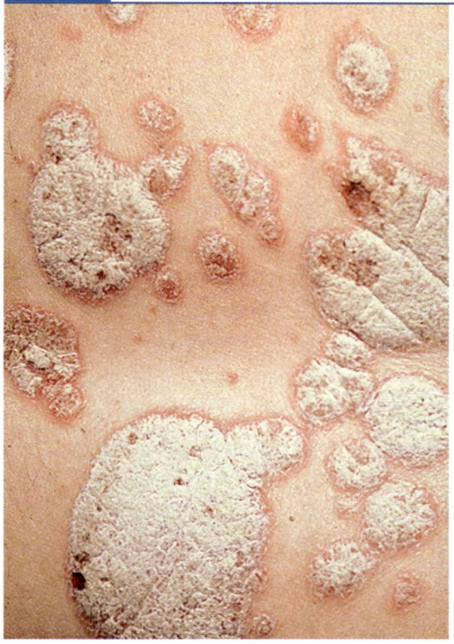

a Typische, scharf begrenzte Herde der Psoriasis vulgaris von Münzen- und Tropfengröße (Psoriasis vulgaris und Psoriasis guttata) mit starker, parakeratotischer Schuppung, die nicht fest haftet.

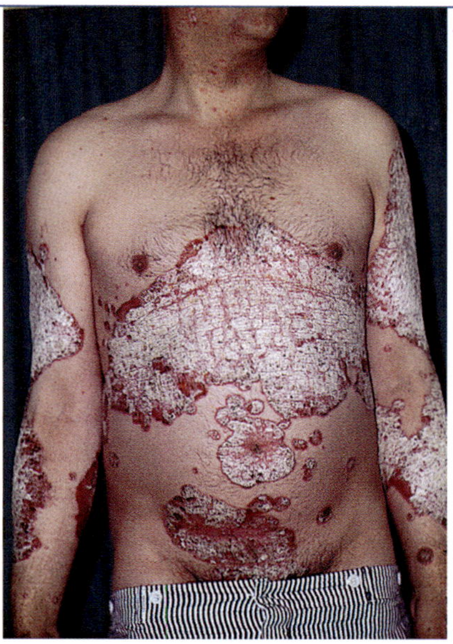

b Psoriasis geographica mit großflächigen, scharf begrenzten Psoriasisherden am Stamm und den Extremitäten und Aussparung der Ellenbeugen.

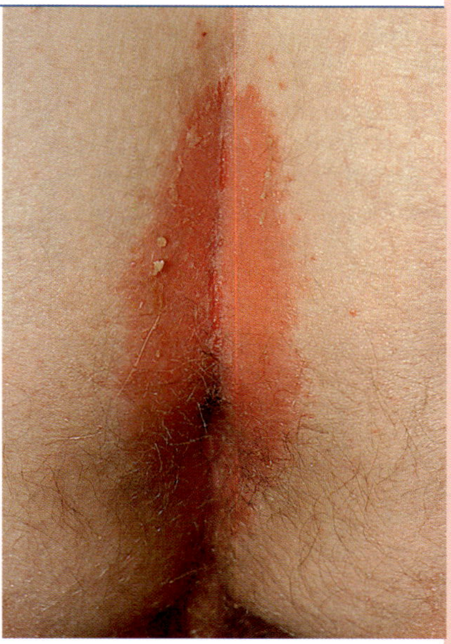

c Psoriasis inversa im Analtrichter mit scharf begrenzter Rötung, wenig Schuppung und charakteristischer Rhagade in der Mittelfalte.

18.3 Prädilektionsstellen der Psoriasis vulgaris (a) und der Psoriasis inversa (b)

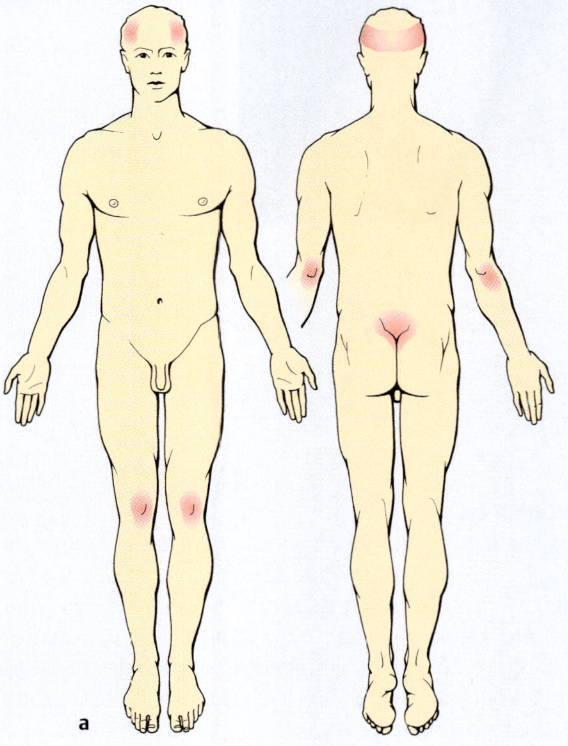

Prädilektionsstellen der Psoriasis vulgaris.

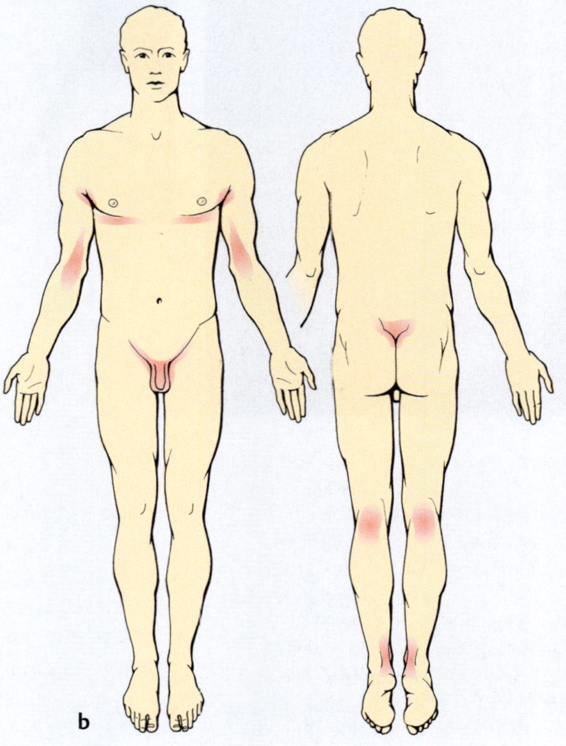

Prädilektionsstellen der Psoriasis inversa.

Die Psoriasis der Haut schmerzt nicht und juckt selten. Die Psoriasis inversa hingegen und die infektprovozierte Psoriasis guttata können stark jucken.

- **Die Psoriasis der Nägel:**

Im Laufe der Psoriasiserkrankung treten oft charakteristische Nagelveränderungen auf:

Tüpfelnägel (Abb. **18.4 a**) als symptomlose, kleine trichterförmige Einziehungen der Nagelplatte.

Umschriebene Onycholysen zeigen sich an einem oder mehreren Nägeln, als gelb-bräunliche, scharf begrenzte Ablösungen der Nagelplatte von der Unterlage (meist marginal). In der Nagelmitte imponieren sie als **Ölfleck** (Abb. **18.4 b**), der im Nagelbett liegt und nicht im Nagel selbst.

Nageldystrophien mit Verdickung und Verwerfung des gesamten Nagels, oft schmerzhaft (sog. Krümelnägel).

Die Psoriasis schmerzt nicht und juckt wenig oder gar nicht. Ausnahmen stellen die besonderen Formen der Psoriasis inversa und der infektprovozierten, akuten Psoriasis guttata dar, die stark jucken können. Zudem juckt jede gereizte Psoriasis, unabhängig von der Ursache der Reizung.

- **Die Psoriasis der Nägel:**

Im Lauf der Psoriasiserkrankung, selten als erstes Symptom, treten sehr häufig charakteristische psoriatische Nagelveränderungen auf:

Tüpfelnägel sind Nägel, die einige bis viele kleine trichterförmige Einziehungen der Nagelplatte aufweisen (Abb. **18.4 a**). Diese Veränderungen, die oft mehrere oder alle Nägel betreffen, sind symptomlos und oft schwer zu erkennen. Neben der Psoriasis treten sie gelegentlich auch bei der Alopecia areata auf.

Umschriebene Onycholysen zeigen sich an einem oder mehreren Nägeln, als scharf begrenzte, gelb-bräunliche, schmutzige Veränderungen **unter** der Nageloberfläche. Sie können am **Nagelrand (Onycholysis lateralis)** oder in der **Mitte des Nagels („Ölfleck")** auftreten und machen keine Symptome (Abb. **18.4 b**). Die Nagelplatte ist vom Nagelbett abgelöst, wobei die Nagelunterseite kompakt bleibt. Dies kann bei der Onycholysis lateralis geprüft werden.

Nageldystrophien treten vorwiegend an den Nägeln auf, an deren Finger oder Zehen Erscheinungen der Psoriasisarthropathie oder auch akropustulöse Psoriasisschübe abgelaufen sind. Der gesamte Nagel ist dystrophisch, aufgeworfen und verdickt (sog. Krümelnägel). Er löst sich in der Regel von der Unterfläche und ist schmerzhaft. Differenzialdiagnostisch muss eine Nagelmykose abgegrenzt werden.

18.4 Psoriasis der Nägel

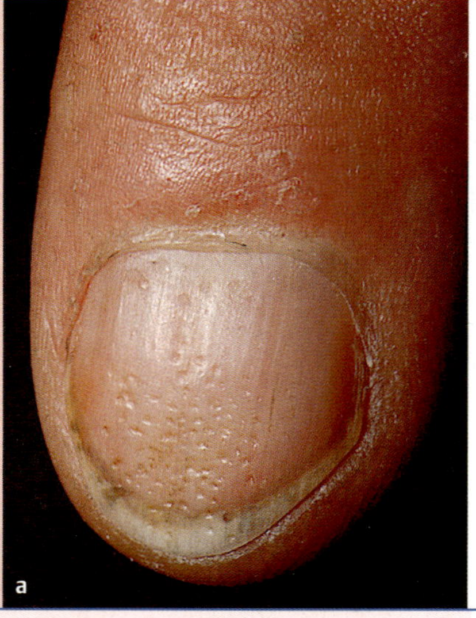

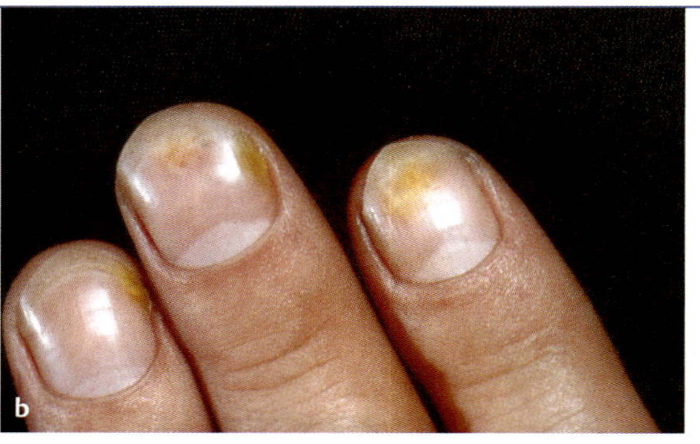

a Tüpfelnägel mit grübchenförmigen Einziehungen der Nagelplatte bei Psoriasis vulgaris.
b Gelb-bräunlicher „Ölfleck" bei Psoriasis vulgaris.

- **Die Psoriasis arthropathica:**

Im Laufe der Psoriasiserkrankung tritt bei 5–7% der Patienten eine Psoriasis arthropathica auf, die meist vom **peripheren** und selten vom **axialen Typ** (Abb. **18.5**) ist. Typisch ist der akute oder auch chronische Beginn mit Befall von **Finger- und Zehengelenken**. Symptome sind die einer entzündlichen Gelenkerkrankung. Der Rheumafaktor ist negativ, eine Korrelation zum HLA-B 27 jedoch deutlich.

- **Die Psoriasis arthropathica:**

Bei 5–7% der Psoriasispatienten tritt zumeist nach den ersten Hautveränderungen, selten gleichzeitig oder gar vorher, eine Psoriasis arthropathica (Arthritis psoriatica) auf. In den meisten Fällen ist diese vom **peripheren Typ** (Abb. **18.5**), wobei ein oder mehrere kleine Gelenke, oft symmetrisch, von akuten, sehr schmerzhaften und geröteten Auftreibungen betroffen sind. Der Befall von Finger- und Zehengelenken oder der Befall aller Gelenke eines Fingers (Strahltyp) ist typisch für die Arthritis psoriatica.

Das Geschehen läuft schubweise über Monate und Jahre und wechselt oft das betroffene Gelenk. Neben den Weichteilschwellungen um die Gelenkkapsel kommt es zur Destruktion und zur Wucherung der Synovia sowie zu einer gelenknahen Osteoporose. Die Spätzustände sind durch Destruktion, Mutilation und Ankylose der Gelenke charakterisiert. (Differenzialdiagnose: Primär chronische Polyarthritis.)

18.5 **Gelenkbefall bei Psoriasis arthropathica**

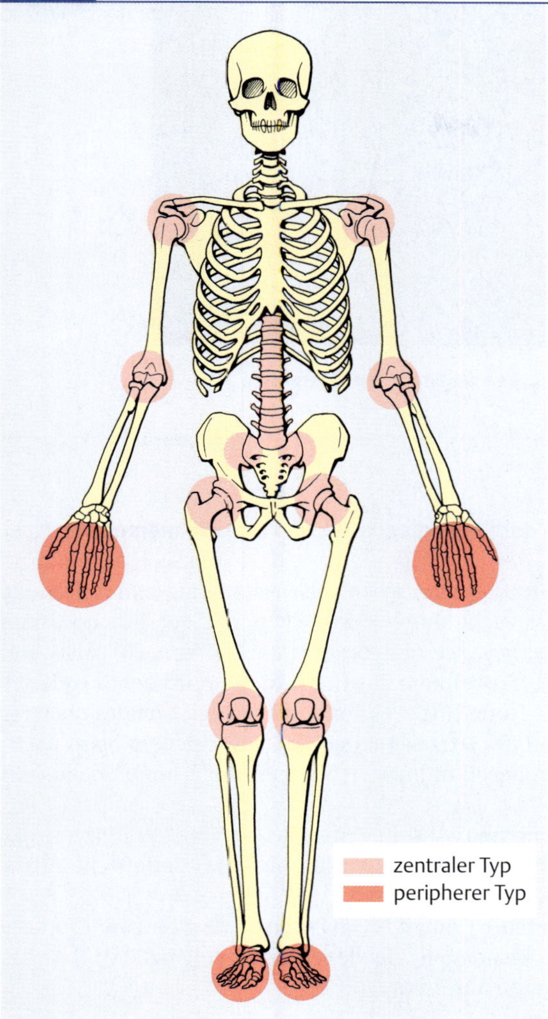

Gelenkbefall vom peripheren Typ (ähnlich wie die primär chronische Polyarthritis) und Gelenkbefall vom zentralen Typ (ähnlich wie beim Morbus Bechterew).

18.5

Seltener tritt der **axiale Typ** der Psoriasis arthropathica mit Befall und Versteifung der Iliosakralgelenke und der Wirbelsäule (Abb. **18.5**) auf (Differenzialdiagnose: Morbus Bechterew).
Die Psoriasis arthropathica findet sich vorwiegend bei der Psoriasis vom Typ I mit familiärer Häufung und früher Manifestation. Eine Korrelation mit HLA-B 27 ist deutlich, vor allem beim axialen Typ. Der Rheumafaktor ist negativ.

- **Die Psoriasis pustulosa:**

Im Laufe von akuten Schüben der Psoriasis kann es zu pustulösen Eruptionen kommen, wobei multiple, gruppiert stehende und oft zusammenlaufende, weiße, auf Berührung schmerzhafte, intraepidermale Pusteln auf geröteter Haut stehen. Man spricht beim exanthematischen Befall des gesamten Körpers oder großer Teile davon von der **Psoriasis pustulosa generalisata Typ Zumbusch** (Abb. **18.6 b**), sind nur Hände und Füße befallen, vom akral lokalisierten **Typ Barber** (Abb. **18.6 a**). Die **Pusteln** entstehen durch leukozytäre Anschoppung von gekammerten Bläschen der Epidermis (spongiforme Pusteln) und sind **steril**. Die Psoriasis pustulosa ist selten.

- **Die Psoriasis pustulosa:**

Selten kommt es im Verlaufe der Psoriasis zu akuten pustulösen Eruptionen, die exanthematisch auftreten können **(Typ Zumbusch,** Abb. **18.6 b)** oder nur akral lokalisiert sind **(Typ Barber,** Abb. **18.6 a).** In der Epidermis treten **sterile**, spongiforme **Pusteln** voller Leukozyten auf.

Diagnostik: Die Diagnose der Psoriasis kann in der Regel leicht aus der familiären Disposition und der Verteilung der scharf begrenzten, wenig juckenden, entzündlichen Papeln gestellt werden.

Diagnostik: Familiäre Häufung, Verteilung und typische Morphologie erlauben die Diagnose im Regelfall.

18.6 **Psoriasis pustulosa**

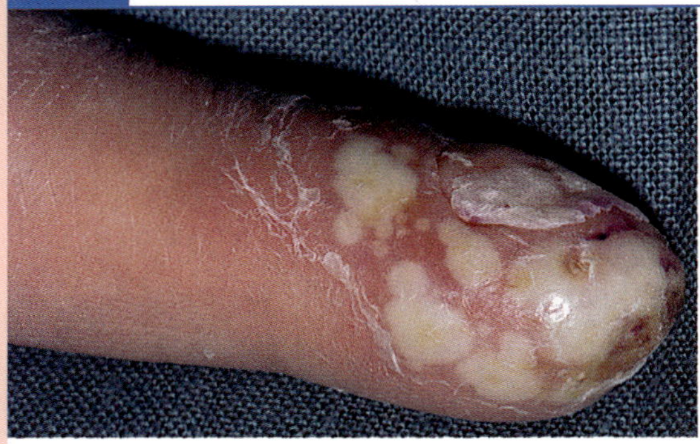

a Akral an einem Finger lokalisierte Psoriasis pustulosa **Typ Barber** mit sterilen Pusteln und Nageldystrophie.

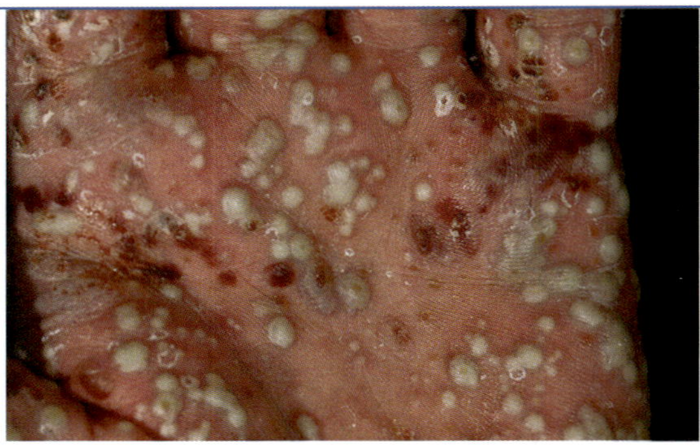

b Psoriasis pustulosa generalisata **Typ Zumbusch.**

Diagnostische **Kratzphänomene** helfen zusätzlich:

Das Kerzentropfenphänomen weist die Parakeratose der Hornschicht nach. Durch weiteres Kratzen folgt die Ablösung eines glänzenden Häutchens (**Phänomen des letzten Häutchens**).

Das **Blutstropfenphänomen** (Auspitz) weist die psoriatische Akanthose nach.

Bei der Mehrzahl der Patienten ist durch mechanische Irritation eine Psoriasis isomorph auslösbar (**Köbner-Phänomen**); bei der Psoriasis vulgaris, Typ II jedoch kaum.

Zusätzliche Sicherheit kann durch die diagnostischen **Kratzphänomene** erreicht werden:
Das **Kerzentropfenphänomen** zeigt eine strichweise Aufhellung und Aufrauung der parakeratotischen Hornschicht durch Bestreichen mit der Brocq-Kürette (ersetzt den Fingernagel) und weist die Hyperparakeratose nach (Analogie: Kratzen über einen festen Kerzentropfen auf einem Tuch). Wird durch weiteres Kratzen die parakeratotische Hornschicht entfernt, tritt ein glänzendes oberstes Häutchen zutage (**Phänomen des letzten Häutchens**), auf welchem beim nochmaligen Kratzen tropfenförmige Blutungen („blutiger Tau") ohne Schmerzen auftreten.
Mit diesem **Blutstropfenphänomen** (Auspitz) wird die extreme Verdünnung der Epidermis über den Papillenspitzen nachgewiesen, also die psoriatische Akanthose.
Bei der Mehrzahl der Patienten ist durch mechanische Irritation eine Psoriasis isomorph auslösbar (**Köbner-Phänomen**). Bei der Psoriasis vulgaris, Typ II ist das Köbner-Phänomen jedoch kaum auslösbar.

▶ **Merke**

▶ **Merke.** Als isomorpher Reizeffekt oder Köbner-Phänomen wird beim Psoriatiker die krankheitsspezifische Hautreaktion auf unspezifische Reize verstanden.

Histopathologie: Die scharf begrenzte, entzündliche Papel der Psoriasis entspringt einer charakteristischen epidermalen Veränderung und einem uncharakteristischen entzündlichen Infiltrat. An der Epidermis imponiert die **psoriasiforme Akanthose** mit birnenförmig ausgezogenen Reteleisten, einer erhöhten mitotischen Aktivität im Stratum basale, einer Reduktion des Stratum granulosum und einer mächtigen, aber lockeren **Hyperparakeratose** der Hornschicht.

Die bindegewebigen Papillen zeigen ein Ödem, weit gestellte Gefäße und ein zelluläres Infiltrat, das anfänglich leukozytär (Entstehung sog. **Munro-Mikroabszesse** möglich), später lymphohistiozytär zusammengesetzt ist.

Histopathologie: Die scharf begrenzte, entzündliche Papel der Psoriasis kommt durch charakteristische epidermale Veränderungen und durch ein uncharakteristisches entzündliches Infiltrat zustande. Die Epidermis zeigt eine massive, **psoriasiforme Akanthose** mit birnenförmig ausgezogenen Reteleisten, was zu einer mächtigen Verzahnung mit den ebenfalls ausgezogenen bindegewebigen Papillen führt. Über den Papillen ist die Epidermis auf wenige Zelllagen verschmälert. Das Stratum basale zeigt eine bis auf das 10fache erhöhte mitotische Aktivität ohne degenerative Zeichen. Das Stratum granulosum ist reduziert oder fehlt, während die Hornschicht mächtig verdickt erscheint, Kernreste enthält und so locker gebaut ist, dass schichtweise Luft zwischen die Lamellen dringt (**Hyperparakeratose**).
Die bindegewebigen Papillen zeigen ein Ödem, weit gestellte Gefäße mit unregelmäßigen Kalibern und sind von einem dichten zellulären Infiltrat angefüllt. Bei frühen und vor allem bei akuten psoriatischen Veränderungen enthält das Infiltrat reichlich granulozytäre Leukozyten, die teilweise in die Epidermis einwandern, wo sie zu subkornealen leukozytären Abszessen führen können **(Munro-Mikroabszesse).**
Bei der **Psoriasis pustulosa** kommt es zu multiplen spongiformen, **sterilen Pusteln** in der oberen Epidermis.

Je älter die psoriatische Veränderung ist, desto mehr besteht das entzündliche Infiltrat im Bindegewebe aus Lymphozyten und Histiozyten.

Differenzialdiagnose: Die Abgrenzung der **Psoriasis arthropathica** vom peripheren Typ von der primär chronischen Polyarthritis und die Abgrenzung der Psoriasis arthropathica vom axialen Typ vom Morbus Bechterew ist durch den charakteristischen Hautbefall und die familiäre Belastung leicht möglich, wenn auch beachtet werden muss, dass, wenn auch sehr selten, beim selben Patienten sowohl eine Psoriasis als auch eine chronische Polyarthritis auftreten können.

Zur Abgrenzung der Psoriasis arthropathica vom Reiter-Syndrom s. S. 311.

Die **Psoriasis pustulosa** muss abgegrenzt werden von der Pustulosis palmoplantaris mit chronisch-rezidivierenden Pusteln an Handflächen und Fußsohlen sowie von der Acrodermatitis continua Hallopeau mit rezidivierenden Pustulationen an den Fingerendgliedern. Diese beiden Pustulosen zeigen keine Häufung mit anderen psoriatischen Manifestationen, keine psoriasistypischen HLA-Korrelationen und lassen sich histopathologisch an frühen Elementen durch die subkorneale Pustel unterscheiden.

Differenzialdiagnose:

Von der akral lokalisierten **Psoriasis pustulosa** müssen die Pustulosis palmoplantaris und die Acrodermatitis continua Hallopeau abgegrenzt werden. Sie zeigen sterile subkorneale Pusteln.

Therapie: Am Anfang jeder Psoriasisbehandlung steht die Entfernung der Schuppen (**Keratolyse**) durch lokale Anwendungen, zum Beispiel mit Salizylsäure 5% in Vaseline, Harnstoffsalben, kombiniert mit Solebädern oder Ölbädern. Die Keratolyse muss wiederholt werden, sobald sich die parakeratotische Hornschicht wieder ausgebildet hat.

Sowohl die antipsoriatische Lokaltherapie als auch systemische Behandlungen zielen auf eine **Drosselung der Hyperepidermopoese** und auf eine **Entzündungshemmung** ab. Lokal eignen sich dazu Dithranol (z. B. Anthralin, Cignolin) in Vaseline (anfangs 0,05 – 0,1 %ig, langsam ansteigend, cave: Dermatitis) im Salbentuch oder als Kurzbehandlung („Minutentherapie", 10 – 30 Minuten) Calcipotriol und Retinoide. Auch lokale (aber auch systemische) Steroide in Salben- oder Cremegrundlagen führen zu einer wirksamen Drosselung der Hyperepidermopoese und wirken stark antientzündlich. Wegen der Gefahr der Epidermisatrophie und einer Rarefizierung des dermalen Bindegewebes ist eine langfristige Anwendung jedoch ungeeignet.

Eine Normalisierung der Hyperepidermopoese kann auch mit dem oralen Retinoid Neotigason 25 – 50 mg täglich erreicht werden. In seltenen und ausgewählten, schweren Fällen kommt auch die systemische Behandlung mit dem Zytostatikum Methotrexat (25 mg i. m. einmal pro Woche oder 5 mg an 5 Wochentagen) infrage.

In Anlehnung an die klimatischen Besserungen ist die **selektive Ultraviolett-Phototherapie (SUP)** ausgearbeitet worden und die Photochemotherapie mit UVA-Bestrahlungen (**PUVA**) zwei Stunden nach der oralen Einnahme von 10 mg/15 kg KG Meladinine (8-Methoxypsoralen), viermal wöchentlich.

Diese modernen und effektiven Behandlungsmaßnahmen können in gewissen Fällen auch kombiniert angewandt werden.

Therapie: Zunächst muss eine **Keratolyse** durch lokale Anwendung von Keratolytika und Bädern durchgeführt werden.

Die antipsoriatische Therapie zielt auf eine **Drosselung der Hyperepidermopoese** und auf die Entzündungshemmung. Lokal durch Dithranol (Anthralin), Steroide, Calcipotriol und Retinoide; systemisch durch Steroide und Retinoide (Neotigason), das Zytostatikum Methotrexat ist schweren Fällen vorbehalten.

In Anlehnung an die Klimatherapie der Psoriasis ist die **Phototherapie (SUP)** und die **Photochemotherapie (PUVA)** ausgearbeitet worden. Bei letzterer wird die Phototherapie mit einer Chemotherapie kombiniert.

Prognose: Die Psoriasis ist eine gutartige Erkrankung der Haut mit gelegentlichem Befall der Gelenke und der hautnahen Schleimhäute. Sie führt nicht zu Hautkrebs oder Tumoren anderer Organe. Durch ihren chronisch-rezidivierenden Verlauf ist sie jedoch für den Patienten und seine Umgebung sehr lästig. Die Behandlungsmöglichkeiten erlauben eine Verbesserung des Hautzustandes, der in den meisten Fällen auch zu einer Abheilung der manifesten Veränderungen führt, kann aber nicht verhindern, dass nach einem unterschiedlich langen freien Intervall weitere Psoriasisschübe auftreten können. Die Manifestation ist also durch Behandlung zu reduzieren und auch zum Verschwinden zu bringen, die Disposition aber bleibt vorhanden und ist nicht heilbar.

Patienten mit einer schweren und häufig rezidivierenden Psoriasis können durch die Krankheit und ggf. auch durch deren Behandlung in eine Isolation geraten. Durch Verlust des Arbeitsplatzes, krankheitsbedingte Meidung sozialer Kreise sowie durch Resignation können diese Menschen vereinsamen. Die

Prognose: Die Psoriasis ist eine gutartige Hauterkrankung mit gelegentlichem Befall der Gelenke und der hautnahen Schleimhäute. Sie führt nicht zu Tumoren. Die Prognose ist in der Regel gut.

Die schwere Psoriasis allerdings führt durch die Krankheit und deren Behandlung zur Isolation und Resignation der Patienten. Die Lebensqualität ist in diesen Fällen schwer eingeschränkt.

Flucht in Alkohol- und Drogenabhängigkeiten wird oft beobachtet. In diesen Fällen ist die Prognose für ein wertvolles und vollwertiges Leben deutlich eingeschränkt.

Die Psoriasis arthropathica kann zu Schmerzen und Funktionsverlust der Gelenke führen.

Die Psoriasis arthropathica ihrerseits kann durch Schmerzen und Mutilation zu einer schweren Beeinträchtigung der Gelenke, vor allem der Hände und Füße führen.

▶ **Klinischer Fall**

▶ **Klinischer Fall.** Ein 29-jähriger Patient litt seit 4 Jahren an wechselnden schmerzhaften Schwellungen von einzelnen Fingergelenken. Die Nägel der betroffenen Finger zeigten immer wieder eingezogene Tüpfelungen und gelegentlich Querrillen (Abb. **18.4 a,** S. 390). Vom Rheumatologen war eine primär chronische Polyarthritis ausgeschlossen und HLA-B 27 nachgewiesen worden. Vor einem Jahr war im Anschluss an eine Angina ein juckendes, feintropfiges Exanthem am ganzen Körper unter Einschluss der behaarten Kopfhaut aufgetreten, dem kein Enanthem zugeordnet war. Nach einigen Tagen wandelten sich die einzelnen Exanthemmorphen in typische erythrosquamöse, parakeratotische, schuppende Herde um und zeigten an den Druckstellen der Kleider Aufreihungen im Sinne eines Köbner-Phänomens. Klinisch und histopathologisch konnte die Diagnose einer Psoriasis gesichert werden. Unter der antibiotischen Behandlung der Angina und einer systemischen Photochemotherapie mit 8-MOP waren die akuten Psoriasiserscheinungen nach 4 Wochen abgeheilt. Zurück blieben plaqueförmig Psoriasiserscheinungen an den Streckseiten der Ellenbogen und am rechten Knie, die mit einer lokalen Anthralin-Behandlung kontrolliert werden konnten.

19 Akne und akneähnliche Erkrankungen

19 Akne und akneähnliche Erkrankungen

19.1 Acne vulgaris

19.1 Acne vulgaris

▶ **Definition:** Häufige, multifaktorielle Erkrankung besonders talgdrüsenreicher Hautregionen mit Komedonen und daraus entstehenden entzündlichen Papeln, Pusteln und Knoten in der Pubertät bis zum frühen Erwachsenenalter.

◀ **Definition**

Epidemiologie: Acne vulgaris zählt zu den häufigsten Hautkrankheiten. Sie beginnt meist in der Pubertät und klingt im Laufe des dritten Lebensjahrzehntes wieder ab. Jungen sind häufiger und oft schwerer betroffen als Mädchen und junge Frauen.

Epidemiologie: Betrifft fast jeden Menschen in der Pubertät. Jungen erkranken häufiger und oft schwerer als Mädchen. Die Erkrankung klingt im 3. Lebensjahrzehnt ab.

Formen: Klinisch werden je nach der Schwere drei Akneformen unterschieden:
- Acne comedonica (s. S. 397)
- Acne papulopustulosa (s. S. 397)
- Acne conglobata (s. S. 397).

Formen: Je nach Schweregrad werden drei Formen unterschieden:
- Acne comedonica
- Acne papulopustulosa
- Acne conglobata.

Diese Klassifizierung wird bestimmt durch das unterschiedlich starke Auftreten primärer, nicht entzündlicher und sekundärer, entzündlicher Akne-Effloreszenzen. Nach Abklingen der akuten Phase können tertiäre, nicht mehr entzündliche Effloreszenzen auftreten (Tab. **19.1**).

Man unterscheidet primäre nicht entzündliche, sekundäre entzündliche und tertiäre nicht mehr entzündliche Akne-Effloreszenzen (Tab. **19.1**).

19.1 Akne-Effloreszenzen

primär, nicht entzündlich	▪ Mikrokomedonen ▪ geschlossene Komedonen ▪ offene Komedonen
sekundär, entzündlich	▪ Papeln ▪ Pusteln ▪ Knoten ▪ Abszesse
tertiär, nicht mehr entzündlich	▪ Narben ▪ Zysten ▪ Fistelkomedonen

19.1

Ätiologie und Pathogenese: Hauptursachen der Akne sind **Seborrhö** und **follikuläre Hyperkeratose** (Abb. **19.1**). Die **Seborrhö** findet sich bei fast allen Aknepatienten. In der Pubertät vergrößern sich die Talgdrüsenacini durch **Androgene** (Testosteron, 5-α-Dihydrotestosteron) und die **Talgproduktion nimmt zu.** Die Stärke dieser Reaktionen steht jedoch in keinem graduellen Zusammenhang mit der Höhe der Serumwerte, sondern beruht auf einer individuellen Talgdrüsenhyperreaktivität des einzelnen Patienten und kann auch an verschiedenen Lokalisationen differieren (z. B. Gesicht und Rücken).
Durch eine **Proliferations- und Retentionshyperkeratose** entstehen **Mikrokomedonen**, deren Entstehung heute in engerem Zusammenhang mit einer Störung der interzellulären Lipidmatrix im Follikelausführungsgang vermutet wird. Durch die Hyperkeratose wird der Talgdrüsenfollikel aufgeweitet. Die ständig weitergebildeten Korneozyten bilden schließlich die intrafollikulären Hornmassen. Klinisch sichtbar wird ein **geschlossener Komedo** – eine halbkugelige, milienartige Effloreszenz, aus der sich durch Druck der weißliche Inhalt fadenförmig entleeren kann.

Ätiologie und Pathogenese: Seborrhö und **follikuläre Hyperkeratose** sind die wichtigsten Entstehungsursachen der Akne (Abb. **19.1**). Androgene fördern die Talgproduktion.

Zunächst entstehen durch eine **Proliferations- und Retentionshyperkeratose** des Follikelausführungsganges **Mikrokomedonen.**

Aus Mikrokomedonen bilden sich **geschlossene Komedonen**, die sich in **offene Komedonen** mit einem äußeren schwarzen Zentrum aus Melanin umwandeln können. Ihr **Hornpfropf** wächst durch aneinanderhaftende Hornzellen.

Aus den geschlossenen entwickeln sich zum Teil **offene Komedonen** mit dem typischen äußeren schwarzen Mittelpunkt, der aus Melanin gebildet wird. Der produzierte Talg kann weitgehend ungehindert an die Hautoberfläche abfließen. Der **Hornpfropf** im Infundibulum wächst durch Korneozytenproduktion und -adhäsion weiter an. Dazwischen befinden sich Talg, Propionibakterien, Staphylokokken und Pityrosporumarten. Zwischen dem Korneozytengerüst finden sich auch multiple Telogenhaare. Die Talgdrüsen selbst bilden sich weitgehend zurück. Komedonen können sich zurückbilden, gehen jedoch meistens in entzündliche Effloreszenzen über.

Chemotaktisch aktive Faktoren der **Bakterien** im Talgdrüsenfollikel fördern die entzündliche Umwandlung.

Die **frühe** entzündliche Entwicklung wird anfangs durch Lymphozyten, später durch neutrophile Granulozyten geprägt. Als Entzündungsmediator sieht man Faktoren von Propionibacterium acnes bzw. seiner extrazellulären Produkte an. Die Komplementkaskade wird aktiviert.

Follikelrupturen in der späten Entzündungsphase können Fremdkörperreaktionen auslösen. Es entstehen **Papeln** und **Pusteln** sowie bei Follikelruptur mit tieferer Entzündung schmerzhafte **Knoten**.

Papeln entstehen durch Entzündungen innerhalb des Follikels, meist mit **Ruptur der Follikelwand** in der **Spätphase**. Austretende Lipide und Korneozyten lösen Fremdkörperreaktionen in der Umgebung aus. Während dieser Entzündungsphase können sich **Pusteln** entwickeln und im weiteren Verlauf bei tieferen Entzündungen in der Dermis schmerzhafte **Knoten**.

Abszesse mit Fistelgängen können auftreten.

Bei schwer verlaufenden Akneformen findet man zusätzlich **Abszesse**, häufig mit Fistelgängen, die sich immer wieder entzünden können.

19.1

19.1 Pathogenese der Akne

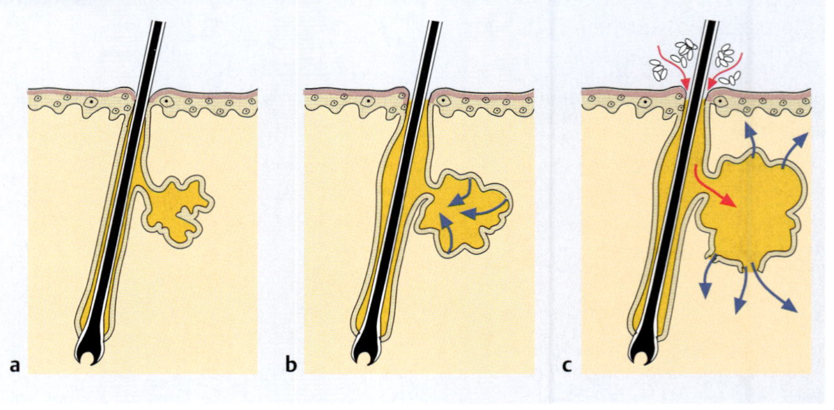

Proliferations- und Retentionshyperkeratose des Follikelepithels (**a**), Seborrhö und vermehrte Adhäsion der Korneozyten führen zur Komedonenbildung (**b**). Chemotaktisch aktive Substanzen aus der Talgdrüse und ihrem Ausführungsgang (z. B. Faktoren von P. acnes) führen zur Entzündungsreaktion, in deren Spätphase die Follikelwand rupturieren kann (**c**) und Lipasen sowie Korneozyten Fremdkörperreaktionen auslösen können.

Die an den Entzündungsreaktionen beteiligten **Bakterien** in den unteren anaeroben Follikelanteilen sind Propionibakterien. Man unterscheidet drei Typen, wobei **Propionibacterium acnes** (Typ I) am häufigsten vorkommt. P. granulosum (Typ II) und P. parvum (Typ III) spielen eine untergeordnete Rolle. Die sich in den äußeren Follikelanteilen befindenden Staphylokokken und Pilze sind bei der Akneentstehung eher unbedeutend.

Bei schwerer Akne und nach Manipulation bleiben **Narben** zurück. Nicht mehr entzündliche Knoten imponieren als **Zysten.**

Bei den schweren Akneformen mit Knotenbildung und bei mechanischen Manipulationen können **Narben** zurückbleiben; auch Keloidbildungen sind möglich. Nicht mehr entzündliche Knoten imponieren als **Zysten**; die bleibende Rupturneigung kann immer wieder Anlass zu Entzündungen geben.

Fistelkomedonen sind fuchsbauartige Gänge.

Fistelkomedonen sind fuchsbauartige, epithelausgekleidete Gänge, die durch Einbrechen entzündlicher Akne-Effloreszenzen ineinander übergehen und nach Abheilung kommunizieren.

Neben einer Seborrhö und Hyperkeratose findet sich bei Aknepatienten auch eine **erhöhte follikuläre Empfindlichkeit** auf komedogene Stoffe wie z. B. Öle und Fette. Eher als nicht erkrankte Personen entwickeln sie Verhornungsstörungen und perifollikuläre Entzündungen. Immunologisch bedeutsam ist eine gesteigerte Typ-I- und -IV-Reaktion von Aknepatienten gegen Antigene von P. acnes und eine Herabsetzung der zellulären Immunantwort bei Patienten mit Acne conglobata.

Aknepatienten reagieren **empfindlicher** auf komedogene Stoffe und zeigen gesteigerte Typ-I- und -IV-Reaktionen gegen P.-acnes-Antigen.

Vererbt werden **disponierende Faktoren** für die Erkrankung, wie Seborrhö und Beschaffenheit der Talgdrüsen, nicht die Akne selbst. Man geht von einem polygenen autosomal-dominanten Erbgang mit unterschiedlicher Penetranz aus.

Die **Neigung** zur Seborrhö und die Talgdrüsenbeschaffenheit werden **vererbt**, nicht die Akne selbst.

Klinik:

- **Acne comedonica:**

Sie ist gekennzeichnet durch das überwiegende Auftreten von offenen und geschlossenen **Komedonen**, die in Anzahl und Ausprägung stark variieren und damit die Schwere der Erkrankung wesentlich bestimmen. Die Komedonen finden sich hauptsächlich im Gesicht, besonders im Nasenbereich (Abb. **19.2 a**). Das Verhältnis von offenen zu geschlossenen Komedonen beträgt etwa 1 : 7.

- **Acne papulopustulosa:**

Aus den Komedonen können sekundär entzündliche **Papeln** und **Pusteln** entstehen. Die Anzahl der Papeln und Pusteln beeinflusst die Schwere des Krankheitsbildes. In schweren Fällen sind außer dem Gesicht auch Hals, Dekolleté, Rücken und Oberarme betroffen. Bei tiefreichenden Entzündungen können narbig abheilende, schmerzhafte, indurierte Knoten entstehen (Abb. **19.2 b**).

- **Acne conglobata:**

Bei dieser **schwersten Akneform** ist die Seborrhö weit stärker ausgeprägt als bei den anderen Formen. Häufig betrifft sie das männliche Geschlecht. Kennzeichnend sind neben Komedonen, Papeln, Pusteln und indurierten Knoten fuchsbauartige Fistelkomedonen, besonders im Rücken- und Nackenbereich, sowie mul-

Klinik:

- **Acne comedonica:**

Komedonen überwiegen; hauptsächlich im Gesicht, nasal betont (Abb. **19.2 a**).

- **Acne papulopustulosa:**

Man findet vor allem **Papeln** und **Pusteln**, außer im Gesicht auch am Rücken und Dekolleté (Abb. **19.2 b**).

- **Acne conglobata:**

Sie ist die **schwerste Akneform** und betrifft häufiger junge Männer. Neben Komedonen, Papeln und Pusteln entstehen im Gesicht und am Oberkörper schmerzhafte Knoten und Fistelkomedonen.

19.2 Acne vulgaris

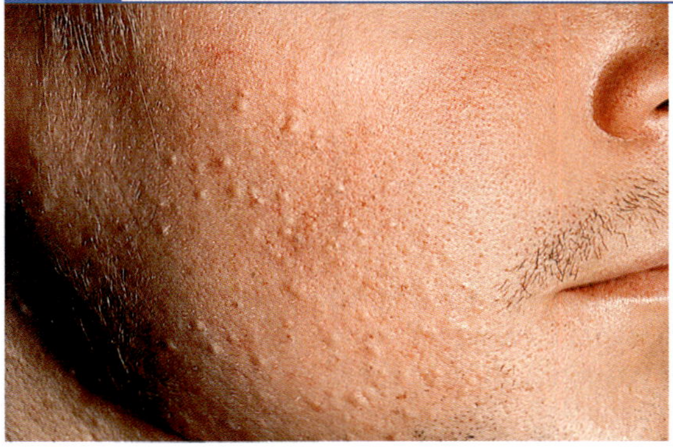

a Acne comedonica bei 18-jährigem Patienten mit geschlossenen Komedonen.

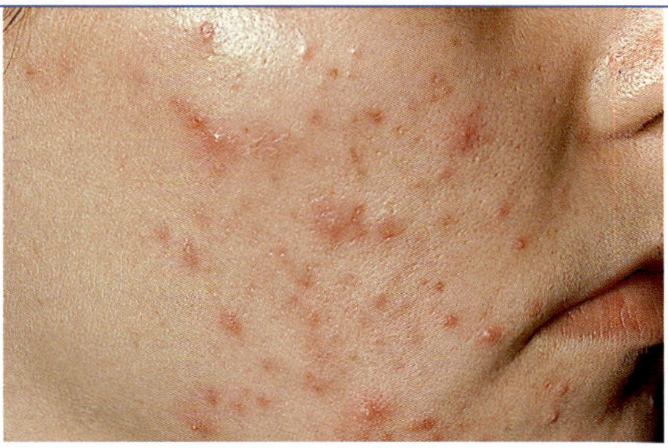

b Acne papulopustulosa seit 5 Jahren bei 20-jähriger Patientin. Gerötete Papeln und Eiterpusteln beherrschen das klinische Bild.

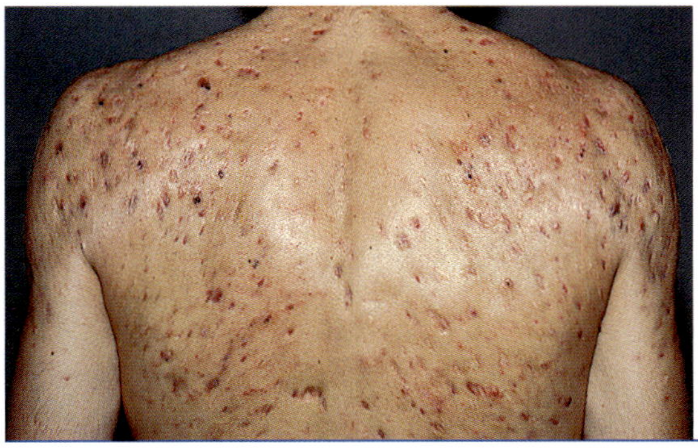

c Acne conglobata mit Befall des gesamten Rückens und der Schultern, seit 2 Jahren fortschreitend. Die zahlreichen Pusteln und die entzündlichen Knoten, die bereits zu starker Vernarbung führten, stehen im Vordergrund.

tiple einschmelzende Knoten, die der Akneform ihren Namen geben. Weiter finden sich Zysten, multiple Narben und auch Keloide.
Diese schwere und entstellende Akneform kann auch nicht aknetypische Lokalisationen, besonders Stammpartien und Arme, befallen und ist für die Betroffenen psychisch schwer belastend (Abb. **19.2 c**).

Diese schwer entstellende Akneform kann psychisch sehr belastend sein (Abb. **19.2 c**).

Sonderformen:

- **Acne fulminans:**

Aus ungeklärter Ursache kommt es selten, fast ausschließlich bei jungen Männern mit vorher bestehender Acne conglobata, akut zu einer Leukozytose und BKS-Beschleunigung sowie zu Fieber und Polyarthralgien. An den aknebefallenen Lokalisationen zeigen sich hämorrhagische Nekrosen, die großflächig einschmelzen können. Bei diesem sehr schweren Krankheitsbild kann begleitend ein **Erythema nodosum** auftreten.

Bei Acne conglobata kommt es akut zu Fieber, Polyarthralgien, Leukozytose und BKS-Erhöhung, z. T. entwickelt sich ein Erythema nodosum. Fast nur bei jungen Männern auftretend.

- **Aknetetrade:**

Auch dieses Krankheitsbild tritt selten und fast ausschließlich beim männlichen Geschlecht auf. Man findet hier keinen oder nur einen geringen Befall der aknetypischen Prädilektionsstellen, was zu Fehldiagnosen führen kann.
Neben einer relativ leicht verlaufenden **Acne conglobata** entwickeln sich in Axillen und Leisten brettharte, einschmelzende Infiltrate mit Ausbreitungsneigung (**intertriginöse Abszesse**) und Keloidbildung sowie eine **abszedierende Perifollikulitis**, die auch auf Nacken und Kopfhaut übergreifen kann. Zudem findet sich ein **Pilonidalsinus** in der Rima ani oder darüber. Übergänge der Entzündungen auf das äußere Genitale und das Gesäß sind häufig und oft über Jahre anhaltend (Acne inversa).

Selten und fast nur beim männlichen Geschlecht. Sie beinhaltet:

- **Acne conglobata**
- **intertriginöse Abszesse** und Infiltrate
- **schwere Follikulitiden** besonders im Nacken
- und einen **Pilonidalsinus** in der Rima ani.

Durch Einschmelzungen der Entzündungsherde kommt es zu epithelausgekleideten **Fistelgängen** mit hämorrhagisch putride und bakteriell zersetztem Inhalt. Die **ausgeprägte Narben- und Keloidbildung** kann in den intertriginösen Regionen zu Bewegungseinschränkungen, an der Kopfhaut zu einer irreversiblen Alopezie führen. Erschwerend können später Spinaliome oder eine kutane Amyloidose hinzukommen (selten). Leukozytose und BKS-Erhöhung sind möglich.

Neben den tiefen Entzündungen findet man in Axillen und Leisten **fistulierende Abszesse.** Es kommt zur **Narben-** und **Keloidbildung.** Bei Befall der Kopfhaut verbleibt eine narbige Alopezie.

Die Entzündungen gehen von den Talgdrüsenfollikeln aus. Apokrine Drüsen spielen bei der Aknetetrade keine ursächliche Rolle, obwohl die Lokalisation der Effloreszenzen darauf schließen lassen könnte.

Ausgangsort der Entzündungen sind die Talgdrüsenfollikel, nicht die apokrinen Drüsen.

- **Acne excoriée des jeunes filles:**

Vor allem Mädchen und junge Frauen mit einer diskreten Acne vulgaris verursachen durch zwanghaftes Manipulieren an Akne-Effloreszenzen persistierende, zum Teil sehr entstellende Narben. Eine psychologische Beratung und Therapie ist in hartnäckigen Fällen angebracht.

Diskrete Akne-Effloreszenzen werden zwanghaft manipuliert, was zu Narben führt. Betrifft fast nur Frauen.

- **Acne medicamentosa:**

Diese Akneform wird am häufigsten durch systemische und lokale Glukokortikosteroidanwendung **(Steroidakne)** verursacht. Weitere Auslöser sind **Halogene** (z. B. in Schlafmitteln), **INH, Vitamin B, ACTH** und einige **Antibiotika** wie Tetrazykline. Um einen diskreten follikulären Hornpfropf treten entzündliche Papeln auf; die sekundäre Entstehung weiterer Komedonen ist möglich. Nach Absetzen des verantwortlichen Medikaments klingt das Erscheinungsbild bald ab.

Medikamente können follikulär gebundene Papeln und auch Komedonen verursachen. Am bekanntesten ist die **Steroidakne**, aber auch Halogene, INH, Vitamin B, ACTH und Antibiotika (Tetrazyklin) können Auslöser sein.

- **Acne neonatorum:**

Wahrscheinlich durch diaplazentar übertragene mütterliche Androgene ausgelöst, kann sich bei Neugeborenen eine leichte papulopustulöse Akne an den Wangen ausbilden, die sich innerhalb weniger Monate spontan zurückbildet (Abb. **19.3**).

Die Neugeborenenakne entsteht durch mütterliche Androgene und heilt spontan ab (Abb. **19.3**).

- **Acne venenata (Kontaktakne):**

Bei diesem akneähnlichen Bild spielt die Disposition der erkrankten Patienten zur Acne vulgaris eine große Rolle.
Durch direkten, oft beruflichen Hautkontakt, in seltenen Fällen aber auch durch perorale oder inhalative Aufnahme, kommt es vor allem zu Komedonen und danach zu weiteren Akne-Effloreszenzen auch an den nicht aknetypischen Lokalisationen. Auslösende Stoffe sind z. B. **Öl, Teer, Pech** und **chlorierte Kohlenwasserstoffe**. Bekannt wurden Akneepidemien nach Unfällen mit **Dioxin**

Öl, Pech, Teer und **chlorierte Kohlenwasserstoffe** wirken Akne auslösend und fördernd. Gefährdet sind Personen mit einer Disposition zur Akne. Der Kontakt, meist beruflich, erfolgt lokal, inhalativ oder oral. Befallen werden auch akneuntypische Stellen. **Dioxine** (Abb. 19.4) und **Perchlornaphthaline** verursachten Akneepidemien.

19.3 Acne neonatorum

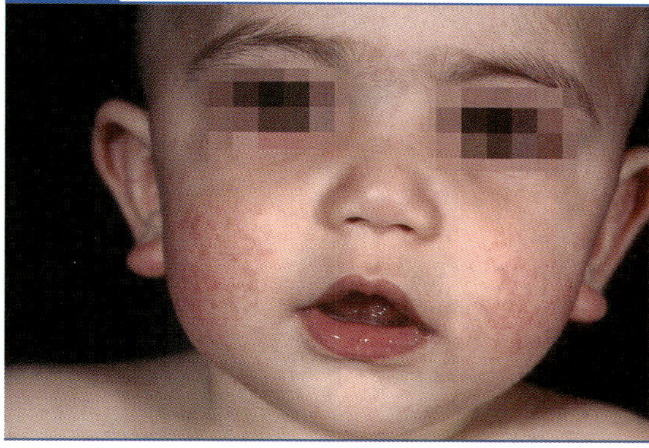

19.3

19.4 Dioxin-Akne

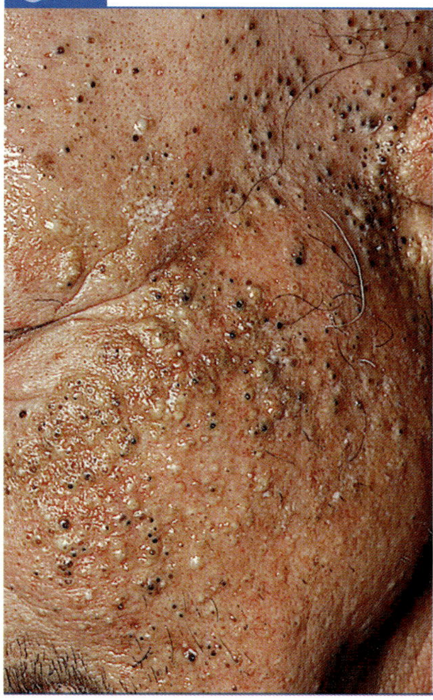

Massive Komedonen- und Zystenbildung im Gesicht eines früher dioxinexponierten Arbeiters. Zu beachten sind die allgemein verdickte Epidermis und die pustulöse Superinfektion. Die Dioxin-Akne tritt schon Monate nach der Exposition auf und persistiert oft lebenslang.

19.4

(Abb. **19.4**) oder **Perchlornaphthalin**. Neben der zum Teil sehr schweren Hauterkrankung können innere Organe, ZNS und Knochenmark betroffen sein.

- **Acne mechanica:**
Durch einen exogenen mechanischen Entzündungsreiz an Scheuer- und Druckstellen kann eine milde Acne vulgaris gereizt werden und auch an akneuntypischen Stellen entstehen.
- **Kosmetikakne:**
Sie entsteht bei unsachgemäßer Hautpflege mit zu fetten oder komedogenen Externa. Vor allem an Stirn, Kinn und Wangen entwickeln sich geschlossene Komedonen, die sich entzünden können.
- **Acne aestivalis (Mallorca-Akne):**
An lichtexponierten Regionen kommt es unter UV-Bestrahlungen zu hartnäckiger Papelentwicklung, besonders im Gesicht, an Oberarmen und Rücken. Oft werden Sonnenschutzmittel als Ursache angeschuldigt, ein Auftreten ist jedoch auch ohne deren Einfluss beschrieben.
- **Acne necroticans:**
Diese Erkrankung zählt trotz des Namens nicht zum Formenkreis der Akne, sondern zu den follikulären beziehungsweise parafollikulären Pyodermien. Auf seborrhoischen Arealen entstehen zentral nekrotisierende Papeln, die nach Abfallen einer Kruste varioliforme Narben hinterlassen. Pruritus wird beschrieben.

- **Acne mechanica:**
Sie entsteht durch Reizung einer Acne vulgaris an Druck- und Scheuerstellen.
- **Kosmetikakne:**
Durch zu fette oder komedogene Externa verursacht.
- **Mallorca-Akne:**
Nach Besonnung treten an den belichteten Stellen Papeln auf. Ein Zusammenhang mit Sonnenschutzmitteln ist nicht gesichert.
- **Acne necroticans:**
Die Erkrankung zählt nicht zum Formenkreis der Akne. Es handelt sich um eine follikuläre Pyodermie, die varioliform vernarben kann.

Therapie:

▶ **Merke**

Eine gründliche **Reinigung** kann die Akne nicht beseitigen, wohl aber günstig beeinflussen, da fast immer eine Seborrhö vorliegt.

Die Acne comedonica spricht am besten auf Externa wie Vitamin-A-Säure, Isotretinoin, Azelainsäure und Benzoylperoxid an.

Bei der Acne papulopustulosa wird mit **lokalen Antibiotika** und **Antiseptika** sowie Benzoylperoxid behandelt.

Bei den **Antibiotika** stehen Tetrazykline bzw. Minocyclin an erster Stelle; bei starker Pustelbildung werden sie **oral** in niedriger Dosierung kurzfristig unter Blutbildkontrollen gegeben. Die Resistenzlage von Propionibacterium acnes gegenüber Tetrazyklinen ist bisher noch günstig.

Bei Frauen können cyproteronacetat- (z. B. Diane 35) und chlormadinonacetathaltige (z. B. Neo-Eunomin) **Kontrazeptiva** eingesetzt werden; sie blockieren die körpereigene Androgenwirkung auf die Talgdrüsen.

13-cis-Retinsäure (z. B. Roaccutan), ein Vitamin-A-Säure-Derivat, bewirkt bei oraler Gabe von 0,2 – 1,0 mg/kg KG/die eine Reduktion der Seborrhö, Talgdrüsenverkleinerung und Entzündungshemmung. Aufgrund der möglichen Nebenwirkungen bleibt diese Therapie den schweren und vernarbenden Akneformen vorbehalten.

▶ **Merke**

Knoten und Abszesse müssen manchmal **inzidiert** werden.
Eine **manuell-physikalische Therapie** kann durch Entleerung oder Entfernung der Komedonen eine Verbesserung bewirken.
Diätetische Vorschriften sind nicht generell zu begründen. Individuelle Beobachtungen von Unverträglichkeiten sollen aber berücksichtigt werden.

Therapie:

▶ **Merke.** Die Therapie hat sich nach dem Schweregrad der Akne zu richten; häufig kommen Kombinationstherapien zur Anwendung.

Eine gründliche **Reinigung** der Haut kann die Akne zwar nicht ursächlich beseitigen, den Akneverlauf aber günstig beeinflussen, da nahezu alle Aknepatienten zur einer Seborrhö neigen. Die Reinigung sollte mit synthetischen Tensiden (Syndets) und milden alkoholischen Lösungen erfolgen.
Bei der Acne comedonica bietet sich eine **Schälbehandlung** mit Vitamin-A-Säure (Tretinoin, z. B. Airol Creme) oder Isotretinoin (z. B. Isotrex Gel) an, die zunächst zu einer Reizung und „Reifung" der Komedonen führt. Um in dieser Phase Therapieabbrüche zu vermeiden, ist eine gute Patientenaufklärung und, wie bei der Aknetherapie grundsätzlich erforderlich, eine gute Patientenführung nötig. Benzoylperoxid (z. B. Sanoxit Gel) wirkt in 2,5 – 10%igen Grundlagen ebenso wie Azelainsäure (z. B. Skinoren Creme) stark antibakteriell (besonders auf P. acnes und Staphylococcus epidermis), antiinflammatorisch und reduziert sekundär die Komedonenzahl. Bei allen Medikamenten können lokale Reizungen auftreten.
Bei entzündlichen Akne-Effloreszenzen, Papeln und Pusteln (Acne papulopustulosa), steht zusätzlich zu diesen Externa eine **antiseptische Behandlung** mit alkoholischen Lösungen, Gesichtsmasken und eine **lokale antibiotische Therapie** im Vordergrund. Hier wird vor allem Erythromycin, Tetrazyklin und Clindamycin in verschiedenen Grundlagen verwendet, wobei die Kombination mit Benzoylperoxid Resistenzbildungen reduziert.
Wenn externe Maßnahmen nicht ausreichen, werden **Antibiotika systemisch** gegeben. Hier steht Tetrazyklin bzw. Minocyclin an erster Stelle (z. B. Aknosan, 1 – 2 × 50 mg/die). Das für die Akneentstehung wichtige Propionibacterium acnes ist tetrazyklinempfindlich, doch werden zunehmend Erreger isoliert, die zumindest eine abgeschwächte Empfindlichkeit zeigen. Komplikationen bei Dauertherapie sind selten, aber möglich, weswegen bei mehr als 3-wöchiger Therapiedauer regelmäßig Leberfunktionsparameter, Blutbild und Niere, sowie nach 6-monatiger Therapie die antinukleären Faktoren kontrolliert werden müssen.
Bei Frauen können **Antiandrogene** zur Blockade der körpereigenen Androgenwirkung auf die Talgdrüsen eingesetzt werden. In Kombination mit Östrogenen kommen hier cyproteronacetathaltige (z. B. Diane 35) oder chlormadinonacetathaltige (z. B. Neo-Eunomin) **Kontrazeptiva** infrage. Die Behandlung sollte in Absprache mit dem behandelnden Gynäkologen erfolgen.
Neue Therapiemöglichkeiten, besonders bei der schweren Acne conglobata, hat die Einführung von **13-cis-Retinsäure** (z. B. Roaccutan), einem oral wirksamen Vitamin-A-Säureabkömmling, eröffnet. Über eine Reduktion der Seborrhö, Verkleinerung der Talgdrüsen und antiinflammatorische Wirkung kommt es, bei einer Tagesdosierung von 0,2 – 1,0 mg/kg KG/die, nach 3 – 6 Monaten zu einer lang andauernden Remission. Als Nebenwirkung werden Teratogenität, Trockenheit der Haut und Schleimhäute, selten Muskel- und Gelenkbeschwerden sowie bei höherer Dosis Cholesterin- und Triglyzeridanstiege im Blut beschrieben. Als kumulative Gesamtdosis pro Behandlung werden 120 mg/kg KG empfohlen.

▶ **Merke.** Bei Patientinnen muss während und bis 4 Wochen nach Therapie mit 13-cis-Retinsäure der Empfängnisschutz gewährleistet sein.

Einschmelzende Knoten und Abszesse müssen gelegentlich **inzidiert** werden.
Eine **manuell-physikalische Therapie** kann, durch fachgerechte Entfernung oder Entleerung der Komedonen, unterstützend wirken. Eine gleichzeitige lokale oder systemische Aknebehandlung ist jedoch unabdingbar.
Diäten zeigen, außer bei bestehenden individuellen Reaktionen auf Nahrungsmittel, die natürlich berücksichtigt werden sollen, keinen generellen Einfluss auf die Akne. Auf Diätvorschriften sollte deshalb verzichtet werden, auch um eine zusätzliche psychische Belastung der Aknepatienten zu vermeiden.

Eine **Bestrahlung** mit UVA und UVB kann die Bildung von Mikrokomedonen fördern, weswegen heute vom therapeutischen Einsatz abgeraten wird.
Zur Narbenkorrektur **nach Abklingen der Akne** sind Exzisionen, Schleifungen und Unterspritzen auch frischer Läsionen mit Glukokortikosteroid-Kristallsuspensionen möglich. Bei der Aknetetrade sind intertriginöse Exzisionen nicht immer vermeidbar.

UVA- und UVB-**Bestrahlungen** werden nicht mehr empfohlen.

Nach Abklingen der Akne können Narbenkorrekturen nötig sein, z. B. durch Exzision, Schleifung oder Steroidkristallsuspensionsunterspritzung.

Prognose: Die Prognose ist gut. Durch eine konsequente Behandlung kann der Krankheitsverlauf gemildert und verkürzt werden. Meist spontanes Abklingen Anfang des dritten Lebensjahrzehntes.

Prognose: Gut. Milderung und Verkürzung möglich. Meist spontanes Abklingen nach dem 20. Lebensjahr.

◀ **Klinischer Fall**

▶ **Klinischer Fall.** Bei der 20-jährigen Patientin traten zunächst in der Pubertät multiple Komedonen im Nasen- und Wangenbereich auf. Später entwickelten sich zudem entzündliche Papeln und Pusteln. Inzwischen sind durch mechanische Manipulationen einige Narben hinzugetreten. Es besteht eine typische Acne papulopustulosa (s. Abb. **19.2b**, S. 397).
Unter einer kurzfristigen oralen Therapie mit Minocyclin und einer langfristigen Lokaltherapie mit erythromycinhaltigen Emulsionen sowie der Unterlassung mechanischer Manipulationen kommt es zu einer kontinuierlichen Abheilung des Befundes.

19.2 Rosazea

19.2 Rosazea

▶ **Synonyme:** Kupferfinne, Kupferrose, Acne rosacea

◀ **Definition**

▶ **Definition:** Entzündliche Gesichtsdermatose der zweiten Lebenshälfte mit Erythemen und Teleangiektasien, Papeln und Pusteln sowie gelegentlich einem Rhinophym.

Epidemiologie: Beginn meist im 4. – 5. Lebensjahrzehnt. Frauen sind etwas häufiger als Männer betroffen, nur die Rhinophymentwicklung ist fast ausschließlich bei Männern zu sehen. Rosazeavorstufen können schon vor dem 3. Lebensjahrzehnt auftreten.

Epidemiologie: Die Rosazea beginnt meist im 4. – 5. Lebensjahrzehnt und betrifft häufiger Frauen. Das Rhinophym tritt fast nur bei Männern auf.

Ätiologie: Die Ätiologie ist noch nicht abschließend geklärt. Entzündungsreaktionen führen zu destruktiven Dermisveränderungen mit einer Schädigung der Blutgefäße. Diskutiert werden erbliche Faktoren und Verbindungen zu inneren Erkrankungen. Die Seborrhö findet sich nur bei Rhinophymentwicklung obligat, die Rosazea ist aber nicht immer so deutlich mit einer Seborrhö verbunden wie die Akne. Durch äußere Einflüsse, wie Genuss von Alkoholika und Gewürzen, durch Hitze, Kälte und starke Sonneneinwirkung kann über die bestehende **Gefäßhyperreaktivität** eine Provokation hervorgerufen werden.

Ätiologie: Dermis- und Blutgefäßschädigung, Vererbung und innere Erkrankungen werden diskutiert. Häufig findet sich eine Seborrhö, die jedoch nicht obligat ist. Die Rosazea kann durch Alkohol, Gewürze, Kälte, Hitze und Sonnenlicht provoziert werden. Es besteht eine **Gefäßhyperreaktivität**.

Klinik: Die Rosazea manifestiert sich in der **Gesichtsmitte**. Befallen werden Wangen, Nase, Stirn und Kinn. Seltene Lokalisationen sind Dekolleté und seitliche Halspartien. **Perioral** und **periorbital** finden sich schmale, **erscheinungsfreie Zonen**. Der Krankheitsverlauf ist schubartig mit unterschiedlicher Schwere (Abb. **19.5**).
Am Beginn stehen paroxysmale oder transitorische Erytheme. Nach und nach persistieren die Erytheme über Stunden. Zusätzlich treten Teleangiektasien vor allem im Nasen-Wangen-Bereich auf. An den Prädilektionsstellen in der Gesichtsmitte finden sich auf lividen oder düsterroten Erythemen persistierende, senfkorn- bis erbsgroße Papeln und schließlich Pusteln.
Im Gegensatz zur Akne sind die entzündlichen Effloreszenzen nicht follikulär gebunden, **Komedonen fehlen.** Die entzündlichen Effloreszenzen heilen ohne Narbenbildung ab. Im weiteren Verlauf treten die akuten entzündlichen Phasen immer häufiger auf, und eine Ausbreitung über die Gesichtsmitte hinaus ist möglich. Betroffen werden schließlich auch behaarter Kopf, die seitlichen Hals- und retroaurikulären Bezirke sowie die prästernale Region. Bei weiterer

Klinik: Prädilektionsstellen sind Wangen, Nase, Stirn und Kinn. **Periorale** und **periorbitale Bereiche** bleiben erscheinungsfrei.

Die zunächst flüchtigen Erytheme persistieren später über Stunden. Teleangiektasien treten auf. Zentrofazial bleiben livide Erytheme bestehen, auf denen sich Papeln und Pusteln entwickeln (Abb. **19.5**).

Komedonen fehlen. Die entzündlichen Effloreszenzen heilen narbenlos ab, treten aber immer häufiger auf. Im späteren Verlauf entwickeln sich entzündliche Infiltrate und Knoten. Durch eine **Talgdrüsenhyperplasie** kann es zu unförmigen Gewebshyperplasien wie dem Rhinophym kommen.

19.5

19.5 Rosazea

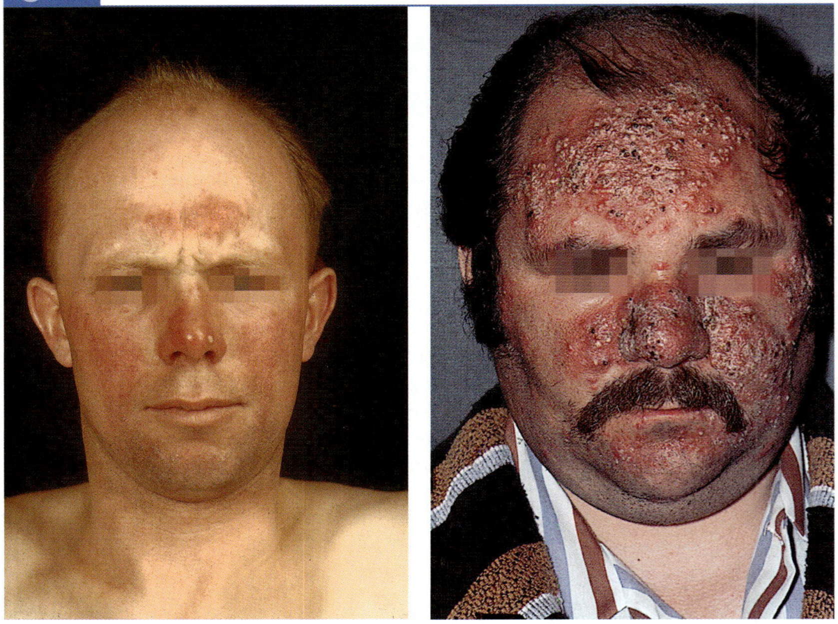

a Rosacea erythematosa.

b Seit Jahren bestehende ausgeprägte **Rosacea papulopustulosa** bei 35-jährigem Patienten mit äthylisch bedingter Gastritis. Papeln und verkrustete Pusteln stehen auf lividen Erythemen. Komedonen fehlen im Gegensatz zur Akne völlig.

Intensivierung der Erkrankung können entzündliche Infiltrate und Knoten auftreten. Vor allem im Nasen- und Wangenbereich wirkt die Haut höckerig und aufgetrieben. Als Maximalform kann sich ein Rhinophym ausbilden.

Komplikationen: Augenbeteiligung mit Konjunktivitis, Blepharitis und Keratitis bis hin zur Erblindung. Die Augenbeteiligung ist unabhängig vom Schweregrad der Rosazea.

Komplikationen: In 2 – 5 % der Rosazea tritt eine Augenbeteiligung (Konjunktivitis oder Blepharitis) auf, deren Schwere jedoch nicht mit den Stadien bzw. der Ausprägung der Rosazea korreliert. Bei der selteneren Keratitis kann es sogar zu Korneaperforationen und -trübungen kommen, die zur Erblindung führen können.

▶ Merke

▶ **Merke:** Auch bei leichten Rosazeaformen muss routinemäßig ein ophthalmologisches Konsil erfolgen.

Durch Talgdrüsenhypertrophie, Bindegewebshyperplasie und Gefäßerweiterung kann ein **Rhinophym** entstehen (Abb. **19.6**), das fast nur Männer betrifft. Die Nase ist monströs vergrößert, zum Teil ohne weitere Anzeichen einer Rosazea. Bizarre Hyperplasien können seltener auch an Ohr und Kinn entstehen.

Bei 7 – 10 % der von Rosazea betroffenen Patienten entsteht durch eine massive Talgdrüsenhypertrophie, Bindegewebshyperplasie und Gefäßerweiterung eine Vergrößerung der Nase **(Rhinophym)**, die bizarre, auch asymmetrische Formen annehmen kann (Abb. **19.6**). Das Rhinophym kann auch ohne weitere Rosazeaerscheinungen auftreten und betrifft fast ausschließlich Männer. Die Hyperplasien sind nur operativ zu beeinflussen. Gleichartige Veränderungen sind seltener auch an anderen Lokalisationen zu finden (z. B. Otophym am Ohr, Gnatophym am Kinn, Metophym über der Nasenwurzel).

Besonderheiten:

- Die **lupoide Rosazea** ist eine Sonderform mit histopathologisch nachweisbaren tuberkuloiden Granulomen.
- Wird eine Rosazea lokal mit **Steroiden** behandelt, treten zusätzlich Teleangiektasien, Atrophie, Komedonen, Papeln und Pusteln auf. Bei Steroidentzug kommt es kurzfristig zu einer weiteren Verschlechte-

Besonderheiten:

- **Lupoide Rosazea.** Die Bezeichnung kennzeichnet ein kleinknotiges, braun-rotes Erscheinungsbild der Rosazea, das auf Glasspateldruck ein lupoides Infiltrat und histopathologisch tuberkuloide Granulome zeigt.
- **Steroidrosazea.** Bei einer lokalen Kortikosteroidbehandlung der Rosazea treten typische Nebenwirkungen wie Teleangiektasien, Atrophie, Komedonen und entzündliche Papeln und Pusteln auf. Nach Absetzen der lokalen Behandlung kommt es zu einem akuten Aufflammen der Rosazea. Eine konsequent kortikosteroidfreie Lokaltherapie ist wichtig.

19.6 **Rhinophym**

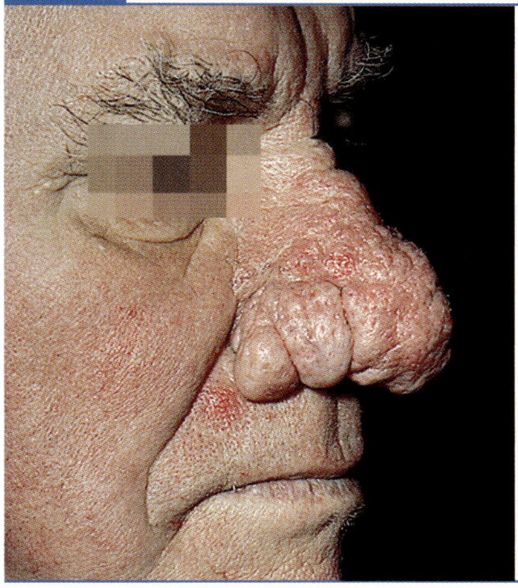

Großknolliges Rhinophym seit 4 Jahren infolge einer ausgebrannten Rosazea bei 77-jährigem Patienten.

19.6

Eine Superinfektion mit **Candida albicans** ist möglich und sollte behandelt werden.

- **Demodikose.** Dieses eher seltene und zu den rosazeaartigen Erkrankungen gezählte Krankheitsbild betrifft häufig Frauen und äußert sich mit Papeln und Pusteln sowie in einer pityriasiformen Schuppung an den Wangen und Augenlidern. Die Talgdrüsenfollikel sind von der Milbe Demodex folliculorum und anderen Demodexarten befallen, wo die Milben selbst, ihre Eier und ihr Kot zu Reizungen und auch zu Fremdkörpergranulomen führen können.

rung. Eine **Kandidose** kann als Superinfektion auftreten.

- Die **Demodikose** ist eine rosazeaartige Erkrankung und betrifft vor allem Frauen. Die Talgdrüsen werden von Milben befallen und können sich dadurch entzünden.

Diagnostik: Klinisches Bild und ggf. Histopathologie sichern die Diagnose.

Diagnostik: Klinisches Bild und ggf. Biopsie.

Histopathologie: In den frühen Stadien finden sich Gefäßerweiterungen und später lymphozytäre, perifollikuläre Infiltrationen. Spätere Stadien zeigen Talgdrüsenhyperplasien.

Histopathologie: Gefäßerweiterungen, dann lymphozytäre Infiltrate, später Talgdrüsenhyperplasien.

Differenzialdiagnose: Von der Acne vulgaris ist die Rosazea, außer durch die Altersverschiedenheit, durch das Fehlen von Komedonen und durch die typischen düsterroten Erytheme zu unterscheiden (Tab. **19.2**). Des Weiteren kommen akneiforme Exantheme, besonders die Steroidakne und die periorale Dermatitis in Betracht. Die Krankheitsbilder Lupus erythematodes chronicus discoides und Lupus miliaris disseminatus faciei (der früher zu den Tuberkuliden gezählt wurde und heute als polyätiologisches Krankheitsbild angesehen wird) müssen differenzialdiagnostisch ausgeschlossen werden.

Differenzialdiagnose: Abgegrenzt werden müssen Akne (Tab. **19.2**), akneiforme Exantheme, vor allem Steroidakne, periorale Dermatitis, Lupus erythematodes chronicus discoides und Lupus miliaris disseminatus faciei.

Therapie:

Die **Reinigung** muss mit milden Seifen oder Syndets erfolgen. Jede lokale Irritation durch zu stark reizende Substanzen ist zu meiden. Alkoholische Lösungen sollten, wie generell bei der Rosazea, nur sehr vorsichtig und zurückhaltend eingesetzt werden.

Therapie:

Milde **Reinigung,** wenig alkoholische Lösungen.

19.2 **Differenzialdiagnose Akne und Rosazea**

Effloreszenzen	*Akne*	*Rosazea*
Komedonen	+++	–
Papeln	++	++
Pusteln	++	++
Knoten	+	+
Narben	+	–
Keloide	+	–
Teleangiektasien	–	++
livide oder düsterrote Erytheme	–	++
Augenbeteiligung	–	+ (2 – 5 %)
Talgdrüsenhyperplasie (Rhinophym)	–	+ (7 – 10 %)

19.2

Lokale antibiotische Behandlung, z. B. mit Erythromycin oder Metronidazol, keine reizenden Grundlagen.

Orale Tetrazyklinpräparate sind vor allem bei Augenbeteiligung Mittel der Wahl.

Bei schweren Fällen ist **13-cis-Retinsäure** (z. B. Roaccutan) indiziert.

Alkoholika, scharfe Gewürze und heiße Getränke sollten gemieden werden.

In der nicht entzündlichen Phase ist eine **Gesichtsmassage** empfehlenswert.

Elektrokoagulation oder Lasertherapie gröberer Teleangiektasien.
Operative Abtragung eines Rhinophyms.

Lichtschutz, besonders im Frühjahr.

Prognose: Phasenhafter Verlauf. Augenbeteiligung möglich.

Eine **lokale antibiotische Behandlung** mit Tetrazyklinen, Erythromycin oder Clindamycin in einer nicht reizenden Grundlage (0,5 – 2%ig) kann, ebenso wie lokale Metronidazolanwendungen (1 – 2%ig, z. B. Metrogel), gute Erfolge erbringen.
In der Ätiologie der Rosazea spielt die bakteriologische bzw. parasitäre Besiedelung (Demodex folliculorum) kaum eine Rolle. Trotzdem ist die Gabe von **oralem Tetrazyklin** (Doxycyclin bzw. Minocyclin) außerordentlich wirksam. Vermutlich kommt hier die antiinflammatorische Wirkung zum Tragen. Auch die mögliche Augenbeteiligung wird durch orale Tetrazykline positiv beeinflusst. Sie sind bei floride Augenerkrankung das Mittel der Wahl. Die orale Behandlung mit Metronidazol ist wirkungsvoll, wobei man aber heute aufgrund der Nebenwirkungen der lokalen Anwendung den Vorzug gibt.
Mit **13-cis-Retinsäure** (z. B. Roaccutan) sind gute Erfolge mit oft jahrelang anhaltenden Remissionen erzielbar; diese Therapie ist schweren Rosazeaformen vorbehalten.
Eine spezielle **Diät** gibt es nicht. Zu meiden sind jedoch heiße Getränke, scharfe Gewürze und Alkohol, da diese flushartige Erytheme provozieren können.
Empfehlenswert ist eine **Massagebehandlung** (kann vom Patienten selbst ausgeführt werden), die zu einer Besserung der Gefäßhyperreaktivität führt. Mit kreisenden Fingerbewegungen sollen die befallenen Hautareale, außer in der entzündlichen Phase, zweimal täglich massiert werden.
Einzelne gröbere Teleangiektasien können durch Elektrokoagulation mit feinster Nadel oder dem Argon-Laser verödet werden. Das Rhinophym wird in Lokalanästhesie oder Narkose mit Laser, Einmalrasierern oder Skalpell abgetragen und die normale Nasenform wieder modelliert. Die **operativen Verbesserungsmöglichkeiten** sind gut, die Reepithelisierung geht rasch und meist komplikationslos vonstatten.
Sonnenlicht, besonders im Frühjahr, kann die Rosazea provozieren. Deshalb sind Sonnenexpositionen zu vermeiden und **Sonnenschutzmittel** zu empfehlen.

Prognose: Gut, jedoch phasenhafter Verlauf. Komplikationen bei Augenbeteiligung sind möglich.

19.3 Periorale Dermatitis

19.3 Periorale Dermatitis

▶ **Synonym:** Periorale, rosazeaartige Dermatitis

▶ **Definition**

▶ **Definition:** Entzündliche zentrofaziale, insbesondere periorale Dermatose mit Papeln und Pusteln auf geröteter Haut unklarer Ätiologie.

Epidemiologie: Betroffen sind meist Frauen ab dem 3. Lebensjahrzehnt.

Ätiologie und Pathogenese: Ungeklärt. Angeschuldigt werden alltägliche Externa bzw. deren übermäßige Anwendung. Häufigstes Auftreten nach **lokaler Steroidtherapie** im Gesicht. Bei lokaler Steroidtherapie der perioralen Dermatitis kann eine **Steroidrosazea** entstehen.

Epidemiologie: Die Erkrankung beginnt meist im 3. Lebensjahrzehnt und betrifft bevorzugt Frauen jüngeren und mittleren Alters, ist jedoch auch im Kindesalter und höheren Erwachsenenalter festzustellen. Die periorale Dermatitis wurde zuerst in den USA, dann auch in den west- und später in den osteuropäischen Ländern beobachtet.

Ätiologie und Pathogenese: Die Ursache der perioralen Dermatitis ist nicht geklärt. Als Auslösefaktoren werden viele in der alltäglichen Pflege übliche Externa bzw. übertriebene Pflegemaßnahmen sowie mechanische Irritationen diskutiert. Auf eine atopische Diathese sollte geachtet werden. Unbestritten ist als eine der häufigsten Ursachen eine vorausgegangene, unkontrollierte **lokale Glukokortikosteroidanwendung** aufgrund einer anderen, meist banalen Dermatose. Lokale Glukokortikosteroide führen auch zu einer Verschlechterung des Hautbefundes bei einer bereits bestehenden perioralen Dermatitis; eine langfristige Anwendung führt hier zu schweren Schäden und kann das Vollbild einer **Steroidrosazea** verursachen.

Candidaarten, fusiforme Spirillen oder Stäbchen können häufig nachgewiesen werden, sind jedoch nicht als krankheitsauslösend anzusehen. Trotzdem kann eine Behandlung dieser Superinfektionen eine deutliche Besserung erbringen und sollte bei positivem Nachweis erfolgen.
Belichtung kann die periorale Dermatitis provozieren; häufig findet man jedoch keinen Zusammenhang mit Lichtbestrahlung.

Superinfektionen z. B. mit Candidaarten sind möglich, aber nicht krankheitsauslösend.

Lichtprovokation ist möglich.

Klinik: Perioral und in den Nasolabialfalten finden sich auf gelb-rötlichen, leicht schuppenden Erythemen Papeln bzw. Papulopusteln. Eine schmale Randzone der Lippen bleibt erscheinungsfrei und ist ein wichtiges diagnostisches Kriterium (s. Abb. **19.8**). Bei weiterer Ausdehnung können auch Kinn und Augenunterlider, später Augenoberlider, Stirn und Wangen befallen werden (Abb. **19.7**). Schließlich ist ein Auftreten am Haaransatz, retroaurikulär und am seitlichen Hals möglich. Teleangiektasien finden sich fast nur nach lokaler Kortikosteroidtherapie. Die Patientinnen klagen über ein brennendes Spannungsgefühl, seltener über Pruritus.

Klinik: Auf perioralen Erythemen finden sich Papeln bzw. Papulopusteln. Ein schmaler Rand um die Lippen bleibt frei. Möglich ist die Ausbreitung auf das übrige Gesicht, besonders auf die Augenoberlider (Abb. **19.7** und Abb. **19.8**).

19.7 Periorale Dermatitis nach 4-monatigem Steroidabusus

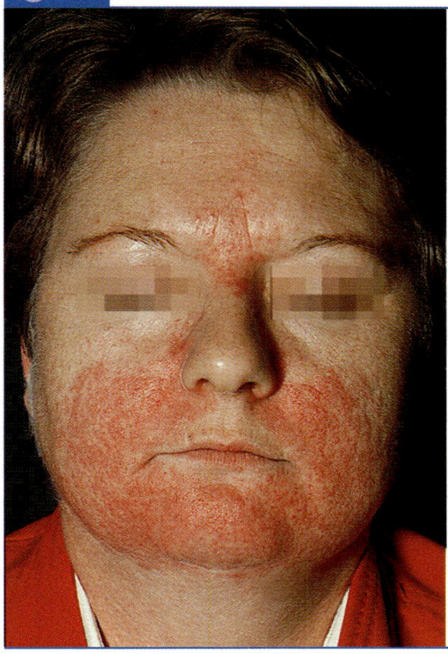

Zu beachten ist die schmale periorale Aussparung.

19.7

Komplikationen: Bei lokaler Behandlung der perioralen Dermatitis mit (fluorierten) Glukokortikosteroiden kommt es nach kurzfristiger Besserung zu einer deutlichen Verschlechterung des Krankheitsbildes. Nach Absetzen der Steroide tritt eine weitere, kurzfristige Verschlechterungsphase ein, in der die Patientinnen engmaschig betreut werden müssen, um ein Zurückgreifen auf die lokalen Steroide zu verhindern.

Komplikationen: Sie entstehen durch eine lokale Steroidtherapie. Es kommt rasch zu Steroidschäden und zu einer Verschlechterung. Bei Absetzen tritt durch „Steroidentzug" eine kurzfristige Verschlechterung auf.

▶ **Merke. Kortikoide** in der Behandlung der perioralen Dermatitis sind kontraindiziert.

◀ **Merke**

Diagnostik: Diagnostisch wegweisend sind das klinische Verteilungsmuster und die histopathologische Untersuchung.

Diagnostik: Klinisches Bild und Histopathologie.

Histopathologie: Ähnlich wie bei der Rosazea (s. S. 403), zusätzlich spongiotische Veränderungen der Epidermis. Bei der Sonderform der lupoiden perioralen Dermatitis finden sich tuberkuloide Granulome.

Histopathologie: Ähnlich wie bei Rosazea, zusätzlich spongiotische Epidermisveränderungen.

Differenzialdiagnose: Von der Rosazea ist die Unterscheidung durch das Verteilungsmuster möglich (Abb. **19.8**). Weiterhin kommen Acne vulgaris, atopisches

Differenzialdiagnose: Durch Verteilungsmuster von Rosazea unterscheidbar (Abb. **19.8**). Akne, atopische und sebor-

19.8

19.8 **Verteilungsmuster der Rosazea und der perioralen Dermatitis**

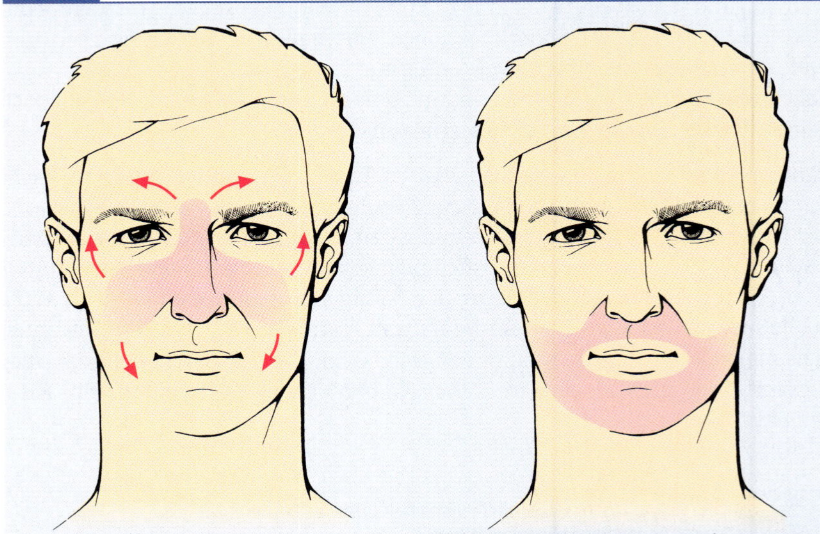

a Rosazea **b periorale Dermatitis**

rhoische Ekzeme müssen abgegrenzt werden.

und seborrhoisches Ekzem in Betracht sowie der Folgezustand nach lokaler Glukokortikosteroidtherapie dieser Dermatosen oder anderer Ekzeme.

Therapie: Besonders **milde Reinigung.** Verzicht auf Kosmetika und fettende Externa. Keine irritierende mechanische Behandlung.

Therapie: Wie bei der Rosazea sollten alle aggressiven Substanzen gemieden werden. Die **Reinigung** sollte nur mit warmem Wasser, eventuell mit milden Seifen oder Syndets erfolgen. Wenn möglich, sollte auf alle Kosmetika, auf alle Fälle auf fettende Externa und auf alle irritierenden mechanischen Maßnahmen während der Erkrankungsphase verzichtet werden.

Lokale antibiotische Therapie z. B. mit Erythromycin oder Metronidazol.

Eine **lokale antibiotische Behandlung** mit Erythromycin oder Metronidazol in einer nicht reizenden und nicht zu fetten Grundlage kann gute Erfolge erzielen. Candidasuperinfektionen sollten lokal behandelt werden.

Orale Antibiotika wie Tetrazyklin, Minocyclin oder Erythromycin.

Orale Antibiotika wie Tetrazyklin, Minocyclin oder Erythromycin können eine deutliche Verbesserung erbringen und die Symptome des „Steroidentzugs" mildern.

Prognose: Die periorale Dermatitis ist eine langsam entstehende Dermatose mit Spontanremissionen und Rezidiven. Sie heilt narbenlos ab. Die Therapie sollte sehr zurückhaltend erfolgen.

Prognose: Die periorale Dermatitis entwickelt sich langsam, kann über Monate andauern und ein ständig wechselndes Ausprägungsbild zeigen. Die Therapie sollte sehr zurückhaltend erfolgen, da bereits das konsequente Meiden aller Externa zu einer, wenn auch langsam eintretenden, Erscheinungsfreiheit führen kann. Spontanremissionen und Rezidive sind möglich. Die Abheilung erfolgt narbenlos.

▶ **Klinischer Fall**

▶ **Klinischer Fall.** Eine 25-jährige Patientin stellt sich mit vorwiegend perioral und nasolabial lokalisierten, spitzkegeligen, kleinsten Papeln und Papulovesikeln vor (s. Abb. **19.7**), da sich das Erscheinungsbild trotz konsequent eingehaltener Therapie bei Verdachtsdiagnose „Akne" eher verschlechtert hatte. Zuletzt wurde 4 Monate lang mit einer Steroidcreme behandelt, was zunächst zu einer kurzfristigen Besserung und dann zu einer weiteren Verschlechterung des Hautbildes führte. Aufgrund des typischen klinischen Bildes, das unter anderem die charakteristische Aussparung einer schmalen erscheinungsfreien Zone um das Lippenrot zeigt, konnte die Diagnose einer perioralen Dermatitis gestellt werden. Unter Verzicht auf alle Kosmetika und durch eine 3-wöchige orale Tetrazyklin-Therapie sowie eine Lokalbehandlung mit Erythromycin in einer Cremegrundlage heilte die Erkrankung narbenfrei ab.

20 Venen und Venenkrankheiten einschließlich Proktologie

20.1 Venen und Venenkrankheiten

20.1.1 Allgemeines

Krankheiten der oberflächlichen und tiefen Venen der unteren Extremitäten sind ausgesprochene Volkskrankheiten. Von den leichteren Formen sind hierzulande mehrere Millionen, von schwereren weit über eine Millionen Menschen betroffen. Venenerkrankungen sind ein interdisziplinäres medizinisches Problem, sie spielen jedoch eine bedeutende Rolle in der Dermatologie. Ganz besonders wichtig sind die oberflächliche und tiefe Varikosis sowie die Folgezustände der chronisch-venösen Insuffizienz, wie zum Beispiel das Ulcus cruris.

Anatomie, Physiologie und Pathophysiologie: Der Rückstrom des venösen Blutes verläuft an der unteren Extremität über das tiefe (subfasziale) und das ausgedehnte, oberflächliche (epifasziale) Venensystem. Die oberflächlichen Venen des Saphena-Systems (Abb. **20.1**) zeigen eine ausgeprägte anatomische Variabilität sowohl in ihrem Verlauf, in ihrem Durchmesser und in der Zahl der Verbindungsvenen (Vv. perforantes oder communicantes) zu tiefen Venen.

Die **V. saphena magna** entsteht aus kleinen Venen im Fußbereich. Sie verläuft vor dem Innenknöchel an der Innenseite des Unterschenkels nahe der Tibia, hinter dem Condylus medialis femoris auf die Oberschenkelinnenseite und tritt dort über die Adduktorenmuskulatur etwa handbreit unter dem Leistenband in die Tiefe, wo sie im Hiatus saphenus in die V. femoralis mündet.

Vor der Mündungskrümmung, der so genannten Krosse (Crosse), münden verschiedene andere Venen, wodurch der Venenstern in der Leistenbeuge zustande kommt. Die Funktionstüchtigkeit dieser anatomischen Struktur ist für die Entstehung der Stammvarikose entscheidend.

Die **V. saphena parva** (Abb. **20.1**) dräniert vor allem den Fußrücken, an dem sie über den Arcus venosus dorsalis Verbindung mit der V. saphena magna hat. Die V. saphena parva verläuft hinter dem Außenknöchel zur Wade, wo sie ab Wadenmitte subfaszial verläuft. Sie mündet recht variabel im Bereich der Kniekehle, meist in S-förmiger Krümmung, in die V. poplitea.

Die **tiefen Venen**, die in drei Schichten zum größten Teil in der Muskulatur verlaufen, begleiten die gleichnamigen Arterien in einer gemeinsamen Faszienhülle. Phlebologisch sind verschiedene der zahlreichen Verbindungsvenen zwischen oberflächlichem und tiefem Venensystem bedeutsam. Die wichtigsten Gruppen dieser **Vv. perforantes** sind in Abb. **16.5** dargestellt. Vor allem die Insuffizienz der Cockett-Gruppe kann zum Ulcus cruris führen.

Für die normale Venenfunktion besonders bedeutsam sind die **Taschenklappen**, die einen Blutrückfluss und damit eine Gefäßerweiterung verhindern. Die Zahl der Klappen ist in den einzelnen Venen und Venenabschnitten sehr verschieden. Hämodynamisch sind die Verhältnisse komplex, zum einen wegen des variablen Volumens dieses Niederdrucksystems, zum anderen wegen der extravasalen Druckverhältnisse und der engen funktionellen Bindung an den Gewebestoffwechsel und das Lymphsystem.

Im Stehen ist das Venensystem maximal belastet, der Druck liegt bei bis zu 90 mmHg (12 kPa). Der geringe Innendruck im venösen System bedeutet allerdings auch eine leichte Verlegung bei Kompression durch äußere Faktoren, z. B. bei Tumoren und nach Traumen im Abdominal- oder Thoraxbereich.

Für die Versorgung des Gewebes spielen die Druckverhältnisse im Bereich der Endstrombahn eine entscheidende Rolle. Neuere Untersuchungen lassen jedoch vermuten, dass die früher gemessenen Druckgradienten die tatsächlichen Verhältnisse nicht korrekt wiedergeben und in ihrer hämodynamischen Bedeutung überschätzt wurden.

20 Venen und Venenkrankheiten einschließlich Proktologie

20.1 Venen und Venenkrankheiten

20.1.1 Allgemeines

Venenkrankheiten sind sehr häufig. Sie haben den Charakter von Volkskrankheiten.

Anatomie, Physiologie und Pathophysiologie: Der Blutabfluss an den Extremitäten erfolgt über ein oberflächliches epifasziales und tiefes subfasziales Venensystem (Abb. **20.1**) mit Verbindungsvenen (Vv. communicantes/perforantes).

V. saphena magna: Diese Vene mündet unterhalb des Leistenbandes (Crosse) in die V. femoralis.

Der Venenstern der Leistenbeuge entsteht durch Mündung verschiedener Venen.

V. saphena parva (Abb. **20.1**): Mündung im Bereich der Kniekehle in die V. poplitea, Mündungsort anatomisch sehr variabel.

Die **tiefen Venen** verlaufen in drei Schichten in der Muskulatur zusammen mit Arterien. Zwischen tiefem und oberflächlichem Venensystem existieren zahlreiche Verbindungsvenen (Vv. perforantes, Abb. **20.1**).

Die **Taschenklappen** sind für die Venenfunktion besonders wichtig. Die Zahl der Klappen ist je nach Vene variabel.

Im Stehen und Sitzen ist die hämodynamische Belastung des Venensystems besonders groß.

Die Druckverhältnisse im Bereich der Endstrombahn sind für die Gewebeversorgung entscheidend.

20.1 Schematische Darstellung des oberflächlichen Venensystems am Bein

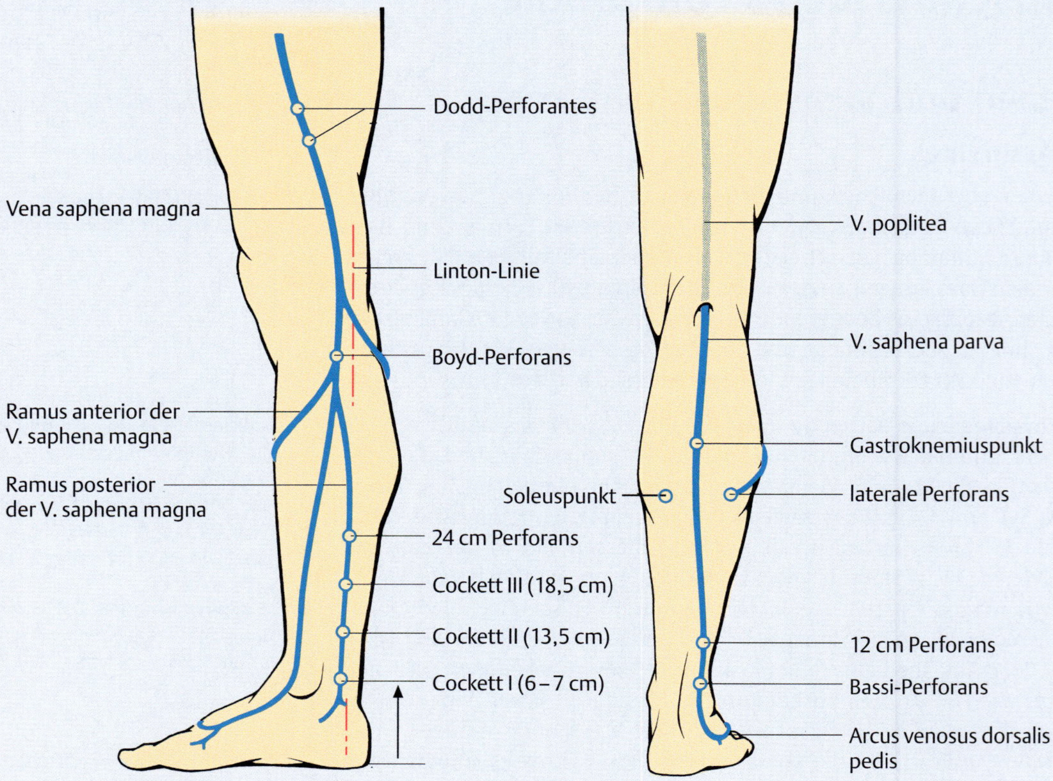

Das **Lymphsystem** ist integraler Bestandteil des Flüssigkeitsaustausches und des Gewebestoffwechsels.

Blut- und Lymphgefäßsystem bilden eine funktionelle Einheit. Der Lymphtransport erfolgt durch rhythmische Kontraktion der Lymphgefäße.

Bei Überlastung der Transportkapazität der Lymphgefäße manifestieren sich Ödeme.

Klinik: An Symptomen finden sich Spannungs-, Druck- und Schweregefühl, Wadenkrämpfe.
Tiefe Venenthrombosen sind oft symptomarm.

Für den Gewebestoffwechsel gleichermaßen wichtig wie das Venensystem ist das **Lymphsystem**. Die Gewebeflüssigkeit sammelt sich in präformierten Spalten des Bindegewebes, von wo sie in blind endende, mit einem einschichtigen Endothel ausgekleidete Lymphkapillaren eintritt.
Die Lymphkapillaren vereinigen sich zu einem ausgedehnten Lymphgefäßnetz, das mit den Blutgefäßen und dem Bindegewebe eine Einheit bildet, wobei ab einer gewissen Gefäßgröße Klappen und glatte Muskelzellen in der Wand vorhanden sind. Der Lymphtransport wird von einer langsamen, rhythmischen Kontraktion dieser Lymphangione bewirkt. Wird die kompensatorische Kapazität des Lymphsystems zum Abtransport der proteinreichen Ödemflüssigkeit überschritten, kommt es zum manifesten Lymphödem.
Kompliziert werden die Verhältnisse durch zahlreiche Faktoren, wie dem Zustand der bindegewebigen Matrix und der Funktion von Makrophagen, die den kolloidosmotischen Druck wesentlich beeinflussen. Eine erhöhte Flüssigkeitsansammlung wird jedoch erst bei der beträchtlichen Volumenzunahme von 25% und mehr klinisch manifest. Ursachen des Beinödems sind vor allem hydrostatische Belastung (stehende Berufe bei genetisch bedingter Disposition), Venenwandschädigungen, Klappeninsuffizienz der Venen oder der Perforansvenen, venöser Hochdruck und Endothelschäden, Abflussstauung bei Störungen des Lymphabflusses (auch bei Entzündungen wie Erysipel und Kontaktekzem) und arterielle Insuffizienz.

Klinik: Die Symptomatik bei Venenkrankheiten ist relativ monomorph, sie besteht vor allem in Spannungs-, Druck- oder Schweregefühl, seltener in nächtlichen Wadenkrämpfen. Bei Hautveränderungen kommt es häufiger zu Juckreiz. Tiefe Venenthrombosen sind oft symptomarm, falls nicht, kommt es zu eher dumpfen Schmerzen, die in Rücken, Thorax und Kopf ausstrahlen können, sowie zur Beinschwellung.

Phlebologische Untersuchungen:

- **Klinische Untersuchungen:**

Da erbliche Faktoren für die Entstehung von Venenkrankheiten eine Rolle spielen, ist die Familienanamnese bedeutsam. **Anamnestisch** wichtig sind ferner Operationen, Schwangerschaften, Thrombosen, Einnahme von Hormonpräparaten, Nikotinabusus, hämatologische Erkrankungen und die Frage, in welcher Körperhaltung der Beruf ausgeübt wird. Zunehmend häufiger sind Thrombosen durch sportliche Betätigung und durch lange Flugreisen.

Die **Inspektion** des stehenden Patienten muss bei guter Beleuchtung erfolgen und die Genitalregion mit einschließen, um Varizen im Bauch- und Genitalbereich (Kollateralkreislauf nach Beckenvenenthrombose) mit zu erfassen.

Durch die **Palpation** lassen sich Faszienlücken und teilweise auch insuffiziente Perforansvenen (runde „Lücke") der Cockett-Gruppe (Abb. **16.5**) erfassen. Der Beinumfang muss im Seitenvergleich gemessen, Konsistenz und Ausdehnung von Ödemen erfasst und die Gelenkbeweglichkeit festgestellt werden (eingeschränkte Beweglichkeit vermindert die Funktion der Muskelpumpe).

Zur orientierenden Überprüfung der Venenfunktion eignen sich die Tests nach **Trendelenburg** und nach **Perthes**.

Der Test nach **Trendelenburg** dient dem Nachweis einer Klappeninsuffizienz im Bereich der Stamm- und Perforansvenen: Der liegende Patient hält das Bein in die Senkrechte, wodurch sich, durch Ausstreichen unterstützt, die Venen entleeren. Nach Kompression der V. saphena magna am Oberschenkel mit einem Stauschlauch kommt es nach dem Aufstehen bei suffizienten Klappen der Perforansvenen zu einer langsamen Füllung von distal. Wird die Stauung gelöst, füllen sich die Venen bei suffizienten V.-saphena-magna-Mündungsklappen nur langsam von proximal. Bei Insuffizienz beider Systeme kommt es zur schnellen Füllung aus beiden Richtungen.

Der **Perthes-Test** beurteilt indirekt die Durchgängigkeit der tiefen Beinvenen und die Funktion der Perforansvenen. Dazu wird ein Stauschlauch am stehenden Patienten unterhalb des Knies angelegt. Nach fünfminütigem Gehen sollten sich die Unterschenkelvenen entleert haben. Bleiben die Varizen gefüllt, sind wahrscheinlich die Vv. perforantes oder die tiefen Leitvenen insuffizient.

- **Apparative Untersuchungen:**

Mittels Ultraschall werden am liegenden Patienten die Fußpulse geprüft und der Blutdruck gemessen, im Stehen wird die Mündung der V. saphena magna bzw. der V. saphena parva auf Suffizienz überprüft.

Die wichtigste apparative Screening-Untersuchung ist aufgrund des geringen Aufwandes die **Ultraschall-Doppler-Untersuchung.** Sie beruht auf einer Frequenzänderung des Ultraschalls an bewegten Grenzflächen. Für phlebologische Zwecke finden vor allem Frequenzen zwischen 4 und 5 sowie 8 und 10 MHz Verwendung. Der langsame venöse Blutstrom lässt sich durch die niedrige Frequenz des Strömungssignals leicht von dem höherfrequenten arteriellen Signal unterscheiden.

Eine Insuffizienz der Klappen der V. saphena magna und der Mündungskrümmung lässt sich durch den **Valsalva-Pressversuch** nachweisen, bei dem durch die intraabdominale Druckerhöhung ein mittels Doppler feststellbarer **Blutrückfluss** in die Vene stattfindet.

Der „distale Insuffizienzpunkt" bezeichnet die Stelle, an der kein Reflux mehr nachweisbar ist (s. Abb. **20.3**).

Die **Lichtreflexionsrheographie** (LRR) beruht auf der Messung der Blutfülle des oberen Gefäßplexus mittels Infrarotlicht. Gemessen wird vor und nach definierter Fußbewegung im oberen Sprunggelenk. Die zur erneuten Auffüllung des Gefäßplexus erforderliche Zeit liefert gute Hinweise auf die Suffizienz des Venensystems. In der Regel beträgt sie mehr als 25 sec.

Für die Venendiagnostik stehen noch zahlreiche andere, teils recht aufwendige Verfahren zur Verfügung:

Die **Phlebodynamometrie** erlaubt nach Punktion einer Fußrückenvene die direkte Druckmessung. Die Druckdifferenz zwischen dem normalerweise

Phlebologische Untersuchungen:

- **Klinische Untersuchungen:**

Eine gründliche **Anamnese** ist für die Ursachenklärung bedeutsam (Fragen nach Operationen, Schwangerschaften, früheren Thrombosen, Nikotinabusus, Einnahme von Hormonpräparaten, Beruf).

Die **Inspektion** des stehenden Patienten muss bei guter Beleuchtung erfolgen.

Die **Palpation** der Venen und Faszienlücken gehört ebenso zur Untersuchung wie die Prüfung von Fußpulsen, Blutdruck, Beinumfang, Gelenkbeweglichkeit und Ödemen.

Zur Prüfung der Suffizienz tiefer Venen und Perforansvenen eignen sich die einfachen Funktionstests nach **Trendelenburg** und **Perthes.**

- **Apparative Untersuchungen:**

Ultraschall-Doppler: Die Frequenz des Strömungssignals ist abhängig von der Geschwindigkeit: venös = langsam = niederfrequent, arteriell = schnell = höherfrequent.

Der **Valsalva-Pressversuch** dient zur Prüfung der Suffizienz der Klappen der V. saphena magna und der Krosse.

Der „distale Insuffizienzpunkt" bezeichnet die Stelle, an der kein Reflux mehr nachweisbar ist (s. Abb. **20.3**).

Lichtreflexionsrheographie (LRR): Auffüllung des oberen Gefäßplexus bei suffizienten tiefen Venen in mehr als 25 sec.

Phlebodynamometrie: direkte blutige Druckmessung am Fußrücken.

75–90 mmHg (10–12 kPa) betragenden Venendruck vor und nach Bewegung liefert Hinweise auf insuffiziente Venen.

Plethysmographie: unblutige Druck-/Volumenmessung.

Phlebographie: röntgenologische Kontrastmitteldarstellung anatomischer Venenverhältnisse, unverzichtbar vor operativen Eingriffen.

Bei der **Plethysmographie** wird der Verlauf des Druckes im Bein oder des Beinvolumens mittels Dehnungsmessstreifen vor und nach Kompression bestimmt. Neben diesen dynamischen Messverfahren ist die **Phlebographie**, also die Kontrastmitteldarstellung des Venensystems einschließlich der Perforansvenen, besonders wichtig. Mithilfe dieses Verfahrens ist es möglich, die zahlreichen morphologischen Varianten des Venenverlaufs zuverlässig zu erfassen, eine für operative Eingriffe wichtige Voraussetzung.

Duplex-Sonographie: bildliche Darstellung, kombiniert mit Flussmessung.

In jüngster Zeit ergänzt die **farbkodierte Duplex-Sonographie**, bei der das Ultraschall-B-Bild mit Flussmessungen kombiniert wird, als nicht invasives, bildgebendes Verfahren die Phlebographie. Auch mit diesem Verfahren lassen sich Varizen, Krosse und Perforansvenen gut darstellen, außerdem Ober- und Unterschenkelthrombosen.

20.1.2 Varikose-Syndrom

20.1.2 Varikose-Syndrom

▶ Definition

▶ **Definition:** Erweiterung der großen oberflächlichen Venenstämme, der Leit- und Muskelvenen, der Perforansvenen sowie kleinerer und kleinster Venen. Die „primäre" Varikose ist anlagebedingt, die „sekundäre" Varikose Folge einer Insuffizienz der tiefen Venen. Eine klare Unterscheidung ist nicht immer möglich. Mit zunehmender Dauer der Varikosis kommt es im Gefolge der Klappeninsuffizienz zur Beeinträchtigung der Mikrozirkulation. Die trophischen Störungen können zum Gewebsuntergang führen, der klinisch als Ulcus cruris in Erscheinung tritt.

Epidemiologie: Das Varikose-Syndrom ist sehr häufig, ca. 20 % der Bevölkerung sind betroffen.

Epidemiologie: Etwa 20 % der erwachsenen Bevölkerung zeigt eine mehr oder weniger ausgeprägte Varikose, wobei Männer und Frauen etwa gleichermaßen betroffen sind.

Klinik und Diagnostik: Varikose der oberflächlichen Venen durch Klappeninsuffizienz (Abb. **20.2**).

Klinik und Diagnostik: Klinisch auffällig, da gut sichtbar, ist die Varikose der V. saphena magna, die auf einer Insuffizienz der Krosse oder der Klappen im Verlauf der Vene beruht (Abb. **20.2**). Nicht selten findet sich gleichzeitig eine Perforansvenen-Insuffizienz.

20.2

20.2 Primäre Varikose

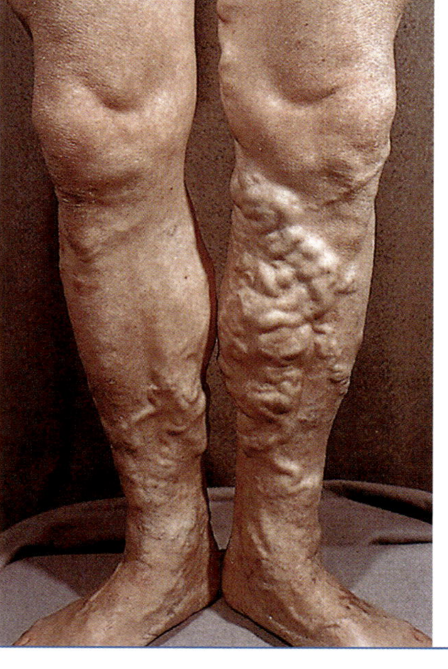

Primäre Varikose mit großen Varizenkonvoluten besonders am linken Unterschenkel.

20.3 Stadieneinteilung der Stammvarikosis vom V.-saphena-magna- und V.-saphena-parva-Typ

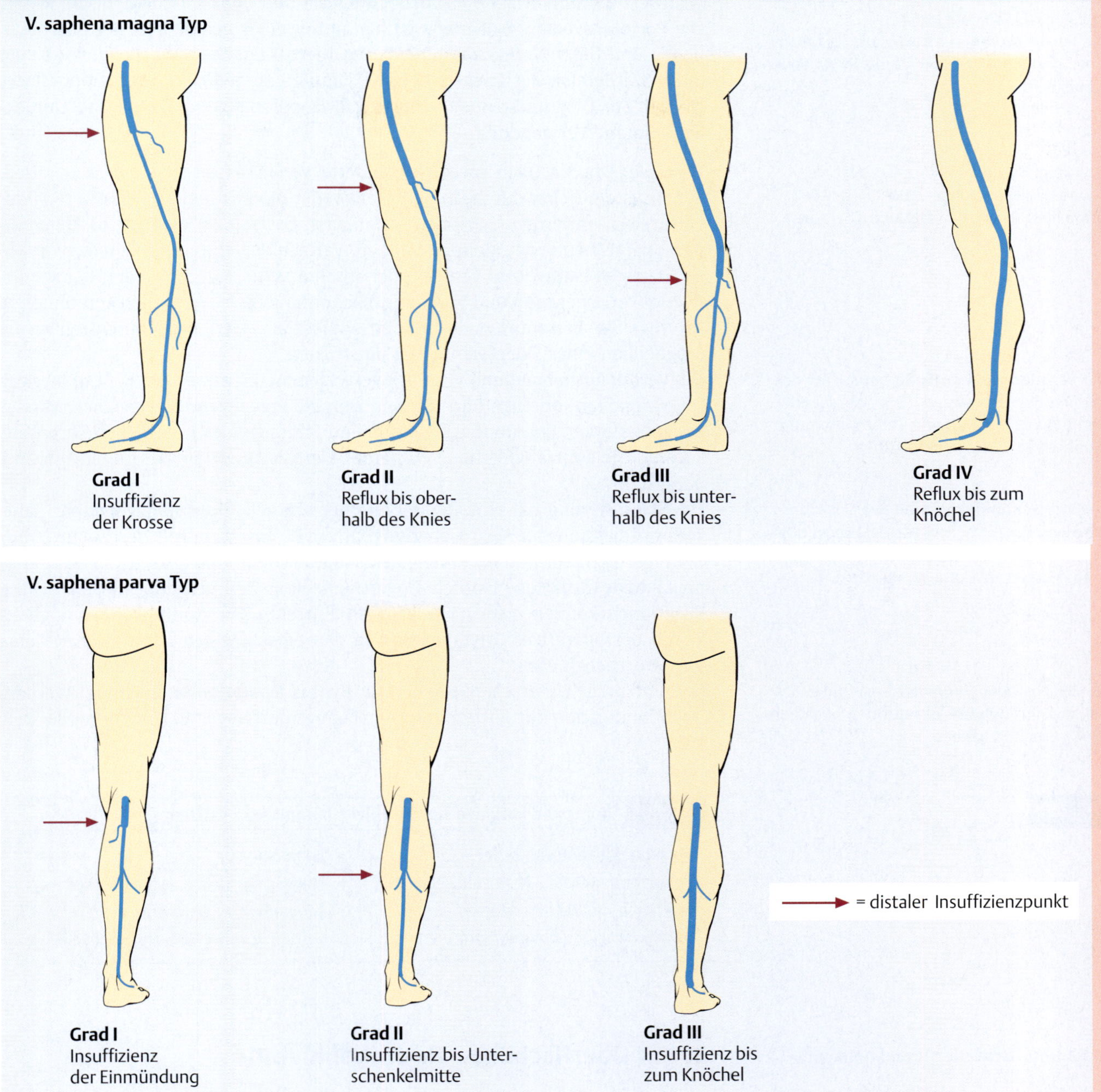

Je nach Lokalisation des distalen Insuffizienzpunktes lassen sich **4 Schweregrade der Saphena-magna-Insuffizienz** mittels Ultraschall-Doppler unterscheiden (Abb. **20.3**). Die **Stammvarikose der V. saphena parva** wird in **3 Schweregrade** eingeteilt (Abb. **20.3**).

Die Erweiterung der Seitenäste der V. saphena magna und die der V. saphena parva wird als **Seitenastvarikose** bezeichnet, die durch gestaute Stammvenen entsteht.

Die Stammvarikose beider Venensysteme kann bei langem Bestand zu Phlebitiden und zur chronisch-venösen Insuffizienz mit oder ohne Ulcus cruris führen (s. u.).

Die Insuffizienz der tiefen **Leit-** und **Muskelvenen** ist durch die versteckte Lage dieser Venen etwas schwieriger zu diagnostizieren. Ödembildung, Schwere- und

Je nach Ausmaß des Refluxes lassen sich **4 Schweregrade** der **Saphena-magna-** und **3** der **Saphena-parva-Insuffizienz** unterscheiden (Abb. **20.3**).

Als **Seitenastvarikose** wird die Erweiterung der Saphenaäste bezeichnet.

Die Stammvarikose kann zur chronisch-venösen Insuffizienz mit oder ohne Ulcus cruris führen.

Die **Insuffizienz tiefer Venen** ist schwierig zu diagnostizieren, am besten phlebographisch und duplexsonographisch.
Die **Perforansvenen-Insuffizienz** ist oft mit einer Klappeninsuffizienz der Saphena-Venen kombiniert.

Spannungsgefühl bei intaktem oberflächlichem Venensystem sind wegweisend, gesichert wird die Diagnose phlebographisch und duplexsonographisch.
Die **Perforansvenen-Insuffizienz** ist häufig mit einer Insuffizienz der oberflächlichen und tiefen Venen kombiniert. Das hierbei entstehende „Pendelblut", vor allem im Bereich der Cockett-Gruppe, kann zu so genannten Blow-out-Ulzera führen. Zur Diagnostik finden Ultraschall-Doppler, Phlebographie und Duplex-Sonographie Verwendung.

Therapie: Es werden Stripping oder Verödung der Venen angewendet, eventuell kombiniert je nach Kaliber und Therapeut.

Therapie: Oberflächlich varikös veränderte Venen lassen sich, sofern das tiefe Venensystem sicher durchgängig ist, entweder medikamentös sklerosieren oder chirurgisch entfernen („strippen"). Kaliberstarke Varizen werden im Allgemeinen operativ entfernt, kleinere Varizen, Varizenkonvolute und Seitenastvarikosen dagegen häufig lokal verödet oder abschnittsweise durch kleine Hautschnitte entfernt. Operation und Verödungsbehandlung lassen sich auch kombinieren. Insuffiziente Perforansvenen werden subfaszial ligiert oder durchtrennt, die Möglichkeit einer Sklerosierung ist umstritten.

Die **Verödungsbehandlung** beruht auf der Reizung der Venenwand mit nachfolgender Entzündungsreaktion und Thrombosierung (Kontraindikationen s. Tab. **20.1**).

Die **Verödungsbehandlung** wird mit verschiedenen Lösungen (z. B. Aethoxysklerol, Varigloban) durchgeführt. Diese reizen die Venenwand so erheblich, dass es zu einer starken Entzündungsreaktion und Bildung eines künstlichen Thrombus kommt. Die Kontraindikationen für eine Sklerosierungstherapie sind in Tab. **20.1** dargestellt.

Wichtigste **Komplikationen** der Sklerosierung sind Unverträglichkeitsreaktionen durch Verödungsmittel, sowie versehentliche paravenöse und intraarterielle Injektion.

Die Sklerosierung hat eine Reihe typischer **Komplikationsmöglichkeiten**: paravenöse Injektion mit Nekrosebildung, arterielle Injektion mit der Gefahr eines Gefäßverschlusses und nachfolgender Gangrän sowie anaphylaktische bzw. anaphylaktoide Reaktionen durch Unverträglichkeit des Verödungsmittels. Diese Reaktionen können noch nach Stunden auftreten. Die Komplikationsmöglichkeiten der operativen Therapie sind in den einschlägigen chirurgischen Lehrbüchern nachzulesen.

Bei der Therapie der Varikosis ist zu beachten, dass für **Bypass-Operationen** geeignete Venen erhalten bleiben.

Da heutzutage Unterschenkelvenen für **Bypass-Operationen** eingesetzt werden, ist die Indikation zur Entfernung transplantationsfähiger Venen streng zu stellen.

20.1

20.1 Kontraindikationen für die Sklerotherapie von Varizen

▪ akute Phlebothrombose	▪ Beinödeme
▪ fortgeschrittene Herzinsuffizienz	▪ eingeschränkte Beinbeweglichkeit
▪ Nieren- und Lebererkrankungen	▪ superinfizierte Dermatosen
▪ arterielle Durchblutungsstörungen	▪ Verödungsmittel-Unverträglichkeit

20.1.3 Oberflächliche Thrombophlebitis

20.1.3 Oberflächliche Thrombophlebitis

▶ **Synonym:** Thrombophlebitis superficialis

▶ Definition

▶ **Definition:** Entzündung der oberflächlichen Venenstämme als Ausdruck einer Thrombusorganisation mit den Symptomen Rötung, Schwellung, Druck- und Spontanschmerz.

Ätiologie: Häufigste Ursache sind Reize mechanischer (z. B. Venenkatheter) oder chemisch-osmotischer (z. B. Infusionslösungen) Art.
Seltenere Ursachen sind Insektenstiche, paravenöse Injektionen, Infektions- und Systemerkrankungen.

Ätiologie: Zu den häufigsten Ursachen der oberflächlichen Thrombophlebitis zählen mechanische Reize von z. B. Venenkathetern oder Braunülen und chemisch-osmotische Reize durch i. v. applizierte Infusionslösungen. Aber auch nach Insektenstichen und nach paravenöser Injektion kann es zu oberflächlichen Venenentzündungen kommen. Gelegentlich ist die Thrombophlebitis Begleitphänomen von Infektionskrankheiten wie der Syphilis und Tuberkulose sowie von Systemerkrankungen wie dem Behçet-Syndrom.

Klinik: Meist plötzlich auftretende, schmerzhafte Schwellung oberflächlicher Venenabschnitte, auch im Bereich von Varizen (dann auch als **Varikophlebitis** bezeichnet). Die Haut ist gerötet, die entzündete Vene als derber Strang oder Knoten in der Tiefe tastbar. Ausgedehnte Thrombophlebitiden können mit Fieber und Blutbildveränderungen einhergehen.

Klinik: Plötzlich auftretende, schmerzhafte Schwellung oberflächlicher Venen. Sind Varizen betroffen, wird das Krankheitsbild auch als **Varikophlebitis** bezeichnet. Bei schweren Verlaufsformen ggf. Allgemeinsymptome.

▶ **Merke.** Im Gegensatz zur Phlebothrombose besteht nur eine umschriebene lokale Schwellung und keine Schwellung der Extremität.

◀ **Merke**

Sonderformen: Eine Sonderform der Thrombophlebitis ist die **Phlebitis migrans (saltans)**, die vor allem Männer betrifft. Hierbei kommt es, meist im Rahmen von Infekten, Autoimmunkrankheiten oder malignen Tumoren, schubweise zu oberflächlichen Phlebitiden wechselnder Lokalisation, oft begleitet von Störungen des Allgemeinbefindens und von Fieber.
Eine weitere seltene Form der Thrombophlebitis unklarer Ätiologie ist die der V. thoracoepigastrica **(Mondor-Krankheit)**, die bei subakuter Entzündung als derber Strang am seitlichen Thorax palpabel ist. In diese Gruppe der Thrombophlebitiden gehört auch die Kranzfurchen-Phlebitis im Sulcus coronarius penis.

Sonderformen: Die **Phlebitis migrans (saltans)** ist eine seltene Form der Phlebitis, vor allem bei neoplastischen und infektiösen Erkrankungen.

Die Phlebitis der seitlichen Thoraxvene wird als **Mondor-Krankheit** bezeichnet. Auch die Kranzfurchen-Phlebitis im Sulcus coronarius penis gehört in diesen Formenkreis.

Komplikationen: Bei entsprechender Therapie kommt es nur selten zu Komplikationen. Bei ausgedehnter Thrombophlebitis im Bereich der proximalen V. saphena magna kann die Entzündung auf die tiefen Venen übergreifen (Gefahr der tiefen Venenthrombose mit nachfolgender Lungenembolie). Seltene Komplikationen sind auch die eitrige Einschmelzung der Thrombophlebitis und die Ulzeration.

Komplikationen: Bei korrekter Behandlung sind Komplikationen selten: werden tiefe Venen in die Entzündung einbezogen, kann es zur tiefen Thrombose kommen.

Diagnostik: Bei allen oberflächlichen Venenentzündungen ist das klinische Bild recht charakteristisch und die Diagnose daher meist einfach zu stellen.

Diagnostik: Die Diagnose ist klinisch zu stellen.

Differenzialdiagnose: Differenzialdiagnostisch muss vor allem an ein Erysipel gedacht werden; das jedoch diffuser und flächenhafter ist und stärkere Allgemeinsymptome (insbesondere Schüttelfrost) verursacht. Das Erythema nodosum kann aufgrund multipler Veränderungen und wegen des schubweisen Verlaufs leicht abgegrenzt werden.

Differenzialdiagnose: Erysipel, Erythema nodosum.

Therapie: Die Patienten müssen mobilisiert werden (bei Bettruhe besteht die Gefahr, dass tiefe Venen betroffen werden). Wichtigste Maßnahme ist ein gut sitzender Kompressionsverband, ergänzt durch ein nicht steroidales Antiphlogistikum wie Indometacin oder Azetylsalizylsäure. Zur Lokalbehandlung können ichthyol- oder heparinhaltige Externa verwendet werden. Antibiotika sind nur bei septischen Verlaufsformen indiziert. Bei der Varikophlebitis kann versucht werden, den Thrombus per Stichinzision zu entfernen, wenn die akuten Erscheinungen abgeklungen sind. Bei einer Thrombophlebitis der V. saphena magna ist eine Low-dose-Heparinisierung ratsam.

Therapie: Mobilisierung der mit Kompressionsverband versorgten Patienten. Zusätzlich kommt die Gabe von Antiphlogistika wie Indometacin oder Azetylsalizylsäure in Betracht. Lokal können Externa mit Heparin oder Ichthyol verwendet werden. Thrombosierte Varixknoten lassen sich auch per Stichinzision entleeren. Bei Thrombophlebitis der V. saphena magna Low-dose-Heparinisierung.

20.1.4 Phlebothrombose

20.1.4 Phlebothrombose

▶ **Definition:** Thrombotischer Verschluss tiefer Venen, bevorzugt am Unterschenkel, mit Gefahr der Lungenembolie und Entwicklung einer chronisch venösen Insuffizienz.

◀ **Definition**

Epidemiologie: Phlebothrombosen sind nicht selten. Über die wahre Häufigkeit ist jedoch nichts bekannt, zum einen wegen diagnostischer Schwierigkeiten, zum anderen, weil nicht wenige tiefe Thrombosen stumm verlaufen und erst nach vielen Jahren anhand der Folgezustände retrospektiv diagnostiziert werden. Bevorzugt betroffen ist die Unterschenkelregion, links häufiger als rechts, selten beidseits.

Epidemiologie: Tiefe Venenthrombosen sind nicht selten, sie kommen vor allem postoperativ, postpartal und bei immobilisierten Patienten, meist am Unterschenkel und hier mehr links als rechts vor.

Ätiologie und Pathogenese: Pathogenetisch bedeutsam ist die sog. **Virchow-Trias**, die auf der Kombination von Stase, Venenwandschädigung und subtilen Blutgerinnungsstörungen beruht. Sie kommt vor allem nach Verletzungen, Operationen und Geburten vor, außerdem bei hämatologischen und neoplastischen Erkrankungen.

Ätiologie und Pathogenese: Entscheidend für die Entstehung der tiefen Venenthrombose ist die Kombination aus Verlangsamung der Blutströmung, Wandveränderungen der Venen und subtilen Blutgerinnungsstörungen (so genannte **Virchow-Trias**). Die Stase beruht meist auf der Immobilisierung des Patienten oder auch auf einer Traumatisierung der Vene. Gefäßwandschädigungen kommen durch Verletzungen, Operationen oder Entzündungen zustande. Störungen der Gerinnung beruhen oft auf hämatologischen oder neoplastischen Erkrankungen. Besonders gefährdet sind Patienten in der postoperativen Phase, vor allem nach Eingriffen im Bauch- und Beckenbereich sowie nach Beinfrakturen. Eine erhöhte Gefährdung besteht auch postpartal.

Klinik: Klinisch auffallend sind ziehende Schmerzen, Ödem und Erweiterung oberflächlicher Unterschenkelvenen sowie ein Kletterpuls.

Klinik: Es treten mehr oder weniger ausgeprägte ziehende Schmerzen, sowie ein Schwere- und Spannungsgefühl im Bereich der Leiste, Kniekehle oder Fußsohle auf. Ein initiales Ödem (Umfangsdifferenz!), eine Erweiterung der oberflächlichen Venen am Unterschenkel sowie eine Druckempfindlichkeit im Bereich der Fußsohlen (Payr-Zeichen), ein Kletterpuls und subfebrile Temperaturen sind weitere Warnsymptome.

Komplikationen: Lungenembolie, postthrombotisches Syndrom (PTS).

Komplikationen: In etwa 10–30% kommt es zur **Lungenembolie**, selten mit letalem Ausgang, in bis zu 50% zu einem **postthrombotischen Syndrom (PTS)**.

Sonderform: Phlegmasia coerulea dolens: Störung der Mikrozirkulation mit Verlegung des venösen Abflusses einer Extremität. Klinisch zyanotische Schwellung der Extremität, Gefahr des Schocks und der Gangrän. Medikamentöse oder chirurgische Thrombolyse.

Sonderform: Bei der **Phlegmasia coerulea dolens** kommt es durch eine Störung der Mikrozirkulation zu einer kompletten Verlegung des venösen Abflusses einer Extremität, mit schmerzhaft, zyanotischer Schwellung, die zur Gangrän und zum Schock führen kann. Hier wird eine intensivmedizinische Behandlung mit dem Versuch der medikamentösen oder chirurgischen Thrombolyse erforderlich.

Diagnostik: Mittels Duplex-Sonographie und Plasmintest sowie mit der Phlebographie wird die Diagnose gesichert.

Diagnostik: Die klinischen Zeichen und die Prüfung verschiedener Schmerzpunkte sind unzuverlässig. Bei Thrombosen im Oberschenkelbereich ist vor allem die Duplex-Sonographie (s. S. 410), im Unterschenkelbereich die Duplex-Sonographie und der Plasmintest mit radioaktivem Technetium aussagekräftig. Die Phlebographie (s. S. 410) ist zur Diagnostik der Phlebothrombosen aller Lokalisationen geeignet, der Befund je nach Lokalisation der Thrombose jedoch manchmal schwer zu interpretieren.

Differenzialdiagnose: Lymphödem, Muskelriss und -zerrung, Erysipel.

Differenzialdiagnose: Akutes Lymphödem, Muskelriss und Muskelzerrung sowie Erysipel sind leicht abzugrenzen.

Therapie: Thrombolyse, Thrombektomie.

Therapie: Bei frischen Thrombosen im Becken- und Oberschenkelbereich ist eine möglichst frühzeitige Thrombolyse anzustreben, um ein postthrombotisches Syndrom zu vermeiden. Die Thrombolyse wird mit Streptokinase, Urokinase oder rekombinanten Plasminogenaktivatoren (rtPa) durchgeführt. Die Behandlung dauert etwa 5 bis 7 Tage. Verbindliche Therapieschemata existieren nicht, außerdem sind zahlreiche Kontraindikationen zu beachten (z. B. hohes Lebensalter, ausgeprägte Hypertonie, Karzinome des Gastrointestinaltraktes, Magen-Darm-Ulzera, diabetische Retinopathie). Der Lysetherapie schließt sich eine Thromboseprophylaxe mit Heparin oder Azetylsalizylsäure an.
Bei Lokalisation im Becken- oder Leistenbereich kommt auch die Thrombektomie in Betracht.

Prophylaxe: Kompressionsverbände, Antikoagulanzien.

Prophylaxe: Zur Rezidivprophylaxe werden Antikoagulanzien und Kompressionsverbände eingesetzt; letztere sollen auch die Ausbildung eines PTS verhindern.

20.1.5 Chronisch-venöse Insuffizienz (CVI) und Folgezustände

Epidemiologie: An mehr oder weniger ausgeprägter chronisch-venöser Insuffizienz leiden ca. 3–5 Millionen der erwachsenen Bundesbürger, wobei Frauen etwas häufiger betroffen sind als Männer. Die Inzidenz steigt mit zunehmendem Lebensalter an.

Ätiologie: Venöse Abflussstörungen, insbesondere bei primärer Varikose und nach Phlebothrombose, führen nicht selten zur chronisch-venösen Insuffizienz mit trophischen Störungen und deren Komplikation Ulcus cruris.

Pathogenese: Vor allem durch die Überlastung des Lymphtransportes kommt es zur Einlagerung wasserbindender Substanzen (Ödembildung) und nachfolgend zu einer vermehrten Bildung von Bindegewebe. Umbauvorgänge an den kleinen Gefäßen und perikapillare Fibrinablagerungen führen zu einer Hypoxie des Gewebes und letztendlich zum Gewebsuntergang.

Klinik (Tab. **20.2**): Eine Erweiterung der Venen des Plantarrandes (sog. **Corona phlebectatica**) ist häufig das erste Zeichen einer chronisch-venösen Insuffizienz (Abb. **20.4 a**). Auch ein Ödem (v. a. im Knöchelbereich) findet sich im Frühstadium (CVI I. Grades). Bei längerem Bestand kommt es zur Verhärtung des Subkutangewebes (Stauungsinduration, Dermatoliposklerose). Entzündliche Vorgänge kennzeichnen die CVI II. Grades und führen zur Hyperpigmentierung (Dermite ocre), zu Atrophien (Atrophie blanche [Abb. **20.4 b**], Capillaritis alba) und Depigmentierungen. Ausgeprägt entzündliche Vorgänge führen zum **Stauungsekzem**, das nicht nur Folge der chronischen Stauung, sondern oft auch Ausdruck einer Kontaktallergie gegen lokal verwendete Zubereitungen ist. Auch Störungen des Nagelwachstums mit Onychomykosen sind nicht selten.

20.1.5 Chronisch-venöse Insuffizienz (CVI) und Folgezustände

Epidemiologie: Eine CVI ist bei beiden Geschlechtern sehr häufig.

Ätiologie: Die CVI tritt nicht selten als Folgezustand der Varikose oder nach einer Phlebothrombose auf.

Pathogenese: Entscheidend ist das Missverhältnis zwischen Flüssigkeitszu- und -abstrom mit Ödembildung, das zu Bindegewebsneubildung und Entzündung und letztlich zum Gewebsuntergang führt.

Klinik (Tab. **20.2**): **Corona phlebectatica** (Abb. **20.4 a**) und Ödembildung kennzeichnen die CVI im Frühstadium. In der Folge entwickeln sich trophische Störungen mit Induration, Hyper- und Depigmentierung, eine Atrophie blanche und **Stauungsekzeme** (Abb. **20.4 b**).

20.2 Klinische Stadieneinteilung der CVI

Stadium	***klinische Befunde***
Grad I	Corona phlebectatica, Ödem im Knöchelbereich
Grad II	Dermatoliposklerose, Dermite ocre, Atrophie blanche, Stauungsekzem
Grad III	wie Grad II, zusätzlich Ulcus cruris

20.2

Wichtigste Komplikation ist das **Ulcus cruris** (CVI III. Grades), das bevorzugt im Bereich der **Unterschenkelinnenseite** auftritt (Abb. **20.4 c, d**). Über 90% der Ulzera des Unterschenkels sind venöser Genese, arterielle Durchblutungsstörungen und andere Ursachen sind vergleichsweise selten.
Verschiedene Ulkusformen bei CVI lassen sich unterscheiden. Das thrombo- oder periphlebitische Ulkus ist Folge oberflächlicher Thrombophlebitiden mit Gewebedestruktion. Beim postthrombotischen Ulkus finden sich nicht selten mehrere Ulzera am gleichen Bein. Das so genannte Blow-out-Ulkus entsteht über insuffizienten Perforansvenen vor allem im Bereich der Cockett-Gruppe. Gamaschenulzera im Knöchelbereich beruhen häufig auf Thrombosen in dünneren, retikulären Varizen.

Differenzialdiagnose: Ulzera durch arterielle Durchblutungsstörungen, Stoffwechselkrankheiten wie Diabetes mellitus, Kryoglobulinämie, Prolidase-Mangel, Sichelzell-Anämie, Ulzera bei Colitis ulcerosa und Morbus Crohn (Dermatitis ulcerosa) sowie Gummata bei Tertiärsyphilis sind auszuschließen.

Therapie: Wichtigste therapeutische und prophylaktische Maßnahme zur Verhinderung von Rezidiven ist der kunstgerechte **Kompressionsverband** mit Kurzzugbinden, der die Pumpwirkung der Wadenmuskulatur unterstützt. Wichtigste Kontraindikation für den Kompressionsverband sind arterielle Durchblutungsstörungen, mit einem systolischen Druck von weniger als 60 mmHg (< 8 kPa)

Wichtigste Komplikation ist das **Ulcus cruris** (CVI III. Grades, Abb. **20.4 c, d**).

Ulzera kommen auch durch Thrombo- und Periphlebitis zustande.
Multiple Ulzera sind möglich. Das so genannte Blow-out-Ulkus entsteht über insuffizienten Vv. perforantes (Cockett-Gruppe).

Differenzialdiagnose: Ulzera durch arterielle Durchblutungsstörungen, Stoffwechselkrankheiten und Gummata bei Tertiärsyphilis sind abzugrenzen.

Therapie: Kompressionsverband mit Kurzzugbinden, nach Entstauung mit Kompressionsstrümpfen bei mäßiger CVI.

20.4

20.4 Komplikationen der chronisch-venösen Insuffizienz

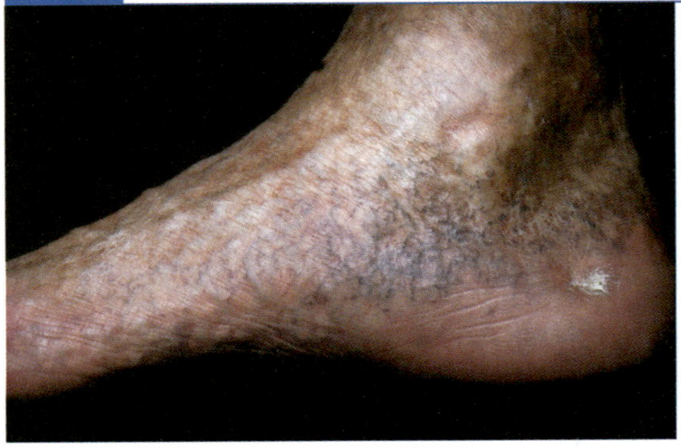

a Corona phlebectatica am medialen Fußrand (CVI Grad I).

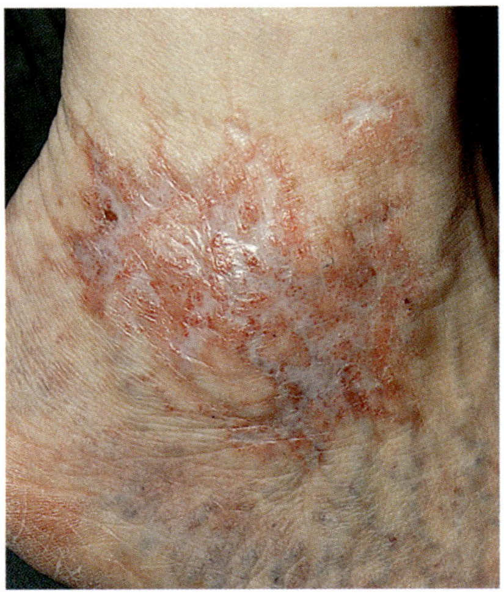

b Atrophie blanche der lateralen Knöchelregion bei chronisch-venöser Insuffizienz (CVI) mit weißen atrophischen Bereichen und hyperpigmentierten Atrophien in der Umgebung. Die Atrophie blanche führt leicht zu kleinen, äußerst schmerzhaften Ulzerationen, die nur sehr langsam wieder abheilen (CVI Grad II).

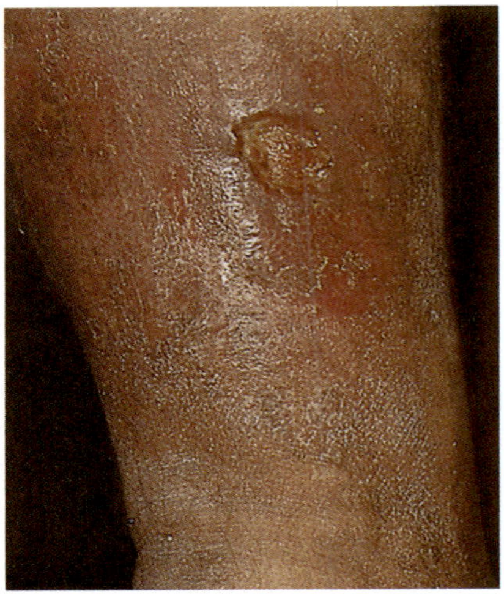

c Ulcus cruris und Stauungsdermatose des rechten Unterschenkels. Die das Ulkus umgebende Haut ist gerötet, teils flächenhaft verdickt und bräunlich verfärbt. Deutliche Varikose der Knöchel- und Fußrückenvenen (CVI Grad III).

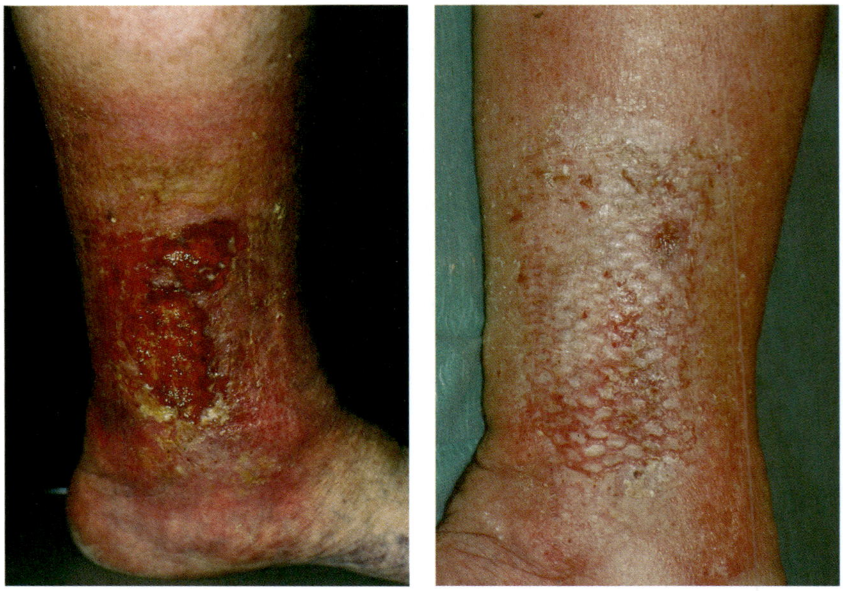

d Ulcus cruris bei CVI Grad III vor und 4 Monate nach Shave-Therapie und Meshgraft-Transplantation.

im Knöchelbereich. Korrektes Anwickeln eines Kompressionsverbandes erfordert Übung und ist nur von einem Teil der Patienten zu erlernen. Für die Behandlung geringerer Schweregrade der CVI kommen gut angepasste Kompressionsstrümpfe in Betracht. Zur Behandlung venöser Ulzera wird zunehmend die „Shave-Technik" eingesetzt. Dabei werden das Ulkus selbst und die lipodermosklerotisch veränderte Umgebung mittels Dermatom abgetragen und der Defekt mit Spalthaut gedeckt, meist nach Ligatur hämodynamisch insuffizienter Venen (Perforantes, Krosse).

Die **medikamentöse Behandlung** mit venenwirksamen Pharmaka hat allenfalls unterstützenden Charakter, sie ist kein Ersatz für die Kompressionsbehandlung. Die **Lokalbehandlung** von Stauungsdermatose und Ulcus cruris ist nach Möglichkeit mit Externa ohne sensibilisierende Inhaltsstoffe vorzunehmen, da die **Gefahr kontaktallergischer Reaktionen** bei dieser Patientengruppe sehr groß ist, wodurch die Behandlung unnötig kompliziert wird. Schmierig belegte Ulzera müssen gereinigt werden. Dazu eignen sich **enzymhaltige** Zubereitungen (z. B. Varidase, Fibrolan) kombiniert mit feuchten Umschlägen. Zur Anregung der Epithelisierung nach erfolgter Reinigung eignen sich vor allem nicht allergene Puder (z. B. auf Dextranbasis), synthetische Schaumstoffe oder Hydrokolloide zur feuchten Wundbehandlung. Zur Anregung der Epithelisierung können die Wundränder von Zeit zu Zeit inzidiert werden.

Eine **medikamentöse Behandlung** mit venenwirksamen Pharmaka allenfalls als Adjuvans.
Die **Lokalbehandlung** von Stauungsdermatose und Ulcus cruris ist nach Möglichkeit mit Externa ohne sensibilisierende Inhaltsstoffe vorzunehmen, da die **Gefahr kontaktallergischer Reaktionen** bei dieser Patientengruppe sehr groß ist, wodurch die Behandlung unnötig kompliziert wird.

▶ **Klinischer Fall.** Die jetzt 72-jährige Patientin kam wegen Ulzera im Bereich beider Innenknöchel, die rechts seit mehr als 10 Jahren, links seit knapp 2 Jahren bestanden. Vor 27 Jahren war es nach einem komplizierten Knöchelbruch rechts zu einer beidseitigen Thrombose der tiefen Bein- und Beckenvenen gekommen. Nach Rekonvaleszenz war die Patientin mehrere Jahre beschwerdefrei, dann stellten sich zunehmend Spannungsgefühl und Schmerzen in den Beinen ein, vor allem bei längerem Stehen, zuletzt Unterschenkelödeme, Pigmentverschiebungen und Ulzera. Therapeutisch kommen eine konsequente Kompressionsbehandlung und eventuell eine Shave-Therapie in Betracht.

◀ **Klinischer Fall**

20.2 Proktologie

20.2.1 Allgemeines

Kolon, Sigma und Rektum bilden für die Defäkation eine funktionelle Einheit. Die willkürliche Stuhlentleerung (Kontinenz) ist dabei von komplexen Regelmechanismen abhängig, die das ZNS, anorektale Muskulatur, Gefäßpolstersystem des Plexus haemorrhoidalis und sensible Empfindungen des Anoderms umfassen (Abb. **20.5**).

20.2 Proktologie

20.2.1 Allgemeines

Die unteren Darmabschnitte bilden eine funktionelle Einheit zur Regelung der Kontinenz. Zur anatomischen Situation des Enddarms s. Abb. **20.5**.

20.5 Anatomische Situation im Enddarm

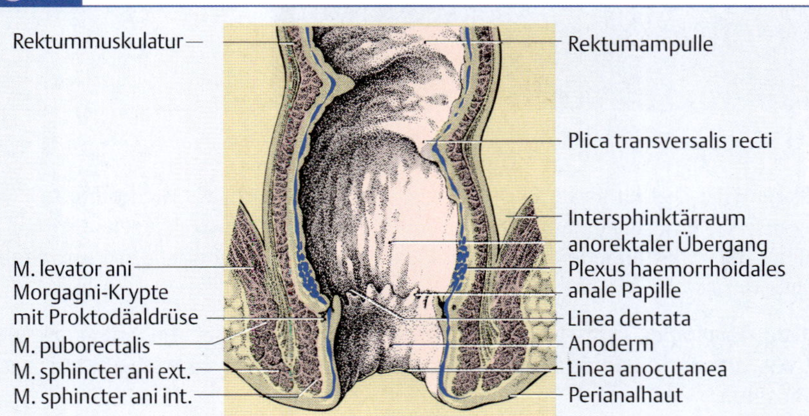

20.5

Untersuchung: Die Untersuchung nach ausführlicher Anamnese erfolgt digital, rektoskopisch oder koloskopisch.

Proktoskopisch sind 10 – 15 cm einsehbar, höhere Abschnitte bis 30 cm nur koloskopisch.

Untersuchung: Nach einer ausführlichen Anamnese über Essgewohnheiten, Stuhlgang, Erkrankungen, Medikation etc. wird der Patient entweder in Linksseitenlage oder in Steinschnittlage untersucht. Einfachste Untersuchungsmethode ist die **digitale Austastung** des Rektums, bei der sich Sphinktertonus und Prostata beurteilen lassen.
Die Untersuchung des Anorektums erfolgt, etwa bis in 10 – 15 cm Höhe, mit dem Proktoskop, das entweder seitlich (Blond) oder vorne (Morgan) offen ist. Für die Untersuchung des Rektums sind starre Rektoskope gebräuchlich, höhere Abschnitte lassen sich nur mittels biegsamer Fiberglasoptik (Koloskop) im Rahmen der Rektosigmoidoskopie bis in etwa 30 cm Höhe einsehen.

20.2.2 Analekzem

20.2.2 Analekzem

▶ Definition

▶ **Definition:** Akute bis chronische Entzündung des Anoderms („Ekzem") mit ausgeprägtem Juckreiz. Das Analekzem ist sehr häufig, wobei neben Irritationen vor allem kontaktallergische Sensibilisierungen eine Rolle spielen.

Ätiologie und Pathogenese: Pathogenetisch Irritation bei partieller Inkontinenz durch Hämorrhoiden, Marisken, Analprolaps. Oft falsche Genitalhygiene. Kontaktallergische Sensibilisierungen beachten.

Ätiologie und Pathogenese: Irritationen durch Stuhl bei Hämorrhoiden, Marisken und Analprolaps, Intestinalmykose, mangelhafte oder übertriebene Analhygiene sowie exogene Irritation durch Lokaltherapeutika und Suppositorien. Diese sind nicht selten Ursache einer Kontaktallergie (Kontaktekzem), deshalb immer Abklärung durch die Epikutantestung mit den wichtigsten Kontaktallergenen (Konservierungsmittel, Lokalanästhetika, Antibiotika, Salbengrundlagen).

Klinik: Klinisch finden sich alle Ekzemstadien in der unmittelbaren Umgebung des Anus (Abb. **20.6**).

Klinik: Klinisch finden sich alle Stadien des Ekzems, wobei subakute und chronische Stadien vorherrschen. Betroffen ist vor allem die unmittelbare Umgebung des Anus in Form einer flächenhaften, unscharf begrenzten, oft infiltrierten Rötung der Haut. Durch die Mazeration entsteht nicht selten eine weißliche Verfärbung (Abb. **20.6**). Bedingt durch die Lokalisation fehlt eine Schuppung häufig.

20.6

20.6 Analekzem

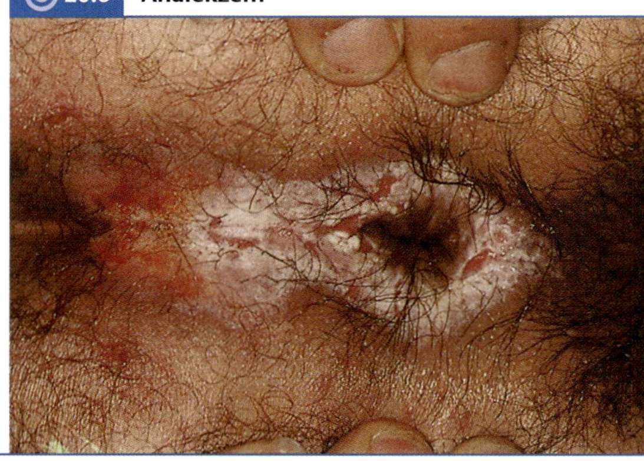

Analekzem mit flächiger Verdickung der mazerierten und von Erosionen durchsetzten Perianalhaut.

Diagnostik: Klinisches Bild und Histopathologie; ergänzend Proktoskopie.

Diagnostik: Das klinische Bild ist recht charakteristisch, zur Sicherung der Diagnose ist eine histopathologische Untersuchung hilfreich. Wegen der häufig gleichzeitig bestehenden Hämorrhoiden ist eine proktologische Untersuchung obligatorisch.

Histopathologie: Typische Ekzemreaktion mit Akanthose und Spongiose.

Histopathologie: Typische Ekzemreaktion mit Akanthose und Spongiose der Epidermis und bandförmigem, subepidermalem Infiltrat vorwiegend aus Lymphozyten.

Differenzialdiagnose: Vor allem intertriginöse Mykosen, Psoriasis vulgaris der Rima ani mit nur geringen Manifestationen an anderen Körperstellen (die Psoriasis dieser Lokalisation zeigt häufig eine charakteristische Rhagade entlang der Analfalte), seltener Lichen ruber planus, Morbus Bowen und die extramammäre Form des Morbus Paget kommen in Betracht.

Differenzialdiagnose: Mykosen und Psoriasis (inversa).

Therapie: Im Vordergrund steht die Beseitigung oder Linderung der angeführten Ursachen. Zur Lokalbehandlung eignen sich austrocknende Externa mit geringer allergisierender Potenz (Farbstoffe, z. B. 0,5 %ige wässrige Eosinlösung), zusätzlich Sitzbäder mit gerbstoffhaltigen Mitteln. Stark austrocknende Reinigungsmaßnahmen, vor allem durch den übermäßigen Gebrauch detergenzienhaltiger Reinigungsmittel, müssen vermieden werden.

Therapie: Beseitigung des Grundleidens; Lokaltherapie mit blanden Externa; angemessene Reinigungsmaßnahmen.

20.2.3 Marisken

20.2.3 Marisken

▶ **Synonyme:** Analfalte, Vorpostenfalte, Wächter

▶ **Definition:** Zumeist weiche, teils knotige, teils faltenartige harmlose Veränderungen am Übergang von Anoderm zur umgebenden Haut.

◀ **Definition**

Ätiologie: Marisken sind häufige, harmlose Veränderungen, wahrscheinlich anlagebedingt als Folge entzündlicher Prozesse (z. B. Perianalvenenthrombose).

Klinik: Klinisch zeigen sich ein bis mehrere, meist schlaffe, hautfarbene, perianal gelegene Falten (Abb. **20.7**), die im Allgemeinen symptomlos sind. Ab einer gewissen Größe können sie jedoch Probleme bei der Defäkation bereiten. Durch Sekretstau kann eine bakterielle oder pilzbedingte perianale Dermatitis unterhalten werden.

Ätiologie: Ursächlich sind wahrscheinlich Entzündungen wie z. B. Perianalvenenthrombose.
Klinik: Im Allgemeinen symptomlose perianal gelegene Hautfalten (Abb. **20.7**).

20.7 Mittelgroße Mariske

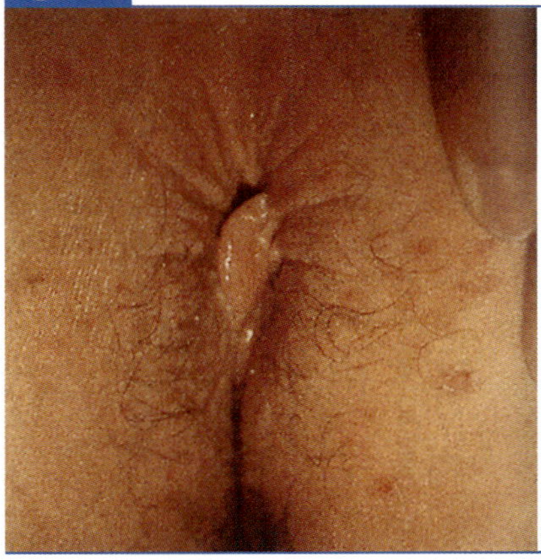

Mariske (Analfalte), den Anus bedeckend.

20.7

Differenzialdiagnose: Verwechslung mit hypertrophen, prolabierten Analpapillen, mit spitzen Kondylomen und gestielten Tumoren möglich.

Differenzialdiagnose: Prolabierte Analpapille, spitze Kondylome, gestielte Tumoren.

Therapie: Größere Marisken, die die Analhygiene erschweren oder Marisken, die sich rezidivierend entzünden, können (elektro-) chirurgisch abgetragen werden, vor allem bei gleichzeitigem Analekzem. Zur Vermeidung von Stenosen keine zirkuläre Abtragung.

Therapie: Größere Marisken können chirurgisch (nicht zirkulär!) abgetragen werden.

20.2.4 Perianalvenenthrombose

▶ **Definition:** Meist akute, schmerzhafte Schwellung des Analrandes von bläulicher Farbe durch die Ruptur einer Vene mit Hämatombildung oder durch eine Thrombose im Bereich des perianalen Venenplexus.

Klinik: Rote bis blau-rote, pralle Knoten im Bereich des anokutanen Überganges. Charakteristisch ist der plötzliche Schmerz, z. B. nach Anstrengung oder Entbindung. Bei Spontanperforation Rückgang der Schmerzen.

Differenzialdiagnose: Eine Verwechslung mit anderen Krankheitsbildern ist kaum möglich, am ehesten noch mit thrombosierten Hämorrhoiden, die aber wesentlich höher lokalisiert sind.

Therapie: Innerhalb der ersten Tage ist eine Stichinzision und Entleerung der Thromben möglich. Alternativ können Antiphlogistika (z. B. Indometacin) lokal oder systemisch verabreicht werden. Nach vollständiger Rückbildung verbleibt als Residuum eine Mariske (s. S. 419).

20.2.5 Hämorrhoiden

▶ **Definition:** Vergrößerung der submukös im distalen Rektum gelegenen Gefäßpolster des Plexus haemorrhoidalis (s. Abb. **20.9**).

Epidemiologie: Zwischen 50 und 70% aller Erwachsenen haben Hämorrhoiden unterschiedlichen Schweregrades. Beide Geschlechter sind betroffen, Männer jedoch etwas häufiger als Frauen, eine gewisse hereditär bedingte Disposition scheint vorhanden zu sein.

Ätiologie: Disposition, Stauung durch sitzende Lebensweise, Gravidität bei disponierten Frauen, ballaststoffarme Nahrung und Stress werden als Hauptfaktoren angesehen.

Klinik und Diagnostik: Hämorrhoiden finden sich vor allem bei 3, 7 und 11 Uhr in Steinschnittlage (Abb. **20.9**), wobei der Patient auf dem Rücken liegt und die Beine seitlich auf Stützen gelegt werden. Projiziert man in dieser Lage ein Zifferblatt auf die Analregion, lassen sich die Veränderungen eindeutig entsprechend der Uhrzeit angeben. Im Allgemeinen werden vier Schweregrade unterschieden (Abb. **20.8**). Hämorrhoiden **I. Grades** lassen sich nur proktoskopisch als rote bis blau-rote Polster bzw. Knoten erfassen. Hämorrhoiden **II. Grades** lassen sich inspektorisch fassen, wenn der Patient presst, solche **III. und IV. Grades** sind durch ihren Prolaps (reponibel bzw. nicht reponibel) prima vista zu diagnostizieren. Subjektiv verursachen Hämorrhoiden Schmerzen, Brennen und Juckreiz, vor allem bei und nach der Defäkation. Nicht selten sind Blutauflagerungen auf dem Stuhl.

20.8 Schematische Darstellung der Hämorrhoiden I. bis IV. Grades

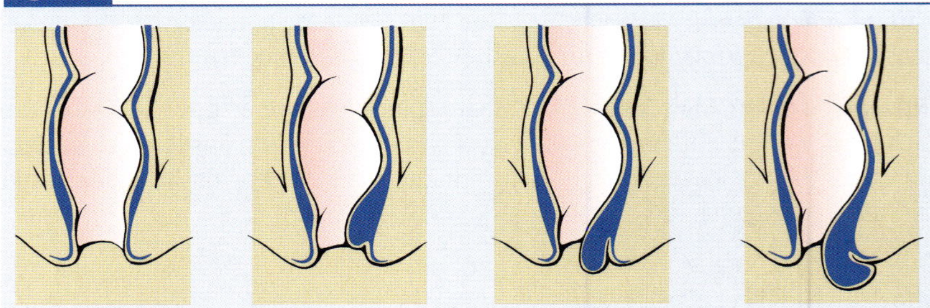

20.2.4 Perianalvenenthrombose

▶ Definition

Klinik: Blau-rote, pralle, sehr schmerzhafte Schwellung, oft nach Anstrengung.

Differenzialdiagnose: Verwechslung mit Hämorrhoiden kaum möglich.

Therapie: Inzision, heute oft nur konservativ mit Antiphlogistika.

20.2.5 Hämorrhoiden

▶ Definition

Epidemiologie: Beide Geschlechter sind betroffen; eine genetische Disposition ist wahrscheinlich.

Ätiologie: Disposition, Stauung, Gravidität und Nahrung gelten als Hauptfaktoren.

Klinik und Diagnostik: Hämorrhoiden finden sich meist bei 3, 7 und 11 Uhr in Steinschnittlage (Abb. **20.9**). Vier Schweregrade werden unterschieden (Abb. **16.5**):

Hämorrhoiden **I. Grades** prolabieren nur in das Proktoskop. Hämorrhoiden **II. Grades** prolabieren beim Pressen nach außen. Hämorrhoiden **III. und IV. Grades** sind prolabiert. Subjektiv finden sich Schmerzen oder Brennen bei der Defäkation. Gleichzeitig häufig auch Blutauflagerungen auf dem Stuhl.

20.8

20.9 Rektoskopischer Befund bei Hämorrhoiden

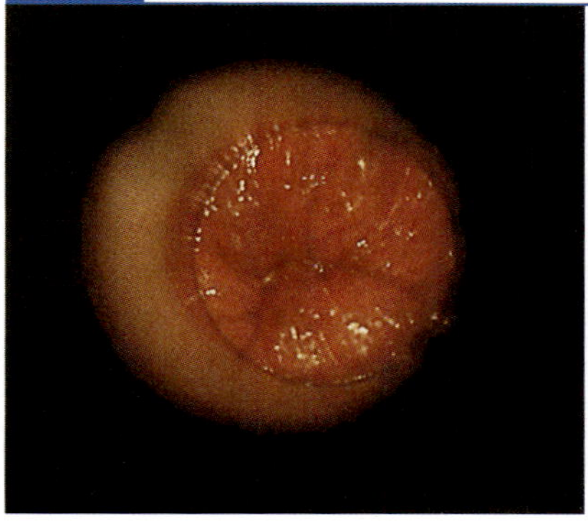

a Rektoskopisches Bild von Hämorrhoiden I. Grades bei 3 und 7 Uhr mit Vorwölbung der Schleimhaut.

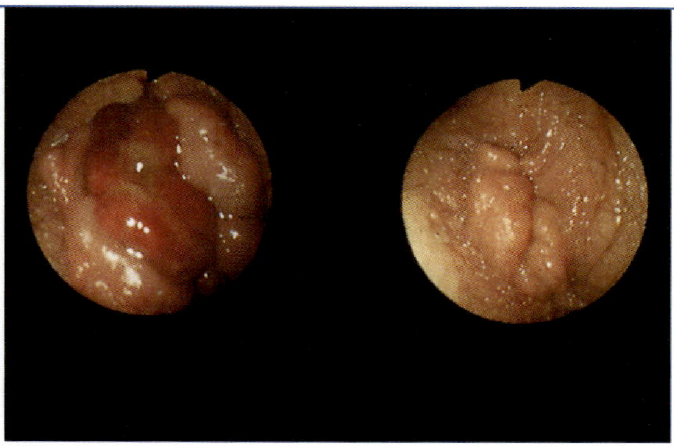

b Hämorrhoiden III. Grades mit Vorfall von Analschleimhaut. Vor und nach deren digitaler Reposition.

Therapie: Für alle Stadien sind die Stuhlregulierung durch ballaststoffreiche Kost sowie regelmäßige Defäkation wichtig. Im Stadium I lassen sich die Hämorrhoiden mit Infrarotlicht koagulieren oder sklerosieren. Die Verödungsbehandlung ist auch im Stadium II gebräuchlich, neben der Gummibandligatur. In den Stadien III und IV ist die Hämorrhoidektomie Therapie der Wahl; Sklerosierung bzw. Gummibandligatur kommen hier nur in Ausnahmefällen zum Einsatz. Eine symptomatische Therapie mit Suppositorien kommt nur temporär oder zur Unterstützung spezifischer Verfahren in Betracht.

Therapie: Je nach Stadium kommen Koagulation, Sklerosierung, Ligatur oder Operation in Betracht. Lokalbehandlung nur adjuvant. Stuhlregulierung durch ballaststoffreiche Kost und Defäkationsrhythmus sind wichtig.

20.2.6 Analfissur

20.2.6 Analfissur

▶ **Definition:** Radiärer Einriss des Anoderms, bis auf den Schließmuskel reichend, der meist bei 6 Uhr in Steinschnittlage lokalisiert ist.

◀ **Definition**

Epidemiologie und Ätiologie: Relativ häufiges Krankheitsbild neben Analrhagaden und Analerosionen. Ursächlich sind Hämorrhoiden und harter Stuhlgang, manchmal eine vorausgegangene Analthrombose.

Ätiologie: Meist bei Hämorrhoidalleiden und nach Analthrombose.

Klinik: Im Vordergrund der Symptomatik steht der ausgeprägte Schmerz, bei und besonders nach der Defäkation, häufig mit Schließmuskelkrampf. Da die Patienten die Defäkation fürchten kann eine Obstipation resultieren.

Klinik: Ausgeprägte Schmerzsymptomatik mit Schließmuskelkrampf.

Diagnostik und Differenzialdiagnose: Die Diagnose ist unproblematisch, da sehr charakteristisch. Die Abgrenzung gegen einen syphilitischen, nicht schmerzenden Primäraffekt ist leicht möglich.

Diagnostik und Differenzialdiagnose: Inspektorisch, kaum Verwechslung mit syphilitischem Primäraffekt möglich.

Therapie: Im akuten Stadium antiphlogistische Lokalbehandlung, evtl. Botulinumtoxin-Injektionen. Bei chronischer Fissur Exzision oder Verschorfung mit dem Laser bzw. elektrochirurgisch. Gleichzeitig Behandlung eventuell vorhandener Grundleiden.

Therapie: Antiphlogistische Lokalbehandlung, evtl. Exzision oder Verschorfung.

20.2.7 Weitere proktologische Krankheitsbilder

20.2.7 Weitere proktologische Krankheitsbilder

Der Analkanal ist häufig Sitz **spitzer Kondylome**, die von Papillomaviren (HPV) hervorgerufen werden. An begleitende Geschlechtskrankheiten (Gonorrhö, Syphilis, AIDS) ist zu denken.
Differenzialdiagnostisch kommen **Condylomata lata** als spezifische Hautveränderungen bei der Sekundärsyphilis in Betracht.

Spitze Kondylome durch HP-Viren.

Breite Kondylome als Manifestation einer Lues II.

Seltenere **Tumoren** im Analbereich sind: Basaliom, Bowen-Karzinom, extramammärer Morbus Paget, malignes Melanom.

Andere **Tumoren** als Plattenepithelkarzinome sind im Analbereich selten. Infrage kommen: **Basaliome, extramammärer Morbus Paget, Bowen-Karzinom** und **malignes Melanom.** Besonders in Frühfällen ist eine bioptische Klärung anzustreben, bei fortgeschrittenen Veränderungen klinische Diagnostik und chirurgische Intervention.

Kryptitis: Entzündung der Proktodäaldrüsen, Ausgangspunkt für proktitische Abszesse und für Analfisteln.
Morbus Crohn, Colitis ulcerosa, Aknetetrade und Tuberculosis colliquativa cutis sind auszuschließen.

Eine Entzündung der Proktodäaldrüsen äußert sich als **Kryptitis**, die vor allem Defäkationsbeschwerden macht. Davon ausgehend kann es zum **periproktitischen Abszess** und zur **Analfistel** kommen. Letztere werden aufgrund des anatomischen Verlaufs klassifiziert. Auszuschließen sind hierbei Grundkrankheiten wie Morbus Crohn, Colitis ulcerosa, Aknetetrade und Tuberculosis colliquativa cutis. Einzelne Fisteln können mittels Fadendränage behandelt werden, häufig ist jedoch nur die radikale chirurgische Sanierung erfolgreich.

Sinus-pilonidalis-Zysten im Steißbeinbereich sind Dermoidzysten ektodermalen Ursprungs, die häufig Haare enthalten.

Bei subkutanen Fisteln im Steißbeinbereich handelt es sich um **Sinus-pilonidalis-Zysten**. Diese sind Dermoidzysten ektodermalen Ursprungs und enthalten oft reichlich Haare. Früher oder später kommt es zur Entzündung und zur Abszessbildung.

Therapie: Fadendränage, chirurgische Sanierung der Fistel.

Therapeutisch kommt nur die Ausräumung der Zyste und ihrer Fistelgänge in Betracht.

▶ **Klinischer Fall**

▶ **Klinischer Fall.** Eine 35-jährige Frau, bei der seit geraumer Zeit ein Hämorrhoidalleiden bekannt war, kam wegen unerträglicher Schmerzen im Analbereich in die Sprechstunde. Vorausgegangen war ein mehrstündiger Aufenthalt auf einem kalten Stuhl in einem ungeheizten Raum. Bei der Untersuchung fand sich ein praller, blau-roter Knoten am äußeren Analring, etwa bei 5 Uhr. Diagnose: Perianalvenenthrombose. Nach zweitägiger oraler Behandlung mit 50 mg Indometacin/die war die Patientin weitgehend beschwerdefrei.

21 Erkrankungen der Arterien

21.1 Anatomie und Physiologie der Gefäßversorgung der Haut

Die Gefäßversorgung der Haut erfolgt, etwas schematisiert, durch drei horizontal angeordnete Gefäßnetze, die jeweils durch vertikal verlaufende Gefäße verbunden sind. Das tiefste Netz aus relativ kaliberstarken Gefäßen besteht im Bereich der Muskelfaszien. Aus den mittleren Gefäßen an der Grenze zwischen subkutanem Fettgewebe und dermalem Bindegewebe entsteht durch aufsteigende „Kandelabergefäße" das oberflächlichste Netz zwischen papillärem und retikulärem Bindegewebe. Von diesem Netz aus wird die Epidermis, die selbst gefäßfrei ist, durch Arteriolen und Kapillaren, die bis in die Papillenspitzen reichen, versorgt (s. Abb. **1.6**, S. 9). Haarfollikel und Drüsen sind von einem dichten Kapillargeflecht umgeben. Arteriovenöse Anastomosen, die für die Thermoregulation bedeutsam sind, finden sich relativ häufig in der Haut, vor allem in den Akren. Die Regulation der Hautdurchblutung ist ein komplexer Vorgang, bei dem lokale, periphere, nervale und zentralnervöse Vorgänge beteiligt sind. Die Messung der Hautdurchblutung ist apparativ aufwendig, Hautfarbe und Hauttemperatur lassen nur ungenügende Schlüsse auf die Durchblutung zu.

21 Erkrankungen der Arterien

21.1 Anatomie und Physiologie der Gefäßversorgung der Haut

Die Gefäßversorgung der Haut ist durch drei Gefäßnetze in unterschiedlichen Etagen, verbunden durch vertikale Gefäße, charakterisiert (s. Abb. **1.6**, S. 9). Die Epidermis ist gefäßfrei; sie wird durch aufsteigende Arteriolen und Kapillaren in den Papillenspitzen versorgt. Arteriovenöse Anastomosen finden sich vor allem an den Akren. Die Hautdurchblutung ist von lokalen, nervalen, hormonellen und zentralnervösen Faktoren abhängig.

21.2 Erkrankungen mit permanenter Gefäßerweiterung

Weitaus die meisten der Hautveränderungen, die auf einer anatomischen oder funktionellen Gefäßerweiterung beruhen, betreffen die Kapillaren. Deren permanente Erweiterung wird als **Teleangiektasie** bezeichnet. Teleangiektatische Hautveränderungen lassen sich in zwei Hauptgruppen unterteilen (Tab. **21.1**). Nävoide und tumoröse Gefäßveränderungen sind in den entsprechenden Kapiteln abgehandelt.

21.2 Erkrankungen mit permanenter Gefäßerweiterung

Die Erweiterung der Kapillaren wird als **Teleangiektasie**, lokalisiert oder generalisiert (Tab. **21.1**), bezeichnet.

21.1 Teleangiektasien: Mögliche Ursachen

▸ ***primäre Teleangiektasien***	▪ Naevus flammeus ▪ Angioma serpiginosum ▪ hereditäre hämorrhagische Teleangiektasien (Morbus Osler) ▪ Ataxia teleangiectatica (Louis-Bar-Syndrom) ▪ lokalisierte essenzielle Teleangiektasien ▪ generalisierte essenzielle Teleangiektasien ▪ Spider-Nävi
▸ ***sekundäre Teleangiektasien***	▪ entzündlich (z. B. bei Rosazea) ▪ physikalisch (Licht-, Röntgenstrahlen) ▪ posttraumatisch ▪ chemisch (z. B. Kortikosteroide) ▪ bei Autoimmunkrankheiten (Dermatomyositis, Lupus erythematodes, Sklerodermie) ▪ bei Mastozytose (Teleangiectasia macularis perstans) ▪ bei Genodermatosen (Bloom-Syndrom, Rothmund-Thomson-Syndrom)

21.1

21.2.1 Primäre, lokalisierte und generalisierte Teleangiektasien

Allgemeines

Teleangiektasien sind oft familiär gehäuft.

Die lokalisierte Form ist oft im Gesicht klinisch als diffuse Rötung zu finden und wird durch Sonnenlicht verstärkt.

Die Therapie der Wahl ist die Koagulation mit einem gefäßselektiven Laser.

Primär lokalisierte oder generalisierte Teleangiektasien sind relativ häufig und treten familiär gehäuft auf.
Sie zeigen sich als flächenhafte, diffuse, unscharf begrenzte Areale aus einem dichten Netz von feinen und feinsten Gefäßspinnen, die aus Distanz betrachtet als flächenhafte Rötung imponieren. Nicht selten verstärkt Sonnenlicht die Bildung von Teleangiektasien. Die lokalisierte Form beschränkt sich in der Regel auf den Gesichtsbereich.
Teleangiektasien lassen sich gut mit gefäßselektiven Lasern (Farbstoff-, Neodym-YAG) oder laserähnlichen hochenergetischen Blitzlampen behandeln.

Hereditäre hämorrhagische Teleangiektasien (Morbus Osler)

▶ Definition

▶ **Definition:** Autosomal-dominant vererbte Erkrankung mit kleineren und größeren angiomartigen Gefäßektasien an Haut, Schleimhäuten und inneren Organen.

Klinik: Nasenbluten tritt oft als Erstsymptom auf. Zunehmend treten Angiome an Haut und Schleimhäuten auf.

Klinik: Frühes und häufigstes Symptom ist Nasenbluten schon im Kindes- oder Jugendalter, manchmal auch erst im Erwachsenenalter. Gleichzeitig oder später treten multiple, umschriebene Gefäßerweiterungen und Angiome von bläulicher oder dunkelroter Farbe auf, vor allem an der oberen Körperhälfte. Ein Schleimhautbefall und ein Befall des Gastrointestinaltraktes ist sehr charakteristisch.

Diagnostik: Anamnese und klinisches Bild.

Diagnostik: Anamnese (Nasenbluten) und klinisches Bild lassen auf die Diagnose schließen.

Therapie: Je nach Größe Verödung mit der Diathermie-Nadel, dem Argon- oder dem Neodym-YAG-Laser.

Therapie: Kleinere Herde lassen sich mit der Diathermie-Nadel, größere, auch solche an den Schleimhäuten, mit dem Argon- oder dem Neodym-YAG-Laser koagulieren.

Prognose: Relativ gut.

Prognose: Relativ gut, gelegentlich aber profuse Blutungen aus größeren Angiomen oder im Magen-Darm-Trakt.

Ataxia teleangiectatica (Louis-Bar-Syndrom)

▶ Definition

▶ **Definition:** Seltene, autosomal-rezessiv vererbte Erkrankung mit der Trias kutaner Teleangiektasien, zerebellärer Ataxie und humoralem Immundefizit, vor allem in Form eines IgA-Mangels.

Klinik: Teleangiektasien im Gesichtsbereich mit Konjunktivalbeteiligung, zerebelläre Ataxie, gehäuft Infekte und später maligne Tumoren treten in bunter Folge auf.

Klinik: Schon in früher Kindheit imponieren Wachstumsverzögerung, zerebelläre Symptomatik, mentale Retardierung und Teleangiektasien im Gesichtsbereich, die charakteristischerweise auch die Konjunktiven (besonders deren laterale Anteile) betreffen. Es besteht eine erhöhte Infektneigung. Im weiteren Verlauf treten gehäuft maligne Tumoren (v.a. maligne Lymphome) auf.

Therapie: Behandlung der Folgen des Immundefektes und Infektionsprophylaxe.

Therapie: Beeinflussung des Immundefekts mit Gammaglobulinen und Transfer-Faktor. Expositionsprophylaxe und bei manifesten Infekten antimikrobielle Behandlung.

Prognose: Ernst durch Infektanfälligkeit und Tumorentwicklung.

Prognose: Ernst durch die Infektanfälligkeit und die Neigung zur Bildung maligner Tumoren.

21.2.2 Sonstige teleangiektatische Fehlbildungen

Spider-Nävus (Naevus araneus)

Spider-Nävus (Naevus araneus)

▶ **Definition:** Erworbene solitär oder multipel auftretende Gefäßveränderung, die von einem zentralen erweiterten arteriellen Gefäß ausgeht und spinnenartige Ausläufer zeigt. Eine Assoziation mit Lebererkrankungen, Schwangerschaft und dem CREST-Syndrom ist beim Erwachsenen bekannt.

◀ Definition

Klinik: Charakteristisch ist ein von einem zentralen, manchmal deutlich pulsierendem, arteriellem Gefäß ausstrahlendes Netz mit bis zu 2 cm Durchmesser (Abb. **21.1**). Bevorzugte Lokalisationen sind Kopf, Hals, Hände und oberer Thorax.

Klinik: Die Gefäßspinne mit zentral pulsierendem Gefäß ist meist an Kopf, Hals oder Händen lokalisiert (Abb. **21.1**).

Therapie: Verödung des zuführenden Gefäßes mit der Diathermie-Nadel, eventuell auch wiederholt, da Rezidive nicht selten sind. Alternativ gefäßselektiver Laser (nicht besser, Gefahr der Narbenbildung höher!)

Therapie: Verödung des zuführenden Gefäßes mit der Diathermie-Nadel. Rezidive sind nicht selten.

Prognose: Eine spontane Rückbildung ist selten, ausgenommen bei den Spider-Nävi in der Gravidität und bei Kindern.

Prognose: Eine spontane Rückbildung ist selten.

21.1 Spider-Nävi

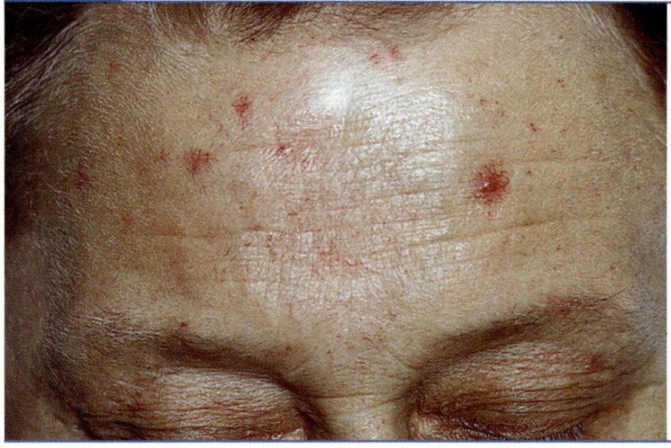

Multiple Spider-Nävi der Stirnhaut bei einem Patienten mit Leberzirrhose.

21.1

21.3 Funktionelle Gefäßkrankheiten

Die periphere Durchblutung wird insbesondere über den Gefäßtonus beeinflusst, der wiederum vor allem von zentralnervösen und lokalen Nervenimpulsen, von der Blutviskosität sowie von der Integrität der Gefäße abhängt.

21.3 Funktionelle Gefäßkrankheiten

Die Gefäßdurchblutung ist von zentralnervösen und lokalen Faktoren abhängig.

21.3.1 Akrozyanose

21.3.1 Akrozyanose

▶ **Definition:** Funktionelle Störung der Gefäßdurchblutung mit passiver Hyperämie der Endstrombahn, die wahrscheinlich auf einer Regulationsstörung des ZNS beruht und durch Kältereize ausgelöst wie auch verstärkt wird.

◀ Definition

Epidemiologie: Betroffen sind vor allem Frauen.

Epidemiologie: Meist sind Frauen betroffen.

Ätiologie und Pathogenese: Wahrscheinlich liegt eine Regulationsstörung des Gefäßtonus zentralnervöser und humoraler Genese zugrunde.

Ätiologie und Pathogenese: Zentralnervöse oder humorale Störung des Gefäßtonus.

Klinik: Typisch sind blau-rote, schmerzhafte, nur langsam weichende, fleckige oder diffuse Verfärbungen der Finger, vor allem nach Kälteexposition. Häufig bestehen gleichzeitig eine Hyperhidrose und Parästhesien.

Klinik: Typisch ist eine blau-rote, schmerzhafte Verfärbung der Akren mit begleitender Hyperhidrose und Parästhesie.

Diagnostik: Auf Druck füllt sich die anämische Stelle nicht gleichmäßig, sondern vom Rand her (**Irisblenden-Phänomen**). Nach Abkühlung unter standardisierten

Diagnostik: Irisblenden-Phänomen: Füllung anämischer Bezirke vom Rand her. Die Wiedererwärmungszeit ist nach Abkühlung verlängert.

Differenzialdiagnose: Periphere Durchblutungsstörungen, Herzvitien, Kryoglobulinämie, Raynaud-Phänomen, Sklerodermie sind auszuschließen.

Therapie: Kälteexposition meiden, Nikotinkarenz, Gefäßtraining.

Prognose: Meist spontane Besserung nach Jahren.

21.3.2 Erythrocyanosis crurum puellarum

▶ Definition

Klinik: Erytheme an den Beinen, die nach Kälteexposition auftreten.

Diagnostik: Anamnese und Klinik.

Differenzialdiagnose: Frostbeulen, Erfrierungen.

Therapie: s. Akrozyanose.

Prognose: Gute Prognose, da meist spontane Rückbildung.

21.3.3 Livedo reticularis (Cutis marmorata)

▶ Definition

Epidemiologie: Tritt vorwiegend bei Frauen auf.
Ätiologie und Pathogenese: Kälteexposition und Wärmeexposition wirken auslösend bei vegetativer Dysregulation des Gefäßtonus.

Klinik: Es tritt eine netzförmige Gefäßzeichnung, verstärkt nach Kälteeinwirkung, an den Extremitäten auf (Abb. **21.2**).

Hyperhidrose und Parästhesien sind Begleitsymptome, in schweren Fällen können Ulzera **(Livedo reticularis mit Ulzera)** hinzutreten.

Diagnostik: Das klinische Bild ist wegweisend.

Therapie: Gefäßtraining (Wechselbäder), Nikotinkarenz.

Bedingungen ist die Wiedererwärmungszeit im Vergleich zu Hautgesunden deutlich verlängert. Oszillographisch imponieren verkleinerte Pulsamplituden.

Differenzialdiagnose: In erster Linie ist an periphere Durchblutungsstörungen (auch solche durch Veränderungen im Schultergürtelbereich), Zyanose bei kongenitalen Herzvitien, Kryoglobulinämie, Raynaud-Syndrom, akrale Form der Sklerodermie und Akrodynie zu denken.

Therapie: Kältereize und Berufe mit Kälteexposition sind strikt zu meiden. Durchblutungsfördernde Medikamente sind von fraglichem Wert. Noxen wie Nikotin sind auszuschalten, dazu kommt ein Gefäßtraining (z. B. mit Wechselbädern).

Prognose: Gut, häufig vollständige Rückbildung im Verlauf von Jahren.

21.3.2 Erythrocyanosis crurum puellarum

▶ **Definition:** Sonderform der Akrozyanose bei jungen Mädchen und Frauen, die nicht an den Akren, sondern vor allem an den Beinen auftritt.

Klinik: An kälteexponierten Stellen treten nach Kälteexposition Erytheme auf (insbesondere an den Beinen). Wie bei der Akrozyanose finden sich häufig eine begleitende Hyperhidrose und Parästhesien.

Diagnostik: Die Diagnose wird klinisch und anamnestisch gestellt.

Differenzialdiagnose: Insbesondere Frostbeulen (Perniosis) und Erfrierungen (Anamnese!), selten Erythema induratum (Bazin).

Therapie: Wie bei der Akrozyanose (s. o.).

Prognose: Gut, zumeist spontane Rückbildung innerhalb von Jahren.

21.3.3 Livedo reticularis (Cutis marmorata)

▶ **Definition:** Netzförmige Zeichnung der Haut, besonders an den proximalen Extremitäten, durch Erweiterung subkutaner Gefäßplexus.

Epidemiologie: Frauen sind bevorzugt befallen.

Ätiologie und Pathogenese: Die idiopathische Form wird meist durch Kälte provoziert (Livedo reticularis e frigore) und beruht, wahrscheinlich wie die Akrozyanose, auf einer neurovegetativen Dysregulation im Bereich der Endstrombahn. Durch Wärme (z. B. Heizkissen) bzw. Infrarotstrahlen lassen sich gleichartige Veränderungen auslösen (Livedo reticularis e calore). Bei häufiger Provokation können dauerhafte, fleckige Hyperpigmentierungen zurückbleiben (Hitzemelanose).

Klinik: Regelmäßige, zumeist symmetrische, netzförmige Zeichnung durch durchscheinende Gefäße mittleren Kalibers. Besonders ausgeprägt an den Extremitäten (Abb. **21.2**). Die Haut erscheint oft gleichzeitig kühl.
Hyperhidrose und Parästhesien treten als Begleitsymptome auf (wie bei der Akrozyanose). Bei ausgeprägten Veränderungen kommen sehr schmerzhafte, schlecht heilende Ulzera hinzu. Diese Kombination wird gelegentlich als eigenständiges Krankheitsbild **(Livedo reticularis mit Ulzeration)** angesehen.

Diagnostik und Differenzialdiagnose: Das klinische Bild ist recht charakteristisch. Abzugrenzen ist die Livedo racemosa, die jedoch blitzfigurenartige, meist asymmetrische Gefäßerweiterungen zeigt.

Therapie: Unbefriedigend. Eingesetzt werden Kneipp-Anwendungen und sportliche Betätigung zum Gefäßtraining. Noxen wie Nikotin sind auszuschalten.

21.2 Livedo reticularis

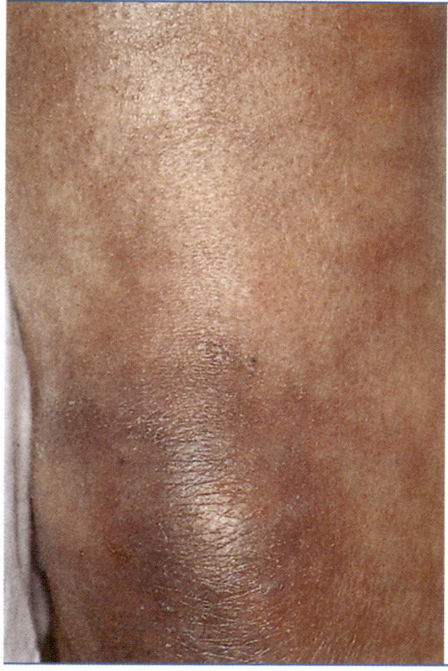

Netzförmige Zeichnung durch subkutane Gefäße ähnlichen Kalibers. Knie akrozyanotisch verändert.

21.2

Prognose: Gut, da es wie bei den anderen funktionellen Gefäßkrankheiten meist im Verlauf von Jahren zur spontanen Rückbildung kommt.

Prognose: Gut, meist spontane Rückbildung.

21.3.4 Erythromelalgie

21.3.4 Erythromelalgie

▶ **Definition:** Seltenes Krankheitsbild mit schmerzhafter Rötung und Überwärmung distaler Extremitäten nach Wärmeexposition und Besserung durch Kälteapplikation.

◀ **Definition**

Ätiologie und Pathogenese: Ursache ist wahrscheinlich ein Missverhältnis zwischen der nutritiven und thermoregulatorischen Durchblutung mit gleichzeitiger Hyperämie und Hypoxie. Bei der primären Form findet sich keine Grundkrankheit, bei der sekundären Form verschiedene Erkrankungen, vor allem Polyzythämie, Thrombozythämie, Neuropathien und Autoimmunkrankheiten.

Ätiologie und Pathogenese: Ursächlich ist eine Gefäßregulationsstörung mit Hyperämie und Hypoxie. Symptomatisch bei hämatologischen und Autoimmunkrankheiten.

Klinik: Anfänglich meist anfallsartig auftretende, später persistierende schmerzhafte erythematöse, ödematöse, fast immer bilateral auftretende Schwellung der Hände oder Füße (Abb. **21.3**).

Klinik: Anfallsartige, dann persistierende, schmerzhafte Rötung der Füße und Hände mit Ödem (Abb. **21.3**).

21.3 Erythromelalgie

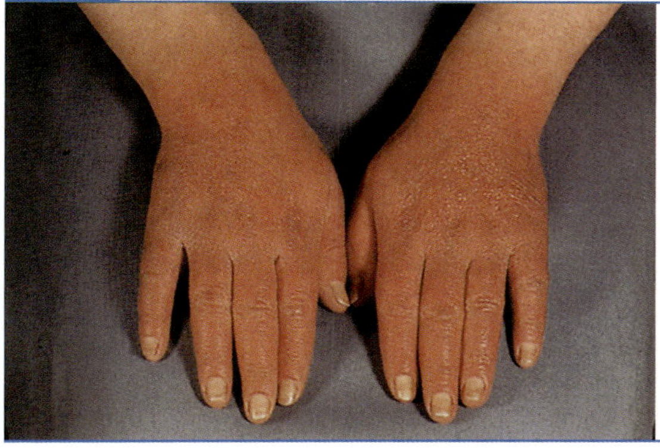

Erythematöse, ödematöse Schwellung beider Hände bei einem 33-jährigen Patienten, mit seit 15 Jahren bestehender Erythromelalgie.

21.3

Diagnostik: Klinisch charakteristisches Krankheitsbild mit Anfallsprovokation durch kontrollierte Erwärmung. Nach Grundkrankheiten fahnden.

Diagnostik: Das Krankheitsbild ist charakteristisch, es bestehen kaum Verwechslungsmöglichkeiten. Auslösung des Anfalls durch Erwärmung auf über 30 °C, wobei die Auslösetemperatur individuell verschieden ist. Nach den oben genannten Grundkrankheiten muss gesucht werden.

Therapie: Substanzen, welche die Serotonin-Wiederaufnahme hemmen, trizyklische Antidepressiva, Ca-Antagonisten, Prostaglandine und Antihistaminika.

Therapie: Bei der sekundären Form muss die Grunderkrankung behandelt werden. Zusätzlich wie auch bei der primären Form sind Medikamente, die die Serotonin-Wiederaufnahme hemmen, trizyklische Antidepressiva, Kalzium-Antagonisten, Prostaglandine und bestimmte Antihistaminika am besten wirksam. Häufig ist eine Kombination dieser Medikamente notwendig.

21.3.5 Raynaud-Phänomen

21.3.5 Raynaud-Phänomen

▶ **Synonyme:** Morbus Raynaud, Raynaud-Syndrom

▶ **Definition**

▶ **Definition:** Anfallsartige, schmerzhafte Spasmen der Fingerarterien mit Asphyxie und nachfolgender Hyperämie, die durch Kältereize ausgelöst werden.

Epidemiologie: Betrifft überwiegend Frauen.

Epidemiologie: Die Erkrankung findet sich überwiegend bei Frauen.

Ätiologie und Pathogenese: Ursache unbekannt. Symptomatisch bei vielen Krankheiten (Tab. **21.2**).

Ätiologie und Pathogenese: Die Ursachen für die plötzlichen Spasmen sind nicht bekannt. Auslösend sind Kälte und mechanische Reize (z. B. Arbeit mit dem Presslufthammer), wobei wahrscheinlich auch hormonelle und psychische Faktoren eine Rolle spielen. Auch als **Begleitsymptom** kommt das Raynaud-Phänomen vor (Tab. **21.2**).

21.2

21.2 Erkrankungen, bei denen das Raynaud-Phänomen als Begleitsymptom auftritt

- Sklerodermie
- Lupus erythematodes
- Rheumatismus
- Periarteriitis nodosa
- Endangiitis obliterans
- Arteriosklerose
- Skalenus-Syndrom
- Neuritis
- Syringomyelie
- Kryoglobulinämie
- Morbus Waldenström
- Polycythaemia vera
- Intoxikationen mit Mutterkorn-Alkaloiden (Ergotismus)

Klinik: Plötzliche, schmerzhafte Abblassung der Finger, mit anschließender Hyperämie. Trophische Störungen bei häufigen Anfällen oder langem Bestand.

Klinik: Fast immer nach Kältereiz kommt es zu einer plötzlichen Abblassung der Finger, begleitet von Schmerzen mit anschließender blau-roter Verfärbung (Zyanose) und reaktiver arterieller Hyperämie, die längere Zeit anhalten kann. Häufige und schwere Anfälle können zu trophischen Störungen mit mehr oder weniger ausgeprägten Nekrosen führen.

Diagnostik: Provokation durch Abkühlung.

Diagnostik: Das klinische Bild ist charakteristisch. Die Symptomatik kann durch ein kaltes Handbad provoziert werden. Nach den in Tab. **21.2** genannten Grundkrankheiten ist zu fahnden.

Differenzialdiagnose: Akrosklerotische Form der Sklerodermie (Antikörpernachweis).

Differenzialdiagnose: Vor allem die akrosklerotische Form der Sklerodermie kann mit einem Raynaud-Phänomen einhergehen. Entscheidend ist der Nachweis von antinukleären Antikörpern (ANA).

Therapie: Kälteschutz, Nikotinkarenz, physikalische Therapie, Kalzium-Antagonisten.

Therapie: Kälteschutz, Nikotinkarenz und zusätzlich physikalische Therapie. Im Anfall sind gefäßerweiternde Mittel und Kalzium-Antagonisten indiziert.

21.3.6 Akrodynie (Feer-Krankheit)

▶ **Definition:** Seltenes Krankheitsbild mit palmoplantarer Zyanose bei Kleinkindern.

Ätiologie: In einem großen Teil der Fälle ist eine Intoxikation mit Quecksilber oder anderen Schwermetallen wie Arsen und Thallium verantwortlich.

Klinik: Im Kleinkindesalter rote oder blau-rote Verfärbung der Hände und Füße (bevorzugt palmoplantar), begleitet von Juckreiz, Schmerzen und Hyperhidrose. Die Rückbildung erfolgt unter lamellöser Schuppung. Zusätzlich können vielfältige neurovegetative Störungen und eine Muskelhypotonie auftreten.

Diagnostik: Die Diagnose kann klinisch gestellt bzw. durch den Nachweis von Schwermetallen gesichert werden. Eine Verwechslung mit anderen Krankheitsbildern ist kaum möglich.

Therapie: Bei Schwermetallvergiftung Detoxifikation, sonst symptomatische Therapie.

Prognose: Im Allgemeinen recht gut, da langsame spontane Rückbildung.

21.3.6 Akrodynie (Feer-Krankheit)

◀ Definition

Ätiologie: Symptomatisch bei Quecksilber-, Arsen- und Thallium-Vergiftung.

Klinik: Blau-rote Verfärbung der Hand- und Fußsohlen mit Juckreiz, Schmerzen und Hyperhidrose. Neurovegetative Störungen, Muskelhypotonie.

Diagnostik: Das klinisches Bild ist wegweisend.

Therapie: Bei Schwermetallvergiftung Detoxifikation.

Prognose: Gut, spontane Rückbildung.

21.4 Organische Angiopathien

Heterogene Gruppe von Krankheiten, bei denen es durch entzündliche Gefäßveränderungen zu Ischämie und Gangrän kommen kann (Tab. **21.3**).

21.4 Organische Angiopathien

Entzündliche Gefäßerkrankungen mit Ischämie und Gangrän (Tab. **21.3**).

21.3 Ursachen von Ischämie und Gangrän (nach Ryan 1986)

externe Ursachen	Kompression, Trauma, Kälte-/Hitzeeinwirkungen, kaustische Substanzen, Röntgentherapie, Schlangen- und Spinnenbisse, Artefakte
Infektionen und parainfektiöse Ursachen	Gasgangrän, Pseudomonas-Infektionen, Septikämie (z. B. Meningokokken), Syphilis, Anaerobier- und synergistische Gangrän, nekrotisierende Fasziitis, Fournier-Gangrän (Skrotum), Leukämie, Dermatitis ulcerosa, Purpura fulminans
hämatogene Ursachen	Kryoglobuline, Kälteagglutinine, Hämoglobinopathien, (z. B. Sichelzell-Anämie), Koagulationsstörungen
metabolische Ursachen und entzündliche Gefäßveränderungen	Diabetes mellitus, Hypercholesterinämie mit Atherosklerose, Hyperparathyreoidismus, Arteriitis, Thrombangiitis obliterans, Arteriitis temporalis
vasospastische Ursachen	Raynaud-Phänomen (Morbus Raynaud und Raynaud-Syndrom), Ergotismus, Methysergid-Vergiftung

21.3

21.4.1 Periarteriitis nodosa

▶ **Synonyme:** Panarteriitis, Polyarteriitis nodosa oder nekrotisierende Angiitis

▶ **Definition:** Systemerkrankung mit granulomatöser und nekrotisierender Vaskulitis der kleinen und mittleren Arterien, bei der es in bis zu einem Drittel der Fälle zu Hautveränderungen kommt.

21.4.1 Periarteriitis nodosa

◀ Definition

Epidemiologie: Betrifft Männer und Frauen gleichermaßen.
Ätiologie und Pathogenese: Ursache(n) unbekannt, in einem Teil der Fälle spielt eine Immunkomplexvaskulitis eine Rolle. Im Serum der Patienten ist in 30% das HBsAg nachweisbar.
Klinik: Subkutane Knoten, manchmal entlang der Arterien, Urtikaria, Exanthem, Purpura, Gangrän. Sonderform isoliert an den Beinen. Allgemeinsymptome, Blutbildveränderungen, Senkungsbeschleunigung. Mitbefall von Nieren und Gelenken.

Epidemiologie: Männer und Frauen sind gleichermaßen betroffen.

Ätiologie und Pathogenese: Die Ursachen sind unbekannt. In einem Teil der Fälle spielt pathogenetisch wahrscheinlich die Schädigung der Gefäßwände durch Immunkomplexe eine Rolle. Im Serum der Patienten ist in 30% das Hepatitis-B-surface-Antigen (HBsAg) nachweisbar.

Klinik: Vielfältiges Erscheinungsbild, bei dem es isoliert oder kombiniert zu subkutanen Knoten, Urtikaria, Exanthemen, Purpura und Gangrän kommen kann. Typische Knötchen entlang der subkutanen Arterien sind eher selten. Häufig sind Allgemeinsymptome wie Fieber und Gewichtsverlust sowie entzündliche Blutbildveränderungen. Bei Organbeteiligung finden sich Gefäßveränderungen auch in den Nieren (ca. 70%) und den Gelenken (ca. 50%).

Sonderform: Abgrenzen lässt sich eine nur die Beine betreffende (Frauen!) Periarteriitis nodosa. Diese zeigt einen protrahierten Verlauf und hat eine gute Prognose.

Diagnostik: Das histopathologische Bild sowie Muster und Titer der ANCA sind wegweisend.

Diagnostik: Entscheidend sind das histopathologische Bild einer ausreichend großen und tiefen Biopsie sowie die Anwesenheit und das Muster von Anti-Neutrophilen-Zytoplasma-Antikörpern („ANCA"). Im Blutbild zeigen sich eine Leukozytose, Eosinophilie, Thrombozytose und beschleunigte BKS.

Differenzialdiagnose: Abzugrenzen sind andere nekrotisierende Vaskulitiden, allergische Granulomatose, mikroskopische Polyarteriitis und Wegener-Granulomatose.

Differenzialdiagnose: Abzugrenzen sind andere nekrotisierende Vaskulitiden wie die kryoglobulinämische Purpura sowie die allergische Granulomatose (Churg-Strauß-Syndrom), die mikroskopische Polyarteriitis und die Wegener-Granulomatose.

Therapie: Kortikosteroide und Immunsuppressiva, initial in hoher Dosierung.

Therapie: Kortikosteroide, zumindest anfänglich in hoher Dosierung (1 – 2 mg/kg KG/die), kombiniert mit Immunsuppressiva (Azathioprin, 50 – 150 mg/die). Die Wirkung nicht steroidaler Antiphlogistika ist unsicher.

Prognose: Schubweiser Verlauf mit sehr unterschiedlicher Prognose.

Prognose: Zumeist schubweiser Verlauf mit unterschiedlich langen Remissionsphasen. Unter immunsuppressiver Therapie klingen die Erscheinungen ab zu blanden Verlaufsformen.

21.4.2 Wegener-Granulomatose

21.4.2 Wegener-Granulomatose

▶ **Definition**

▶ **Definition:** Sehr seltene, granulomatöse, destruierende Vaskulitis der Haut und im Bereich des oberen und unteren Respirationstraktes sowie der Niere, mit dem Charakter einer malignen Systemerkrankung.

Ätiologie: Ursache unbekannt.

Ätiologie: Die Ursache ist unbekannt.

Klinik: Geschwürig zerfallende Tumoren an Haut, Schleimhäuten und später inneren Organen (Lunge, Nieren).

Klinik: Besonders im Gesicht und im Respirationstrakt treten leicht verletzliche, schnell zerfallende Tumoren auf. Initialsymptom kann eine chronische Rhinitis sein. Im Stadium der Generalisation kommt es zu extrakutanen Herden in Lunge (Lungenrundherde und Infiltrationen) und Nieren (Glomerulonephritis). Zusätzlich können sog. B-Symtome (Fieber , Gewichtsverlust, Nachtschweiß) auftreten.

Diagnostik: Feingewebliches Bild und ANCA sind wegweisend.

Diagnostik: Die histopathologische Untersuchung, gegebenenfalls an mehreren Biopsaten, ist wegweisend. Dabei stehen ausgeprägte granulomatöse Reaktionen mit Destruktion der Gefäßwände im Vordergrund. Diagnostisch wegweisend sind klassische Anti-Neutrophilen-Cytoplasma-Antikörper (cANCA).

Differenzialdiagnose: Abzugrenzen sind maligne Lymphome.

Differenzialdiagnose: Abzugrenzen sind maligne Lymphome einschließlich des so genannten „lethal midline granuloma" (angiozentrisches natürliches Killerzellen-Lymphom).

Therapie: Kombinationstherapie aus Cyclophosphamid und Prednisolon.

Therapie: Am besten Kombinationstherapie aus Cyclophosphamid (2 mg/kg KG/die) und Prednisolon (1 mg/kg KG/die) mit nur sehr langsamer Reduktion der Dosis über ca. 2 Jahre hinweg.

21.4.3 Arteriitis cranialis

21.4.3 Arteriitis cranialis

▶ **Synonyme:** Arteriitis temporalis (Horton), Riesenzell-Arteriitis

▶ **Definition:** Schmerzhafte granulomatöse Entzündung insbesondere der Temporalarterien mit ungeklärter Genese.

◀ **Definition**

Epidemiologie: Betroffen sind vor allem alte Menschen.

Epidemiologie: Betrifft v. a. alte Menschen.

Ätiologie: Unbekannt, möglicherweise Granulombildung im Rahmen des sog. Polymyalgia-rheumatica-Komplexes.

Ätiologie: Unbekannt.

Klinik: Es imponiert die deutlich sichtbare, schmerzhafte Schwellung der Arterie im Temporalbereich. Häufig kommen Allgemeinsymptome mit Fieber und Krankheitsgefühl, „rheumatische" Beschwerden, ausgeprägte Kopfschmerzen und manchmal Schwindel hinzu. In über der Hälfte der Fälle entwickeln sich Sehstörungen durch die beeinträchtigte Augendurchblutung.

Klinik: Sicht- oder tastbare, schmerzhafte Schwellung der Temporalarterie. Fieber, „rheumatische" Beschwerden, Kopfschmerzen, Schwindel und Sehstörungen kommen dazu.

Diagnostik: Anamnese und Klinik sind wegweisend. Die histopathologische Untersuchung eines ausreichend langen Abschnitts (ca. 2 cm) der A. temporalis superficialis sichert die Diagnose (Entnahme am besten dopplersonographisch kontrolliert). Laborchemisch BKS-Beschleunigung sowie Leukozytose mit Eosinophilie.

Diagnostik: Histopathologisch riesenzellige Arteriitis mit Obliteration, BKS-Beschleunigung, Leukozytose, Eosinophilie.

Histopathologie: Granulomatöse, riesenzellige Entzündung mit Einengung der Arterie.

Therapie: Dauerbehandlung mit Kortikosteroiden (40 – 100 mg/die), selten Kombination mit Immunsuppressiva (Azathioprin) notwendig.

Therapie: Kortikosteroide, evtl. Immunsuppressiva.

Prognose: Abgesehen von der Gefahr der lokalen Nekrosebildung und der Erblindung ist die Prognose recht gut.

Prognose: Gut, abgesehen von der Gefahr der lokalen Nekrosebildung und der Erblindung.

21.4.4 Arteriolitiden

21.4.4 Arteriolitiden

Heterogene Gruppe entzündlicher Erkrankungen der oberflächlichen, kleinkalibrigen peripheren Arterien.

Entzündliche Erkrankungen kleinkalibriger Arterien und Arteriolen.

Vasculitis allergica

s. S. 44

Vasculitis allergica

s. S. 44

Dermatitis ulcerosa (Pyoderma gangraenosum)

Dermatitis ulcerosa (Pyoderma gangraenosum)

▶ **Definition:** Hautgangrän mit zerfallenden, schmierig belegten Ulzera ohne mikrobielle Genese.

◀ **Definition**

Ätiologie und Pathogenese: Wahrscheinlich ursächlich sehr heterogene Autoimmunerkrankung. In einem Teil der Fälle als Begleiterkrankung bei Colitis ulcerosa, Morbus Crohn, chronischer Bronchitis und rheumatoider Arthritis zu beobachten.

Ätiologie und Pathogenese: Wahrscheinlich heterogene Autoimmunkrankheit. Begleitend bei Darmerkrankungen wie Morbus Crohn und Colitis ulcerosa.

Klinik: Primäreffloreszenz sind eine oder mehrere aggregierte Pusteln, die sich rapide vergrößern und geschwürig zerfallen (Abb. **21.4**). Dabei werden oft große Areale geradezu „abgeweidet". Die Abheilung erfolgt mit plattenartigen, oft de- oder hyperpigmentierten, unschönen Narben.

Klinik: Primär Pusteln mit rapider Vergrößerung und flächenhaftem, geschwürigem Zerfall (Abb. **21.4**) sowie narbiger Abheilung.

Diagnostik: Das klinische Bild und die negative Bakteriologie sind wegweisend. Die histopathologische Untersuchung ist nur bei Frühveränderungen sinnvoll, wobei sich eine leukozytoklastische Vaskulitis der dermalen Gefäße nachweisen lässt. Ältere Veränderungen bieten nur noch das Bild einer uncharakteristischen Entzündung mit Gewebeuntergang.

Diagnostik: Typisches klinisches Bild. Histopathologisch nur in den Frühstadien als Vaskulitis erkennbar.

21.4

21.4 **Dermatitis ulcerosa**

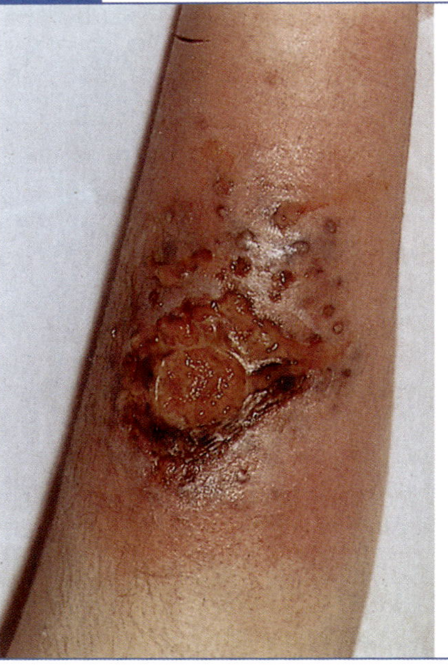

Schmierig belegte, zerfallende Geschwürherde in entzündlich veränderter Umgebung.

Störung verschiedener humoraler und zellulärer Immunparameter beschrieben (IgA-Gammopathie).

Laborchemisch und immunologisch wurden zahlreiche Störungen beschrieben, insbesondere monoklonale Gammopathien (IgA). ANA und ANCA fast immer negativ.

Differenzialdiagnose: Bei intertriginöser Lokalisation ist die Akne-Tetrade und die Pyodermia fistulans sinifica abzugrenzen.

Differenzialdiagnose: Unproblematisch, da charakteristisches Krankheitsbild. Bei Lokalisation in intertriginösen Bereichen kommen die so genannte Akne-Tetrade und die Pyodermia fistulans sinifica in Betracht.

Therapie: Cyclosporin A, Kortikosteroide, Immunsuppressiva, Plasmapherese, Interferone, Dapson, Clofazimin mit unterschiedlicher Wirksamkeit. Die Lokalbehandlung ist wie bei Ulzera anderer Genese zu führen.

Therapie: Mittel erster Wahl ist Cyclosporin A, wirksam sind auch Kortikosteroide, Immunsuppressiva (besonders Azathioprin und Cyclophosphamid) und Immunmodulatoren wie Interferone, Dapson und Clofazimin (Lampren). Die Lokalbehandlung ist wie bei Ulzera anderer Genese zu führen, wobei die Behandlung oft durch die extreme Schmerzhaftigkeit der Ulzera erschwert wird.

▶ **Klinischer Fall**

▶ **Klinischer Fall.** Bei der jetzt 39-jährigen Frau kam es seit etwa 5 Jahren zur Bildung von Pusteln, bislang ausschließlich am Stamm. Aus diesen bildeten sich innerhalb weniger Tage flache, extrem schmerzhafte, schmierig belegte Ulzera mit düsterrotem Randsaum, die nach Wochen oder Monaten narbig abheilten. Bis auf eine gelegentliche Erhöhung des Serum-IgA und einer Beschleunigung der BKS ergaben sich keine pathologischen Befunde. Die im Verlauf der Jahre durchgeführten Behandlungsmaßnahmen (Plasmapherese, Immunsuppressiva, Dapson, Clofazimin und Thymuspeptide) waren nur zeitweilig wirksam. Diagnose: Dermatitis ulcerosa (s. Abb. **21.4**).

Livedo racemosa

Livedo racemosa

▶ **Definition**

▶ **Definition:** Entzündliche Erkrankung der kleineren und mittleren Gefäße in der Dermis bei entsprechender Disposition und zusätzlichen Noxen (Nikotin). Betroffen sind fast ausschließlich Frauen die rauchen oder Kontrazeptiva einnehmen. Die Erkrankung wird auch als Variante der Livedo reticularis (s. S. 426) angesehen.

Ätiologie: Bei genetischer Disposition wird sie durch Nikotin und Hormone ausgelöst.

Symptomatisch bei Polyarteriitis.

Ätiologie: Unbekannt, wahrscheinlich genetisch bedingte Disposition (familiäre Häufung) in Verbindung mit bestimmten Noxen (Nikotin und Hormone). Symptomatisch kommt die Livedo racemosa bei Polyarteriitis, Thrombangiitis obliterans, rheumatischen Erkrankungen, Thrombozythämie und bei Pankreatitis vor.

Klinik: Kennzeichnend ist eine asymmetrische, bizarre Gefäßzeichnung (meist mit einer Blitzfigur verglichen) an den Beinen, Oberarmen und am Gesäß; andere Lokalisationen sind selten. Eine Beteiligung anderer Gefäße, vor allem zerebraler Lokalisation mit der Gefahr eines apoplektischen Insultes oder Hirninfarktes, ist möglich.

Klinik: Blitzfigurenartige Gefäßzeichnung, asymmetrisch, an Beinen, Oberarmen oder am Gesäß. Eine Beteiligung zerebraler Gefäße mit Insult oder Hirninfarkt ist möglich.

Diagnostik und Differenzialdiagnose: Klinisches und histopathologisches Bild sind wegweisend. Die histopathologische Untersuchung der Dermis ergibt, im Gegensatz zur Livedo reticularis, entzündliche Veränderungen mit Alteration der Gefäßwände. Die Beteiligung weiterer Gefäßgebiete muss angiologisch abgeklärt werden. Livedo-racemosa-Veränderungen finden sich auch beim Lupus-Antikoagulans-Syndrom, das durch rezidivierende Thrombosen und Antikardiolipin-Antikörper gekennzeichnet ist.

Diagnostik und Differenzialdiagnose: Klinisches und histopathologisches Bild sind wegweisend. Im Gegensatz zur Livedo reticularis besteht eine Entzündung.

Therapie: Neben dem Ausschalten der genannten Noxen werden fließverbessernde Mittel wie Azetylsalizylsäure und nicht steroidale Antiphlogistika (z. B. Indometacin) eingesetzt; eventuell begleitende „Low-dose"-Heparinisierung.

Therapie: Nikotinkarenz, Antiphlogistika.

Prognose: Extrem chronischer Verlauf, durch plötzliche zerebrale Insulte kompliziert.

Prognose: Extrem chronischer Verlauf.

21.4.5 Arterielle Verschlusskrankheit

21.4.5 Arterielle Verschlusskrankheit

In diesem Kapitel werden nur die Verschlüsse der Extremitätenarterien, die dermatologisch von Interesse sind, abgehandelt.

▶ **Definition:** Vollständiger oder teilweiser Verschluss der Arterien, der zu Ischämie und Gangrän führen kann.

◀ **Definition**

Ätiologie und Pathogenese: Die eigentlichen Ursachen der Arteriosklerose sind noch ungenügend bekannt. Risikofaktoren wie Hypertonie, Hyperlipidämie, Diabetes mellitus und Nikotinabusus scheinen eine wichtige Rolle für die obliterativen Umbauvorgänge an den Arterien zu spielen.
Der progrediente Verschluss der Arterien mit Verlust der Elastizität bei gleichzeitiger Verdickung der Arterienwände mit verkalkenden atherosklerotischen Plaques ist eine altersabhängige Systemerkrankung. Die Lumenverengung, besonders an strömungsmechanisch problematischen Stellen (Aorta, Karotiden), führt zur plötzlichen oder protrahierten Ischämie. Besonders häufig ist der Verschluss der proximalen Beinarterien (so genannter „Oberschenkeltyp") mit nachfolgender Claudicatio intermittens (intermittierendes Hinken, „Schaufensterkrankheit").

Ätiologie und Pathogenese: Als Risikofaktoren gelten Hypertonie, Hyperlipoproteinämie, Diabetes mellitus, Nikotinabusus.

Die Arteriosklerose ist eine altersabhängige Systemerkrankung. Durch Lumeneinengung kommt es zur plötzlichen oder protrahierten Ischämie. Besonders häufig sind die Beinarterien betroffen was zur Claudicatio intermittens führt.

Klinik: Der Oberschenkeltyp der Verschlusskrankheit wird im Allgemeinen in vier Stadien (nach Fontaine) eingeteilt (Tab. **21.4**).
Dermatologische Symptome fortgeschrittener Stadien sind, abgesehen von der für das Stadium IV charakteristischen Gangrän, trophische Störungen. Diese treten als trockene, schuppende, manchmal auch atrophisch glatte, glänzende Haut der Unterschenkel in Erscheinung. Nicht selten sind Nageldystrophien und Nagelmykosen.

Klinik: Vier Stadien werden unterschieden (Tab. **21.4**).

Trophische Störungen mit Atrophie und trocken schuppender Haut, Onychodystrophie und Onychomykosen in allen Stadien.

21.4 Stadieneinteilung nach Fontaine

Stadium I	Arteriosklerotische Gefäßveränderungen ohne klinische Symptome, da Kollateralversorgung
Stadium II	Beschwerden nur bei Belastung, dann mit typischer Claudicatio intermittens nach unterschiedlich langer Gehstrecke
Stadium III	Stadium des Ruheschmerzes
Stadium IV	Gangrän unterschiedlichen Ausmaßes und Lokalisation (Abb. **21.5**)

21.4

21.5

21.5 Gangrän

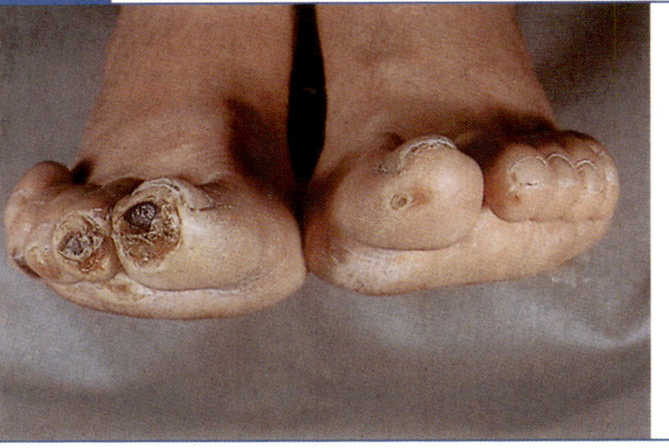

Fortgeschrittene trockene Gangrän der Zehen mit Gewebeverlust bei **arterieller Verschlusskrankheit Stadium IV**.

Diagnostik: Einfache klinische Untersuchungen: Inspektion, Palpation, Auskultation, Ultraschall-Doppler, Blutdruckmessung im Seitenvergleich.

Diagnostik: Wichtige und einfache Untersuchungsmethoden sind Palpation und Inspektion der Extremitäten und ihrer Arterien besonders im Seitenvergleich; der Patient sollte dabei gut an die Temperatur des Untersuchungsraumes adaptiert sein. Zusätzlich Auskultation und Ultraschall-Doppler-Untersuchung der zugänglichen Arterienstämme, außerdem Blutdruckmessung an den Extremitäten im Seitenvergleich.

Funktionsprobe nach Ratschow zur groben Überprüfung suffizienter arterieller Durchblutung.

Eine einfache **Funktionsprobe** ist die **nach Ratschow**: Bei senkrecht angehobenen Beinen werden die Füße in den Sprunggelenken für etwa 2 Minuten kräftig bewegt. Bei insuffizienter arterieller Versorgung zeigt sich eine verminderte Hautdurchblutung und die Fußsohlen blassen ab. Lässt man den Patienten sofort anschließend die Beine herabhängen, kommt es normalerweise schon nach wenigen Sekunden zu einer reaktiven Hyperämie. Bei arterieller Durchblutungsstörung tritt diese Hyperämie erst mit einer Verzögerung von 15–60 sec auf.

Im Stadium II Bestimmung der Gehstrecke unter standardisierten Bedingungen.

Eine weitere grobe Funktionsprüfung vor allem im Stadium II ist die Messung der Gehstrecke, möglichst unter standardisierten Bedingungen.

Weiterführende Diagnostik mittels Oszillographie und Angiographie.

Zur weiterführenden Diagnostik dienen Oszillographie vor und nach Belastung sowie invasive Methoden wie Angiographie und deren Modifikationen.

Therapie: Risikofaktoren minimieren oder ausschalten, je nach Stadium Intervall-Gehtraining, gefäßaktive Substanzen, Antikoagulanzien oder Gefäßchirurgie.

Therapie: Die Therapiemöglichkeiten sind beschränkt, das Ergebnis häufig unbefriedigend. Risikofaktoren sollten ausgeschaltet oder kompensiert werden, je nach Stadium sind ein Intervall-Gehtraining, gefäßaktive Substanzen, Antikoagulanzien, Rheologika und manchmal eine kontrollierte Hypertension durch Mineralokortikoide indiziert. Bei isolierten Verschlüssen erfolgt eine gefäßchirurgische Intervention (Gefäßprothese, Bypass, Thrombarteriektomie).

Eine Gangrän ist trocken zu behandeln. Traumen sind zu vermeiden. In schweren Fällen bleibt nur die Amputation.

Gangränöse Areale sind trocken zu behandeln, um eine Superinfektion mit Übergang in die feuchte Form zu vermeiden. Die Nagelpflege ist sehr vorsichtig durchzuführen. In schweren Fällen bleibt oft nur die Amputation.

Prognose: Sehr variabel, der plötzliche Verschluss wichtiger Arterien ist bestimmend.

Prognose: Da die Arteriosklerose in den meisten Fällen progredient ist, wird der Verlauf vor allem vom plötzlichen Verschluss lebenswichtiger Gefäßgebiete (Herz, Gehirn) bestimmt.

21.4.6 Thrombangiitis obliterans (v. Winiwarter-Buerger)

21.4.6 Thrombangiitis obliterans (v. Winiwarter-Buerger)

▶ **Definition**

▶ **Definition:** Segmental-obliterierende Entzündung von mittel- und kleinkalibrigen Extremitäten-Arterien, nicht selten Begleitphlebitis, die fast ausschließlich bei jüngeren Männern mit Nikotinabusus vorkommt.

Ätiologie: Genetische Disposition mit auslösenden (Mit-)Faktoren: Kältereize, Nikotinabusus.

Ätiologie: Die Ursache ist unbekannt; als auslösende Faktoren gelten Nikotinabusus, Kältereize und hormonelle Einflüsse bei genetisch Disponierten.

Klinik: Anfallsartig und belastungsunabhängig treten sehr starke, meist nächtliche Schmerzen auf; gleichzeitig besteht häufig eine Kälteempfindlichkeit. Im weiteren Verlauf kommt es zur Ischämie mit nachfolgenden Nekrosen, Ulzerationen und einer Gangrän (v.a. an Füßen und Zehen, seltener an den Fingern) wie beim arteriosklerotisch bedingten Gefäßverschluss.

Klinik: Nächtliche, belastungsunabhängige Schmerzattacken, später Ischämie mit nachfolgender Gangrän.

Diagnostik: Charakteristisch sind verminderte oder fehlende arterielle Pulse und unilaterale bzw. asymmetrische Nekrosen und Ulzerationen. Diagnostisch wegweisend ist die histopathologische Untersuchung eines Gefäßexzisates, das entzündliche, stadienabhängige Veränderungen zeigt.

Diagnostik: Die arterielle Durchblutung ist vermindert (Ultraschall, Arteriographie). Die histopathologische Untersuchung mit entzündlichen Veränderungen ist wegweisend.

Differenzialdiagnose: Abzugrenzen sind vor allem das Raynaud-Syndrom, die akrale Form von Sklerodermie und Ergotismus, besonders aber die arterielle Verschlusskrankheit atherosklerotischer Genese.

Differenzialdiagnose: Raynaud-Erkrankung, akrale Form der Sklerodermie, Ergotismus, besonders Arteriosklerose.

Therapie: Wichtig ist eine strikte Nikotinkarenz und das Vermeiden von Traumen und abruptem Temperaturwechsel. Von unsicherem Wert sind gefäßerweiternde Mittel und Sympathektomie. Bei fortgeschrittener Gangrän kommt nur noch die Amputation in Betracht.

Therapie: Nikotinkarenz und Kältereize sind zu vermeiden. Evtl. gefäßerweiternde Medikamente und Sympathektomie. Bei Gangrän ist die Amputation oft unvermeidbar.

Prognose: Die Prognose ist von der Krankheitsaktivität abhängig. Sowohl foudroyante als auch extrem chronische Verlaufsformen über Jahrzehnte hinweg sind beschrieben.

Prognose: Sehr variabel, da subakuter bis extrem chronischer Verlauf.

21.4.7 Diabetes mellitus und Haut

21.4.7 Diabetes mellitus und Haut

Im Verlauf des Diabetes mellitus kommt es nicht selten zu Hautveränderungen (Tab. **21.5**), die jedoch kaum diabetesspezifisch sind. Als ursächlich werden Störungen des Kohlehydrat- und Fettstoffwechsels, Makro- und Mikroangiopathien sowie nervale und immunologische Störungen diskutiert.
Besonders bei lang bestehendem oder schlecht eingestelltem Diabetes kommt es zu peripheren Durchblutungsstörungen aufgrund der arteriosklerotischen Angiopathie. Schwerste Veränderung ist die **diabetische Gangrän** mit sehr schmerzhaften, tief reichenden, kaum oder nicht heilenden Ulzerationen, die zum Verlust der Extremität oder Teilen davon führen kann.

Hautveränderungen bei Diabetes mellitus sind unspezifisch, meist durch Mikro- und Makroangiopathie, nervale und subtile immunologische Störungen verursacht (Tab. **21.5**).
Periphere Durchblutungsstörungen durch Wandveränderungen großer und kleiner Gefäße können zur **diabetischen Gangrän** führen.

21.5 Hautveränderungen bei Diabetes mellitus

angiopathisch/neuropathisch	***infektiös***
▪ diabetische Gangrän	▪ Follikulitis
▪ diabetische Dermopathie	▪ Furunkulose
▪ Bullosis diabetica	▪ Impetigo
▪ Necrobiosis lipoidica	▪ Erysipel
▪ Granuloma anulare disseminatum	▪ Candidamykosen
	▪ Dermatomykosen (inkl. Nägel)
	▪ Pityriasis versicolor

21.5

Stehen trophische Störungen durch die periphere Neuropathie im Vordergrund, kommt es zu **neurotrophen Ulzera** (Malum perforans). Therapeutisch empfehlen sich hier die Entlastung der Extremität, Schutz vor Traumen und die frühzeitige antibiotische Therapie bei infizierten Ulzera.

Bei peripherer Neuropathie kommt es zu **neurotrophen Ulzera** (Malum perforans).

Die **diabetische Dermopathie** findet sich in Form unterschiedlich großer, meist münzenförmiger, anfangs erythematöser, später braun-atrophischer Makulä im Schienbeinbereich. Histopathologisch besteht Ähnlichkeit mit der Stauungsdermatose, wobei besonders eine Verdickung der Kapillarwände auffällt.

Diabetische Dermopathie mit braun-roten Makulä vor allem an den Unterschenkeln.

Diabetische Blasen (Abb. **21.6**) treten vor allem an den distalen Extremitäten in unveränderter Haut und ohne wesentliche subjektive Symptome auf. Als Auslöser gelten Traumen und Licht.

Diabetische Blasen (Abb. **21.6**) treten auf unveränderter Haut, meist an Extremitäten auf.

21.6

21.6 Diabetische Blasen

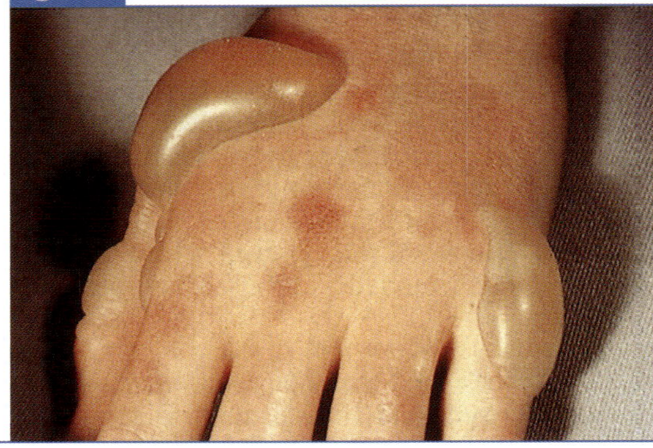

Prall gefüllte Blasen mit serösem Inhalt auf kaum veränderter Haut.

Die **Necrobiosis lipoidica** mit plaqueartigen Nekrobiosen ist vor allem an den Schienbeinen lokalisiert.

Bei etwa 1–3% der Diabetiker kommt es zur **Necrobiosis lipoidica** mit braungelben, indurierten, zentral oft atrophischen, selten ulzerierten Plaques von sehr variabler Größe vorzugsweise an den Unterschenkelstreckseiten. Pathogenetisch spielen Entzündung und Mikroangiopathie eine Rolle. Eine wirksame Therapie existiert nicht. Wird der Diabetes korrekt eingestellt, kommt es manchmal zu Remissionen.

Das **Granuloma anulare disseminatum** und das **Sklerödem** sind manchmal mit Diabetes mellitus assoziiert.

Gelegentlich ist die disseminierte Form des **Granuloma anulare** mit einem Diabetes mellitus assoziiert mit kleinpapulösen oder makulösen Effloreszenzen vor allem am Rücken. Therapeutisch sollen Chloroquin (Resochin) und Niacinamid in höherer Dosierung wirksam sein. Ebenfalls an der Rückenhaut manifestiert das **Sklerödem** beim Diabetes in Form einer flächenhaften, diffusen, erythematösen, wächsernen Verdickung.

Hautinfekte wie Impetigo, Follikulitis, Furunkel und **Erysipel** sind beim Diabetes häufiger.
Die Behandlung erfolgt antibiotisch mit möglichst optimaler Einstellung des Diabetes mellitus.

Obwohl sichere Beweise fehlen, begünstigen wahrscheinlich subtile immunologische Störungen im Rahmen eines Diabetes mellitus Hautinfekte durch Bakterien und Pilze. Nicht selten finden sich, vor allem bei adipösen Kranken, bakterielle Infekte wie **Impetigo, Follikulitis, Furunkel** und **Erysipel**. Bei letzterem stellen Interdigitalmykosen, Verletzungswunden und Gangrän mögliche Eintrittspforten dar. Therapeutisch Antibiotika, möglichst nach Resistenzbestimmung.

Hefepilzinfekte, vor allem intertriginös und bei intestinaler Hefemykose, kommen vor und werden durch antimykotische Therapie und sorgfältige Hygienemaßnahmen behandelt.

Auch **Hefepilzinfektionen** sind bei Diabetikern nicht selten. Sie betreffen vor allem intertriginöse Areale und die Genitalschleimhaut. Mitursachen sind oft unzureichende hygienische Maßnahmen. Infektionsquelle für dort lokalisierte Veränderungen stellt oft eine gleichzeitige intestinale Hefemykose dar. Die Therapie erfolgt mit den üblichen Antimykotika, möglichst in austrocknender Grundlage sowie durch Darmsanierung.

Auch bei hartnäckigen **Fadenpilzinfektionen** der Haut ist ein Diabetes mellitus auszuschließen.

Ob auch **Fadenpilzinfektionen** (Tinea) gehäuft bei Diabetikern auftreten, ist umstritten. Auf alle Fälle sollten hartnäckige, häufig rezidivierende oder scheinbar therapieresistente Hautinfekte, unabhängig vom Erreger, immer an einen Diabetes mellitus als Grundkrankheit denken lassen.

22 Erkrankungen der Haare

22.1 Entwicklung, Aufbau und Wachstum des Haares

Entwicklung

Zwischen der 9. und 12. Embryonalwoche beginnt durch Aussprossung von primitiven Haarkeimen aus dem Ektoderm die Haarentwicklung (bei Geburt 2 Millionen Haarfollikel). Der voll entwickelte Haarfollikel besteht aus epithelialen und Bindegewebsanteilen. Die Zusammensetzung von dermalen Papillen, Gefäßen, Nerven und der Haarmatrix bildet den Haarbulbus.

Morphologie der Haare und Chemie des Haarkeratins

Auf der Haarmatrix entsteht durch Verhornung der sich etwa einmal pro Tag teilenden Zellen (vergleichbar einer holokrinen Drüse) das Haar. Diese Zellen gehören zu den aktivsten Zellen des menschlichen Körpers. Durch eingelagerte Melanozyten wird Pigment an das Haar abgegeben.
Das **Terminalhaar** ist dreischichtig und besteht aus Mark, Rinde und Kutikula. Chemisch setzt es sich im Wesentlichen aus **Keratin** zusammen, einem Strukturprotein, das im Vergleich zum Keratin der Hornschicht einen außerordentlich hohen Zystingehalt aufweist. Diese Keratin-Proteine sind in der Rinde filamentär angeordnet. Sie bestehen aus 8 verschiedenen Keratinpolypeptiden, die mit zahlreichen Disulfid- und Wasserstoffbrücken vernetzt sind, so dass sie dem Haar die mechanisch-chemische Festigkeit geben. Die Kutikula besteht aus dachziegelartig übereinandergeschobenen Hornzellen, die als Schutzschicht gegen exogene Faktoren dienen. Das Haar besteht aus Haarschaft, Haarwurzel, Wurzelscheide und Haarbalg. Die äußerste bindegewebige Hülle besteht aus mesenchymalen Anteilen und wird auch **Haarbalg** genannt. Der restliche innere Anteil setzt sich aus einem mehrschichtigen Pflasterepithel zusammen. Äußerer und innerer Anteil bilden zusammen den Haarkanal (s. S. 9, Abb. **1.6**). Oberhalb der Talgdrüsenmündung verhornt das Pflasterepithel und heißt Infundibulum, unterhalb folgen der Isthmus und die epitheliale Wurzelscheide. Jeder Haarfollikel unterliegt der Alterung. Das Terminalhaar wird im Alter durch Verkümmerung des Haarfollikels wieder zum Vellushaar (s. S. 438). Das Ergrauen kommt durch einen sekundären Melaninschwund zustande.

Haarzyklus

Die Haare gehören zu den so genannten Mausergeweben mit zyklischen Aktivitätsphasen. Jeder Follikel durchläuft asynchron mit den Nachbarfollikeln Wachstums- und Ruhephasen.

- **Anagenphase:** Durch Teilung der Haarmatrixzellen und durch Keratinisierung kommt es zum Haarwachstum. Die Wachstumsgeschwindigkeit und -dauer ist regional unterschiedlich, genetisch determiniert und beträgt rund 0,34 mm/die. Ungefähr 90% aller Follikel befinden sich in dieser Wachstumsphase.
- **Katagenphase:** Diese Übergangsphase umfasst die Umwandlungsvorgänge zur nachfolgenden Ruhepause und dauert etwa 14 Tage.
- **Telogenphase:** Die Dauer der Ruhepause ist regional unterschiedlich; am behaarten Kopf etwa 3 Monate, an den Augenbrauen etwa 6–8 Monate. Der physiologische Haarverlust beträgt bis zu 100 Haare/die. Durch ein **Trichogramm** kann der Haarwurzelstatus (Haarzyklusphasen, Haarwachstumskapazität und Anteil von Haarverlusten) eingeschätzt werden. Unter standardisierten Bedingungen (5 Tage keine Haarwäsche) werden mittels einer mit Gummi überzogenen Kocherklemme 70–100 Haare an einer umschriebenen Stelle (Scheitel und/oder Schläfe) durch einen kräftigen Zug epiliert und im Binokularmikroskop untersucht. Die Haarfollikel werden ausgezählt und ihre prozentuale Verteilung berechnet. Außerdem können Haarschaftveränderungen festgestellt und die Dicke der einzelnen Haarschäfte beurteilt werden.

---

22 Erkrankungen der Haare

22.1 Entwicklung, Aufbau und Wachstum des Haares

Entwicklung

Die primitiven Haarkeime entwickeln sich aus dem Ektoderm zwischen der 9.–12. Embryonalwoche.

Morphologie der Haare und Chemie des Haarkeratins

Das **Terminalhaar** besteht aus Mark, Rinde und Kutikula. **Keratine** sind die wesentlichen filamentären Proteine des Haarschaftes.

Haarzyklus

Asynchrone, zyklische Aktivitätsphasen.

- **Anagenphase:** Etwa 90% aller Follikel befinden sich in dieser Wachstumsphase.
- **Katagenphase:** 14-tägige Übergangsphase.
- **Telogenphase:** Regional unterschiedlich, zwischen 3–8 Monaten. Physiologischer Haarverlust bis zu 100 Haare/die.
Der Haarwurzelstatus wird durch das **Trichogramm** gewonnen.

Hormonelle Beeinflussung

Androgene spielen eine wesentliche Rolle. Man unterscheidet:

- **Sexualhaar**
- **Ambisexualhaar**
- **Nichtsexualhaar**

Hormonelle Beeinflussung

Die Tatsache, dass derselbe Haarfollikel in der Fetalzeit ein **Lanugohaar**, in der frühen Kindheit ein **Vellushaar**, im Erwachsenenalter ein **Terminalhaar** bildet, lässt erkennen, dass dieser Follikel nicht nur genetischen, sondern auch hormonellen Einflüssen unterliegt. Eine wesentliche Rolle spielen Androgene.
Man unterscheidet:

- **Sexualhaar:** Primäre Geschlechtsbehaarung: Barthaare, Ohrhaare und Haare im oberen Pubisdreieck wachsen beim Mann abhängig von Androgenen.
- **Ambisexualhaar:** Sekundäre Geschlechtsbehaarung: Haare der Axille und des unteren Pubisdreiecks, wie sie bei Frauen vorkommen, sind abhängig von Androgenkonzentrationen im Plasma.
- **Nichtsexualhaar:** Kopf- und Körperhaare, auch Augenbrauen und Wimpern stehen nicht unter direkter androgener Stimulation.

Exogene Veränderungen des Haarschaftes

Sie erfolgen durch äußerliche kosmetische, mechanische und traumatische Einflüsse.

Exogene Veränderungen des Haarschaftes

Exogene Schäden (z.B. massives Kämmen und Bürsten, gehäuftes Haare waschen, Färben, Bleichen) führen zu mechanischen Schäden an der Kutikula und zu vermehrter Brüchigkeit (Trichoklasie), Verlust des Haarglanzes und Trichoptilosis („Haarspalten"). Eine Haarverformung (z.B. durch Fönstäbe, Frisiercremes, Haarsprays, Dauerwellen) äußert sich in einer Schrumpfung des Haarschaftes mit baumstammartigen Einkerbungen und Kutikulazellschäden, die beim Nachwachsen gesunden Haares voll reversibel sind, solange keine Entzündung der Kopfhaut zu einer Schädigung der Haarwurzel führt.

22.2 Alopezien

Man unterscheidet zirkumskripte (vernarbende oder nicht vernarbende) und diffuse (kongenitale oder erworbene) Haarlosigkeit.

22.2 Alopezien

Als Alopezie wird der Zustand der Haarlosigkeit bezeichnet. Dabei lassen sich zirkumskripte (herdförmige) vernarbende oder nicht vernarbende, diffuse kongenitale oder erworbene Alopezien unterscheiden. Als **Effluvium** bezeichnet man den dynamischen Vorgang des Haarausfalls.

22.2.1 Diffuse Alopezien

Diffuse kongenitale Alopezien

Atrichie

Angeborene, diffuse Haarlosigkeit unbekannter Ätiologie.

22.2.1 Diffuse Alopezien

Diffuse kongenitale Alopezien

Atrichie

Es handelt sich um eine angeborene diffuse Haarlosigkeit, deren Ätiologie nicht bekannt ist. Diese Abnormität kommt isoliert vor oder aber auch als Teilsymptom mit anderen angeborenen Defekten, öfter auch kombiniert mit ektodermalen Dysplasien. Eine Behandlung gibt es nicht.

Hypotrichose

Kongenitale, schütter ausgeprägte Behaarung.

Hypotrichose

Man bezeichnet damit eine kongenitale, schüttere Ausprägung der Behaarung. Die Hypotrichose ist oft als Teilsymptom vieler Syndrome (z.B. Thompson-Syndrom, Netherton-Syndrom) vorhanden, wobei oftmals nicht nur eine verminderte Haarquantität vorliegt, sondern auch qualitative Haarschaftveränderungen (Pili torti, Monilethrix) zu erkennen sind.

Alopecia triangularis congenita

Kongenitaler haarfreier Bereich an der Stirnhaargrenze.

Alopecia triangularis congenita

Es handelt sich um einen angeborenen, münzengroßen haarfreien Bereich an der Haargrenze im Schläfenbereich. Die Haut ist normal, jedoch ohne reife Haarfollikel.
Differenzialdiagnose: Alopecia areata und androgenetische Alopezie.

Diffuse erworbene Alopezien

Diffuse erworbene Alopezien

Bei diesen Arten von Haarausfall unterscheidet man eine akute, eine temporär chronische und eine progressive Form.

Akute, diffuse erworbene Alopezie

Akute, diffuse erworbene Alopezie

▶ **Synonym:** Anagen-dystrophisches Effluvium

Ätiologie: Viele Noxen kommen infrage (Tab. **22.1**).

Ätiologie: s. Tab. **22.1**.

Klinik: Bei stärkerer Schädigung der Haarmatrix kommt es innerhalb von Stunden bis Tagen zu einem starken, akuten und diffusen Haarausfall mit einem anagen-dystrophischen Haarwurzelmuster. Öfter verdünnt sich das Haar, bricht ab und tritt im Trichogramm als dystrophisches Haar in Erscheinung.
Gelegentlich kommt es zu einer Nekrose der Haarmatrix, die ein trichomalazisches Degenerationsprodukt aus Melaninschollen, Resten der Wurzelscheide und Haarkeratin bildet und wie dunkle komedonenartige Verschlüsse aussieht **(kadaverisierte Haare).**

Klinik: Verdünntes Haar, anagen-dystrophisches Haarwurzelmuster.

Gelegentlich kommt es zu einer Nekrose der Haarmatrix **(kadaverisierte Haare).**

Diagnostik: Anamnese, Klinik, Trichogramm und Laborparameter sind wichtig zur Sicherung der Ursache.

Diagnostik: Anamnese, Trichogramm, Klinik und Laborparameter.

Therapie: Der Haarnachwuchs erfolgt nur nach Ausschaltung oder Therapie der spezifischen Noxe.

Therapie: Die Ausschaltung möglicher Noxen ist entscheidend.

Prognose: Die Haare wachsen meist wieder nach.

Prognose: Die Haare wachsen meist wieder nach.

22.1 Differenzialdiagnose der Noxen bei akutem Haarausfall

Noxen bei Alopezie vom Spättyp mit telogenem Haarwurzelmuster

- Alopezien bei Säuglingen und Neugeborenen
- postpartale Alopezien, Haarausfall durch Kontrazeptiva
- postinfektiöse, postfebrile Alopezien
- Alopezien bei Eisenmangel, Ferritinmangel, bei Malignomen oder durch metabolische Störungen
- Alopezien bei Endokrinopathien
- medikamentöse Alopezien (z. B. Diclofenac, Ibuprofen)
- Alopezien durch Röntgenstrahlen
- Alopecia areata mit geringer Progressionstendenz
- „Male pattern alopecia"
- Alopecia climacterica

endokrine Störungen -> Hashimoto

Noxen bei Alopezie vom Frühtyp mit anagen-dystrophischem Haarwurzelmuster

- medikamentös und chemisch ausgelöste Alopezien
  - Zytostatika
  - Antikoagulanzien
  - Thallium
  - Schwermetallintoxikation
  - Pflanzentoxine
  - Thyreostatika
  - β-Rezeptorenblocker
  - Antikonvulsiva
  - Lipidsenker
  - Retinoide
- physikalische Alopezien durch
  - Röntgenstrahlen
  - Trichotillomanie
- Alopecia areata mit rascher Progressionstendenz
- schwere Verlaufsformen von postpartalen, postinfektiösen oder postfebrilen Alopezien
- „Male pattern alopecia"
- Alopecia climacterica
- psychosomatisch bedingte Alopezien

22.1

bei Chemotherapie (Infusionsbehandlung) Kryogelpackung auf Kopf legen -> senkt Stoffwechsel in Haare (kühlt) wurzeln

Kryopackung = Kühlpackung -20°

▶ **Klinischer Fall.** Eine 43-jährige Frau, deren Achillessehnenabriss operiert und mit einem Gipsverband ruhig gestellt wurde, wird wegen des Verdachtes auf eine Lungenembolie stationär aufgenommen und unverzüglich antikoaguliert. Schon am 3. Tag nach der Heparintherapie kommt es zu einem verstärkten diffusen Haarausfall, der zu einer deutlichen Lichtung des Kopfhaares mit Scheitelbetonung führt (Abb. **22.1**). Das Trichogramm bestätigt die Alopezie vom anagen-dystrophischen Typ. Nach Ausschluss des Embolieverdachtes wird die Heparintherapie abgesetzt. Darauf kommt auch der Haarausfall zum Stillstand. Nach 6 Monaten ist die alte Haardichte wieder erreicht.

◀ Klinischer Fall

22.1

22.1 Anagen-dystrophischer, diffuser Haarausfall

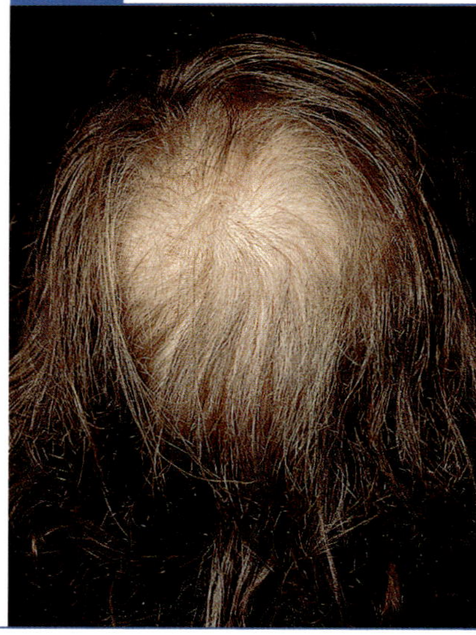

Verstärkter diffuser Haarausfall mit Scheitelbetonung nach Heparinbehandlung bei einer 43-jährigen Frau. Nach Absetzen der Heparinbehandlung wachsen die Haare wieder nach.

Chronische, diffuse erworbene Alopezie

Chronische, diffuse erworbene Alopezie

▶ **Synonym:** Telogene Alopezie, telogenes Effluvium

Ätiologie: s. Tab. **22.1**.

Ätiologie: Viele Noxen kommen infrage (Tab. **22.1**).

Pathogenese und Klinik: Durch eine Anagenfollikelschädigung entsteht ein diffuser Haarausfall.

Pathogenese und Klinik: Geringfügige Haarmatrixschädigungen können zu einer Umwandlung der Anagenhaare in Telogenhaare und damit 3 Monate nach dem Ereignis zum Haarausfall führen. Die Ausdehnung dieser Alopezie entspricht der Ausdehnung der vorherigen Anagenfollikelschädigung. Es fallen 100 – 1000 Haare/die aus, was zu einer diffusen Alopezie führt.

Diagnostik: Anamnese, Labor und Trichogramm (Tab. **22.1** und **22.2**).

Diagnostik: Anamnese, Laboruntersuchungen sowie ein Trichogramm führen zur Diagnose (s. auch Tab. **22.1** und **22.2**).

22.2 Übersicht der Haarveränderungen und deren mögliche Ursachen

quantitative Haarveränderungen					***qualitative Haarveränderungen***
vermehrt	***vermindert***				***Haarschaft***
Hypertrichose Hirsutismus	***reversibel zirkumskript***	***reversibel diffus***	***irreversibel zirkumskript narbig***	***irreversibel diffus***	
▪ ***endogene Hormone*** – Menarche, Menopause – Gravidität – Nebennierenrinde – Ovarien, Nieren – Hypophyse ▪ ***exogene Hormone*** – Anabolika – Androgene – Steroide – ACTH	▪ Alopecia areata ▪ Säuglingsglatze ▪ Trichotillomanie ▪ Zug-Druck-Alopezie ▪ Lues ▪ Mykosen ▪ Pyodermien ▪ postinfektiös ▪ „Loose-anagen“-Syndrom	▪ postpartal ▪ Endokrinopathien ▪ medikamentös ▪ Lues ▪ chronische Krankheiten ▪ Sepsis ▪ Radiotherapie ▪ psychovegetativ	▪ Aplasia cutis ▪ Incontinentia pigmenti ▪ Ichthyosen ▪ Morbus Darier ▪ Epidermolysen ▪ schwere virale, mykotische und bakterielle Infekte ▪ Neoplasien ▪ Status pseudopeladicus ▪ Pseudopelade Brocq	▪ Atrichose ▪ Hypotrichose ▪ Monilethrix ▪ Alopecia androgenetica ▪ „Male pattern alopecia“ ▪ schwere chronische Krankheiten ▪ idiopathisch ▪ Alopecia triangularis congenita	▪ Monilethrix ▪ Trichorrhexis nodosa ▪ Pili anulati ▪ Wollhaare ▪ Rollhaare ▪ Pili recurvati ▪ Syndrom der unkämmbaren Haare ▪ Trichonodosis ▪ exogene Schäden ▪ Trichothiodystrophie

Therapie und Prognose: Die Behandlung und Beseitigung der Ursache bringt innerhalb von Wochen das Sistieren des Effluviums und einen langsamen Haarnachwuchs.

Therapie und Prognose: Ausschaltung der Noxen führt zu langsamem Haarnachwuchs.

Progressive, diffuse erworbene Alopezie

Progressive, diffuse erworbene Alopezie

▶ **Synonym:** Alopecia androgenetica des Mannes, männlicher Haarausfall

▶ **Definition:** Sowohl genetisch determinierter als auch durch Alterung bedingter Haarausfall. Der androgenetische Haarausfall ist Ausdruck einer genetisch und individuell festgelegten, erhöhten Empfindlichkeit der Kopfhaarfollikel auf männliche Sexualhormone (Androgene).

◀ **Definition**

Epidemiologie: Diese Alopezie macht 95% aller männlichen Alopezien aus. Die Häufigkeit der Alopecia androgenetica hängt von ethnischen und familiären Faktoren ab und betrifft 5% aller Männer vor ihrem 20. Lebensjahr. 80% aller Männer zeigen bis zum 70. Lebensjahr Grad I. 12–15% der Männer entwickeln Grad IV, aber nur bei 1–2% von diesen ist Grad IV mit 30 Jahren vollständig ausgebildet (Abb. **22.2** und Tab. **22.2**).

Epidemiologie: Sie macht 95% aller männlichen Alopezien aus und trifft 80% aller Männer mit unterschiedlicher Verlaufsform (Abb. **22.2** und Tab. **22.2**). Nur 12–15% davon erreichen Grad IV.

Ätiologie und Pathogenese: Die bestimmenden drei Faktoren sind **genetische Determinierung** (autosomal-dominant vererbt mit schwankender Expressivität), **Alter** und **androgene Hormone**. Die genetische Determinierung ist verantwortlich für das Ansprechen zur Umwandlung in die Telogenphase der individuellen Follikel in bestimmten Regionen und zu einem bestimmten Zeitpunkt. Die Aktivität der 5-alpha-Reduktase im Haarfollikel, einem Enzym, das aus Testosteron den peripher wirksamen Metaboliten Dihydrotestosteron bildet und sich an spezielle zytoplasmatische Rezeptoren bindet, spielt eine wichtige Rolle bei der hormonellen Ursache.

Ätiologie und Pathogenese: Zu den beeinflussenden Faktoren zählen **Alter, androgene Hormone** und **genetische Determinierung.**

Klinik: Mit der Zeit breitet sich dieses Geschehen vom Ausgangsstadium Grad I (Geheimratsecken), in Form einer Tonsur am Hinterkopf (Grad II) aus. Anschließend kommt es durch Haarlichtung in der Scheitelregion und Konfluieren der Bereiche zum Grad III (Abb. **22.3**) und schließlich bis zum Grad IV, wo nur noch seitlich und hinten ein breites, hufeisenförmiges Haarband besteht (Abb. **22.2**). Klinisch ist die Glatze scharf begrenzt, das Haarwachstum ist im behaarten Kopfbereich stets normal, die Haut im Glatzenbereich ist nicht atrophisch, meist von vellusartigen Haaren besetzt und glänzend, da die Talgdrüsenfunktion erhalten bleibt.

Klinik: Klinisch werden die Grade I-IV unterschieden (Abb. **22.2**). Zum Grad III vergleiche (Abb. **22.3**).

Die Kopfhaut ist nicht atrophisch, zeigt jedoch eine glänzende Oberfläche durch die verbleibende Talgdrüsenfunktion.

22.2 Gradeinteilung der Alopecia androgenetica des Mannes

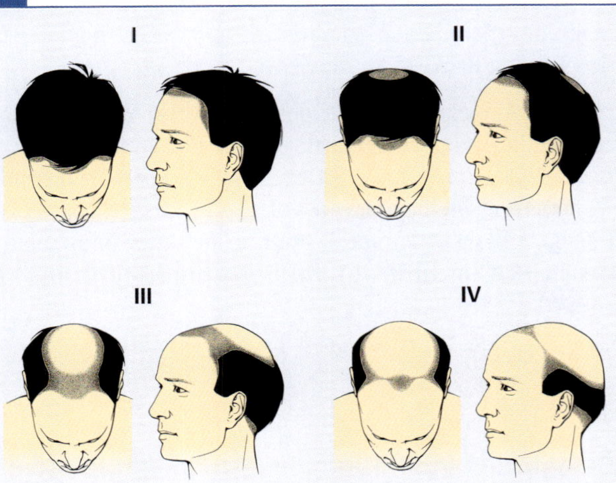

Grad I Geheimratsecken
Grad II Tonsur am Hinterkopf
Grad III Haarlichtung des Scheitelbereichs und Konfluation der Bereiche
Grad IV hufeisenförmiges Haarband

22.3

22.3 **Klinisches Bild einer Alopecia androgenetica des Mannes (Grad III)**

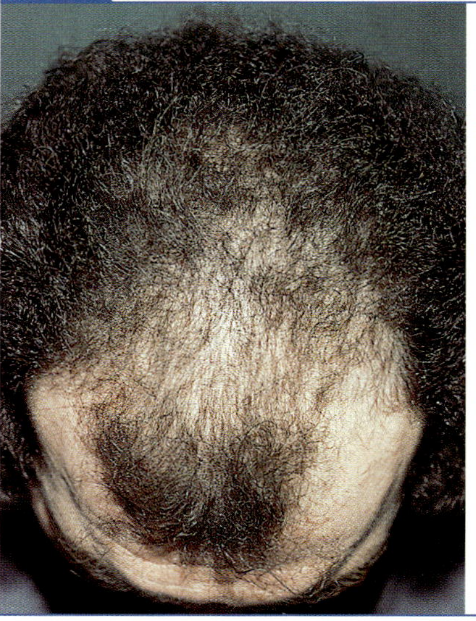

Diagnostik: Anamnese und klinisches Bild.

Diagnostik: Die Diagnose ist durch Anamnese und klinisches Bild einfach zu stellen. Das Trichogramm zeigt je nach Intensität und Progression des Effluviums einen vermehrten Prozentsatz an Telogenhaaren und ist somit von prognostischer Bedeutung.

Therapie: Zur Zeit schwer möglich. Als Zukunftstherapie erstrebt man lokal oder systemisch wirksame Antiandrogenmittel.

Therapie: Eine wirksame konservative Behandlung der männlichen Glatze ist zur Zeit nicht möglich. **Östrogenhaltige Haarwasser** können das Fortschreiten der Alopezie verzögern und werden von den Patienten günstig beurteilt. Im Gegensatz zum weiblichen Geschlechtshormon 17β-Estradiol zeigt 17α-Estradiol bei lokaler Anwendung keine systemischen Effekte. **Lokal wirksame Antiandrogenmittel** ohne systemische Begleiterscheinung scheinen für die Zukunft die Therapie der Wahl zu werden. Die Lokalbehandlung mit Minoxidil (2–4%) vermag die Anagenphase zu verlängern, nicht aber neue Haare zu bilden. Die systemische Anwendung von Antiandrogenen beim Mann ist nicht vertretbar.

Vielversprechend ist die orale Therapie mit **Finasterid.**

Vielversprechend ist die orale Therapie mit **Finasterid** (hemmt die Umwandlung von Testosteron zu Dihydrotestosteron, das am Haarfollikel wirkt). Bei 65% der Patienten kommt es innerhalb von einigen Monaten zum kompletten Stillstand des Haarausfalls. Die Sexualfunktionen werden nicht beeinträchtigt.

Ersatztherapien bestehen aus **Perücke** oder **operativen Haartransplantationen.**

Ersatztherapien bestehen aus **Haarersatz** (Perücke) oder mehrfache **operative Transplantationen** kleiner haartragender Hautstücke (Stanzen) oder lasertechnisch, von den seitlichen Kopfpartien in den Glatzenbereich, und können eine kosmetische Verbesserung erzielen. Wertvoll ist auch die Behandlung der starken Seborrhö, der Schuppenbildung und des Juckreizes, die oft als störende Begleiterscheinungen des männlichen Haarausfalls auftreten. An ausreichenden Lichtschutz bei den Graden III-IV ist zu denken.

Prognose: Schwer einschätzbar; prinzipiell gilt: Je früher die Alopezie entsteht, desto schwerer ist der Verlauf.

Prognose: Je früher die Alopezie entsteht, desto schwerer ist der Verlauf. Bei langsamer Entwicklung in der 4.–5. Lebensdekade ist der Verlauf günstiger und begrenzt. Männer, die bis zum 4. oder 5. Dezennium keinen Haarausfall vom männlichen Typ aufweisen, bleiben davon verschont. Zusätzliche Noxen wie Kopfekzeme, Seborrhö, Pityriasis simplex capillitii, Infektionskrankheiten und Medikamente können sich fördernd auf die Entwicklung einer androgenetischen Alopezie auswirken.

Alopecia androgenetica der Frau

► **Synonym:** „male pattern alopecia" der Frau

► **Definition:** Zu dem alterungsbedingten Haarausfall summiert sich ein genetisch determinierter aber auch individuell bedingter androgenbeeinflusster Haarausfall.

Epidemiologie: Weniger häufig als beim Mann stellt der „männliche Haarausfall" der Frau auch 95 % aller Alopezien bei der Frau dar.

Ätiologie und Pathogenese: Als auslösende Noxen kommen infrage: das adrenogenitale Syndrom, Androgen produzierende Tumoren (Ovarien, Nebennierenrinde), Medikamente mit Androgenwirkung oder erhöhte Empfindlichkeit der Haarfollikel auf den physiologischen Androgenspiegel.

Klinik: Die Alopecia androgenetica der Frau wird klinisch in 3 Grade eingeteilt (Abb. **22.4** und Abb. **22.5**). Zu einer ausgeprägten Glatze kommt es nur im Ausnahmefall, wenn eine vermehrte Androgenproduktion besteht. In jedem Fall ist dieses Krankheitsbild eine schwere psychische Belastung für die Betroffenen. Weitere Zeichen der Vermännlichung wie Hirsutismus und Virilismus sind gelegentlich nachweisbar.

Diagnostik und Differenzialdiagnose: Die Anamnese und Familienanamnese, die klinische Untersuchung und die Nebenzeichen wie Hirsutismus und Virilismus führen zur Diagnose. Der Haarwurzelstatus zeigt ein telogenes Muster. Eine endokrinologische Durchuntersuchung (Testosteron und Dehydroepiandrosteronsulfat-Spiegel) zum Ausschluss einer erhöhten Androgenproduktion ist an-

Alopecia androgenetica der Frau

◄ **Definition**

Ätiologie und Pathogenese: Viele Noxen, die zu einer Gleichgewichtsstörung des Androgenspiegels führen, kommen infrage.

Klinik: Klinisch werden 3 Grade unterschieden (Abb. **22.4** und Abb. **22.5**).

Diagnostik: Anamnese und klinisches Bild führen zur Diagnose. Fokussuche und endokrinologische Abklärung sind angebracht.

22.4 Gradeinteilung der Alopecia andogenetica der Frau

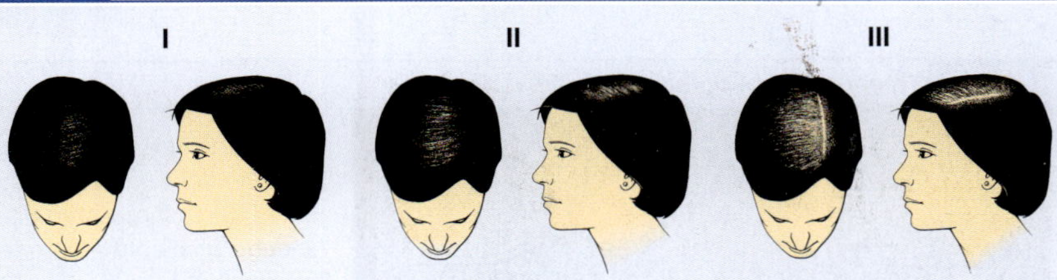

Grad I Lichtung des Frontalbereichs
Grad II Lichtung des Fronto-parietal-Bereichs
Grad III ausgedehntere Lichtung des Fronto-parietal-Bereichs

22.5 Klinisches Bild bei Alopecia androgenetica der Frau (Grad II)

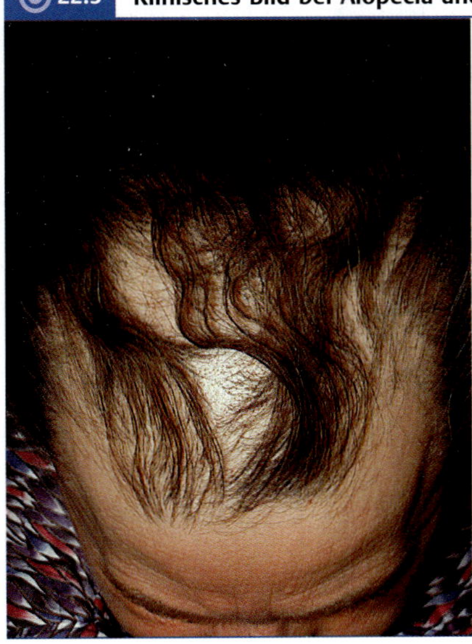

55-jährige Frau. Beachte, dass die Haare an der Stirnhaargrenze saumartig stehen bleiben.

22.5

gebracht. Auf Vorerkrankungen, Medikamente, Gravidität und hormonelle Kontrazeptiva ist zur Abgrenzung anderer Formen diffusen Haarausfalls besonders zu achten (Tab. **22.2**).

Therapie: Orale Antiandrogene, lokale Östrogene oder Steroide.

Therapie: Orale Antiandrogene sind wirksam: bei jüngeren Frauen Diane-35 als Kontrazeptivum, bei Frauen in der Menopause 25 – 50 mg Cyproteronacetat täglich (z. B. Androcur). Lokal wirksam ist das Haarwuchsmittel Minoxidil (Vasodilatator), das aber nicht in der Zeit der Schwangerschaft und des Stillens angewendet werden darf. Lokal empfehlen sich auch östrogenhaltige Haarwasser oder Glukokortikosteroide bei entzündlichen Begleiterscheinungen.

22.2.2 Alopezien bei subakuten und chronischen Krankheiten

22.2.2 Alopezien bei subakuten und chronischen Krankheiten

▶ **Synonym:** Chronische, diffuse nicht temporäre Alopezie

▶ **Definition**

▶ **Definition:** Alle internistisch ausgeprägten Krankheitsbilder können durch Reduzierung des Allgemeinzustandes eine irreversible chronische, diffuse Alopezie hervorrufen. Die Haare sind verdünnt, glanzlos und pigmentarm geworden. Der Haarwurzelstatus zeigt ein gemischtes Haarwurzelmuster.

Ätiologie: Chronische Infekte und Krankheiten, die zu starker Reduzierung des Allgemeinzustandes führen (z. B. Kollagenosen, LE, Abb. **22.6**).

Ätiologie: Zu den Ursachen gehören alle chronischen Infekte, die zur Kachexie führen (z. B. Tuberkulose, Leukämie, schwere Leberstörungen, Neoplasien, Diabetes mellitus, Kollagenosen, Lupus erythematodes visceralis, Abb. **22.6**).

Diagnostik: Anamnese und Klinik.

Diagnostik: Anamnese und Klinik führen zur Diagnose.

Therapie: Schwierig oder unmöglich.

Therapie: Eine Behandlung ist schwierig und nicht gesichert. Es werden Polyvitaminpräparate und Vitamin D empfohlen.

22.6

22.6 **Alopezie der Kopfhaut nach LE**

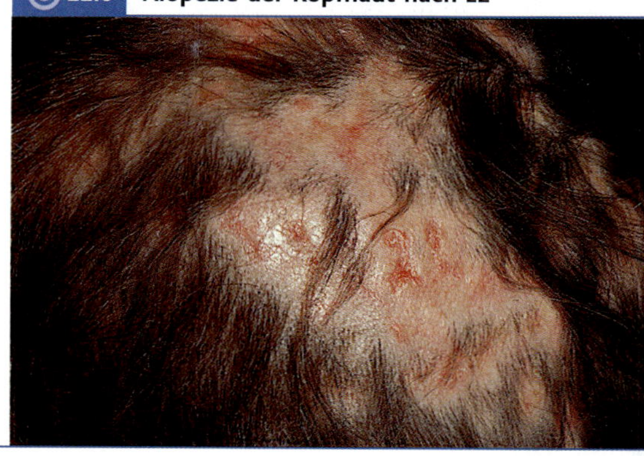

Unregelmäßige vernarbende Alopezie der Kopfhaut nach einem durchgemachten diskoiden Lupus erythematodes mit partiellen, teils in Büscheln geordneten Resthaaren.

22.2.3 Zirkumskripte Alopezien

22.2.3 Zirkumskripte Alopezien

Man unterscheidet vernarbende und nicht vernarbende Formen.

Bei diesen Formen von Haarausfall unterscheidet man nicht vernarbende und vernarbende Alopezien. Diese Gliederung beruht auf dem klinischen Aspekt des Haarbodens.

Nicht vernarbende, zirkumskripte Alopezien

Alopecia areata

Entzündung d. Haarfollikel

▶ **Synonyme:** „Pelade“, kreisrunder Haarausfall

▶ **Definition:** Ein bis mehrere herdförmige, in der Regel reversible Kahlstellen mit leichter follikulärer Entzündung.

◀ **Definition**

Epidemiologie: Die Alopecia areata ist die häufigste zirkumskripte Alopezie, sie befällt vorwiegend Kinder und junge Menschen, Männer häufiger als Frauen; in 20% der Fälle tritt die Erkrankung familiär auf.

Epidemiologie: Betrifft vorwiegend Kinder und junge Menschen, Männer mehr als Frauen.

Ätiologie und Pathogenese: Die Alopecia areata ist eine entzündliche Alopezie. Folgende Argumente sprechen für eine Autoimmunpathogenese: die Ansammlung von peribulbären Rundzellinfiltraten, die Schwellung regionärer Lymphknoten, die Assoziation mit Autoimmunkrankheiten (Morbus Addison) oder mit Immundefizienzsyndrom (Trisomie 21) sowie das Ansprechen auf Kortikosteroide und Zytostatika. In Ergänzung dieser klinischen Argumente haben verschiedene immunologische Studien das Konzept erweitert. Im peribulbären und intrabulbären (Haarmatrix) Infiltrat finden sich bis zu 90% T-Lymphozyten (T_4/T_8-Relation beträgt 4 : 1). Diese Reaktionen sind zytokinvermittelt und können endogen oder exogen ausgelöst werden. Es gelingt der Nachweis von Langerhans-Zellen, denen eine Bedeutung bei der Auslösung einer T-Zell-vermittelten Immunreaktion an der Haut zukommt. Normalerweise findet man Langerhans-Zellen nur bis zum Ansatz des Musculus arrector pili, der Bulbus ist frei. Bei der Alopecia areata findet man sie dagegen auch im peribulbären und intrabulbären Bereich.

Ätiologie und Pathogenese: Unbekannt; eine Autoimmunpathogenese dieser entzündlichen Alopezie kommt infrage.

Klinik: Ohne subjektive Symptome und ganz plötzlich kommt es zu einem oder zu mehreren, runden oder ovalen Herden mit vollständigem Haarausfall. In diesen Bezirken ist die Kopfhaut elfenbeinfarbig, zeigt zu Beginn eine follikuläre Entzündung, niemals eine Atrophie (Abb. **22.7**).

Klinik: Eine oder mehrere, scharf begrenzte, kreisrunde Kahlstellen ohne atrophisierende Kopfhaut (Abb. **22.7**).

Mit einer Progression ist zu rechnen, wenn sowohl die Haare leicht und schmerzlos dem Epilationszug folgen, als auch **Kolbenhaare** oder **kadaverisierte Haare** (s. S. 439) zu erkennen sind. Kolbenhaare sind 0,2 – 0,7 cm lang, wenig pigmentiert, am freien Ende häufig gespalten und gehen proximal in ein zugespitztes Ende über (Ausrufezeichen-Haare). Der Haarwurzelstatus zeigt bei progredienten Herden im Randbereich ein telogenes oder ein telogen-dystrophisches Haarwurzelmuster.

Leicht zu epilierende, **Kolben- oder kadaverisierte Haare** am Rand der befallenen Stellen sind pathognomonisch.

Die Lokalisationen sind beliebig, bevorzugt betroffen ist jedoch die **Okzipital- und Temporalgegend.** Bartgegend, Augenbrauen, Wimpern und die übrigen behaarten Körperstellen sind seltener befallen.

Die Alopecia areata betrifft vorwiegend die **Okzipital- und Temporalgegend.**

In 20% der Fälle kommt es zu Nagelveränderungen (**Tüpfel- oder Grübchennägel**), die als klinische Begleiterscheinungen gesehen werden.

Tüpfel- oder Grübchennägel treten als Begleiterscheinung auf.

22.7 Frischer Herd einer Alopecia areata

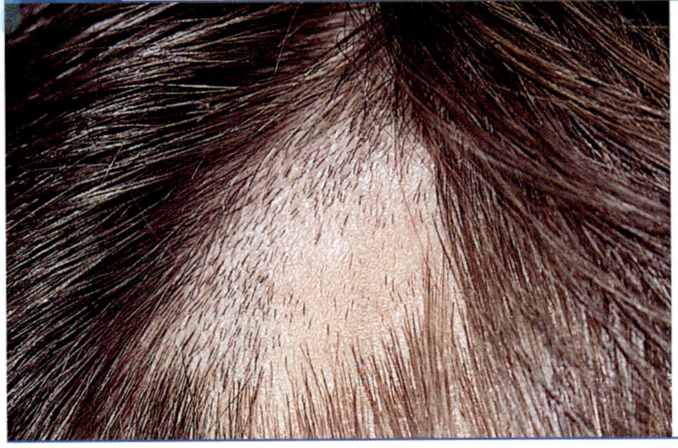

Die typischen Kolbenhaare, angereichert im Randbereich, sprechen für die Progression des Geschehens.

22.7

Diagnostik: Anamnese und Klinik sind typisch.

Diagnostik: Anamnese und Klinik sind charakteristisch. Diagnostisch und prognostisch wichtig ist die genaue Untersuchung der Haare am Rand der betroffenen Stellen.

Differenzialdiagnose: Alle Pseudopeladezustände, Morbus Brocq (Tab. **22.3**), Lues, Mikrosporie, Trichotillomanie.

Differenzialdiagnose: Es kommen vor allem die atrophisierende Pseudopelade Brocq und Pseudopeladezustände infrage, die Alopecia specifica (Lues II, serologischer Ausschluss), die Mikrosporie (Pilznachweis) und die Trichotillomanie (Tab. **22.3**).

Therapie: Steroide lokal oder oral, PUVA-Therapie, Auslösung einer kontaktallergischen oder toxischen Dermatitis werden empfohlen.

Therapie: Eine kausale Therapie ist nicht möglich. Die antientzündliche Behandlung mit Steroiden lokal oder in schweren Fällen oral (Initialdosis 20 – 40 mg/die) mit niedriger Dauertherapie über Monate (4 – 8 mg/die) ist mindestens mittelfristig hilfreich.
Die lokale PUVA-Therapie oder die Etablierung einer allergischen Kontaktdermatitis durch Diphencyprone oder die Auslösung einer toxischen Dermatitis durch Cignolin 0,3 – 0,9 % werden empfohlen. In schweren Fällen ist das Tragen einer Perücke nötig.
In Zukunft sind möglicherweise auch Laserbehandlungen möglich.

Prognose: Sehr unterschiedlich von Fall zu Fall, bei 20 % mit Persistenz der Alopezie.

Prognose: Der Verlauf ist von Fall zu Fall unterschiedlich. Dies betrifft sowohl die Zeitdauer der Erkrankung als auch das Haarwachstum. Die Dauer des ersten Schubes beträgt bei 30 % weniger als sechs Monate, bei 50 % ein Jahr. Kein Nachwachsen findet sich nur bei 20 %. Etwa 70 % zeigen Rezidive nach Monaten, aber auch nach vielen Jahren.

Sonderformen:

- **Alopecia areata diffusa**
- **Ophiasis** (Abb. **22.8**) mit betontem Befall der Nacken-, Schläfen- und Stirnregion.
- **Alopecia areata totalis** mit vollständigem Haarausfall und schlechter Prognose.

Sonderformen:

- **Alopecia areata diffusa:** Eine Alopecia areata kann auch großflächig auftreten und so ein diffuses Effluvium bewirken. Sie ist dann von den anderen Formen der Alopezien schwer zu unterscheiden, wenn man die Diagnose nicht feingeweblich sichert.
- **Ophiasis:** Besondere Verlaufsform der Alopecia areata, deren Herde sich in den Randgebieten des Kapillitium lokalisieren, besonders im Nacken, aber auch an den Schläfen und der Stirn. Die Prognose des Nachwachsens ist schlecht (Abb. **22.8**).
- **Alopecia areata totalis:** Sie ist die schwerste Verlaufsform der Alopecia areata, die zum vollständigen Ausfall aller Körperhaare führt. Sämtliche Körperhaare, auch Augenbrauen, Wimpern und Schambehaarung können befallen sein. Die Prognose des Nachwachsens ist schlecht.

22.8

22.8 **Ophiasis**

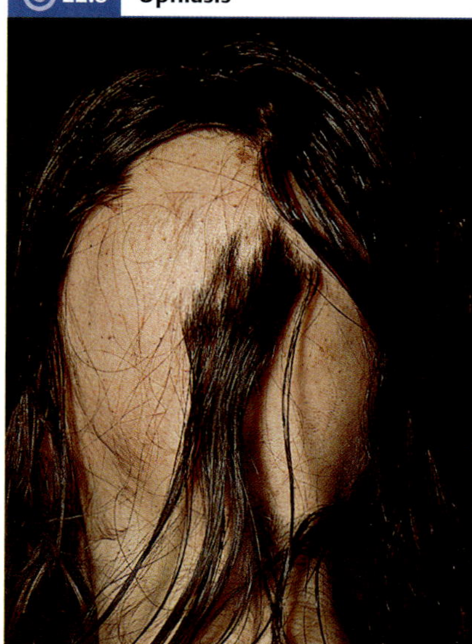

Ausgedehnte Alopecia areata des Hinterkopfes (Ophiasis) bei einer 24-jährigen Frau. Im kahlen Bereich sieht man follikuläre Entzündungen um kadaverisierte Haare herum. Die Prognose ist relativ schlecht.

22.3 Diagnose und Differenzialdiagnose des Status pseudopeladicus

Erkrankung	*Manifestationsalter*	*Hautveränderungen*	*Histopathologie*	*Beteiligung innerer Organe*
Pseudopelade Brocq	30–55 Jahre	Atrophie und follikuläre Entzündung	unspezifisch	keine
Alopecia areata	Kinder bis junge Erwachsene	keine	unspezifisch	keine
Status pseudopeladicus				
▪ ***hereditäre Formen***				
Incontinentia pigmenti	Kindesalter	Blasen, Papeln, Pigmentation	spezifisch	Augen, Gefäße, Zähne, Knochen
Epidermolysen	Kindesalter	Blasen	spezifisch	Schleimhäute
Ichthyosen	Kindesalter	Ichthyosis	spezifisch	selten
Morbus Darier	15–40 Jahre	follikuläre Dyskeratosen	spezifisch Ösophagus	
▪ ***Granulomatosen***				
Sarkoidose	25–60 Jahre	Tuberkuloide Infiltrate	spezifisch	Lungen und alle Organe
Necrobiosis lipoidica	30–50 Jahre	serpiginöse Herde mit zentraler Atrophie	spezifisch	Pankreas (Diabetes)
▪ ***Bindegewebserkrankungen***				
systemischer Lupus erythematodes	20–55 Jahre	Papeln, Hyperkeratose, Atrophie	spezifisch	fast alle Organe
Sklerodermie	20–50 Jahre	Akrosklerose	spezifisch	Lunge, Gefäße, Nieren
▪ ***andere***				
Tumoren	in jedem Alter	unterschiedlich	spezifisch	positiv bei Metastasen
Folliculitis decalvans	Erwachsene	Follikulitiden, Pusteln	spezifisch	keine
ionisierende Strahlen	Erwachsene	Radiodermatitis	spezifisch	keine
Mucinosis follicularis	Erwachsene	lichenoide Papeln	spezifisch	Knochen, Herz, Gefäße, Gehirn
Lichen ruber	Erwachsene	rötliche Papeln	spezifisch	Schleimhäute, Haut

„Loose-Anagen-Hair"-Syndrom

Betroffen sind Kinder, vorwiegend mit blonden Haaren. Bei diffusem Haarverlust lassen sich Kopfhaare büschelweise, leicht und ohne Schmerzen ausziehen. Im Trichogramm finden sich fast ausschließlich dysplastische Anagenhaare ohne Wurzelscheiden. Die Erkrankung ist auf die Kopfhaut begrenzt und, oft erst nach Jahren, reversibel. Eine Behandlung ist nicht notwendig.

„Loose-Anagen-Hair"-Syndrom

Vorübergehender anagener Haarausfall bei Kindern.

Zirkumskripte, postinfektiöse Alopezie

Impetigo contagiosa, Furunkel, Karbunkel, Erysipel und Herpes zoster führen in befallenen Bereichen zu toxischen Schädigungen der Haarfollikel und zu umschriebenen Alopezien, die reversibel sind, sofern es nicht zu einer Haarmatrixdegeneration gekommen ist.

Sonderform: Zirkumskripte, entzündliche Alopezien kommen selten auch in der Umgebung von chronischen, reversiblen, entzündlichen Dermatosen (z. B. chronische Ekzeme, Lichen Vidal, Psoriasis vulgaris) vor.

Zirkumskripte, postinfektiöse Alopezie

Bakterielle, virale oder entzündliche Dermatosen im behaarten Kopfbereich führen durch Schädigung des Haarfollikels zu herdförmigem reversiblem oder irreversiblem Haarausfall.

Zirkumskripte, traumatische Alopezie

Chronischer Druck und Zug führen zu regressiven Veränderungen im Haarbulbus und sind verantwortlich für verdünntes oder schütteres Haar.

Die **Alopezie durch Druck** ist öfter berufsbedingt, wie bei Korbträgerinnen, Druckstellen durch Haarschmuck, Druckverbände und Schwesternhaube. **Alopezien durch Zug** zeigen das typische Zurücktreten der Haargrenze an Stirn, Schläfen oder am Hinterkopf durch bestimmte Frisuren (Pferdeschwanz, Haartrachten, Lockenwickel). Die Prognose ist nur dann ungünstig, wenn die Haarwurzel irreversibel geschädigt ist. In der Regel genügt die Verminderung des Zugs zur Erholung der Zugalopezie.

Zirkumskripte, traumatische Alopezie

Sie entsteht durch **chronischen Druck** oder **Zug** am behaarten Kopf.

Die **Säuglingsglatze** ist das Resultat einer Teilsynchronisierung der Haarzyklen unter dem hormonellen Diktat der Mutter. Sie ist in jedem Fall reversibel.

Vernarbende zirkumskripte Alopezien

Unterschieden werden:

Vernarbende zirkumskripte Alopezien

Man unterscheidet entsprechend der Ursache drei Formen von Haarausfall, die angeborene, die erworbene und spezifische Krankheitsbilder:

Alopezien bei angeborenen Hautkrankheiten

Alopezien bei angeborenen Hautkrankheiten

Atrophisierende Genodermatosen oder Entwicklungsdefekte können zum Untergang der Haarfollikel führen (z. B. Aplasia cutis, Incontinentia pigmenti, Parakeratosis Mibelli, Ichthyosen, Dyskeratosis Darier, Atrophodermien, Poikilodermien).

Erworbene, vernarbende zirkumskripte Alopezien

Erworbene, vernarbende zirkumskripte Alopezien

Sie können durch Quetschungen, Verätzungen, Verbrennungen, bei Röntgenschäden, nach Viruserkrankungen (z. B. Varizellen oder Zoster gangraenosus), durch bakterielle Infektionen (z. B. Tuberkulose, Lepra, Lues III, Pustulosen) und durch tiefe Mykosen der Haut entstehen.

Spezifische Krankheitsbilder

Pseudopelade Brocq

Spezifische Krankheitsbilder

Pseudopelade Brocq

▶ **Synonym:** Alopecia areata atrophicans

▶ Definition

▶ **Definition:** Zirkumskripter, irreversibler Haarausfall unklarer Genese, wobei die Kopfhaut atrophisch wird.

Epidemiologie: Vorwiegend bei Frauen zwischen 30 und 55 Jahren.

Epidemiologie: Dieses Krankheitsbild wird häufiger bei Frauen und vorzugsweise im Alter zwischen 30 und 55 Jahren gesehen.

Ätiologie: Unbekannt.

Ätiologie: Die Ätiologie ist unbekannt.

Klinik: Die Pseudopelade Brocq beginnt mit mehreren kleinen, haarlosen Bezirken auf einem rötlichen, entzündlichen und depigmentierten Grund; im Weiteren weitet sie sich durch Konfluieren der Herde aus.

Klinik: Die Pseudopelade Brocq beginnt unauffällig, ohne subjektive Symptome mit einem oder mehreren kleinfleckigen Alopezieherden auf einer gespannten, glänzenden, depigmentierten und leicht geröteten Kopfhaut. Einzelne gruppierte Haarbüschel innerhalb befallener Bezirke bleiben stehen. Die Pseudopelade Brocq weitet sich durch Konfluieren der Herde aus. Passagere Follikelkeratosen sind am Rande der Herde häufig an solchen Follikeln zu sehen, die im entzündlichen Infiltrat zugrunde gehen und deren Haare schon fehlen.

Diagnostik und Differenzialdiagnose: Ausschlussdiagnose.

Diagnostik und Differenzialdiagnose: Die Diagnose Pseudopelade Brocq darf erst gestellt werden, wenn alle anderen Alopezien und erkennbare Ursachen ausgeschlossen sind (Ausschlussdiagnose).

Therapie: Nicht möglich.

Therapie: Eine Therapie ist nicht möglich.

Prognose: Progredienter Haarverlust.

Prognose: Langsam progredienter Haarverlust.

Pseudopeladezustände

Pseudopeladezustände

▶ **Synonym:** Status pseudopeladicus

▶ Definition

▶ **Definition:** Pseudopeladezustände sind die zirkumskripten, irreversiblen, atrophisierenden Alopezien, deren Ätiologie festgelegt werden kann.

Klinik: Scharf begrenzte, atrophische, haarlose Bezirke bei erkennbarer Grunderkrankung (z. B. Kollagenosen, Mykosen; Abb. **22.9**).

Klinik: Es handelt sich hierbei um eine erkennbare Grunderkrankung, deren befallene, kleinfleckige Bezirke atrophisch und haarlos sind. Infrage kommen: LE, zirkumskripte Sklerodermie, atrophisierender Lichen ruber, hereditäre Epidermolysen, Necrobiosis lipoidica, Sarkoidose, Lupus vulgaris, Favus, Mucinosis

22.9 Pseudopelade

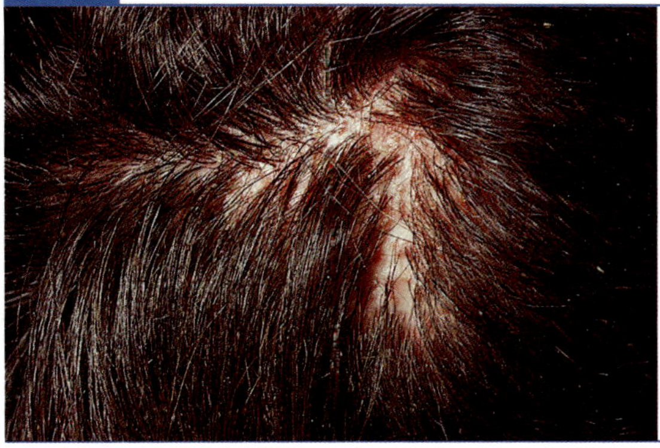

Status pseudopeladicus mit umschriebenen, kleinfleckigen atrophischen Herden, die gruppiert stehen. Haut und Haarfollikel sind atrophisiert. Die Ursache ist nicht mehr erkennbar.

22.9

follicularis, Porphyrien, Folliculitis decalvans, ionisierende Strahlen und bösartige Hauttumoren (Abb. **22.9**).

Diagnostik und Differenzialdiagnose: Anamnestisch, klinisch und histopathologisch gesicherte nachweisbare Ursachen führen zur Diagnose. Als Differenzialdiagnose kommt die Alopecia areata infrage. Die Unterscheidung ist wichtig wegen der besseren Prognose (Tab. **22.3**).

Diagnostik und Differenzialdiagnose: s. Tab. **22.3**.

Therapie: Die Therapie beschränkt sich auf die Behandlung der Grunderkrankung.

Therapie: Behandlung der Grunderkrankung.

Prognose: Die Prognose ist vom therapeutischen Ansprechen der Grunderkrankung abhängig; der Haarausfall ist meist irreversibel.

Prognose: Meist irreversibler Haarausfall.

Dermatosen der Kopfhaut

Viele Dermatosen können am behaarten Kopf auftreten und zu zirkumskriptem oder diffusem Haarausfall führen: die Cutis verticus gyrata, die Pityriasis simplex, die Pityriasis simplex capitis, das seborrhoische Ekzem, die Acne necroticans und die Tinea amiantacea.

Dermatosen der Kopfhaut

Seborrhoisches Ekzem und Pityriasis simplex können ebenfalls zu umschriebenen Dermatosen führen.

22.3 Veränderungen des Haarschaftes

22.3.1 Kongenitale Haarschaftveränderungen

22.3 Veränderungen des Haarschaftes
22.3.1 Kongenitale Haarschaftveränderungen

Monilethrix

Monilethrix

▶ **Synonym:** Spindelhaar

Erbgang: Die Monilethrix wird durch ein autosomal-dominantes Gen mit hoher Penetranz und wechselnder Expressivität vererbt.

Klinik: Die Kopfhaare sehen wie angesengt aus und fühlen sich beim Darüberstreichen stumpf an. Gleichzeitige Keratosis follicularis und Koilonychie sind nicht selten.

Klinik: Stumpfes, wie angesengt aussehendes Haar.

Diagnostik: Klinisches Bild und Histopathologie sichern die Diagnose.

Histopathologie: Mikroskopisch erkennt man perlschnurartig angeordnete, spindelförmige Verdickungen des Haarschaftes; dieser ist durch starke Brüchigkeit an den zwischen den Knoten liegenden dünnen Bereichen gekennzeichnet (Abb. **22.10 d**).

Diagnostik: Klinisches Bild und Histopathologie.

Histopathologie: Perlschnurartig angeordnete, spindelförmige Verdickung des Haarschaftes, die zu erhöhter Haarbrüchigkeit führt (Abb. **22.10 d**).

Therapie: Eine Therapie ist nicht möglich.

Therapie: Nicht möglich.

Trichorrhexis nodosa

▶ Definition

Klinik: Im Zusammenhang mit spezifischen Krankheitsbildern ist der Haarschaft durch knotenförmige Verdickungen gekennzeichnet. Sie neigen zu Auflockerungen und führen zur borstenpinselartigen Aufsplitterung des Haarschaftes (Abb. 22.10 e).

Diagnostik: Klinisches Bild und lichtmikroskopisch.

Trichorrhexis nodosa

▶ **Definition:** Lokalisierte, knotige Verdickung des Haares mit Bruchanomalien an diesen Stellen.

Klinik: Die Trichorrhexis nodosa ist nicht pathognomonisch für ein bestimmtes Krankheitsbild, kommt aber häufig in Verbindung mit spezifischen Krankheitsbildern wie z. B. Pili torti bei Ichthyosen, Ektodermaldysplasien, Menkes-Syndrom und Björnstedt-Syndrom vor. Am Haarschaft finden sich knotenförmige Verdickungen und Auflockerungen, die zu einer borstenpinselartigen Aufsplitterung führen (Abb. **22.10 e**). Oft sind die Haare knapp über der Kopfhaut abgebrochen. Die nicht abgebrochenen Haare sind glanzlos, wirken strohig und fühlen sich rau an.

Diagnostik: Klinisch und mittels Lichtmikroskop leicht zu diagnostizieren.

Trichorrhexis invaginata

Klinik: Bambushaare (Abb. 22.10 f).

Diagnostik: Leitsymptom für das Netherton-Syndrom (s. S. 357).

Trichorrhexis invaginata

Klinik: Knotige Verdickungen in regelmäßigen Abständen am Haarschaft, die an Bambusstangen erinnern (Abb. **22.10 f**).

Diagnostik: In Kombination mit Ichthyosis linearis circumflexa Comèl und Atopie ist die Trichorrhexis invaginata für die Diagnose eines Netherton-Syndroms (s. S. 357) beweisend.

22.10

22.10 Schematische Darstellung der verschiedenen Haarschaftanomalien

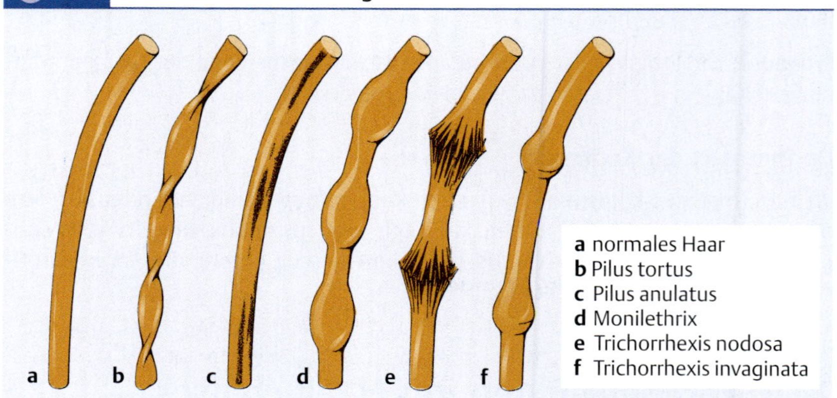

Trichothiodystrophie

Ätiologie: Cystin-Cystein-Mangel.

Klinik: Angeborenes schütteres Haar ab dem frühem Kindesalter.

Diagnostik: Schwefel- und Cysteingehalt der Haare bestimmen.

Therapie: Nicht möglich.

Trichothiodystrophie

Ätiologie: Stoffwechseldefekt der Haare mit drastischer Verminderung von Cystin und Cystein.

Klinik: Seltene Störung mit trockenem, schütterem und brüchigem Haar ab dem frühen Kindesalter. Die Trichothiodystrophie tritt als Teilsymptom bei vielen, seltenen, neuroektodermalen Syndromen auf und kann mit einer Xeroderma pigmentosum D (S. 344) assoziiert sein.

Diagnostik: Die klinische Vermutung wird durch Bestimmung des Schwefel- und Cystingehaltes der Haare bestätigt. Im Trichogramm sind Pili anulati vorherrschend. Im Rasterelektronenmikroskop zeigt sich die fehlende Struktur der Kutikula.

Therapie: Eine Therapie ist nicht möglich.

Pili anulati

▶ **Synonym:** Ringelhaare

Erbgang: Autosomal-dominant.

Klinik: Harmlose Haarveränderung, bei der die Haare insgesamt normal wachsen, aber regelmäßig abwechselnde helle und dunkle Strecken aufzeigen.

Diagnostik: In der Lichtreflexion zeigt das Haar einen regelmäßigen, rhythmischen Wechsel dunkler und hellerer Strecken, wobei letztere einer höheren Lichtreflexion entsprechen (Abb. **22.10 c**).

Therapie: Eine Therapie ist nicht möglich.

Pili anulati

Klinik: Harmlose Haarveränderung.

Diagnostik: In der Lichtreflexion zeigt das Haar einen regelmäßigen Wechsel von dunklen und helleren Strecken (Abb. **22.10 c**).

Therapie: Nicht möglich.

Pili torti

▶ **Synonym:** Torsionshaare

Epidemiologie: Häufig bei Kindern und Mädchen mit blonden Haaren, im Rahmen ektodermaler Dysplasien (Netherton-Syndrom, Menkes-Syndrom, Björnstedt-Syndrom; Abb. **22.10 b**).

Ätiologie: Bis heute ungeklärt.

Klinik: Eine der häufigsten Haarschaftanomalien im Zusammenhang mit verschiedenen Syndromen. Die Haare sind seitlich abgeflacht und regelmäßig oder unregelmäßig, oft gruppiert in drei, sechs oder zehn Torsionen, um die Längsachse gedreht. Die Haare sind brüchig, was bis hin zur Kahlheit führen kann.

Therapie: Eine kosmetische Verbesserung kommt infrage.

Sonderformen: Menkes-Syndrom: X-chromosomal rezessive, erbliche, neurodegenerative Stoffwechselstörung der intestinalen Kupferresorption, bei der Pili torti eines der Mitsymptome darstellen.

Pili torti

Epidemiologie: Oft bei Kindern und blondem Haartyp (Abb. **22.10 b**).

Ätiologie: Unbekannt.

Klinik: Häufige und brüchige Haarschaftveränderung, die durch Torsionen um die Längsachse des Haares gekennzeichnet ist.

Therapie: Nicht möglich.

Weitere Haarschaftveränderungen

- **Wollhaare:** Der Haarschaft ist eng gekräuselt und unkämmbar, häufig ähnelt er dem Haar von Schwarzen. Bei Weißen sind Wollhaare selten; dann aber familiär mit einem autosomal-dominanten Erbgang.
- **Pili recurvati:** Bei schwarzhaarigen, kraushaarigen Männern finden sich am Unterkiefer und im Halsbereich gekrümmte Haare, die mit der Spitze wieder in die Haut stechen, was zu entzündlichen Fremdkörperreaktionen (Pseudofolliculitis barbae) führt.
- **Rollhaare:** Einzelne Haare sind dicht unterhalb der Follikelmündung spiralförmig aufgerollt. Lokalisation: Unterbauch, Rücken und Streckseiten der Extremitäten.
- **Syndrom der unkämmbaren Haare:** Unkämmbares, raues (oft blondes) Haar seit Geburt, das mit diffuser Alopezie verbunden sein kann.

Weitere Haarschaftveränderungen

- **Wollhaare**
- **Pili recurvati**
- **Rollhaare**
- **Syndrom der unkämmbaren Haare.**

22.3.2 Erworbene Haarschaftveränderungen

Diese entstehen zum Beispiel wie bei der Trichonodosis (schleifenartige Verknotung bei stark gewelltem Haar) infolge pruriginöser Kopfdermatosen, bei der Trichomykose und der Piedra durch Mykosen im Haarbereich und exogene Schäden.

- **Trichonodosis:** Vereinzelte, schleifenartige Verknotungen bei stark gewelltem Haar infolge pruriginöser Kopfdermatosen oder intensiven Durchkämmens.
- **Haarschaftveränderungen durch exogene Schäden** (z. B. Dauerwellen, Färben, Verbrennungen)
- **Trichomykose und Piedra** (s. S. 100)

22.3.2 Erworbene Haarschaftveränderungen

Die häufigsten erworbenen Haarschaftveränderungen sind die Trichonodosis, Veränderungen durch exogene Schäden und Trichomykosen.

- **Trichonodosis**
- **Haarschaftveränderungen durch exogene Schäden**
- **Trichomykose und Piedra**

Veränderungen der Haarfarbe: Man unterscheidet den Albinismus, die Poliose, die Vitiligo, die Canities, die Canities praecox und symptomatica sowie Heterochromien.

Veränderung der Haarfarbe: Bei der rezessiv vererbten Melaninsynthesestörung des **Albinismus** kommt es zu farblosen (weiß-gelblichen) Haaren. Bei der **Poliose** stehen erworbene, herdförmige, pigmentlose Haarbüschel im Bereich von entzündlichen Kopfhautherden (Alopecia areata, Vitiligo, nach Bestrahlungen und bei Morbus Recklinghausen). Graue und weiße Haare, wie beim physiologischen Altersvorgang, bezeichnet man als **Canities**. **Canities praecox:** Vorzeitiges Ergrauen der Haare ab dem 20. Lebensjahr.

Canities symptomatica: Sie kann bei Malignomen, perniziöser Anämie, schweren endokrinologischen Störungen, akuten fieberhaften Zuständen, Malnutrition, durch Arzneimittel (Chloroquin), Kosmetika, Metalle und spontan auftreten. **Heterochromien** sind individuelle Farbunterschiede zwischen Kopf-, Bart- und Körperhaaren oder exogen durch Kosmetika, Metalle, Säuren (akzidentiell), Cignolin und farbstoffbildende Mikroorganismen (Trichomykosen) bedingt.

22.4 Hypertrichose

22.4 Hypertrichose

▶ Definition

▶ **Definition:** Verstärkte Körperbehaarung ohne Beteiligung der Sexualhaare, wobei sich die Haare von kurzen Vellushaaren in dicke, markhaltige und längere Terminalhaare umwandeln.

Angeborene umschriebene Hypertrichose

Die **nävoide Hypertrichose** zeigt sich insbesondere beim Naevus pigmentosus et pilosus.

Angeborene umschriebene Hypertrichose

Nävoide Hypertrichose: Alle Pigmentnävi können mit dunklen langen Haaren bestückt sein. Besonders deutlich ist dieses Phänomen beim Naevus pigmentosus et pilosus (s. S. 201) und bei der Becker-Melanose.

Erworbene umschriebene Hypertrichosen

Sie können durch mechanische Belastungen, Entzündungen oder Steroide bedingt sein.

Erworbene umschriebene Hypertrichosen

Lang andauernde mechanische Belastungen der Haut, Entzündungen, Verletzungen oder lokale Anwendung von Steroiden führen gelegentlich zu einer lokalen Vermehrung der Behaarung. Die Erscheinungen sind reversibel.

Diffuse Hypertrichosen

Sie treten infolge rassischer Unterschiede, genetischer Bedingungen, Paraneoplasien, Allgemeinerkrankungen oder als Arzneimittel-Nebeneffekt auf.

Diffuse Hypertrichosen

- **Rassische Hypertrichose:** Vorwiegend an den Armen, Beinen und an den Wangen tritt die familiäre und rassisch bedingte diffuse Hypertrichose auf. Die Behaarungsintensität und das Behaarungsmuster sind individuell verschieden (in der Regel bei dunkelhaarigen Frauen aus dem Mittelmeerraum bedeutend stärker als bei blonden Nordeuropäerinnen, schwach bei Asiatinnen).
- **Hypertrichosis lanuginosa congenita:** Genetisch bedingte Persistenz der fetalen Lanugohaare an den Extremitäten.
- **Hypertrichosis lanuginosa acquisita:** Paraneoplastisch bedingte, erworbene Hypertrichose bei metastasierenden Karzinomen.
- **Symptomatische Hypertrichose:** Sie tritt insbesondere an Stirn und Schläfen auf und wird bei kutanen Porphyrien, Hypothyreose, Anorexie, Akromegalie, Dermatomyositis, Kopfverletzungen, Stresssituationen und dienzephalen Geschehen beobachtet.
- **Medikamentöse Hypertrichose:** Eine systemische Behandlung (z. B. mit Minoxidil, Diphenylhydantoin, Psoralen, Streptomycin und Penicillamin) kann Wachstum und Pigmentierung der Vellushaare verstärken.

22.5 Hirsutismus + (Testosteronüberschuss)

22.5 Hirsutismus

▶ **Definition:** Eine dem männlichen Behaarungstyp entsprechende verstärkte Körper- und Sexualbehaarung der Frau mit oder ohne gleichzeitige Virilisierung (Klitorishypertrophie, Libidosteigerung, männliche Glatzenbildung, Amenorrhö, Mammaatrophie und Stimmveränderung). Neben der Einwirkung von androgenen Hormonen (Ovarien, Nebennierenrinde) spielt auch eine individuelle, ethnische oder rassische Empfindlichkeit der Haarfollikel eine wichtige Rolle.

◀ **Definition**

Klinik: Der Hirsutismus betrifft Frauen. Man sieht eine verstärkte Behaarung an Oberlippe, Kinn und Wangen, an den Schultern und im oberen Rückenbereich, zwischen den Brüsten sowie am Stamm. Die endokrinologische Untersuchung ist notwendig.
90% aller Hirsutismusformen sind idiopathisch. Bei den übrigen 10% kommen viele Ursachen infrage: Androgen produzierende Tumoren in Ovar oder Nebenniere, Cushing-Syndrom, kongenitales oder postpubertäres adrenogenitales Syndrom, Akromegalie, Hyperprolaktinämie, Hypogonadismus-Syndrom, Pseudohermaphroditismus masculinus und Gonadendysgenesie, Anorexia nervosa, Porphyrien und neurologische Erkrankungen. Auch Androgene, Anabolika, Progesteronderivate, ACTH und Steroide als Medikamente können zum Hirsutismus führen.

Klinik: Tritt bei Frauen auf und ist durch eine stark ausgeprägte Behaarung gekennzeichnet, die dem männlichen Behaarungsmuster ähnelt.

Bei etwa 10% ist eine auslösende Noxe festzustellen (z. B. Androgen produzierende Tumoren im Ovar oder der Nebenniere).

Therapie: Beim idiopathischen Hirsutismus kommen neben einer hormonellen Therapie (z. B. Diane, Androcur) vor allem physikalische Methoden in Betracht: Rasur, Bleichung, Epilation, Dauerepilation und operative Entfernung ganzer Bereiche. Kleine Bereiche sind durch Elektrokoagulation zu therapieren. Für größere Areale (Oberlippe, Kinn, Axilla, Oberschenkel) ist die Lasertherapie geeignet (Alexaurite- und Diodenlaser).
Ist die Ursache bekannt muss die verantwortliche Noxe ausgeschaltet bzw. die Grunderkrankung behandelt werden.

Therapie: Neben hormonellen kommen beim idiopathischen Hirsutismus physikalische Methoden zum Einsatz (z. B. Rasur, Bleichung, Epilation, Laser).

9/T: Virilismus: penisähnliche Veränderung d. Klitoris (Testosteronüberschuss)

zusätzlich: Pat. muss viele Ol. wahl zu sich nehmen (-> Hirse, aber keine Vollkornbrot)

Silicea ohpt. (Lindaus)

Haarausfall ohne Grund: Calc. fluor. D12 (morgens 2 Tabl.)
Silicea D12 (abends 2 Tabl.)

Therapie Haarausfall:

- Einsatz Durchblutungssteigernder Med. / Einreibungen
- Holzkamm benutzen (keine elektrostat. Aufladung)
- Massage
- Haarspiritus Rp: Ol. lavandula
Ol. calami āā 1,0
tinct. gentiane 10,0
spirit. rosmarini ad 100,0

MDS
Haarwasser vor Gebrauch schütteln!

Graphit D4
- fett, faul, gefräßig
- bei Kindern
- Schuppen
- übelriechende Schweiß

Alop. areata:
D12 Phosphor
D12 Acidum phos. } f. lokale Entz.-reaktion

innerlich: fol. betulae
herb. viola tricolor
flor. spireae ulmariae (Mädesüß)
herb. urticae āā 25,0

2-3 Tassen trinken
od. nach Haarwäsche -> mit Wasche

Acidum hydrofluoricum:
D6 - bei fehlendem Durchhalte-vermögen

Selen D6: - erschöpfter Pat.
- starkes Verlangen nach Alkohol

Natrium muriaticum:
- großer Durst
- Verlangen nach Salz
- Pat. weint leicht (ohne Verlangen nach Trost)

- Alopecia: - Trockenbürste
- Schwefel- od. Teerseife
- keine alk. Shampoos (nicht zu oft waschen)

Thallium D4
Thallium sulf. D6 } bei Haarausfall und schw. Erkr.

-> mit 312. zu schwer Durst

Arsen D6

Pulsatilla D3 -> bei klimakterischem Haarausfall

Thuja -> Pat. mit ausgepr. Schorf...
-> Impf Folge nach Impfschäd

- Buchsbaumholz in ½ Stunde kochen
-> mit Sud Haare waschen, oder einkämmen
-> nur für M. mit hellen Haaren

oleum bardane (Klettenwurzelöl) -> regt Haarwachstum an
-> über Nacht in Kopfhaut einwirken lassen.

23 Nagelveränderungen

Der Nagel ist eine epidermale Struktur durch Einstülpung der Epidermis. Er wächst aus der Nagelmatrix, 1 mm in 10 Tagen, und schiebt sich auf dem Nagelbett, welches die ventrale Schicht dazuliefert, vor (Abb. **23.1**). Nagelläsionen, die auf einer Matrixstörung beruhen, wandern mit dem Nagel nach vorne, solche des Nagelbettes sind stationär. Nagelveränderungen können angeboren oder erworben auftreten und sind reversibel oder irreversibel.

Zur Anatomie des Nagels vgl. Abb. **23.1**.

23.1 Aufbau und Anatomie des Nagels und des Nagelbettes

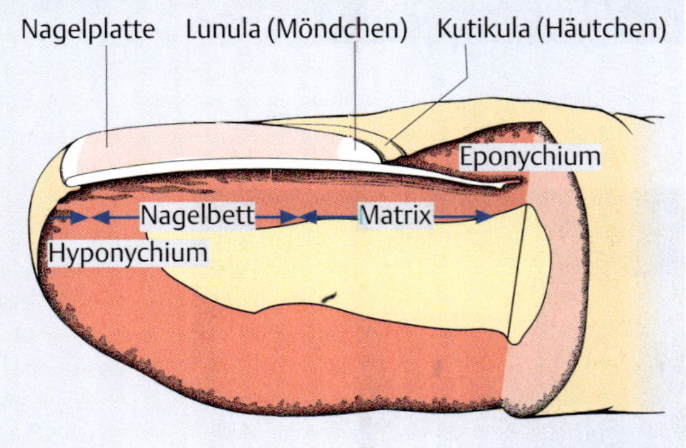

23.1

Im **Alter** und bei **Durchblutungsstörungen** ist das Nagelwachstum verlangsamt oder eingestellt; die Nägel hart und brüchig oder dünn und weich. Die Oberfläche zeigt eine streifige oder eine schindelförmige Längsrillung und gelegentlich Rauigkeit.

Im **Alter** und bei **Durchblutungsstörungen** ist das Nagelwachstum verlangsamt oder eingestellt, die Nägel zu hart oder zu weich.

Angeborene, irreversible **Nagelstörungen** mit Verdickung, Dystrophie (Abb. **23.2 a**), Atrophie oder Fehlen der Nägel treten bei einer Vielzahl von kongenitalen Ektodermalsyndromen und bei Verhornungsstörungen auf. Uhrglasnägel finden sich auch bei Trommelschlägelfingern und pulmonalen Syndromen.

Angeborene Nagelstörungen treten bei kongenitalen Ektodermalsyndromen und Verhornungsstörungen auf (Abb. **23.2 a**).

Proliferationsstörungen der Nagelmatrix durch schwere Systemerkrankungen, Vergiftungen, Zytostatika, lokale Entzündungen, Ekzeme und lokale Infektionen führen zu punktförmigen Defekten der Nagelplatte (**Tüpfelnägel** bei Psoriasis, s. Abb. **18.4 a**, S. 390, Lichen ruber und Alopecia areata), meistens aber zu **hypoplastischen Querrillen**, die nach vorne auswachsen. Solche können auch mehrfach hintereinander auftreten und, sofern der Schaden kontinuierlich ist, in eine Nageldystrophie übergehen.

Proliferationsstörungen der Nagelmatrix durch Allgemeinerkrankungen zeigen sich als **Tüpfelnägel** (s. Abb. **18.4 a**, S. 390) oder als **hypoplastische Querrillen**.

In der Folge von Infektionen kann es zur Ablösung der Nagelplatte kommen **(Onycholysis)**, eine reversible Veränderung, die aber auch idiopathisch vorkommt. Weiche, eingedellte „Löffelnägel" (**Koilonychie**, Abb. **23.2 b**) treten bei Anämien auf. Verletzungen, Narben, Fibrome, Nävi etc. im Bereich der Nagelmatrix führen zu **längsstreifigen Dystrophien**, Farbveränderungen oder Kanalbildungen (Abb. **23.2 c**). Erworbene und sich ausdehnende, braun-schwarze **Farbveränderungen** sind von Hämatomen abzugrenzen und weisen auf subunguale Nävi oder ein akrolentiginöses Melanom (Abb. **23.2 d**) hin.

Onycholysen haben wenig Krankheitswert. Nach Verletzungen im Bereich der Nagelmatrix kann es zu bleibenden Nagelveränderungen kommen (Abb. **23.2 c**).

Pigmentveränderungen der Nägel können als punktförmige oder streifige weiße Flecken **(Leukonychie)** sehr oft vorkommen und haben keinen Krankheitswert. Selten werden die Nägel durch die Einnahme von Medikamenten homogen verfärbt: Chloroquin blass-braun, Karotine gelblich.

Die **Leukonychie** stellt eine kosmetische Störung dar.

Als **Yellow-Nail-Syndrom** wird eine gelbliche Verdickung der Nägel bei pulmonalen Störungen, bei chronischer Lymphstauung der Endphalangen oder bei mechanischer Überlastung bezeichnet.

Das **Yellow-Nail-Syndrom** tritt bei pulmonalen Störungen und bei mechanischer Belastung der Finger auf.

23.2 Nagelveränderungen

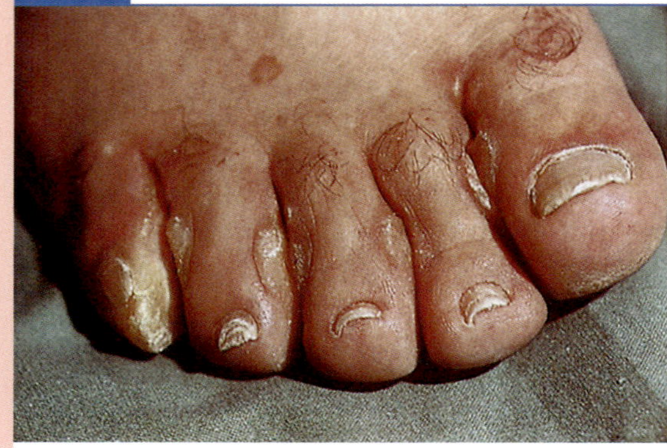

a Nageldystrophie und umschriebene hyperkeratotische Polster bei **Pachyonychia congenita**.

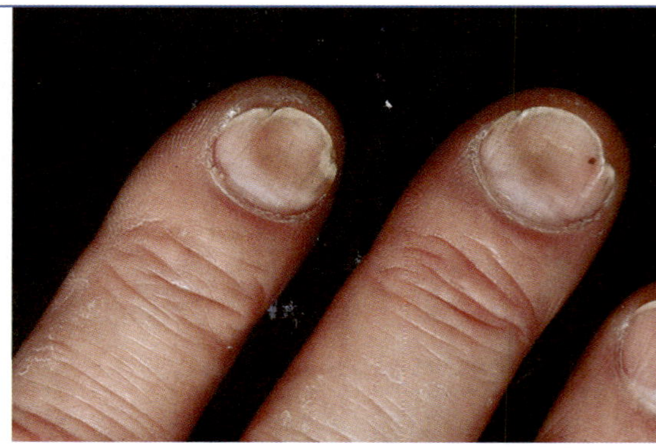

b Koilonychie.

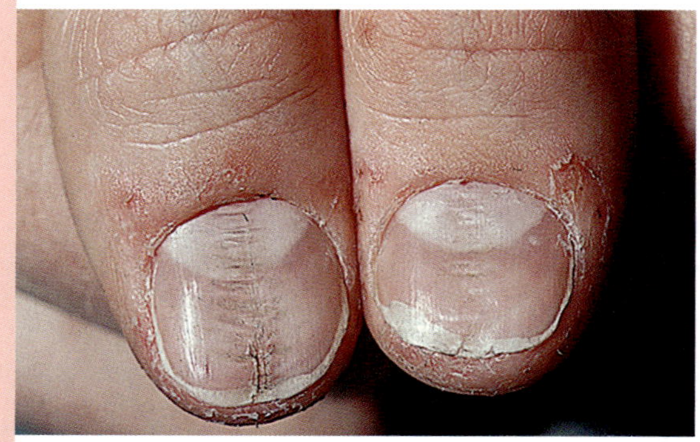

c Dystrophia canaliformis mediana. Dauerhafte Nagelwachstumsstörung nach Verletzung des Nagelbettes.

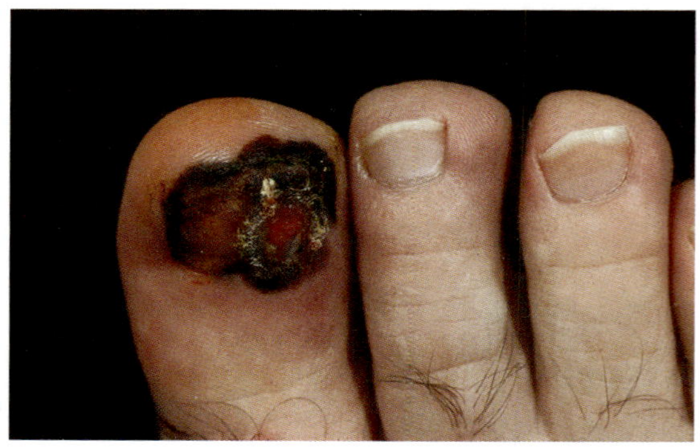

d Akrolentiginöses Melanom.

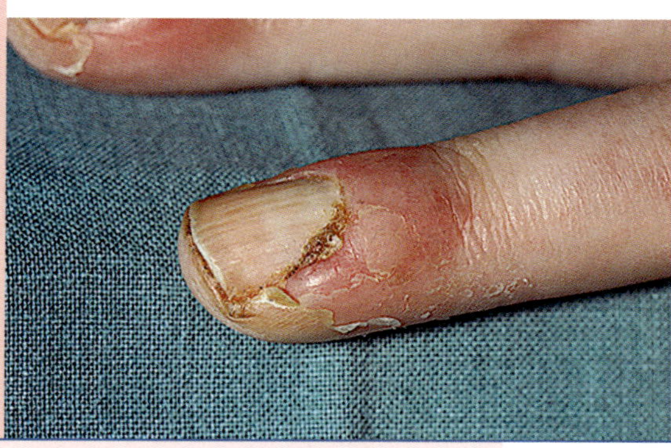

e Akute **Paronychie** nach Verletzung bei inadäquater Nagelpflege mit Ausdehnung zum subungualen Panaritium.

Infektionen des Nagels, oft im Zusammenhang mit **Paronychien**, führen zu Ablösung, Verkrümelung und Verfärbung (Abb. **23.2 e**).

Inhomogene, meist vom Rand ausgehende braun-schwarze Verfärbungen treten bei **Infektionen des Nagels** durch Pilze, Bakterien oder vor allem bei Mischinfektionen auf, die vom Nagelwall in den Nagel und in die Matrix einwachsen. Nagelinfektionen gehen in der Regel von akuten oder chronischen **Paronychien** (Abb. **23.2 e**) aus, die wiederum oft vergesellschaftet sind mit Panaritien. Die Infektion wird begünstigt durch eingewachsene Nägel, durch Verletzungen bei der Nagelpflege oder durch Arbeiten im Wasser.

Diagnostik:
- Mykologie
- Mikrobiologie
- Histopathologie.

Diagnostik: Neben der morphologischen Diagnostik steht eine gezielte mikrobiologische und mykologische Diagnostik im Vordergrund, wobei die am meisten veränderten Nagelstücke zur Untersuchung und Kultivierung verwendet werden müssen. Bei Verdacht auf Vorliegen eines subungualen Tumors (Nävus,

Melanom, Glomustumor) ist eine histopathologische Klärung unentbehrlich. Diese ist durch den Nagel hindurch (Stanze) oder nach Entfernung der Nagelplatte durch Biopsie zu erreichen. Eine Histologie der Nagelplatte ist bei mykotischem Befall ebenfalls sehr hilfreich und dauert weniger lang als eine Kultur.

Therapie: Die akute und die chronische **Paronychie** wie **auch Panaritien** sind in Leitungsanästhesie operativ zu eröffnen (Entfernung des Eiters, Nachhilfe mit dem scharfen Löffel). Bei eingewachsenen Nägeln ist meist nur die proximale oder die seitliche Verkürzung des Nagelbettes auf die Dauer hilfreich (Emmert-Plastik). Dazu kommt eine gezielte Behandlung von ursächlichen oder begleitenden Faktoren.

Therapie: Die **Paronychie** ist in Leitungsanästhesie zu operieren.

Pachyonychie: - Nägel werden übermäßig dick

Paronychie: Vereiterung d. Nägel -> Achtung muß behandelt werden!
Therapie mit Laugenbädern
- Kamillenbäder
- Wasserstoffsuperoxid

-> Eiter kann über Sehnenscheiden ins Handinnere gelangen -> Invalidität

Calc. fluoricum D6
od. Acid. fluoricum D6
ggf. D12
} steigert Nagelwachstum -> Nägel werden nicht so dick

Antimonium crudum -> bildet Verdickung zurück
Thuja: bei Nägeln, die zur Spaltung neigen
D4, 6, 12
Antim. sulf. aurat.: D4, 6: - bei Nagelverunstaltung od. Ernährungsfehler
Selen: brüchige Nägel mit Querrillen -> Bez. zu Schwäche
Acid. fluor. D8: bei einwachsenden Nägeln
Eiterungsprozesse: Acid. nitricum D4
Graphit D8
Hepar sulf. D12 -> Eiterung zur Reifung bringen
Myristica sebifera D4 (homöo. Messer!) -> zum Öffnen
Silicea D6
Sulfur D12
Natr. muriaticum -> bei Bez. zu Kummer
D6 (3x 1 Tabl. am Tag)
später 1x D12

24 Pigmentstörungen der Haut

24 Pigmentstörungen der Haut

Die Melaninpigmente der menschlichen Haut werden in den epidermalen Melanozyten gebildet und als Melanosomen an die Keratinozyten abgegeben. Dort werden sie gelagert und im Laufe der Differenzierung enzymatisch abgebaut. Bei hellhäutigen Menschen handelt es sich um rötliche Pigmente (Phäomelanin), die nicht immer homogen gebildet werden. Sie finden sich in den Sommersprossen und nur wenig in den weißen Stellen dazwischen. Bei hellhäutigen Menschen und pigmentierten Rassen findet sich zudem und vorwiegend das braun-schwarze Eumelanin.

Melanin wird in den Melanozyten gebildet und an die Keratinozyten abgegeben. Die rötliche Variante heißt Phäomelanin, die braun-schwarze Eumelanin.

Bei dunkelhäutigen Menschen wird das Melaninpigment in den Keratinozyten nicht abgebaut, so dass es bis in die Hornschicht persistiert und den dunklen Farbton ausmacht.

Bei dunkelhäutigen Menschen wird das Melaninpigment in der Epidermis nicht abgebaut, es persistiert.

Melanozyten können durch verschiedene Reize zu einer Steigerung ihrer Aktivität (Melaninproduktion) und in manchen Fällen auch zu einer Proliferation (Vermehrung der Melanozyten) stimuliert werden. So führen Entzündung (postinflammatorische Pigmentierung), Wärme, UV-Stimulierung und Kombinationen dieser Einflüsse zu einer Hyperpigmentierung, die manchmal passagerer und manchmal persistenter Natur ist. Je nach Ausdehnung des Stimulus ist die Pigmentierung flächig oder regional, oft auch bizarr begrenzt. Auch hormonelle Reize können eine Hyperpigmentierung bewirken.

Melanozyten können in ihrer Aktivität gesteigert und in ihrer Proliferation stimuliert werden. Entzündung, Wärme, UV-Bestrahlung, hormonelle Reize und Kombinationen führen zu Hyperpigmentierungen.

Kongenital durch Defekte des melaninbildenden Enzyms Tyrosinase kommt es zu angeborenen und genetisch determinierten Pigmentmangelsyndromen (**Albinismus**), während chemische oder immunologische Vorgänge an den Melanozyten zu passageren oder persistenten Depigmentierungen führen können. Abgeleitet von den entsprechenden Krankheitsbildern versucht man die pathogenetischen Prinzipien einer Krankheit als therapeutisches Werkzeug zur Behandlung der entgegengesetzten Veränderungen einzusetzen.

Der angeborene Defekt der Tyrosinase führt zu Pigmentmangel (**Albinismus**), während chemische und immunologische Vorgänge erworbene Pigmentstöungen bewirken.

24.1 Hyperpigmentierungen

24.1.1 Melasma

24.1 Hyperpigmentierungen

24.1.1 Melasma

▶ **Synonym:** Chloasma uterinum

Großfleckige, meist symmetrische Hyperpigmentierungen des Gesichtes mit bizarren Formen an Stirn und Schläfen, die während einer Schwangerschaft oder unter der Einnahme von oralen Kontrazeptiva auftreten. Nach Beendigung des hormonellen Ausnahmezustandes bildet sich das Melasma bei zwei Drittel der Patientinnen zurück, während es bei den anderen über Jahre persistiert. Sonnenbestrahlung verstärkt die Hyperpigmentierung (s. Abb. **24.2 d,** S. 462).

Bizarre und flächige, meist symmetrische Pigmentierung des Gesichtes während der Schwangerschaft oder unter hormoneller Kontrazeption (s. Abb. **24.2 d,** S. 462).

24.1.2 Melanodermitis toxica

24.1.2 Melanodermitis toxica

▶ **Synonym:** Dermatitis pigmentaria

Es zeigen sich fleckige, grau-braune, oft bizarr und scharf begrenzte Hyperpigmentierungen seitlich an den Wangen und am Hals, gelegentlich auch an der Brust. Es handelt sich um eine Hyperpigmentierung durch chronisch-rezidivierende phototoxische Einflüsse, die im suberythematösen Bereich bleiben. Pflanzenbestandteile, Duftstoffe (z. B. Berloque-Dermatitis) und Teerprodukte wirken zusammen mit einer UVA-Bestrahlung ursächlich. Oft kann allerdings der anamnestische Bezug nur schwer hergestellt werden. Die Melanodermitis toxica persistiert monate- und jahrelang und wird durch UV-Bestrahlung verstärkt.

Fleckige, grau-braune, bizarr und scharf begrenzte Hyperpigmentierung an den seitlichen Gesichtspartien und an der Brust. Pflanzenbestandteile, Duftstoffe und Teerprodukte bewirken zusammen mit UVA diese meist persistenten Phänomene.

24.2 Depigmentierungen

24.2.1 Erworbene Depigmentierungen

Sie können durch Lichtschäden **(Hypomelanosis guttata)**, im Laufe der Hautalterung oder durch Chemikalien auftreten.

24.2.2 Vitiligo

▶ Definition

Epidemiologie: Die Vitiligo ist häufig, tritt in der Adoleszenz oder bei Erwachsenen auf und betrifft Männer und Frauen gleichermaßen.

Ätiologie und Pathogenese: Ätiologie unbekannt. Zur Pathogenese werden Autoimmunmechanismen diskutiert. Eine Assoziation mit anderen Autoimmunkrankheiten ist möglich.

Klinik: Multiple, kleine, mittelgroße und großflächige Depigmentierungen in pseudosymmetrischer Anordnung, entweder akral oder invers angeordnet (Abb. **24.1**, **24.2 a**, S. 462 und Abb. **24.2 g**, S. 463).

Stehen auf den Vitiligo-Herden depigmentierte Haare, so ist eine Repigmentierung kaum zu erwarten.

24.1

24.2 Depigmentierungen

24.2.1 Erworbene Depigmentierungen

Sie können infolge von Lichtschäden (Hypomelanosis guttata), im Laufe der Hautalterung und unter dem Einfluss von melanozytotoxischen Chemikalien (z. B. Hydrochinone, Azelainsäure) auftreten. Sie persistieren in der Regel.

24.2.2 Vitiligo

▶ **Synonym:** Weißfleckenkrankheit

▶ **Definition:** Häufige, erworbene, gelegentlich reversible, multilokuläre Hypo- bis Depigmentierung der Haut bei sonst erhaltener Struktur und Funktion derselben.

Epidemiologie: Die Vitiligo ist häufig und tritt meist in der Adoleszenz oder im frühen Erwachsenenalter auf. Sie befällt Männer und Frauen in gleicher Weise, ist harmlos, jedoch kosmetisch sehr störend. Eine familiäre Häufung kommt vor.

Ätiologie und Pathogenese: Die Ätiologie ist unbekannt. Pathogenetisch werden Autoimmunmechanismen mit passagerer oder permanenter Blockierung und Destruktion der Melanozyten angenommen. Selten sind andere Autoimmunerkrankungen mit der Vitiligo assoziiert: Alopecia areata, Diabetes mellitus, Schilddrüsenkrankheiten, perniziöse Anämie. Ähnliche pathogenetische Phänomene wie bei der Vitiligo werden auch bei der Vitiligo um einen Nävus (Halo-Nävus) und bei Melanompatienten beobachtet.

Klinik: Die Vitiligo tritt als multiple, klein- bis mittelgroße weiße Fleckung auf und kann sich chronisch-progredient oder schubweise ausdehnen, wobei große, fast immer pseudosymmetrisch angeordnete weiße Felder überhand nehmen (Abb. **24.1**, s. auch Abb. **24.2 a**, S. 462 und Abb. **24.2 g**, S. 463). Im Extremfall kann die Vitiligo den ganzen Körper betreffen. Sie tritt mit einer akralen Betonung an Handrücken und Extremitäten auf oder zeigt als zweites Verteilungsmuster eine inverse Anordnung an Genitalien, um die Brüste und an den Haut-Schleimhaut-

24.1 Vitiligo

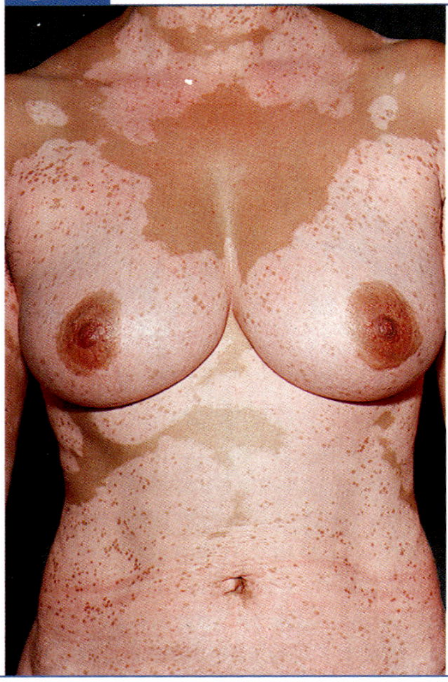

Symmetrische Vitiligo mit großer Ausdehnung und bizarren Rändern. In den weißen Bereichen sieht man follikuläre Repigmentierungen.

Grenzen periokulär sowie perioral. In einem Teil der Fälle stehen auf der vitiliginösen Haut gefärbte Haare, in einem anderen Teil der Fälle aber verlieren die dort stehenden Haare ihr Pigment. Dies führt am behaarten Kopf und im Bartbereich zu weißen Strähnen (**Poliosis**). Die Haut und die Anhangsgebilde der Haut sind bei der Vitiligo morphologisch und histologisch normal.

Komplikationen: Die Haut der Vitiligo ist wegen fehlenden Pigmentschutzes besonders sonnenempfindlich. Gelegentlich finden sich lichtinduzierte Spätveränderungen bis hin zu lichtinduzierten Hautkarzinomen.

Komplikationen: Lichtinduzierte Spätveränderungen bis hin zu Karzinomentwicklung sind möglich.

Diagnostik und Differenzialdiagnose: Als erworbene Hypopigmentierung ist die Vitiligo leicht von den kongenitalen Pigmentmangelzuständen (Albinismus) zu unterscheiden. Infolge der normalen Hautstruktur ist sie vom Lichen sclerosus mit Epidermisatrophie abzugrenzen.

Diagnostik und Differenzialdiagnose: Abgrenzung zu Albinismus (erblicher Pigmentmangel) und Lichen sclerosus (Epidermisatrophie).

Therapie: Bei 30 – 50 % der Vitiligopatienten kann durch eine intensive UVA-Bestrahlung oder durch eine orale Photochemotherapie (PUVA) eine follikuläre Repigmentierung erreicht werden. Bei der Hälfte dieser Patienten führt eine Fortsetzung der Behandlung über Monate bis zu zwei Jahren auch zu einer flächigen Repigmentierung. Manchmal ist diese persistent, es kann aber auch nach Absetzen der Therapie zu einem Rückfall der Vitiligo kommen. Vitiligostellen mit depigmentierten Haaren reagieren kaum auf die Pigmentstimulierung. Ähnliche Resultate werden durch die orale Einnahme der Aminosäure L-Phenylalanin (50 – 100 mg/kg KG) erreicht mit anschließender UVA-Bestrahlung (PAUVA-Therapie). Dabei ist die Gefahr der Verbrennung deutlich geringer als bei PUVA.

Therapie: Bei der Hälfte der Vitiligopatienten kann durch UV-Bestrahlung oder orale PUVA-Behandlung eine follikuläre Repigmentierung erreicht werden. Nur ein Teil dieser Patienten kommt zu einer flächigen Repigmentierung. Rückfälle sind möglich.

Prognose: Die Prognose der Vitiligo in Bezug auf die Repigmentierung ist mit großer Vorsicht zu stellen. Allerdings stellt die Vitiligo keine Hautkrankheit mit subjektiver Symptomatik dar, sie ist aber kosmetisch oft so störend, dass sich schwerwiegende psychosomatische Fehlentwicklungen anschließen.

Prognose: Gut, jedoch oft psychosomatische Auswirkungen.

▶ **Klinischer Fall.** Bei einer 24-jährigen Krankenschwester nahm eine seit 8 Jahren bestehende Vitiligo einen stark progredienten Verlauf, ohne dass assoziierte Autoimmunkrankheiten nachweisbar gewesen wären. Der symmetrische akrale und inverse Befall führte zu einer starken Scheckung im Gesicht und an den Händen und Vorderarmen, so dass zunehmend eine Kontakthemmung im privaten, aber auch im beruflichen Bereich auftrat. Es kam soweit, dass die Patientin den Beruf aussetzte, „bis die Vitiligo geheilt sei". Mit einer intensiven, unter stationären Verhältnissen begonnenen systemischen Photochemotherapie kam es zur follikulären Repigmentierung (s. Abb. **24.1** und Abb. **24.2g**) nach 2 Monaten, die durch ambulante Weiterführung der systemischen Photochemotherapie mit 8-MOP und später nach einem Wechsel auf Khellin zu einer fast vollständigen Repigmentierung führte. Die gleichzeitige psychosomatische Betreuung führte zusammen mit der Repigmentierung zur Ausgeglichenheit der Patientin und zur Wiederaufnahme ihres Berufes.

◀ **Klinischer Fall**

24.3 Bildtafel 5: Zur Differenzierung von Pigmentstörungen

24.2 **Bildtafel 5**

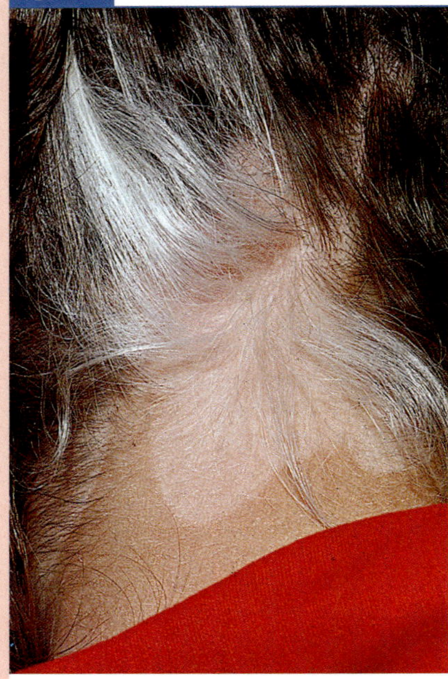

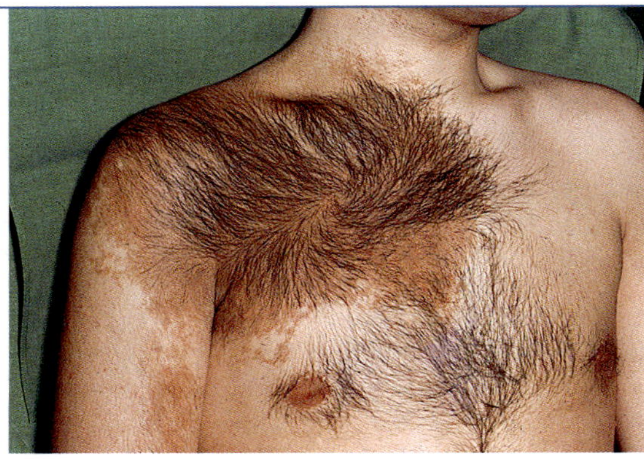

b Becker-Naevus mit flächiger Hyperpigmentierung und wirbelartiger Hypertrichose. Es handelt sich um eine gutartige, oft etwas segmentär angeordnete nävoide Vermehrung von epidermalen Pigmenten und Terminalhaaren, die sich während der Pubertät manifestiert (s. S. 198).

a Vitiligo im Nacken mit Übergreifen auf die behaarte Kopfhaut. Die auf den pigmentfreien Arealen stehenden Haare haben ebenfalls das Pigment verloren (Poliosis). Dies zeigt an, dass auch die Haarfollikel keine funktionellen Melanozyten mehr enthalten, was ein besonders schlechtes Zeichen für die Repigmentierung ist (s. S. 460).

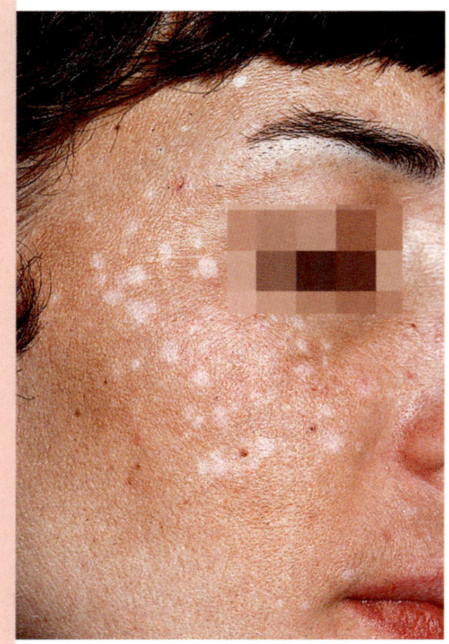

c Dyschromia in confetti mit hypopigmentierten, fleckförmigen Arealen als Resultat einer inhomogenen Auswirkung von Bleichcremes.

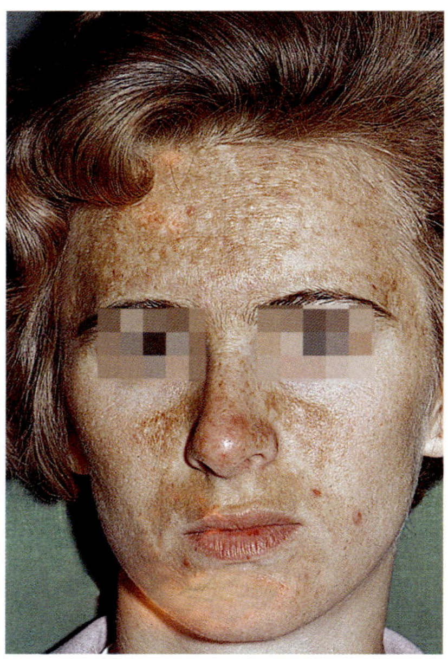

d Melasma (Chloasma uterinum) bei einer jungen Frau mit flachen, nicht juckenden, netzförmigen Hyperpigmentierungen der Stirn und der zentralen Gesichtsregion, die sich während einer Schwangerschaft ausbilden und danach nicht immer zurückgehen (s. S. 459).

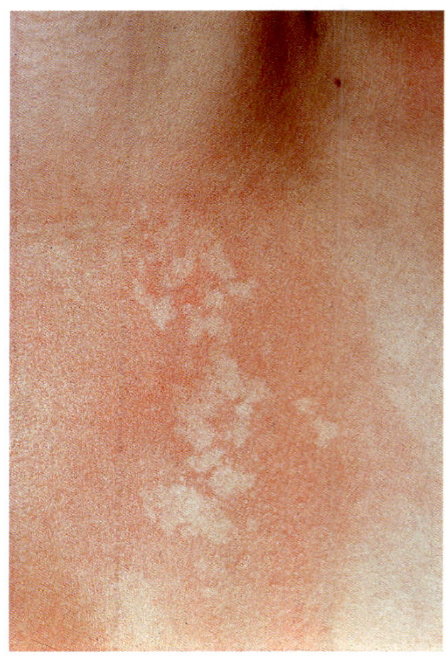

e Naevus anaemicus mit fleckförmiger, regionär angeordneter Hypopigmentierung. In diesem Bereich ist auch der Dermographismus negativ, auf Kratzen kommt es weder zu einer Dilatation noch zu einer Kontraktion der Gefäße.

Fortsetzung ►

24.2 Bildtafel 5 (Fortsetzung)

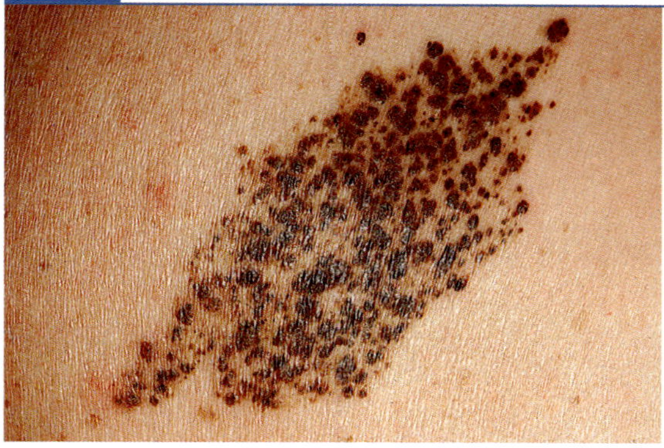

f Naevus spilus mit einer dichteren Melanozytenbesetzung der interfollikulären Dermis, die sich durch Lichtreiz punktförmig stimulieren lassen (s. S. 197).

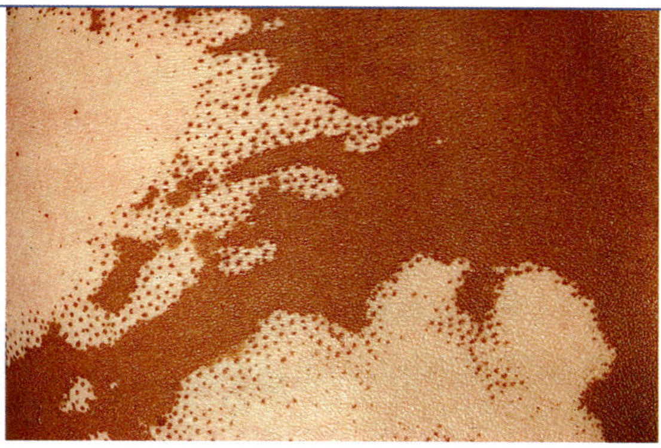

g Vitiligo mit punktförmiger, aus den Follikeln entstehender Repigmentierung, wobei unter PUVA-Therapie die Melanozyten der Haarfollikel in die interfollikuläre Epidermis auswandern (s. S. 460).

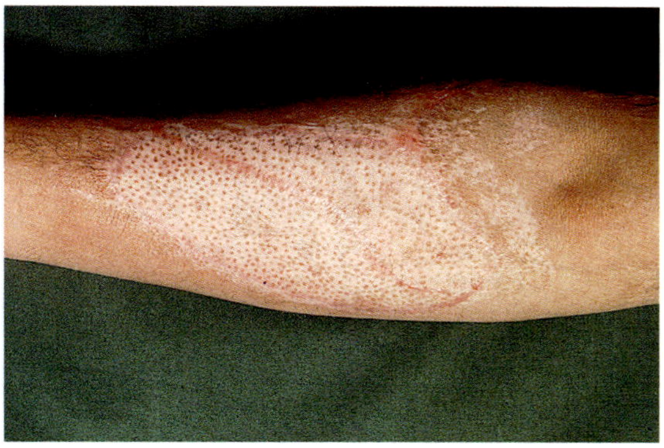

h Follikuläre, unvollständige **Repigmentierung** in einem Spalthaut-Transplantat.

▶ **Merke.** Hypo- und Hyperpigmentierungen stören vor allem kosmetisch und können zudem das Selbstwertgefühl stark beeinträchtigen.

◀ Merke

25 Andrologie

Die Andrologie ist die Lehre von der Physiologie und Pathologie der männlichen Sexualorgane. Der Schwerpunkt liegt auf der Diagnostik und Therapie der männlichen Fertilitätsstörungen. Neben den Störungen der Zeugungsfähigkeit – **Impotentia generandi** – werden auch Störungen der Beischlaffähigkeit – **Impotentia coeundi** – diagnostiziert und behandelt. Die Andrologie ist ein Spezialgebiet, mit dem sich in deutschsprachigen Ländern zunächst Dermato-Venerologen beschäftigt haben, da Infertilität als Folge von Geschlechtskrankheiten sehr häufig war. Heute wird die Andrologie auch von Urologen und Endokrinologen vertreten.
Ungewollte Kinderlosigkeit ist stets das **gemeinsame** Problem des betroffenen Paares. Es kann zu erheblichen psychischen Belastungen des Einzelnen und der partnerschaftlichen Beziehung führen und zu einer gemeinsamen Krankheit werden.
Diagnostik und Therapie müssen in enger gynäkologisch-andrologischer, eventuell auch psychologischer Zusammenarbeit erfolgen.
In Deutschland bleiben ca. 10 – 20% der Ehepaare vorübergehend oder dauernd ungewollt kinderlos. Organische oder psychische Ursachen hierfür lassen sich entweder nur bei der Frau, nur beim Mann oder bei beiden finden.

25.1 Anatomie und Physiologie der männlichen Reproduktionsorgane

Zum männlichen Genitale gehören der Penis mit der Harnröhre, die beiden Hoden (Testes) und die Adnexorgane Nebenhoden (Epididymis), Samenleiter (Ductus deferens), Bläschendrüsen (Glandulae vesiculares), Vorsteherdrüse (Prostata) und die Cowper-Drüsen.
Der **Hoden** besteht aus zwei Zellsystemen:

- den **Leydigzellen** im interstitiellen Hodengewebe, die das endokrine Organ darstellen. Sie synthetisieren überwiegend **Testosteron**
- den **Tubuli seminiferi**, den ca. 500 Hodenkanälchen, die aus Keimepithel und Sertolizellen bestehen. Hier findet die **Spermiogenese** statt.

Das **Keimepithel** besteht aus den verschiedenen Reifungsstufen der Spermiogenese: A- und B-Spermatogonien, Spermatozyten I und II, frühen und späten Spermatiden. Die **Sertolizellen**, die als Stütz- und Ammenzellen bezeichnet werden, haben eine intensive Stoffwechsel- und Phagozytoseaktivität, synthetisieren Enzyme, Steroide, androgenbindendes Protein und das Peptidhormon **Inhibin**. Die Tubuli seminiferi sind über die 8 – 12 Ductuli efferentes mit dem **Nebenhoden** verbunden, einem einzigen geknäuelt verlaufenden Gang von 3 – 6 m Länge. In ihm findet die Spermatozoenreifung statt, d. h. es entwickelt sich die Fähigkeit zur Progressivmotilität und Befruchtung. Am Ende des Nebenhodens werden die reifen Spermien gespeichert und, falls keine Ejakulation stattfindet, wieder resorbiert. Der Spermiogenesezyklus dauert 74 Tage, dazu kommt noch die 7 – 14-tägige Reifung im Nebenhoden.
Die paarig angelegten **Bläschendrüsen** produzieren ein alkalisches Sekret, das etwa 60% des Ejakulatvolumens ausmacht und u. a. Fruktose, Prostaglandine, Trypsin-Inhibitoren und Lactoferrin enthält. Die Sekretion der Bläschendrüsen ist androgenabhängig.
Die **Prostata** sezerniert ein saures Sekret, das etwa 30% des Ejakulatvolumens ausmacht und u. a. saure Phosphatasen, Spermin, Spermidin, Proteasen und andere Enzyme enthält. Unter Androgeneinfluss werden auch Zink, Magnesium und Lysozyme ausgeschieden.

25 Andrologie

Die Andrologie ist die Lehre von der Physiologie und Pathologie der männlichen Sexualorgane. Neben den Störungen der Zeugungsfähigkeit **(Impotentia generandi)** werden auch Störungen der Beischlaffähigkeit **(Impotentia coeundi)** diagnostiziert und behandelt.

Unerfüllter Kinderwunsch ist das **gemeinsame** Problem des betroffenen Paares.

In Deutschland bleiben ca. 10 – 20% der Ehepaare vorübergehend oder dauernd ungewollt kinderlos.

25.1 Anatomie und Physiologie der männlichen Reproduktionsorgane

Zum männlichen Genitale gehören der Penis mit der Harnröhre, die beiden Hoden und die Adnexorgane.

Der **Hoden** besteht aus:

- den **Leydigzellen,** die Testosteron synthetisieren
- den **Tubuli seminiferi,** die aus Keimepithel und Sertolizellen bestehen.

Das **Keimepithel** besteht aus den verschiedenen Reifungsstufen der Spermiogenese.
Die **Sertolizellen** haben eine Phagozytose- und Synthesefunktion, u. a. produzieren sie **Inhibin.**
Im **Nebenhoden** findet die Spermatozoenreifung statt, d. h., es entwickelt sich die Fähigkeit zur Progressivmotilität und Befruchtung.
Der Spermiogenesezyklus dauert 74 Tage, dazu kommen noch 7 – 14 Tage Reifung im Nebenhoden.

Die **Bläschendrüsen** sezernieren unter Androgenstimulation ein alkalisches Sekret.

Die **Prostata** sezerniert ein saures Sekret.

Die Inhaltsstoffe der Sekrete sind für die Vitalität und Langzeitmotilität der Spermien und die Verflüssigung des Seminalplasmas von Bedeutung.

Die Inhaltsstoffe der Sekrete der akzessorischen Geschlechtsdrüsen sind für die Vitalität und Langzeitmotilität der Spermien und die Verflüssigung des Seminalplasmas nach der Ejakulation von Bedeutung.

25.2 Endokrine Regulation der männlichen Reproduktionsorgane

Die Regulation der endokrinen und exokrinen Hodenfunktion erfolgt über einen Regelkreis zwischen Kortex – Hypothalamus – Hypophysenvorderlappen – Gonaden (Abb. **25.1**). Aus dem Hypothalamus wird **GnRH** freigesetzt, das die Sekretion von **LH und FSH** aus dem Hypophysenvorderlappen steuert. LH reguliert die Androgenproduktion **(Testosteron)** der Leydigzellen, FSH die Spermiogenese in den Tubuli seminiferi.

Die Regulation der endokrinen (Leydigzellen) und exokrinen (Tubuli seminiferi) Hodenfunktion erfolgt über einen negativen Rückkopplungs-Mechanismus. An diesem Regelkreis sind Kortex – Hypothalamus – Hypophysenvorderlappen – Gonaden beteiligt (Abb. **25.1**). Die Steuerung des Hypothalamus ist noch nicht erforscht. Aus dem Hypothalamus wird ein **Gonadotropin-releasing-Hormon (GnRH)** freigesetzt, das die Sekretion von **luteinisierendem Hormon (LH)** und **follikelstimulierendem Hormon (FSH)** aus dem Hypophysenvorderlappen steuert. LH reguliert die Androgenproduktion über LH-Rezeptoren an den Leydigzellen, FSH die Spermiogenese über FSH-Rezeptoren an den Sertolizellen. Die Biosynthese des **Testosterons** aus Cholesterin findet in den Leydigzellen statt. Testosteron (T) erreicht seine Zielorgane nach Bindung an das androgenbindende Globulin (ABG) entweder direkt (Tubuli seminiferi und Nebenhoden) oder über den Blutstrom.

25.1

25.1 Hormonelle Steuerung der Hodenfunktion

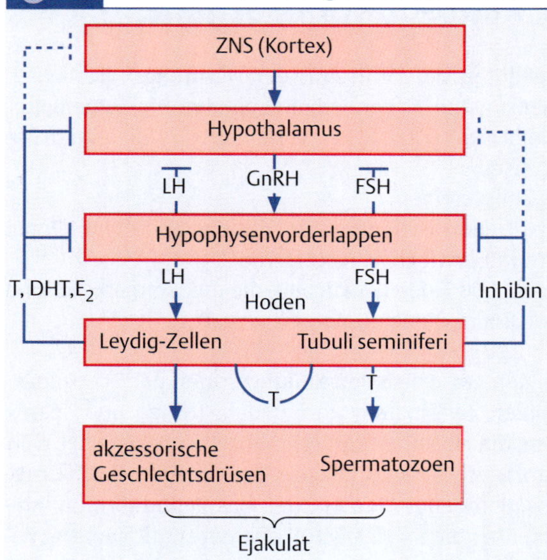

Testosteron wird zu DHT umgewandelt, einem aktiven Hormonmetaboliten, der u.a. die Spermiogenese und die Funktion der akzessorischen Geschlechtsdrüsen stimuliert.

In den meisten Zielzellen wird Testosteron mithilfe der 5α-Reduktase zu Dihydrotestosteron (DHT), einem ebenfalls aktiven Hormonmetaboliten, umgewandelt. Androgene stimulieren u.a. die Spermiogenese und die Funktion der akzessorischen Geschlechtsdrüsen. Testosteron wird mithilfe von Aromatasen zu Östrogenen (E_2) abgebaut, die zusammen mit Testosteron und Dihydrotestosteron eine Rückkopplungsfunktion auf die GnRH- und LH-Sekretion im Hypothalamus-Hypophysenbereich haben.

Die Sertolizellen sezernieren **Inhibin**, das die Sekretion von FSH hemmt.

Die Sertolizellen sezernieren ein Peptidhormon, das **Inhibin**, das die Sekretion von FSH hemmt. Jede Störung des hormonellen Regelkreises und der beteiligten Organe kann zu einer Fertilitätsstörung führen.

25.3 Ursachen männlicher Fertilitätsstörungen

Die möglichen Ursachen sind in Tab. **25.1** zusammengefasst.

25.3 Ursachen männlicher Fertilitätsstörungen

Mögliche Ursachen zeigt Tab. **25.1**.

Tab. 25.1 Ursachen von männlichen Fertilitätsstörungen

- primärer Hodenschaden
  - angeboren
  - erworben
- sekundärer Hodenschaden
- extratestikuläre Störungen
  - Störungen im Verlauf der ableitenden Samenwege
  - Störungen der akzessorischen Geschlechtsdrüsen
- immunologische Faktoren
- psychische und chemische Noxen, Arzneimittelnebenwirkungen
- psychosoziale Faktoren
- Infertilität ohne nachweisbare Ursache
- Impotentia coeundi

25.1

25.3.1 Primärer Hodenschaden

Darunter versteht man eine angeborene oder erworbene Störung der Funktion des Hodengewebes, die entweder das Tubulussystem oder die Leydigzellfunktion oder beides betrifft. Im Spermiogramm findet man je nach Schweregrad der Störung eine Oligozoospermie, Oligoasthenoteratozoospermie oder eine Azoospermie (zur Nomenklatur s. Tab. **25.3**, S. 473).

25.3.1 Primärer Hodenschaden

Angeborene Störungen

Chromosomenanomalien

Am häufigsten sind Chromosomenaberrationen des X- oder Y-Chromosoms. An erster Stelle steht das **Klinefelter-Syndrom** mit der häufigsten Konstellation XXY. Das Syndrom tritt bei 1: 500 Knabengeburten auf und ist durch eunuchoiden Hochwuchs mit eher weiblichem Fettverteilungsmuster und primärem hypergonadotropem Hypogonadismus gekennzeichnet. Die Hoden sind klein und fest (Abb. **25.2**). Testosteron ist erniedrigt (Synthesestörung), FSH und LH sind gegenregulatorisch erhöht.
Wegen der Osteoporosegefahr muss eine frühzeitige Testosteronsubstitution eingeleitet und lebenslang durchgeführt werden. Die Potentia coeundi ist meist normal, die Patienten sind jedoch infolge der Sklerohyalinose des Keimepithels unfruchtbar.
Auch Translokationen der Autosomen können zu Spermiogenesestörungen führen.

Angeborene Störungen

Chromosomenanomalien

Am häufigsten sind Aberrationen des X- oder Y-Chromosoms. An erster Stelle steht das **Klinefelter-Syndrom** (Abb. **25.2**) mit der häufigsten Konstellation XXY.

Spermatozoendefekte

Genetisch bedingte Defekte in der Spermatohistogenese können zu Infertilität führen.
Bei der **Globozoospermie** fehlt das Akrosom. Die Spermien im Ejakulat sehen rund aus. Durch den Mangel an Penetrationsenzymen sind die Spermien nicht befruchtungsfähig. Beim **Immotile-Cilia-Syndrom** fehlt ein ATPase-haltiges Protein im Dyneinmolekül, das für die fibrilläre Beweglichkeit des Spermatozoenschwanzes und der Bronchialzilien notwendig ist. Die Patienten haben chronische Bronchialinfekte, unbewegliche Spermien und in 50% zusätzlich noch einen Situs inversus (Kartagener-Syndrom).
Es gibt noch eine Reihe von hereditären Syndromen mit primärem Hodenschaden, die hier unerwähnt bleiben.

Spermatozoendefekte

Bei der **Globozoospermie** fehlt das Akrosom. Die Spermien sind rund. Beim **Immotile-Cilia-Syndrom** fehlt ein Protein im Dyneinmolekül, das für die fibrilläre Beweglichkeit notwendig ist.

25.2

25.2 **Klinefelter-Syndrom**

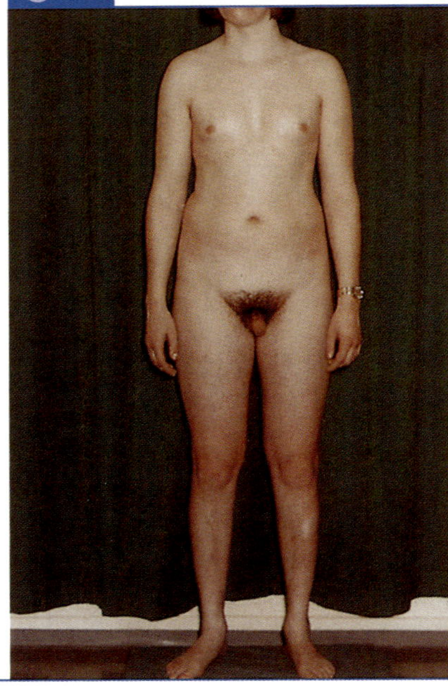

Typischer Hochwuchs mit weiblichem Fettverteilungsmuster und Hypogonadismus.

Hodendystopie

Bei 4–6% der Jungen besteht bei der Geburt ein **Maldescensus testis** (Kryptorchismus). Der Hodenhochstand muss bis zum Ende des 2. Lebensjahres behandelt werden (s. S. 475), da das Hodengewebe durch die höhere Temperatur im Leistenkanal irreversibel geschädigt werden kann. Dystope Hoden entarten häufiger maligne.

Hodendystopie

Bei 4–6% der Jungen sind ein oder beide Hoden bei der Geburt noch nicht ins Skrotum deszendiert. Dieser **Maldescensus testis** (Kryptorchismus) kann entweder durch eine fetale Entwicklungsstörung des Hodens bedingt sein oder nur auf einer mangelnden hormonellen Stimulierung des Deszensus beruhen. Bleibt der Deszensus aus, muss der Hodenhochstand bis zum Ende des 2. Lebensjahres behandelt werden (s. S. 475), da das Hodengewebe durch die höhere Temperatur im Leistenkanal oder in der Bauchhöhle irreversibel geschädigt werden kann und außerdem dystope Hoden häufiger maligne entarten. Germinale Aplasien (fehlendes Keimepithel), Störungen der Testosteron-Biosynthese, 5α-Reduktasemangel und Androgenrezeptordefekte sind weitere bisher bekannte angeborene Störungen, die zur Infertilität führen.

Erworbene Störungen

Tubulusinsuffizienz

Das Keimepithel ist außerordentlich empfindlich für exogene und endogene Noxen. Medikamente, Infektionen, Umweltschadstoffe, Operationen, Traumen und Varikozele können zu einer reversiblen oder irreversiblen Tubulusinsuffizienz führen.

Erworbene Störungen

Tubulusinsuffizienz

Das Keimepithel ist außerordentlich empfindlich für exogene und endogene Noxen. Die Störung kann vorübergehend oder irreversibel die Spermiogenese stoppen. Bekannte Ursachen für **eine reversible Schädigung** des Keimepithels sind **Medikamente** (z. B. Nitrofuran, Cotrimoxazol, Gentamicin und Salazosulfapyridin) oder auch eine **Varikozele.** Eine **irreversible Schädigung** des Keimepithels kann durch eine Mumpsorchitis oder andere **Virusinfekte** (z. B. Masern, Grippe) entstehen. Oft wird die Gonadenbeteiligung im Rahmen einer generalisierten Infektionskrankheit gar nicht erkannt. Schäden der Gonaden nach Herniotomie und Orchidopexie, durch Zytostatika oder Radiatio sind bekannt. Über die Bedeutung von Umweltschadstoffen sind die Kenntnisse noch spärlich. Bekannt ist die Schädigung des Keimepithels z. B. durch Schwermetalle, chlorierte Kohlenwasserstoffe, toxische Konzentrationen von Pflanzenschutzmitteln oder Alkohol.

Traumen (Verletzungen, Quetschungen oder Operationen), Wärmeschäden und Durchblutungsstörungen, z. B. bei Arteriosklerose oder Diabetes mellitus, können ebenfalls zur Tubulusinsuffizienz führen. Die Tubulusinsuffizienz ist ein häufiger Endzustand einer Hodenschädigung. Meist lassen sich die Ursachen nicht mehr eruieren.

Leydigzellinsuffizienz

Im Kindesalter (**präpuberal**) führt die Leydigzellinsuffizienz durch den Androgenmangel zu eunuchoidem Hochwuchs, mangelhafter Entwicklung primärer und sekundärer Geschlechtsmerkmale und der Muskulatur. Die **postpuberale** Leydigzellinsuffizienz führt durch den Androgenmangel zu Potenzstörungen und Infertilität.

Eine kombinierte Tubulus- und Leydigzellinsuffizienz entsteht bei Schädigung beider Hodenkompartimente, z. B. durch eine Antiandrogenbehandlung, gelegentlich auch durch Hormondoping und andere Noxen, die zur Hodenatrophie führen, so genanntes falsches Klinefelter-Syndrom.

Leydigzellinsuffizienz

Präpuberal kommt es durch den Androgenmangel zu eunuchoidem Hochwuchs, mangelhafter Entwicklung der Geschlechtsmerkmale und der Muskulatur.
Postpuberal führt die Leydigzellinsuffizienz zu Potenzstörungen und Infertilität.

25.3.2 Sekundärer Hodenschaden

Sekundäre Hodenschädigungen werden durch Störungen der übergeordneten hormonellen Regulationszentren im Hypothalamus oder Hypophysenvorderlappen verursacht. Tritt die Störung **präpuberal** auf, wird die körperliche und psychische Entwicklung gestört (Eunuchoidismus). Bei der **postpuberalen** Störung bleiben die Körperproportionen unbeeinflusst, es kommt jedoch zu einer Rückbildung der sekundären Geschlechtsmerkmale und Spermiogenesehemmung.

25.3.2 Sekundärer Hodenschaden

Sekundäre Hodenschädigungen werden durch Störungen der übergeordneten hormonellen Regulationszentren im Hypothalamus oder Hypophysenvorderlappen verursacht.

25.3.3 Extratestikuläre genitale Störungen

Außerhalb der Hoden gelegene genitale Störungen können ebenfalls zu Fertilitätsstörungen führen. Hierzu gehören:

- **Verschlüsse oder Stenosen** der ableitenden Samenwege, die entweder angeboren sind oder nach Entzündungen entstehen (s. S. 475). Bei komplettem Verschluss kommt es zur Azoospermie.
- **Störungen des Spermatozoentransportes** können zu unvollständigem oder fehlendem Ejakulat führen. Sie sind häufig psychogen oder durch Medikamente (z. B. Clonidin, Guanethidin, Phenoxybenzamin) bedingt. Bei neurogener oder organischer Störung des Blasenhalsverschlusses kommt es zu einer **retrograden Ejakulation** des Spermas in die Blase. Die Spermien können im Postkoitalurin nachgewiesen werden.
- **Störungen der akzessorischen Geschlechtsdrüsen,** z. B. Sekretionsstörungen der Prostata oder Bläschendrüsen während und nach Entzündungen, Störungen der Spermienreifung im Nebenhoden, die zu Motilitäts- und Vitalitätsstörungen führen, oder biochemische Veränderungen des Seminalplasmas, die zu Viskositätsstörungen führen.
- **Varikozele:** Bei ca. 20% der Männer entwickelt sich infolge Insuffizienz der Venenklappen eine – meist linksseitige – Varikozele (Abb. **25.3**) im Bereich der V. spermatica interna (Plexus pampiniformis). Dieser renotestikuläre Reflux von venösem Blut kann bei einem Teil der Männer zu einer Spermiogenese- und Motilitätsstörung führen. Bei rechtzeitiger Beseitigung der Varikozele ist die Störung zuweilen reversibel (s. S. 475).

25.3.3 Extratestikuläre genitale Störungen

Fertilitätsstörungen durch:

- **Verschlüsse oder Stenosen** der ableitenden Samenwege, angeboren oder nach Entzündungen (s. S. 475).
- **Störungen des Spermatozoentransportes**
- **Störungen der akzessorischen Geschlechtsdrüsen**
- **Varikozele:** Bei ca. 20% der Männer entwickelt sich im Bereich des Plexus pampiniformis eine meist linksseitige Varikozele. Durch den erhöhten Blutfluss kommt es zu einer Störung der Spermiogenese (Abb. **25.3**).

25.3.4 Immunologische Fertilitätsstörungen

Die Bildung von Spermatozoen-Autoantikörpern kann zur Agglutination der Spermatozoen im Seminalplasma führen und auch die Penetration der Spermien durch den Zervikalmukus erschweren.

25.3.4 Immunologische Fertilitätsstörungen

Durch Autoantikörper kann es zur Spermatozoenagglutination kommen.

25.3.5 Psychische Ursachen der Infertilität

Psychische Faktoren können zu Fertilitätsstörungen führen, z. B. gestörte Partnerbeziehung, pathologische Stresssituationen und Angst, ambivalentes Verhalten gegenüber Kinderwunsch und Frustration durch langjährige Kinderlosigkeit und erfolglose Therapie.

25.3.5 Psychische Ursachen der Infertilität

25.3

25.3 Varikozele linksseitig

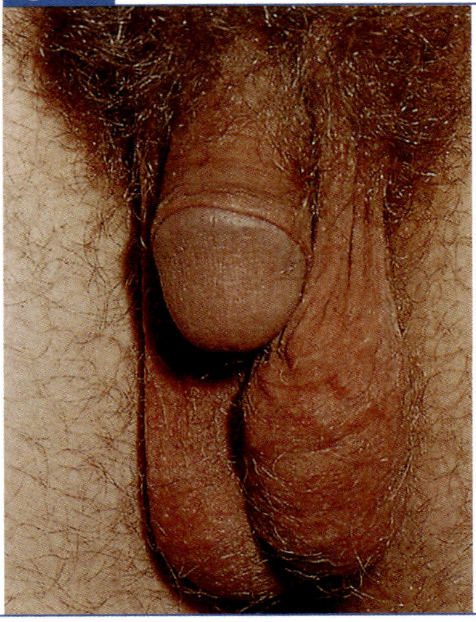

25.3.6 Infertilität ohne nachweisbare Ursache

Bei ca. $^1/_3$ der infertilen Männer bleibt die Ursache unklar.

25.3.6 Infertilität ohne nachweisbare Ursache

Trotz verbesserter Diagnostik bleibt bei ca. einem Drittel der infertilen Männer die Ursache der Fertilitätsstörung ungeklärt.

25.4 Andrologische Diagnostik

25.4.1 Anamnese

Ausführliches **Gespräch mit dem Paar** über partnerschaftliche Beziehung und Stellung des Kinderwunsches ist zu Beginn sehr wesentlich.

Gezielte Anamnese!

25.4 Andrologische Diagnostik

25.4.1 Anamnese

Zu Beginn der Behandlung sollte ein ausführliches **Gespräch mit dem Paar** geführt werden, in dem die partnerschaftliche Beziehung und der Stellenwert des Kinderwunsches in der Beziehung des Paares angesprochen werden. Im ersten Gespräch sollte auch der Ablauf der Diagnostik erklärt werden, um gegenseitiges Verständnis und Vertrauen zu fördern.

Anamnestisch von Bedeutung sind: Dauer des gemeinsamen Kinderwunsches, Häufigkeit des Geschlechtsverkehrs und Abstimmung mit dem Ovulationstermin; Schwangerschaft oder Kinder aus vorausgegangenen Beziehungen; Störung der Libido, Erektion oder Ejakulation; schwere Allgemeinerkrankungen, insbesondere endokrinologische Erkrankungen; Verletzungen und Entzündungen im Genitalbereich (Urethritis, Prostatovesikulitis, Epididymitis); verspäteter Hodendeszensus, Operationen von Leistenhernien und Hodenhochstand; Angaben über Nikotin- und Alkoholabusus, Medikamenteneinnahme und besondere Exposition gegenüber chemischen und physikalischen Noxen (extreme Temperaturen und ionisierende Strahlen).

25.4.2 Klinische Untersuchung

Von besonderer Bedeutung sind die Beurteilung der Körperproportionen, der Geschlechtsmerkmale, des Hodenvolumens, der Hodenkonsistenz und Hodenoberfläche, der Adnexorgane und der Ausschluss einer Varikozele.

25.4.2 Klinische Untersuchung

Bei der körperlichen Untersuchung sind die Beurteilung der Körperproportionen, die sekundären Geschlechtsmerkmale und der Genitalbefund von besonderer Bedeutung. Bei der Palpation des Hodens sollte das Hodenvolumen über 12 ml, die Konsistenz prall-elastisch und die Oberfläche glatt sein. Kleine weiche Hoden weisen auf eine Schädigung des Keimepithels hin. Inhomogene derbe Knoten sind verdächtig für einen Hodentumor. Der Nebenhoden ist homogen weich und gut vom Hoden abgrenzbar. Samenstrang und Gefäße sind getrennt palpabel. Wichtig ist der Ausschluss einer Varikozele durch Palpation und durch Doppler-Ultraschalluntersuchung mit Valsalva-Pressversuch zum Nachweis des venösen Refluxes. Die Prostata wird in gebückter Stellung des Patienten von rektal palpiert. Sie ist normalerweise kastaniengroß, gut gegen die Umgebung abgrenzbar, von prall-elastischer Konsistenz und in der Mitte durch den Sulcus geteilt.

25.5 Laboruntersuchungen

25.5.1 Spermiogramm

Für das Spermiogramm wird das Ejakulat nach einer 4 – 5-tägigen sexuellen Karenz durch Masturbation gewonnen. Es setzt sich aus den Spermatozoen und Rundzellen (Vorstufen der Spermiogenese, Entzündungszellen und Epithelien) und dem Seminalplasma, das aus Nebenhoden und akzessorischen Geschlechtsdrüsen entstammt, zusammen.

Beurteilung des Spermiogramms

- **Ejakulatvolumen:**

Normale Menge 2 – 6 ml. Eine Parvisemie (pathologisch erniedrigtes Ejakulatvolumen) kann auf eine unvollständige Ejakulation oder auf eine Minderfunktion der akzessorischen Drüsen hinweisen, eine Multisemie (pathologisch erhöhtes Ejakulatvolumen) auf eine vermehrte Sekretion bei Entzündungen, die Asemie (fehlendes Ejakulat nach Orgasmus) weist meist auf eine retrograde Ejakulation in die Harnblase hin; in dem nach Orgasmus gewonnenen Urin befinden sich reichlich Spermien.

- **pH-Wert:**

Normalwert 7,2 – 7,8. Bei Entzündungen der akzessorischen Drüsen steigt der pH-Wert auf über 8,0. Bei Verschluss der Bläschendrüsen sinkt der pH-Wert unter 7,0. Ein erniedrigter pH kann auch bei unvollständiger Ejakulation auftreten.

- **Verflüssigungszeit:**

Nach der Ejakulation ist das Sperma fest und die Spermien sind unbeweglich. Innerhalb von längstens 30 Minuten werden das Seminalplasma flüssig und die Spermien beweglich.

Viskositätsstörungen treten bei Entzündungen auf oder können angeboren sein.

25.5.2 Mikroskopische Untersuchung des Ejakulates

- **Spermatozoenmotilität:**

Sofort nach Verflüssigung wird ein Tropfen Ejakulat auf einen Objektträger gebracht, mit einem Deckgläschen bedeckt und bei 400facher Vergrößerung die Beweglichkeit der Spermien mikroskopisch beurteilt. Für die Routineuntersuchung genügt die prozentuale Schätzung der Beweglichkeit: Mehr als 50% sollten beweglich sein **(Globalmotilität)**; mehr als 25% eine schnelle, lineare Vorwärtsbewegung zeigen **(Progressivmotilität).** Nach 4 Stunden darf die Zahl der beweglichen Spermien nicht mehr als 15% abgefallen sein (Langzeitmotilität).

Die Verminderung der Beweglichkeit der Spermien nennt man **Asthenozoospermie.**

- **Spermatozoenzahl:**

Die Anzahl der Spermien pro ml Ejakulat wird in einer Zählkammer bestimmt. Die Gesamtzahl der Spermien im Ejakulat sollte über 40 Mio. liegen, die Spermienkonzentration größer als 20 Mio/ml Ejakulat sein.

Spermienkonzentrationen unter 20 Mio/ml werden als **Oligozoospermie** bezeichnet. Sind keine Spermien im Ejakulat nachweisbar, wird dies **Azoospermie** genannt.

Bei normalem Hodenvolumen und normaler Hodenkonsistenz besteht der Verdacht auf eine Verschlussazoospermie; bei kleinen weichen Hoden auf einen primären Hodenschaden, bei sehr kleinen festen Hoden auf ein Klinefelter-Syndrom.

25.5 Laboruntersuchungen

25.5.1 Spermiogramm

Ejakulatuntersuchung nach 4 – 5-tägiger Karenz. Das Ejakulat besteht aus Spermatozoen und Rundzellen sowie dem Seminalplasma.

Beurteilung des Spermiogramms

- **Ejakulatvolumen:**

Normale Menge 2 – 6 ml.

- **pH-Wert:**

Normalwert 7,2 – 7,8.

- **Verflüssigungszeit:**

Bis spätestens 30 Minuten nach der Ejakulation.

25.5.2 Mikroskopische Untersuchung des Ejakulates

- **Spermatozoenmotilität:**
  Normalwerte:
  Globalmotilität > 50%.
  Progressivmotilität > 25%.

Eine verminderte Beweglichkeit wird **Asthenozoospermie** genannt.

- **Spermatozoenzahl:**

Normalwert:
Gesamtzahl der Spermien > 40 Mio/Ejakulat.

Eine Spermatozoenkonzentration < 20 Mio/ml Ejakulat wird **Oligozoospermie,** das Fehlen von Spermien im Ejakulat **Azoospermie** genannt.

Rundzellen können Spermiogenesevorstufen oder Entzündungszellen sein.

Weitere Zellen im Nativejakulat werden **Rundzellen** genannt, sie können entweder Zellen der Spermiogenese oder Entzündungszellen sein. Man kann sie durch Spezialfärbungen unterscheiden. Wenige Erythrozyten können passager im Ejakulat vorkommen. Bei Hämospermie muss eine urologische Abklärung eingeleitet werden (z.B. Tuberkulose oder Hodentumoren).

- **Spermienvitalität:**

Vitale Spermien färben sich nicht mit Eosin an und quellen in hypoosmolarer Lösung auf. Sind alle Spermien abgestorben, spricht man von **Nekrozoospermie,** sind die Spermien unbeweglich, aber vital, von **Akinozoospermie.**

- **Differenzialspermiozytogramm:**

Die Spermienmorphologie wird im gefärbten Ausstrichpräparat mikroskopisch beurteilt. Über 30% der Spermien sollten normal geformt sein (Abb. **25.4a**).
Sind mehr als 70% pathologische Formen vorhanden, bezeichnet man das als **Teratozoospermie** (Abb. **25.4b**).

- **Spermienvitalität:**

Die Vitalität der Spermien wird mit der Eosinfärbung oder der Quellungsfähigkeit der Spermienflagellen in hypoosmolarer Lösung geprüft. Sind die Membranen intakt, färben sie sich nicht mit Eosin und quellen in hypoosmolarer Lösung auf. Sind alle Spermien abgestorben, bezeichnet man das als **Nekrozoospermie.** Sind die Spermien unbeweglich, aber vital, spricht man von **Akinozoospermie.**

- **Differenzialspermiozytogramm:**

Ähnlich einem Blutausstrich wird die Spermienmorphologie nach Färbung (z.B. nach Papanicolaou) mikroskopisch beurteilt. Mehr als 30% sollten normal geformt sein (Abb. **25.4a**). Die pathologischen Formen und Spermiogenesevorstufen werden differenziert. Sind mehr als 70% pathologische Formen vorhanden, bezeichnet man das als **Teratozoospermie** (Abb. **25.4b**). Fehlt bei allen Spermien das Akrosom, handelt es sich um eine genetische Fehlbildung (Globozoospermie, s.S. 474). Der Einfluss von exogenen Schädigungen auf die Spermienmorphologie ist noch weitgehend unerforscht. Bekannt ist, dass es bei lange bestehender Varikozele zu morphologischen Veränderungen der Spermien kommen kann.
Im gefärbten Ausstrichpräparat wird auch die Zahl der Leukozyten/ml Ejakulat bestimmt. Bei Nachweis von mehr als 1 Mio. Leukozyten/ml sollte eine mikrobiologische Diagnostik (insbesondere auf Gonokokken, Chlamydien, Mykoplasmen, Tuberkulose) erfolgen.

25.4 Mikroskopische Untersuchung des Ejakulates

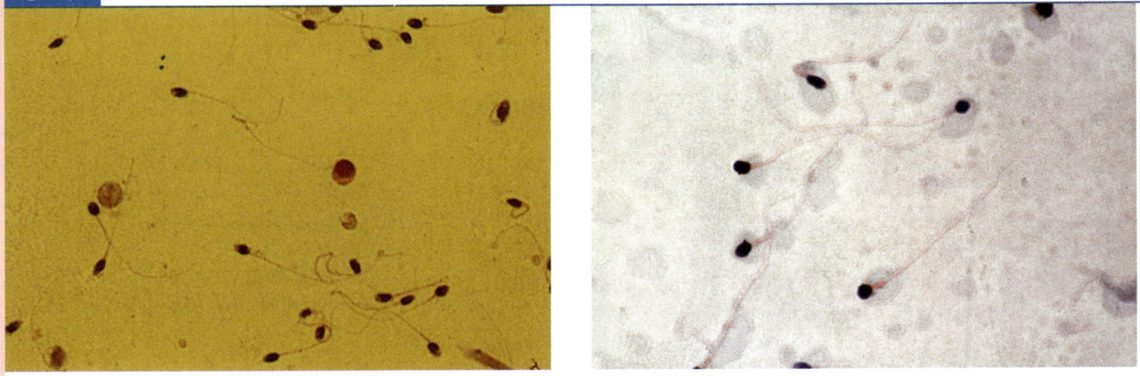

a Normozoospermie: Papanicolaou-Färbung mit reifen Spermatozoen und zwei Spermiogenesezellen.

b Akrosomale Störung mit Rundkopfspermien und Flagellumstörung.

25.5.3 Biochemische Untersuchungen des Seminalplasmas

Für die Routinediagnostik ist die Bestimmung der **Fruktosekonzentration** ausreichend.

25.5.3 Biochemische Untersuchungen des Seminalplasmas

Im Seminalplasma können eine Vielzahl von Enzymen und Substraten aus den Nebenhoden und den akzessorischen Drüsen bestimmt werden, deren Bedeutung für die Diagnostik von Fertilitätsstörungen umstritten ist. In der Routinediagnostik ist eine Bestimmung der **Fruktosekonzentration** ausreichend. Die Fruktose wird in den Bläschendrüsen bei ausreichender Androgenstimulierung gebildet und ist eine wichtige Energiequelle für die Spermatozoen. Ist die Fruktosekonzentration erniedrigt, kann das auf einer Entzündung oder Fehlbildung der Bläschendrüsen oder einem Testosteronmangel beruhen.

Die Normalwerte des Spermiogramms und die Nomenklatur sind in Tab. **25.2** und **25.3** zusammengefasst.

Die Normalwerte des Spermiogramms sind in Tab. **25.2**, die Nomenklatur der Ejakulatvariablen ist in Tab. **25.3** zusammengestellt.

25.2 Normalwerte des Spermiogramms nach 4- bis 5-tägiger sexueller Karenz

Volumen	≥ 2,0 ml
pH	> 7,2
Viskosität	Verflüssigung innerhalb von 30 min
Spermienkonzentration	$\geq 20 \times 10^6$/ml
Spermiengesamtzahl	$\geq 40 \times 10^6$/Ejakulat
Spermienbeweglichkeit	≥ 50 % Globalbeweglichkeit oder ≥ 25 % schnelle lineare Progressivbeweglichkeit innerhalb von 60 min nach Ejakulation
Spermienmorphologie	≥ 15 % normale Morphologie
Spermienvitalität	≥ 75 % vital
Leukozyten	$< 1 \times 10^6$/ml
Fruktose	≥ 30 µmol/ml Ejakulat
MAR-Test	< 10 % Spermatozoen an Partikel gebunden

25.2

25.3 Nomenklatur der Ejakulatparameter

Normozoospermie	normales Ejakulat wie definiert in Tab. **25.2**.
Oligozoospermie	$\leq 20 \times 10^6$ Spermien/ml
Asthenozoospermie	≤ 50 % Spermien mit lebhafter und mäßiger Progressivmotilität oder ≤ 25 % Spermien mit lebhafter linearer Progressivmotilität
Teratozoospermie	< 30 % normal geformte Spermien
Azoospermie	keine Spermien im Ejakulat
Aspermie (Asemie)	kein Ejakulat nach Orgasmus

25.3

25.5.4 Hormonanalysen

Endokrinologische Untersuchungen sind von großer diagnostischer und prognostischer Bedeutung. Bei Oligozoo- oder Azoospermie wird die endokrine Funktion des Hypothalamus-Hypophysenvorderlappen-Hoden-Regelkreises überprüft. Man bestimmt zunächst die **Basissekretion von FSH, LH, Prolaktin und Testosteron.** Hiermit kann man zwischen primärem und sekundärem Hypogonadismus unterscheiden. Erhöhte FSH-Werte sprechen für eine Tubulusinsuffizienz, häufig durch eine Hodenschädigung nach verspätetem Hodendeszensus oder nach Infektionskrankheiten (primärer Hodenschaden). Erniedrigte FSH- und LH-Basalwerte weisen auf einen sekundären Hodenschaden bei Störung der Hypothalamus- oder Hypophysenfunktion hin. Bei normaler FSH- und LH-Basissekretion kann ein latenter Mangel bestehen. Man überprüft dies mit dem **GnRH-Test:** 30 Minuten nach GnRH-Injektion kommt es zu einem 1,5 – 2fachen FSH- und 2 – 5fachen LH-Anstieg im Serum. Ist der Anstieg zu gering oder verzögert, spricht dies für eine Hypophysenstörung. Bei überschießendem Anstieg besteht der Verdacht auf eine beginnende gonadale Insuffizienz. Eine Hyperprolaktinämie kann psychogen oder medikamentös bedingt sein, tritt jedoch auch bei Hypophysenadenomen und anderen endokrinen Störungen auf. Klinisch äußert sie sich mit Erektionsstörungen und Spermiogenesehemmung.

Ein Testosteronmangel bei erhöhtem LH weist auf eine Leydigzellinsuffizienz hin.

Die Hormondiagnostik ermöglicht die Einteilung in drei Gruppen:

- **hypergonadotroper Hypogonadismus:** Die Basissekretion von FSH ist erhöht. Es handelt sich um einen nicht therapierbaren primären Hodenschaden.
- **hypogonadotroper Hypogonadismus:** Die Gonadotropin-Basissekretion ist erniedrigt oder durch GnRH nicht ausreichend stimulierbar. Es handelt sich um einen meist therapierbaren sekundären Hodenschaden.

25.5.4 Hormonanalysen

Bei Oligo- und Azoospermie wird die endokrine Funktion von Hypothalamus, Hypophysenvorderlappen und Hoden mit der Bestimmung der **Basissekretion von FSH, LH, Prolaktin und Testosteron** überprüft.
Mit dem GnRH-Test kann die Sekretionsstimulation von FSH und LH bestimmt werden.

Die Hormondiagnostik ermöglicht eine Einteilung in:

- **hypergonadotropen Hypogonadismus**
- **hypogonadotropen Hypogonadismus**

- **normogonadotropen Hypogonadismus.**

- **normogonadotroper Hypogonadismus:** Eine endokrine Störung ist nicht feststellbar.

25.5.5 Chromosomenuntersuchung

- **Chromatintest:** Nachweis des Kerngeschlechts an Epithelien; bei XX sind Barr-Körperchen nachweisbar.
- Die **Chromosomenanalyse** erlaubt eine exakte Bestimmung der Chromosomenaberrationen.

Bei ca. 2% der infertilen Männer findet man Chromosomenaberrationen.

Bei Verdacht auf eine chromosomale Störung (z. B. bei Hypoplasie beider Hoden oder bei Verdacht auf Klinefelter-Syndrom) ist eine Chromosomenuntersuchung angezeigt. Am einfachsten ist der **Chromatintest** aus Wangenschleimhautepithelien oder Zellen der Haarwurzelscheide. Der Nachweis von Barr-Körperchen an der Innenseite der Kernmembran zeigt ein XX-Kerngeschlecht.
Die **Chromosomenanalyse** ist sehr aufwändig, erlaubt aber eine exakte Bestimmung der Chromosomenaberrationen. Es können neben nummerischen Aberrationen auch lichtmikroskopisch sichtbare Strukturanomalien der Chromosomen festgestellt werden.
Ca. 2% aller infertilen Männer haben eine chromosomale Störung, bei Azoospermie sogar 10–20% der Patienten.

25.5.6 Hodenbiopsie

Zur histopathologischen Untersuchung werden aus beiden Hoden reiskorngroße Gewebeproben entnommen. Hierfür besteht eine Indikation bei Azoospermie und normalem Hodentastbefund zum Ausschluss/Nachweis eines Samenleiterverschlusses.

Zur histopathologischen Untersuchung werden aus beiden Hoden reiskorngroße Gewebeproben in Lokalanästhesie entnommen. Bei Azoospermie und normalem Hodentastbefund ist eine histopathologische Untersuchung des Hodengewebes indiziert. Findet man eine ungestörte Spermiogenese im Keimepithel, handelt es sich um einen Verschluss der samenableitenden Wege. Bei Oligozoospermie ist zur Klärung der Ursache in der Regel eine Hormonanalyse ausreichend.

25.5.7 Immunologische Diagnose

Bildung von Autoantikörpern gegen Spermien führt zur Agglutination. Spermiengebundene Antikörper können z. B. mit dem **MAR-Test** nachgewiesen werden.

Im Nativpräparat von frischem Ejakulat können Zusammenballungen von lebenden Spermien beobachtet werden. Es ist nicht sicher zu beurteilen, ob es sich hierbei um Agglomeration von Spermien mit Epithelien, Leukozyten und Zelldetritus handelt oder um pathologische immunologische Reaktionen (Agglutination). Hierfür müssen spezielle immunologische Tests zum Nachweis von Spermatozoen-Autoantikörpern durchgeführt werden. Als Beispiel für den Nachweis von spermiengebundenen Autoantikörpern soll hier der **MAR-Test** (Mixed Antiglobulin Reaction) genannt werden. Sind mehr als 10% der beweglichen Spermien an Anti-Rhesus-Antikörper tragende Erythrozyten gebunden, besteht der Verdacht auf eine immunologische Reaktion. Autoantikörper sind auch im Seminalplasma und Serum nachweisbar.

25.5.8 Funktionelle Spermaanalyse

Das **Spermiogramm** ermöglicht – abgesehen von der Azoospermie – keine sichere Fertilitätsprognose. Von funktionellen Tests erhofft man sich eine bessere Beurteilung der Befruchtungsfähigkeit der Spermien.

Das **Spermiogramm** ermöglicht – abgesehen von der Azoospermie – keine sichere Fertilitätsprognose. Durch funktionelle Tests erhofft man sich eine bessere Aussage über die Befruchtungsfähigkeit der Spermien. Diese Untersuchungen werden immer wichtiger, je eingreifender die Verfahren der gynäkologischen Fertilisierungstherapie sind (z. B. homologe Insemination, Gametentransfer oder In-vitro-Fertilisierung). Vor Durchführung dieser Verfahren sollte geklärt sein, ob die Spermien befruchtungsfähig sind.
Erste Ansätze solcher Funktionsteste sind:
- Bestimmung der Überlebensfähigkeit der Spermien in Seminalplasma und Zellkulturmedien
- Zervixmukus-Penetrationsfähigkeit
- Spermatozoen-Stimulationstests
- Beurteilung der Befruchtungsfähigkeit mit heterologen Ovumpenetrationstests (z. B. Hamster-Oozyten).

25.6 Therapie der männlichen Fertilitätsstörungen

25.6 Therapie der männlichen Fertilitätsstörungen

Therapieziel ist die Verbesserung der Konzeptionschancen eines Paares, die zur Schwangerschaft führt.

Bei der Therapie der Kinderlosigkeit sind eine Vielzahl von Faktoren zu beachten. Die Störung kann bei Mann oder Frau oder bei beiden liegen. Therapieziel ist die Verbesserung der Konzeptionschancen eines Paares, die schließlich zur Schwangerschaft führt. Besteht bei einem Partner eine nicht therapierbare Infertilität, ist es sinnlos, den anderen Partner zu behandeln.

◀ Merke

▶ **Merke.** Die Koordinierung der gynäkologischen und andrologischen Therapie ist sehr wichtig.

25.6.1 Operative Therapie

25.6.1 Operative Therapie

Maldescensus testis

Maldescensus testis

Führt eine **Hormontherapie** mit HCG nicht zum Erfolg, ist eine **operative Orchidopexie** notwendig, da retinierte Hoden häufig maligne entarten.

Die Behandlung des Hodenhochstandes sollte bis Ende des 2. Lebensjahres erfolgreich abgeschlossen sein. Führt eine **Hormontherapie mit HCG** nicht zum Erfolg, ist eine operative **Orchidopexie** notwendig. Bei länger bestehendem Hodenhochstand ist eine Schädigung des Keimepithels wahrscheinlich.

◀ Merke

▶ **Merke.** Die operative Behandlung des Leisten- oder Bauchhodens ist auch im Erwachsenenalter noch indiziert, da retinierte Hoden sehr viel häufiger maligne entarten.

Varikozele

Varikozele

Operative **Ligatur der V. spermatica interna** oder **Sklerosierung** der insuffizienten Venen.

Führt die Varikozele zum Reflux von venösem Blut, ist sie behandlungsbedürftig. Die operative Behandlung besteht in einer **hohen Ligatur der V. spermatica interna**. Die Okklusion der insuffizienten Venen ist auch durch eine **Sklerosierungsbehandlung** mit z.B. Aethoxysklerol möglich. In ca. 50% kommt es nach der Behandlung zu einer Verbesserung oder Normalisierung der Spermaqualität.

Verschlüsse der samenableitenden Wege

Verschlüsse der samenableitenden Wege

Bei angeborenen oder erworbenen Verschlüssen der Nebenhodenkanälchen oder der Samenleiter kann eine mikrochirurgische **Epididymovasostomie** durchgeführt werden.
Angeborene oder erworbene **Phimosen** werden durch **Zirkumzision** beseitigt.

Bei angeborenen oder erworbenen Verschlüssen der Nebenhodenkanälchen oder der Samenleiter kann eine mikrochirurgische **Epididymovasostomie** durchgeführt werden. Die Aussichten auf erfolgreiche Rekanalisierung sind um so besser, je distaler der Verschluss liegt. Muss bei der Operation ein großer Teil des Nebenhodens umgangen werden, können die Spermien nicht mehr reifen. Am besten sind die Ergebnisse bei Rekonstruktion der Samenleiter (Vaso-Vasostomie) nach Samenleiterunterbrechung (Vasektomie). Angeborene oder erworbene **Phimosen** werden durch **Zirkumzision** beseitigt.

25.6.2 Medikamentöse Therapie

25.6.2 Medikamentöse Therapie

Hormontherapie

Hormontherapie

Bei hypogonadotropem Hypogonadismus ist eine Substitutionstherapie mit **Humangonadotropinen** oder eine **pulsatile GnRH-Therapie** aussichtsreich.

Bei hypogonadotropem Hypogonadismus ist eine Substitutionstherapie mit **Humangonadotropinen** aussichtsreich, wegen der regelmäßigen i.m. Injektionen von HCG und HMG jedoch schwer durchführbar. Man therapiert bis zum Eintritt einer Schwangerschaft bei der Partnerin.
Die **Substitutionstherapie mit GnRH**, das eine Halbwertzeit von wenigen Minuten hat, ist durch eine Einführung von tragbaren, automatischen Infusionspumpen möglich geworden (pulsatile GnRH-Therapie) und ebenfalls geeignet für Patienten mit idiopathischem hypogonadotropem Hypogonadismus.

Antiöstrogene führen zur Erhöhung des GnRH-Spiegels und zum Anstieg von FSH und LH.

Antiöstrogene (z. B. Tamoxifen) binden kompetitiv an Steroidrezeptoren im Hypothalamus und führen zu einer Erhöhung des GnRH-Spiegels und zum Anstieg von FSH und LH. Tamoxifen führt zu einer Verbesserung der Spermatozoenzahl im Ejakulat.

Androgene müssen bei **nachgewiesener** inkretorischer Hodeninsuffizienz substituiert werden.

Androgene müssen bei **nachgewiesener** inkretorischer Hodeninsuffizienz (z. B. bei Klinefelter-Syndrom, bei Anorchie und nach Kastration) vor allem zur Verhütung der Osteoporose substituiert werden.

Zur oralen Therapie eignet sich **Testosteronundecanoat**, parenteral werden Testosteron-Depot-Präparate in 2 – 3-wöchigen Abständen injiziert.

Zur oralen Therapie eignet sich am besten **Testosteronundecanoat**, das das Zielorgan ohne Leberpassage erreichen kann. Bei parenteraler Substitution werden Testosteron-Depot-Präparate in 2 – 3-wöchigen Abständen intramuskulär injiziert.

Prolaktinhemmer bei Hyperprolaktinämie.

Prolaktinhemmer (Bromocriptin) werden bei Erektionsstörungen und Oligozoospermie infolge einer hypophysären Hyperprolaktinämie angewandt.

Antibiotisch-antiphlogistische Therapie

Bei Nachweis von entzündlichen Veränderungen im Genitaltrakt sind eine möglichst frühzeitige Erregerdiagnostik und gezielte antibiotische Therapie notwendig.

Bei Nachweis von entzündlichen Veränderungen im Genitaltrakt sind eine möglichst frühzeitige Erregerdiagnostik und gezielte antibiotische Therapie notwendig. Bei chronischen Entzündungen kann die zusätzliche Behandlung mit nicht steroidalen Antiphlogistika gelegentlich erfolgversprechend sein.

Empirische Behandlungsverfahren

Vasoaktive Substanzen (z. B. **Pentoxifyllin**) können durch eine verbesserte Durchblutung die Spermienmotilität steigern. Grundsätzlich müssen alle andrologischen Therapieversuche mindestens einen Spermiogenesezyklus (3 Monate) lang durchgeführt werden.

Die Ursache der normogonadotropen Oligo-Asthenozoospermie, der häufigsten Fertilitätsstörung, ist meist diagnostisch nicht zu klären. Es gibt keine kausalen Behandlungsmethoden. Es werden zur Zeit **vasoaktive Substanzen** (z. B. **Pentoxifyllin**), unter der Vorstellung eingesetzt, dass durch eine verbesserte Durchblutung die Spermatozoenmotilität gesteigert werden kann. Grundsätzlich müssen alle andrologischen Therapieversuche mindestens einen Spermiogenesezyklus lang (d. h. über mindestens 3 Monate) durchgeführt werden, bis die Wirkung beurteilt werden kann.

25.6.3 Insemination

Instrumentelle Übertragung von Sperma prä- und intrazervikal oder intrauterin. Der Vorteil dieses Verfahrens ist die exakte Abstimmung mit dem Ovulationstermin und die Möglichkeit einer Spermaaufbereitung.

Unter Insemination versteht man die instrumentelle Übertragung von Sperma nach Aufbereitung in die Zervix oder in den Uterus. Der Vorteil dieses Verfahrens ist die exakte Abstimmung mit dem Ovulationstermin. Intrauterine Inseminationen nach Ovulationsinduktion sind vor allem bei Motilitätsstörungen und bei Penetrationsstörungen der Spermien durch den Zervixmukus angezeigt.

25.6.4 Gametentransfer und In-vitro-Fertilisierung

Bei der **intrazytoplasmatischen Spermatozoeninjektion** wird ein einzelnes Spermatozoon in das Zytoplasma von Metaphase-II-Oozyten injiziert.

Ein Verfahren der assistierten Reproduktion stellt die **intrazytoplasmatische Spermatozoeninjektion** (ICSI) dar, bei der ein einzelnes Spermatozoon in das Zytoplasma von Metaphase-II-Oozyten injiziert wird. Dieses Verfahren ist bei hochgradiger Oligozoospermie und vor allem bei Funktionsdefekten der Zonabindung erfolgversprechend. Die Fehlbildungsrate bei den durch dieses Verfahren gezeugten Kindern ist nach neueren Untersuchungen gegenüber der Normalbevölkerung erhöht. Hierbei ist zu berücksichtigen, dass chromosomale Aberrationen bei Patienten der Fertilitätssprechstunde häufiger sind.

Bei der **In-vitro-Fertilisierung** findet die Vereinigung der Gameten im Reagenzglas statt. Das befruchtete Ei wird nach mehreren Zellteilungen unter Umgehung der Eileiter intrauterin an die Nidationsstelle gebracht.

Bei der **In-vitro-Fertilisierung** findet die Vereinigung der Gameten im Reagenzglas statt. Dann wird das befruchtete Ei nach mehreren Zellteilungen unter Umgehung der Eileiter intrauterin an die Nidationsstelle gebracht. Diese Methode ist besonders geeignet für Frauen mit irreparablen Eileiterverschlüssen.

Besteht eine irreversible Störung der männlichen Fertilität, sollte eine ausführliche Beratung über Möglichkeiten einer **Adoption** und über die mit ethischen und juristischen Problemen belastete **heterologe Insemination** (Spenderinsemination) gesprochen werden.

25.6.5 Spermakonservierung

Sperma kann in flüssigem Stickstoff bei – 196 °C über Jahre gelagert (Kryosperma) und nach dem Auftauen zur Insemination verwandt werden. Eine Anwendungsmöglichkeit ist die prophylaktische Spermakonservierung bei vorhersehbarem Verlust der Zeugungsfähigkeit, z. B. durch Zytostatika, Röntgenbestrahlung und Hodentumoren.

25.6.6 Immunologische Therapie

Bei nachgewiesenen Autoantikörpern an Spermien, im Seminalplasma oder im Serum kann eine immunsuppressive Therapie, z. B. mit Kortikosteroiden, erfolgversprechend sein.

25.6.7 Psychotherapie

Bei psychischen Auffälligkeiten eines Partners oder bei Beziehungsstörungen sollte frühzeitig eine Psychotherapie einsetzen. Sind die Störungen durch die Belastung der Sterilitätsdiagnostik und Therapie aufgetreten, ist eine Therapiepause, ein längerer Urlaub oder der Entschluss zur Adoption oft so entlastend, dass es spontan zur lang ersehnten Schwangerschaft kommt. Infertilität kann psychisch bedingt sein, aber auch durch die jahrelangen unerfüllten Hoffnungen sekundär zu psychischen Störungen führen, die therapiebedürftig sind.

25.6.5 Spermakonservierung

Sperma kann in flüssigem Stickstoff bei – 196 °C über Jahre gelagert und nach dem Auftauen zur Insemination verwandt werden.

25.6.6 Immunologische Therapie

Bei nachgewiesenen Autoantikörpern kann eine immunsuppressive Therapie erfolgversprechend sein.

25.6.7 Psychotherapie

Bei psychischen Auffälligkeiten eines Partners oder bei Beziehungsstörungen sollte frühzeitig eine Psychotherapie einsetzen. Infertilität kann psychisch bedingt sein, aber auch durch die jahrelangen unerfüllten Hoffnungen sekundär zu psychischen Störungen führen.

26 Dermatologische Lokalbehandlung

26.1 Allgemeines

Die dermatologische Lokalbehandlung dient der gezielten Behandlung von Hautkrankheiten durch umschriebene oder generalisierte (großflächige) Behandlung der Haut und der hautnahen Gewebe unter bestmöglicher Schonung der anderen Organe. Dazu stehen in vielen Anwendungsformen Markenpräparate und galenische Zubereitungen zur Verfügung. Letztere umfassen einen großen, traditionellen Erfahrungsschatz und sind in wesentlichen Zügen im deutschen Arzneimittelbuch (DAB 1997) unter Einschluss der europäischen Arzneimittelbücher, im deutschen Arzneimittelcodex (DAC) und in den neuen Rezeptformeln (NRF) zusammengefasst.

Alle äußerlich anzuwendenden Arzneimittel umfassen einen Träger (Grundlage), in den differente Wirkstoffe eingearbeitet sind. Als Arzneimittelträger kommen feste Stoffe (Puder), Flüssigkeiten (Lösungen für Umschläge, Spülungen, Bäder oder Packungen) sowie streichfähige Fette oder Öle infrage. Die meisten der streichfähigen Grundlagen, zu denen Salben, Cremes, Gele und Pasten zählen (s.u.), sind aus zwei Phasen zusammengesetzt und verfügen über Hilfsstoffe, die einerseits der Phasenvermittlung (Emulgatoren) und andererseits der Stabilität dienen. Daneben finden sich noch eine Reihe von speziellen Anwendungsformen wie Stifte, Sprays, Pflaster und therapeutische Systeme. Der Zusammenhang der Trägersysteme ist in Abb. **26.1** als Phasendreieck dargestellt.

26.1 Phasendreieck der Grundlagen zur lokalen Hautbehandlung

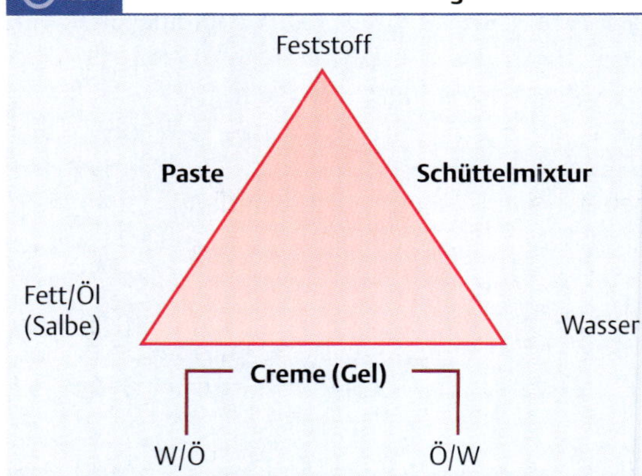

▶ **Merke.** Die Wahl der Trägersysteme und damit der Grundlagen richtet sich nach der Körperregion, der geplanten Anwendung und nach dem Hautzustand. Dabei ist von wesentlicher Bedeutung, ob die Hornschicht und deren Lipidbarriere intakt ist oder ob sie durch die Krankheit alteriert wurde.

Bei intakter Hornschicht und Lipidbarriere sind lipophile Träger zur Vermittlung von lipophilen Wirkstoffen am effektivsten und vermitteln die beste Tiefenwirkung. Demgegenüber sind hydrophile Träger und hydrophile Wirkstoffe bei nässenden Dermatosen vorzuziehen.

Die weiteste Verbreitung fanden und finden die **streichfähigen Grundlagen**:

Salben sind wasserfreie, streichfähige Grundlagen mineralischer (Vaseline), tierischer (Wollfette) oder synthetischer Herkunft.

26 Dermatologische Lokalbehandlung

26.1 Allgemeines

Die dermatologische Lokalbehandlung stellt die gezielte Behandlung erkrankter Hautpartien dar unter Schonung anderer Organe. Dazu stehen Markenpräparate und galenische Zubereitungen zur Verfügung.

Äußerlich anzuwendende Arzneimittel bestehen aus einem Träger und differenten Wirkstoffen. Die Trägersysteme sind oft zusammengesetzt und haben distinkte Eigenschaften (Abb. **26.1**).

26.1

▶ Merke

Am weitesten verbreitet sind die **streichfähigen Grundlagen:**

- **Salben**

Cremes sind streichfähige Emulsionssysteme, die fetthaltige Produkte, Wasser und Emulgatoren enthalten. Man unterscheidet **lipophile Cremes** (W/Ö-System), in welchen Wassertröpfchen in der fetten äußeren Phase emulgiert sind und somit mit Fett unbegrenzt mischbar sind, von **hydrophilen Cremes** (Ö/W-Systeme), die umgekehrt kombiniert und unbegrenzt mit Wasser vermischbar sind. Wirkstoffe können in die wässrige oder in die ölige Phase eingearbeitet werden.

Transparente Gele sind als Sonderformen von Cremes ähnlich aufgeteilt.

Pasten sind Salben mit einem Pulveranteil, der sie relativ konsistent, aber doch noch streichbar gestaltet. Sie haften der Hautoberfläche an und stoßen Wasser ab. Wegen der zunehmenden Sensibilisierung durch Wollwachsbestandteile werden wollwachsfreie Grundlagen immer wichtiger (Tab. **26.1**).

- **Cremes**
- **Gele**
- **Pasten**

Wollwachsfreie Grundlagen gewinnen an Bedeutung (Tab. **26.1**).

26.1 Grundlagen für Externa ohne Wollwachsalkohole und Wollwachsester

Basiscreme DAC	Basiscreme
Kühlsalbe DAB 1997	Unguentum leniens
Cold Creme Roche Posay	Kühlcreme
Weißes Vaselin DAB 1997	Vaselinum album
Hydrophile Salbe DAB 1997	Unguentum emulsificans
Polyethylenglykolsalbe DAB 8	Unguentum polyaethylenglycoli
Unguentum Cordes	

26.1

26.2 Eine Auswahl der Wirkstoffe

26.2 Eine Auswahl der Wirkstoffe

Lokale Steroide

Zur Behandlung von entzündlichen und auch gutartig proliferativen Hauterkrankungen haben sich die lokal angewandten Kortikosteroide dank ihrer exzellenten Wirksamkeit bewährt. Sie werden in **4 Gruppen** eingeteilt, wobei die **Gruppe I** (schwach) nur eine **antientzündliche Wirkung** ausübt und keine Proliferationshemmung bewirkt. Die **Gruppen II–IV** sind sowohl in der **antientzündlichen** wie in der **antiproliferativen Wirkung** gestaffelt. Sie sind, in verschiedenste Grundlagen eingearbeitet, bei einer Vielzahl von Hautkrankheiten gezielt und kontrolliert angewandt, ein Segen für den Patienten. Dabei spielen Lebensalter, Körperregion der Anwendung, Natur und Zustand der Hauterkrankung bei der Indikation, der Auswahl des Präparates, der Anwendungsart, der Anwendungsfrequenz und vor allem der Anwendungsdauer eine entscheidende Rolle. Eine Klassifikation der lokalen Kortikosteroide nach den Wirkgruppen I–IV zeigt Tab. **26.2**.

Die Anwendung lokaler Steroide ist limitiert durch die Persistenz der Erkrankung, das Auftreten von Nebeneffekten und auch durch die Provokation von neuen, steroidinduzierten Hautveränderungen. Gefürchtet sind vor allem die **Nebenwirkungen** der antiproliferativen Kortikosteroidwirkung: **Atrophien**, Teleangiektasien, Blutungsneigung, **Striae distensae** und **Hypertrichose**. Bei den steroidprovozierten Krankheiten ist neben der **rosazeaähnlichen Steroiddermatitis** (s. S. 402) auch an **Superinfektionen** bakterieller und mykotischer Herkunft zu denken.

Lokale Steroide

Lokale Steroide dienen der Behandlung von entzündlichen und gutartig proliferierenden Hautkrankheiten. Sie werden entsprechend ihrer antientzündlichen Wirkung in **4 Gruppen** eingeteilt (Tab. **26.2**).

Bei langer und unzweckmäßiger Anwendung treten **Nebenwirkungen** auf: Atrophie, Striae distensae, Hypertrichose, Steroiddermatitis und auch Neigungen zu Superinfektionen.

Lokale Antimykotika

Die modernen Antimykotika zur lokalen Anwendung an der Haut und den hautnahen Schleimhäuten zeigen eine breite Wirksamkeit bei den Dermatophyten, Hefen und Schimmelpilzen. Daneben kontrollieren sie auch noch gewisse bakterielle Besiedelungen. In Tab. **26.3** sind lokale Antimykotika aufgeführt, welche die früher gebräuchlichen galenischen Zubereitungen weitgehend abgelöst haben.

Lokale Antimykotika

Lokale Antimykotika wirken breit gegen Dermatophyten, Hefen und Schimmelpilze (Tab. **26.3**).

26.2 Klassifikation lokaler Kortikosteroide

Freinamen	*Konzentration*	*Handelsnamen*	*Anwendungsform*
Gruppe I (schwach)			
Hydrocortison	0,2500%	Schericur	S
		Hydrocort Dermale	L
Hydrocortison	0,5000%	Ficortril mite	S
		Ficortril Lotio	Lo
		Hydrocort	L
	1,0%	Ficortril Salbe	S
Hydrocortisonacetat	1,0%	Scheroson F Salbe	S
		Cordes H	C, S
Prednisolon	0,4000%	Linola H	E (O/W)
		Linola H Fett	E (W/O)
Hydrocortison	2,0%	Hydrocort forte	L
		Ficortril Spray	Spray
	2,5000%	Ficortril Salbe	S
Fluocortinbutylester	0,7500%	Vaspit	S, FS, C
Triamcinolonacetonid	0,18%	Volonimat Spray	Spray
Dexamethason	0,120%	Sokaral	L
Clobetasonbutyrat	0,500%	Emovate	S, C
Fluorometholon	0,1000%	Efflumidex Liquifilm AT	L
Gruppe II (mittelstark)			
Dexamethason	0,100%	Dexalocal, Lokalisch-F Salbe Delonal	S, C, L/S
Alclometasondipropionat	0,500%	Delonal	S, C
Flumetasonpivalat	0,200%	Locacorten	S, C, Lo, Sch
Triamcinolonacetonid	0,89%	Volon A Spray	Spray
	0,250%	Extracort	C
Fluprednidenacetat	0,500%	Decoderm	S
	0,1000%	Decoderm	C, Lo
	0,1500%	Etacortin	S, C, T, P
Fluorandrenolon	0,250%	Sermaka 1/2	S, C
Hydrocortisonbutyrat	0,1000%	Alfason	S, C, CreSa, L
Betamethasonbenzoat	0,25%	Euvaderm	C
Fluocortolonpivalat plus -hexanoat	je 0,1000%	Ultracur	S, FS, C
Fluocortolon	0,2000%	Syracort	S, C
Clocortolonpivalat plus -hexanoat	je 0,1000%	Kaban	S, C
Desonid	0,500%	Tridesilon	S, C
	0,1000%	Sterax 0,10%	C
Fluorandrenolon	0,500%	Sermaka	S, C, Lo, Folie
Betamethasonvalerat	0,500%	Betnesol-V crinalite	L
		Betnesol-V mite	S, C
		Celestan-V mite	S, C
Triamcinolonacetonid	0,1000%	Volon A	S, HS, C
		Delphicort	S, C
Prednicarbat	0,25000%	Dermatop	S, FS, C
Fluocinolonacetonid	0,100%	Jellin Gamma	C
Desoximetason	0,500%	Topisolon mite	S
Fluocinonid	0,100%	Topsym	S
Halcinonid	0,250%	Halcimat	C
Hydrocortisonbutyrat plus -propionat	0,1000%	Pandel	S, C
Hydrocortisonaceponat	0,1270%	Retef	S, FS, C
Gruppe III (stark)			
Dexamethasonvalerat	0,1000%	Dexavate	S, C, L
Betamethasonvalerat	0,1000%	Betnesol-V crinale	L
		Betnesol-V	S, C, Lo
		Celestan-V crinale	L
		Celestan-V	S, C
Betamethasondipropionat	0,500%	Diprosone	S, C, L
		Diprosis	S, G

Fortsetzung ►

Tab. 26.2 Klassifikation lokaler Kortikosteroide (Fortsetzung)

Freinamen	*Konzentration*	*Handelsnamen*	*Anwendungsform*
Fluocortolon plus Fluocortolon-hexanoat	je 0,2500%	Ultralan	C, S, FS, Spray, M
Fluocinolonacetonid	0,250%	Jellin	S, C, Sch, G, L, Lo
Diflorasondiacetat	0,500%	Florone	S, C
Desoximetason	0,2500%	Topisolon	S, FS, Lo
Fluocinonid	0,500%	Topsym	S, FS, L
Amcinonid	0,100%	Amciderm	S, Fs, C, L
Halcinonid	0,1000%	Halog	S, FS, L
Diflucortolonvalerat	0,1000%	Nerisona	S, FS, L
		Temetex	S, FS, C
Methylprednisolonaceponat	0,1000%	Advantan	S, FS, C
Mometasonfuroat	0,1000%	Ecural	S, FS, L
Gruppe IV (sehr stark)			
Fluocinolonacetonid	0,2000%	Jellin ultra	C
Diflucortolonvalerat	0,3000%	Nerisona forte	FS
		Temetex forte	FS
Clobetasolpropionat	0,500%	Dermoxinale	L
		Dermoxin	S, C

S = Salbe; C = Creme; E = Emulsion; Lo = Lotio; L = Lösung; FS = Fettsalbe;
CreSa = Creme-Salbe; Sch = Schaum; T = Tinktur; G = Gel; M = Milch; HS = Haftsalbe.

Tab. 26.3 Lokale Antimykotika (Auswahl)

26.3

Freinamen	*Handelsnamen*
Mit Wirkung auf Dermatophyten, Hefen und Schimmelpilze (DHS-System):	
Bifonazol	Mycospor
Ciclopiroxolamin	Batrafen
Econazol	Epi-Pevaryl
Isoconazol	Travogen
Ketokonazol	Nizoral
Miconazol	Daktar
	Epi-Monistat
Naftifin	Exoderil
Oxiconazol	Oceral
Wirksam ist, mit Einschränkungen bei den Schimmelpilzen, auch Clotrimazol.	
Mit Wirkung auf Hefeinfektion:	
Amphotericin B	Ampho-Moronal
Nystatin	Biofanal
	Candio-Hermal
	Moronal
	Nystatin
Natamycin	Pimafucin

Lokale Antibiotika

Lokale Antibiotika sind zur Behandlung oberflächlicher und umschriebener bakterieller Infekte geeignet.

Lokale Antibiotika

Sie sind zur Behandlung oberflächlicher und umschriebener bakterieller Infekte geeignet.

▶ **Merke.** Es sollen nur solche Antibiotika zur Anwendung kommen, die selten oder nicht systemisch eingesetzt werden, damit Resistenzentwicklungen oder Allergisierungen durch die lokale Behandlung nicht zu einem Therapieversagen bei einem späteren systemischen Bedarf führen.

◀ **Merke**

Zudem ist auf die Empfindlichkeit der Keimbesiedelung abzustellen und die relativ hohe Sensibilisierungsrate der Aminoglykoside und Polypeptidantibiotika zu berücksichtigen.
Unter diesen Gesichtspunkten kann folgende **allgemeine Regel** gelten:
Bei **Impetigo, Pyodermien** und Superinfektionen bieten sich Bacitracin, Gramicidin, Erythromycin, Clindamycin und Fusidinsäure an (s. S. 136 ff).
Bei **follikulärem Überwuchern** durch obligate Hautoberflächenkeime (Akne, s. S. 400, Follikulitis s. S. 139) bieten sich Erythromycin, Clindamycin und Tetrazykline an.
Bei **gramnegativen Infekten** (gramnegative Follikulitis und gramnegativer Fußinfekt [s. S. 143]), bieten sich Neomycin und Gentamicin an.

Oberflächendesinfektion bei Hauterkrankungen

Oberflächliche Desinfektion ist notwendig bei bakteriellen, mykotischen und viral bedingten oder superinfizierten Hautkrankheiten.
Sie desinfizieren und trocknen aus. **Farbstoffe** in 0,25 – 1,0 %iger, wässriger Lösung sind hochwirksam.

Oberflächendesinfektion bei Hauterkrankungen

Zur flächigen Desinfektion bei bakteriell, mykotisch oder viral bedingten oder superinfizierten Hauterkrankungen bieten sich die leider verschmutzenden, aber gut desinfizierenden und auf der Haut haftenden **Farbstoffe** an, die 0,25 – 1,0 %ig in wässriger Lösung auch großflächig angewandt werden können: **Eosin, Gentianaviolett und Brillantgrün.** Nach ein- bis mehrmaligen Probeanstrichen auf einem handflächengroßen Areal an der Grenze zwischen gesunder und erkrankter Haut (Abb. **26.2 g**) werden die befallenen Hautbereiche auch großflächig 1 – 2mal täglich angestrichen (Abb. **26.2 h**) und mit dem Föhn sowie etwas Puder getrocknet. Auch halogenierte Chinolinderivate (Vioform u. ä.), Phenolderivate (z. B. Hexachlorophen), quaternäre Ammoniumverbindungen, Quecksilberverbindungen (Mercurochrom), Gerbsäure (Tannin) und halogenierte Salicylanilide (Tribromsalan, Triclosan u. ä.) kommen zur Anwendung.

Galenische Wirkstoffe

s. Tab. **26.4**

Galenische Wirkstoffe

Außer den Fertigpräparaten zur differenten Dermatotherapie gibt es auch wirksame galenische Stoffe mit definierten Effekten, die in geeigneten Grundlagen zur Rezeptur verfügbar sind. Einige Beispiele sind in Tab. **26.4** aufgeführt.

Keratolytika: in Cremes und Salben.

Keratolytika werden in Cremes und Salben eingearbeitet und stehen für die großflächige Anwendung, zuweilen am ganzen Körper, zur Verfügung. Der Stabilität und Haltbarkeit ist besondere Aufmerksamkeit zuzuwenden sowie auch der eingeschränkten Kompatibilität mit anderen Wirkstoffen.

Juckreizstillung: in Schüttelmixturen und Lotiones.

Juckreiz stillende Zusätze werden zu Schüttelmixturen, Lotionen und Ö/W-Cremes gemischt und stehen für großflächige und wiederholte Anwendungen zur Verfügung.

26.4

26.4 Ausgewählte Wirkstoffe zur Rezeptur in Lokaltherapeutika

Wirkung	*Wirkstoff*	*Konzentrationsbereich*
Keratolyse	Acidum salicylicum (Salizylsäure)	3 – 10 %
	Urea pura (Harnstoff)	5 – 10 %
	Sulfur praecipitatum (Schwefel)	2 – 10 %
Entzündungshemmung	Ichthyol	5 – 10 %
	Tumenol	3 – 10 %
Proliferationshemmung	Dithranol und Anthralin	0,1 – 2,0 %
	Pix lithanthracis (Steinkohlenteer) und Pflanzenteere	10 – 100 %
	Tinctura Arning (DAB)	
Juckreizstillung	Thesit	1 – 5 %
	Menthol	0,5 – 2,0 %

Wirkstoffe zur **Entzündungshemmung** und zur **Proliferationsdämpfung** werden umschrieben und regional angewandt. Es empfiehlt sich, zur Verträglichkeitsprüfung Probeanstriche, auch mehrere Therapeutika nebeneinander, der Behandlung voranzuschieben (Abb. **26.2 a**), um Allergien oder Unverträglichkeiten frühzeitig zu erkennen. Anschließend wird die Behandlung mit 2-mal täglichen Applikationen über 3 – 12 Tage geführt, wobei die Wirkstoffe zwischendurch nicht abgewaschen werden (Abb. **26.2 b**).

Entzündungshemmung und Proliferationsdämpfung (Abb. **26.2 a** u. **b**)

Der **Steinkohlenteer**, aber auch die Pflanzenteere, werden nach Probeanstrichen an den bfallenen Stellen 10% in Vaseline oder in reiner Form 2-mal täglich aufgetragen, mit etwas Puder bestäubt und mit einem Deckverband (z. B. Handschuhe) bedacht. Dies wird 3 Tage ohne Zwischenwaschung durchgeführt. Nach einem solchen „Teerzyklus" kommt ein Tag mit 10% Tumenol in Vaseline und einmaliger, sanfter Waschung mit Wasser. Teerzyklen werden 2 – 4-mal wiederholt, bis endlich mit Tumenol-Vaseline in mehrfachen Anwendungen abgelöst wird. Die therapeutische Teeranwendung führt zu einer Lichtsensibilisierung der behandelten Haut, weshalb während und nach einer solchen Behandlung Sonne und künstliche Lichtquellen zu meiden sind. Teerbehandlungen sind verschmutzend und bedürfen eines Deckverbandes, sie riechen charakteristisch, was von vielen Menschen als unangenehm empfunden wird. Der Effekt bei chronischen, lichenifizierten Ekzemen ist aber sehr gut (Abb. **26.2 c – f**).

Teere (Abb. **26.2 c – f**)

26.3 Dermatologische Verbände

26.3 Dermatologische Verbände

In der Dermatotherapie sind Verbände von großer Bedeutung. Man unterscheidet:

Deckverbände zum Abdecken von verschmutzenden, geruchsintensiven und „schmierigen" Externa, zum Festhalten derselben und zum Schutz vor Lichteinwirkung. Sie werden vorteilhaft mit Leinenlappen durchgeführt, die mit Mullbinden, Handschuhen, Schlauchverbänden oder Gesichtsmasken festgehalten werden (Abb. **26.3 a**).

Deckverbände (Abb. **26.3 a**)

Bei großflächiger oder Ganzkörperanwendung wird der Verband durch ein **Salbentuch** ersetzt, das 2-mal am Tag bis zu 2 Stunden zur Anwendung kommen kann (Abb. **26.3 d**). Im Sommer und in sehr warmen Räumen ist auf die Möglichkeit einer Hitzestauung zu achten. Tuchverbände verdoppeln die Penetration von Wirkstoffen in die Haut gegenüber der unbedeckten Anwendung (Tab. **26.5**).

Salbentuch (Abb. **26.3 d**)

26.5 Verstärkung der Wirkung eines Externums durch die Verbandart am Beispiel des antiphlogistischen Effektes eines Lokalsteroids

26.5

Art des Verbandes	*Verstärkung*
unbedecktes Auftragen	1
mit Deckverband (Abb. **26.3 a** u. **d**)	2 – 4
mit Okklusiv-Verband (Abb. **26.3 b** u. **c**)	30 – 50

Okklusiv-Verbände können umschrieben oder regional zur extremen Penetrationsverstärkung von Wirkstoffen in und durch die Haut angewandt werden. Die behandelten Hautstellen werden mit einer Okklusiv-Folie umwickelt, die Hände mit Folienhandschuhen bedeckt und das Ganze mit einem Deckverband festgehalten. Das körperwarme und feuchte Milieu führt zu einer Verquellung der Hornschicht und zu einer Steigerung der Penetration auf das 30 – 50fache (Tab. **26.5**). Okklusiv-Verbände sollten 12 Stunden (über Nacht) bis maximal 24 Stunden zur Anwendung kommen. Die Haut erscheint anschließend mazeriert. Auf die Gefahr beschleunigter Superinfektionen ist zu achten.

Okklusiv-Verbände zur Penetrationssteigerung der Wirkstoffe (Tab. **26.5**).

Kompressionsverbände (Abb. **26.3e**).

Kompressionsverbände sind als Druckverbände bei Wunden und nach Operationen angezeigt und als Kompressionsverbände der Beine zur Behandlung insuffizienter Beinvenen und deren Komplikationen weit verbreitet (Abb. **26.3e**). Kompressionsverbände können auch über behandelte Stellen und über Deckverbände angelegt werden. Kompressionsverbände haben distal eine höhere Kompression zu vermitteln als proximal. Sie können bei arterieller Minderdurchblutung kontraindiziert sein.

▶ Merke

▶ **Merke.** Die verschiedenen Verbandtechniken und deren Variationsmöglichkeiten sowie die differente Anwendung sind Besonderheiten qualifizierter Dermatotherapie. Sie zeichnen die Dermatologen und das dermatologische Pflegepersonal besonders aus.

26.4 Bildtafel 6: Lokaltherapie

26.4 Bildtafel 6: Lokaltherapie

26.2 **Bildtafel 6**

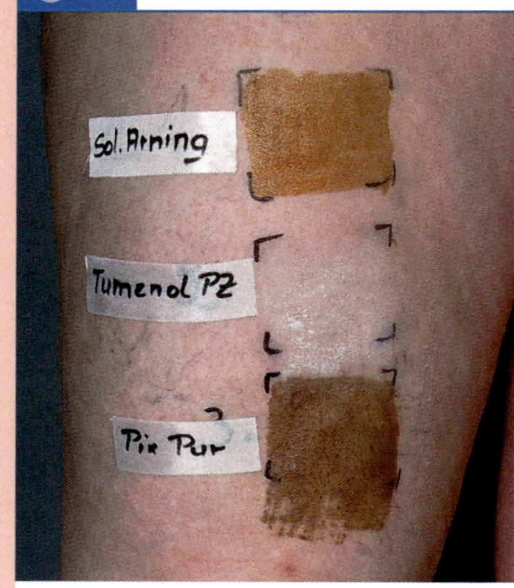

a Probeanstriche zur Verträglichkeitsprüfung antiekzematöser Externa: Solutio arningi, Tumenolammonium, 10 % in Pasta zinci, und Pix lithantracis pur.

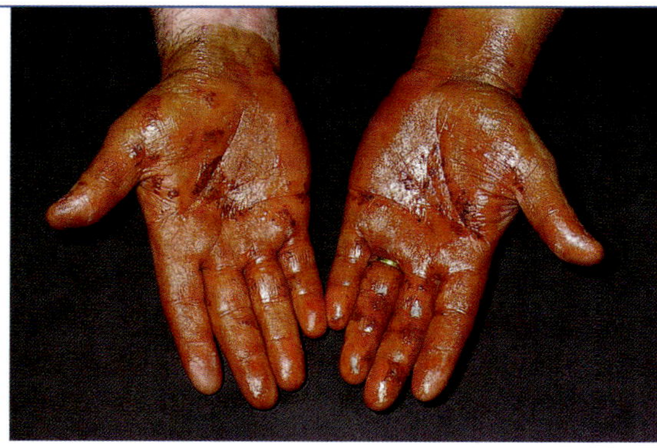

b Therapeutischer Anstrich beider Hände mit **Solutio arningi**, zweimal täglich über mehrere Tage.

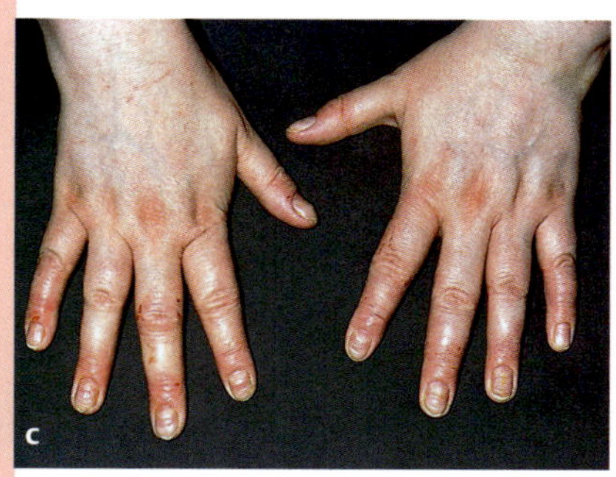

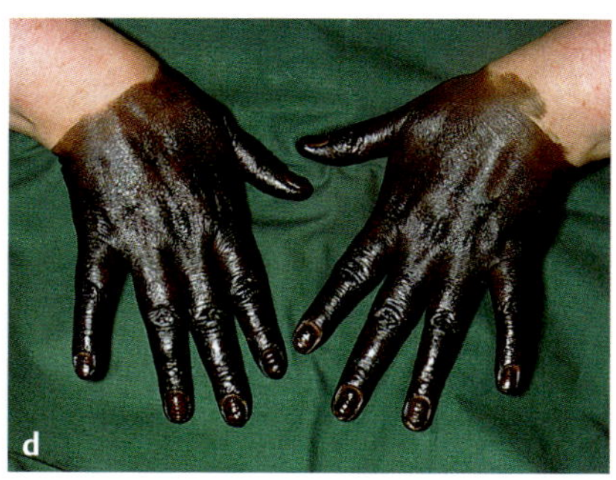

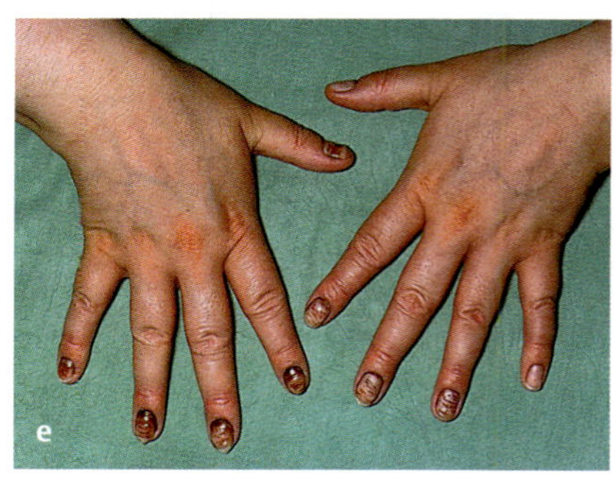

c–e Chronisches Handekzem vor (**c**), während einer **Behandlung mit Pix lithantracis pur**, zwei Anstriche täglich (**d**), und nach einer Behandlung von 3 Zyklen zu je 3 Tagen Teeranstriche. Nach dem Ablösen mit Tumenolammonium 10 % in Pasta zinci verbleiben noch Teerreste an den Nägeln und im Nagelfalz (**e**).

Fortsetzung ►

26.2 Bildtafel 6 (Fortsetzung)

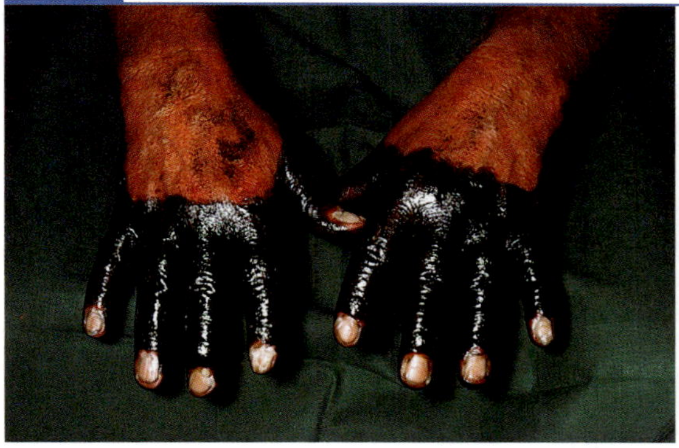

f „Teeranstrich" mit Freihalten der Nägel durch vorherige Schutzanwendung von Wachs
(Gebleichtes Wachs 30,0, Cetiol ad 40,0; DS: warm auftragen).

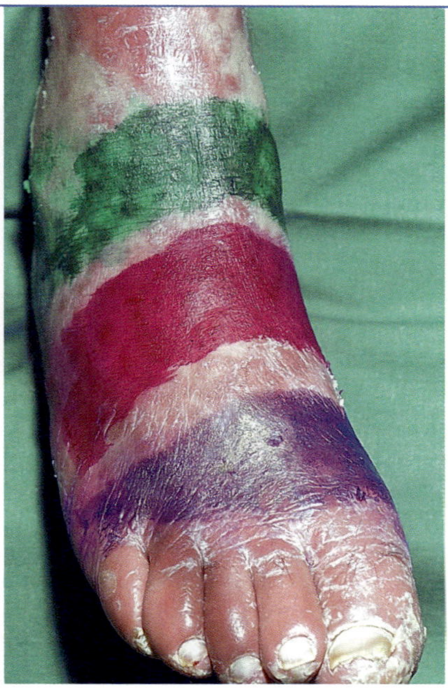

g Probeanstriche mit desinfizierenden Farbstoffen bei einem superinfizierten Fußekzem: Brillantgrün (oben), **Eosin** (Mitte) und **Methylviolett** (unten) jeweils 1%ig in wässriger Lösung.

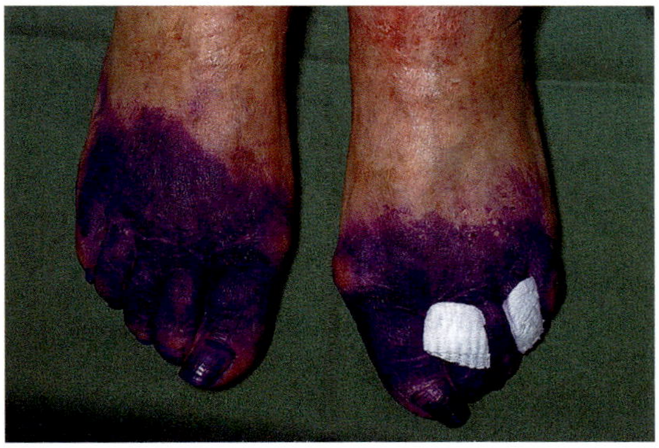

h Behandlung einer Fußmykose mit gramnegativem Fußinfekt (Kap. 7.3.5) **durch Anstriche mit Methylenblau** 1% in wässriger Lösung, zweimal täglich, und Trockenhalten der Zwischenzehenräume durch Verbandstreifen.

26.5 Bildtafel 7: Verbände

26.3 Bildtafel 7

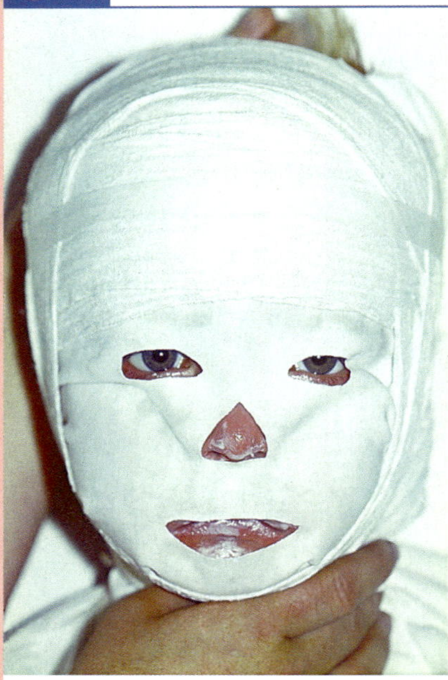

a Kopfverband mit Gesichtsmaske aus Leinenlappen und Mullbinden mit ausgeschnittenen Körperöffnungen zur intensiven Behandlung des ganzes Kopfes, z. B. bei Neurodermitis atopica über Nacht.

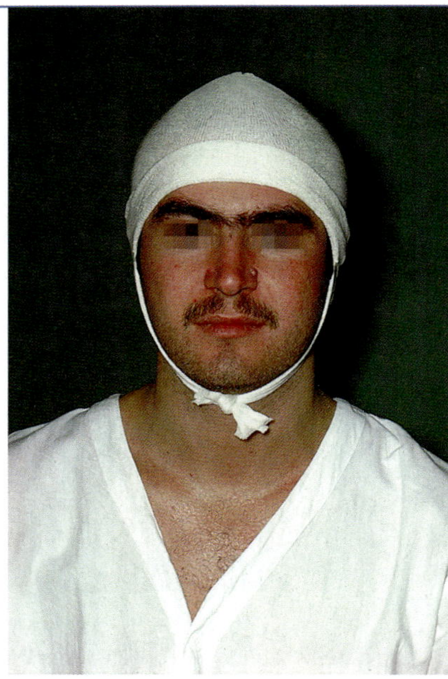

b Kopfkappe mit einem Schlauchverband zur Fixierung eines Kopf-Okklusivverbandes (Polyäthylen-Folie), z. B. zur kombinierten Keratolyse und Steroidbehandlung bei Kopfpsoriasis.

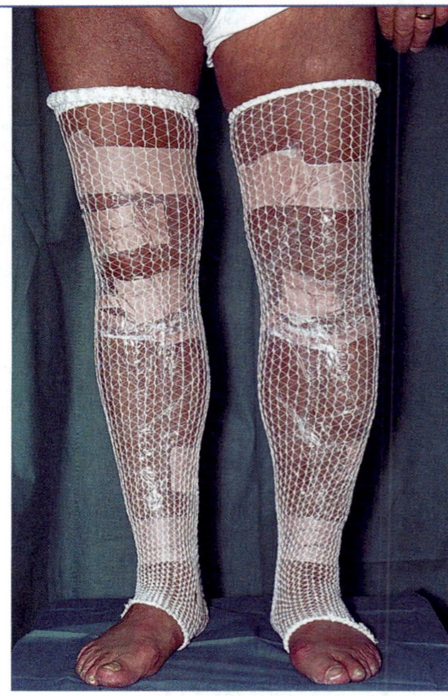

c Okklusiv-Verbände beider Beine zur intensiven Behandlung psoriatischer Herde über Nacht, Fixierung mit Netzverbänden.

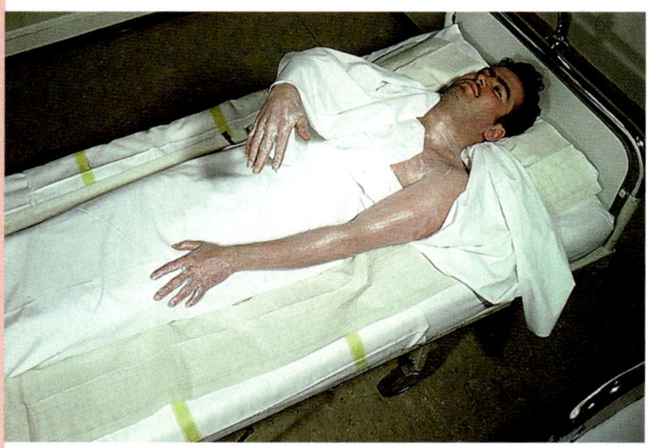

d Tuchverband zur großflächigen und intensiven Salbenbehandlung an Körper und Extremitäten, 1- bis 2-mal 2 Stunden täglich.

Fortsetzung ►

26.3 Bildtafel 7 (Fortsetzung)

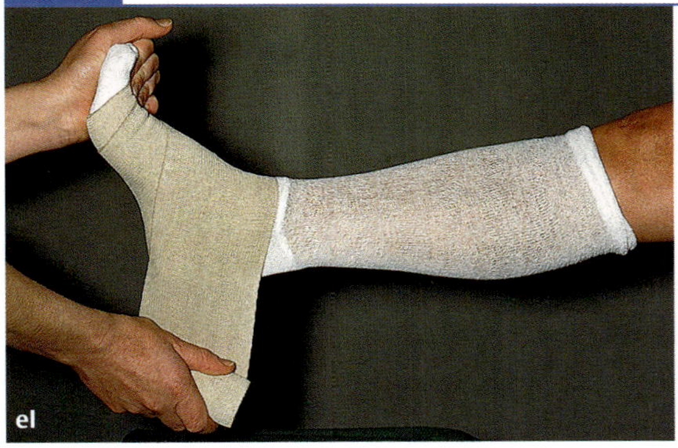
eI

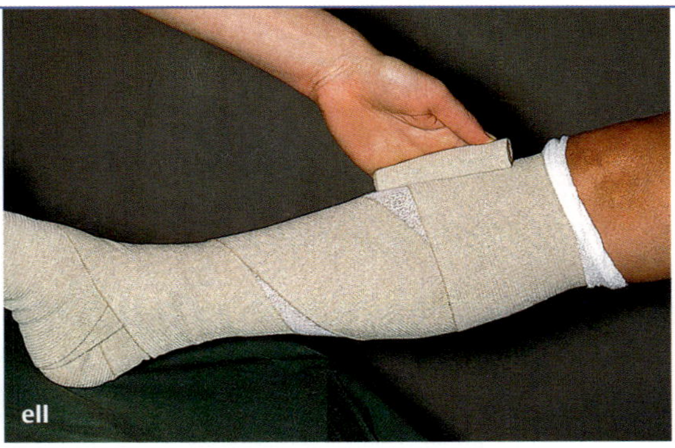
eII

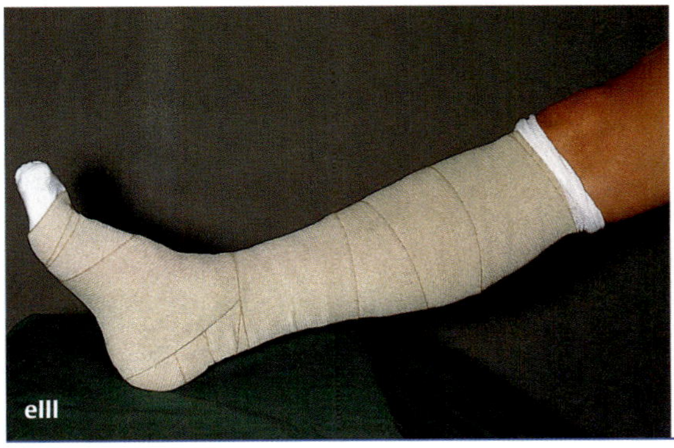
eIII

e Anlegen eines Kompressionsverbandes mit textilelastischen Kurzzugbinden zur Kompression und Entstauung bei Lymphödemen und zur Verbesserung des venösen Rückflusses bei chronisch-venöser Insuffizienz. Man beginnt am Fußrücken von innen nach außen, verwendet zwei volle Binden mit 10 cm Breite pro Bein und vermindert die Kompression von distal nach proximal. Darunter kann die Ekzem- oder Ulkustherapie angebracht, mit einem Wundverband festgehalten und mit einer Schlauchbandage überzogen werden.

26.6 Bildtafel 8: Allergologische Diagnostik

26.4 Bildtafel 8 (Kutantestung, vgl. S. 39, 61, 379 ff, 383)

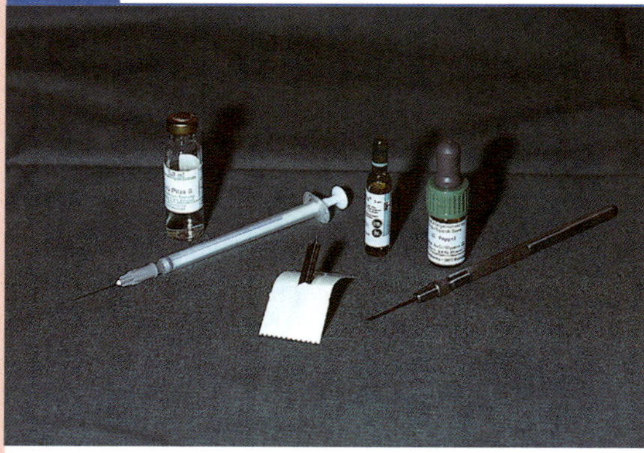

a Sterile Allergenlösungen werden oberflächlich (Prick-Test) oder tiefer in die Kutis (Intrakutan-Test) eingespritzt. Histamin dient als Positiv-Kontrolle (1 : 10⁴).

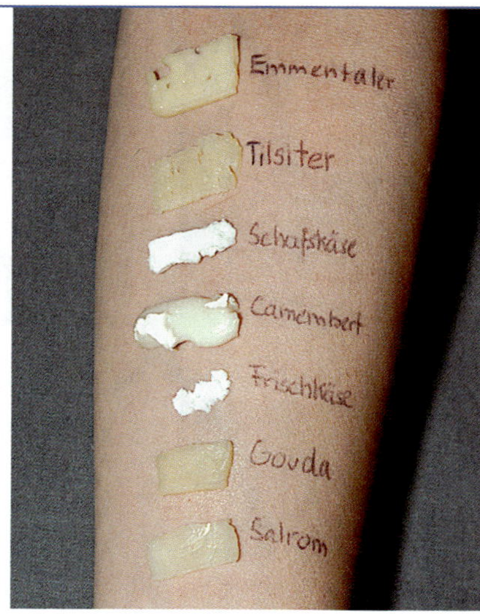

b Nichtsterile Substanzen und komplexe Aufbereitungen werden angefeuchtet der mittels Lanzette skarifizierten Hautstelle aufgelegt. Histaminkontrolle (1 : 10^3).

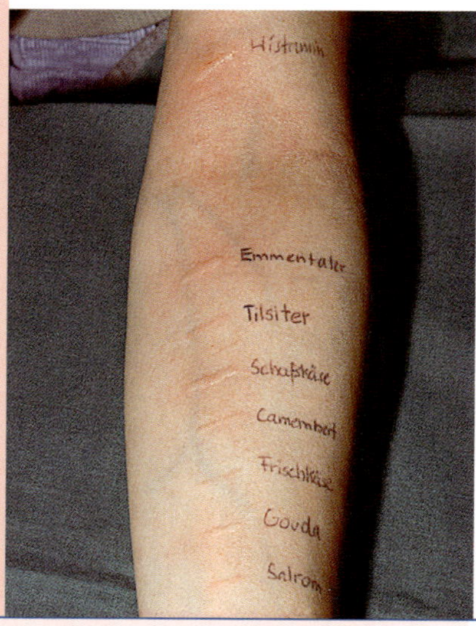

c Positive Reaktionen zeigen sich nach 5 – 30 Minuten durch juckende Quaddeln, teilweise mit Pseudopodien-Ausläufern und einem Reflexerythem. Hier positive Reaktionen auf verschiedene Käsesorten bei Nahrungsmittel-Urtikaria (vgl. auch Abb. **4.4**, S. 39).

26.4 Bildtafel 8 (Epikutantestung [Patchtest], vgl. S. 47 ff)

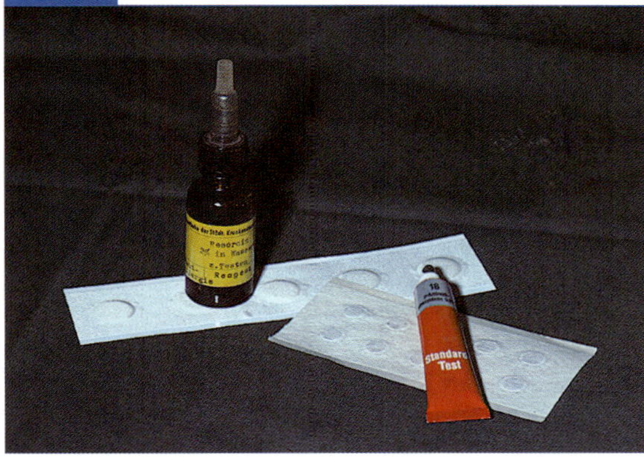

d Wassergelöste Testsubstanzen und lipidlösliche Substanzen in Vaseline werden in standardisierter Konzentration (vgl. auch Abb. **4.9**, S. 51) mittels spezieller Testpflaster gesunder Rückenhaut aufgeklebt und 48 Stunden belassen (Beurteilung bis zu 96 Stunden möglich).

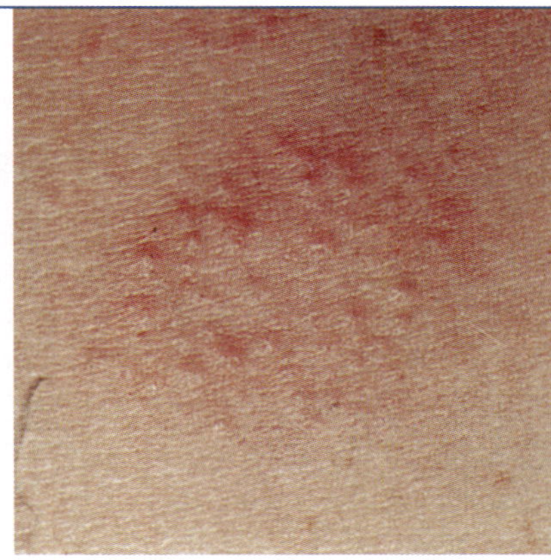

e Ekzematöse Testreaktion mit gruppierten Knötchen auf geröteter Haut (und Juckreiz) nach 48 Stunden als positiver Test.

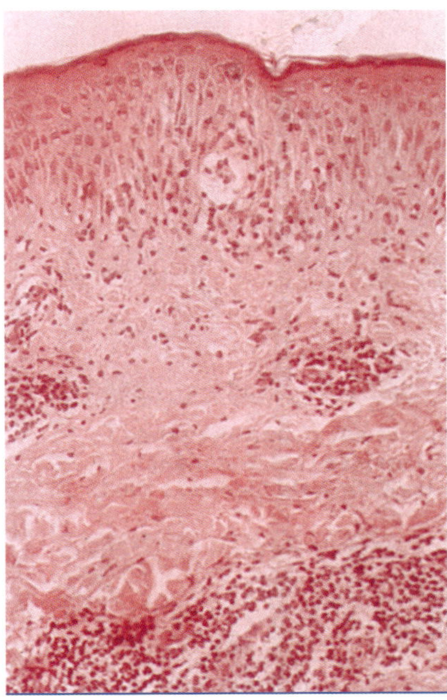

f Histopathologie von e mit epidermaler Spongiose und epidermotropem, perivaskulärem Rundzellinfiltrat (HE, × 63).

Weiterführende Literatur

Braun-Falco, O., Plewig, G., Wolff, H. H.: Dermatologie und Venerologie, 4. Auflage. Springer, Berlin, Heidelberg 1997.

Elder, D., Elenitsas, R., Jaworsky, C., Johnson, B.: Lever's Histopathology of the Skin, Lippincott-Raven, 8. Auflage, 1997.

Freedberg, I. M., Eisen A. Z., Wolff, K., Austen, F., Goldsmith, L. A., Katz, S. I., Fitzpatrick, T. B. (Hrsg.): Fitzpatrick's Dermatology in General Medicine. McGraw-Hill Book Company, 5. Auflage, 1999 (Vol. 1 –2).

Freudenberger, T.: Dermatologie: Krankheitslehre mit pflegerischen Aspekten. Thieme, Stuttgart 1993.

Gloor, M.: Pharmakologie dermatologischer Externa. Springer, Berlin, Heidelberg 1982.

Grigoiru, D., Delacrétaz, J., Borelli, D.: Lehrbuch der medizinischen Mykologie. Huber, Bern 1984.

Kappert, A.: Lehrbuch und Atlas der Angiologie, 12. Auflage. Huber, Bern 1987.

Mumcuoglu, Y., Rufli, Th.: Dermatologische Entomologie. perimed, Erlangen 1982.

Plewig, G., Kligman, A. M.: Acne. Morphogenesis and Treatment. Springer, Berlin, Heidelberg 1975.

Roitt, J. M.: Leitfaden der Immunologie, 4. Auflage. Blackwell, Berlin 1993.

Rook/Wilkinson/Ebling's Textbook of Dermatology, Blackwell Science. 6. Auflage, 1998 (Vol. 1 – 4).

Schnyder, U. W.: Histopathologie der Haut, 2. Auflage. Springer, Berlin, Heidelberg 1978.

Steigleder, G. K.: Dermatologie und Venerologie, 6. Auflage. Thieme, Stuttgart 1992.

Stein, E.: Proktologie. Lehrbuch und Atlas. Springer, Berlin, Heidelberg 1997.

Stüttgen, G., Haas, N., Mittelbach, F., Rudolph R.: Umweltdermatosen. Springer, Wien 1982.

Wuppermann, Th.: Varizen, Ulcus cruris und Thrombose, 5. Auflage. Springer, Berlin, Heidelberg 1986.

Zeitschriften

Aktuelle Dermatologie. Thieme, Stuttgart.

Archives of Dermatological Research. Springer, Berlin, Heidelberg.

Dermatology. Karger, Basel.

Der Hautarzt. Springer, Berlin, Heidelberg.

Photodermatology, Photoimmunology & Photomedicine. Munksgaard, DK-Kopenhagen.

Journal der Deutschen Dermatologischen Gesellschaft. Blackwell GmbH, Berlin.

Quellenverzeichnis

Abbildungen

4.4 E. G. Jung, Mannheim
4.9 c,d E. G. Jung, Mannheim
4.12 E. G. Jung, Mannheim
4.21 b E. G. Jung, Mannheim
4.24 E. G. Jung, Mannheim (Bildtafel 1)
7.7 Seeliger, H. P.; Heymer, T. (Hrsg.): Diagnostik pathogener Pilze des Menschen und seiner Umwelt, Thieme, Stuttgart 1981
7.50 b Hof, H.; Müller, L.; Dörries R. (Hrsg.): Mikrobiologie, Thieme, Stuttgart 2000
7.63 a nach: Gelderblom
7.63 b nach: Helm und Goebel
8.6 a Sitzmann, F. C. (Hrsg.): Pädiatrie. Thieme, Stuttgart 2002
9.14 E. G. Jung, Mannheim (Bildtafel 2)
11.4 b Fritsch P. (Hrsg.): Dermatologie und Venerologie, Springer, Berlin 1998
12.3 E. G. Jung, Mannheim
12.4 E. G. Jung, Mannheim
12.9 E. G. Jung, Mannheim (Bildtafel 3)
13.12 a-d E. G. Jung, Mannheim (Bildtafel 4)
13.12 e Sitzmann, F. C. (Hrsg.) Pädiatrie. Thieme, Stuttgart 2002
13.12 f–j E. G. Jung, Mannheim (Bildtafel 4)
15.1 Henne-Bruns, D. / Dürig, M. / Kremer, B. (Hrsg.): Chirurgie. Thieme, Stuttgart 2001
17.1 nach: Leung
17.2 nach: Braun-Falco, O., Plewig, G. und Wolff , H. H. (Hrsg.): Dermatologie und Venerologie, Springer, Berlin 1996
24.2 E. G. Jung, Mannheim (Bildtafel 5)
25.4 b mit freundlicher Genehmigung von F. M. Köhl, München
26.2 E. G. Jung, Mannheim (Bildtafel 6)
26.3 E. G. Jung, Mannheim (Bildtafel 7)
26.4 E. G. Jung, Mannheim (Bildtafel 8)

Tabellen

4.9 nach: Daten des IVDK, 1999
5.1 nach: American College of Rheumatology 1982
17.2 nach: Hanifin und Rajka
25.2 nach: WHO Laborhandbuch Andrologie 1999
25.3 nach: WHO-Laborhandbuch Andrologie 1999

Sachverzeichnis

Halbfette Seitenzahl: Auf dieser Seite wird das Stichwort ausführlich besprochen.

Ein Buch ist so gut wie sein Sachverzeichnis. Aus diesem Gedanken heraus und mit Wünschen zahlreicher Leser nach der Aufnahme eines Glossars konfrontiert, entstand das **qualitative Sachverzeichnis**. Reine Glossare haben den Nachteil, dass der Leser häufig vergeblich nachschlägt und dann doch in das Sachverzeichnis umsteigen muss: In den meisten Fällen wird die vorgefundene Definition ausreichen, um das Symptom oder Zeichen in Erinnerung zu rufen. Sollte keine Definition vorgefunden werden, oder diese für die aktuellen Bedürfnisse zu knapp sein, so weist die Seitenzahl auf die Textstelle im Buch hin. Die Begriffe wurden sorgfältig ausgewählt und von den Autoren dieses Bandes definiert. Bitte helfen Sie uns durch konstruktive Kritik, die Auswahl und den Inhalt der Definitionen an den Bedürfnissen der Leser auszurichten.

A

Akantholyse 285

Intraepidermale Spalt-und Blasenbildung durch Verlust der intrazellulären Haftstellen (Desmosomen).

Akanthose 2, 13, 17, **20**, 47, 289, 290, 322, 357, 365, 392, 418

Verdickung der Epidermis, vornehmlich des Stratum spinosum.

Alkaliresistenztest 14, 54

Hautfunktionstest zur Prüfung der Schutzfunktion gegen lokale Belastung mit Natronlauge (0,5N).

Allergie 33

Erworbene, spezifische Änderung der Reaktionsfähigkeit des Organismus gegenüber Fremdsubstanzen infolge einer immunologischen Reaktion. Es werden die Allergietypen I–IV unterschieden.

Anagenphase 437

Wachstumsphase von Terminalhaaren (mehrere Jahre).

ANCA 45, **430**

Anti-Neutrophilen-Cytoplasma-Antikörper. Gruppe von Antikörpern, die bei entzündlichen Gefäßerkrankungen auftreten.

Antigen 23

Molekül, das eine spezifische Immunantwort auslösen kann.

B

Basalmembran 7

Epidermale, komplex zusammengesetzte Grenzmembran zwischen Epidermis und Dermis. Sie dient der mechanischen Verankerung und kontrolliert den Austausch von Zellen und Molekülen. In ihrem Bereich erfolgt die subepidermale Blasenbildung.

Blutstropfenphänomen 392

Diagnostisches Kratzphänomen (Auspitz) zum Nachweis der Verdünnung der Epidermis über den Papillenspitzen. Auf Kratzen entstehen kleine Blutstropfen durch Anritzen der papillären Kapillaren, bei Psoriasis.

C

Canities 452

Ergrauen und Weißverfärbung der Haare als physiologischer Altersvorgang.

D

Degeneration, ballonierende 116, 121, 306

Ballonartige Auftreibung von Keratinozyten durch ein massives intrazelluläres Ödem mit Verlust der intrazellulären Haftstellen und mit Blasenbildung. Leitkriterium für virusbedingte, blasenbildende Krankheiten.

Desmosomen 4

Interzelluläre Haftstellen der Keratinozyten.

Dyshidrose 58

Klinisch durch stark juckende Bläschen, histopathologisch durch eine Spongiose gekennzeichnete Reaktionsform der Haut der Fingerkanten, der Handteller und Fußsohlen.

Dyskeratose 209, 210, 211, 302, 364

Fehlerhafte Keratinsynthese unter vorzeitiger Verhornung einzelner Keratinozyten, die zur Auflockerung des epidermalen Gefüges mit suprabasaler Spaltbildung führt, z. B. bei Dyskeratosis follicularis (Darier).

E

Effluvium 438

Dynamischer Vorgang des Haarausfalls.

Ekzem **47**, 257, 270, 299, 311, 337, 373

Eine nicht kontagiöse Epidermodermitis, klinisch charakterisiert durch Rötung, Knötchen, Bläschen, Nässen, Schuppenbildung, Lichenifikation und histopathologisch durch herdförmige Spongiose, Akanthose und Parakeratose. Subjektiv besteht ein mehr oder weniger ausgeprägter Juckreiz.

Entzündungszeichen 21, 25

Entzündungszeichen der Haut sind Rubor (Rötung), Tumor (Schwellung), Calor (Überwärmung), Dolor (Schmerz- und Juckreiz) sowie die Functio laesa (Funktionseinbuße).

Epidermolyse 299, 359

Spalt- und Blasenbildung im Bereich der dermo-epidermalen Verbindung.

Epikutantestung 50, 51, 61, 63, 489

Epikutaner Läppchentest (Patchtest), in der Regel an der Rückenhaut angebracht zur Diagnose von allergischen Kontaktekzemen (allergische Reaktion vom Spättyp).

Exanthem 44, 118, 121, 303, 311, 313

Durch eine Vielzahl von Einzelelementen, teils mit charakteristischer Verteilung, am ganzen Körper bedingter „Ausschlag".

F

Fibroblasten 10, 345

Dominierende Zellen des dermalen Bindegewebes, spindelförmig mit langen Zellfortsätzen bilden sie ein Netz. Sie bilden und sezernieren die Bausteine für die extrazelluläre Synthese der Kollagenfasern, der Retikulinfasern, der elastischen Fasern und der dermalen Matrix.

G

Glasspateldruck **15**, 155, 273

Diagnostisches Phänomen zur Beurteilung der Eigenfarbe entzündlicher Hautveränderungen.

Granulom 21, **152**, 265, **277**, 405

Chronisch entzündliche Gewebereaktion, welche histopathologisch charakterisiert ist durch gruppierte Anhäufungen von Makrophagen, von Epitheloidzellen und Riesenzellen. Ein Randsaum anderer Entzündungszellen und eine bindegewebige Stromareaktion können fakultativ und entsprechend der Ätiologie variabel dazutreten. Zentral kann oft eine Nekrose oder Nekrobiose beobachtet werden.

H

Haarbalg **8**, 437

Äußerste, mesenchymal bindegewebige Hülle des Haarfollikels.

Haarwurzel 8

Besteht aus den Trichozyten mit dem sich daraus bildenden intrakutanen Haarschaft; sie ist umgeben von den Wurzelscheiden.

Hauttypen 13, 209, 222

Typeneinteilung der Haut entsprechend deren Pigmentierung und Bräunungsverhalten (I–VI).

Histiozyten **11**, 25

Aus dem Knochenmark eingewanderte Monozyten, die in der Dermis differenzieren. Sie spielen bei der Phagozytose und der Granulombildung eine wesentliche Rolle (Makrophagen) und nehmen an immunologischen Reaktionen teil.

M

Makrophagen 11, 25

Besonders phagozytär aktive Entzündungszellen monozytärer Herkunft, welche im Blut und im Gewebe vor allem bei chronischen Entzündungen gehäuft vorkommen.

Mastzellen 11

Aus dem Knochenmark stammende, verstreut in die gesamte Epidermis verteilte Gewebemastzellen. Ihre Granula enthalten Histamin, Heparin, Serotonin und andere Mediatoren, welche bei der Entstehung allergischer und entzündlicher Prozesse eine Verstärkerrolle spielen.

Melanophagen 11

Makrophagen, welche Melaningranula phagozytiert haben.

Melanozyten **5**, 11, 226, **459**

Dendritische Zellen der Basalschicht der Epidermis (aus der Neuralleiste eingewandert), welche in Melanosomen Melaninpigmente bilden und damit eine epidermale Melanineinheit versorgen.

Merkel-Zellen 6

Dendritische Zellen epidermalen Ursprungs in der Basalschicht der Epidermis mit neurosekretorischen Granula und Beziehungen zu Nervenfasern.

Mikroabszesse 298

Kleine umschriebene Ansammlung von Entzündungszellen in der Epidermis oder an den Papillenspitzen. Munroe-Mikroabszesse bei Psoriasis vulgaris (392), Pautrier-Mikroabszesse bei Mycosis fungoides (255).

Mitsuda-Reaktion 160

Intrakutaner Lepromintest.

N

Nävus 197

Umschriebene, gutartige Fehlbildungen der Haut auf dem Boden einer embryonalen Störung. Ein Nävus ist charakterisiert durch ein Zuviel oder ein Zuwenig von normal vorkommenden Zellen oder Strukturen der Haut.

Nikolski-Phänomen 68, 142, 285, 295

Diagnostisches Zeichen der Neigung zur Blasenbildung. Durch seitlichen Schiebedruck lassen sich Blasen auslösen (Nikolski I) oder stehende Blasen lassen sich verschieben (Nikolski II).

O

P

Papillomatose 129, **289**

Vergrößerung und Vergröberung der Bindegewebspapillen, die in die Epidermis hineinragen und sekundär zu einer Verdickung derselben führen, so dass eine wellige Unebenheit der Hautoberfläche entsteht.

Parakeratose **3**, 19, 166, 322, 392

Fehlerhafte und meist überstürzte Verhornung der Epidermis. Im Stratum corneum sind Zellkerne erhalten und das Stratum granulosum fehlt meistens, z.B. bei Psoriasis vulgaris und Ekzem.

PCR 156, 190, 355

Polymerase-Chain-Reaction. Gentechnisches Verfahren zum Nachweis geringster Mengen an Nukleotiden.

Prick-Test 61, 379

Kutantest zum Nachweis von Typ I Sofortallergien. Ein Tropfen Allergenlösung wird auf die Haut gebracht und mit einer Nadel wird die Haut tangential angestochen, so dass die Allergenlösung mit den papillären Gefäßen Kontakt hat. Ablesung nach 5 bis 30 Minuten auf Rötung, Quaddelbildung und Pseudopodien.

Pseudoallergie **33**, 36, 381

Zeigt klinisch die Symptome einer Allergie, ist aber nicht immunologisch bedingt.

Q

R

S

Spongiose 16, 52, 70, 320, 418

Umschriebene interzelluläre Ödembildung in der Epidermis, die zur Erweiterung der Interzellulärräume und zu spongiotischen Bläschen führt, z.B. bei Ekzemen.

SUP 393

Selektive UV-Therapie der Psoriasis.

T

Telogenphase 437

Ruhephase von Terminalhaaren (mehrere Monate).

Trichogramm 437

Methode zur mikroskopischen Untersuchung der Haarwurzeln und der Haare an einem Büschel epilierter Haare.

Y

Z